Wichtiger Hinweis zu den „Allgemeinen Monographien“

Das Europäische Arzneibuch enthält eine Anzahl allgemeiner Monographien, die Gruppen von Produkten umfassen. Diese „Allgemeinen Monographien“ beinhalten Anforderungen, die auf alle Produkte der entsprechenden Gruppe anwendbar sind oder in einigen Fällen für jedes Produkt der jeweiligen Gruppe, für das eine Einzelmonographie im Arzneibuch enthalten ist (siehe „1 Allgemeine Vorschriften, Allgemeine Monographien“). Falls in der Einleitung keine Einschränkung des Anwendungsbereichs der allgemeinen Monographie angegeben ist, gilt diese für alle Produkte der definierten Gruppe, unabhängig davon, ob ein bestimmtes Produkt in einer Einzelmonographie im Arzneibuch beschrieben ist.

Immer wenn eine Monographie angewendet wird, muss unbedingt abgeklärt werden, ob eine allgemeine Monographie auf das jeweilige Produkt anwendbar ist. Die nachstehend aufgelisteten Texte werden unter „Allgemeine Monographien“ veröffentlicht, wenn nichts anderes angegeben ist. Die nachfolgende Liste wird falls erforderlich in jedem Nachtrag auf den neuesten Stand gebracht.

- Ätherische Öle
- Allergenzubereitungen
- Chemische Vorläufersubstanzen für radioaktive Arzneimittel
- Darreichungsformen (siehe Kapitel „Monographien zu Darreichungsformen“ beziehungsweise Kapitel „Homöopathische Zubereitungen und Stoffe für homöopathische Zubereitungen“)
- DNA-rekombinationstechnisch hergestellte Produkte
- Extrakte aus pflanzlichen Drogen
- Fermentationsprodukte
- Homöopathische Zubereitungen (siehe Kapitel „Homöopathische Zubereitungen und Stoffe für homöopathische Zubereitungen“)
- Immunsera von Tieren zur Anwendung am Menschen
- Immunsera für Tiere
- Impfstoffe für Menschen
- Impfstoffe für Tiere
- Instantteezubereitungen aus pflanzlichen Drogen
- Lebende biotherapeutische Produkte zur Anwendung am Menschen
- Monoklonale Antikörper für Menschen
- Pflanzliche Drogen
- Zubereitungen aus pflanzlichen Drogen
- Pflanzliche Drogen für homöopathische Zubereitungen (siehe Kapitel „Homöopathische Zubereitungen und Stoffe für homöopathische Zubereitungen“)
- Pflanzliche Drogen zur Teebereitung
- Pflanzliche fette Öle
- Pharmazeutische Zubereitungen
- Produkte mit dem Risiko der Übertragung von Erregern der spongiformen Enzephalopathie tierischen Ursprungs
- Radioaktive Arzneimittel
- Substanzen zur pharmazeutischen Verwendung
- Urtinkturen für homöopathische Zubereitungen (siehe Kapitel „Homöopathische Zubereitungen und Stoffe für homöopathische Zubereitungen“)
- Vorschriften zur Herstellung homöopathischer konzentrierter Zubereitungen und zur Potenzierung (siehe Kapitel „Homöopathische Zubereitungen und Stoffe für homöopathische Zubereitungen“)

Europäisches Arzneibuch

10. Ausgabe
8. Nachtrag

Europäisches Arzneibuch

10. Ausgabe
8. Nachtrag

Amtliche deutsche Ausgabe

Deutscher Apotheker Verlag
Avoxa – Mediengruppe Deutscher Apotheker

Wichtige Adressen

Bundesinstitut für Arzneimittel und Medizinprodukte
FG Arzneibuch
Kurt-Georg-Kiesinger-Allee 3
D-53175 Bonn
E-Mail: arzneibuch@bfarm.de

European Directorate for the Quality of Medicines & Health Care (EDQM)
Council of Europe
7 allée Kastner
CS 30026
F-67081 Strasbourg, France

Tel.: 00 33-388-41 30 30
Fax: 00 33-388-41 27 71
Internet: www.edqm.eu

Einreichen wissenschaftlicher Artikel
Mail: publications.info@edqm.eu

Vertragsstaaten, die das Übereinkommen über die Ausarbeitung eines Europäischen Arzneibuchs unterzeichnet haben und Mitglied der Europäischen Arzneibuch-Kommission sind:

Albanien
Belgien
Bosnien-Herzegowina
Bulgarien
Dänemark
Deutschland
Estland
Finnland
Frankreich
Griechenland
Irland
Island
Italien
Kroatien
Lettland
Litauen
Großherzogtum Luxemburg
Malta
Republik Moldau
Montenegro
Niederlande
Republik Nordmazedonien
Norwegen
Österreich
Polen
Portugal
Rumänien
Schweden
Schweiz
Serbien
Slowakische Republik
Slowenien
Spanien
Tschechische Republik
Türkei
Ukraine
Ungarn
Vereinigtes Königreich
Zypern
Europäische Union

Europäisches Arzneibuch 10. Ausgabe, 8. Nachtrag
ISBN 978-3-7692-8045-6

Satz: le-tex publishing services, Leipzig
Druck: C.H.Beck, Nördlingen

BEKANNTMACHUNG ZUM EUROPÄISCHEN ARZNEIBUCH

10. Ausgabe, 8. Nachtrag, Amtliche deutsche Ausgabe*)

Vom 5. Dezember 2022
(Bundesanzeiger AT 15.12.2022 B12)

1. Im Rahmen des Übereinkommens über die Ausarbeitung eines Europäischen Arzneibuchs vom 22. Juli 1964, revidiert durch das Protokoll vom 16. November 1989 (BGBl. 1993 II S. 15), erfolgt beim Europarat die Ausarbeitung des Europäischen Arzneibuchs. Die Bundesrepublik Deutschland ist diesem Übereinkommen beigetreten (Gesetz vom 4. Juli 1973, BGBl. 1973 II S. 701) und hat sich damit verpflichtet, die Monographien und anderen Texte des Europäischen Arzneibuchs in geltende Normen zu überführen.
2. Der Ausschuss für Arzneimittel und Pharmazeutische Betreuung (Teilabkommen) des Europarats hat auf Empfehlung der Europäischen Arzneibuch-Kommission am 23. März 2021 mit der Resolution AP-CPH (21) 4 den 1. Juli 2022 als Termin für die Übernahme des 8. Nachtrags zur 10. Ausgabe des Europäischen Arzneibuchs durch die Vertragsstaaten des Übereinkommens über die Ausarbeitung eines Europäischen Arzneibuchs festgelegt. In der Bundesrepublik Deutschland erfolgte diese Übernahme mit der Bekanntmachung des Bundesinstituts für Arzneimittel und Medizinprodukte zum Europäischen Arzneibuch, 10. Ausgabe, 8. Nachtrag vom 27. Mai 2022 (BAnz AT 07.06.2022 B4), mit der die Vorschriften des 8. Nachtrags zur 10. Ausgabe vorläufig anwendbar gemacht wurden.
3. Der 8. Nachtrag zur 10. Ausgabe des Europäischen Arzneibuchs umfasst neben berichtigten Texten und Monographien neue und revidierte Monographien sowie neue und revidierte andere Texte, die von der Europäischen Arzneibuch-Kommission auf deren Sitzung vom 22. bis 23. Juni 2021 beschlossen wurden.
4. Der 8. Nachtrag zur 10. Ausgabe des Europäischen Arzneibuchs wurde vom Europarat in englischer („European Pharmacopoeia, Supplement 10.8") und französischer Sprache („Pharmacopée Européenne, Supplément 10.8"), den Amtssprachen des Europarats, herausgegeben. Er wurde unter Beteiligung der zuständigen Behörden Deutschlands, Österreichs und der Schweiz in die deutsche Sprache übersetzt.
5. Die übersetzten Monographien und anderen Texte des 8. Nachtrags zur 10. Ausgabe des Europäischen Arzneibuchs werden hiermit nach § 55 Absatz 7 des Arzneimittelgesetzes (AMG) als „Europäisches Arzneibuch, 10. Ausgabe, 8. Nachtrag, Amtliche deutsche Ausgabe" bekannt gemacht. Die Bekanntmachung erfolgt gemäß § 55 Absatz 1 AMG, gegebenenfalls in Verbindung mit § 63 des Tierarzneimittelgesetzes, im Einvernehmen mit dem Paul-Ehrlich-Institut und dem Bundesamt für Verbraucherschutz und Lebensmittelsicherheit.
6. Das geltende Europäische Arzneibuch, Amtliche deutsche Ausgabe, umfasst nunmehr die amtlichen deutschen Ausgaben des Europäischen Arzneibuchs, 10. Ausgabe, Grundwerk 2020 und des Europäischen Arzneibuchs, 10. Ausgabe, 1., 2., 3., 4., 5., 6., 7. und 8. Nachtrag.
7. Das Europäische Arzneibuch, 10. Ausgabe, 8. Nachtrag, Amtliche deutsche Ausgabe, kann beim Deutschen Apotheker Verlag bezogen werden.
8. Mit Beginn der Geltung des Europäischen Arzneibuchs, 10. Ausgabe, 8. Nachtrag, Amtliche deutsche Ausgabe, wird die Bekanntmachung zum Europäischen Arzneibuch, 10. Ausgabe, 8. Nachtrag vom 27. Mai 2022 (BAnz AT 07.06.2022 B4) aufgehoben.
9. Das Europäische Arzneibuch, 10. Ausgabe, 8. Nachtrag, Amtliche deutsche Ausgabe, gilt ab dem 1. April 2023.
10. Für Arzneimittel, die sich am 1. April 2023 in Verkehr befinden und die die Anforderungen der Monographien sowie die Anforderungen der anderen Texte des Europäischen Arzneibuchs, 10. Ausgabe, 8. Nachtrag nicht erfüllen oder nicht nach deren Vorschriften hergestellt, geprüft oder bezeichnet worden sind, aber den am 31. März 2023 geltenden Vorschriften entsprechen, findet diese Bekanntmachung erst ab dem 1. Oktober 2023 Anwendung.

Bonn, den 5. Dezember 2022

Bundesinstitut für Arzneimittel
und Medizinprodukte

In Vertretung
Prof. Dr. W. Knöß

*) Diese Bekanntmachung ergeht im Anschluss an folgende Bekanntmachungen des Bundesinstituts für Arzneimittel und Medizinprodukte:
- Bekanntmachung zum Europäischen Arzneibuch, 10. Ausgabe, 8. Nachtrag vom 27. Mai 2022 (BAnz AT 07.06.2022 B4)
- Bekanntmachung zum Europäischen Arzneibuch, 10. Ausgabe, 7. Nachtrag, Amtliche deutsche Ausgabe vom 14. September 2022 (BAnz AT 23.09.2022 B5)

INHALTSVERZEICHNIS

Erläuterungen zu den Monographien — A

Wichtiger Hinweis zu den „Allgemeinen Monographien“ — B

Wichtige Adressen — IV

Bekanntmachung zum Europäischen Arzneibuch — V

Inhaltsverzeichnis — VII

IV. INHALT DER 10. AUSGABE — IX

1. Änderungen seit dem 7. Nachtrag zur 10. Ausgabe — IX

- Neue Texte — IX
- Revidierte Texte — IX
- Berichtigte Texte — XI
- Titeländerungen — XI
- Ausgesetzte Texte — XI
- Gestrichene Texte — XI

2. Verzeichnis aller Texte der 10. Ausgabe — XIII

Allgemeiner Teil — 9853

2 Allgemeine Methoden — 9855

4 Reagenzien — 9865

5 Allgemeine Texte — 9873

Monographiegruppen — 9881

Allgemeine Monographien — 9883

Monographien zu Darreichungsformen — 9887

Impfstoffe für Menschen — 9893

Impfstoffe für Tiere — 9947

Radioaktive Arzneimittel und Ausgangsmaterialien für radioaktive Arzneimittel — 9957

Pflanzliche Drogen und Zubereitungen aus pflanzlichen Drogen — 9971

Homöopathische Zubereitungen und Stoffe für homöopathische Zubereitungen — 9991

Monographien A–Z — 10015

Gesamtregister — 10125

IV. INHALT DER 10. AUSGABE

1. Änderungen seit dem 7. Nachtrag zur 10. Ausgabe

In der deutschsprachigen Übersetzung des 8. Nachtrags zur 10. Ausgabe der Ph. Eur. werden Änderungen gegenüber dem Grundwerk 2020 beziehungsweise dem 1., 2., 3., 4., 5., 6. und 7. Nachtrag zur 10. Ausgabe durch Markierung der entsprechenden Textstellen gekennzeichnet.

Eine vertikale Linie am Textrand zeigt Textpassagen an, die inhaltlich revidiert oder berichtigt wurden; ein horizontaler Balken markiert Abschnitte, die gestrichen wurden.

Wie in der englischen und französischen Originalausgabe sind diese Markierungen nicht notwendigerweise vollständig. Sie dienen dem Anwender zur Information und sind nicht Bestandteil des amtlichen Texts. Redaktionelle Änderungen sind in der Regel nicht gekennzeichnet.

Bezieher (Buch oder elektronische Version) der englischsprachigen und/oder französischsprachigen Originalausgabe des Europäischen Arzneibuchs mit aktueller Bestellung und registrierter EPID haben Zugang zum Onlinearchiv mit allen nicht mehr gültigen Ausgaben und Nachträgen der European Pharmacopoeia/Pharmacopée Européenne im PDF-Format.

Beim EDQM können keine einzelnen Exemplare von in dieser Ausgabe publizierten Texten des Europäischen Arzneibuchs bezogen werden.

Eine Liste der im Laufe dieser Ausgabe veröffentlichten neuen Reagenzien ist unter „Nützliche Informationen" in *Pharmeuropa Online* verfügbar.

Neue Texte

Monographiegruppen

Pflanzliche Drogen und Zubereitungen aus pflanzlichen Drogen
Chinesisches Mutterkraut
Purpur-Sonnenhut-Kraut, Mit Ethanol stabilisierter Presssaft von
Purpur-Sonnenhut-Kraut, Ohne Ethanol stabilisierter Presssaft von

Revidierte Texte

Allgemeiner Teil

2.5.3 Hydroxylzahl
2.9.12 Siebanalyse
4 Reagenzien
5.22 Bezeichnungen von in der Traditionellen Chinesischen Medizin verwendeten pflanzlichen Drogen

Monographiegruppen

Allgemeine Monographien
Chemische Vorläufersubstanzen für radioaktive Arzneimittel

Darreichungsformen
Zubereitungen zur rektalen Anwendung

Impfstoffe für Menschen
Diphtherie-Adsorbat-Impfstoff
Diphtherie-Adsorbat-Impfstoff (reduzierter Antigengehalt)
Diphtherie-Tetanus-Adsorbat-Impfstoff
Diphtherie-Tetanus-Adsorbat-Impfstoff (reduzierter Antigengehalt)
Diphtherie-Tetanus-Hepatitis-B(rDNA)-Adsorbat-Impfstoff
Diphtherie-Tetanus-Pertussis(azellulär, aus Komponenten)-Adsorbat-Impfstoff
Diphtherie-Tetanus-Pertussis(azellulär, aus Komponenten)-Adsorbat-Impfstoff (reduzierter Antigengehalt)

Diphtherie-Tetanus-Pertussis(azellulär, aus Komponenten)-Haemophilus-Typ-b(konjugiert)-Adsorbat-Impfstoff
Diphtherie-Tetanus-Pertussis(azellulär, aus Komponenten)-Hepatitis-B(rDNA)-Adsorbat-Impfstoff
Diphtherie-Tetanus-Pertussis(azellulär, aus Komponenten)-Hepatitis-B(rDNA)-Poliomyelitis(inaktiviert)-Haemophilus-Typ-b(konjugiert)-Adsorbat-Impfstoff
Diphtherie-Tetanus-Pertussis(azellulär, aus Komponenten)-Poliomyelitis(inaktiviert)-Adsorbat-Impfstoff
Diphtherie-Tetanus-Pertussis(azellulär, aus Komponenten)-Poliomyelitis(inaktiviert)-Adsorbat-Impfstoff (reduzierter Antigengehalt)
Diphtherie-Tetanus-Pertussis(azellulär, aus Komponenten)-Poliomyelitis(inaktiviert)-Haemophilus-Typ-b(konjugiert)-Adsorbat-Impfstoff
Diphtherie-Tetanus-Pertussis(Ganzzell)-Adsorbat-Impfstoff
Diphtherie-Tetanus-Pertussis(Ganzzell)-Poliomyelitis(inaktiviert)-Adsorbat-Impfstoff
Diphtherie-Tetanus-Pertussis(Ganzzell)-Poliomyelitis(inaktiviert)-Haemophilus-Typ-b(konjugiert)-Adsorbat-Impfstoff
Diphtherie-Tetanus-Poliomyelitis(inaktiviert)-Adsorbat-Impfstoff (reduzierter Antigengehalt)
Influenza-Spaltimpfstoff (inaktiviert)
Influenza-Spaltimpfstoff aus Oberflächenantigen (inaktiviert)
Influenza-Spaltimpfstoff aus Oberflächenantigen (inaktiviert, aus Zellkulturen)

Impfstoffe für Tiere
Clostridium-novyi-(Typ B)-Impfstoff für Tiere
Clostridium-perfringens-Impfstoff für Tiere
Clostridium-septicum-Impfstoff für Tiere

Radioaktive Arzneimittel und Ausgangsmaterialien für radioaktive Arzneimittel
Betiatid zur Herstellung von radiopharmazeutischen Zubereitungen
(^{18}F)Fluorethyl-L-tyrosin-Injektionslösung
Kupfertetramibitetrafluoroborat zur Herstellung von radioaktiven Arzneimitteln
Natrium(^{99}Mo)molybdat-Lösung aus Kernspaltprodukten
(^{99m}Tc)Technetium-Macrosalb-Injektionslösung

Pflanzliche Drogen und Zubereitungen aus pflanzlichen Drogen
Arnikablüten
Arnikatinktur
Königskerzenblüten/Wollblumen
Sägepalmenfrüchte

Homöopathische Zubereitungen und Stoffe für homöopathische Zubereitungen
Vorschriften zur Herstellung homöopathischer konzentrierter Zubereitungen und zur Potenzierung

Monographien A–Z

Ascorbinsäure
Botulinum-Toxin Typ A zur Injektion
Bromazepam
Calciumgluconat zur Herstellung von Parenteralia
Colecalciferol-Trockenkonzentrat
Domperidon
Domperidonmaleat
Dronedaronhydrochlorid
Dydrogesteron
Fludarabinphosphat
Folsäure-Hydrat
Glycerol
Glycerol 85 %
Immunglobulin vom Menschen zur intramuskulären Anwendung, Normales
Immunglobulin vom Menschen zur intravenösen Anwendung, Normales
Immunglobulin vom Menschen zur subkutanen Anwendung, Normales
Lebertran
Luft zur medizinischen Anwendung
Mangansulfat-Monohydrat
Mebeverinhydrochlorid
Natriumascorbat
Piperacillin-Natrium
Podophyllotoxin
Protaminsulfat
Salzsäure 36 %
Salzsäure 10 %
Spectinomycindihydrochlorid-Pentahydrat
Spectinomycinsulfat-Tetrahydrat für Tiere

Berichtigte Texte

Monographien A–Z

Aprotinin-Lösung, Konzentrierte *
Colecalciferol, Ölige Lösungen von **
Deferasirox **

Hinweis: Bei dem mit * gekennzeichneten Text erfolgte die Berichtigung bereits im deutschsprachigen 6. Nachtrag zur 10. Ausgabe (Ph. Eur. 10.6).

Hinweis: Bei den mit ** gekennzeichneten Texten handelt es sich um nur in der deutschsprachigen Ausgabe der Ph. Eur. 10.8 berichtigte Texte.

Titeländerungen

Monographien A–Z

Lebertran (Typ A) *wird zu:* Lebertran

Ausgesetzte Texte

Der folgende Text wurde zum ***1.7.2022*** *ausgesetzt:*

Monographien A–Z

Pferdeserum-Gonadotropin für Tiere

Gestrichene Texte

Die folgenden Texte wurden mit der Resolution AP-CPH (19) 4 zum ***1.4.2020*** *gestrichen:*

Pflanzliche Drogen und Zubereitungen aus pflanzlichen Drogen
Tinnevelly-Sennesfrüchte

Monographien A–Z
Insulin vom Rind

Die folgenden Texte wurden mit der Resolution AP-CPH (19) 5 zum ***1.7.2020*** *gestrichen:*

Allgemeiner Teil
2.6.24 Aviäre Virusimpfstoffe: Prüfungen auf fremde Agenzien in Saatgut
2.6.25 Aviäre Virus-Lebend-Impfstoffe: Prüfungen auf fremde Agenzien in Chargen von Fertigprodukten

Die folgenden Texte wurden mit der Resolution AP-CPH (19) 6 zum ***1.1.2021*** *gestrichen:*

Monographien A–Z
Carisoprodol
Meprobamat
Nalidixinsäure

Die folgenden Texte wurden mit der Resolution AP-CPH CORR (20) 4 zum ***1.4.2021*** *gestrichen:*

Monographien A–Z
Amobarbital
Amobarbital-Natrium
Biphasische Insulin-Suspension zur Injektion
Metrifonat

*Der folgende Text wurde mit der Resolution AP-CPH (20) 5 zum **1.7.2021** gestrichen:*

Monographien A–Z
Wasserdispergierbares Colecalciferol-Konzentrat

*Der folgende Text wurde mit der Resolution AP-CPH (20) 6 zum **1.7.2021** gestrichen:*

Monographien A–Z
Theobromin

*Der folgende Text wurde mit der Resolution AP-CPH (21) 1 zum **1.1.2022** gestrichen:*

Monographien A–Z
Barbital

*Die folgenden Texte wurden mit der Resolution AP-CPH (21) 6 zum **1.7.2022** gestrichen:*

Radioaktive Arzneimittel und Ausgangsmaterialien für radioaktive Arzneimittel
(^{99m}Tc)Technetium-Schwefel-Kolloid-Injektionslösung

Monographien A–Z
Aminoglutethimid
Lebertran (Typ B)

*Der folgende Text wurde mit der Resolution AP-CPH (22) 4 zum **1.4.2023** gestrichen:*

Monographien A–Z
Diethylstilbestrol

2. Verzeichnis aller Texte der 10. Ausgabe

Stand

Allgemeiner Teil

1 Allgemeine Vorschriften

1.1 Allgemeines 10.7
1.2 Weitere Vorgaben zu Monographien und Allgemeinen Kapiteln 10.7
1.3 Allgemeine Kapitel 10.7
1.4 Allgemeine Monographien und Allgemeine Monographien zu Darreichungsformen 10.7
1.5 Einzelmonographien 10.7
1.6 Referenzstandards 10.7
1.7 Abkürzungen und Symbole 10.7
1.8 Internationales Einheitensystem (SI) und andere Einheiten 10.7

2 Allgemeine Methoden

2.1 Geräte
2.1.1 Normaltropfenzähler 10.0
2.1.2 Vergleichstabelle der Porosität von Glassintertiegeln 10.0
2.1.3 UV-Analysenlampen 10.0
2.1.4 Siebe 10.0
2.1.5 Neßler-Zylinder 10.0
2.1.6 Gasprüfröhrchen 10.0
2.1.7 Waagen für analytische Zwecke 10.6

2.2 Methoden der Physik und der physikalischen Chemie
2.2.1 Klarheit und Opaleszenz von Flüssigkeiten 10.0
2.2.2 Färbung von Flüssigkeiten 10.3
2.2.3 pH-Wert – Potentiometrische Methode 10.0
2.2.4 Ungefährer pH-Wert von Lösungen 10.0
2.2.5 Relative Dichte 10.0
2.2.6 Brechungsindex 10.0
2.2.7 Optische Drehung 10.0
2.2.8 Viskosität 10.0
2.2.9 Kapillarviskosimeter 10.0
2.2.10 Viskosität – Rotationsviskosimeter 10.0
2.2.11 Destillationsbereich 10.0
2.2.12 Siedetemperatur 10.0
2.2.13 Bestimmung von Wasser durch Destillation 10.0
2.2.14 Schmelztemperatur – Kapillarmethode 10.0
2.2.15 Steigschmelzpunkt – Methode mit offener Kapillare 10.0
2.2.16 Sofortschmelzpunkt 10.0
2.2.17 Tropfpunkt 10.0
2.2.18 Erstarrungstemperatur 10.0
2.2.19 Amperometrie (Amperometrische Titration) 10.0
2.2.20 Potentiometrie (Potentiometrische Titration) 10.0
2.2.21 Fluorimetrie 10.0
2.2.22 Atomemissionsspektrometrie 10.0
2.2.23 Atomabsorptionsspektrometrie 10.0
2.2.24 IR-Spektroskopie 10.3
2.2.25 UV-Vis-Spektroskopie 10.0
2.2.26 Papierchromatographie 10.0
2.2.27 Dünnschichtchromatographie 10.0
2.2.28 Gaschromatographie 10.0
2.2.29 Flüssigchromatographie 10.3
2.2.30 Ausschlusschromatographie 10.0
2.2.31 Elektrophorese 10.0
2.2.32 Trocknungsverlust 10.0
2.2.33 Kernresonanzspektroskopie 10.0

		Stand
2.2.34	Thermoanalyse	10.0
2.2.35	Osmolalität	10.0
2.2.36	Potentiometrische Bestimmung der Ionenkonzentration mit ionenselektiven Elektroden	10.0
2.2.37	Röntgenfluoreszenz-Spektroskopie	10.0
2.2.38	Leitfähigkeit	10.3
2.2.39	Molekülmassenverteilung in Dextranen	10.0
2.2.40	NIR-Spektroskopie	10.0
2.2.41	Zirkulardichroismus	10.0
2.2.42	Dichte von Feststoffen	10.0
2.2.43	Massenspektrometrie	10.0
2.2.44	Gesamter organischer Kohlenstoff in Wasser zum pharmazeutischen Gebrauch	10.0
2.2.45	Flüssigchromatographie mit superkritischen Phasen	10.0
2.2.46	Chromatographische Trennmethoden	10.0
2.2.47	Kapillarelektrophorese	10.0
2.2.48	Raman-Spektroskopie	10.7
2.2.49	Kugelfall- und automatisierte Kugelrollviskosimeter-Methoden	10.3
2.2.54	Isoelektrische Fokussierung	10.0
2.2.55	Peptidmustercharakterisierung	10.0
2.2.56	Aminosäurenanalyse	10.0
2.2.57	Atomemissionsspektrometrie mit induktiv gekoppeltem Plasma	10.0
2.2.58	Massenspektrometrie mit induktiv gekoppeltem Plasma	10.0
2.2.59	Glycan-Analyse von Glycoproteinen	10.0
2.2.61	Charakterisierung kristalliner Feststoffe durch Mikrokalorimetrie und Lösungskalorimetrie	10.0
2.2.63	Direkte amperometrische und gepulste elektrochemische Detektion	10.0
2.2.64	Peptid-Identifizierung durch Kernresonanzspektroskopie	10.0
2.2.65	Voltametrie	10.0
2.2.66	Detektion und Messung von Radioaktivität	10.7
2.3	**Identitätsreaktionen**	
2.3.1	Identitätsreaktionen auf Ionen und funktionelle Gruppen	10.0
2.3.2	Identifizierung fetter Öle durch Dünnschichtchromatographie	10.0
2.3.3	Identifizierung von Phenothiazinen durch Dünnschichtchromatographie	10.0
2.3.4	Geruch	10.0
2.4	**Grenzprüfungen**	
2.4.1	Ammonium	10.0
2.4.2	Arsen	10.0
2.4.3	Calcium	10.0
2.4.4	Chlorid	10.6
2.4.5	Fluorid	10.0
2.4.6	Magnesium	10.0
2.4.7	Magnesium, Erdalkalimetalle	10.0
2.4.8	Schwermetalle	10.0
2.4.9	Eisen	10.0
2.4.10	Blei in Zuckern	10.0
2.4.11	Phosphat	10.0
2.4.12	Kalium	10.0
2.4.13	Sulfat	10.0
2.4.14	Sulfatasche	10.0
2.4.15	Nickel in Polyolen	10.0
2.4.16	Asche	10.0
2.4.17	Aluminium	10.0
2.4.18	Freier Formaldehyd	10.0
2.4.19	Alkalisch reagierende Substanzen in fetten Ölen	10.0
2.4.20	Bestimmung von Verunreinigungen durch Elemente	10.0
2.4.21	Prüfung fetter Öle auf fremde Öle durch Dünnschichtchromatographie	10.0
2.4.22	Prüfung der Fettsäurenzusammensetzung durch Gaschromatographie	10.0
2.4.23	Sterole in fetten Ölen	10.0
2.4.24	Identifizierung und Bestimmung von Lösungsmittel-Rückständen (Restlösungsmittel)	10.1
2.4.25	Ethylenoxid und Dioxan	10.0
2.4.26	*N*,*N*-Dimethylanilin	10.1
2.4.27	Schwermetalle in pflanzlichen Drogen und Zubereitungen aus pflanzlichen Drogen	10.0
2.4.28	2-Ethylhexansäure	10.0

Beachten Sie den Hinweis auf „Allgemeine Monographien" zu Anfang des Bands auf Seite B

		Stand
2.4.29	Bestimmung der Fettsäurenzusammensetzung von Omega-3-Säuren-reichen Ölen	10.6
2.4.30	Ethylenglycol und Diethylenglycol in ethoxylierten Substanzen	10.0
2.4.31	Nickel in hydrierten pflanzlichen Ölen	10.0
2.4.32	Gesamtcholesterol in Omega-3-Säuren-reichen Ölen	10.0
2.4.33	Tetrabutylammonium in radioaktiven Arzneimitteln	10.5

2.5 Gehaltsbestimmungsmethoden

2.5.1	Säurezahl	10.0
2.5.2	Esterzahl	10.0
2.5.3	Hydroxylzahl	10.8
2.5.4	Iodzahl	10.0
2.5.5	Peroxidzahl	10.0
2.5.6	Verseifungszahl	10.0
2.5.7	Unverseifbare Anteile	10.0
2.5.8	Stickstoff in primären aromatischen Aminen	10.0
2.5.9	Kjeldahl-Bestimmung, Halbmikro-Methode	10.0
2.5.10	Schöniger-Methode	10.0
2.5.11	Komplexometrische Titrationen	10.0
2.5.12	Halbmikrobestimmung von Wasser – Karl-Fischer-Methode	10.0
2.5.13	Aluminium in Adsorbat-Impfstoffen	10.0
2.5.14	Calcium in Adsorbat-Impfstoffen	10.0
2.5.15	Phenol in Sera und Impfstoffen	10.0
2.5.16	Protein in Polysaccharid-Impfstoffen	10.0
2.5.17	Nukleinsäuren in Polysaccharid-Impfstoffen	10.0
2.5.18	Phosphor in Polysaccharid-Impfstoffen	10.0
2.5.19	*O*-Acetyl-Gruppen in Polysaccharid-Impfstoffen	10.0
2.5.20	Hexosamine in Polysaccharid-Impfstoffen	10.0
2.5.21	Methylpentosen in Polysaccharid-Impfstoffen	10.0
2.5.22	Uronsäuren in Polysaccharid-Impfstoffen	10.0
2.5.23	Sialinsäure in Polysaccharid-Impfstoffen	10.0
2.5.24	Kohlendioxid in Gasen	10.0
2.5.25	Kohlenmonoxid in Gasen	10.0
2.5.26	Stickstoffmonoxid und Stickstoffdioxid in Gasen	10.0
2.5.27	Sauerstoff in Gasen	10.0
2.5.28	Wasser in Gasen	10.0
2.5.29	Schwefeldioxid	10.4
2.5.30	Oxidierende Substanzen	10.0
2.5.31	Ribose in Polysaccharid-Impfstoffen	10.0
2.5.32	Mikrobestimmung von Wasser – Coulometrische Titration	10.0
2.5.33	Gesamtprotein	10.0
2.5.34	Essigsäure in synthetischen Peptiden	10.0
2.5.35	Distickstoffmonoxid in Gasen	10.0
2.5.36	Anisidinzahl	10.0
2.5.37	Methyl-, Ethyl- und Isopropylmethansulfonat in Methansulfonsäure	10.0
2.5.38	Methyl-, Ethyl- und Isopropylmethansulfonat in Wirkstoffen	10.0
2.5.39	Methansulfonylchlorid in Methansulfonsäure	10.0
2.5.40	Methyl-, Ethyl- und Isopropyltoluolsulfonat in Wirkstoffen	10.0
2.5.41	Methyl-, Ethyl- und Isopropylbenzolsulfonat in Wirkstoffen	10.0
2.5.42	*N*-Nitrosamine in Wirkstoffen	10.3

2.6 Methoden der Biologie

2.6.1	Prüfung auf Sterilität	10.0
2.6.2	Prüfung auf Mykobakterien	10.0
2.6.7	Prüfung auf Mykoplasmen	10.0
2.6.8	Prüfung auf Pyrogene	10.5
2.6.10	Prüfung auf Histamin	10.0
2.6.11	Prüfung auf blutdrucksenkende Substanzen	10.0
2.6.12	Mikrobiologische Prüfung nicht steriler Produkte: Bestimmung der vermehrungsfähigen Mikroorganismen	10.3
2.6.13	Mikrobiologische Prüfung nicht steriler Produkte: Nachweis spezifizierter Mikroorganismen	10.3
2.6.14	Prüfung auf Bakterien-Endotoxine	10.0
2.6.15	Präkallikrein-Aktivator	10.0
2.6.16	Prüfung auf fremde Agenzien in Virusimpfstoffen für Menschen	10.2

Stand

2.6.17 Bestimmung der antikomplementären Aktivität von Immunglobulin 10.0
2.6.18 Prüfung auf Neurovirulenz von Virus-Lebend-Impfstoffen 10.0
2.6.20 Anti-A- und Anti-B-Hämagglutinine 10.0
2.6.21 Verfahren zur Amplifikation von Nukleinsäuren 10.0
2.6.22 Aktivierte Blutgerinnungsfaktoren 10.0
2.6.26 Prüfung auf Anti-D-Antikörper in Immunglobulin vom Menschen 10.0
2.6.27 Mikrobiologische Prüfung zellbasierter Zubereitungen 10.3
2.6.30 Prüfung auf Monozytenaktivierung 10.0
2.6.31 Mikrobiologische Prüfung von pflanzlichen Arzneimitteln zum Einnehmen und von Extrakten zu deren Herstellung 10.0
2.6.32 Prüfung auf Bakterien-Endotoxine unter Verwendung des rekombinanten Faktors C 10.3
2.6.33 Restliches Pertussis-Toxin 10.0
2.6.34 Bestimmung von Wirtszellproteinen 10.0
2.6.35 Quantifizierung und Charakterisierung von Wirtszell-DNA-Rückständen 10.0
2.6.36 Mikrobiologische Prüfung lebender biotherapeutischer Produkte: Keimzahlbestimmung mikrobieller Kontaminanten 10.0
2.6.37 Prinzipien zum Nachweis von Fremdviren in immunologischen Arzneimitteln für Tiere durch Kulturmethoden 10.2
2.6.38 Mikrobiologische Prüfung lebender biotherapeutischer Produkte: Nachweis spezifizierter Mikroorganismen 10.0

2.7 Biologische Wertbestimmungsmethoden
2.7.1 Immunchemische Methoden 10.0
2.7.2 Mikrobiologische Wertbestimmung von Antibiotika 10.0
2.7.4 Wertbestimmung von Blutgerinnungsfaktor VIII vom Menschen 10.0
2.7.5 Wertbestimmung von Heparin 10.0
2.7.6 Bestimmung der Wirksamkeit von Diphtherie-Adsorbat-Impfstoff 10.0
2.7.7 Bestimmung der Wirksamkeit von Pertussis(Ganzzell)-Impfstoff 10.0
2.7.8 Bestimmung der Wirksamkeit von Tetanus-Adsorbat-Impfstoff 10.0
2.7.9 Fc-Funktion von Immunglobulin 10.0
2.7.10 Wertbestimmung von Blutgerinnungsfaktor VII vom Menschen 10.0
2.7.11 Wertbestimmung von Blutgerinnungsfaktor IX vom Menschen 10.0
2.7.12 Wertbestimmung von Heparin in Blutgerinnungsfaktoren 10.0
2.7.13 Bestimmung der Wirksamkeit von Anti-D-Immunglobulin vom Menschen 10.0
2.7.14 Bestimmung der Wirksamkeit von Hepatitis-A-Impfstoff 10.3
2.7.15 Bestimmung der Wirksamkeit von Hepatitis-B-Impfstoff (rDNA) 10.0
2.7.16 Bestimmung der Wirksamkeit von Pertussis-Impfstoff (azellulär) 10.0
2.7.17 Wertbestimmung von Antithrombin III vom Menschen 10.0
2.7.18 Wertbestimmung von Blutgerinnungsfaktor II vom Menschen 10.0
2.7.19 Wertbestimmung von Blutgerinnungsfaktor X vom Menschen 10.0
2.7.20 In-vivo-Bestimmung der Wirksamkeit von Poliomyelitis-Impfstoff (inaktiviert) 10.0
2.7.21 Wertbestimmung von Von-Willebrand-Faktor vom Menschen 10.0
2.7.22 Wertbestimmung von Blutgerinnungsfaktor XI vom Menschen 10.0
2.7.23 Zählung der CD34/CD45+-Zellen in hämatopoetischen Produkten 10.0
2.7.24 Durchflusszytometrie 10.0
2.7.25 Wertbestimmung von Plasmin-Inhibitor vom Menschen 10.0
2.7.27 Flockungswert (Lf) von Diphtherie- und Tetanus-Toxin und -Toxoid (Ramon-Bestimmung) 10.0
2.7.28 Bestimmung der koloniebildenden hämato-poetischen Vorläuferzellen vom Menschen 10.0
2.7.29 Zellzählung und Vitalität von kernhaltigen Zellen 10.0
2.7.30 Wertbestimmung von Protein C vom Menschen 10.0
2.7.31 Wertbestimmung von Protein S vom Menschen 10.0
2.7.32 Wertbestimmung von α-1-Proteinase-Inhibitor vom Menschen 10.0
2.7.34 Wertbestimmung von C1-Esterase-Inhibitor vom Menschen 10.0
2.7.35 Immunnephelometrische Bestimmung von Impfstoffkomponenten 10.0

2.8 Methoden der Pharmakognosie
2.8.1 Salzsäureunlösliche Asche 10.0
2.8.2 Fremde Bestandteile 10.0
2.8.3 Spaltöffnungen und Spaltöffnungsindex 10.0
2.8.4 Quellungszahl 10.0
2.8.5 Wasser in ätherischen Ölen 10.0
2.8.6 Fremde Ester in ätherischen Ölen 10.0
2.8.7 Fette Öle, verharzte ätherische Öle in ätherischen Ölen 10.0

		Stand
2.8.8	Geruch und Geschmack von ätherischen Ölen	10.0
2.8.9	Verdampfungsrückstand von ätherischen Ölen	10.0
2.8.10	Löslichkeit von ätherischen Ölen in Ethanol	10.0
2.8.11	Gehaltsbestimmung von 1,8-Cineol in ätherischen Ölen	10.0
2.8.12	Ätherische Öle in pflanzlichen Drogen	10.4
2.8.13	Pestizid-Rückstände	10.6
2.8.14	Gerbstoffe in pflanzlichen Drogen	10.0
2.8.15	Bitterwert	10.0
2.8.16	Trockenrückstand von Extrakten	10.0
2.8.17	Trocknungsverlust von Extrakten	10.0
2.8.18	Bestimmung von Aflatoxin B_1 in pflanzlichen Drogen	10.0
2.8.20	Pflanzliche Drogen: Probennahme und Probenvorbereitung	10.0
2.8.21	Prüfung auf Aristolochiasäuren in pflanzlichen Drogen	10.0
2.8.22	Bestimmung von Ochratoxin A in pflanzlichen Drogen	10.0
2.8.23	Mikroskopische Prüfung pflanzlicher Drogen	10.0
2.8.24	Schaumindex	10.2
2.8.25	Hochleistungsdünnschichtchromatographie von pflanzlichen Drogen und Zubereitungen aus pflanzlichen Drogen	10.0
2.8.26	Pyrrolizidinalkaloide als Verunreinigungen	10.6
2.9	**Methoden der pharmazeutischen Technologie**	
2.9.1	Zerfallszeit von Tabletten und Kapseln	10.6
2.9.2	Zerfallszeit von Suppositorien und Vaginalzäpfchen	10.0
2.9.3	Wirkstofffreisetzung aus festen Arzneiformen	10.0
2.9.4	Wirkstofffreisetzung aus Pflastern	10.5
2.9.5	Gleichförmigkeit der Masse einzeldosierter Arzneiformen	10.0
2.9.6	Gleichförmigkeit des Gehalts einzeldosierter Arzneiformen	10.0
2.9.7	Friabilität von nicht überzogenen Tabletten	10.0
2.9.8	Bruchfestigkeit von Tabletten	10.0
2.9.9	Prüfung der Konsistenz durch Penetrometrie	10.0
2.9.10	Ethanolgehalt	10.0
2.9.11	Prüfung auf Methanol und 2-Propanol	10.0
2.9.12	Siebanalyse	10.8
2.9.14	Bestimmung der spezifischen Oberfläche durch Luftpermeabilität	10.0
2.9.16	Fließverhalten	10.0
2.9.17	Bestimmung des entnehmbaren Volumens von Parenteralia	10.0
2.9.18	Zubereitungen zur Inhalation: Aerodynamische Beurteilung feiner Teilchen	10.0
2.9.19	Partikelkontamination – Nicht sichtbare Partikeln	10.3
2.9.20	Partikelkontamination – sichtbare Partikeln	10.0
2.9.22	Erweichungszeit von lipophilen Suppositorien	10.0
2.9.23	Bestimmung der Dichte von Feststoffen mit Hilfe von Gaspyknometern	10.0
2.9.25	Wirkstofffreisetzung aus wirkstoffhaltigen Kaugummis	10.0
2.9.26	Bestimmung der spezifischen Oberfläche durch Gasadsorption	10.0
2.9.27	Gleichförmigkeit und Genauigkeit der abgegebenen Dosen aus Mehrdosenbehältnissen	10.6
2.9.29	Intrinsische Lösungsgeschwindigkeit	10.0
2.9.31	Bestimmung der Partikelgröße durch Laserdiffraktometrie	10.0
2.9.32	Bestimmung der Porosität und Porengrößenverteilung von Feststoffen durch Quecksilberporosimetrie	10.0
2.9.33	Charakterisierung kristalliner und teilweise kristalliner Feststoffe durch Röntgenpulverdiffraktometrie	10.6
2.9.34	Schütt- und Stampfdichte von Pulvern	10.0
2.9.35	Feinheit von Pulvern	10.0
2.9.36	Fließverhalten von Pulvern	10.0
2.9.37	Optische Mikroskopie	10.0
2.9.38	Bestimmung der Partikelgrößenverteilung durch analytisches Sieben	10.0
2.9.39	Wechselwirkung von Wasser mit Feststoffen: Bestimmung der Sorptions-Desorptions-Isothermen und der Wasseraktivität	10.0
2.9.40	Gleichförmigkeit einzeldosierter Arzneiformen	10.0
2.9.41	Friabilität von Granulaten und Pellets	10.0
2.9.42	Wirkstofffreisetzung aus lipophilen festen Arzneiformen	10.0
2.9.43	Scheinbare Lösungsgeschwindigkeit	10.0
2.9.44	Zubereitungen zur Vernebelung: Charakterisierung	10.0
2.9.45	Benetzbarkeit von Pulvern und anderen porösen Feststoffen	10.0

		Stand
2.9.47	Überprüfung der Gleichförmigkeit einzeldosierter Arzneiformen bei großem Stichprobenumfang	10.0
2.9.49	Bestimmung der Fließeigenschaften von Pulvern mittels Scherzellen	10.0
2.9.52	Rasterelektronenmikroskopie	10.0
2.9.53	Partikelkontamination – Nicht sichtbare Partikeln in nicht injizierbaren, flüssigen Zubereitungen	10.6

3 Material zur Herstellung von Behältnissen; Behältnisse

3.1	**Material zur Herstellung von Behältnissen**	10.0
3.1.3	Polyolefine	10.3
3.1.4	Polyethylen ohne Zusatzstoffe für Behältnisse zur Aufnahme parenteraler und ophthalmologischer Zubereitungen	10.0
3.1.5	Polyethylen mit Zusatzstoffen für Behältnisse zur Aufnahme parenteraler und ophthalmologischer Zubereitungen	10.3
3.1.6	Polypropylen für Behältnisse und Verschlüsse zur Aufnahme parenteraler und ophthalmologischer Zubereitungen	10.3
3.1.7	Poly(ethylen-vinylacetat) für Behältnisse und Schläuche für Infusionslösungen zur totalen parenteralen Ernährung	10.3
3.1.8	Siliconöl zur Verwendung als Gleitmittel	10.0
3.1.9	Silicon-Elastomer für Verschlüsse und Schläuche	10.0
3.1.10	Kunststoffe auf Polyvinylchlorid-Basis (weichmacherfrei) für Behältnisse zur Aufnahme nicht injizierbarer, wässriger Lösungen	10.0
3.1.11	Kunststoffe auf Polyvinylchlorid-Basis (weichmacherfrei) für Behältnisse zur Aufnahme fester Darreichungsformen zur oralen Anwendung	10.0
3.1.13	Kunststoffadditive	10.0
3.1.14	Kunststoffe auf Polyvinylchlorid-Basis (weichmacherhaltig) für Behältnisse zur Aufnahme wässriger Lösungen zur intravenösen Infusion	10.0
3.1.15	Polyethylenterephthalat für Behältnisse zur Aufnahme von Zubereitungen, die nicht zur parenteralen Anwendung bestimmt sind	10.0
3.2	**Behältnisse**	10.0
3.2.1	Glasbehältnisse zur pharmazeutischen Verwendung	10.0
3.2.2	Kunststoffbehältnisse und -verschlüsse zur pharmazeutischen Verwendung	10.6
3.2.2.1	Kunststoffbehältnisse zur Aufnahme wässriger Infusionszubereitungen	10.0
3.2.9	Gummistopfen für Behältnisse zur Aufnahme von wässrigen Zubereitungen zur parenteralen Anwendung, von Pulvern und gefriergetrockneten Pulvern	10.0

3.3 Behältnisse für Blut und Blutprodukte vom Menschen und Materialien zu deren Herstellung; Transfusionsbestecke und Materialien zu deren Herstellung; Spritzen

3.3.1	Material für Behältnisse zur Aufnahme von Blut und Blutprodukten vom Menschen	10.0
3.3.2	Kunststoffe auf Polyvinylchlorid-Basis (weichmacherhaltig) für Behältnisse zur Aufnahme von Blut und Blutprodukten vom Menschen	10.0
3.3.3	Kunststoffe auf Polyvinylchlorid-Basis (weichmacherhaltig) für Schläuche in Transfusionsbestecken für Blut und Blutprodukte	10.0
3.3.4	Sterile Kunststoffbehältnisse für Blut und Blutprodukte vom Menschen	10.3
3.3.5	Sterile, leere PVC-Behältnisse (weichmacherhaltig) für Blut und Blutprodukte vom Menschen	10.0
3.3.6	Sterile PVC-Behältnisse (weichmacherhaltig) mit Stabilisatorlösung für Blut vom Menschen	10.0
3.3.7	Transfusionsbestecke für Blut und Blutprodukte	10.0
3.3.8	Sterile Einmalspritzen aus Kunststoff	10.3

4 Reagenzien

4.1	**Reagenzien, Referenzlösungen und Pufferlösungen**	10.7
4.1.1	Reagenzien	10.8
4.1.2	Referenzlösungen für Grenzprüfungen	10.7
4.1.3	Pufferlösungen	10.7

4.2 Volumetrie

4.2.1	Urtitersubstanzen für Maßlösungen	10.7
4.2.2	Maßlösungen	10.7
4.3	**Chemische Referenzsubstanzen (*CRS*), Biologische Referenzzubereitungen (*BRP*), Referenzstandards für pflanzliche Drogen (*HRS*), Referenzspektren**	10.8

Stand

5 Allgemeine Texte

5.1 Allgemeine Texte zur Sterilität und mikrobiologischen Qualität

5.1.1 Methoden zur Herstellung steriler Zubereitungen ... 10.0
5.1.2 Bioindikatoren und verwandte mikrobiologische Zubereitungen zur Herstellung steriler Produkte ... 10.0
5.1.3 Prüfung auf ausreichende antimikrobielle Konservierung ... 10.7
5.1.4 Mikrobiologische Qualität von nicht sterilen pharmazeutischen Zubereitungen und Substanzen zur pharmazeutischen Verwendung ... 10.3
5.1.5 Anwendung der *F*-Konzepte auf Hitzesterilisationsverfahren ... 10.3
5.1.6 Alternative Methoden zur Kontrolle der mikrobiologischen Qualität ... 10.0
5.1.7 Virussicherheit ... 10.0
5.1.8 Mikrobiologische Qualität von pflanzlichen Arzneimitteln zum Einnehmen und von Extrakten zu deren Herstellung ... 10.0
5.1.9 Hinweise zur Anwendung der Prüfung auf Sterilität ... 10.0
5.1.10 Empfehlungen zur Durchführung der Prüfung auf Bakterien-Endotoxine ... 10.3
5.1.11 Bestimmung der bakteriziden, fungiziden oder levuroziden Wirksamkeit von antiseptischen Arzneimitteln ... 10.0
5.1.12 Depyrogenisierung von Gegenständen in der Herstellung parenteraler Zubereitungen ... 10.3

5.2 Allgemeine Texte zu Impfstoffen und anderen biologischen Produkten

5.2.1 Terminologie in Monographien zu Impfstoffen und anderen biologischen Produkten ... 10.0
5.2.2 SPF-Hühnerherden für die Herstellung und Qualitätskontrolle von Impfstoffen ... 10.0
5.2.3 Zellkulturen für die Herstellung von Impfstoffen für Menschen ... 10.0
5.2.4 Zellkulturen für die Herstellung von Impfstoffen für Tiere ... 10.2
5.2.5 Management von fremden Agenzien in immunologischen Arzneimitteln für Tiere ... 10.2
5.2.6 Bewertung der Unschädlichkeit von Impfstoffen und Immunsera für Tiere ... 10.0
5.2.7 Bewertung der Wirksamkeit von Impfstoffen und Immunsera für Tiere ... 10.7
5.2.8 Minimierung des Risikos der Übertragung von Erregern der spongiformen Enzephalopathie tierischen Ursprungs durch Human- und Tierarzneimittel ... 10.0
5.2.9 Bewertung der Unschädlichkeit jeder Charge von Immunsera für Tiere ... 10.0
5.2.11 Trägerproteine für die Herstellung von Polysaccharid-Impfstoffen (konjugiert) für Menschen ... 10.0
5.2.12 Ausgangsmaterialien biologischen Ursprungs zur Herstellung von zellbasierten und von gentherapeutischen Arzneimitteln ... 10.0
5.2.13 Gesunde Hühnerherden für die Herstellung von inaktivierten Impfstoffen für Tiere ... 10.2
5.2.14 Ersatz von Methoden *in vivo* durch Methoden *in vitro* zur Qualitätskontrolle von Impfstoffen ... 10.0

5.3 Statistische Auswertung der Ergebnisse biologischer Wertbestimmungen und Reinheitsprüfungen ... 10.0

5.4 Lösungsmittel-Rückstände ... 10.7

5.5 Ethanoltabelle ... 10.0

5.6 Bestimmung der Aktivität von Interferonen ... 10.0

5.7 Tabelle mit physikalischen Eigenschaften der im Arzneibuch erwähnten Radionuklide ... 10.0

5.8 Harmonisierung der Arzneibücher ... 10.6

5.9 Polymorphie ... 10.0

5.10 Kontrolle von Verunreinigungen in Substanzen zur pharmazeutischen Verwendung ... 10.0

5.11 Zum Abschnitt „Eigenschaften" in Monographien ... 10.7

5.12 Referenzstandards ... 10.0

5.14 Gentransfer-Arzneimittel zur Anwendung am Menschen ... 10.0

5.15 Funktionalitätsbezogene Eigenschaften von Hilfsstoffen ... 10.0

5.16 Kristallinität ... 10.0

5.17 Empfehlungen zu Methoden der pharmazeutischen Technologie

5.17.1 Empfehlungen zur Bestimmung der Wirkstofffreisetzung ... 10.0
5.17.2 Empfehlungen zur Prüfung auf Partikelkontamination – sichtbare Partikeln ... 10.3

5.18 Methoden der Vorbehandlung bei der Zubereitung von Drogen der Traditionellen Chinesischen Medizin: Allgemeine Informationen ... 10.5

5.19 Unmittelbar vor Abgabe/Anwendung hergestellte radioaktive Arzneimittel ... 10.0

	Stand
5.20 Verunreinigungen durch Elemente	10.0
5.21 Chemometrische Methoden zur Auswertung analytischer Daten	10.0
5.22 Bezeichnungen von in der Traditionellen Chinesischen Medizin verwendeten pflanzlichen Drogen	10.8
5.23 Monographien zu Extrakten aus pflanzlichen Drogen (Text zur Information)	10.0
5.24 Chemische Bildgebung	10.0
5.25 Prozessanalytische Technologie	10.4
5.28 Multivariate statistische Prozesskontrolle	10.4
5.30 Monographien zu ätherischen Ölen (Text zur Information)	10.7

Monographiegruppen

Allgemeine Monographien

Ätherische Öle	10.7
Allergenzubereitungen	10.6
Chemische Vorläufersubstanzen für radioaktive Arzneimittel	10.8
DNA-rekombinationstechnisch hergestellte Produkte	10.0
Extrakte aus pflanzlichen Drogen	10.0
Fermentationsprodukte	10.7
Immunsera von Tieren zur Anwendung am Menschen	10.4
Immunsera für Tiere	10.7
Impfstoffe für Menschen	10.7
Impfstoffe für Tiere	10.6
Instantteezubereitungen aus pflanzlichen Drogen	10.0
Lebende biotherapeutische Produkte zur Anwendung am Menschen	10.0
Monoklonale Antikörper für Menschen	10.0
Pflanzliche Drogen	10.0
Zubereitungen aus pflanzlichen Drogen	10.0
Pflanzliche Drogen zur Teebereitung	10.0
Pflanzliche fette Öle	10.0
Pharmazeutische Zubereitungen	10.0
Produkte mit dem Risiko der Übertragung von Erregern der spongiformen Enzephalopathie tierischen Ursprungs	10.0
Radioaktive Arzneimittel	10.7
Substanzen zur pharmazeutischen Verwendung	10.3

Monographien zu Darreichungsformen

Glossar	10.0
Arzneimittel-Vormischungen zur veterinärmedizinischen Anwendung	10.0
Flüssige Zubereitungen zum Einnehmen	10.0
Flüssige Zubereitungen zur kutanen Anwendung	10.7
Flüssige Zubereitungen zur kutanen Anwendung am Tier	10.0
Granulate	10.0
Halbfeste Zubereitungen zur kutanen Anwendung	10.5
Halbfeste Zubereitungen zur oralen Anwendung am Tier	10.0
Intraruminale Wirkstofffreisetzungssysteme	10.0
Intravesikale Zubereitungen	10.5
Kapseln	10.0
Wirkstoffhaltige Kaugummis	10.0
Parenteralia	10.5
Pulver zum Einnehmen	10.0
Pulver zur kutanen Anwendung	10.0
Wirkstoffhaltige Schäume	10.6
Stifte und Stäbchen	10.0
Tabletten	10.0
Wirkstoffhaltige Tampons	10.0
Pflaster	10.5
Wirkstoffhaltige Pflaster	10.5
Zubereitungen in Druckbehältnissen	10.0

Beachten Sie den Hinweis auf „Allgemeine Monographien“ zu Anfang des Bands auf Seite B

	Stand
Zubereitungen zum Spülen	10.0
Zubereitungen zur Anwendung am Auge	10.6
Zubereitungen zur Anwendung am Ohr	10.6
Zubereitungen zur Anwendung in der Mundhöhle	10.5
Zubereitungen zur Inhalation	10.5
Zubereitungen zur intramammären Anwendung für Tiere	10.0
Zubereitungen zur intrauterinen Anwendung für Tiere	10.0
Zubereitungen zur nasalen Anwendung	10.3
Zubereitungen zur rektalen Anwendung	10.8
Zubereitungen zur vaginalen Anwendung	10.0
Impfstoffe für Menschen	
BCG-Impfstoff (gefriergetrocknet)	10.0
BCG zur Immuntherapie	10.0
Cholera-Impfstoff (inaktiviert, oral)	10.0
Diphtherie-Adsorbat-Impfstoff	10.8
Diphtherie-Adsorbat-Impfstoff (reduzierter Antigengehalt)	10.8
Diphtherie-Tetanus-Adsorbat-Impfstoff	10.8
Diphtherie-Tetanus-Adsorbat-Impfstoff (reduzierter Antigengehalt)	10.8
Diphtherie-Tetanus-Hepatitis-B(rDNA)-Adsorbat-Impfstoff	10.8
Diphtherie-Tetanus-Pertussis(azellulär, aus Komponenten)-Adsorbat-Impfstoff	10.8
Diphtherie-Tetanus-Pertussis(azellulär, aus Komponenten)-Adsorbat-Impfstoff (reduzierter Antigengehalt)	10.8
Diphtherie-Tetanus-Pertussis(azellulär, aus Komponenten)-Haemophilus-Typ-b(konjugiert)-Adsorbat-Impfstoff	10.8
Diphtherie-Tetanus-Pertussis(azellulär, aus Komponenten)-Hepatitis-B(rDNA)-Adsorbat-Impfstoff	10.8
Diphtherie-Tetanus-Pertussis(azellulär, aus Komponenten)-Hepatitis-B(rDNA)-Poliomyelitis(inaktiviert)-Haemophilus-Typ-b(konjugiert)-Adsorbat-Impfstoff	10.8
Diphtherie-Tetanus-Pertussis(azellulär, aus Komponenten)-Poliomyelitis(inaktiviert)-Adsorbat-Impfstoff	10.8
Diphtherie-Tetanus-Pertussis(azellulär, aus Komponenten)-Poliomyelitis(inaktiviert)-Adsorbat-Impfstoff (reduzierter Antigengehalt)	10.8
Diphtherie-Tetanus-Pertussis(azellulär, aus Komponenten)-Poliomyelitis(inaktiviert)-Haemophilus-Typ-b(konjugiert)-Adsorbat-Impfstoff	10.8
Diphtherie-Tetanus-Pertussis(Ganzzell)-Adsorbat-Impfstoff	10.8
Diphtherie-Tetanus-Pertussis(Ganzzell)-Poliomyelitis(inaktiviert)-Adsorbat-Impfstoff	10.8
Diphtherie-Tetanus-Pertussis(Ganzzell)-Poliomyelitis(inaktiviert)-Haemophilus-Typ-b(konjugiert)-Adsorbat-Impfstoff	10.8
Diphtherie-Tetanus-Poliomyelitis(inaktiviert)-Adsorbat-Impfstoff (reduzierter Antigengehalt)	10.8
FSME-Impfstoff (inaktiviert)	10.0
Gelbfieber-Lebend-Impfstoff	10.2
Gürtelrose(Herpes-Zoster)-Lebend-Impfstoff	10.0
Haemophilus-Typ-b-Impfstoff (konjugiert)	10.7
Haemophilus-Typ-b-und-Meningokokken-Gruppe-C-Impfstoff (konjugiert)	10.0
Hepatitis-A-Adsorbat-Impfstoff (inaktiviert)	10.0
Hepatitis-A-Adsorbat(inaktiviert)-Typhus-Polysaccharid-Impfstoff	10.0
Hepatitis-A-Impfstoff (inaktiviert, Virosom)	10.0
Hepatitis-A(inaktiviert)-Hepatitis-B(rDNA)-Adsorbat-Impfstoff	10.0
Hepatitis-B-Impfstoff (rDNA)	10.0
Humanes-Papillomavirus-Impfstoff (rDNA)	10.0
Influenza-Impfstoff (inaktiviert)	10.0
Influenza-Impfstoff (inaktiviert, aus Zellkulturen)	10.0
Influenza-Lebend-Impfstoff (nasal)	10.7
Influenza-Spaltimpfstoff (inaktiviert)	10.8
Influenza-Spaltimpfstoff aus Oberflächenantigen (inaktiviert)	10.8
Influenza-Spaltimpfstoff aus Oberflächenantigen (inaktiviert, aus Zellkulturen)	10.8
Influenza-Spaltimpfstoff aus Oberflächenantigen (inaktiviert, Virosom)	10.0
Masern-Lebend-Impfstoff	10.7
Masern-Mumps-Röteln-Lebend-Impfstoff	10.7
Masern-Mumps-Röteln-Varizellen-Lebend-Impfstoff	10.7
Meningokokken-Gruppe-A-C-W135-Y-Impfstoff (konjugiert)*	10.0
Meningokokken-Gruppe-C-Impfstoff (konjugiert)	10.0
Meningokokken-Polysaccharid-Impfstoff	10.0
Milzbrand-Adsorbat-Impfstoff (aus Zellkulturfiltraten) für Menschen	10.7
Mumps-Lebend-Impfstoff	10.7

	Stand
Pertussis-Adsorbat-Impfstoff (azellulär, aus Komponenten)	10.0
Pertussis-Adsorbat-Impfstoff (azellulär, co-gereinigt)	10.0
Pertussis(Ganzzell)-Adsorbat-Impfstoff	10.0
Pneumokokken-Polysaccharid-Adsorbat-Impfstoff (konjugiert)	10.0
Pneumokokken-Polysaccharid-Impfstoff	10.0
Pocken-Lebend-Impfstoff	10.7
Poliomyelitis-Impfstoff (inaktiviert)	10.0
Poliomyelitis-Impfstoff (oral)	10.0
Röteln-Lebend-Impfstoff	10.7
Rotavirus-Lebend-Impfstoff (oral)	10.7
Tetanus-Adsorbat-Impfstoff	10.3
Tollwut-Impfstoff aus Zellkulturen für Menschen	10.0
Typhus-Impfstoff	10.0
Typhus-Lebend-Impfstoff (Stamm Ty 21a) (oral)	10.0
Typhus-Polysaccharid-Impfstoff	10.0
Varizellen-Lebend-Impfstoff	10.0

Impfstoffe für Tiere

Adenovirose-Impfstoff (inaktiviert) für Hunde	10.0
Adenovirose-Lebend-Impfstoff für Hunde	10.2
Aktinobazillose-Impfstoff (inaktiviert) für Schweine	10.0
Infektiöse-Anämie-Lebend-Impfstoff für Hühner	10.2
Aujeszky'sche-Krankheit-Impfstoff (inaktiviert) für Schweine	10.2
Aujeszky'sche-Krankheit-Lebend-Impfstoff zur parenteralen Anwendung für Schweine	10.2
Infektiöse-Aviäre-Encephalomyelitis-Lebend-Impfstoff	10.2
Infektiöse-Aviäre-Laryngotracheitis-Lebend-Impfstoff	10.2
Aviäres-Paramyxovirus-3-Impfstoff (inaktiviert) für Truthühner	10.2
Bordetella-bronchiseptica-Lebend-Impfstoff für Hunde	10.0
Botulismus-Impfstoff für Tiere	10.0
Infektiöse-Bovine-Rhinotracheitis-Lebend-Impfstoff für Rinder	10.2
Infektiöse-Bronchitis-Impfstoff (inaktiviert) für Geflügel	10.2
Infektiöse-Bronchitis-Lebend-Impfstoff für Geflügel	10.5
Brucellose-Lebend-Impfstoff (*Brucella melitensis* Stamm Rev. 1) für Tiere	10.0
Infektiöse-Bursitis-Impfstoff (inaktiviert) für Geflügel	10.2
Infektiöse-Bursitis-Lebend-Impfstoff für Geflügel	10.2
Calicivirose-Impfstoff (inaktiviert) für Katzen	10.0
Calicivirose-Lebend-Impfstoff für Katzen	10.2
Chlamydien-Impfstoff (inaktiviert) für Katzen	10.0
Cholera-Impfstoff (inaktiviert) für Geflügel	10.0
Clostridium-chauvoei-Impfstoff für Tiere	10.0
Clostridium-novyi-(Typ B)-Impfstoff für Tiere	10.8
Clostridium-perfringens-Impfstoff für Tiere	10.8
Clostridium-septicum-Impfstoff für Tiere	10.8
Colibacillose-Impfstoff (inaktiviert) für neugeborene Ferkel	10.0
Colibacillose-Impfstoff (inaktiviert) für neugeborene Wiederkäuer	10.0
Coronavirusdiarrhoe-Impfstoff (inaktiviert) für Kälber	10.2
Egg-Drop-Syndrom-'76-Impfstoff (inaktiviert)	10.2
Entenpest-Lebend-Impfstoff	10.2
Enzootische-Pneumonie-Impfstoff (inaktiviert) für Schweine	10.0
Furunkulose-Impfstoff (inaktiviert, injizierbar, mit öligem Adjuvans) für Salmoniden	10.0
Geflügelpocken-Lebend-Impfstoff	10.2
Hämorrhagische-Krankheit-Impfstoff (inaktiviert) für Kaninchen	10.2
Hepatitis-Typ-I-Lebend-Impfstoff für Enten	10.2
Herpesvirus-Impfstoff (inaktiviert) für Pferde	10.5
Influenza-Impfstoff (inaktiviert) für Pferde	10.0
Influenza-Impfstoff (inaktiviert) für Schweine	10.0
Kokzidiose-Lebend-Impfstoff für Hühner	10.2
Leptospirose-Impfstoff (inaktiviert) für Hunde	10.0
Leptospirose-Impfstoff (inaktiviert) für Rinder	10.0
Leukose-Impfstoff (inaktiviert) für Katzen	10.0
Mannheimia-Impfstoff (inaktiviert) für Rinder	10.0
Mannheimia-Impfstoff (inaktiviert) für Schafe	10.0
Marek'sche-Krankheit-Lebend-Impfstoff	10.2

	Stand
Maul-und-Klauenseuche-Impfstoff (inaktiviert) für Wiederkäuer	10.0
Milzbrandsporen-Lebend-Impfstoff für Tiere	10.0
Mycoplasma-gallisepticum-Impfstoff (inaktiviert)	10.0
Myxomatose-Lebend-Impfstoff für Kaninchen	10.2
Newcastle-Krankheit-Impfstoff (inaktiviert)	10.2
Newcastle-Krankheit-Lebend-Impfstoff	10.2
Infektiöse-Pankreasnekrose-Impfstoff (inaktiviert, injizierbar, mit öligem Adjuvans) für Salmoniden	10.0
Infektiöse-Panleukopenie-Impfstoff (inaktiviert) für Katzen	10.0
Infektiöse-Panleukopenie-Lebend-Impfstoff für Katzen	10.2
Parainfluenza-Virus-Lebend-Impfstoff für Hunde	10.2
Parainfluenza-Virus-Lebend-Impfstoff für Rinder	10.2
Parvovirose-Impfstoff (inaktiviert) für Hunde	10.0
Parvovirose-Impfstoff (inaktiviert) für Schweine	10.2
Parvovirose-Lebend-Impfstoff für Hunde	10.5
Pasteurella-Impfstoff (inaktiviert) für Schafe	10.0
Respiratorisches-Syncytial-Virus-Lebend-Impfstoff für Rinder	10.2
Progressive-Rhinitis-atrophicans-Impfstoff (inaktiviert) für Schweine	10.0
Infektiöse-Rhinotracheitis-Impfstoff (inaktiviert) für Rinder	10.0
Infektiöse-Rhinotracheitis-Lebend-Impfstoff für Truthühner	10.2
Rhinotracheitis-Virus-Impfstoff (inaktiviert) für Katzen	10.0
Rhinotracheitis-Virus-Lebend-Impfstoff für Katzen	10.2
Rotavirusdiarrhoe-Impfstoff (inaktiviert) für Kälber	10.2
Rotmaulseuche-Impfstoff (inaktiviert) für Regenbogenforellen	10.0
Salmonella-Enteritidis-Impfstoff (inaktiviert) für Hühner	10.0
Salmonella-Enteritidis-Lebend-Impfstoff (oral) für Hühner	10.0
Salmonella-Typhimurium-Impfstoff (inaktiviert) für Hühner	10.0
Salmonella-Typhimurium-Lebend-Impfstoff (oral) für Hühner	10.0
Klassische-Schweinepest-Lebend-Impfstoff (aus Zellkulturen)	10.2
Schweinerotlauf-Impfstoff (inaktiviert)	10.0
Staupe-Lebend-Impfstoff für Frettchen und Nerze	10.2
Staupe-Lebend-Impfstoff für Hunde	10.2
Tenosynovitis-Virus-Lebend-Impfstoff für Geflügel	10.2
Tetanus-Impfstoff für Tiere	10.3
Tollwut-Impfstoff (inaktiviert) für Tiere	10.4
Tollwut-Lebend-Impfstoff (oral) für Füchse und Marderhunde	10.2
Vibriose-Impfstoff (inaktiviert) für Salmoniden	10.0
Kaltwasser-Vibriose-Impfstoff (inaktiviert) für Salmoniden	10.0
Vibriose-Impfstoff (inaktiviert) für Seebarsche	10.6
Virusdiarrhoe-Impfstoff (inaktiviert) für Rinder	10.0

Immunsera für Menschen

Botulismus-Antitoxin	10.0
Diphtherie-Antitoxin	10.0
Gasbrand-Antitoxin *(Clostridium novyi)*	10.0
Gasbrand-Antitoxin *(Clostridium perfringens)*	10.0
Gasbrand-Antitoxin *(Clostridium septicum)*	10.0
Gasbrand-Antitoxin (polyvalent)	10.0
Schlangengift-Immunserum (Europa)	10.0
Tetanus-Antitoxin	10.0

Immunsera für Tiere

Tetanus-Antitoxin für Tiere	10.0

Radioaktive Arzneimittel und Ausgangsmaterialien für radioaktive Arzneimittel

(^{125}I)Albumin-Injektionslösung vom Menschen	10.0
(^{18}F)Alovudin-Injektionslösung	10.0
(^{13}N)Ammoniak-Injektionslösung	10.0
Betiatid zur Herstellung von radioaktiven Arzneimitteln	10.8
(^{51}Cr)Chromedetat-Injektionslösung	10.0
(^{57}Co)Cyanocobalamin-Kapseln	10.0
(^{58}Co)Cyanocobalamin-Kapseln	10.0
(^{57}Co)Cyanocobalamin-Lösung	10.0
(^{58}Co)Cyanocobalamin-Lösung	10.0

Stand

(^{18}F)Fludesoxyglucose-Injektionslösung ... 10.0
(^{18}F)Fluorcholin-Injektionslösung ... 10.0
(^{18}F)Fluorethyl-L-tyrosin-Injektionslösung ... 10.8
(^{18}F)Fluorid-Lösung zur Radiomarkierung ... 10.0
(^{18}F)Fluormisonidazol-Injektionslösung ... 10.0
(^{18}F)Fluorodopa-Injektionslösung ((^{18}F)Fluorodopa hergestellt durch elektrophile Substitution) ... 10.0
(^{18}F)Fluorodopa-Injektionslösung ((^{18}F)Fluorodopa hergestellt durch nukleophile Substitution) ... 10.0
(^{68}Ga)Galliumchlorid-Lösung zur Radiomarkierung ... 10.0
(^{68}Ga)Galliumchlorid-Lösung zur Radiomarkierung (hergestellt in einem Beschleuniger) ... 10.3
(^{67}Ga)Galliumcitrat-Injektionslösung ... 10.0
(^{68}Ga)Galliumedotreotid-Injektionslösung ... 10.6
(^{68}Ga)Gallium-PSMA-11-Injektionslösung ... 10.4
(^{111}In)Indium(III)-chlorid-Lösung ... 10.0
(^{111}In)Indiumoxinat-Lösung ... 10.0
(^{111}In)Indium-Pentetat-Injektionslösung ... 10.0
(^{123}I)Iobenguan-Injektionslösung ... 10.0
(^{131}I)Iobenguan-Injektionslösung für diagnostische Zwecke ... 10.0
(^{131}I)Iobenguan-Injektionslösung für therapeutische Zwecke ... 10.0
Iobenguansulfat zur Herstellung von radioaktiven Arzneimitteln ... 10.0
(^{131}I)Iodmethylnorcholesterol-Injektionslösung ... 10.0
(^{15}O)Kohlenmonoxid ... 10.0
(^{81m}Kr)Krypton zur Inhalation ... 10.0
Kupfertetramibitetrafluoroborat zur Herstellung von radioaktiven Arzneimitteln ... 10.8
(^{177}Lu)Lutetium-Lösung zur Radiomarkierung ... 10.0
Medronsäure zur Herstellung von radioaktiven Arzneimitteln ... 10.0
([^{11}C]Methoxy)Racloprid-Injektionslösung ... 10.0
([^{11}C]Methyl)Cholin-Injektionslösung ... 10.0
(5-[^{11}C]Methyl)Flumazenil-Injektionslösung ... 10.0
L-([^{11}C]Methyl)Methionin-Injektionslösung ... 10.0
Natrium([1-^{11}C])acetat-Injektionslösung ... 10.0
Natriumcalcium-Pentetat-Hydrat zur Herstellung von radioaktiven Arzneimitteln ... 10.6
Sterile Natrium(^{51}Cr)chromat-Lösung ... 10.0
Natriumdiphosphat-Decahydrat zur Herstellung von radioaktiven Arzneimitteln ... 10.0
Natrium(^{18}F)fluorid-Injektionslösung ... 10.0
Natriumiodhippurat-Dihydrat zur Herstellung von radioaktiven Arzneimitteln ... 10.0
Natrium(^{123}I)iodhippurat-Injektionslösung ... 10.0
Natrium(^{131}I)iodhippurat-Injektionslösung ... 10.0
Natrium(^{123}I)iodid-Injektionslösung ... 10.0
Natrium(^{131}I)iodid-Kapseln für diagnostische Zwecke ... 10.0
Natrium(^{131}I)iodid-Kapseln für therapeutische Zwecke ... 10.0
Natrium(^{131}I)iodid-Lösung ... 10.4
Natrium(^{123}I)iodid-Lösung zur Radiomarkierung ... 10.0
Natrium(^{131}I)iodid-Lösung zur Radiomarkierung ... 10.0
Natrium(^{99}Mo)molybdat-Lösung aus Kernspaltprodukten ... 10.8
Natrium(^{99m}Tc)pertechnetat-Injektionslösung (hergestellt in einem Beschleuniger) ... 10.0
Natrium(^{99m}Tc)pertechnetat-Injektionslösung aus Kernspaltprodukten ... 10.0
Natrium(^{99m}Tc)pertechnetat-Injektionslösung nicht aus Kernspaltprodukten ... 10.0
Natrium(^{32}P)phosphat-Injektionslösung ... 10.0
(^{18}F)PSMA-1007-Injektionslösung ... 10.5
(^{15}O)Sauerstoff ... 10.0
(^{89}Sr)Strontiumchlorid-Injektionslösung ... 10.0
(^{99m}Tc)Technetium-Albumin-Injektionslösung ... 10.0
(^{99m}Tc)Technetium-Bicisat-Injektionslösung ... 10.0
(^{99m}Tc)Technetium-Etifenin-Injektionslösung ... 10.0
(^{99m}Tc)Technetium-Exametazim-Injektionslösung ... 10.0
(^{99m}Tc)Technetium-Gluconat-Injektionslösung ... 10.0
(^{99m}Tc)Technetium-Macrosalb-Injektionslösung ... 10.8
(^{99m}Tc)Technetium-Mebrofenin-Injektionslösung ... 10.0
(^{99m}Tc)Technetium-Medronat-Injektionslösung ... 10.0
(^{99m}Tc)Technetium-Mertiatid-Injektionslösung ... 10.0
(^{99m}Tc)Technetium-Mikrosphären-Injektionslösung ... 10.0
(^{99m}Tc)Technetium-Oxidronat-Injektionslösung ... 10.0
(^{99m}Tc)Technetium-Pentetat-Injektionslösung ... 10.0

Stand

(^{99m}Tc)Technetium-Rheniumsulfid-Kolloid-Injektionslösung 10.0
(^{99m}Tc)Technetium-Sestamibi-Injektionslösung 10.0
(^{99m}Tc)Technetium-Succimer-Injektionslösung 10.0
(^{99m}Tc)Technetium-Zinndiphosphat-Injektionslösung 10.0
(^{99m}Tc)Technetium-Zinn-Kolloid-Injektionslösung 10.0
Tetra-*O*-acetylmannosetriflat zur Herstellung von radioaktiven Arzneimitteln 10.0
(^{201}Tl)Thalliumchlorid-Injektionslösung 10.0
(^{15}O)Wasser-Injektionslösung 10.0
Tritiiertes-(^{3}H)Wasser-Injektionslösung 10.0
(^{133}Xe)Xenon-Injektionslösung 10.0
(^{90}Y)Yttriumchlorid-Lösung zur Radiomarkierung 10.0

Nahtmaterial für Menschen

Nahtmaterial für Menschen: Einleitung 10.0
Steriles Catgut 10.0
Sterile, nicht resorbierbare Fäden 10.0
Sterile, resorbierbare, synthetische, geflochtene Fäden 10.0
Sterile, resorbierbare, synthetische, monofile Fäden 10.0

Nahtmaterial für Tiere

Steriles, resorbierbares Catgut im Fadenspender für Tiere 10.0
Sterile, nicht resorbierbare Fäden im Fadenspender für Tiere 10.0
Steriler Leinenfaden im Fadenspender für Tiere 10.0
Steriler Polyamidfaden im Fadenspender für Tiere 10.0
Steriler Polyesterfaden im Fadenspender für Tiere 10.0
Steriler, geflochtener Seidenfaden im Fadenspender für Tiere 10.0

Pflanzliche Drogen und Zubereitungen aus pflanzlichen Drogen

Pflanzliche Drogen: Einleitung 10.0
Abelmoschus-Blütenkrone* 10.0
Achyranthiswurzel * 10.0
Agar 10.0
Akebiaspross* 10.0
Curaçao-Aloe 10.0
Kap-Aloe 10.0
Eingestellter Aloetrockenextrakt 10.0
Amomum-Früchte* 10.0
Runde Amomum-Früchte* 10.0
Andornkraut 10.0
Andrographiskraut* 10.0
Anemarrhena-asphodeloides-Wurzelstock* 10.0
Angelica-dahurica-Wurzel* 10.0
Angelica-pubescens-Wurzel* 10.0
Angelica-sinensis-Wurzel* 10.0
Angelikawurzel 10.0
Anis 10.0
Anisöl 10.0
Arnikablüten 10.8
Arnikatinktur 10.8
Artischockenblätter 10.0
Artischockenblättertrockenextrakt 10.0
Atractylodes-lancea-Wurzelstock* 10.6
Atractylodes-macrocephala-Wurzelstock* 10.0
Bärentraubenblätter 10.0
Baikal-Helmkraut-Wurzel* 10.4
Baldriantinktur 10.0
Mit Wasser hergestellter Baldriantrockenextrakt 10.0
Mit wässrig-alkoholischen Mischungen hergestellter Baldriantrockenextrakt 10.0
Baldrianwurzel 10.0
Geschnittene Baldrianwurzel 10.0
Ballonblumenwurzel* 10.0
Belladonnablätter 10.0
Eingestellter Belladonnablättertrockenextrakt 10.0

	Stand
Eingestelltes Belladonnapulver	10.0
Eingestellte Belladonnatinktur	10.0
Siam-Benzoe	10.0
Siam-Benzoe-Tinktur	10.0
Sumatra-Benzoe	10.0
Sumatra-Benzoe-Tinktur	10.0
Birkenblätter	10.0
Bittere Aprikosensamen*	10.7
Bitterfenchelkrautöl	10.0
Bitterfenchelöl	10.0
Bitterkleeblätter	10.0
Bitterorangenblüten	10.0
Bitterorangenschale	10.0
Bitterorangenschalentinktur	10.0
Blutweiderichkraut	10.0
Bocksdornfrüchte*	10.0
Bockshornsamen	10.0
Boldoblätter	10.0
Boldoblättertrockenextrakt	10.0
Braunellenähren*	10.0
Brennnesselblätter	10.0
Brennnesselwurzel	10.6
Buchweizenkraut	10.0
Buschknöterichwurzelstock mit Wurzel*	10.0
Cascararinde	10.0
Eingestellter Cascaratrockenextrakt	10.0
Cassiaöl	10.0
Cayennepfeffer	10.0
Eingestellter Cayennepfefferdickextrakt	10.0
Eingestelltes, raffiniertes Cayennepfefferölharz	10.0
Eingestellte Cayennepfeffertinktur	10.0
Chinarinde	10.0
Eingestellter Chinarindenfluidextrakt	10.0
Chinesische-Esche-Rinde*	10.1
Chinesische-Quitte-Früchte*	10.5
Chinesischer-Liebstöckel-Wurzelstock*	10.0
Chinesischer-Liebstöckel-Wurzelstock mit Wurzel*	10.0
Chinesischer-Tragant-Wurzel*	10.0
Chinesisches-Hasenohr-Wurzel*	10.5
Chinesisches Mutterkraut *	10.8
Cimicifugawurzelstock	10.0
Citronellöl	10.0
Citronenöl	10.7
Clematis-armandii-Spross*	10.0
Curcumawurzelstock	10.0
Cyathulawurzel *	10.3
Digitalis-purpurea-Blätter	10.0
Dostenkraut	10.0
Drynariawurzelstock*	10.0
Ecliptakraut*	10.0
Efeublätter	10.0
Eibischblätter	10.0
Eibischwurzel	10.0
Eichenrinde	10.0
Eisenkraut	10.0
Enziantinktur	10.0
Enzianwurzel	10.0
Ephedrakraut*	10.0
Erdrauchkraut	10.0
Eschenblätter	10.0
Eucalyptusblätter	10.0
Eucalyptusöl	10.5
Eucommiarinde*	10.0

	Stand
Färberdistelblüten*	10.0
Färberknöterichblätter	10.0
Färberwaidwurzel*	10.0
Faulbaumrinde	10.0
Eingestellter Faulbaumrindentrockenextrakt	10.0
Bitterer Fenchel	10.0
Süßer Fenchel	10.0
Flohsamen	10.0
Indische Flohsamen	10.0
Indische Flohsamenschalen	10.0
Forsythienfrüchte*	10.4
Frauenmantelkraut	10.0
Ganoderma*	10.6
Gardenienfrüchte*	10.0
Gastrodienwurzelstock*	10.0
Gekrönte-Scharte-Kraut	10.0
Javanische Gelbwurz	10.0
Kanadische Gelbwurz	10.6
Gewürznelken	10.3
Ginkgoblätter	10.0
Quantifizierter, raffinierter Ginkgotrockenextrakt	10.0
Ginsengtrockenextrakt	10.0
Ginsengwurzel	10.0
Glockenwindenwurzel*	10.0
Goldfadenwurzelstock*	10.0
Goldrutenkraut	10.0
Echtes Goldrutenkraut	10.0
Grüner Tee	10.0
Guar	10.0
Guarana*	10.0
Arabisches Gummi	10.0
Hagebuttenschalen	10.0
Hamamelisblätter	10.0
Hamamelisrinde	10.0
Hauhechelwurzel	10.0
Frische Heidelbeeren	10.0
Eingestellter, gereinigter Trockenextrakt aus frischen Heidelbeeren	10.0
Getrocknete Heidelbeeren	10.5
Herzgespannkraut	10.0
Hibiscusblüten	10.0
Himalayaschartenwurzel*	10.0
Himbeerblätter*	10.1
Hiobstränensamen*	10.0
Holunderblüten	10.0
Hopfenzapfen	10.0
Houttuyniakraut*	10.0
Ingwerwurzelstock	10.0
Eingestellter Ipecacuanhafluidextrakt	10.0
Eingestelltes Ipecacuanhapulver	10.0
Eingestellte Ipecacuanhatinktur	10.0
Ipecacuanhawurzel	10.0
Isländisches Moos/Isländische Flechte	10.0
Japanischer-Pagodenbaum-Blüten*	10.0
Japanischer-Pagodenbaum-Blütenknospen*	10.0
Johanniskraut	10.0
Quantifizierter Johanniskrauttrockenextrakt	10.0
Römische Kamille	10.0
Kamillenblüten	10.0
Kamillenfluidextrakt	10.0
Kamillenöl	10.0
Kiefernnadelöl	10.0
Klatschmohnblüten	10.0
Knoblauchpulver	10.0

Die „Allgemeinen Vorschriften" gelten für alle Monographien und sonstigen Texte

	Stand
Königskerzenblüten/Wollblumen	10.8
Kolasamen	10.0
Kolophonium	10.0
Kopoubohnenwurzel*	10.0
Mehlige Kopoubohnenwurzel*	10.0
Koriander	10.0
Korianderöl	10.0
Kümmel	10.3
Kümmelöl	10.0
Latschenkiefernöl	10.0
Lavendelblüten	10.0
Lavendelöl	10.0
Leinsamen	10.0
Leopardenblumenwurzelstock*	10.3
Lerchenspornwurzelstock *	10.0
Liebstöckelwurzel	10.3
Lindenblüten	10.3
Löwenzahnkraut mit Wurzel	10.0
Löwenzahnwurzel	10.0
Mädesüßkraut	10.0
Mäusedornwurzelstock	10.0
Magnolia-biondii-Blütenknospen*	10.0
Magnolia-officinalis-Blüten*	10.0
Magnolienrinde*	10.0
Malvenblätter	10.0
Malvenblüten	10.0
Mandarinenschale*	10.0
Mandarinenschalenöl	10.7
Mariendistelfrüchte	10.6
Eingestellter, gereinigter Mariendistelfrüchtetrockenextrakt	10.6
Mastix	10.0
Mateblätter	10.0
Melissenblätter	10.0
Melissenblättertrockenextrakt	10.0
Minzöl	10.0
Mönchspfefferfrüchte	10.0
Mönchspfefferfrüchtetrockenextrakt	10.0
Morindawurzel*	10.4
Muskatellersalbeiöl	10.0
Muskatöl	10.0
Mutterkraut	10.4
Myrrhe	10.0
Myrrhentinktur	10.0
Nelkenöl	10.0
Neroliöl/Bitterorangenblütenöl	10.0
Niaouliöl vom Cineol-Typ	10.0
Ningpo-Braunwurzwurzel*	10.6
Notoginsengwurzel*	10.0
Notopterygiumwurzelstock mit Wurzel *	10.7
Odermennigkraut	10.0
Ölbaumblätter	10.6
Ölbaumblättertrockenextrakt	10.0
Opium	10.0
Eingestelltes Opiumpulver	10.0
Eingestellte Opiumtinktur	10.0
Eingestellter Opiumtrockenextrakt	10.3
Orientalischer-Knöterich-Früchte*	10.0
Orthosiphonblätter	10.0
Passionsblumenkraut	10.3
Passionsblumenkrauttrockenextrakt	10.3
Pelargoniumwurzel	10.0
Perubalsam	10.0
Pfeffer*	10.0

Beachten Sie den Hinweis auf „Allgemeine Monographien“ zu Anfang des Bands auf Seite B

	Stand
Langer Pfeffer*	10.0
Pfefferminzblätter	10.0
Pfefferminzblättertrockenextrakt	10.0
Pfefferminzöl	10.0
Rote Pfingstrosenwurzel*	10.0
Weiße Pfingstrosenwurzel*	10.0
Pfirsichsamen*	10.7
Afrikanische Pflaumenbaumrinde	10.0
Poria-cocos-Fruchtkörper*	10.0
Primelwurzel	10.0
Queckenwurzelstock	10.0
Quendelkraut	10.0
Ratanhiatinktur	10.0
Ratanhiawurzel	10.0
Rehmanniawurzel	10.1
Rhabarberwurzel	10.0
Ringelblumenblüten	10.1
Rohrkolbenpollen*	10.0
Rosmarinblätter	10.0
Rosmarinöl	10.0
Rosskastaniensamen	10.0
Eingestellter Rosskastaniensamentrockenextrakt	10.0
Rotwurzsalbei-Wurzelstock mit Wurzel*	10.0
Sägepalmenfrüchte	10.8
Sägepalmenfrüchteextrakt	10.0
Dreilappiger Salbei	10.0
Salbeiblätter	10.0
Spanisches Salbeiöl	10.0
Salbeitinktur	10.0
Schachtelhalmkraut	10.0
Schafgarbenkraut	10.0
Schisandrafrüchte*	10.0
Schlangenbartwurzel*	10.0
Schlangenwiesenknöterichwurzelstock*	10.0
Schnurbaumwurzel*	10.0
Schöllkraut	10.0
Schwarze-Johannisbeere-Blätter	10.0
Schwarznesselkraut	10.0
Seifenrinde	10.0
Senegawurzel	10.0
Sennesfiederblättchen	10.1
Eingestellter Sennesfiederblättchentrockenextrakt	10.7
Sennesfrüchte	10.1
Eingestellter, mit Wasser hergestellter Sennesfrüchtetrockenextrakt	10.7
Eingestellter, mit wässrig-alkoholischen Mischungen hergestellter Sennesfrüchtetrockenextrakt	10.7
Sinomenium-acutum-Spross*	10.5
Purpur-Sonnenhut-Kraut	10.5
Mit Ethanol stabilisierter Presssaft von Purpur-Sonnenhut-Kraut	10.8
Ohne Ethanol stabilisierter Presssaft von Purpur-Sonnenhut-Kraut	10.8
Blasser-Sonnenhut-Wurzel	10.5
Purpur-Sonnenhut-Wurzel	10.5
Schmalblättriger-Sonnenhut-Wurzel	10.5
Speiköl	10.0
Spitzwegerichblätter	10.0
Stachelpanaxwurzelrinde*	10.0
Steinkleekraut	10.0
Stephania-tetrandra-Wurzel*	10.0
Sternanis	10.0
Sternanisöl	10.0
Wildes Stiefmütterchen mit Blüten	10.0
Stinkeschenfrüchte*	10.0
Stramoniumblätter	10.0
Eingestelltes Stramoniumpulver	10.0

	Stand
Strauchpäonienwurzelrinde*	10.0
Süßholzwurzel	10.0
Süßholzwurzeltrockenextrakt als Geschmackskorrigens	10.0
Süßorangenschalenöl	10.7
Taigawurzel	10.0
Tang	10.0
Tausendgüldenkraut	10.0
Teebaumöl	10.0
Terpentinöl	10.0
Teufelskrallenwurzel	10.0
Teufelskrallenwurzeltrockenextrakt	10.0
Thymian	10.0
Thymianöl vom Thymol-Typ	10.0
Tolubalsam	10.0
Tormentilltinktur	10.0
Tormentillwurzelstock	10.0
Tragant	10.0
Uncariazweige mit Dornen*	10.0
Vielblütiger-Knöterich-Wurzel*	10.0
Vogelknöterichkraut	10.0
Wacholderbeeren	10.0
Wacholderöl	10.0
Asiatisches Wassernabelkraut	10.0
Weidenrinde	10.0
Weidenrindentrockenextrakt	10.0
Indischer Weihrauch	10.0
Weißdornblätter mit Blüten	10.3
Weißdornblätter-mit-Blüten-Fluidextrakt	10.3
Weißdornblätter-mit-Blüten-Trockenextrakt	10.3
Weißdornfrüchte	10.1
Wermutkraut	10.0
Großer-Wiesenknopf-Wurzel*	10.4
Wolfstrappkraut*	10.0
Yamswurzelknollen*	10.0
Japanische Yamswurzelknollen*	10.0
Zanthoxylum-bungeanum-Schale*	10.4
Zhekiang-Fritillariazwiebel *	10.6
Zimtblätteröl	10.0
Zimtöl	10.0
Zimtrinde	10.0
Zitronenverbenenblätter	10.0

Hinweis: Bei den mit * gekennzeichneten Texten handelt es sich um Monographien zu Drogen, die insbesondere in der Traditionellen Chinesischen Medizin (TCM) verwendet werden.

Homöopathische Zubereitungen und Stoffe für homöopathische Zubereitungen

Homöopathische Zubereitungen: Einleitung	10.0
Homöopathische Zubereitungen	10.3
Imprägnierte homöopathische Kügelchen (Streukügelchen/Globuli)	10.0
Pflanzliche Drogen für homöopathische Zubereitungen	10.0
Umhüllte homöopathische Kügelchen (Globuli velati)	10.0
Urtinkturen für homöopathische Zubereitungen	10.0
Vorschriften zur Herstellung homöopathischer konzentrierter Zubereitungen und zur Potenzierung	10.8
Wirkstofffreie Kügelchen für homöopathische Zubereitungen	10.3
Acidum picrinicum für homöopathische Zubereitungen	10.0
Acidum succinicum für homöopathische Zubereitungen	10.0
Adonis vernalis für homöopathische Zubereitungen*	10.1
Agaricus phalloides für homöopathische Zubereitungen	10.0
Allium sativum für homöopathische Zubereitungen	10.0
Ammonium carbonicum für homöopathische Zubereitungen	10.0
Anacardium für homöopathische Zubereitungen	10.5
Apis für homöopathische Zubereitungen	10.0
Arsenicum album für homöopathische Zubereitungen	10.0
Aurum chloratum natronatum für homöopathische Zubereitungen	10.0

Beachten Sie den Hinweis auf „Allgemeine Monographien“ zu Anfang des Bands auf Seite B

Barium chloratum für homöopathische Zubereitungen ... 10.0
Belladonna für homöopathische Zubereitungen ... 10.0
Cadmium sulfuricum für homöopathische Zubereitungen ... 10.0
Calcium fluoratum für homöopathische Zubereitungen ... 10.0
Calcium iodatum für homöopathische Zubereitungen ... 10.0
Cocculus für homöopathische Zubereitungen ... 10.0
Crocus für homöopathische Zubereitungen ... 10.0
Cuprum aceticum für homöopathische Zubereitungen ... 10.0
Cuprum metallicum für homöopathische Zubereitungen ... 10.0
Digitalis für homöopathische Zubereitungen ... 10.0
Ferrum metallicum für homöopathische Zubereitungen ... 10.0
Hedera helix für homöopathische Zubereitungen ... 10.0
Histaminum für homöopathische Zubereitungen ... 10.0
Hydrastis canadensis für homöopathische Zubereitungen ... 10.0
Hyoscyamus für homöopathische Zubereitungen ... 10.0
Hypericum für homöopathische Zubereitungen ... 10.0
Ignatia für homöopathische Zubereitungen ... 10.0
Kalium bichromicum für homöopathische Zubereitungen ... 10.0
Magnesium fluoratum für homöopathische Zubereitungen ... 10.1
Magnesium phosphoricum für homöopathische Zubereitungen ... 10.5
Nux vomica für homöopathische Zubereitungen ... 10.0
Petroleum rectificatum für homöopathische Zubereitungen ... 10.0
Sanguinaria für homöopathische Zubereitungen ... 10.6
Selenium für homöopathische Zubereitungen ... 10.0
Staphysagria für homöopathische Zubereitungen ... 10.0
Sulfur für homöopathische Zubereitungen ... 10.0
Toxicodendron quercifolium für homöopathische Zubereitungen* ... 10.6
Urtica dioica für homöopathische Zubereitungen ... 10.0

Monographien A-Z

Stand

A

Abacavirsulfat ... 10.0
Acamprosat-Calcium ... 10.3
Acarbose ... 10.0
Acebutololhydrochlorid ... 10.0
Aceclofenac ... 10.0
Acemetacin ... 10.0
Acesulfam-Kalium ... 10.0
Acetazolamid ... 10.0
Aceton ... 10.0
Acetylcholinchlorid ... 10.0
Acetylcystein ... 10.3
β-Acetyldigoxin ... 10.0
Acetylsalicylsäure ... 10.0
N-Acetyltryptophan ... 10.0
N-Acetyltyrosin ... 10.0
Aciclovir ... 10.4
Acitretin ... 10.0
Adapalen ... 10.0
Adenin ... 10.0
Adenosin ... 10.0
Adipinsäure ... 10.0
Äpfelsäure ... 10.0
Alanin ... 10.0
Albendazol ... 10.0
Albuminlösung vom Menschen ... 10.6
Alcuroniumchlorid ... 10.0
Alfacalcidol ... 10.7
Alfadex ... 10.0
Alfentanilhydrochlorid-Hydrat ... 10.1
Alfuzosinhydrochlorid ... 10.0
Alginsäure ... 10.0
Alimemazinhemitartrat ... 10.0
Allantoin ... 10.0
Allopurinol ... 10.0
Almagat ... 10.0
Almotriptanmalat ... 10.1
Alprazolam ... 10.0
Alprenololhydrochlorid ... 10.0
Alprostadil ... 10.0
Alteplase zur Injektion ... 10.0
Altizid ... 10.1
Alttuberkulin zur Anwendung am Menschen ... 10.0
Aluminiumchlorid-Hexahydrat ... 10.0
Wasserhaltiges Aluminiumhydroxid zur Adsorption ... 10.0
Aluminiumkaliumsulfat ... 10.0
Aluminium-Magnesium-Silicat ... 10.0
Aluminium-Natrium-Silicat ... 10.0
Wasserhaltiges Aluminiumoxid/Algeldrat ... 10.0
Wasserhaltiges Aluminiumphosphat ... 10.4
Aluminiumphosphat-Gel ... 10.0
Aluminiumstearat ... 10.6
Aluminiumsulfat ... 10.0
Alverincitrat ... 10.0
Amantadinhydrochlorid ... 10.0
Ambroxolhydrochlorid ... 10.0

	Stand
Ameisensäure	10.0
Amfetaminsulfat	10.0
Amidotrizoesäure-Dihydrat	10.0
Amikacin	10.0
Amikacinsulfat	10.0
Amiloridhydrochlorid-Dihydrat	10.2
4-Aminobenzoesäure	10.0
Aminocapronsäure	10.0
Amiodaronhydrochlorid	10.0
Amisulprid	10.0
Amitriptylinhydrochlorid	10.0
Amlodipinbesilat	10.0
Konzentrierte Ammoniak-Lösung	10.0
Ammoniumbituminosulfonat	10.0
Ammoniumbromid	10.2
Ammoniumchlorid	10.4
Ammoniumglycyrrhizat	10.0
Ammoniumhydrogencarbonat	10.0
Ammoniummethacrylat-Copolymer (Typ A)	10.0
Ammoniummethacrylat-Copolymer (Typ B)	10.0
Amorolfinhydrochlorid	10.0
Amoxicillin-Trihydrat	10.0
Amoxicillin-Natrium	10.0
Amphotericin B	10.0
Ampicillin	10.0
Ampicillin-Trihydrat	10.0
Ampicillin-Natrium	10.0
Amproliumhydrochlorid für Tiere	10.3
Amylmetacresol	10.0
Anastrozol	10.0
Antazolinhydrochlorid	10.0
Anti-D-Immunglobulin vom Menschen	10.7
Anti-D-Immunglobulin vom Menschen zur intravenösen Anwendung	10.7
Antithrombin-III-Konzentrat vom Menschen	10.0
Anti-T-Lymphozyten-Immunglobulin vom Tier zur Anwendung am Menschen	10.0
Apomorphinhydrochlorid-Hemihydrat	10.0
Aprepitant	10.0
Aprotinin	10.4
Konzentrierte Aprotinin-Lösung	10.6
Arginin	10.0
Argininaspartat	10.0
Argininhydrochlorid	10.0
Argon	10.0
Aripiprazol	10.4
Articainhydrochlorid	10.0
Ascorbinsäure	10.8
Asparagin-Monohydrat	10.1
Aspartam	10.0
Aspartinsäure	10.0
Atazanavirsulfat	10.0
Atenolol	10.1
Atomoxetinhydrochlorid	10.0
Atorvastatin-Calcium	10.7
Atovaquon	10.0
Atracuriumbesilat	10.0
Atropin	10.0
Atropinsulfat	10.0
Azaperon für Tiere	10.0
Azathioprin	10.3
Azelastinhydrochlorid	10.0
Azithromycin	10.0

B

Bacampicillinhydrochlorid	10.0
Bacitracin	10.5
Bacitracin-Zink	10.5
Baclofen	10.0
Bambuterolhydrochlorid	10.3
Bariumsulfat	10.0
Hydriertes Baumwollsamenöl	10.0
Beclometasondipropionat	10.0
Beclometasondipropionat-Monohydrat	10.0
Benazeprilhydrochlorid	10.0
Bendroflumethiazid	10.0
Benperidol	10.0
Benserazidhydrochlorid	10.4
Bentonit	10.0
Benzalkoniumchlorid	10.2
Benzalkoniumchlorid-Lösung	10.2
Benzbromaron	10.0
Benzethoniumchlorid	10.0
Benzocain	10.1
Benzoesäure	10.0
Wasserhaltiges Benzoylperoxid	10.6
Benzydaminhydrochlorid	10.0
Benzylalkohol	10.0
Benzylbenzoat	10.0
Benzylpenicillin-Benzathin-Tetrahydrat	10.0
Benzylpenicillin-Kalium	10.0
Benzylpenicillin-Natrium	10.0
Benzylpenicillin-Procain-Monohydrat	10.4
Betacarotin	10.0
Betadex	10.0
Betahistindihydrochlorid	10.0
Betahistindimesilat	10.0
Betamethason	10.3
Betamethasonacetat	10.3
Betamethasondihydrogenphosphat-Dinatrium	10.5
Betamethasondipropionat	10.3
Betamethasonvalerat	10.0
Betaxololhydrochlorid	10.0
Bezafibrat	10.0
Bicalutamid	10.0
Bifonazol	10.0
Biotin	10.0
Biperidenhydrochlorid	10.0
Bisacodyl	10.6
Basisches Bismutcarbonat	10.0
Basisches Bismutgallat	10.0
Schweres, basisches Bismutnitrat	10.0
Basisches Bismutsalicylat	10.0
Bisoprololfumarat	10.0
Bleomycinsulfat	10.3
Blutgerinnungsfaktor VII vom Menschen	10.0
Konzentrierte Lösung von Blutgerinnungsfaktor VIIa (rDNA) human	10.0
Blutgerinnungsfaktor VIII vom Menschen	10.0

Beachten Sie den Hinweis auf „Allgemeine Monographien" zu Anfang des Bands auf Seite B

	Stand
Blutgerinnungsfaktor VIII (rDNA) human	10.0
Blutgerinnungsfaktor IX vom Menschen	10.0
Konzentrierte Lösung von Blutgerinnungsfaktor IX (rDNA) human	10.3
Pulver zur Herstellung einer Injektionslösung von Blutgerinnungsfaktor IX (rDNA) human	10.3
Blutgerinnungsfaktor XI vom Menschen	10.0
Boldin	10.0
Raffiniertes Borretschöl	10.0
Borsäure	10.0
Botulinum-Toxin Typ A zur Injektion	10.8
Botulinum-Toxin Typ B zur Injektion	10.0
Brimonidintartrat	10.0
Bromazepam	10.8
Bromhexinhydrochlorid	10.0
Bromocriptinmesilat	10.0
Bromperidol	10.0
Bromperidoldecanoat	10.0
Brompheniraminmaleat	10.0
Brotizolam	10.0
Budesonid	10.0
Bufexamac	10.0
Buflomedilhydrochlorid	10.0
Bumetanid	10.6
Bupivacainhydrochlorid	10.0
Buprenorphin	10.0
Buprenorphinhydrochlorid	10.0
Buserelin	10.0
Buspironhydrochlorid	10.0
Busulfan	10.0
Butylhydroxyanisol	10.0
Butyl-4-hydroxybenzoat	10.6
Butylhydroxytoluol	10.0
Basisches Butylmethacrylat-Copolymer	10.0
Butylscopolaminiumbromid	10.0

C

Cabergolin	10.0
Calcifediol-Monohydrat	10.0
Calcipotriol	10.0
Calcipotriol-Monohydrat	10.0
Calcitonin (Lachs)	10.0
Calcitriol	10.0
Calciumacetat	10.5
Calciumascorbat	10.0
Calciumcarbonat	10.6
Calciumchlorid-Dihydrat	10.3
Calciumchlorid-Hexahydrat	10.0
Calciumdobesilat-Monohydrat	10.0
Calciumfolinat-Hydrat	10.0
Calciumglucoheptonat	10.0
Calciumgluconat	10.6
Wasserfreies Calciumgluconat	10.6
Calciumgluconat zur Herstellung von Parenteralia	10.8
Calciumglycerophosphat	10.0
Calciumhydrogenphosphat	10.6
Calciumhydrogenphosphat-Dihydrat	10.6
Calciumhydroxid	10.6
Calciumlactat	10.0
Calciumlactat-Monohydrat	10.4
Calciumlactat-Trihydrat	10.4
Calciumlactat-Pentahydrat	10.4
Calciumlävulinat-Dihydrat	10.0
Calciumlevofolinat-Hydrat	10.0
Calciumpantothenat	10.4
Calciumstearat	10.5
Calciumsulfat-Dihydrat	10.3
D-Campher	10.0
Racemischer Campher	10.0
Candesartancilexetil	10.3
Capecitabin	10.0
Caprylsäure	10.0
Captopril	10.5
Carbachol	10.0
Carbamazepin	10.2
Carbasalat-Calcium	10.0
Carbidopa-Monohydrat	10.0
Carbimazol	10.0
Carbocistein	10.0
Carbomere	10.4
Carboplatin	10.6
Carboprost-Trometamol	10.0
Carboxymethylstärke-Natrium (Typ A)	10.6
Carboxymethylstärke-Natrium (Typ B)	10.6
Carboxymethylstärke-Natrium (Typ C)	10.0
Carmellose	10.0
Carmellose-Calcium	10.0
Carmellose-Natrium	10.0
Niedrig substituiertes Carmellose-Natrium	10.0
Carmustin	10.0
Carnaubawachs	10.0
Carprofen für Tiere	10.0
Carrageen	10.0
Carteololhydrochlorid	10.0
Carvedilol	10.0
Cefaclor-Monohydrat	10.0
Cefadroxil-Monohydrat	10.0
Cefalexin-Monohydrat	10.4
Cefalotin-Natrium	10.0
Cefamandolnafat	10.0
Cefapirin-Natrium	10.0
Cefatrizin-Propylenglycol	10.0
Cefazolin-Natrium	10.0
Cefepimdihydrochlorid-Monohydrat	10.0
Cefixim	10.0
Cefoperazon-Natrium	10.0
Cefotaxim-Natrium	10.0
Cefoxitin-Natrium	10.0
Cefpodoximproxetil	10.0
Cefprozil-Monohydrat	10.0
Cefradin	10.0
Ceftazidim-Pentahydrat	10.0
Ceftazidim-Pentahydrat mit Natriumcarbonat zur Injektion	10.0
Ceftriaxon-Dinatrium	10.0
Cefuroximaxetil	10.7
Cefuroxim-Natrium	10.0
Celecoxib	10.0

	Stand
Celiprololhydrochlorid	10.3
Mikrokristalline Cellulose	10.4
Mikrokristalline Cellulose und Carmellose-Natrium	10.0
Celluloseacetat	10.0
Celluloseacetatbutyrat	10.0
Celluloseacetatphthalat	10.6
Cellulosepulver	10.4
Cetirizindihydrochlorid	10.0
Cetrimid	10.0
Cetylalkohol	10.0
Cetylpalmitat	10.0
Cetylpyridiniumchlorid	10.0
Cetylstearylalkohol	10.3
Emulgierender Cetylstearylalkohol (Typ A)	10.0
Emulgierender Cetylstearylalkohol (Typ B)	10.0
Cetylstearylisononanoat	10.0
Chenodesoxycholsäure	10.6
Chinidinsulfat	10.0
Chininhydrochlorid	10.0
Chininsulfat	10.0
Chitosanhydrochlorid	10.0
Chloralhydrat	10.0
Chlorambucil	10.0
Chloramphenicol	10.0
Chloramphenicolhydrogensuccinat-Natrium	10.0
Chloramphenicolpalmitat	10.0
Chlorcyclizinhydrochlorid	10.0
Chlordiazepoxid	10.0
Chlordiazepoxidhydrochlorid	10.0
Chlorhexidindiacetat	10.0
Chlorhexidindigluconat-Lösung	10.0
Chlorhexidindihydrochlorid	10.0
Chlormadinonacetat	10.0
Chlorobutanol	10.0
Chlorobutanol-Hemihydrat	10.0
Chlorocresol	10.0
Chloroquinphosphat	10.0
Chloroquinsulfat	10.0
Chlorphenaminmaleat	10.0
Chlorpromazinhydrochlorid	10.4
Chlorprothixenhydrochlorid	10.0
Chlortalidon	10.7
Chlortetracyclinhydrochlorid	10.1
Cholesterol	10.0
Cholesterol zur parenteralen Anwendung	10.6
Chondroitinsulfat-Natrium	10.0
Choriongonadotropin	10.0
Chymotrypsin	10.0
Ciclesonid	10.0
Ciclopirox	10.2
Ciclopirox-Olamin	10.4
Ciclosporin	10.5
Cilastatin-Natrium	10.0
Cilazapril	10.0
Cimetidin	10.0
Cimetidinhydrochlorid	10.0
Cinchocainhydrochlorid	10.0
Cineol	10.0
Cinnarizin	10.0
Ciprofibrat	10.0
Ciprofloxacin	10.0
Ciprofloxacinhydrochlorid	10.0

	Stand
Cisatracuriumbesilat	10.0
Cisplatin	10.0
Citalopramhydrobromid	10.0
Citalopramhydrochlorid	10.0
Citronensäure	10.0
Citronensäure-Monohydrat	10.0
Cladribin	10.0
Clarithromycin	10.0
Clazuril für Tiere	10.0
Clebopridmalat	10.0
Clemastinfumarat	10.0
Clenbuterolhydrochlorid	10.0
Clindamycin-2-dihydrogenphosphat	10.0
Clindamycinhydrochlorid	10.0
Clioquinol	10.0
Clobazam	10.0
Clobetasolpropionat	10.1
Clobetasonbutyrat	10.0
Clodronat-Dinatrium-Tetrahydrat	10.0
Clofazimin	10.0
Clofibrat	10.0
Clomifencitrat	10.5
Clomipraminhydrochlorid	10.0
Clonazepam	10.0
Clonidinhydrochlorid	10.0
Clopamid	10.0
Clopidogrelbesilat	10.0
Clopidogrelhydrochlorid	10.0
Clopidogrelhydrogensulfat	10.0
Closantel-Natrium-Dihydrat für Tiere	10.0
Clotrimazol	10.5
Cloxacillin-Natrium	10.0
Clozapin	10.0
Cocainhydrochlorid	10.0
Cocoylcaprylocaprat	10.0
Codein-Monohydrat	10.3
Codeinhydrochlorid-Dihydrat	10.3
Codeinphosphat-Hemihydrat	10.3
Codeinphosphat-Sesquihydrat	10.5
Codergocrinmesilat	10.0
Coffein	10.0
Coffein-Monohydrat	10.0
Colchicin	10.0
Colecalciferol	10.0
Ölige Lösungen von Colecalciferol	10.8
Colecalciferol-Trockenkonzentrat	10.8
Colestyramin	10.0
Colistimethat-Natrium	10.1
Colistinsulfat	10.1
Copovidon	10.1
Cortisonacetat	10.0
Croscarmellose-Natrium	10.6
Crospovidon	10.6
Crotamiton	10.0
Cyanocobalamin	10.7
Cyclizinhydrochlorid	10.1
Cyclopentolathydrochlorid	10.0
Cyclophosphamid	10.0
Cyproheptadinhydrochlorid-1,5-Hydrat	10.4
Cyproteronacetat	10.0
Cysteinhydrochlorid-Monohydrat	10.0
Cystin	10.0
Cytarabin	10.0

D

	Stand
Dacarbazin	10.5
Dalteparin-Natrium	10.0
Danaparoid-Natrium	10.3
Dapson	10.6
Daunorubicinhydrochlorid	10.0
Decyloleat	10.0
Deferasirox	10.8
Deferasirox-Tabletten zur Herstellung einer Suspension zum Einnehmen	10.7
Deferipron	10.0
Deferipron-Lösung zum Einnehmen	10.3
Deferipron-Tabletten	10.6
Deferoxaminmesilat	10.0
Dembrexinhydrochlorid-Monohydrat für Tiere	10.0
Demeclocyclinhydrochlorid	10.1
Deptropincitrat	10.0
Dequaliniumchlorid	10.0
3-*O*-Desacyl-4′-monophosphoryl-lipid A	10.0
Desfluran	10.0
Desipraminhydrochlorid	10.0
Deslanosid	10.0
Desloratadin	10.0
Desmopressin	10.0
Desogestrel	10.0
Detomidinhydrochlorid für Tiere	10.0
Dexamethason	10.3
Dexamethasonacetat	10.3
Dexamethasondihydrogenphosphat-Dinatrium	10.5
Dexamethasonisonicotinat	10.4
Dexamfetaminsulfat	10.0
Dexchlorpheniraminmaleat	10.0
Dexpanthenol	10.4
Dextran 1 zur Herstellung von Parenteralia	10.0
Dextran 40 zur Herstellung von Parenteralia	10.0
Dextran 60 zur Herstellung von Parenteralia	10.0
Dextran 70 zur Herstellung von Parenteralia	10.0
Dextranomer	10.0
Dextrin	10.0
Dextromethorphanhydrobromid	10.0
Dextromoramidhydrogentartrat	10.0
Dextropropoxyphenhydrochlorid	10.0
Diacerein	10.0
Diazepam	10.0
Diazoxid	10.0
Dibrompropamidindiisetionat	10.0
Dibutylphthalat	10.0
2,4-Dichlorbenzylalkohol	10.0
Dichlormethan	10.0
Diclazuril für Tiere	10.0
Diclofenac-Kalium	10.0
Diclofenac-Natrium	10.0
Dicloxacillin-Natrium	10.0
Dicycloverinhydrochlorid	10.0
Didanosin	10.0
Dienogest	10.0
Diethylcarbamazindihydrogencitrat	10.0
Diethylenglycolmonoethylether	10.0
Diethylenglycolpalmitostearat	10.0
Diethylphthalat	10.0
Diethylstilbestrol	10.0
Difloxacinhydrochlorid-Trihydrat für Tiere	10.0
Digitoxin	10.0
Digoxin	10.0
Wasserhaltiges Dihydralazinsulfat	10.4
Dihydrocodein[(*R*,*R*)-tartrat]	10.0
Dihydroergocristinmesilat	10.0
Dihydroergotaminmesilat	10.0
Dihydrostreptomycinsulfat für Tiere	10.5
Dihydrotachysterol	10.0
Dikaliumclorazepat-Monohydrat	10.6
Diltiazemhydrochlorid	10.0
Dimenhydrinat	10.0
Dimercaprol	10.0
Dimethylacetamid	10.0
Dimethylsulfoxid	10.1
Dimeticon	10.0
Dimetindenmaleat	10.6
Dinoproston	10.0
Dinoprost-Trometamol	10.0
Diosmin	10.0
Diphenhydraminhydrochlorid	10.0
Diphenoxylathydrochlorid	10.0
Dipivefrinhydrochlorid	10.0
Diprophyllin	10.1
Dipyridamol	10.0
Dirithromycin	10.0
Disopyramid	10.4
Disopyramidphosphat	10.0
Distickstoffmonoxid	10.0
Disulfiram	10.0
Dithranol	10.0
Dobutaminhydrochlorid	10.0
Docetaxel	10.0
Docetaxel-Trihydrat	10.0
Docusat-Natrium	10.0
Dodecylgallat	10.0
Domperidon	10.8
Domperidonmaleat	10.8
Donepezilhydrochlorid	10.7
Donepezilhydrochlorid-Monohydrat	10.7
Dopaminhydrochlorid	10.0
Dopexamindihydrochlorid	10.0
Dorzolamidhydrochlorid	10.0
Dosulepinhydrochlorid	10.4
Doxapramhydrochlorid	10.0
Doxazosinmesilat	10.0
Doxepinhydrochlorid	10.0
Doxorubicinhydrochlorid	10.0
Doxycyclinhyclat	10.0
Doxycyclin-Monohydrat	10.0
Doxylaminhydrogensuccinat	10.0
Dronedaronhydrochlorid	10.8
Dronedaron-Tabletten*	10.6
Droperidol	10.0
Drospirenon	10.0
Duloxetinhydrochlorid	10.0
Dutasterid	10.0
Dydrogesteron	10.8

E

	Stand
Ebastin	10.0
Econazol	10.0
Econazolnitrat	10.0
Edetinsäure	10.4
Edrophoniumchlorid	10.0
Eisen(II)-fumarat	10.5
Eisen(II)-gluconat-Hydrat	10.5
Getrocknetes Eisen(II)-sulfat	10.6
Eisen(II)-sulfat-Heptahydrat	10.6
Eisen(III)-chlorid-Hexahydrat	10.0
Emedastindifumarat	10.0
Enalaprilat-Dihydrat	10.0
Enalaprilmaleat	10.0
Enilconazol für Tiere	10.0
Enoxaparin-Natrium	10.0
Enoxolon	10.0
Enrofloxacin für Tiere	10.0
Entacapon	10.0
Entecavir-Monohydrat	10.0
Ephedrin	10.0
Ephedrin-Hemihydrat	10.0
Ephedrinhydrochlorid	10.0
Racemisches Ephedrinhydrochlorid	10.0
Epinastinhydrochlorid	10.3
Epinephrin/Adrenalin	10.3
Epinephrinhydrogentartrat/Adrenalinhydrogentartrat	10.0
Epirubicinhydrochlorid	10.3
Eplerenon	10.0
Erbsenstärke	10.0
Hydriertes Erdnussöl	10.0
Raffiniertes Erdnussöl	10.0
Ergocalciferol	10.0
Ergometrinmaleat	10.1
Ergotamintartrat	10.3
Erythritol	10.0
Erythromycin	10.4
Erythromycinestolat	10.0
Erythromycinethylsuccinat	10.0
Erythromycinlactobionat	10.0
Erythromycinstearat	10.0
Konzentrierte Erythropoetin-Lösung	10.5
Escitalopram	10.0
Escitalopramoxalat	10.0
Esketaminhydrochlorid	10.0
Esomeprazol-Magnesium-Dihydrat	10.0
Esomeprazol-Magnesium-Trihydrat	10.0
Esomeprazol-Natrium	10.0
Essigsäure 99 %	10.0
C1-Esterase-Inhibitor vom Menschen	10.0
Estradiol-Hemihydrat	10.0
Estradiolbenzoat	10.0
Estradiolvalerat	10.0
Estriol	10.0
Konjugierte Estrogene	10.0
Etacrynsäure	10.6
Etamsylat	10.0
Etanercept	10.3
Ethacridinlactat-Monohydrat	10.0
Ethambutoldihydrochlorid	10.0
Wasserfreies Ethanol	10.0
Ethanol 96 %	10.0
Ethanolamin	10.5
Ether	10.0
Ether zur Narkose	10.0
Ethinylestradiol	10.0
Ethionamid	10.0
Ethosuximid	10.0
Ethylacetat	10.0
Ethylcellulose	10.5
Ethylendiamin	10.0
Ethylenglycolmonopalmitostearat	10.0
Ethyl-4-hydroxybenzoat	10.6
Ethylmorphinhydrochlorid	10.0
Ethyloleat	10.0
Etidronat-Dinatrium	10.0
Etilefrinhydrochlorid	10.0
Etodolac	10.0
Etofenamat	10.0
Etomidat	10.7
Etoposid	10.0
Eugenol	10.0
Everolimus	10.3
Exemestan	10.1

F

Raffiniertes Färberdistelöl	10.0
Famotidin	10.0
Febantel für Tiere	10.0
Felbinac	10.0
Felodipin	10.0
Felypressin	10.0
Fenbendazol für Tiere	10.0
Fenbufen	10.0
Fenofibrat	10.0
Fenoterolhydrobromid	10.0
Fentanyl	10.0
Fentanylcitrat	10.0
Fenticonazolnitrat	10.0
Fexofenadinhydrochlorid	10.0
Fibrin-Kleber	10.0
Fibrinogen vom Menschen	10.0
Konzentrierte Filgrastim-Lösung	10.0
Filgrastim-Lösung zur Injektion	10.0
Finasterid	10.0
Fingolimodhydrochlorid	10.0
Fipronil für Tiere	10.0
Flavoxathydrochlorid	10.0
Flecainidacetat	10.0
Flubendazol	10.0
Flucloxacillin-Magnesium-Octahydrat	10.0
Flucloxacillin-Natrium-Monohydrat	10.7
Fluconazol	10.0
Flucytosin	10.0
Fludarabinphosphat	10.8
Fludrocortisonacetat	10.0

Beachten Sie den Hinweis auf „Allgemeine Monographien" zu Anfang des Bands auf Seite B

	Stand
Flumazenil	10.0
Flumequin	10.0
Flumetasonpivalat	10.0
Flunarizindihydrochlorid	10.0
Flunitrazepam	10.0
Flunixinmeglumin für Tiere	10.0
Fluocinolonacetonid	10.0
Fluocortolonpivalat	10.1
Fluorescein	10.4
Fluorescein-Natrium	10.0
Fluorouracil	10.0
Fluoxetinhydrochlorid	10.3
Flupentixoldihydrochlorid	10.0
Fluphenazindecanoat	10.1
Fluphenazindihydrochlorid	10.0
Fluphenazinenantat	10.1
Flurazepamhydrochlorid	10.0
Flurbiprofen	10.6
Fluspirilen	10.0
Flutamid	10.0
Fluticasonfuroat	10.6
Fluticasonpropionat	10.4
Flutrimazol	10.0
Fluvastatin-Natrium	10.0
Fluvoxaminmaleat	10.0
Follitropin	10.0
Konzentrierte Follitropin-Lösung	10.0
Folsäure-Hydrat	10.8
Formaldehyd-Lösung 35 %	10.0
Formoterolfumarat-Dihydrat	10.7
Foscarnet-Natrium-Hexahydrat	10.0
Fosfomycin-Calcium	10.0
Fosfomycin-Natrium	10.0
Fosfomycin-Trometamol	10.0
Fosinopril-Natrium	10.6
Framycetinsulfat	10.0
Fructose	10.0
Fulvestrant	10.0
Furosemid	10.0
Fusidinsäure	10.0

G

Gabapentin	10.0
Gadobutrol-Monohydrat	10.4
Gadodiamid-Hydrat	10.0
Galactose	10.0
Galantaminhydrobromid	10.1
Gammadex	10.0
Ganciclovir	10.0
Gasgemisch aus Acetylen (1 Prozent) in Stickstoff	10.0
Gasgemisch aus Kohlenmonoxid (5 Prozent) in Stickstoff	10.0
Gasgemisch aus Methan (2 Prozent) in Stickstoff	10.0
Gefitinib	10.0
Gelatine	10.4
Gemcitabinhydrochlorid	10.5
Gemfibrozil	10.0
Gentamicinsulfat	10.1
Gestoden	10.0
Glibenclamid	10.0
Gliclazid	10.5
Glimepirid	10.0
Glipizid	10.5
Glucagon human	10.0
Glucosaminhydrochlorid	10.0
Glucosaminsulfat-Kaliumchlorid	10.0
Glucosaminsulfat-Natriumchlorid	10.0
Glucose	10.0
Glucose-Monohydrat	10.0
Glucose-Sirup	10.0
Sprühgetrockneter Glucose-Sirup	10.0
Glutaminsäure	10.0
Glutathion	10.0
Glycerol	10.8
Glycerol 85 %	10.8
Glyceroldibehenat	10.0
Glyceroldistearat	10.0
Glycerol-Formal	10.0
Glycerolmonocaprylat	10.0
Glycerolmonocaprylocaprat	10.0
Glycerolmonolinoleat	10.0
Glycerolmonooleat	10.0
Glycerolmonostearat 40–55	10.0
Glyceroltrinitrat-Lösung	10.0
Glycin	10.1
Glycopyrroniumbromid	10.0
Gonadorelinacetat	10.7
Goserelin	10.0
Gramicidin	10.0
Granisetronhydrochlorid	10.0
Griseofulvin	10.0
Guaifenesin	10.0
Guajacol	10.0
Guanethidinmonosulfat	10.0
Guargalactomannan	10.0
Arabisches Gummi, getrocknete Dispersion	10.0

H

Hämodialyselösungen	10.0
Hämofiltrations- und Hämodiafiltrationslösungen	10.0
Konzentrierte Hämofiltrations- und Hämodiafiltrationslösungen	10.0
Halofantrinhydrochlorid	10.0
Haloperidol	10.0
Haloperidoldecanoat	10.0
Halothan	10.0
Harnstoff	10.0
Hartfett	10.0
Hartfett mit Zusatzstoffen	10.0
Hartparaffin	10.0
Helium	10.0

	Stand
Heparin-Calcium	10.5
Heparin-Natrium	10.0
Niedermolekulare Heparine	10.5
Hepatitis-A-Immunglobulin vom Menschen	10.0
Hepatitis-B-Immunglobulin vom Menschen	10.0
Hepatitis-B-Immunglobulin vom Menschen zur intravenösen Anwendung	10.0
Heptaminolhydrochlorid	10.0
Hexamidindiisetionat	10.0
Hexetidin	10.0
Hexylresorcin	10.0
Histamindihydrochlorid	10.0
Histidin	10.0
Histidinhydrochlorid-Monohydrat	10.0
Homatropinhydrobromid	10.0
Homatropinmethylbromid	10.0
Honig	10.0
Hyaluronidase	10.7
Hydralazinhydrochlorid	10.6
Hydrochlorothiazid	10.0
Hydrocodonhydrogentartrat-2,5-Hydrat	10.0
Hydrocortison	10.0
Hydrocortisonacetat	10.0
Hydrocortisonhydrogensuccinat	10.0
Hydromorphonhydrochlorid	10.0
Hydroxocobalaminacetat	10.0
Hydroxocobalaminhydrochlorid	10.0
Hydroxocobalaminsulfat	10.0
Hydroxycarbamid	10.0
Hydroxychloroquinsulfat	10.0
Hydroxyethylcellulose	10.6
Hydroxyethylsalicylat	10.0
Hydroxyethylstärken	10.5
Hydroxypropylbetadex	10.0
Hydroxypropylcellulose	10.6
Niedrig substituierte Hydroxypropylcellulose	10.6
Hydroxypropylstärke	10.0
Vorverkleisterte Hydroxypropylstärke	10.0
Hydroxyzindihydrochlorid	10.0
Hymecromon	10.0
Hymenopterengifte für Allergenzubereitungen	10.0
Hyoscyaminsulfat	10.0
Hypromellose	10.6
Hypromellosephthalat	10.7

I

Ibandronat-Natrium-Monohydrat	10.5
Ibuprofen	10.0
Idoxuridin	10.0
Ifosfamid	10.0
Imatinibmesilat	10.0
Imidacloprid für Tiere	10.0
Imipenem-Monohydrat	10.0
Imipraminhydrochlorid	10.0
Normales Immunglobulin vom Menschen zur intramuskulären Anwendung	10.8
Normales Immunglobulin vom Menschen zur intravenösen Anwendung	10.8
Normales Immunglobulin vom Menschen zur subkutanen Anwendung	10.8
Indapamid	10.7
Indinavirsulfat	10.0
Indometacin	10.0
Konzentrierte Infliximab-Lösung	10.3
myo-Inositol	10.4
Insulin aspart	10.0
Insulin glargin	10.0
Insulin human	10.0
Insulin lispro	10.0
Insulin vom Schwein	10.0
Lösliches Insulin als Injektionslösung	10.4
Insulin-Zink-Kristallsuspension zur Injektion	10.4
Insulin-Zink-Suspension zur Injektion	10.4
Amorphe Insulin-Zink-Suspension zur Injektion	10.4
Insulinzubereitungen zur Injektion	10.4
Konzentrierte Interferon-alfa-2-Lösung	10.0
Konzentrierte Interferon-beta-1a-Lösung	10.0
Konzentrierte Interferon-gamma-1b-Lösung	10.0
Iod	10.0
Iodixanol	10.0
Iohexol	10.0
Iopamidol	10.0
Iopansäure	10.0
Iopromid	10.0
Iotrolan	10.0
Ioxaglinsäure	10.0
Ipratropiumbromid	10.0
Irbesartan	10.3
Irinotecanhydrochlorid-Trihydrat	10.1
Isoconazol	10.3
Isoconazolnitrat	10.3
Isofluran	10.0
Isoleucin	10.0
Isomalt	10.0
Isoniazid	10.0
Isophan-Insulin-Suspension zur Injektion	10.4
Biphasische Isophan-Insulin-Suspension zur Injektion	10.0
Isoprenalinhydrochlorid	10.1
Isoprenalinsulfat	10.0
Isopropylisostearat	10.0
Isopropylmyristat	10.0
Isopropylpalmitat	10.0
Verdünntes Isosorbiddinitrat	10.0
Verdünntes Isosorbidmononitrat	10.0
Isotretinoin	10.0
Isoxsuprinhydrochlorid	10.0
Isradipin	10.0
Itraconazol	10.0
Ivermectin	10.0

J

	Stand		Stand
Josamycin	10.1	Josamycinpropionat	10.1

K

Kakaobutter	10.2	Kaliumperchlorat	10.0
Kaliumacetat	10.0	Kaliumpermanganat	10.0
Kaliumbromid	10.2	Kaliumsorbat	10.0
Kaliumcarbonat	10.0	Kaliumsulfat	10.0
Kaliumchlorid	10.4	Kanamycinmonosulfat	10.5
Kaliumcitrat	10.0	Saures Kanamycinsulfat	10.5
Kaliumclavulanat	10.3	Kartoffelstärke	10.0
Verdünntes Kaliumclavulanat	10.3	Ketaminhydrochlorid	10.0
Kaliumdihydrogenphosphat	10.0	Ketobemidonhydrochlorid	10.0
Kaliumhydrogenaspartat-Hemihydrat	10.0	Ketoconazol	10.3
Kaliumhydrogencarbonat	10.0	Ketoprofen	10.0
Kaliumhydrogentartrat	10.4	Ketorolac-Trometamol	10.0
Kaliumhydroxid	10.0	Ketotifenhydrogenfumarat	10.0
Kaliumiodid	10.0	Medizinische Kohle	10.0
Kaliummetabisulfit	10.6	Kohlendioxid	10.0
Kaliummonohydrogenphosphat	10.3	Kohlenmonoxid	10.0
Kaliumnatriumtartrat-Tetrahydrat	10.0	Raffiniertes Kokosfett	10.0
Kaliumnitrat	10.0	Kupfer(II)-sulfat	10.5
		Kupfer(II)-sulfat-Pentahydrat	10.6

L

Labetalolhydrochlorid	10.3	Levofloxacin-Hemihydrat	10.0
Lachsöl vom Zuchtlachs	10.3	Levomepromazinhydrochlorid	10.4
Lacosamid	10.0	Levomepromazinmaleat	10.0
Lacosamid-Infusionszubereitung	10.3	Levomethadonhydrochlorid	10.0
Lacosamid-Lösung zum Einnehmen	10.3	Levonorgestrel	10.1
Lacosamid-Tabletten	10.6	Levothyroxin-Natrium	10.0
Lactitol-Monohydrat	10.1	Lidocain	10.0
Lactobionsäure	10.2	Lidocainhydrochlorid-Monohydrat	10.0
Lactose	10.3	Lincomycinhydrochlorid-Monohydrat	10.0
Lactose-Monohydrat	10.3	Liothyronin-Natrium	10.0
Lactulose	10.0	Lisinopril-Dihydrat	10.1
Lactulose-Sirup	10.0	Lithiumcarbonat	10.0
Lamivudin	10.5	Lithiumcitrat	10.0
Lamotrigin	10.0	Lobelinhydrochlorid	10.0
Lansoprazol	10.0	Lösungen zur Aufbewahrung von Organen	10.3
Latanoprost	10.3	Lomustin	10.0
Lauromacrogol 400	10.0	Loperamidhydrochlorid	10.0
Lebertran	10.8	Loperamidoxid-Monohydrat	10.0
Lebertran vom Zuchtkabeljau	10.3	Lopinavir	10.0
Leflunomid	10.0	Loratadin	10.0
Natives Leinöl	10.0	Lorazepam	10.4
Letrozol	10.3	Losartan-Kalium	10.3
Leucin	10.0	Lovastatin	10.4
Leuprorelin	10.0	Lufenuron für Tiere	10.0
Levamisol für Tiere	10.0	Luft zur medizinischen Anwendung	10.8
Levamisolhydrochlorid	10.0	Künstliche Luft zur medizinischen Anwendung	10.0
Levetiracetam	10.0	Lymecyclin	10.0
Levocabastinhydrochlorid	10.1	Lynestrenol	10.0
Levocarnitin	10.0	Lysinacetat	10.0
Levodopa	10.0	DL-Lysinacetylsalicylat	10.3
Levodropropizin	10.0	Lysinhydrochlorid	10.0

M

	Stand
Macrogolcetylstearylether	10.0
Macrogol-30-dipolyhydroxystearat	10.0
Macrogole	10.3
Hochmolekulare Macrogole	10.0
Macrogol-6-glycerolcaprylocaprat	10.0
Macrogolglycerolcaprylocaprate	10.0
Macrogolglycerolcocoate	10.0
Macrogolglycerolhydroxystearat	10.0
Macrogolglycerollaurate	10.0
Macrogolglycerollinoleate	10.0
Macrogol-20-glycerolmonostearat	10.0
Macrogolglycerololeate	10.0
Macrogolglycerolricinoleat	10.0
Macrogolglycerolstearate	10.0
Macrogol-15-hydroxystearat	10.0
Macrogolisotridecylether	10.0
Macrogollaurylether	10.0
Macrogololeat	10.0
Macrogololeylether	10.0
Macrogol-Poly(vinylalkohol)-Pfropfcopolymer	10.0
Macrogol-40-sorbitolheptaoleat	10.0
Macrogolstearate	10.0
Macrogolstearylether	10.0
Magaldrat	10.0
Magnesiumacetat-Tetrahydrat	10.0
Magnesiumaluminometasilicat	10.4
Magnesiumaspartat-Dihydrat	10.0
Leichtes basisches Magnesiumcarbonat	10.6
Schweres basisches Magnesiumcarbonat	10.5
Magnesiumchlorid-4,5-Hydrat	10.0
Magnesiumchlorid-Hexahydrat	10.3
Magnesiumcitrat	10.0
Magnesiumcitrat-Nonahydrat	10.0
Magnesiumcitrat-Dodecahydrat	10.0
Magnesiumgluconat	10.0
Magnesiumglycerophosphat	10.0
Magnesiumhydroxid	10.3
Magnesiumlactat-Dihydrat	10.0
Leichtes Magnesiumoxid	10.3
Schweres Magnesiumoxid	10.3
Magnesiumperoxid	10.0
Magnesiumpidolat	10.0
Magnesiumstearat	10.6
Magnesiumsulfat-Heptahydrat	10.3
Magnesiumtrisilicat	10.0
Raffiniertes Maisöl	10.1
Maisstärke	10.0
Malathion	10.0
Maleinsäure	10.0
Maltitol	10.0
Maltitol-Lösung	10.0
Maltodextrin	10.0
Natives Mandelöl	10.0
Raffiniertes Mandelöl	10.0
Mangangluconat	10.0
Wasserhaltiges Manganglycerophosphat	10.0
Mangansulfat-Monohydrat	10.8
Mannitol	10.0
Maprotilinhydrochlorid	10.0
Marbofloxacin für Tiere	10.7
Masern-Immunglobulin vom Menschen	10.0

	Stand
Mebendazol	10.0
Mebeverinhydrochlorid	10.8
Meclozindihydrochlorid	10.0
Medroxyprogesteronacetat	10.0
Mefenaminsäure	10.0
Mefloquinhydrochlorid	10.0
Megestrolacetat	10.0
Meglumin	10.0
Meldonium-Dihydrat	10.0
Meloxicam	10.0
Melphalan	10.0
Menadion	10.0
Menthol	10.0
Racemisches Menthol	10.0
Mepivacainhydrochlorid	10.0
Mepyraminmaleat	10.0
Mercaptopurin-Monohydrat	10.1
Meropenem-Trihydrat	10.0
Mesalazin	10.0
Mesna	10.0
Mesterolon	10.0
Mestranol	10.0
Metacresol	10.0
Metamizol-Natrium-Monohydrat	10.0
Metforminhydrochlorid	10.1
Methacrylsäure-Ethylacrylat-Copolymer (1:1)	10.0
Methacrylsäure-Ethylacrylat-Copolymer-(1:1)-Dispersion 30 %	10.0
Methacrylsäure-Methylmethacrylat-Copolymer (1:1)	10.0
Methacrylsäure-Methylmethacrylat-Copolymer (1:2)	10.0
Methadonhydrochlorid	10.0
Methan	10.0
Methanol	10.0
Methenamin	10.0
Methionin	10.0
Racemisches Methionin	10.0
Methotrexat	10.0
Methylaminolevulinathydrochlorid	10.6
Methylcellulose	10.6
Methyldopa	10.0
Methylergometrinmaleat	10.0
Methyl-4-hydroxybenzoat	10.6
Methylhydroxyethylcellulose	10.0
Methylnicotinat	10.0
Methylphenidathydrochlorid	10.0
Methylphenobarbital	10.0
Methylprednisolon	10.7
Methylprednisolonacetat	10.0
Methylprednisolonhydrogensuccinat	10.0
N-Methylpyrrolidon	10.0
Methylrosaniliniumchlorid	10.0
Methylsalicylat	10.0
Methyltestosteron	10.0
Methylthioniniumchlorid-Hydrat	10.0
Metixenhydrochlorid	10.0
Metoclopramid	10.0
Metoclopramidhydrochlorid-Monohydrat	10.0
Metolazon	10.0
Metoprololsuccinat	10.0

Beachten Sie den Hinweis auf „Allgemeine Monographien" zu Anfang des Bands auf Seite B

	Stand
Metoprololtartrat	10.0
Metronidazol	10.0
Metronidazolbenzoat	10.0
Mexiletinhydrochlorid	10.3
Mianserinhydrochlorid	10.0
Miconazol	10.7
Miconazolnitrat	10.7
Midazolam	10.0
Milbemycinoxim für Tiere	10.0
Milben für Allergenzubereitungen	10.0
Milchsäure	10.0
(*S*)-Milchsäure	10.0
Minocyclinhydrochlorid-Dihydrat	10.3
Minoxidil	10.0
Mirtazapin	10.0
Misoprostol	10.0
Mitomycin	10.0
Mitoxantronhydrochlorid	10.0
Modafinil	10.0
Konzentrierte Molgramostim-Lösung	10.0
Molsidomin	10.0
Mometasonfuroat	10.1
Mometasonfuroat-Monohydrat	10.0
Montelukast-Natrium	10.0
Morantelhydrogentartrat für Tiere	10.0
Morphinhydrochlorid	10.0
Morphinsulfat	10.0
Moxidectin für Tiere	10.4
Moxifloxacinhydrochlorid	10.3
Moxonidin	10.0
Mupirocin	10.3
Mupirocin-Calcium	10.3
Mycophenolatmofetil	10.0

N

Nabumeton	10.0
Raffiniertes Nachtkerzenöl	10.0
Nadolol	10.0
Nadroparin-Calcium	10.0
Naftidrofurylhydrogenoxalat	10.0
Naloxonhydrochlorid-Dihydrat	10.0
Naltrexonhydrochlorid	10.0
Nandrolondecanoat	10.0
Naphazolinhydrochlorid	10.0
Naphazolinnitrat	10.0
Naproxen	10.0
Naproxen-Natrium	10.0
Nateglinid	10.0
Natriumacetat-Trihydrat	10.3
Natriumalendronat-Trihydrat	10.0
Natriumalginat	10.0
Natriumamidotrizoat	10.0
Natriumaminosalicylat-Dihydrat	10.4
Natriumascorbat	10.8
Natriumaurothiomalat	10.0
Natriumbenzoat	10.0
Natriumbromid	10.5
Natriumcalciumedetat	10.6
Natriumcaprylat	10.0
Natriumcarbonat	10.3
Natriumcarbonat-Monohydrat	10.3
Natriumcarbonat-Decahydrat	10.3
Natriumcetylstearylsulfat	10.0
Natriumchlorid	10.4
Natriumcitrat	10.0
Natriumcromoglicat	10.4
Natriumcyclamat	10.0
Natriumdihydrogenphosphat-Dihydrat	10.3
Natriumdodecylsulfat	10.5
Natriumedetat	10.4
Natriumethyl-4-hydroxybenzoat	10.0
Natriumfluorid	10.0
Natriumfusidat	10.0
Wasserhaltiges Natriumglycerophosphat	10.0
Natriumhyaluronat	10.0
Natriumhydrogencarbonat	10.3
Natriumhydroxid	10.0
Natriumiodid	10.0
Natriumlactat-Lösung	10.4
Natrium-(*S*)-lactat-Lösung	10.4
Natriumlauroylsarcosinat zur äußeren Anwendung	10.0
Natriummetabisulfit	10.3
Natriummethyl-4-hydroxybenzoat	10.0
Natriummolybdat-Dihydrat	10.0
Natriummonohydrogenphosphat	10.3
Natriummonohydrogenphosphat-Dihydrat	10.3
Natriummonohydrogenphosphat-Dodecahydrat	10.3
Natriummycophenolat	10.3
Natriumnitrit	10.0
Wasserhaltiges Natriumperborat	10.0
Natriumphenylbutyrat	10.0
Natriumpicosulfat	10.0
Natriumpolystyrolsulfonat	10.0
Natriumpropionat	10.0
Natriumpropyl-4-hydroxybenzoat	10.0
Natriumsalicylat	10.0
Natriumselenit	10.0
Natriumselenit-Pentahydrat	10.0
Natriumstearat	10.6
Natriumstearylfumarat	10.0
Wasserfreies Natriumsulfat	10.0
Natriumsulfat-Decahydrat	10.0
Natriumsulfit	10.6
Natriumsulfit-Heptahydrat	10.6
Natriumtetraborat	10.3
Natriumthiosulfat	10.0
Natriumvalproat	10.0
Nebivololhydrochlorid	10.7
Neohesperidindihydrochalcon	10.0
Neomycinsulfat	10.1
Neostigminbromid	10.2
Neostigminmetilsulfat	10.2
Netilmicinsulfat	10.0
Nevirapin	10.0
Nevirapin-Hemihydrat	10.1
Nicardipinhydrochlorid	10.0
Nicergolin	10.0
Nicethamid	10.0

	Stand
Niclosamid	10.0
Niclosamid-Monohydrat	10.0
Nicorandil	10.0
Nicotin	10.0
Nicotinamid	10.0
Nicotinditartrat-Dihydrat	10.0
Nicotinresinat	10.0
Nicotinsäure	10.0
Nifedipin	10.0
Nifluminsäure	10.0
Nifuroxazid	10.0
Nilotinibhydrochlorid-Monohydrat	10.0
Nilutamid	10.0
Nimesulid	10.0
Nimodipin	10.0
Nitrazepam	10.0
Nitrendipin	10.0
Nitrofural	10.6
Nitrofurantoin	10.0
Nitroprussidnatrium	10.0
Nizatidin	10.0
Nomegestrolacetat	10.1
Nonoxinol 9	10.0
Norepinephrinhydrochlorid/Noradrenalinhydrochlorid	10.0
Norepinephrintartrat/Noradrenalintartrat	10.0
Norethisteron	10.0
Norethisteronacetat	10.0
Norfloxacin	10.4
Norfluran	10.0
Norgestimat	10.0
Norgestrel	10.0
Nortriptylinhydrochlorid	10.0
Noscapin	10.2
Noscapinhydrochlorid-Monohydrat	10.0
Nystatin	10.0

O

Octoxinol 10	10.0
Octreotid	10.0
Octyldodecanol	10.0
Octylgallat	10.0
Ölsäure	10.0
Ofloxacin	10.3
Olanzapin	10.0
Olanzapinembonat-Monohydrat	10.2
Oleylalkohol	10.0
Natives Olivenöl	10.0
Raffiniertes Olivenöl	10.0
Olmesartanmedoxomil	10.3
Olsalazin-Natrium	10.0
Omega-3-Säurenethylester 60	10.0
Omega-3-Säurenethylester 90	10.0
Omega-3-Säuren-reiches Fischöl	10.0
Omega-3-Säuren-Triglyceride	10.3
Omeprazol	10.5
Omeprazol-Magnesium	10.0
Omeprazol-Natrium	10.0
Ondansetronhydrochlorid-Dihydrat	10.2
Orbifloxacin für Tiere	10.0
Orciprenalinsulfat	10.0
Orphenadrincitrat	10.0
Orphenadrinhydrochlorid	10.0
Oseltamivirphosphat	10.0
Ouabain	10.0
Oxacillin-Natrium-Monohydrat	10.0
Oxaliplatin	10.0
Oxazepam	10.0
Oxcarbazepin	10.0
Oxeladinhydrogencitrat	10.0
Oxfendazol für Tiere	10.1
Oxitropiumbromid	10.0
Oxolinsäure	10.0
Oxybuprocainhydrochlorid	10.0
Oxybutyninhydrochlorid	10.6
Oxycodonhydrochlorid	10.0
Oxymetazolinhydrochlorid	10.1
Oxytetracyclin-Dihydrat	10.2
Oxytetracyclinhydrochlorid	10.7
Oxytocin	10.0
Konzentrierte Oxytocin-Lösung	10.0

P

Paclitaxel	10.1
Palmitinsäure	10.0
Palmitoylascorbinsäure	10.3
Pamidronat-Dinatrium-Pentahydrat	10.0
Pancuroniumbromid	10.0
Pankreas-Pulver	10.0
Pantoprazol-Natrium-Sesquihydrat	10.0
Papaverinhydrochlorid	10.0
Paracetamol	10.7
Dickflüssiges Paraffin	10.0
Dünnflüssiges Paraffin	10.0
Paraldehyd	10.0
Parnaparin-Natrium	10.0
Paroxetinhydrochlorid	10.4
Paroxetinhydrochlorid-Hemihydrat	10.4
Pefloxacinmesilat-Dihydrat	10.0
Pemetrexed-Dinatrium-2,5-Hydrat	10.5
Pemetrexed-Dinatrium-Heptahydrat	10.0
Penbutololsulfat	10.0
Penicillamin	10.5
Pentaerythrityltetranitrat-Verreibung	10.0
Pentamidindiisetionat	10.0
Pentazocin	10.0
Pentazocinhydrochlorid	10.0
Pentazocinlactat	10.0
Pentobarbital	10.3
Pentobarbital-Natrium	10.3
Pentoxifyllin	10.1
Pentoxyverincitrat	10.0
Pepsin	10.0

Beachten Sie den Hinweis auf „Allgemeine Monographien" zu Anfang des Bands auf Seite B

	Stand
Pergolidmesilat	10.0
Perindopril-*tert*-butylamin	10.1
Peritonealdialyselösungen	10.0
Permethrin (25:75)	10.0
Perphenazin	10.0
Pethidinhydrochlorid	10.0
Phenazon	10.0
Pheniraminmaleat	10.0
Phenobarbital	10.0
Phenobarbital-Natrium	10.0
Phenol	10.0
Phenolphthalein	10.0
Phenolsulfonphthalein	10.0
Phenoxybenzaminhydrochlorid	10.6
Phenoxyethanol	10.0
Phenoxymethylpenicillin	10.2
Phenoxymethylpenicillin-Benzathin-Tetrahydrat	10.0
Phenoxymethylpenicillin-Kalium	10.2
Phentolaminmesilat	10.0
Phenylalanin	10.0
Phenylbutazon	10.0
Phenylephrin	10.1
Phenylephrinhydrochlorid	10.1
Phenylmercuriborat	10.0
Phenylmercurinitrat	10.0
Phenylpropanolaminhydrochlorid	10.0
Phenylquecksilber(II)-acetat	10.0
Phenytoin	10.0
Phenytoin-Natrium	10.0
Phloroglucin	10.0
Phloroglucin-Dihydrat	10.0
Pholcodin-Monohydrat	10.0
Phospholipide aus Eiern zur Injektion	10.0
Phospholipide aus Soja zur Injektion	10.0
Phosphorsäure 85 %	10.5
Phosphorsäure 10 %	10.5
Phthalylsulfathiazol	10.0
Physostigminsalicylat	10.0
all-rac-Phytomenadion	10.6
Phytosterol	10.0
Picotamid-Monohydrat	10.0
Pilocarpinhydrochlorid	10.0
Pilocarpinnitrat	10.0
Pimobendan für Tiere	10.1
Pimozid	10.0
Pindolol	10.0
Pioglitazonhydrochlorid	10.0
Pipemidinsäure-Trihydrat	10.0
Piperacillin-Monohydrat	10.4
Piperacillin-Natrium	10.8
Piperazin-Hexahydrat	10.0
Piperazinadipat	10.0
Piperazincitrat	10.0
Piracetam	10.4
Pirenzepindihydrochlorid-Monohydrat	10.0
Piretanid	10.0
Pirfenidon	10.0
Piroxicam	10.0
Pivampicillin	10.0
Pivmecillinamhydrochlorid	10.0
Plasma vom Menschen (gepoolt, virusinaktiviert)	10.0
Plasma vom Menschen (Humanplasma) zur Fraktionierung	10.0
Podophyllotoxin	10.8
Pollen für Allergenzubereitungen	10.0
Poloxamere	10.0
Polyacrylat-Dispersion 30 %	10.0
Polymyxin-B-sulfat	10.1
Polyoxypropylenstearylether	10.0
Polysorbat 20	10.0
Polysorbat 40	10.0
Polysorbat 60	10.0
Polysorbat 80	10.0
Poly(vinylacetat)	10.0
Poly(vinylacetat)-Dispersion 30 %	10.0
Poly(vinylalkohol)	10.0
Povidon	10.6
Povidon-Iod	10.0
Pramipexoldihydrochlorid-Monohydrat	10.0
Prasugrelhydrochlorid	10.0
Pravastatin-Natrium	10.6
Prazepam	10.0
Praziquantel	10.0
Prazosinhydrochlorid	10.1
Prednicarbat	10.4
Prednisolon	10.4
Prednisolonacetat	10.7
Prednisolondihydrogenphosphat-Dinatrium	10.0
Prednisolonpivalat	10.0
Prednison	10.3
Pregabalin	10.0
Prilocain	10.0
Prilocainhydrochlorid	10.0
Primaquinbisdihydrogenphosphat	10.1
Primidon	10.3
Probenecid	10.0
Procainamidhydrochlorid	10.0
Procainhydrochlorid	10.0
Prochlorperazinhydrogenmaleat	10.0
Progesteron	10.0
Proguanilhydrochlorid	10.0
Prolin	10.0
Promazinhydrochlorid	10.4
Promethazinhydrochlorid	10.4
Propacetamolhydrochlorid	10.0
Propafenonhydrochlorid	10.0
1-Propanol	10.0
2-Propanol	10.0
Propanthelinbromid	10.0
Propofol	10.0
Propranololhydrochlorid	10.0
Propylenglycol	10.0
Propylenglycoldicaprylocaprat	10.0
Propylenglycoldilaurat	10.0
Propylenglycolmonolaurat	10.0
Propylenglycolmonopalmitostearat	10.0
Propylgallat	10.0
Propyl-4-hydroxybenzoat	10.6
Propylthiouracil	10.0
Propyphenazon	10.4
Protaminsulfat	10.8
α-1-Proteinase-Inhibitor vom Menschen	10.0
Prothrombinkomplex vom Menschen	10.0
Protirelin	10.0

	Stand
Proxyphyllin	10.0
Pseudoephedrinhydrochlorid	10.0
Pullulan	10.0
Pyrantelembonat	10.1
Pyrazinamid	10.0
Pyridostigminbromid	10.0
Pyridoxinhydrochlorid	10.0
Pyrimethamin	10.1
Pyrrolidon	10.0

Q

Quecksilber(II)-chlorid	10.4
Quetiapinfumarat	10.0
Quinaprilhydrochlorid	10.0

R

Rabeprazol-Natrium	10.0
Rabeprazol-Natrium-Hydrat	10.0
Racecadotril	10.7
Raloxifenhydrochlorid	10.0
Raltegravir-Kalium	10.0
Raltegravir-Kautabletten	10.6
Raltegravir-Tabletten	10.6
Ramipril	10.5
Ranitidinhydrochlorid	10.5
Raffiniertes Rapsöl	10.0
Regorafenib-Monohydrat	10.0
Regorafenib-Tabletten	10.6
Reisstärke	10.0
Remifentanilhydrochlorid	10.0
Repaglinid	10.0
Reserpin	10.0
Resorcin	10.0
Ribavirin	10.0
Riboflavin	10.0
Riboflavinphosphat-Natrium	10.0
Rifabutin	10.0
Rifampicin	10.0
Rifamycin-Natrium	10.0
Rifaximin	10.0
Rilmenidindihydrogenphosphat	10.0
Rinderserum	10.0
Riociguat	10.4
Riociguat-Tabletten	10.6
Risedronat-Natrium-2,5-Hydrat	10.0
Risperidon	10.0
Ritonavir	10.0
Rivaroxaban	10.3
Rivaroxaban-Tabletten	10.6
Rivastigmin	10.0
Rivastigminhydrogentartrat	10.0
Rizatriptanbenzoat	10.0
Hydriertes Rizinusöl	10.1
Natives Rizinusöl	10.5
Raffiniertes Rizinusöl	10.5
Rocuroniumbromid	10.0
Röteln-Immunglobulin vom Menschen	10.0
Rohcresol	10.0
Ropinirolhydrochlorid	10.0
Ropivacainhydrochlorid-Monohydrat	10.0
Rosuvastatin-Calcium	10.6
Rosuvastatin-Tabletten	10.6
Rotigotin	10.0
Roxithromycin	10.0
Rupatadinfumarat	10.0
Rutosid-Trihydrat	10.0

S

Saccharin	10.0
Saccharin-Natrium	10.0
Saccharose	10.0
Saccharose-Sirup	10.0
Saccharosemonopalmitat	10.0
Saccharosestearat	10.0
Salbutamol	10.4
Salbutamolsulfat	10.6
Salicylsäure	10.0
Salmeterolxinafoat	10.0
Salpetersäure	10.0
Salzsäure 36 %	10.8
Salzsäure 10 %	10.8
Saquinavirmesilat	10.0
Sauerstoff	10.0
Sauerstoff 93 %	10.0
Schellack	10.0
Schimmelpilze für Allergenzubereitungen	10.0
Schwefel	10.3
Schwefelsäure	10.3
Scopolamin	10.0
Scopolaminhydrobromid	10.0
Selamectin für Tiere	10.0
Selegilinhydrochlorid	10.0
Selendisulfid	10.0
Serin	10.0
Sertaconazolnitrat	10.6
Sertralinhydrochlorid	10.0
Raffiniertes Sesamöl	10.0
Sevofluran	10.0
Kolloidales Silber	10.3
Silbernitrat	10.0
Sildenafilcitrat	10.0
Hochdisperses Siliciumdioxid	10.0
Hochdisperses, hydrophobes Siliciumdioxid	10.0
Siliciumdioxid zur dentalen Anwendung	10.0
Siliciumdioxid-Hydrat	10.0
Simeticon	10.0
Simvastatin	10.0
Sitagliptinphosphat-Monohydrat	10.0

Beachten Sie den Hinweis auf „Allgemeine Monographien" zu Anfang des Bands auf Seite B

	Stand
Sitagliptin-Tabletten	10.6
Hydriertes Sojaöl	10.0
Raffiniertes Sojaöl	10.0
Solifenacinsuccinat	10.0
Somatostatin	10.5
Somatropin	10.0
Somatropin zur Injektion	10.0
Somatropin-Lösung zur Injektion	10.0
Konzentrierte Somatropin-Lösung	10.0
Raffiniertes Sonnenblumenöl	10.0
Sorafenibtosilat	10.4
Sorafenib-Tabletten	10.6
Sorbinsäure	10.0
Sorbitanmonolaurat	10.0
Sorbitanmonooleat	10.0
Sorbitanmonopalmitat	10.0
Sorbitanmonostearat	10.0
Sorbitansesquioleat	10.0
Sorbitantrioleat	10.0
Sorbitol	10.0
Lösung von partiell dehydratisiertem Sorbitol	10.0
Sorbitol-Lösung 70 % (kristallisierend)	10.0
Sorbitol-Lösung 70 % (nicht kristallisierend)	10.0
Sotalolhydrochlorid	10.3
Spectinomycindihydrochlorid-Pentahydrat	10.8
Spectinomycinsulfat-Tetrahydrat für Tiere	10.8
Spiramycin	10.1
Spiraprilhydrochlorid-Monohydrat	10.0
Spironolacton	10.0
Squalan	10.1
Squalen	10.0
Stabilisatorlösungen für Blutkonserven	10.0
Vorverkleisterte Stärke	10.0
Hämatopoetische Stammzellen vom Menschen	10.0
Stanozolol	10.1
Stavudin	10.0
Stearinsäure	10.4
Stearylalkohol	10.0
Stickstoff	10.0
Sauerstoffarmer Stickstoff	10.0
Stickstoffmonoxid	10.0
Konzentrierte Streptokinase-Lösung	10.0
Streptomycinsulfat	10.3
Sucralfat	10.0
Sucralose	10.0
Sufentanil	10.0
Sufentanilcitrat	10.0
Sulbactam-Natrium	10.0
Sulfacetamid-Natrium	10.0
Sulfadiazin	10.0
Sulfadimethoxin	10.4
Sulfadimethoxin-Natrium für Tiere	10.4
Sulfadimidin	10.0
Sulfadoxin	10.0
Sulfafurazol	10.0
Sulfaguanidin	10.0
Sulfamerazin	10.0
Sulfamethizol	10.1
Sulfamethoxazol	10.0
Sulfamethoxypyridazin für Tiere	10.0
Sulfanilamid	10.0
Sulfasalazin	10.0
Sulfathiazol	10.0
Sulfinpyrazon	10.0
Sulfobutylbetadex-Natrium	10.3
Sulindac	10.5
Sulpirid	10.0
Sultamicillin	10.0
Sultamicillintosilat-Dihydrat	10.0
Sumatriptansuccinat	10.0
Suxamethoniumchlorid	10.0
Suxibuzon	10.0

T

Tacalcitol-Monohydrat	10.0
Tacrolimus-Monohydrat	10.0
Tadalafil	10.0
Talkum	10.6
Tamoxifencitrat	10.0
Tamsulosinhydrochlorid	10.0
Tannin	10.0
Tapentadolhydrochlorid	10.0
Teicoplanin	10.7
Telmisartan	10.0
Temazepam	10.0
Temozolomid	10.0
Tenoxicam	10.0
Terazosinhydrochlorid-Dihydrat	10.6
Terbinafinhydrochlorid	10.0
Terbutalinsulfat	10.0
Terconazol	10.0
Terfenadin	10.0
Teriflunomid	10.5
Teriflunomid-Tabletten	10.7
Teriparatid	10.0
Terlipressin	10.0
Terpin-Monohydrat	10.7
Testosteron	10.1
Testosterondecanoat	10.0
Testosteronenantat	10.0
Testosteronisocaproat	10.0
Testosteronpropionat	10.0
Tetanus-Immunglobulin vom Menschen	10.0
Tetracain	10.0
Tetracainhydrochlorid	10.7
Tetracosactid	10.0
Tetracyclin	10.0
Tetracyclinhydrochlorid	10.0
Tetrazepam	10.0
Tetryzolinhydrochlorid	10.0
Theophyllin	10.0
Theophyllin-Ethylendiamin	10.0
Theophyllin-Ethylendiamin-Hydrat	10.0
Theophyllin-Monohydrat	10.0
Thiamazol	10.0
Thiaminchloridhydrochlorid	10.0
Thiaminnitrat	10.0
Thiamphenicol	10.0
Thiocolchicosid (aus Ethanol kristallisiert)	10.0
Thiocolchicosid-Hydrat	10.0

	Stand
Thioctsäure	10.0
Thiomersal	10.0
Thiopental-Natrium und Natriumcarbonat	10.7
Thioridazin	10.0
Thioridazinhydrochlorid	10.0
Threonin	10.0
Thymol	10.0
Tiabendazol	10.0
Tiamulin für Tiere	10.0
Tiamulinhydrogenfumarat für Tiere	10.0
Tianeptin-Natrium	10.0
Tiapridhydrochlorid	10.0
Tiaprofensäure	10.1
Tibolon	10.0
Ticagrelor	10.4
Ticagrelor-Tabletten	10.6
Ticarcillin-Natrium	10.0
Ticlopidinhydrochlorid	10.0
Tierische Epithelien und Hautanhangsgebilde für Allergenzubereitungen	10.0
Tigecyclin	10.6
Tilidinhydrochlorid-Hemihydrat	10.1
Timololmaleat	10.0
Tinidazol	10.0
Tinzaparin-Natrium	10.0
Tioconazol	10.0
Tiotropiumbromid-Monohydrat	10.0
Titandioxid	10.5
Tizanidinhydrochlorid	10.0
Tobramycin	10.6
all-*rac*-α-Tocopherol	10.0
RRR-α-Tocopherol	10.0
all-*rac*-α-Tocopherolacetat	10.0
RRR-α-Tocopherolacetat	10.0
α-Tocopherolacetat-Trockenkonzentrat	10.0
DL-α-Tocopherolhydrogensuccinat	10.0
RRR-α-Tocopherolhydrogensuccinat	10.6
Tolbutamid	10.0
Tolfenaminsäure	10.0
Tollwut-Immunglobulin vom Menschen	10.0
Tolnaftat	10.0
Tolterodintartrat	10.0
Weißer Ton	10.0
Topiramat	10.0
Torasemid	10.0
Tosylchloramid-Natrium	10.0
Tramadolhydrochlorid	10.3
Tramazolinhydrochlorid-Monohydrat	10.3
Trandolapril	10.0
Tranexamsäure	10.1
Trapidil	10.0
Trazodonhydrochlorid	10.6
Trehalose-Dihydrat	10.0
Tretinoin	10.0
Triacetin	10.0
Triamcinolon	10.0
Triamcinolonacetonid	10.0
Triamcinolonhexacetonid	10.0
Triamteren	10.0
Tribenosid	10.0
Tributylacetylcitrat	10.0
Tri-*n*-butylphosphat	10.0
Tricalciumphosphat	10.6
Trichloressigsäure	10.0
Triclabendazol für Tiere	10.0
Triethylcitrat	10.0
Trifluoperazindihydrochlorid	10.0
Trifluridin	10.7
Triflusal	10.0
Mittelkettige Triglyceride	10.0
Triglyceroldiisostearat	10.0
Trihexyphenidylhydrochlorid	10.0
Trimebutinmaleat	10.0
Trimetazidindihydrochlorid	10.0
Trimethadion	10.0
Trimethoprim	10.0
Trimipraminmaleat	10.0
Trolamin	10.0
Trometamol	10.0
Tropicamid	10.0
Tropisetronhydrochlorid	10.0
Trospiumchlorid	10.0
Troxerutin	10.0
Trypsin	10.4
Tryptophan	10.0
Gereinigtes Tuberkulin aus *Mycobacterium avium*	10.0
Gereinigtes Tuberkulin aus *Mycobacterium bovis*	10.0
Gereinigtes Tuberkulin zur Anwendung am Menschen	10.0
Tylosin für Tiere	10.0
Tylosinphosphat für Tiere	10.0
Tylosinphosphat-Lösung als Bulk für Tiere	10.0
Tylosintartrat für Tiere	10.0
Tyrosin	10.0
Tyrothricin	10.0

U

Ubidecarenon	10.0
Undecylensäure	10.0
Urofollitropin	10.0
Urokinase	10.0
Ursodesoxycholsäure	10.0

V

Valaciclovirhydrochlorid	10.0
Valaciclovirhydrochlorid-Hydrat	10.0
Valin	10.0
Valnemulinhydrochlorid für Tiere	10.0
Valproinsäure	10.0
Valsartan	10.3
Vancomycinhydrochlorid	10.4
Vanillin	10.0

Beachten Sie den Hinweis auf „Allgemeine Monographien“ zu Anfang des Bands auf Seite B

	Stand
Vardenafilhydrochlorid-Trihydrat	10.0
Varizellen-Immunglobulin vom Menschen	10.0
Varizellen-Immunglobulin vom Menschen zur intravenösen Anwendung	10.0
Gelbes Vaselin	10.0
Weißes Vaselin	10.0
Vecuroniumbromid	10.0
Vedaprofen für Tiere	10.0
Venlafaxinhydrochlorid	10.0
Verapamilhydrochlorid	10.6
Verbandwatte aus Baumwolle	10.0
Verbandwatte aus Viskose	10.0
Vigabatrin	10.0
Vinblastinsulfat	10.0
Vincamin	10.4
Vincristinsulfat	10.0
Vindesinsulfat	10.0
Vinorelbintartrat	10.0
Vinpocetin	10.0
Vitamin A	10.0
Ölige Lösung von synthetischem Vitamin A	10.3
Wasserdispergierbares, synthetisches Vitamin A	10.0
Vitamin-A(synthetisch)-Pulver	10.0
Von-Willebrand-Faktor vom Menschen	10.0
Voriconazol	10.0

W

Gebleichtes Wachs	10.0
Gelbes Wachs	10.0
Warfarin-Natrium	10.0
Warfarin-Natrium-Clathrat	10.0
Gereinigtes Wasser	10.0
Wasser für Injektionszwecke	10.0
Wasser zum Verdünnen konzentrierter Hämodialyselösungen	10.0
Wasser zur Herstellung von Extrakten	10.0
Wasserstoffperoxid-Lösung 30 %	10.0
Wasserstoffperoxid-Lösung 3 %	10.0
Weinsäure	10.0
Natives Weizenkeimöl	10.0
Raffiniertes Weizenkeimöl	10.0
Weizenstärke	10.6
Wollwachs	10.0
Hydriertes Wollwachs	10.0
Wasserhaltiges Wollwachs	10.0
Wollwachsalkohole	10.3

X

Xanthangummi	10.0
Xylazinhydrochlorid für Tiere	10.4
Xylitol	10.0
Xylometazolinhydrochlorid	10.1
Xylose	10.0

Y

Yohimbinhydrochlorid	10.0

Z

Wasserhaltiges Zanamivir	10.1
Zidovudin	10.5
Zinkacetat-Dihydrat	10.6
Zinkacexamat	10.3
Zinkchlorid	10.0
Zinkgluconat	10.6
Zinkoxid	10.6
Zinkstearat	10.5
Zinksulfat-Monohydrat	10.0
Zinksulfat-Hexahydrat	10.0
Zinksulfat-Heptahydrat	10.0
Zinkundecylenat	10.0
Zinn(II)-chlorid-Dihydrat	10.0
Ziprasidonhydrochlorid-Monohydrat	10.0
Ziprasidonmesilat-Trihydrat	10.0
Zoledronsäure-Monohydrat	10.1
Zolmitriptan	10.0
Zolpidemtartrat	10.1
Zopiclon	10.0
Zucker-Stärke-Pellets	10.0
Zuclopenthixoldecanoat	10.4

Allgemeiner Teil

2 Allgemeine Methoden

2.5 Gehaltsbestimmungsmethoden 9857

2.9 Methoden der pharmazeutischen Technologie 9861

2.5 Gehaltsbestimmungsmethoden

2.5.3 Hydroxylzahl 9859

10.8/2.05.03.00

2.5.3 Hydroxylzahl

Die Hydroxylzahl (*OHZ*) gibt an, wie viel Milligramm Kaliumhydroxid der von 1 g Substanz bei der Acetylierung gebundenen Essigsäure äquivalent sind.

Methode A

In einen 150-ml-Acetylierungskolben mit aufsetzbarem Rückflusskühler wird, wenn in der Monographie nichts anderes vorgeschrieben ist, die in Tab. 2.5.3-1 aufgeführte Einwaage (*m* g) gegeben. Das ebenfalls aus der Tabelle ersichtliche Volumen Acetylierungsgemisch *R* 1 wird zugesetzt und der Rückflusskühler aufgesetzt.

Tabelle 2.5.3-1

Erwartete *OHZ*	Einwaage der Substanz (g)	Acetylierungs-gemisch *R* 1 (ml)
10 – 100	2,0	5,0
100 – 150	1,5	5,0
150 – 200	1,0	5,0
200 – 250	0,75	5,0
250 – 300	0,60 oder 1,20	5,0 oder 10,0
300 – 350	1,0	10,0
350 – 700	0,75	15,0
700 – 950	0,5	15,0

Der Kolben wird 1 h lang im Wasserbad erhitzt, wobei der Wasserspiegel etwa 2,5 cm über dem Flüssigkeitsspiegel im Kolben gehalten wird. Nach 1 h wird der Kolben aus dem Wasserbad genommen und erkalten gelassen. Anschließend werden durch die Öffnung am oberen Ende des Kühlers 5 ml Wasser *R* zugesetzt. Eine auftretende Trübung wird durch Zusatz einer ausreichenden Menge Pyridin *R* beseitigt. Nach dem Schütteln wird die Mischung erneut 10 min lang im Wasserbad erhitzt. Anschließend wird der Kolben aus dem Wasserbad genommen und erkalten gelassen. Kühler und Kolbenwand werden mit 5 ml Ethanol 96 % *R*, das zuvor gegen Phenolphthalein-Lösung *R* 1 neutralisiert wurde, abgespült. Der Kolbeninhalt wird mit 0,2 ml Phenolphthalein-Lösung *R* 1 versetzt und mit ethanolischer Kaliumhydroxid-Lösung (0,5 mol · l^{-1}) titriert (n_1 ml ethanolische Kaliumhydroxid-Lösung (0,5 mol · l^{-1})). Unter denselben Bedingungen wird eine Blindtitration durchgeführt (n_2 ml ethanolische Kaliumhydroxid-Lösung (0,5 mol · l^{-1})).

$$OHZ = \frac{28{,}05 \cdot (n_2 - n_1)}{m} + SZ$$

Methode B

Die vorgeschriebene Menge Substanz (*mg*) wird in einen vollkommen trockenen 5-ml-Erlenmeyerkolben mit Schliffstopfen oder einem geeignetem Kunststoffstopfen eingewogen und mit 2,0 ml Propionsäureanhydrid-Reagenz *R* versetzt. Der Kolben wird verschlossen, bis zur Lösung der Substanz sorgfältig geschwenkt und, wenn nichts anderes angegeben ist, 2 h lang stehen gelassen. Der Kolben wird geöffnet und mit seinem Inhalt in einen 500-ml-Weithalserlenmeyerkolben gebracht, der 25,0 ml einer Lösung von Anilin *R* (9 g · l^{-1}) in Cyclohexan *R* und 30 ml Essigsäure 99 % *R* enthält. Nach Schwenken wird die Mischung 5 min lang stehen gelassen, mit 0,05 ml Kristallviolett-Lösung *R* versetzt und mit Perchlorsäure (0,1 mol · l^{-1}) bis zum Auftreten einer smaragdgrünen Farbe titriert (n_1 ml Perchlorsäure (0,1 mol · l^{-1})). Unter gleichen Bedingungen wird eine Blindtitration durchgeführt (n_2 ml Perchlorsäure (0,1 mol · l^{-1})).

$$OHZ = \frac{5{,}610 \cdot (n_1 - n_2)}{m}$$

Um einen möglichen Wassergehalt zu berücksichtigen, wird dieser (*y* Prozent) mit Hilfe der Karl-Fischer-Methode (2.5.12) bestimmt.

Die Hydroxylzahl wird nach folgender Gleichung berechnet:

$$OHZ = \text{gefundene OHZ} - 31{,}1y$$

2.9 Methoden der pharmazeutischen Technologie

2.9.12 Siebanalyse 9863

10.8/2.09.12.00

2.9.12 Siebanalyse

Wenn die Feinheit von Pulvern durch Sieben bestimmt wird, kann dies durch den Bezug auf Siebe ausgedrückt werden, die den Spezifikationen für Siebe im Allgemeinen Kapitel „2.1.4 Siebe“ und „2.9.38 Bestimmung der Partikelgrößenverteilung durch analytisches Sieben“ entsprechen.

Der Feinheitsgrad wird mit Hilfe der Begriffe, die in der Allgemeinen Methode „2.9.35 Feinheit von Pulvern“ definiert sind, beschrieben.

Nach Zusammensetzen der Siebe wird nach der Allgemeinen Methode 2.9.38 verfahren. Die getrennten Fraktionen des Pulvers werden gewogen.

Das Symbol $Q_3(x)$ wird in der Allgemeinen Methode 2.9.35 definiert und normalerweise zur Beschreibung der kumulativen Verteilung nach Masse oder Volumen der Partikeln mit einer Partikelgröße von höchstens x verwendet.

Bei Verwendung eines einzigen Siebes kann die Feinheit des Pulvers auch als Siebnummer ausgedrückt werden. Diese Nummer entspricht dem Sieb, durch das mindestens 97 Prozent *m/m* des Pulvers passieren, falls nichts anderes angegeben ist.

Allg. Methoden

4 Reagenzien

Reagenzien-Verzeichnis 9867
4.1 Reagenzien, Referenzlösungen und Pufferlösungen 9869
4.1.1 Reagenzien 9869
4.3 Chemische Referenzsubstanzen (*CRS*), Biologische Referenzzubereitungen (*BRP*), Referenzstandards für pflanzliche Drogen (*HRS*), Referenzspektren 9871

Reagenzien-Verzeichnis

4.1.1 Reagenzien

Revidiertes Reagenz

Serumgonadotropin *R*

4.3 Chemische Referenzsubstanzen (*CRS*), Biologische Referenzzubereitungen (*BRP*), Referenzstandards für pflanzliche Drogen (*HRS*), Referenzspektren

Siehe dort

4.1.1 Reagenzien

S

Serumgonadotropin *R* 1041200

Getrocknete Zubereitung einer Glycoproteinfraktion, die aus dem Serum oder Plasma von trächtigen Stuten gewonnen wird. Sie wirkt follikelstimulierend und luteinisierend. Die Aktivität beträgt mindestens 1000 I. E. Serumgonadotropin je Milligramm, berechnet auf die wasserfreie Zubereitung.

Reagenzien

4.3 Chemische Referenzsubstanzen (*CRS*), Biologische Referenzzubereitungen (*BRP*), Referenzstandards für pflanzliche Drogen (*HRS*), Referenzspektren

Die Referenzsubstanzen und die Referenzspektren sind direkt zu beziehen beim:

European Directorate for the Quality of Medicines & HealthCare (EDQM)
Council of Europe
7, allée Kastner
CS 30026
F-67081 Strasbourg
France
Fax: 0033-388-41 27 71
http://go.edqm.eu/RSorders
www.edqm.eu/store

Der aktuelle Katalog kann auf der Website des EDQM eingesehen und heruntergeladen werden.

Die Liste der freigegebenen Referenzstandards (insbesondere neue Referenzsubstanzen, neue Referenzspektren und neue Chargen) kann über die Website http://go.edqm.eu/RS aufgerufen werden.

Reagenzien

5 Allgemeine Texte

5.22 Bezeichnungen von in der Traditionellen Chinesischen Medizin verwendeten pflanzlichen Drogen 9875

5.22 Bezeichnungen von in der Traditionellen Chinesischen Medizin verwendeten pflanzlichen Drogen

10.8/5.22.00.00

5.22 Bezeichnungen von in der Traditionellen Chinesischen Medizin verwendeten pflanzlichen Drogen

Dieser Allgemeine Text dient zur Information.

In diesem Text sind pflanzliche Drogen aufgelistet, die in der Traditionellen Chinesischen Medizin (TCM) verwendet werden und für die eine Monographie im Europäischen Arzneibuch (Ph. Eur.) veröffentlicht wurde. Zur Übersicht und aus Gründen der Transparenz werden zusätzlich die chinesischen Namen dieser pflanzlichen Drogen in Pinyin und in chinesischen Schriftzeichen angegeben.

Die englischen, französischen und lateinischen Titel sind jedoch die offiziellen Bezeichnungen. Die Beschriftung der pflanzlichen Droge muss mindestens einen dieser offiziellen Titel enthalten.

Monographie-nummer	Lateinischer Monographietitel	Deutschsprachiger Monographietitel	Pinyin	Sinogramm
2827	Abelmoschi corolla	Abelmoschus-Blütenkrone	*huangshukui-hua*	黄蜀葵花
2432	Acanthopanacis gracilistyli cortex	Stachelpanaxwurzelrinde	*wujiapi*	五加皮
2999	Achyranthis bidentatae radix	Achyranthiswurzel	*niuxi*	牛膝
2472	Akebiae caulis	Akebiaspross	*mutong*	木通
2554	Amomi fructus	Amomum-Früchte	*sharen*	砂仁
2555	Amomi fructus rotundus	Runde Amomum-Früchte	*doukou*	豆蔻
2712	Andrographidis herba	Andrographiskraut	*chuanxinlian*	穿心莲
2661	Anemarrhenae asphodeloides rhizoma	Anemarrhena-asphodeloides-Wurzelstock	*zhimu*	知母
2556	Angelicae dahuricae radix	Angelica-dahurica-Wurzel	*baizhi*	白芷
2557	Angelicae pubescentis radix	Angelica-pubescens-Wurzel	*duhuo*	独活
2558	Angelicae sinensis radix	Angelica-sinensis-Wurzel	*danggui*	当归
2935	Armeniacae semen amarum	Bittere Aprikosensamen	*kuxingren*	苦杏仁
2435	Astragali mongholici radix	Chinesischer-Tragant-Wurzel	*huangqi*	黄芪
2559	Atractylodis lanceae rhizoma	Atractylodes-lancea-Wurzelstock	*cangzhu*	苍术
2560	Atractylodis macrocephalae rhizoma	Atractylodes-macrocephala-Wurzelstock	*baizhu*	白术
1797	Aucklandiae radix	Himalayaschartenwurzel	*muxiang*	木香
2561	Belamcandae chinensis rhizoma	Leopardenblumenwurzelstock	*shegan*	射干
2384	Bistortae rhizoma	Schlangenwiesenknöterichwurzelstock	*quanshen*	拳参
2562	Bupleuri radix	Chinesisches-Hasenohr-Wurzel	*chaihu*	柴胡
2386	Carthami flos	Färberdistelblüten	*honghua*	红花
2713	Chaenomeles fructus	Chinesische-Quitte-Früchte	*mu gua*	木瓜
2430	Citri reticulatae epicarpium et mesocarpium	Mandarinenschale	*chenpi*	陈皮
2463	Clematidis armandii caulis	Clematis-armandii-Spross	*chuanmutong*	川木通
2714	Codonopsidis radix	Glockenwindenwurzel	*dangshen*	党参
2454	Coicis semen	Hiobstränensamen	*yiyiren*	薏苡仁

Allg. Texte

Monographie-nummer	Lateinischer Monographietitel	Deutschsprachiger Monographietitel	Pinyin	Sinogramm
2715	Coptidis rhizoma	Goldfadenwurzelstock	*huang lian*	黄连
2976	Corydalis rhizoma	Lerchenspornwurzelstock	*yan husuo*	延胡索
2998	Cyathulae radix	Cyathulawurzel	*chuanniuxi*	川牛膝
2890	Dioscoreae nipponicae rhizoma	Japanische Yamswurzelknollen	*chuanshan-long*	穿山龙
2473	Dioscoreae oppositifoliae rhizoma	Yamswurzelknollen	*shanyao*	山药
2563	Drynariae rhizoma	Drynariawurzelstock	*gusuibu*	骨碎补
2564	Ecliptae herba	Ecliptakraut	*mohanlian*	墨旱莲
2451	Ephedrae herba	Ephedrakraut	*ma huang*	麻黄
2412	Eucommiae cortex	Eucommiarinde	*duzhong*	杜仲
2718	Evodiae fructus	Stinkeschenfrüchte	*wuzhuyu*	吴茱萸
2720	Forsythiae fructus	Forsythienfrüchte	*lianqiao*	连翘
2452	Fraxini chinensis cortex	Chinesische-Esche-Rinde	*qinpi*	秦皮
2588	Fritillariae thunbergii bulbus	Zhekiang-Fritillaria-Zwiebel	*zhebeimu*	浙贝目
3001	Ganoderma lucidum	Ganoderma	*lingzhi (reishi)*	灵芝 (赤芝)
2565	Gardeniae fructus	Gardenienfrüchte	*zhizi*	栀子
2721	Gastrodiae rhizoma	Gastrodienwurzelstock	*tianma*	天麻
2722	Houttuyniae herba	Houttuyniakraut	*yuxingcao*	鱼腥草
2566	Isatidis radix	Färberwaidwurzel	*banlangen*	板蓝根
2785	Leonuri japonici herba	Chinesisches Mutterkraut	*yimucao*	益母草
2634	Ligustici chuanxiong rhizoma	Chinesischer-Liebstöckel-Wurzel	*chuanxiong*	川芎
2431	Ligustici radix et rhizoma	Chinesischer-Liebstöckel-Wurzelstock mit Wurzel	*gaoben*	藁本
2612	Lycii fructus	Bocksdornfrüchte	*gouqizi*	枸杞子
2723	Lycopi herba	Wolfstrappkraut	*zelan*	泽兰
2742	Magnoliae biondii flos immaturus	Magnolia-biondi-Blütenknospen	*xinyi*	辛夷
2567	Magnoliae officinalis cortex	Magnolienrinde	*houpo*	厚朴
2568	Magnoliae officinalis flos	Magnolia-officinalis-Blüten	*houpohua*	厚朴花
2977	Morindae officinalis radix	Morindawurzel	*bajitian*	巴戟天
2474	Moutan cortex	Strauchpaeonienwurzelrinde	*mudanpi*	牡丹皮
2383	Notoginseng radix	Notoginsengwurzel	*sanqi*	三七
2662	Notopterygii rhizoma et radix	Notopterygiumwurzelstock mit Wurzel	*qianghuo*	羌活
3000	Ophiopogonis radix	Schlangenbartwurzel	*maidong*	麦冬
2424	Paeoniae radix alba	Weiße Pfingstrosenwurzel	*baishao*	白芍
2425	Paeoniae radix rubra	Rote Pfingstrosenwurzel	*chishao*	赤芍
2975	Persicae semen	Pfirsichsamen	*taoren*	桃仁
2727	Persicariae tinctoriae folium	Färberknöterichblätter	*liaodaqingye*	蓼大青叶
2477	Piperis fructus	Pfeffer	*hujiao*	胡椒
2453	Piperis longi fructus	Langer Pfeffer	*bibo*	荜茇

Monographie-nummer	Lateinischer Monographietitel	Deutschsprachiger Monographietitel	Pinyin	Sinogramm
2660	Platycodonis radix	Ballonblumenwurzel	*jiegeng*	桔梗
2724	Polygoni cuspidati rhizoma et radix	Buschknöterichwurzelstock mit Wurzel	*huzhang*	虎杖
2433	Polygoni multiflori radix	Vielblütiger-Knöterich-Wurzel	*heshouwu*	何首乌
2726	Polygoni orientalis fructus	Orientalischer-Knöterich-Früchte	*shuihon-guazhi*	水红花子
2475	Poria	Poria-cocos-Fruchtkörper	*fuling*	茯苓
2439	Prunellae spica	Braunellenähren	*xiakucao*	夏枯草
2434	Puerariae lobatae radix	Kopoubohnenwurzel	*gegen* *(yege)*	葛根 (野葛)
2483	Puerariae thomsonii radix	Mehlige Kopoubohnenwurzel	*fenge*	粉葛
2569	Rehmanniae radix	Rehmanniawurzel	*dihuang*	地黄
2663	Salviae miltiorrhizae radix et rhizoma	Rotwurzsalbei-Wurzelstock mit Wurzel	*danshen*	丹参
2385	Sanguisorbae radix	Großer-Wiesenknopf-Wurzel	*diyu*	地榆
2428	Schisandrae chinensis fructus	Schisandrafrüchte	*wuweizi* *(bei wuweizi)*	五味子 (北五味子)
2973	Scrophulariae radix	Ningpo-Braunwurzwurzel	*xuanshen*	玄参
2438	Scutellariae baicalensis radix	Baikal-Helmkraut-Wurzel	*huangqin*	黄芩
2450	Sinomenii caulis	Sinomenium-acutum-Spross	*qingfengteng*	青风藤
2440	Sophorae flavescentis radix	Schnurbaumwurzel	*kushen*	苦参
2639	Sophorae japonicae flos	Japanischer-Pagodenbaum-Blüten	*huaihua*	槐花
2427	Sophorae japonicae flos immaturus	Japanischer-Pagodenbaum-Blütenknospen	*huaimi*	槐米
2478	Stephaniae tetrandrae radix	Stephania-tetrandra-Wurzel	*fenfangji* *(hanfangji)*	粉防己 (汉防己)
2937	Typhae pollis	Rohrkolbenpollen	*puhuang*	蒲黄
2729	Uncariae rhynchophyllae ramulus cum uncis	Uncariazweige mit Dornen	*gou teng*	钩藤
2656	Zanthoxyli bungeani pericarpium	Zanthoxylum-bungeanum-Schale	*huajiao*	花椒

Allg. Texte

Monographiegruppen

Allgemeine Monographien

Chemische Vorläufersubstanzen für radioaktive Arzneimittel 9885

10.8/2902

Chemische Vorläufersubstanzen für radioaktive Arzneimittel

Praecursores chimici ad radiopharmaceutica

Definition und Geltungsbereich

Die chemischen Vorläufersubstanzen für radioaktive Arzneimittel, nachstehend als „chemische Vorläufersubstanzen" bezeichnet, sind nicht radioaktive Substanzen, die durch chemische Synthese erhalten werden und zur Kombination mit einem Radionuklid bestimmt sind.

Wird eine chemische Vorläufersubstanz, die nicht Gegenstand einer Einzelmonographie des Europäischen Arzneibuchs ist, für die spezifischen Bedürfnisse eines bestimmten Patienten in ein radioaktives Arzneimittel inkorporiert, ist eine Risikobeurteilung vorzunehmen, um zu entscheiden, ob die Vorläufersubstanz mit der vorliegenden allgemeinen Monographie konform sein muss.

Diese Risikobeurteilung berücksichtigt
- die Qualität der chemischen Vorläufersubstanz und die verfügbaren Informationen zur Beurteilung der Qualität
- jede auf die Radiomarkierung folgende Behandlung (die vor der Anwendung am Patienten einen Reinigungsvorgang einschließen kann)
- die zur Herstellung einer Einzeldosis für einen Patienten verwendete Menge, die variiert, je nachdem, ob das Arzneimittel zu diagnostischen oder therapeutischen Zwecken dient, und die Häufigkeit der Verabreichung an den Patienten.

Werden für die Herstellung chemischer Vorläufersubstanzen Substanzen vom Menschen oder Substanzen tierischen Ursprungs verwendet, gelten die Anforderungen des Allgemeinen Texts „5.1.7 Virussicherheit".

Werden chemische Vorläufersubstanzen von Tieren gewonnen, die für die übertragbaren spongiformen Enzephalopathien empfänglich sind, ohne dass die Übertragung experimentell erfolgt, müssen die Vorläufersubstanzen, falls anwendbar, auch den Anforderungen der Allgemeinen Monographie **Produkte mit dem Risiko der Übertragung von Erregern der spongiformen Enzephalopathie tierischen Ursprungs (Producta cum possibili transmissione vectorium enkephalopathiarum spongiformium animalium)** entsprechen.

Herstellung

Die chemischen Vorläufersubstanzen werden mit Verfahren hergestellt, die eine gleichbleibende Qualität sicherstellen und Verbindungen liefern, die den Anforderungen in Einzelmonographien oder genehmigten Spezifikationen entsprechen. Die chemischen Vorläufersubstanzen müssen im Rahmen eines geeigneten Qualitätssystems hergestellt werden.

Eigenschaften

Die Angaben im Abschnitt „Eigenschaften" zu Löslichkeit oder Schmelzpunkt stellen keine Anforderungen dar und sind deshalb nicht verbindlich. Sie dienen zur Information.

Prüfung auf Identität

Die Identität einer chemischen Vorläufersubstanz wird mit geeigneten Analysenmethoden wie der Kernresonanzspektroskopie, der IR-Spektroskopie, der Massenspektrometrie oder chromatographischen Methoden bestätigt.

Prüfung auf Reinheit

Verwandte Substanzen: Falls nicht anders vorgeschrieben oder abgesehen von begründeten und zugelassenen Fällen müssen organische Verunreinigungen in chemischen Vorläufersubstanzen und anorganische Verunreinigungen in anorganischen chemischen Vorläufersubstanzen entsprechend den folgenden Angaben berichtet, identifiziert und kontrolliert werden.

Berichtsgrenzwert	0,2 Prozent
Grenzwert für Identifizierung	2,0 Prozent
Summe aller nicht spezifizierten Verunreinigungen	höchstens 3,0 Prozent

Spezifische Grenzwerte können für Verunreinigungen festgelegt werden, die für ungewöhnlich starke Wirkungen bekannt sind oder toxische oder nicht akzeptable pharmakologische Effekte hervorrufen.

Ist in einer Einzelmonographie keine geeignete Kontrolle für eine neue Verunreinigung angegeben, muss eine geeignete Prüfung entwickelt und den Spezifikationen der Substanz hinzugefügt werden.

Lösungsmittel-Rückstände: Der Gehalt an Lösungsmittelrückständen wird nach den im Allgemeinen Text 5.4 festgelegten Prinzipien durch Anwenden der Allgemeinen Methode 2.4.24 oder einer anderen geeigneten Methode begrenzt.

Allg. Monographien

Die Lösungsmittel der Klasse 1 dürfen im letzten Herstellungsschritt der chemischen Vorläufersubstanzen nicht verwendet werden. Wenn auf den Einsatz eines Lösungsmittels der Klasse 1 in einem vorhergehenden Herstellungsschritt nicht verzichtet werden kann, sind die in Tabelle 1 des Allgemeinen Texts 5.4 angegebenen Grenzwerte einzuhalten.

Basierend auf der „zulässigen täglichen Belastung“ (permitted daily exposure, PDE) wird für die Lösungsmittel der Klassen 2 und 3 ein Grenzwert von 0,5 Prozent festgelegt.

Wenn Lösungsmittel der Klasse 2 oder 3 eingesetzt werden, kann eine Prüfung auf Trocknungsverlust durchgeführt oder das Lösungsmittel spezifisch bestimmt werden. Wenn für ein Lösungsmittel der Klasse 2 oder 3 ein begründeter und zugelassener Grenzwert von mehr als 0,5 Prozent vorgeschrieben ist, muss eine spezifische Bestimmung des Lösungsmittels erfolgen.

Rückstände von Metallkatalysatoren oder Metallreagenzien: Wenn zur Herstellung chemischer Vorläufersubstanzen ein spezifischer Metallkatalysator oder ein spezifisches Metallreagenz verwendet wird, so dass ein Risiko für metallische Rückstände besteht oder vermutet wird, müssen die chemischen Vorläufersubstanzen dem Grenzwert von 0,01 Prozent für jedes der folgenden Metalle entsprechen: Pt, Pd, Ir, Rh, Ru, Os, Mo, Ni, Cr, V, Pb, Hg, Cd und Tl, es sei denn, in der Einzelmonographie ist ein niedrigerer Grenzwert vorgeschrieben.

Wenn möglich ist die im Allgemeinen Kapitel „2.4.20 Bestimmung von Verunreinigungen durch Elemente“ beschriebene Vorgehensweise anzuwenden.

Mikrobielle Verunreinigung

TAMC: Akzeptanzkriterium 10^3 KBE je Gramm für das Bulkprodukt oder höchstens 10^2 KBE je Behältnis für chemische Vorläufersubstanzen in Einzeldosis- oder Mehrdosenbehältnissen (2.6.12)

TYMC: Akzeptanzkriterium 10^2 KBE je Gramm für das Bulkprodukt oder höchstens 10^1 KBE je Behältnis für chemische Vorläufersubstanzen in Einzeldosis- oder Mehrdosenbehältnissen (2.6.12)

Bakterien-Endotoxine (2.6.14): Abgesehen von begründeten und zugelassenen Fällen
- höchstens 1 I. E. Bakterien-Endotoxine je Milligramm Bulkprodukt
- höchsten 10 I. E. Bakterien-Endotoxine je Behältnis für chemische Vorläufersubstanzen in Einzeldosis- oder Mehrdosenbehältnissen

Gehaltsbestimmung

Abgesehen von begründeten und zugelassenen Fällen muss der Gehalt an chemischen Vorläufersubstanzen in radioaktiven Arzneimitteln mit Hilfe geeigneter Methoden bestimmt werden.

Lagerung

Die chemischen Vorläufersubstanzen müssen in dicht verschlossenen Behältnissen und unter Bedingungen gelagert werden, die eine angemessene Stabilität gewährleisten.

Beschriftung

Die Beschriftung der chemischen Vorläufersubstanzen entspricht den einschlägigen nationalen und europäischen Vorschriften, falls für diesen Bereich relevante Angaben vorliegen. Die Beschriftung gibt an, dass die Substanz als chemische Vorläufersubstanz zur Herstellung eines radioaktiven Arzneimittels vorgesehen ist.

Die mitgelieferten Informationen können eine Empfehlung für die Prüfung der Substanz in einem oder mehreren Produktionsläufen vor deren Verwendung zur Herstellung eines radioaktiven Arzneimittels beinhalten, um sicherzustellen, dass aus der Substanz unter spezifizierten Herstellungsbedingungen die gewünschte Menge des radioaktiven Arzneimittels in der spezifizierten Qualität erhalten werden kann.

Monographien zu Darreichungsformen

Zubereitungen zur rektalen Anwendung 9889

10.8/1145

Zubereitungen zur rektalen Anwendung

Rectalia

Definition

Zubereitungen zur rektalen Anwendung sind Zubereitungen, die zur Verabreichung in das Rektum bestimmt sind, um dort Wirkstoffe für eine lokale oder systemische Wirkung freizusetzen oder diagnostische Zwecke zu erfüllen.

Bei Zubereitungen zur rektalen Anwendung handelt es sich um flüssige, halbfeste oder feste Zubereitungen mit einem oder mehreren Wirkstoffen in einer geeigneten Grundlage.

Falls zutreffend entsprechen Behältnisse für Zubereitungen zur rektalen Anwendung den Anforderungen unter „Material zur Herstellung von Behältnissen“ (3.1 und Unterabschnitte) sowie den Anforderungen unter „Behältnisse“ (3.2 und Unterabschnitte).

Zubereitungen zur rektalen Anwendung werden unterschieden in:
- Zäpfchen (Suppositorien)
- Rektalkapseln
- Rektallösungen , Rektalemulsionen und Rektalsuspensionen
- Pulver und Tabletten zur Herstellung von Rektallösungen oder Rektalsuspensionen
- Halbfeste Zubereitungen zur rektalen Anwendung
- Rektalschäume
- Rektaltampons .

Herstellung

Im Rahmen der Entwicklung von Zubereitungen zur rektalen Anwendung, die ein Konservierungsmittel enthalten, müssen die Notwendigkeit und die Wirksamkeit des gewählten Konservierungsmittels zur Zufriedenheit der zuständigen Behörde nachgewiesen werden. Eine geeignete Methode zur Prüfung und Kriterien zur Beurteilung der antimikrobiellen Eigenschaften der Zubereitung sind im Allgemeinen Text „5.1.3 Prüfung auf ausreichende antimikrobielle Konservierung“ aufgeführt.

Für flüssige und halbfeste Zubereitungen zur rektalen Anwendung, die in Einzeldosisbehältnissen in Verkehr gebracht werden, muss im Zuge der Entwicklung nachgewiesen werden, dass das Nennvolumen aus dem Behältnis entnommen werden kann.

Bei der Herstellung, Verpackung, Lagerung und dem Inverkehrbringen von Zubereitungen zur rektalen Anwendung sind geeignete Maßnahmen zu ergreifen, um ihre mikrobiologische Qualität zu gewährleisten. Empfehlungen dazu werden im Allgemeinen Text „5.1.4 Mikrobiologische Qualität von nicht sterilen pharmazeutischen Zubereitungen und Substanzen zur pharmazeutischen Verwendung“ gegeben.

Bei der Herstellung von Zubereitungen zur rektalen Anwendung, die dispergierte Teilchen enthalten, sind Maßnahmen zu ergreifen, die sicherstellen, dass die Teilchengröße im Hinblick auf die beabsichtigte Anwendung der Zubereitung geeignet und kontrolliert ist.

Prüfungen

Gleichförmigkeit einzeldosierter Arzneiformen (2.9.40): Flüssige und halbfeste Zubereitungen zur rektalen Anwendung in Einzeldosisbehältnissen, die eine systemische Wirkung erzielen sollen, müssen der Prüfung entsprechen. Feste Zubereitungen zur rektalen Anwendung in Einzeldosisbehältnissen müssen der Prüfung entsprechen oder, in begründeten und zugelassenen Fällen, den nachstehenden Prüfungen „Gleichförmigkeit des Gehalts“ und/oder „Gleichförmigkeit der Masse“. Für in der Darreichungsform enthaltene pflanzliche Drogen oder Zubereitungen aus pflanzlichen Drogen finden die Angaben dieses Absatzes keine Anwendung.

Gleichförmigkeit des Gehalts (2.9.6): Falls nicht anders vorgeschrieben oder abgesehen von begründeten und zugelassenen Fällen müssen feste Zubereitungen zur rektalen Anwendung in Einzeldosisbehältnissen mit einem Wirkstoffgehalt von weniger als 2 mg oder weniger als 2 Prozent, bezogen auf die Gesamtmasse, der Prüfung B entsprechen. Enthält eine Zubereitung mehr als einen Wirkstoff, gelten die Anforderungen der Prüfung nur für die Wirkstoffe, die den vorstehend aufgeführten Bedingungen entsprechen.

Gleichförmigkeit der Masse (2.9.5): Feste Zubereitungen zur rektalen Anwendung in Einzeldosisbehältnissen müssen der Prüfung entsprechen. Wenn die Prüfung „Gleichförmigkeit des Gehalts“ für alle Wirkstoffe vorgeschrieben ist, wird die Prüfung „Gleichförmigkeit der Masse“ nicht verlangt.

Wirkstofffreisetzung: Abgesehen von begründeten und zugelassenen Fällen muss eine geeignete Prüfung durchgeführt werden, um die Freisetzung des oder der Wirkstoffe aus einzeldosierten festen Zubereitungen zur rektalen Anwendung nachzuweisen. Beispielsweise kann eine der in den Allgemeinen Methoden „2.9.3 Wirkstofffreisetzung aus festen Arzneiformen“ oder „2.9.42 Wirkstofffreisetzung aus lipophilen festen Arzneiformen“ beschriebenen Prüfungen durchgeführt werden.

Wenn die Prüfung „Wirkstofffreisetzung“ durchgeführt wird, wird eine Prüfung der Zerfallszeit gegebenenfalls nicht verlangt.

Beschriftung

Die Beschriftung gibt den Namen jedes zugesetzten Konservierungsmittels an.

Zäpfchen (Suppositorien)

Definition

Zäpfchen (Suppositorien) sind feste einzeldosierte Zubereitungen zur rektalen Anwendung. Sie haben eine für die rektale Verabreichung geeignete Größe, Form und Konsistenz.

Zäpfchen enthalten einen oder mehrere Wirkstoffe, dispergiert oder gelöst in einer geeigneten Grundmasse. Diese kann in Wasser löslich oder dispergierbar sein oder bei Körpertemperatur schmelzen. Mit Genehmigung der zuständigen Behörde können Hilfsstoffe wie Füllmittel, absorbierende oder oberflächenaktive Substanzen, Gleitmittel, Konservierungsmittel und Farbstoffe zugesetzt sein.

Herstellung

Zäpfchen werden durch Pressen oder Gießen hergestellt. Falls erforderlich werden die Wirkstoffe zuerst zerkleinert und durch ein geeignetes Sieb gegeben.

Werden die Zäpfchen durch Gießen hergestellt, wird die mit dem Arzneistoff versetzte und durch Erwärmen ausreichend verflüssigte Grundmasse in geeignete Formen gegossen. Die Zäpfchen verfestigen sich beim Abkühlen. Verschiedene Grundmassen können bei dieser Art der Herstellung verwendet werden. Dazu gehören Hartfett, Macrogole, Kakaobutter und verschiedene Gelatinemischungen, die beispielsweise aus Gelatine, Wasser und Glycerol bestehen. Die „Bestimmung der Erweichungszeit von lipophilen Suppositorien" (2.9.22) wird durchgeführt.

Prüfungen

Zerfallszeit (2.9.2): Die Zäpfchen müssen der Prüfung entsprechen, sofern sie nicht für eine veränderte Wirkstofffreisetzung oder für eine verlängerte lokale Wirkung bestimmt sind. Abgesehen von begründeten und zugelassenen Fällen müssen Zäpfchen mit einer fetthaltigen Grundlage nach 30 min und solche mit einer wasserlöslichen Grundlage nach 60 min beurteilt werden.

Rektalkapseln

Definition

Rektalkapseln sind feste einzeldosierte Arzneiformen zur rektalen Anwendung. Dabei handelt es sich um Weichkapseln in einer für die rektale Verabreichung geeigneten länglichen Form, die mit einer flüssigen oder halbfesten Zubereitung gefüllt sind. Sie sind glatt, haben eine einheitliche äußere Erscheinung und gegebenenfalls einen gleitfähigen Überzug. Rektalkapseln entsprechen der Definition „Weichkapseln" in der Allgemeinen Monographie **Kapseln (Capsulae)**.

Prüfungen

Zerfallszeit (2.9.2): Die Rektalkapseln müssen der Prüfung entsprechen, sofern sie nicht für eine veränderte Wirkstofffreisetzung oder für eine verlängerte lokale Wirkung bestimmt sind. Abgesehen von begründeten und zugelassenen Fällen müssen Rektalkapseln nach 30 min beurteilt werden.

Rektallösungen, Rektalemulsionen und Rektalsuspensionen

Definition

Rektallösungen, Rektalemulsionen und Rektalsuspensionen sind flüssige Zubereitungen zur rektalen Anwendung mit einem oder mehreren Wirkstoffen, die in Wasser, Glycerol oder Macrogolen oder anderen geeigneten Trägerflüssigkeiten gelöst oder dispergiert sind.

Sie können auch Hilfsstoffe, zum Beispiel zum Einstellen der Viskosität, zum Einstellen oder Stabilisieren des pH-Werts oder zum Erhöhen der Löslichkeit der Wirkstoffe oder zum Stabilisieren der Zubereitung enthalten. Die Hilfsstoffe dürfen weder die erwünschte medizinische Wirkung der Zubereitung beeinträchtigen noch in der verwendeten Konzentration toxisch sein oder eine übermäßige lokale Reizung hervorrufen.

Rektalemulsionen können Anzeichen einer Phasentrennung zeigen, die durch Schütteln leicht wieder aufgehoben werden kann. Rektalsuspensionen können ein Sediment zeigen, das durch Schütteln leicht dispergierbar ist. Die aufgeschüttelte Suspension muss lange genug stabil bleiben, um die Entnahme der genauen Dosis zu gewährleisten.

Rektallösungen, Rektalemulsionen und Rektalsuspensionen werden in Behältnissen in Verkehr gebracht, die dafür ausgelegt sind, die Zubereitung in das Rektum zu verabreichen oder denen ein geeigneter Applikator zur Anwendung beigelegt ist.

Pulver und Tabletten zur Herstellung von Rektallösungen oder Rektalsuspensionen

Definition

Pulver und Tabletten zur Herstellung von Rektallösungen oder Rektalsuspensionen sind feste einzeldosierte Zubereitungen, die dazu bestimmt sind unmittelbar vor der Anwendung in der vorgeschriebenen Flüssigkeit gelöst oder dispergiert zu werden. Sie können Hilfsstoffe enthalten, um das Lösen oder Dispergieren zu erleichtern oder das Aggregieren der Partikeln zu verhindern.

Nach dem Auflösen oder Dispergieren entsprechen die Zubereitungen den Anforderungen für Rektallösungen beziehungsweise für Rektalsuspensionen.

Tabletten zur Herstellung von Rektallösungen oder Rektalsuspensionen entsprechen den Anforderungen der Monographie **Tabletten (Compressi)**.

Prüfungen

Zerfallszeit (2.9.1): Tabletten zur Herstellung von Rektallösungen oder Rektalsuspensionen müssen in Wasser *R* bei 15 bis 25 °C innerhalb von 3 min zerfallen.

Beschriftung

Die Beschriftung gibt an:
- wie die Rektallösung oder Rektalsuspension herzustellen ist
- die Lagerbedingungen und maximale Lagerdauer der Lösung oder Suspension nach ihrer Herstellung.

Halbfeste Zubereitungen zur rektalen Anwendung

Definition

Halbfeste Zubereitungen zur rektalen Anwendung sind Salben, Cremes oder Gele, die zur Verabreichung im oder am Rektum bestimmt sind, um dort Wirkstoffe für eine lokale Wirkung freizusetzen. Sie werden üblicherweise in Einzeldosisbehältnissen mit einem geeigneten Applikator in Verkehr gebracht.

Die Zubereitungen müssen den Anforderungen der Monographie **Halbfeste Zubereitungen zur kutanen Anwendung (Praeparationes molles ad usum dermicum)** entsprechen.

Rektalschäume

Definition

Rektalschäume sind wirkstoffhaltige Schäume, die üblicherweise in Druckbehältnissen, die mit einem zur Verabreichung in das Rektum geeigneten Applikator ausgestattet sind, in Verkehr gebracht werden.

Die Zubereitungen müssen den Anforderungen der Monographie **Wirkstoffhaltige Schäume (Musci medicati)** entsprechen.

Rektaltampons

Definition

Rektaltampons sind feste, einzeldosierte Zubereitungen zur rektalen Anwendung. Sie sind dazu bestimmt in den unteren Bereich des Rektums eingeführt zu werden, um dort für eine begrenzte Zeit Wirkstoffe, in der Regel für eine lokale Wirkung, freizusetzen. Sie bestehen aus einem geeigneten Material, das mit einem oder mehreren Wirkstoffen imprägniert wurde. Sie werden in einer individuellen Verpackung in Verkehr gebracht.

Die Zubereitungen müssen den Anforderungen der Monographie **Wirkstoffhaltige Tampons (Tamponae medicati)** entsprechen.

Impfstoffe für Menschen

Diphtherie-Adsorbat-Impfstoff 9895
Diphtherie-Adsorbat-Impfstoff (reduzierter Antigengehalt) 9897
Diphtherie-Tetanus-Adsorbat-Impfstoff 9898
Diphtherie-Tetanus-Adsorbat-Impfstoff (reduzierter Antigengehalt) 9899
Diphtherie-Tetanus-Hepatitis-B(rDNA)-Adsorbat-Impfstoff 9901
Diphtherie-Tetanus-Pertussis(azellulär, aus Komponenten)-Adsorbat-Impfstoff 9903
Diphtherie-Tetanus-Pertussis(azellulär, aus Komponenten)-Adsorbat-Impfstoff (reduzierter Antigengehalt) 9905
Diphtherie-Tetanus-Pertussis(azellulär, aus Komponenten)-Haemophilus-Typ-b(konjugiert)-Adsorbat-Impfstoff 9907
Diphtherie-Tetanus-Pertussis(azellulär, aus Komponenten)-Hepatitis-B(rDNA)-Adsorbat-Impfstoff 9910
Diphtherie-Tetanus-Pertussis(azellulär, aus Komponenten)-Hepatitis-B(rDNA)-Poliomyelitis(inaktiviert)-Haemophilus-Typ-b(konjugiert)-Adsorbat-Impfstoff 9913
Diphtherie-Tetanus-Pertussis(azellulär, aus Komponenten)-Poliomyelitis(inaktiviert)-Adsorbat-Impfstoff 9917
Diphtherie-Tetanus-Pertussis(azellulär, aus Komponenten)-Poliomyelitis(inaktiviert)-Adsorbat-Impfstoff (reduzierter Antigengehalt) 9920
Diphtherie-Tetanus-Pertussis(azellulär, aus Komponenten)-Poliomyelitis(inaktiviert)-Haemophilus-Typ-b(konjugiert)-Adsorbat-Impfstoff 9923
Diphtherie-Tetanus-Pertussis(Ganzzell)-Adsorbat-Impfstoff 9926
Diphtherie-Tetanus-Pertussis(Ganzzell)-Poliomyelitis(inaktiviert)-Adsorbat-Impfstoff 9928
Diphtherie-Tetanus-Pertussis(Ganzzell)-Poliomyelitis(inaktiviert)-Haemophilus-Typ-b(konjugiert)-Adsorbat-Impfstoff 9931
Diphtherie-Tetanus-Poliomyelitis(inaktiviert)-Adsorbat-Impfstoff (reduzierter Antigengehalt) 9935
Influenza-Spaltimpfstoff (inaktiviert) 9937
Influenza-Spaltimpfstoff aus Oberflächenantigen (inaktiviert) 9940
Influenza-Spaltimpfstoff aus Oberflächenantigen (inaktiviert, aus Zellkulturen) 9942

10.8/0443

Diphtherie-Adsorbat-Impfstoff

Vaccinum diphtheriae adsorbatum

Definition

Diphtherie-Adsorbat-Impfstoff ist eine Zubereitung aus Diphtherie-Formoltoxoid, das an einen mineralischen Träger adsorbiert ist. Das Formoltoxoid wird aus dem Toxin gewonnen, das bei der Vermehrung von *Corynebacterium diphtheriae* gebildet wird.

Herstellung

Gereinigtes Toxoid als Bulk

Zur Gewinnung von Diphtherie-Toxin, aus dem das Toxoid hergestellt wird, werden definierte Saatkulturen etabliert, in denen die toxinproduzierenden Eigenschaften bewahrt sind und, falls erforderlich, durch gezielte Reselektion wiederhergestellt werden. In einem geeigneten flüssigen Nährmedium wird ein stark toxinproduzierender, gut charakterisierter Stamm von *Corynebacterium diphtheriae* bekannter Herkunft vermehrt. Nach beendeter Vermehrung wird die Reinheit jeder Kultur geprüft. Verunreinigte Kulturen werden verworfen. Das toxinhaltige Kulturmedium wird möglichst bald unter aseptischen Bedingungen von der Bakterienmasse getrennt. Der Toxingehalt (Lf je Milliliter) wird bestimmt (2.7.27), um die Gleichförmigkeit der Herstellung zu gewährleisten. Zur Herstellung des gereinigten Toxoids als Bulk können einzelne Ernten gepoolt werden. Das Toxin wird gereinigt, um Bestandteile, die unerwünschte Wirkungen beim Menschen verursachen können, zu beseitigen. Das gereinigte Toxin wird mit Formaldehyd nach einer Methode entgiftet, welche die Zerstörung der immunisierenden Wirkung des Toxoids und die Reversion des Toxoids zum Toxin, besonders durch Wärmeeinwirkung, verhindert. Alternativ kann die Reinigung nach der Entgiftung erfolgen.

Nur gereinigtes Toxoid als Bulk, das den nachfolgend beschriebenen Prüfungen entspricht, darf zur Herstellung des fertigen Impfstoffs als Bulk verwendet werden.

Sterilität (2.6.1): Die Prüfung wird mit 10 ml Zubereitung je Nährmedium durchgeführt.

Abwesenheit von Diphtherie-Toxin und Irreversibilität des Toxoids: Mit Hilfe des beim fertigen Impfstoff ohne Adsorbens verwendeten Puffers wird eine Lösung des gereinigten Toxoids als Bulk hergestellt, die 100 Lf je Milliliter enthält. Die Lösung wird in 2 gleiche Teile geteilt. 6 Wochen lang wird ein Teil bei 5 ± 3 °C und der andere bei 37 °C gelagert. Eine Prüfung auf aktives Diphtherie-Toxin in Verozellen wird mit 50 µl beider Proben je Vertiefung einer Zellkulturplatte durchgeführt. Die Proben dürfen kein Konservierungsmittel enthalten. Der Gehalt an entgiftenden Mitteln muss nachweislich unterhalb der für Verozellen toxischen Konzentration liegen. Unspezifische Toxizität kann durch Dialyse entfernt werden.

Frisch trypsinierte Verozellen in einer geeigneten Konzentration wie $2,5 \cdot 10^5$ je Milliliter und ein Referenz-Diphtherie-Toxin, das in Diphtherie-Toxoid (100 Lf je Milliliter) verdünnt wurde, werden verwendet. Ein geeignetes Referenz-Diphtherie-Toxin enthält entweder mindestens 100 LD_{50} je Milliliter oder 67 bis 133 Lr/100 in 1 Lf und 25 000 bis 50 000 kleinste, in der Haut eines Meerschweinchens reagierende Dosen in 1 Lf (Diphtherie-Toxin *BRP* ist zur Verwendung als Referenztoxin geeignet). Das Toxin wird in Diphtherie-Toxoid (100 Lf je Milliliter) auf eine geeignete Konzentration wie $2 \cdot 10^{-4}$ Lf je Milliliter verdünnt. Eine geometrische Verdünnungsreihe mit dem Faktor 2 des verdünnten Diphtherie-Toxins wird hergestellt. Die Lösungen des gereinigten Toxoids als Bulk werden unverdünnt verwendet (50 µl je Vertiefung). Die Lösungen des Toxoids und die Verdünnungen des Toxins werden in die Vertiefungen einer sterilen Zellkulturplatte, die ein für Verozellen geeignetes Nährmedium enthält, verteilt. Um sicherzustellen, dass ein beobachteter zytotoxischer Effekt spezifisch für das Diphtherie-Toxin ist, werden parallel Verdünnungen hergestellt, in denen das Toxin durch eine geeignete Menge an Diphtherie-Antitoxin (wie 100 I. E. · ml^{-1}) neutralisiert wird. Als Kontrolle dienen auf jeder Platte Vertiefungen ohne Toxoid oder Toxin und mit nicht toxischem Toxoid (100 Lf je Milliliter), um normales Zellwachstum nachzuweisen. In jede Vertiefung wird Zellsuspension gegeben, die Platten werden versiegelt und 5 bis 6 Tage lang bei 37 °C inkubiert. Das Auftreten eines zytotoxischen Effekts wird angenommen, wenn eine vollständige metabolische Hemmung der Verozellen auftritt, was durch den pH-Indikator des Nährmediums angezeigt wird. Ein zytopathischer Effekt wird durch mikroskopische Untersuchung oder geeignete Färbung wie MTT-Färbung (Reduktion von 3-(4,5-Dimethylthiazol-2-yl)-2,5-diphenyltetrazoliumbromid zum blauen Formazanderivat durch die mitochondriale Dehydrogenase stoffwechselaktiver Zellen) nachgewiesen. Die Prüfung ist ungültig, wenn $5 \cdot 10^{-5}$ Lf Referenz-Diphtherie-Toxin je Milliliter in 100 Lf Toxoid je Milliliter keinen zytotoxischen Effekt auf Verozellen haben oder wenn der zytotoxische Effekt dieser Toxinmenge in den Vertiefungen mit Diphtherie-Antitoxin nicht neutralisiert wird.

Das gereinigte Toxoid als Bulk entspricht der Prüfung, wenn in keiner Probe des Toxoids durch Antitoxin neutralisierbare Toxizität nachweisbar ist.

Antigenreinheit (2.7.27): mindestens 1500 Lf je Milligramm Proteinstickstoff

Impfstoffe für Menschen

Fertiger Impfstoff als Bulk

Der fertige Impfstoff als Bulk wird durch Adsorption einer geeigneten Menge von gereinigtem Toxoid als Bulk an einen mineralischen Träger wie hydratisiertes Aluminiumphosphat oder Aluminiumhydroxid hergestellt. Die erhaltene Mischung ist annähernd blutisotonisch. Geeignete Konservierungsmittel können zugesetzt werden. Bestimmte Konservierungsmittel, insbesondere solche vom Phenol-Typ, beeinflussen die antigene Aktivität nachteilig und dürfen nicht verwendet werden.

Nur fertiger Impfstoff als Bulk, der den nachfolgend beschriebenen Prüfungen entspricht, darf zur Herstellung der Fertigzubereitung verwendet werden.

Konservierungsmittel: Falls vorhanden wird der Gehalt an Konservierungsmittel mit Hilfe einer geeigneten chemischen Methode bestimmt. Der Gehalt muss mindestens 85 und darf höchstens 115 Prozent des vorgesehenen Gehalts betragen.

Sterilität (2.6.1): Die Prüfung wird mit 10 ml Zubereitung je Nährmedium durchgeführt.

Fertigzubereitung

Der fertige Impfstoff als Bulk wird unter aseptischen Bedingungen in sterile Behältnisse mit Originalitätsverschluss abgefüllt. Die Behältnisse werden so verschlossen, dass eine Kontamination verhindert wird.

Nur eine Fertigzubereitung, die allen Anforderungen unter „Prüfung auf Identität", „Prüfung auf Reinheit" und „Bestimmung der Wirksamkeit" entspricht, darf zur Verwendung freigegeben werden. Falls die Prüfung „Konservierungsmittel" und die „Bestimmung der Wirksamkeit" am fertigen Impfstoff als Bulk mit zufriedenstellenden Ergebnissen durchgeführt wurden, kann auf die Durchführung dieser Prüfungen an der Fertigzubereitung verzichtet werden.

Falls der Gehalt an freiem Formaldehyd an den gereinigten Antigenen als Bulk oder an der Fertigzubereitung als Bulk bestimmt wurde und gezeigt wurde, dass der Gehalt in der Fertigzubereitung höchstens $0{,}2\ g \cdot l^{-1}$ betragen wird, kann die Prüfung „Freier Formaldehyd" bei der Fertigzubereitung entfallen.

Prüfung auf Identität

Diphtherie-Toxoid wird mit Hilfe einer geeigneten immunchemischen Methode (2.7.1) identifiziert. Die folgende, auf bestimmte Impfstoffe anwendbare Methode ist als Beispiel angegeben. Im zu prüfenden Impfstoff wird so viel Natriumcitrat *R* gelöst, dass eine Lösung von $100\ g \cdot l^{-1}$ erhalten wird. Diese wird etwa 16 h lang bei 37 °C gehalten und anschließend zentrifugiert, bis ein klarer Überstand erhalten wird, der mit einem geeigneten Diphtherie-Antitoxin reagiert und einen Niederschlag bildet.

Prüfung auf Reinheit

Aluminium (2.5.13): höchstens 1,25 mg je Einzeldosis für den Menschen, wenn Aluminiumhydroxid oder hydratisiertes Aluminiumphosphat als Adsorbens verwendet wurde

Freier Formaldehyd (2.4.18): höchstens $0{,}2\ g \cdot l^{-1}$

Konservierungsmittel: Falls vorhanden wird der Gehalt an Konservierungsmittel mit Hilfe einer geeigneten chemischen Methode bestimmt. Der Gehalt muss mindestens dem gerade noch wirksamen Gehalt entsprechen und darf höchstens 115 Prozent des in der Beschriftung angegebenen Gehalts betragen.

Sterilität (2.6.1): Der Impfstoff muss der Prüfung entsprechen.

Bestimmung der Wirksamkeit

Zur Bestimmung der Wirksamkeit des Impfstoffs wird eine der unter „Bestimmung der Wirksamkeit von Diphtherie-Adsorbat-Impfstoff" (2.7.6) vorgeschriebenen Methoden durchgeführt.

Die untere Vertrauensgrenze ($p = 0{,}95$) der ermittelten Wirksamkeit muss mindestens 30 I. E. je Einzeldosis für den Menschen betragen.

Beschriftung

Die Beschriftung gibt an,
- Mindestanzahl der Internationalen Einheiten je Einzeldosis für den Menschen
- falls zutreffend, dass der Impfstoff für die Erstimmunisierung von Kindern bestimmt und nicht notwendigerweise für Auffrischimpfungen oder zur Impfung von Erwachsenen geeignet ist
- Name und Menge des Adsorbens
- dass der Impfstoff vor der Verwendung geschüttelt werden muss
- dass der Impfstoff nicht gefrieren darf.

10.8/0646

Diphtherie-Adsorbat-Impfstoff (reduzierter Antigengehalt)

Vaccinum diphtheriae, antigeniis minutum, adsorbatum

Definition

Diphtherie-Adsorbat-Impfstoff (reduzierter Antigengehalt) ist eine Zubereitung aus Diphtherie-Formoltoxoid, das an einen mineralischen Träger adsorbiert ist. Das Formoltoxoid wird aus dem Toxin gewonnen, das bei der Vermehrung von *Corynebacterium diphtheriae* gebildet wird.

Verglichen mit allgemein für die Erstimmunisierung verwendeten Impfstoffen ist der Gehalt an Diphtherie-Toxoid je Einzeldosis für den Menschen reduziert.

Herstellung

Gereinigtes Toxoid als Bulk

Gereinigtes Toxoid als Bulk wird wie in der Monographie **Diphtherie-Adsorbat-Impfstoff (Vaccinum diphtheriae adsorbatum)** beschrieben hergestellt und muss den darin vorgeschriebenen Anforderungen entsprechen.

Fertiger Impfstoff als Bulk

Der fertige Impfstoff als Bulk wird durch Adsorption einer geeigneten Menge von gereinigtem Toxoid als Bulk an einen mineralischen Träger wie hydratisiertes Aluminiumphosphat oder Aluminiumhydroxid hergestellt. Die erhaltene Mischung ist annähernd blutisotonisch. Geeignete Konservierungsmittel können zugesetzt werden. Bestimmte Konservierungsmittel, insbesondere solche vom Phenol-Typ, beeinflussen die antigene Aktivität nachteilig und dürfen nicht verwendet werden.

Nur fertiger Impfstoff als Bulk, der den nachfolgend beschriebenen Prüfungen entspricht, darf zur Herstellung der Fertigzubereitung verwendet werden.

Konservierungsmittel: Falls vorhanden wird der Gehalt an Konservierungsmittel mit Hilfe einer geeigneten chemischen Methode bestimmt. Der Gehalt muss mindestens 85 und darf höchstens 115 Prozent des vorgesehenen Gehalts betragen.

Sterilität (2.6.1): Die Prüfung wird mit 10 ml Zubereitung je Nährmedium durchgeführt.

Fertigzubereitung

Der fertige Impfstoff als Bulk wird unter aseptischen Bedingungen in sterile Behältnisse mit Originalitätsverschluss abgefüllt. Die Behältnisse werden so verschlossen, dass eine Kontamination verhindert wird.

Nur eine Fertigzubereitung, die allen Anforderungen unter „Prüfung auf Identität", „Prüfung auf Reinheit" und „Bestimmung der Wirksamkeit" entspricht, darf zur Verwendung freigegeben werden. Wenn die Prüfung „Konservierungsmittel" und die „Bestimmung der Wirksamkeit" am fertigen Impfstoff als Bulk mit zufriedenstellenden Ergebnissen durchgeführt wurden, kann auf die Durchführung dieser Prüfungen an der Fertigzubereitung verzichtet werden.

Falls der Gehalt an freiem Formaldehyd am gereinigten Toxoid als Bulk oder an der Fertigzubereitung als Bulk bestimmt wurde und gezeigt wurde, dass der Gehalt in der Fertigzubereitung höchstens $0{,}2\ g \cdot l^{-1}$ betragen wird, kann die Prüfung „Freier Formaldehyd" an der Fertigzubereitung entfallen.

Prüfung auf Identität

Diphtherie-Toxoid wird mit Hilfe einer geeigneten immunchemischen Methode (2.7.1) identifiziert. Die nachfolgend beschriebene, auf bestimmte Impfstoffe anwendbare Methode ist als Beispiel angegeben. Im zu prüfenden Impfstoff wird so viel Natriumcitrat *R* gelöst, dass eine Lösung von $100\ g \cdot l^{-1}$ erhalten wird. Diese wird etwa 16 h lang bei 37 °C gehalten und anschließend zentrifugiert, bis ein klarer Überstand erhalten wird, der mit einem geeigneten Diphtherie-Antitoxin reagiert und einen Niederschlag bildet.

Wenn mit einem an Aluminiumhydroxid adsorbierten Impfstoff kein zufriedenstellendes Ergebnis erreicht wird, ist die Prüfung wie folgt durchzuführen: 15 ml des zu prüfenden Impfstoffs werden zentrifugiert. Der Rückstand wird in 5 ml einer frisch hergestellten Mischung von 1 Volumteil einer Lösung von Natriumedetat *R* ($56\ g \cdot l^{-1}$) und 49 Volumteilen Natriummonohydrogenphosphat-Lösung *R* suspendiert. Nach mindestens 6 h langem Stehenlassen bei 37 °C wird die Mischung zentrifugiert. Der klare Überstand reagiert mit einem geeigneten Diphtherie-Antitoxin und bildet einen Niederschlag.

Prüfung auf Reinheit

Aluminium (2.5.13): höchstens 1,25 mg je Einzeldosis für den Menschen, wenn Aluminiumhydroxid oder hydratisiertes Aluminiumphosphat als Adsorbens verwendet wurde

Impfstoffe für Menschen

Freier Formaldehyd (2.4.18): höchstens 0,2 g · l^{-1}

Konservierungsmittel: Falls vorhanden wird der Gehalt an Konservierungsmittel mit Hilfe einer geeigneten chemischen Methode bestimmt. Der Gehalt muss mindestens dem gerade noch wirksamen Gehalt entsprechen und darf höchstens 115 Prozent des in der Beschriftung angegebenen Gehalts betragen.

Sterilität (2.6.1): Der Impfstoff muss der Prüfung entsprechen.

Bestimmung der Wirksamkeit

Zur Bestimmung der Wirksamkeit des Impfstoffs wird eine der unter „Bestimmung der Wirksamkeit von Diphtherie-Adsorbat-Impfstoff" (2.7.6) vorgeschriebenen Methoden durchgeführt.

Die untere Vertrauensgrenze ($p = 0{,}95$) der ermittelten Wirksamkeit muss mindestens 2 I. E. je Einzeldosis für den Menschen betragen.

Beschriftung

Die Beschriftung gibt an,
- Mindestanzahl der Internationalen Einheiten je Einzeldosis für den Menschen
- Name und Menge des Adsorbens
- dass der Impfstoff vor der Verwendung geschüttelt werden muss
- dass der Impfstoff nicht gefrieren darf.

10.8/0444

Diphtherie-Tetanus-Adsorbat-Impfstoff

Vaccinum diphtheriae et tetani adsorbatum

Definition

Diphtherie-Tetanus-Adsorbat-Impfstoff ist eine Zubereitung aus Diphtherie-Formoltoxoid und Tetanus-Formoltoxoid, die an einen mineralischen Träger adsorbiert sind. Die Formoltoxoide werden aus den Toxinen gewonnen, die bei der Vermehrung von *Corynebacterium diphtheriae* beziehungsweise von *Clostridium tetani* gebildet werden.

Herstellung

Gereinigtes Diphtherie-Toxoid als Bulk und gereinigtes Tetanus-Toxoid als Bulk

Gereinigtes Diphtherie-Toxoid als Bulk und gereinigtes Tetanus-Toxoid als Bulk werden wie in den Monographien **Diphtherie-Adsorbat-Impfstoff (Vaccinum diphtheriae adsorbatum)** und **Tetanus-Adsorbat-Impfstoff (Vaccinum tetani adsorbatum)** beschrieben hergestellt und müssen den darin vorgeschriebenen Anforderungen entsprechen.

Fertiger Impfstoff als Bulk

Der fertige Impfstoff als Bulk wird durch Adsorption geeigneter Mengen von gereinigtem Diphtherie- und Tetanus-Toxoid als Bulk an einen mineralischen Träger wie hydratisiertes Aluminiumphosphat oder Aluminiumhydroxid hergestellt. Die erhaltene Mischung ist annähernd blutisotonisch. Geeignete Konservierungsmittel können zugesetzt werden. Bestimmte Konservierungsmittel, insbesondere solche vom Phenol-Typ, beeinflussen die antigene Aktivität nachteilig und dürfen nicht verwendet werden.

Nur ein fertiger Impfstoff als Bulk, der den nachfolgend beschriebenen Prüfungen entspricht, darf zur Herstellung der Fertigzubereitung verwendet werden.

Konservierungsmittel: Falls vorhanden wird der Gehalt an Konservierungsmittel mit Hilfe einer geeigneten chemischen Methode bestimmt. Der Gehalt muss mindestens 85 und darf höchstens 115 Prozent des vorgesehenen Gehalts betragen.

Sterilität (2.6.1): Die Prüfung wird mit 10 ml Zubereitung je Nährmedium durchgeführt.

Fertigzubereitung

Der fertige Impfstoff als Bulk wird unter aseptischen Bedingungen in sterile Behältnisse mit Originalitätsverschluss abgefüllt. Die Behältnisse werden so verschlossen, dass eine Kontamination verhindert wird.

Nur eine Fertigzubereitung, die allen Anforderungen unter „Prüfung auf Identität", „Prüfung auf Reinheit" und „Bestimmung der Wirksamkeit" entspricht, darf zur Verwendung freigegeben werden. Wenn die Prüfung „Konservierungsmittel" und die „Bestimmung der Wirksamkeit" am fertigen Impfstoff als Bulk mit zufriedenstellenden Ergebnissen durchgeführt wurden, kann auf die Durchführung dieser Prüfungen an der Fertigzubereitung verzichtet werden.

Falls der Gehalt an freiem Formaldehyd an den gereinigten Antigenen als Bulk oder am fertigen Impfstoff als Bulk bestimmt wurde und gezeigt wurde, dass der Gehalt in der Fertigzubereitung höchstens 0,2 g · l^{-1} betragen wird, kann die Prüfung „Freier Formaldehyd" bei der Fertigzubereitung entfallen.

Prüfung auf Identität

A. Diphtherie-Toxoid wird mit Hilfe einer geeigneten immunchemischen Methode (2.7.1) identifiziert. Die folgende, auf bestimmte Impfstoffe anwendbare Methode ist als Beispiel angegeben. Im zu prüfenden Impfstoff wird so viel Natriumcitrat *R* gelöst, dass eine Lösung von 100 g · l^{-1} erhalten wird. Diese wird etwa 16 h lang bei 37 °C gehalten und zentrifugiert, bis ein klarer Überstand erhalten wird, der mit einem geeigneten Diphtherie-Antitoxin reagiert und einen Niederschlag bildet.

B. Tetanus-Toxoid wird mit Hilfe einer geeigneten immunchemischen Methode (2.7.1) identifiziert. Die folgende, auf bestimmte Impfstoffe anwendbare Methode ist als Beispiel angegeben. Der bei der „Prüfung auf Identität, A" erhaltene klare Überstand reagiert mit einem geeigneten Tetanus-Antitoxin und bildet einen Niederschlag.

Prüfung auf Reinheit

Aluminium (2.5.13): höchstens 1,25 mg je Einzeldosis für den Menschen, wenn Aluminiumhydroxid oder hydratisiertes Aluminiumphosphat als Adsorbens verwendet wurde

Freier Formaldehyd (2.4.18): höchstens 0,2 g · l^{-1}

Konservierungsmittel: Falls vorhanden wird der Gehalt an Konservierungsmittel mit Hilfe einer geeigneten chemischen Methode bestimmt. Der Gehalt muss mindestens dem gerade noch wirksamen Gehalt entsprechen und darf höchstens 115 Prozent des in der Beschriftung angegebenen Gehalts betragen.

Sterilität (2.6.1): Der Impfstoff muss der Prüfung entsprechen.

Bestimmung der Wirksamkeit

Diphtherie-Komponente: Zur Bestimmung der Wirksamkeit des Impfstoffs wird eine der unter „Bestimmung der Wirksamkeit von Diphtherie-Adsorbat-Impfstoff" (2.7.6) vorgeschriebenen Methoden durchgeführt.

Die untere Vertrauensgrenze ($p = 0,95$) der ermittelten Wirksamkeit muss mindestens 30 I. E. je Einzeldosis für den Menschen betragen.

Tetanus-Komponente: Zur Bestimmung der Wirksamkeit des Impfstoffs wird eine der unter „Bestimmung der Wirksamkeit von Tetanus-Adsorbat-Impfstoff" (2.7.8) vorgeschriebenen Methoden durchgeführt.

Die untere Vertrauensgrenze ($p = 0,95$) der ermittelten Wirksamkeit muss mindestens 40 I. E. je Einzeldosis für den Menschen betragen.

Beschriftung

Die Beschriftung gibt an,
- Mindestanzahl der Internationalen Einheiten jeder Komponente je Einzeldosis für den Menschen
- Name und Menge des Adsorbens
- falls zutreffend, dass der Impfstoff für die Erstimmunisierung von Kindern bestimmt und nicht notwendigerweise für Auffrischimpfungen oder zur Impfung von Erwachsenen geeignet ist
- dass der Impfstoff vor der Verwendung geschüttelt werden muss
- dass der Impfstoff nicht gefrieren darf.

10.8/0647

Diphtherie-Tetanus-Adsorbat-Impfstoff (reduzierter Antigengehalt)

Vaccinum diphtheriae et tetani, antigeni-o(-is) minutum, adsorbatum

Definition

Diphtherie-Tetanus-Adsorbat-Impfstoff (reduzierter Antigengehalt) ist eine Zubereitung aus Diphtherie-Formoltoxoid und Tetanus-Formoltoxoid, die an einen mineralischen Träger adsorbiert sind. Die Formoltoxoide werden aus den Toxinen gewonnen, die bei der Vermehrung von *Corynebacterium diphtheriae* beziehungsweise von *Clostridium tetani* gebildet werden.

Verglichen mit allgemein für die Erstimmunisierung verwendeten Impfstoffen ist der Gehalt an Diphtherie-Toxoid je Einzeldosis für den Menschen reduziert; der Gehalt an Tetanus-Toxoid kann ebenfalls reduziert sein.

Herstellung

Gereinigtes Diphtherie-Toxoid als Bulk und gereinigtes Tetanus-Toxoid als Bulk

Gereinigtes Diphtherie-Toxoid als Bulk und gereinigtes Tetanus-Toxoid als Bulk werden wie in den Monographien **Diphtherie-Adsorbat-Impfstoff (Vaccinum diphtheriae adsorbatum)** und **Tetanus-Adsorbat-Impfstoff (Vaccinum tetani adsorbatum)** beschrieben hergestellt und müssen den darin vorgeschriebenen Anforderungen entsprechen.

Fertiger Impfstoff als Bulk

Der fertige Impfstoff als Bulk wird durch Adsorption geeigneter Mengen von gereinigtem Diphtherie- und Tetanus-Toxoid als Bulk an einen mineralischen Träger wie hydratisiertes Aluminiumphosphat oder Aluminiumhydroxid hergestellt. Die erhaltene Mischung ist annähernd blutisotonisch. Geeignete Konservierungsmittel können zugesetzt werden. Bestimmte Konservierungsmittel, insbesondere solche vom Phenol-Typ, beeinflussen die antigene Aktivität nachteilig und dürfen nicht verwendet werden.

Nur fertiger Impfstoff als Bulk, der den nachfolgend beschriebenen Prüfungen entspricht, darf zur Herstellung der Fertigzubereitung verwendet werden.

Konservierungsmittel: Falls vorhanden wird der Gehalt an Konservierungsmittel mit Hilfe einer geeigneten chemischen Methode bestimmt. Der Gehalt muss mindestens 85 und darf höchstens 115 Prozent des vorgesehenen Gehalts betragen.

Sterilität (2.6.1): Die Prüfung wird mit 10 ml Zubereitung je Nährmedium durchgeführt.

Fertigzubereitung

Der fertige Impfstoff als Bulk wird unter aseptischen Bedingungen in sterile Behältnisse mit Originalitätsverschluss abgefüllt. Die Behältnisse werden so verschlossen, dass eine Kontamination verhindert wird.

Nur eine Fertigzubereitung, die allen Anforderungen unter „Prüfung auf Identität“, „Prüfung auf Reinheit“ und „Bestimmung der Wirksamkeit“ entspricht, darf zur Verwendung freigegeben werden. Wenn die Prüfung „Konservierungsmittel“ und die „Bestimmung der Wirksamkeit“ am fertigen Impfstoff als Bulk mit zufriedenstellenden Ergebnissen durchgeführt wurden, kann auf die Durchführung dieser Prüfungen an der Fertigzubereitung verzichtet werden.

Falls der Gehalt an freiem Formaldehyd an den gereinigten Toxoiden als Bulk oder am fertigen Impfstoff als Bulk bestimmt wurde und gezeigt wurde, dass der Gehalt in der Fertigzubereitung höchstens $0,2 \text{ g} \cdot \text{l}^{-1}$ betragen wird, kann die Prüfung „Freier Formaldehyd“ an der Fertigzubereitung entfallen.

Prüfung auf Identität

A. Diphtherie-Toxoid wird mit Hilfe einer geeigneten immunchemischen Methode (2.7.1) identifiziert. Die nachfolgend beschriebene, auf bestimmte Impfstoffe anwendbare Methode ist als Beispiel angegeben. Im zu prüfenden Impfstoff wird so viel Natriumcitrat *R* gelöst, dass eine Lösung von $100 \text{ g} \cdot \text{l}^{-1}$ erhalten wird. Diese wird etwa 16 h lang bei 37 °C gehalten und anschließend zentrifugiert, bis ein klarer Überstand erhalten wird, der mit einem geeigneten Diphtherie-Antitoxin reagiert und einen Niederschlag bildet.

   Wenn mit einem an Aluminiumhydroxid adsorbierten Impfstoff kein zufriedenstellendes Ergebnis erreicht wird, ist die Prüfung wie folgt durchzuführen: 15 ml des zu prüfenden Impfstoffs werden zentrifugiert. Der Rückstand wird in 5 ml einer frisch hergestellten Mischung von 1 Volumteil einer Lösung von Natriumedetat *R* ($56 \text{ g} \cdot \text{l}^{-1}$) und 49 Volumteilen Natriummonohydrogenphosphat-Lösung *R* suspendiert. Nach mindestens 6 h langem Stehenlassen bei 37 °C wird die Suspension zentrifugiert. Der klare Überstand reagiert mit einem geeigneten Diphtherie-Antitoxin und bildet einen Niederschlag.

B. Tetanus-Toxoid wird mit Hilfe einer geeigneten immunchemischen Methode (2.7.1) identifiziert. Die nachfolgend beschriebene, auf bestimmte Impfstoffe anwendbare Methode ist als Beispiel angegeben. Der bei der „Prüfung auf Identität, A“ erhaltene klare Überstand reagiert mit einem geeigneten Tetanus-Antitoxin und bildet einen Niederschlag.

Prüfung auf Reinheit

Aluminium (2.5.13): höchstens 1,25 mg je Einzeldosis für den Menschen, wenn Aluminiumhydroxid oder hydratisiertes Aluminiumphosphat als Adsorbens verwendet wurde

Freier Formaldehyd (2.4.18): höchstens $0,2 \text{ g} \cdot \text{l}^{-1}$

Konservierungsmittel: Falls vorhanden wird der Gehalt an Konservierungsmittel mit Hilfe einer geeigneten chemischen Methode bestimmt. Der Gehalt muss mindestens dem gerade noch wirksamen Gehalt entsprechen und darf höchstens 115 Prozent des in der Beschriftung angegebenen Gehalts betragen.

Sterilität (2.6.1): Der Impfstoff muss der Prüfung entsprechen.

Bestimmung der Wirksamkeit

Diphtherie-Komponente: Zur Bestimmung der Wirksamkeit des Impfstoffs wird eine der unter „Bestimmung der Wirksamkeit von Diphtherie-Adsorbat-Impfstoff“ (2.7.6) vorgeschriebenen Methoden durchgeführt.

Die untere Vertrauensgrenze ($p = 0,95$) der ermittelten Wirksamkeit muss mindestens 2 I. E. je Einzeldosis für den Menschen betragen.

Tetanus-Komponente: Zur Bestimmung der Wirksamkeit des Impfstoffs wird eine der unter „Bestimmung der Wirksamkeit von Tetanus-Adsorbat-Impfstoff“ (2.7.8) vorgeschriebenen Methoden durchgeführt.

Die untere Vertrauensgrenze ($p = 0,95$) der ermittelten Wirksamkeit muss mindestens 20 I. E. je Einzeldosis für den Menschen betragen.

Beschriftung

Die Beschriftung gibt an,
- Mindestanzahl der Internationalen Einheiten jeder Komponente je Einzeldosis für den Menschen
- Name und Menge des Adsorbens
- dass der Impfstoff vor der Verwendung geschüttelt werden muss
- dass der Impfstoff nicht gefrieren darf.

10.8/2062

Diphtherie-Tetanus-Hepatitis-B(rDNA)-Adsorbat-Impfstoff

Vaccinum diphtheriae, tetani et hepatitidis B (ADNr) adsorbatum

Definition

Diphtherie-Tetanus-Hepatitis-B(rDNA)-Adsorbat-Impfstoff ist ein Kombinationsimpfstoff aus Diphtherie-Formoltoxoid, Tetanus-Formoltoxoid, Hepatitis-B-Oberflächenantigen (HBsAg) und einem mineralischen Adsorbens wie Aluminiumhydroxid oder hydratisiertem Aluminiumphosphat.

Die Formoltoxoide werden aus den Toxinen gewonnen, die bei der Vermehrung von *Corynebacterium diphtheriae* beziehungsweise von *Clostridium tetani* gebildet werden.

HBsAg ist eine Proteinkomponente des Hepatitis-B-Virus. Das Antigen wird durch DNA-Rekombinationstechnik gewonnen.

Herstellung

Allgemeine Vorkehrungen

Das Herstellungsverfahren muss nachweislich konstant Impfstoffe ergeben, die einem Impfstoff entsprechen, dessen klinische Wirksamkeit und Unschädlichkeit für den Menschen nachgewiesen wurde.

Der Gehalt an Bakterien-Endotoxinen (2.6.14) in gereinigtem Diphtherie-Toxoid als Bulk und in gereinigtem Tetanus-Toxoid als Bulk wird bestimmt, um das Reinigungsverfahren zu überwachen und die Menge im fertigen Impfstoff zu begrenzen. Für jede Komponente muss der Gehalt an Bakterien-Endotoxinen unter dem für den jeweiligen Impfstoff zugelassenen Grenzwert liegen und in jedem Fall muss der Gehalt im fertigen Impfstoff weniger als 100 I. E. Bakterien-Endotoxine je Einzeldosis für den Menschen betragen.

Referenzimpfstoff(e): Unter der Voraussetzung, dass gültige Wirksamkeitsbestimmungen durchgeführt werden können, ist die Verwendung von Einzelkomponenten-Referenzimpfstoffen für die Wirksamkeitsbestimmung des Kombinationsimpfstoffs möglich. Wenn das aufgrund von Interaktionen zwischen den Komponenten des Kombinationsimpfstoffs oder aufgrund von Unterschieden in der Zusammensetzung zwischen dem Einzelkomponenten-Referenzimpfstoff und dem zu prüfenden Impfstoff nicht möglich ist, wird eine Charge des Kombinationsimpfstoffs, die sich in klinischen Studien als wirksam erwiesen hat, oder eine davon abgeleitete, repräsentative Charge als Referenzimpfstoff verwendet. Zur Herstellung einer repräsentativen Charge muss das Verfahren, das zur Herstellung der in klinischen Studien geprüften Charge geführt hat, streng eingehalten werden. Der Referenzimpfstoff kann mit Hilfe einer Methode stabilisiert werden, die nachweislich keinen Einfluss auf die Bestimmung der Wirksamkeit hat.

Herstellung der Komponenten

Die Herstellung der Komponenten entspricht den Anforderungen der Monographien **Diphtherie-Adsorbat-Impfstoff (Vaccinum diphtheriae adsorbatum), Tetanus-Adsorbat-Impfstoff (Vaccinum tetani adsorbatum)** und **Hepatitis-B-Impfstoff (rDNA) (Vaccinum hepatitidis B (ADNr))**.

Fertiger Impfstoff als Bulk

Der fertige Impfstoff als Bulk wird durch Adsorption geeigneter Mengen von gereinigtem Diphtherie-Toxoid als Bulk, gereinigtem Tetanus-Toxoid als Bulk und gereinigtem Hepatitis-B-Oberflächenantigen als Bulk einzeln oder zusammen an einen mineralischen Träger wie Aluminiumhydroxid oder hydratisiertes Aluminiumphosphat hergestellt. Geeignete Konservierungsmittel können zugesetzt werden.

Nur ein fertiger Impfstoff als Bulk, der den nachfolgend beschriebenen Prüfungen entspricht, darf zur Herstellung der Fertigzubereitung verwendet werden.

Konservierungsmittel: Falls vorhanden wird der Gehalt an Konservierungsmittel mit Hilfe einer geeigneten chemischen Methode bestimmt. Der Gehalt muss mindestens 85 und darf höchstens 115 Prozent des vorgesehenen Gehalts betragen.

Sterilität (2.6.1): Die Prüfung wird mit 10 ml Zubereitung je Nährmedium durchgeführt.

Fertigzubereitung

Nur eine Fertigzubereitung, die der Prüfung „Osmolalität" und allen nachfolgend aufgeführten Anforderungen unter „Prüfung auf Identität", „Prüfung auf Reinheit" und „Bestimmung der Wirksamkeit" entspricht, darf zur Verwendung freigegeben werden.

Falls die Prüfung „Konservierungsmittel" und die „Bestimmung der Wirksamkeit" der Diphtherie- und Tetanus-Komponenten beim fertigen Impfstoff als Bulk mit zufriedenstellenden Ergebnissen durchgeführt wurden, können sie bei der Fertigzubereitung entfallen.

Falls der Gehalt an freiem Formaldehyd an gereinigten Antigenen als Bulk oder am fertigen Impfstoff als Bulk bestimmt wurde und gezeigt wurde, dass der Gehalt in der Fertigzubereitung höchstens $0{,}2\ g \cdot l^{-1}$ betragen wird, kann die Prüfung „Freier Formaldehyd" bei der Fertigzubereitung entfallen.

Falls die „Bestimmung der Wirksamkeit" für die Hepatitis-B-Komponente *in vivo* mit zufriedenstellenden Ergebnissen am fertigen Impfstoff als Bulk durchgeführt wurde, kann sie bei der Fertigzubereitung entfallen.

Osmolalität (2.2.35): Die Osmolalität des Impfstoffs muss innerhalb der für die bestimmte Zubereitung zugelassenen Grenzen liegen.

Prüfung auf Identität

A. Diphtherie-Toxoid wird mit Hilfe einer geeigneten immunchemischen Methode (2.7.1) identifiziert. Die folgende, auf bestimmte Impfstoffe anwendbare Methode ist als Beispiel angegeben. Im zu prüfenden Impfstoff wird so viel Natriumcitrat *R* gelöst, dass eine Lösung von $100\ g \cdot l^{-1}$ erhalten wird. Diese wird etwa 16 h lang bei 37 °C gehalten und anschließend zentrifugiert, bis ein klarer Überstand erhalten wird, der mit einem geeigneten Diphtherie-Antitoxin reagiert und einen Niederschlag bildet.

B. Tetanus-Toxoid wird mit Hilfe einer geeigneten immunchemischen Methode (2.7.1) identifiziert. Die folgende, auf bestimmte Impfstoffe anwendbare Methode ist als Beispiel angegeben. Der bei der „Prüfung auf Identität, A" erhaltene klare Überstand reagiert mit einem geeigneten Tetanus-Antitoxin und bildet einen Niederschlag.

C. Die Bestimmung der Wirksamkeit oder, falls zutreffend, das elektrophoretische Profil dient auch zur Identifizierung der Hepatitis-B-Komponente des Impfstoffs.

Prüfung auf Reinheit

Aluminium (2.5.13): höchstens 1,25 mg je Einzeldosis für den Menschen, wenn Aluminiumhydroxid oder hydratisiertes Aluminiumphosphat als Adsorbens verwendet wurde

Freier Formaldehyd (2.4.18): höchstens $0{,}2\ g \cdot l^{-1}$

Konservierungsmittel: Falls vorhanden wird der Gehalt an Konservierungsmittel mit Hilfe einer geeigneten chemischen Methode bestimmt. Der Gehalt muss mindestens dem gerade noch wirksamen Gehalt entsprechen und darf höchstens 115 Prozent des in der Beschriftung angegebenen Gehalts betragen.

Sterilität (2.6.1): Der Impfstoff muss der Prüfung entsprechen.

Pyrogene (2.6.8): Der Impfstoff muss der Prüfung entsprechen. Jedem Kaninchen wird die einer Dosis für den Menschen entsprechende Menge injiziert.

Bestimmung der Wirksamkeit

Diphtherie-Komponente: Zur Bestimmung der Wirksamkeit der Diphtherie-Komponente wird eine der unter „Bestimmung der Wirksamkeit von Diphtherie-Adsorbat-Impfstoff" (2.7.6) vorgeschriebenen Methoden durchgeführt.

Die untere Vertrauensgrenze ($p = 0{,}95$) der ermittelten Wirksamkeit muss mindestens 30 I. E. je Einzeldosis für den Menschen betragen.

Tetanus-Komponente: Zur Bestimmung der Wirksamkeit der Tetanus-Komponente wird eine der unter „Bestimmung der Wirksamkeit von Tetanus-Adsorbat-Impfstoff" (2.7.8) vorgeschriebenen Methoden durchgeführt.

Die untere Vertrauensgrenze ($p = 0{,}95$) der ermittelten Wirksamkeit muss mindestens 40 I. E. je Einzeldosis für den Menschen betragen.

Hepatitis-B-Komponente: Der Impfstoff muss der „Bestimmung der Wirksamkeit von Hepatitis-B-Impfstoff (rDNA)" (2.7.15) entsprechen.

Beschriftung

Die Beschriftung gibt an,
- Mindestanzahl der Internationalen Einheiten von Diphtherie- und Tetanus-Toxoid je Einzeldosis für den Menschen
- Menge an HBsAg je Einzeldosis für den Menschen
- zur Herstellung der HBsAg-Komponente verwendeter Zelltyp
- Name und Menge des Adsorbens
- falls zutreffend, dass der Impfstoff für die Erstimmunisierung von Kindern bestimmt und nicht notwendigerweise für Auffrischimpfungen oder zur Impfung von Erwachsenen geeignet ist
- dass der Impfstoff vor der Verwendung geschüttelt werden muss
- dass der Impfstoff nicht gefrieren darf.

10.8/1931

Diphtherie-Tetanus-Pertussis(azellulär, aus Komponenten)-Adsorbat-Impfstoff

Vaccinum diphtheriae, tetani et pertussis sine cellulis ex elementis praeparatum adsorbatum

Definition

Diphtherie-Tetanus-Pertussis(azellulär, aus Komponenten)-Adsorbat-Impfstoff ist ein Kombinationsimpfstoff aus Diphtherie-Formoltoxoid, Tetanus-Formoltoxoid, einzeln gereinigten Antigenkomponenten von *Bordetella pertussis* und einem mineralischen Adsorbens wie Aluminiumhydroxid oder hydratisiertem Aluminiumphosphat.

Die Formoltoxoide werden aus den Toxinen gewonnen, die bei der Vermehrung von *Corynebacterium diphtheriae* beziehungsweise von *Clostridium tetani* gebildet werden.

Der Impfstoff enthält entweder Pertussis-Toxoid (chemisch entgiftetes Pertussis-Toxin) oder ein Pertussis-Toxin-ähnliches Protein, das keine toxischen Eigenschaften besitzt und durch Expression des entsprechenden gentechnisch veränderten Gens erhalten wurde. Der Impfstoff kann außerdem filamentöses Hämagglutinin, Pertaktin (ein 69-kDa-Protein der äußeren Zellmembran) und andere definierte Komponenten von *B. pertussis*, wie Agglutinin-2 und Agglutinin-3, enthalten. Die beiden letztgenannten Antigene können gemeinsam gereinigt werden. Die Zusammenstellung und die Eigenschaften der Antigene beruhen auf dem Nachweis der Schutzwirkung und dem Ausbleiben unerwarteter Reaktionen in der Zielgruppe, für die der Impfstoff bestimmt ist.

Herstellung

Allgemeine Vorkehrungen

Das Herstellungsverfahren muss nachweislich konstant Impfstoffe ergeben, die einem Impfstoff entsprechen, der den Anforderungen an die klinische Wirksamkeit und Unschädlichkeit für den Menschen entspricht.

Der Gehalt an Bakterien-Endotoxinen (2.6.14) in gereinigtem Diphtherie-Toxoid als Bulk, in gereinigtem Tetanus-Toxoid als Bulk und in gereinigten Pertussis-Komponenten als Bulk wird bestimmt, um das Reinigungsverfahren zu überwachen und den Gehalt an Bakterien-Endotoxinen im fertigen Impfstoff zu begrenzen. Für jede Komponente muss der Gehalt an Bakterien-Endotoxinen geringer als der für den bestimmten Impfstoff zugelassene Grenzwert sein. In jedem Fall enthält der fertige Impfstoff weniger als 100 I. E. Bakterien-Endotoxine je Einzeldosis für den Menschen.

Referenzimpfstoff(e): Unter der Voraussetzung, dass gültige Wirksamkeitsbestimmungen durchgeführt werden können, ist die Verwendung von Einzelkomponenten-Referenzimpfstoffen für die Wirksamkeitsbestimmung von Kombinationsimpfstoffen möglich. Wenn dies aufgrund von Interaktionen zwischen den Komponenten des Kombinationsimpfstoffs oder aufgrund von Unterschieden in der Zusammensetzung zwischen dem Einzelkomponenten-Referenzimpfstoff und dem zu prüfenden Impfstoff nicht möglich ist, wird eine Charge des Kombinationsimpfstoffs, die sich in klinischen Studien als wirksam erwiesen hat, oder eine davon abgeleitete, repräsentative Charge als Referenzimpfstoff verwendet. Zur Herstellung einer repräsentativen Charge muss das Verfahren, das zur Herstellung der in klinischen Studien geprüften Charge verwendet wurde, streng eingehalten werden. Der Referenzimpfstoff kann mit Hilfe einer Methode stabilisiert werden, die nachweislich keinen Einfluss auf die Bestimmung der Wirksamkeit hat.

Herstellung der Komponenten

Die Herstellung der Komponenten entspricht den Anforderungen der Monographien **Diphtherie-Adsorbat-Impfstoff (Vaccinum diphtheriae adsorbatum), Tetanus-Adsorbat-Impfstoff (Vaccinum tetani adsorbatum)** und **Pertussis-Adsorbat-Impfstoff (azellulär, aus Komponenten) (Vaccinum pertussis sine cellulis ex elementis praeparatum adsorbatum)**.

Fertiger Impfstoff als Bulk

Der fertige Impfstoff als Bulk wird durch Adsorption geeigneter Mengen von gereinigtem Diphtherie-Toxoid als Bulk, gereinigtem Tetanus-Toxoid als Bulk und gereinigten Pertussis-Komponenten als Bulk einzeln oder zusammen an einen mineralischen Träger wie Aluminiumhydroxid oder hydratisiertes Aluminiumphosphat hergestellt. Geeignete Konservierungsmittel können zugesetzt werden.

Nur ein fertiger Impfstoff als Bulk, der den nachfolgend beschriebenen Prüfungen entspricht, darf zur Herstellung der Fertigzubereitung verwendet werden.

Konservierungsmittel: Falls vorhanden wird der Gehalt an Konservierungsmittel mit Hilfe einer geeigneten chemischen Methode bestimmt. Der Gehalt muss mindestens 85 und darf höchstens 115 Prozent des vorgesehenen Gehalts betragen.

Impfstoffe für Menschen

Sterilität (2.6.1): Die Prüfung wird mit 10 ml Zubereitung je Nährmedium durchgeführt.

Fertigzubereitung

Nur eine Fertigzubereitung, die der Prüfung „Osmolalität" und allen nachfolgend aufgeführten Anforderungen unter „Prüfung auf Identität", „Prüfung auf Reinheit" und „Bestimmung der Wirksamkeit" entspricht, darf zur Verwendung freigegeben werden.

Falls die Prüfung „Freier Formaldehyd", „Konservierungsmittel" und die „Bestimmung der Wirksamkeit" am fertigen Impfstoff als Bulk mit zufriedenstellenden Ergebnissen durchgeführt wurden, können sie bei der Fertigzubereitung entfallen.

Falls der Gehalt an freiem Formaldehyd an den gereinigten Antigenen als Bulk oder am fertigen Impfstoff als Bulk bestimmt wurde und gezeigt wurde, dass der Gehalt in der Fertigzubereitung höchstens $0{,}2\,g \cdot l^{-1}$ betragen wird, kann die Prüfung „Freier Formaldehyd" bei der Fertigzubereitung entfallen.

Osmolalität (2.2.35): Die Osmolalität des Impfstoffs muss innerhalb der für die bestimmte Zubereitung zugelassenen Grenzen liegen.

Prüfung auf Identität

A. Diphtherie-Toxoid wird mit Hilfe einer geeigneten immunchemischen Methode (2.7.1) identifiziert.
Die folgende, auf bestimmte Impfstoffe anwendbare Methode ist als Beispiel angegeben. Im zu prüfenden Impfstoff wird so viel Natriumcitrat *R* gelöst, dass eine Lösung von $100\,g \cdot l^{-1}$ erhalten wird. Diese wird etwa 16 h lang bei 37 °C gehalten und zentrifugiert, bis ein klarer Überstand erhalten wird, der mit einem geeigneten Diphtherie-Antitoxin reagiert und einen Niederschlag bildet.

B. Tetanus-Toxoid wird mit Hilfe einer geeigneten immunchemischen Methode (2.7.1) identifiziert. Die folgende, auf bestimmte Impfstoffe anwendbare Methode ist als Beispiel angegeben. Der unter „Prüfung auf Identität, A" erhaltene klare Überstand reagiert mit einem geeigneten Tetanus-Antitoxin und bildet einen Niederschlag.

C. Die Pertussis-Komponenten werden mit Hilfe einer geeigneten immunchemischen Methode (2.7.1) identifiziert. Die folgende, auf bestimmte Impfstoffe anwendbare Methode ist als Beispiel angegeben. Der unter „Prüfung auf Identität, A" erhaltene klare Überstand reagiert mit Antisera, die spezifisch für die Pertussis-Komponenten des Impfstoffs sind.

Prüfung auf Reinheit

Aluminium (2.5.13): höchstens 1,25 mg je Einzeldosis für den Menschen, wenn Aluminiumhydroxid oder hydratisiertes Aluminiumphosphat als Adsorbens verwendet wurde

Freier Formaldehyd (2.4.18): höchstens $0{,}2\,g \cdot l^{-1}$

Konservierungsmittel: Falls vorhanden wird der Gehalt an Konservierungsmittel mit Hilfe einer geeigneten chemischen Methode bestimmt. Der Gehalt muss mindestens dem gerade noch wirksamen Gehalt entsprechen und darf höchstens 115 Prozent des in der Beschriftung angegebenen Gehalts betragen.

Sterilität (2.6.1): Der Impfstoff muss der Prüfung entsprechen.

Bestimmung der Wirksamkeit

Diphtherie-Komponente: Zur Bestimmung der Wirksamkeit der Diphtherie-Komponente wird eine der unter „Bestimmung der Wirksamkeit von Diphtherie-Adsorbat-Impfstoff" (2.7.6) vorgeschriebenen Methoden durchgeführt.

Die untere Vertrauensgrenze ($p = 0{,}95$) der ermittelten Wirksamkeit muss mindestens der in der Beschriftung angegebenen Mindestwirksamkeit entsprechen.

Abgesehen von begründeten und zugelassenen Fällen beträgt die in der Beschriftung angegebene Mindestwirksamkeit 30 I. E. je Einzeldosis für den Menschen.

Tetanus-Komponente: Zur Bestimmung der Wirksamkeit der Tetanus-Komponente wird eine der unter „Bestimmung der Wirksamkeit von Tetanus-Adsorbat-Impfstoff" (2.7.8) vorgeschriebenen Methoden durchgeführt.

Die untere Vertrauensgrenze ($p = 0{,}95$) der ermittelten Wirksamkeit muss mindestens 40 I. E. je Einzeldosis für den Menschen betragen.

Pertussis-Komponente: Zur Bestimmung der Wirksamkeit der Pertussis-Komponente wird eine der unter „Bestimmung der Wirksamkeit von Pertussis-Impfstoff (azellulär)" (2.7.16) vorgeschriebenen Methoden durchgeführt. Der Impfstoff muss dem für das jeweilige Produkt zugelassenen Grenzwert entsprechen.

Beschriftung

Die Beschriftung gibt an,
- Mindestanzahl der Internationalen Einheiten von Diphtherie- und Tetanus-Toxoid je Einzeldosis für den Menschen
- Namen und Mengen der Pertussis-Komponenten je Einzeldosis für den Menschen
- falls zutreffend, dass der Impfstoff ein Pertussis-Toxin-ähnliches Protein enthält, das durch genetische Modifikation erhalten wurde.
- Name und Menge des Adsorbens
- falls zutreffend, dass der Impfstoff für die Erstimmunisierung von Kindern bestimmt und nicht notwendigerweise für Auffrischimpfungen oder zur Impfung von Erwachsenen geeignet ist
- dass der Impfstoff vor der Verwendung geschüttelt werden muss
- dass der Impfstoff nicht gefrieren darf.

10.8/2764

Diphtherie-Tetanus-Pertussis(azellulär, aus Komponenten)-Adsorbat-Impfstoff (reduzierter Antigengehalt)

Vaccinum diphtheriae, tetani et pertussis sine cellulis ex elementis praeparatum, antigeni-o(-is) minutum, adsorbatum

Definition

Diphtherie-Tetanus-Pertussis(azellulär, aus Komponenten)-Adsorbat-Impfstoff (reduzierter Antigengehalt) ist ein Kombinationsimpfstoff, bestehend aus Diphtherie-Formoltoxoid, Tetanus-Formoltoxoid, einzeln gereinigten Antigenkomponenten von *Bordetella pertussis* und einem mineralischen Adsorbens wie Aluminiumhydroxid oder hydratisiertem Aluminiumphosphat.

Die Formoltoxoide werden aus den Toxinen gewonnen, die bei der Vermehrung von *Corynebacterium diphtheriae* beziehungsweise *Clostridium tetani* gebildet werden.

Verglichen mit allgemein für die Erstimmunisierung verwendeten Impfstoffen ist der Gehalt an Diphtherie-Toxoid je Einzeldosis für den Menschen reduziert. Der Gehalt an Tetanus-Toxoid und an Pertussis-Komponenten kann ebenfalls reduziert sein.

Der Impfstoff enthält entweder Pertussis-Toxoid (chemisch entgiftetes Pertussis-Toxin) oder ein Pertussis-Toxin-ähnliches Protein, das keine toxischen Eigenschaften besitzt und durch Expression des entsprechenden gentechnisch veränderten Gens hergestellt wurde. Der Impfstoff kann außerdem filamentöses Hämagglutinin, Pertaktin (ein 69-kDa-Protein der äußeren Zellmembran) und andere definierte Komponenten von *B. pertussis*, wie Agglutinin-2 und Agglutinin-3, enthalten. Die beiden letztgenannten Antigene können gemeinsam gereinigt werden. Die Zusammenstellung und die Eigenschaften der Antigene beruhen auf dem Nachweis der Schutzwirkung und dem Ausbleiben unerwarteter Reaktionen in der Zielgruppe, für die der Impfstoff bestimmt ist.

Herstellung

Allgemeine Vorkehrungen

Das Herstellungsverfahren muss nachweislich konstant Impfstoffe ergeben, die einem Impfstoff entsprechen, dessen klinische Wirksamkeit und Unschädlichkeit für den Menschen nachgewiesen sind.

Der Gehalt an Bakterien-Endotoxinen (2.6.14) in den gereinigten Pertussis-Komponenten als Bulk wird bestimmt, um das Reinigungsverfahren zu überwachen und den Gehalt im fertigen Impfstoff zu begrenzen. Für jede Komponente muss der Gehalt an Bakterien-Endotoxinen unter dem für den jeweiligen Impfstoff zugelassenen Grenzwert liegen. In jedem Fall muss der Gehalt im fertigen Impfstoff weniger als 100 I. E. Bakterien-Endotoxine je Einzeldosis für den Menschen betragen.

Referenzimpfstoff(e): Unter der Voraussetzung, dass gültige Wirksamkeitsbestimmungen durchgeführt werden können, ist die Verwendung von Einzelkomponenten-Referenzimpfstoffen für die Wirksamkeitsbestimmung des Kombinationsimpfstoffs möglich. Wenn dies aufgrund von Interaktionen zwischen den Komponenten des Kombinationsimpfstoffs oder aufgrund von Unterschieden in der Zusammensetzung zwischen dem Einzelkomponenten-Referenzimpfstoff und dem zu prüfenden Impfstoff nicht möglich ist, wird eine Charge des Kombinationsimpfstoffs, die sich in klinischen Studien als wirksam erwiesen hat, oder eine davon abgeleitete, repräsentative Charge als Referenzimpfstoff verwendet. Zur Herstellung einer repräsentativen Charge muss das Verfahren, das zur Herstellung der in klinischen Studien geprüften Charge verwendet wurde, streng eingehalten werden. Der Referenzimpfstoff kann mit Hilfe einer Methode stabilisiert werden, die nachweislich keinen Einfluss auf die Bestimmung der Wirksamkeit hat.

Herstellung der Komponenten

Die Herstellung der Komponenten entspricht den Anforderungen der Monographien **Diphtherie-Adsorbat-Impfstoff (Vaccinum diphtheriae adsorbatum), Tetanus-Adsorbat-Impfstoff (Vaccinum tetani adsorbatum)** und **Pertussis-Adsorbat-Impfstoff (azellulär, aus Komponenten) (Vaccinum pertussis sine cellulis ex elementis praeparatum adsorbatum)**.

Fertiger Impfstoff als Bulk

Der fertige Impfstoff als Bulk wird durch Adsorption geeigneter Mengen von gereinigtem Diphtherie-Toxoid als Bulk, gereinigtem Tetanus-Toxoid als Bulk und gereinigten, azellulären Pertussis-Komponenten als Bulk einzeln oder zusammen an einen mineralischen Träger wie Aluminiumhydroxid oder hydratisiertes Aluminiumphosphat hergestellt. Geeignete Konservierungsmittel können zugesetzt werden.

Nur ein fertiger Impfstoff als Bulk, der den nachfolgend beschriebenen Prüfungen entspricht, darf zur Herstellung der Fertigzubereitung verwendet werden.

Impfstoffe für Menschen

Konservierungsmittel: Falls vorhanden wird der Gehalt an Konservierungsmittel mit Hilfe einer geeigneten chemischen Methode bestimmt. Der Gehalt muss mindestens 85 und darf höchstens 115 Prozent des vorgesehenen Gehalts betragen.

Sterilität (2.6.1): Die Prüfung wird mit 10 ml Zubereitung je Nährmedium durchgeführt.

Fertigzubereitung

Der fertige Impfstoff als Bulk wird unter aseptischen Bedingungen in sterile Behältnisse mit Originalitätsverschluss abgefüllt. Die Behältnisse werden so verschlossen, dass eine Kontamination verhindert wird.

Nur eine Fertigzubereitung, die der Prüfung „Osmolalität" und allen nachfolgend aufgeführten Anforderungen unter „Prüfung auf Identität", „Prüfung auf Reinheit" und „Bestimmung der Wirksamkeit" entspricht, darf zur Verwendung freigegeben werden.

Falls die Prüfung „Konservierungsmittel" und die „Bestimmung der Wirksamkeit" der Diphtherie-, Tetanus- und Pertussis-Komponenten am fertigen Impfstoff als Bulk mit zufriedenstellenden Ergebnissen durchgeführt wurden, können sie an der Fertigzubereitung entfallen.

Falls der Gehalt an freiem Formaldehyd an den gereinigten Antigenen als Bulk oder am fertigen Impfstoff als Bulk bestimmt wurde und gezeigt wurde, dass der Gehalt in der Fertigzubereitung höchstens $0{,}2\ g \cdot l^{-1}$ betragen wird, kann die Prüfung „Freier Formaldehyd" an der Fertigzubereitung entfallen.

Bei einer signifikanten Änderung im Herstellungsverfahren der Antigene oder deren Formulierung muss jede Auswirkung auf die „Bestimmung der Wirksamkeit" *in vivo* und *in vitro* bewertet und die Notwendigkeit einer Revalidierung in Betracht gezogen werden.

Osmolalität (2.2.35): Die Osmolalität des Impfstoffs muss innerhalb der für die bestimmte Zubereitung zugelassenen Grenzen liegen.

Prüfung auf Identität

A. Diphtherie-Toxoid wird mit Hilfe einer geeigneten immunchemischen Methode (2.7.1) identifiziert. Die nachfolgend beschriebene, auf bestimmte Impfstoffe anwendbare Methode ist als Beispiel angegeben. Im zu prüfenden Impfstoff wird so viel Natriumcitrat *R* gelöst, dass eine Lösung von $100\ g \cdot l^{-1}$ erhalten wird. Diese Lösung wird etwa 16 h lang bei 37 °C gehalten und anschließend zentrifugiert, bis ein klarer Überstand erhalten wird, der mit einem geeigneten Diphtherie-Antitoxin reagiert und einen Niederschlag bildet. Wenn mit einem an Aluminiumhydroxid adsorbierten Impfstoff kein zufriedenstellendes Ergebnis erreicht wird, ist die Prüfung wie folgt durchzuführen: 15 ml des zu prüfenden Impfstoffs werden zentrifugiert. Der Rückstand wird in 5 ml einer frisch hergestellten Mischung von 1 Volumteil einer Lösung von Natriumedetat *R* ($56\ g \cdot l^{-1}$) und 49 Volumteilen Natriummonohydrogenphosphat-Lösung *R* suspendiert. Nach mindestens 6 h langem Stehenlassen bei 37 °C wird die Suspension zentrifugiert. Der klare Überstand reagiert mit einem geeigneten Diphtherie-Antitoxin und bildet einen Niederschlag.

B. Tetanus-Toxoid wird mit Hilfe einer geeigneten immunchemischen Methode (2.7.1) identifiziert. Die nachfolgend beschriebene, auf bestimmte Impfstoffe anwendbare Methode ist als Beispiel angegeben. Der unter „Prüfung auf Identität, A" erhaltene klare Überstand reagiert mit einem geeigneten Tetanus-Antitoxin und bildet einen Niederschlag.

C. Die Pertussis-Komponenten werden mit Hilfe einer geeigneten immunchemischen Methode (2.7.1) identifiziert. Die nachfolgend beschriebene, auf bestimmte Impfstoffe anwendbare Methode ist als Beispiel angegeben. Der unter „Prüfung auf Identität, A" erhaltene klare Überstand reagiert mit Antisera, die spezifisch für die Pertussis-Komponenten des Impfstoffs sind.

Prüfung auf Reinheit

Aluminium (2.5.13): höchstens 1,25 mg je Einzeldosis für den Menschen, wenn Aluminiumhydroxid oder hydratisiertes Aluminiumphosphat als Adsorbens verwendet wurde

Freier Formaldehyd (2.4.18): höchstens $0{,}2\ g \cdot l^{-1}$

Konservierungsmittel: Falls vorhanden wird der Gehalt an Konservierungsmittel mit Hilfe einer geeigneten chemischen Methode bestimmt. Der Gehalt muss mindestens dem gerade noch wirksamen Gehalt entsprechen und darf höchstens 115 Prozent des in der Beschriftung angegebenen Gehalts betragen.

Sterilität (2.6.1): Der Impfstoff muss der Prüfung entsprechen.

Bestimmung der Wirksamkeit

Diphtherie-Komponente: Zur Bestimmung der Wirksamkeit der Diphtherie-Komponente wird eine der unter „Bestimmung der Wirksamkeit von Diphtherie-Adsorbat-Impfstoff" (2.7.6) vorgeschriebenen Methoden durchgeführt.

Die untere Vertrauensgrenze ($p = 0{,}95$) der ermittelten Wirksamkeit muss mindestens 2 I. E. je Einzeldosis für den Menschen betragen.

Tetanus-Komponente: Zur Bestimmung der Wirksamkeit der Tetanus-Komponente wird eine der unter „Bestimmung der Wirksamkeit von Tetanus-Adsorbat-Impfstoff" (2.7.8) vorgeschriebenen Methoden durchgeführt.

Die untere Vertrauensgrenze ($p = 0{,}95$) der ermittelten Wirksamkeit muss mindestens 20 I. E. je Einzeldosis für den Menschen betragen.

Pertussis-Komponente: Zur Bestimmung der Wirksamkeit der Pertussis-Komponente wird eine der unter „Bestimmung der Wirksamkeit von Pertussis-Impfstoff (azellulär)" (2.7.16) vorgeschriebenen Methoden durchgeführt. Der Impfstoff muss dem für das jeweilige Produkt zugelassenen Grenzwert entsprechen.

Beschriftung

Die Beschriftung gibt an,
- Mindestanzahl der Internationalen Einheiten von Diphtherie- und Tetanus-Toxoid je Einzeldosis für den Menschen
- Namen und Mengen der Pertussis-Komponenten je Einzeldosis für den Menschen
- falls zutreffend, dass der Impfstoff ein Pertussis-Toxin-ähnliches Protein enthält, das durch genetische Modifikation hergestellt wurde
- Name und Menge des Adsorbens
- dass der Impfstoff vor der Verwendung geschüttelt werden muss
- dass der Impfstoff nicht gefrieren darf.

10.8/1932

Diphtherie-Tetanus-Pertussis(azellulär, aus Komponenten)-Haemophilus-Typ-b(konjugiert)-Adsorbat-Impfstoff

Vaccinum diphtheriae, tetani, pertussis sine cellulis ex elementis praeparatum et haemophili stirpis b coniugatum adsorbatum

Definition

Diphtherie-Tetanus-Pertussis(azellulär, aus Komponenten)-Haemophilus-Typ-b(konjugiert)-Adsorbat-Impfstoff ist ein Kombinationsimpfstoff aus Diphtherie-Formoltoxoid, Tetanus-Formoltoxoid, einzeln gereinigten Antigenkomponenten von *Bordetella pertussis*, kovalent an ein Trägerprotein gebundenem Polyribosylribitolphosphat (PRP) und einem mineralischen Adsorbens wie Aluminiumhydroxid oder hydratisiertem Aluminiumphosphat. Das Produkt wird entweder als tetravalente Flüssigzubereitung in nur einem Behältnis oder als trivalente Flüssigzubereitung mit der Haemophilus-Komponente in einem separaten Behältnis, die unmittelbar vor der Verwendung mit den anderen Komponenten gemischt werden muss, angeboten.

Die Formoltoxoide werden aus den Toxinen gewonnen, die bei der Vermehrung von *Corynebacterium diphtheriae* beziehungsweise von *Clostridium tetani* gebildet werden.

Der Impfstoff enthält entweder Pertussis-Toxoid (chemisch entgiftetes Pertussis-Toxin) oder ein Pertussis-Toxin-ähnliches Protein, das keine toxischen Eigenschaften besitzt und durch Expression des entsprechenden gentechnisch veränderten Gens erhalten wurde. Die azelluläre Pertussis-Komponente kann außerdem filamentöses Hämagglutinin, Pertaktin (ein 69-kDa-Protein der äußeren Zellmembran) und andere definierte Komponenten von *B. pertussis*, wie Agglutinin-2 und Agglutinin-3, enthalten. Die beiden letztgenannten Antigene können gemeinsam gereinigt werden. Die Zusammenstellung und die Eigenschaften der Antigene beruhen auf dem Nachweis der Schutzwirkung und dem Ausbleiben unerwarteter Reaktionen in der Zielgruppe, für die der Impfstoff bestimmt ist.

PRP ist ein lineares Copolymer aus sich wiederholenden Einheiten von 3-β-D-Ribofuranosyl-(1→1)-ribitol-5-phosphat [$(C_{10}H_{19}O_{11}P)_n$] mit einer definierten Molekülgröße und wird aus einem geeigneten *Haemophilus-influenzae*-Typ-b-Stamm gewonnen. Das mit dem PRP konjugierte Trägerprotein induziert eine T-Lymphozyten-abhängige Immunantwort der B-Lymphozyten gegen das Polysaccharid.

Herstellung

Allgemeine Vorkehrungen

Das Herstellungsverfahren muss nachweislich konstant Impfstoffe ergeben, die einem Impfstoff entsprechen, der den Anforderungen an die klinische Wirksamkeit und Unschädlichkeit für den Menschen entspricht.

Wenn der Impfstoff so angeboten wird, dass die Haemophilus-Komponente in einer separaten Durchstechflasche abgefüllt ist, muss als Teil der Gleichförmigkeitsprüfung des Herstellungsverfahrens die Bestimmung der Wirksamkeit der Diphtherie-, der Tetanus- und der Pertussis-Komponenten mit einer geeigneten Anzahl entsprechend der Gebrauchsanweisung rekonstituierter Impfstoffchargen durchgeführt werden. Für nachfolgende Routinekontrollen kann die Bestimmung der Wirksamkeit ohne Zusatz der Haemophilus-Komponente erfolgen.

Der Gehalt an Bakterien-Endotoxinen (2.6.14) in gereinigtem Diphtherie-Toxoid als Bulk, in gereinigtem Tetanus-Toxoid als Bulk, in gereinigten Pertussis-Komponenten als Bulk und in gereinigtem PRP-Konjugat als Bulk wird bestimmt, um das Reinigungsverfahren zu überwachen und den Gehalt an Bakterien-Endotoxinen im fertigen Impfstoff zu begrenzen. Für jede Komponente muss der Gehalt an Bakterien-Endotoxinen unter

Impfstoffe für Menschen

dem für den jeweiligen Impfstoff zugelassenen Grenzwert liegen. Wenn der Impfstoff so angeboten wird, dass die Haemophilus-Komponente in einer separaten Durchstechflasche abgefüllt ist, muss der Gehalt an Bakterien-Endotoxinen im Diphtherie-, Tetanus- und Pertussis-Antigen in jedem Fall weniger als 100 I. E. je Einzeldosis für den Menschen betragen.

Während der Entwicklungsstudien muss gezeigt werden, dass der Impfstoff konstant eine T-Lymphozyten-abhängige Immunantwort der B-Lymphozyten gegen das PRP induziert. Bei Änderungen im Herstellungsverfahren muss mit Hilfe von geeigneten In-vitro-Methoden nachgewiesen werden, dass die charakteristischen Eigenschaften des Konjugats nicht beeinträchtigt sind.

Wenn der Impfstoff so angeboten wird, dass die Haemophilus-Komponente in einem separaten Behältnis abgefüllt ist, wird das Herstellungsverfahren einer Validierung unterzogen und muss gewährleisten, dass, falls der Impfstoff geprüft wird, die Haemophilus-Komponente der wie folgt durchgeführten „Prüfung auf Pyrogene“ (2.6.8) entspricht. Jedem Kaninchen wird je Kilogramm Körpermasse eine Impfstoffmenge injiziert, die 1 µg PRP für das Diphtherie-Toxoid oder -Protein CRM 197 oder 0,1 µg PRP für das Tetanus-Toxoid oder 0,025 µg PRP für den Proteinkomplex der äußeren Zellmembran (OMP, outer membrane protein complex) von Gruppe-B-Meningokokken entspricht.

Referenzimpfstoff(e): Unter der Voraussetzung, dass gültige Wirksamkeitsbestimmungen durchgeführt werden können, ist die Verwendung von Einzelkomponenten-Referenzimpfstoffen für die Wirksamkeitsbestimmung von Kombinationsimpfstoffen möglich. Wenn dies aufgrund von Interaktionen zwischen den Komponenten des Kombinationsimpfstoffs oder aufgrund von Unterschieden in der Zusammensetzung zwischen dem Einzelkomponenten-Referenzimpfstoff und dem zu prüfenden Impfstoff nicht möglich ist, wird eine Charge des Kombinationsimpfstoffs, die sich in klinischen Studien als wirksam erwiesen hat, oder eine davon abgeleitete, repräsentative Charge als Referenzimpfstoff verwendet. Zur Herstellung einer repräsentativen Charge muss das Verfahren, das zur Herstellung der in klinischen Studien geprüften Charge verwendet wurde, streng eingehalten werden. Der Referenzimpfstoff kann mit Hilfe einer Methode stabilisiert werden, die nachweislich keinen Einfluss auf die Bestimmung der Wirksamkeit hat.

Herstellung der Komponenten

Die Herstellung der Komponenten entspricht den Anforderungen der Monographien **Diphtherie-Adsorbat-Impfstoff (Vaccinum diphtheriae adsorbatum), Tetanus-Adsorbat-Impfstoff (Vaccinum tetani adsorbatum), Pertussis-Adsorbat-Impfstoff (azellulär, aus Komponenten) (Vaccinum pertussis sine cellulis ex elementis praeparatum adsorbatum)** und **Haemophilus-Typ-b-Impfstoff (konjugiert) (Vaccinum haemophili stirpis b coniugatum)**.

Fertiger Impfstoff als Bulk

Verschiedene Herstellungsverfahren können angewendet werden. Der fertige Impfstoff als Bulk wird durch Adsorption geeigneter Mengen von gereinigtem Diphtherie-Toxoid als Bulk, gereinigtem Tetanus-Toxoid als Bulk, gereinigten, azellulären Pertussis-Komponenten als Bulk und gereinigtem PRP-Konjugat als Bulk einzeln oder zusammen an einen mineralischen Träger wie Aluminiumhydroxid oder hydratisiertes Aluminiumphosphat hergestellt oder 2 fertige Bulks werden hergestellt und einzeln abgefüllt. Ein Bulk enthält die Diphtherie-, Tetanus- und Pertussis-Komponenten, der andere die Haemophilus-Komponente, die gefriergetrocknet sein kann. Geeignete Konservierungsmittel können zugesetzt werden.

Nur ein fertiger Impfstoff als Bulk, der den nachfolgend beschriebenen Prüfungen entspricht, darf zur Herstellung der Fertigzubereitung verwendet werden.

Konservierungsmittel: Falls vorhanden wird der Gehalt an Konservierungsmittel mit Hilfe einer geeigneten chemischen Methode bestimmt. Der Gehalt muss mindestens 85 und darf höchstens 115 Prozent des vorgesehenen Gehalts betragen.

Sterilität (2.6.1): Die Prüfung wird mit 10 ml Zubereitung je Nährmedium durchgeführt.

Fertigzubereitung

Nur eine Fertigzubereitung, die der Prüfung „Osmolalität“ und allen nachfolgend aufgeführten Anforderungen unter „Prüfung auf Identität“, „Prüfung auf Reinheit“ und „Bestimmung der Wirksamkeit“ entspricht, darf zur Verwendung freigegeben werden.

Falls die Prüfung „Konservierungsmittel“ und die „Bestimmung der Wirksamkeit“ am fertigen Impfstoff als Bulk mit zufriedenstellenden Ergebnissen durchgeführt wurden, können sie bei der Fertigzubereitung entfallen.

Falls der Gehalt an freiem Formaldehyd an den gereinigten Antigenen als Bulk oder am fertigen Impfstoff als Bulk bestimmt und gezeigt wurde, dass der Gehalt in der Fertigzubereitung höchstens $0{,}2\ g \cdot l^{-1}$ betragen wird, kann die Prüfung „Freier Formaldehyd“ an der Fertigzubereitung entfallen.

Osmolalität (2.2.35): Die Osmolalität des, falls erforderlich rekonstituierten, Impfstoffs muss innerhalb der für die bestimmte Zubereitung zugelassenen Grenzen liegen.

pH-Wert (2.2.3): Der pH-Wert des, falls erforderlich rekonstituierten, Impfstoffs muss innerhalb der für das bestimmte Produkt zugelassenen Grenzen liegen.

Freies PRP: Nach Elimination des Konjugats erfolgt die Bestimmung des ungebundenen Proteins zum Beispiel mit Hilfe einer der folgenden Methoden: Anionenaustausch-, Ausschlusschromatographie oder hydrophobe Chromatographie, Ultrafiltration oder andere validierte Verfahren. Der Anteil an freiem PRP darf nicht größer sein als der für das jeweilige Produkt zugelassene Anteil.

Prüfung auf Identität

Wenn der Impfstoff so angeboten wird, dass die Haemophilus-Komponente in einem separaten Behältnis abgefüllt ist, werden die Prüfungen auf Identität A, B und C mit dem Inhalt des Behältnisses, das Diphtherie-, Tetanus- und Pertussis-Komponenten enthält, durchgeführt. Zur „Prüfung auf Identität, D" wird der Inhalt des Behältnisses mit der Haemophilus-Komponente verwendet.

A. Diphtherie-Toxoid wird mit Hilfe einer geeigneten immunchemischen Methode (2.7.1) identifiziert. Die folgende, auf bestimmte Impfstoffe anwendbare Methode ist als Beispiel angegeben. Im zu prüfenden Impfstoff wird so viel Natriumcitrat *R* gelöst, dass eine Lösung von 100 g · l^{-1} erhalten wird. Diese wird etwa 16 h lang bei 37 °C gehalten und zentrifugiert, bis ein klarer Überstand erhalten wird, der mit einem geeigneten Diphtherie-Antitoxin reagiert und einen Niederschlag bildet.

B. Tetanus-Toxoid wird mit Hilfe einer geeigneten immunchemischen Methode (2.7.1) identifiziert. Die folgende, auf bestimmte Impfstoffe anwendbare Methode ist als Beispiel angegeben. Der unter „Prüfung auf Identität, A" erhaltene klare Überstand reagiert mit einem geeigneten Tetanus-Antitoxin und bildet einen Niederschlag.

C. Die Pertussis-Komponenten werden mit Hilfe einer geeigneten immunchemischen Methode (2.7.1) identifiziert. Die folgende, auf bestimmte Impfstoffe anwendbare Methode ist als Beispiel angegeben. Der unter „Prüfung auf Identität, A" erhaltene klare Überstand reagiert mit Antisera, die spezifisch für die Pertussis-Komponenten des Impfstoffs sind.

D. Die Haemophilus-Komponente wird mit Hilfe einer für PRP geeigneten immunchemischen Methode (2.7.1) identifiziert.

Prüfung auf Reinheit

Wenn der Impfstoff so angeboten wird, dass die Haemophilus-Komponente in einem separaten Behältnis abgefüllt ist, werden die Prüfungen „Aluminium", „Freier Formaldehyd", „Konservierungsmittel" und „Sterilität" mit dem Inhalt des Behältnisses, das Diphtherie-, Tetanus- und Pertussis-Komponenten enthält, durchgeführt. Die Prüfungen „PRP", „Wasser" (falls zutreffend), „Sterilität" und „Bakterien-Endotoxine" werden mit dem Inhalt des Behältnisses der Haemophilus-Komponente durchgeführt.

Wenn die Haemophilus-Komponente gefriergetrocknet ist, werden verschiedene Prüfungen eher am gefriergetrockneten Produkt durchgeführt als an der Bulk-Komponente, da der Gefriertrocknungsprozess die zu prüfende Komponente schädigen kann.

PRP: mindestens 80 Prozent der in der Beschriftung angegebenen Menge

Der Gehalt an PRP wird entweder mit der Bestimmung der Ribose (2.5.31) oder des Phosphors (2.5.18), mit Hilfe einer immunchemischen Methode (2.7.1) oder der Flüssigchromatographie (2.2.29), unter Verwendung der Anionenaustauschchromatographie mit gepulster amperometrischer Detektion, ermittelt.

Aluminium (2.5.13): höchstens 1,25 mg je Einzeldosis für den Menschen, wenn Aluminiumhydroxid oder hydratisiertes Aluminiumphosphat als Adsorbens verwendet wurde

Freier Formaldehyd (2.4.18): höchstens 0,2 g · l^{-1}

Konservierungsmittel: Falls vorhanden wird der Gehalt an Konservierungsmittel mit Hilfe einer geeigneten chemischen Methode bestimmt. Der Gehalt muss mindestens dem gerade noch wirksamen Gehalt entsprechen und darf höchstens 115 Prozent des in der Beschriftung angegebenen Gehalts betragen.

Wasser (2.5.12): höchstens 3,0 Prozent für die gefriergetrocknete Haemophilus-Komponente

Sterilität (2.6.1): Der Impfstoff muss der Prüfung entsprechen.

Bakterien-Endotoxine (2.6.14): Der Gehalt an Bakterien-Endotoxinen muss für die Haemophilus-Komponente des bestimmten Produkts innerhalb der von der zuständigen Behörde zugelassenen Grenzen liegen. Falls eine der Komponenten des Impfstoffs die Bestimmung von Endotoxin verhindert, wird, wie unter „Allgemeine Vorkehrungen" beschrieben, eine Prüfung auf Pyrogene durchgeführt.

Bestimmung der Wirksamkeit

Diphtherie-Komponente: Zur Bestimmung der Wirksamkeit der Diphtherie-Komponente wird eine der unter „Bestimmung der Wirksamkeit von Diphtherie-Adsorbat-Impfstoff" (2.7.6) vorgeschriebenen Methoden durchgeführt.

Die untere Vertrauensgrenze ($p = 0{,}95$) der ermittelten Wirksamkeit muss mindestens der in der Beschriftung angegebenen Mindestwirksamkeit entsprechen.

Abgesehen von begründeten und zugelassenen Fällen beträgt die in der Beschriftung angegebene Mindestwirksamkeit 30 I. E. je Einzeldosis für den Menschen.

Tetanus-Komponente: Zur Bestimmung der Wirksamkeit der Tetanus-Komponente wird eine der unter „Bestimmung der Wirksamkeit von Tetanus-Adsorbat-Impfstoff" (2.7.8) vorgeschriebenen Methoden durchgeführt.

Die untere Vertrauensgrenze ($p = 0{,}95$) der ermittelten Wirksamkeit muss mindestens 40 I. E. je Einzeldosis für den Menschen betragen.

Pertussis-Komponente: Zur Bestimmung der Wirksamkeit der Pertussis-Komponente wird eine der unter „Bestimmung der Wirksamkeit von Pertussis-Impfstoff (azellulär)“ (2.7.16) vorgeschriebenen Methoden durchgeführt. Der Impfstoff muss dem für das jeweilige Produkt zugelassenen Grenzwert entsprechen.

Beschriftung

Die Beschriftung gibt an,
- Mindestanzahl der Internationalen Einheiten von Diphtherie- und Tetanus-Toxoid je Einzeldosis für den Menschen
- Namen und Mengen der Pertussis-Komponenten je Einzeldosis für den Menschen
- falls zutreffend, dass der Impfstoff ein Pertussis-Toxin-ähnliches Protein enthält, das durch genetische Modifikation erhalten wurde
- Menge an PRP in Mikrogramm je Einzeldosis für den Menschen
- Typ des Trägerproteins und seine Menge je Einzeldosis für den Menschen
- Name und Menge des Adsorbens
- falls zutreffend, dass der Impfstoff für die Erstimmunisierung von Kindern bestimmt und nicht notwendigerweise für Auffrischimpfungen oder zur Impfung von Erwachsenen geeignet ist
- dass der Impfstoff vor der Verwendung geschüttelt werden muss
- dass der Impfstoff nicht gefrieren darf.

10.8/1933

Diphtherie-Tetanus-Pertussis(azellulär, aus Komponenten)-Hepatitis-B(rDNA)-Adsorbat-Impfstoff

Vaccinum diphtheriae, tetani, pertussis sine cellulis ex elementis praeparatum et hepatitidis B (ADNr) adsorbatum

Definition

Diphtherie-Tetanus-Pertussis(azellulär, aus Komponenten)-Hepatitis-B(rDNA)-Adsorbat-Impfstoff ist ein Kombinationsimpfstoff aus Diphtherie-Formoltoxoid, Tetanus-Formoltoxoid, einzeln gereinigten Antigenkomponenten von *Bordetella pertussis*, Hepatitis-B-Oberflächenantigen und einem mineralischen Adsorbens wie Aluminiumhydroxid oder hydratisiertem Aluminiumphosphat.

Die Formoltoxoide werden aus den Toxinen gewonnen, die bei der Vermehrung von *Corynebacterium diphtheriae* beziehungsweise von *Clostridium tetani* gebildet werden.

Der Impfstoff enthält entweder Pertussis-Toxoid (chemisch entgiftetes Pertussis-Toxin) oder ein Pertussis-Toxin-ähnliches Protein, das keine toxischen Eigenschaften besitzt und durch Expression des entsprechenden gentechnisch veränderten Gens erhalten wurde. Der Impfstoff kann außerdem filamentöses Hämagglutinin, Pertaktin (ein 69-kDa-Protein der äußeren Zellmembran) und andere definierte Komponenten von *B. pertussis*, wie Agglutinin-2 und Agglutinin-3, enthalten. Die beiden letztgenannten Antigene können gemeinsam gereinigt werden. Die Zusammenstellung und die Eigenschaften der Antigene beruhen auf dem Nachweis der Schutzwirkung und dem Ausbleiben unerwarteter Reaktionen in der Zielgruppe, für die der Impfstoff bestimmt ist.

Hepatitis-B-Oberflächenantigen ist eine Proteinkomponente des Hepatitis-B-Virus. Das Antigen wird durch DNA-Rekombinationstechnik hergestellt.

Herstellung

Allgemeine Vorkehrungen

Das Herstellungsverfahren muss nachweislich konstant Impfstoffe ergeben, die einem Impfstoff entsprechen, der den Anforderungen an die klinische Wirksamkeit und Unschädlichkeit für den Menschen entspricht.

Der Gehalt an Bakterien-Endotoxinen (2.6.14) in gereinigtem Diphtherie-Toxoid als Bulk, in gereinigtem Tetanus-Toxoid als Bulk und in gereinigten Pertussis-Komponenten als Bulk wird bestimmt, um das Reinigungsverfahren zu überwachen und den Gehalt an Bakterien-Endotoxinen im fertigen Impfstoff zu begrenzen. Für jede Komponente muss der Gehalt an Bakterien-Endotoxinen unter dem für den jeweiligen Impfstoff zugelassenen Grenzwert liegen.

Referenzimpfstoff(e): Unter der Voraussetzung, dass gültige Wirksamkeitsbestimmungen durchgeführt werden können, ist die Verwendung von Einzelkomponenten-Referenzimpfstoffen für die Wirksamkeitsbestimmung von Kombinationsimpfstoffen möglich. Wenn dies aufgrund von Interaktionen zwischen den Komponenten des Kombinationsimpfstoffs oder aufgrund von Unterschieden in der Zusammensetzung zwischen dem Einzelkomponenten-Referenzimpfstoff und dem zu prüfenden Impfstoff nicht möglich ist, wird eine Charge des Kombinationsimpfstoffs, die sich in klinischen Studien als wirksam erwiesen hat, oder eine davon abgeleitete, repräsentative Charge als Referenzimpfstoff verwendet. Zur Herstellung einer repräsentativen Charge muss das Verfahren, das zur Herstellung der in klinischen Studien geprüften Charge verwendet wurde, streng eingehalten werden. Der Referenzimpfstoff kann mit Hilfe einer Methode stabilisiert werden, die nachweislich keinen Einfluss auf die Bestimmung der Wirksamkeit hat.

Herstellung der Komponenten

Die Herstellung der Komponenten entspricht den Anforderungen der Monographien **Diphtherie-Adsorbat-Impfstoff (Vaccinum diphtheriae adsorbatum), Tetanus-Adsorbat-Impfstoff (Vaccinum tetani adsorbatum), Pertussis-Adsorbat-Impfstoff (azellulär, aus Komponenten) (Vaccinum pertussis sine cellulis ex elementis praeparatum adsorbatum)** und **Hepatitis-B-Impfstoff (rDNA) (Vaccinum hepatitidis B (ADNr))**.

Fertiger Impfstoff als Bulk

Der fertige Impfstoff als Bulk wird durch Adsorption geeigneter Mengen von gereinigtem Diphtherie-Toxoid als Bulk, gereinigtem Tetanus-Toxoid als Bulk, gereinigten, azellulären Pertussis-Komponenten als Bulk und gereinigtem Hepatitis-B-Oberflächenantigen als Bulk einzeln oder zusammen an einen mineralischen Träger wie Aluminiumhydroxid oder hydratisiertes Aluminiumphosphat hergestellt. Geeignete Konservierungsmittel können zugesetzt werden.

Nur ein fertiger Impfstoff als Bulk, der den nachfolgend beschriebenen Prüfungen entspricht, darf zur Herstellung der Fertigzubereitung verwendet werden.

Konservierungsmittel: Falls vorhanden wird der Gehalt an Konservierungsmittel mit Hilfe einer geeigneten chemischen Methode bestimmt. Der Gehalt muss mindestens 85 und darf höchstens 115 Prozent des vorgesehenen Gehalts betragen.

Sterilität (2.6.1): Die Prüfung wird mit 10 ml Zubereitung je Nährmedium durchgeführt.

Fertigzubereitung

Nur eine Fertigzubereitung, die der Prüfung „Osmolalität" und allen nachfolgend aufgeführten Anforderungen unter „Prüfung auf Identität", „Prüfung auf Reinheit" und „Bestimmung der Wirksamkeit" entspricht, darf zur Verwendung freigegeben werden.

Falls die Prüfung „Konservierungsmittel" und die „Bestimmung der Wirksamkeit" der Diphtherie-, der Tetanus- und der Pertussis-Komponenten beim fertigen Impfstoff als Bulk mit zufriedenstellenden Ergebnissen durchgeführt wurden, können sie bei der Fertigzubereitung entfallen.

Falls der Gehalt an freiem Formaldehyd an den gereinigten Antigenen als Bulk oder am fertigen Impfstoff als Bulk bestimmt wurde und gezeigt wurde, dass der Gehalt in der Fertigzubereitung höchstens $0{,}2\ g \cdot l^{-1}$ betragen wird, kann die Prüfung „Freier Formaldehyd" bei der Fertigzubereitung entfallen.

Falls die „Bestimmung der Wirksamkeit" für die Hepatitis-B-Komponente *in vivo* mit zufriedenstellenden Ergebnissen am fertigen Impfstoff als Bulk durchgeführt wurde, kann sie bei der Fertigzubereitung entfallen.

Osmolalität (2.2.35): Die Osmolalität des Impfstoffs muss innerhalb der für die jeweilige Zubereitung zugelassenen Grenzen liegen.

Prüfung auf Identität

A. Diphtherie-Toxoid wird mit Hilfe einer geeigneten immunchemischen Methode (2.7.1) identifiziert.
Die folgende, auf bestimmte Impfstoffe anwendbare Methode ist als Beispiel angegeben. Im zu prüfenden Impfstoff wird so viel Natriumcitrat *R* gelöst, dass eine Lösung von $100\ g \cdot l^{-1}$ erhalten wird. Diese wird etwa 16 h lang bei 37 °C gehalten und zentrifugiert, bis ein klarer Überstand erhalten wird, der mit einem geeigneten Diphtherie-Antitoxin reagiert und einen Niederschlag bildet.

B. Tetanus-Toxoid wird mit Hilfe einer geeigneten immunchemischen Methode (2.7.1) identifiziert. Die folgende, auf bestimmte Impfstoffe anwendbare Methode ist als Beispiel angegeben. Der unter „Prüfung auf Identität, A" erhaltene klare Überstand reagiert mit einem geeigneten Tetanus-Antitoxin und bildet einen Niederschlag.

C. Die Pertussis-Komponenten werden mit Hilfe einer geeigneten immunchemischen Methode (2.7.1) identifiziert. Die folgende, auf bestimmte Impfstoffe anwendbare Methode ist als Beispiel angegeben. Der unter „Prüfung auf Identität, A" erhaltene klare Überstand reagiert mit Antisera, die spezifisch für die Pertussis-Komponenten des Impfstoffs sind.

D. Die Bestimmung der Wirksamkeit oder, falls zutreffend, das elektrophoretische Profil dient auch zur Identifizierung der Hepatitis-B-Komponente des Impfstoffs.

Prüfung auf Reinheit

Aluminium (2.5.13): höchstens 1,25 mg je Einzeldosis für den Menschen, wenn Aluminiumhydroxid oder hydratisiertes Aluminiumphosphat als Adsorbens verwendet wurde

Freier Formaldehyd (2.4.18): höchstens $0{,}2\ g \cdot l^{-1}$

Konservierungsmittel: Falls vorhanden wird der Gehalt an Konservierungsmittel mit Hilfe einer geeigneten chemischen Methode bestimmt. Der Gehalt muss mindestens dem gerade noch wirksamen Gehalt entsprechen und darf höchstens 115 Prozent des in der Beschriftung angegebenen Gehalts betragen.

Sterilität (2.6.1): Der Impfstoff muss der Prüfung entsprechen.

Pyrogene (2.6.8): Der Impfstoff muss der Prüfung entsprechen. Jedem Kaninchen wird die einer Dosis für den Menschen entsprechende Menge injiziert.

Bestimmung der Wirksamkeit

Diphtherie-Komponente: Zur Bestimmung der Wirksamkeit der Diphtherie-Komponente wird eine der unter „Bestimmung der Wirksamkeit von Diphtherie-Adsorbat-Impfstoff" (2.7.6) vorgeschriebenen Methoden durchgeführt.

Die untere Vertrauensgrenze ($p = 0{,}95$) der ermittelten Wirksamkeit muss mindestens der in der Beschriftung angegebenen Mindestwirksamkeit entsprechen.

Abgesehen von begründeten und zugelassenen Fällen beträgt die in der Beschriftung angegebene Mindestwirksamkeit 30 I. E. je Einzeldosis für den Menschen.

Tetanus-Komponente: Zur Bestimmung der Wirksamkeit der Tetanus-Komponente wird eine der unter „Bestimmung der Wirksamkeit von Tetanus-Adsorbat-Impfstoff" (2.7.8) vorgeschriebenen Methoden durchgeführt.

Die untere Vertrauensgrenze ($p = 0{,}95$) der ermittelten Wirksamkeit muss mindestens 40 I. E. je Einzeldosis für den Menschen betragen.

Pertussis-Komponente: Zur Bestimmung der Wirksamkeit der Pertussis-Komponente wird eine der unter „Bestimmung der Wirksamkeit von Pertussis-Impfstoff (azellulär)" (2.7.16) vorgeschriebenen Methoden durchgeführt. Der Impfstoff muss dem für das jeweilige Produkt zugelassenen Grenzwert entsprechen.

Hepatitis-B-Komponente: Der Impfstoff muss der „Bestimmung der Wirksamkeit von Hepatitis-B-Impfstoff (rDNA)" (2.7.15) entsprechen.

Beschriftung

Die Beschriftung gibt an,
- Mindestanzahl der Internationalen Einheiten von Diphtherie- und Tetanus-Toxoid je Einzeldosis für den Menschen
- Namen und Mengen der Pertussis-Komponenten je Einzeldosis für den Menschen
- falls zutreffend, dass der Impfstoff ein Pertussis-Toxin-ähnliches Protein enthält, das durch genetische Modifikation erhalten wurde
- Menge an Hepatitis-B-Oberflächenantigen je Einzeldosis für den Menschen
- zur Herstellung der Hepatitis-B-Komponente verwendeter Zelltyp
- Name und Menge des Adsorbens
- falls zutreffend, dass der Impfstoff für die Erstimmunisierung von Kindern bestimmt und nicht notwendigerweise für Auffrischimpfungen oder zur Impfung von Erwachsenen geeignet ist
- dass der Impfstoff vor der Verwendung geschüttelt werden muss
- dass der Impfstoff nicht gefrieren darf.

10.8/2067

Diphtherie-Tetanus-Pertussis(azellulär, aus Komponenten)-Hepatitis-B(rDNA)-Poliomyelitis(inaktiviert)-Haemophilus-Typ-b(konjugiert)-Adsorbat-Impfstoff

Vaccinum diphtheriae, tetani, pertussis sine cellulis ex elementis praeparatum, hepatitidis B (ADNr), poliomyelitidis inactivatum et haemophili stirpis b coniugatum adsorbatum

Definition

Diphtherie-Tetanus-Pertussis(azellulär, aus Komponenten)-Hepatitis-B(rDNA)-Poliomyelitis(inaktiviert)-Haemophilus-Typ-b(konjugiert)-Adsorbat-Impfstoff ist ein Kombinationsimpfstoff aus Diphtherie-Formoltoxoid, Tetanus-Formoltoxoid, einzeln gereinigten Antigenkomponenten von *Bordetella pertussis*, Hepatitis-B-Oberflächenantigen (HBsAg), humanem Polio-Virus Typ 1, 2 und 3, vermehrt in geeigneten Zellkulturen und inaktiviert durch ein validiertes Verfahren, sowie kovalent an ein Trägerprotein gebundenem Polyribosylribitolphosphat (PRP). Die Antigene des Impfstoffs können an einen mineralischen Träger, wie Aluminiumhydroxid oder hydratisiertem Aluminiumphosphat, adsorbiert sein. Das Produkt wird entweder als hexavalente Flüssigzubereitung in nur einem Behältnis oder als pentavalente Flüssigzubereitung mit der Haemophilus-Komponente in einem separaten Behältnis, die unmittelbar vor oder während der Verwendung mit den anderen Komponenten gemischt werden muss, angeboten.

Die Formoltoxoide werden aus den Toxinen gewonnen, die bei der Vermehrung von *Corynebacterium diphtheriae* beziehungsweise *Clostridium tetani* gebildet werden.

Der Impfstoff enthält entweder Pertussis-Toxoid (chemisch entgiftetes Pertussis-Toxin) oder ein Pertussis-Toxin-ähnliches Protein, das keine toxischen Eigenschaften besitzt und durch Expression des entsprechenden gentechnisch veränderten Gens erhalten wurde. Die azelluläre Pertussis-Komponente kann außerdem filamentöses Hämagglutinin, Pertaktin (ein 69-kDa-Protein der äußeren Zellmembran) und andere definierte Komponenten von *B. pertussis*, wie Agglutinin-2 und Agglutinin-3, enthalten. Die beiden letztgenannten Antigene können gemeinsam gereinigt werden. Die Zusammenstellung und die Eigenschaften der Antigene beruhen auf dem Nachweis der Schutzwirkung und dem Ausbleiben unerwarteter Reaktionen in der Zielgruppe, für die der Impfstoff bestimmt ist.

Hepatitis-B-Oberflächenantigen ist eine Proteinkomponente des Hepatitis-B-Virus und wird durch DNA-Rekombinationstechnik hergestellt.

PRP ist ein lineares Copolymer aus sich wiederholenden Einheiten von 3-β-D-Ribofuranosyl-(1→1)-ribitol-5-phosphat $[(C_{10}H_{19}O_{11}P)_n]$ mit einer definierten Molekülgröße und wird aus einem geeigneten *Haemophilus-influenzae*-Typ-b-Stamm gewonnen. Das mit PRP konjugierte Trägerprotein induziert eine T-Lymphozyten-abhängige Immunantwort der B-Lymphozyten gegen das Polysaccharid.

Herstellung

Allgemeine Vorkehrungen

Das Herstellungsverfahren muss nachweislich konstant Impfstoffe ergeben, die einem Impfstoff entsprechen, dessen klinische Wirksamkeit und Unschädlichkeit für den Menschen nachgewiesen wurden.

Wenn der Impfstoff so angeboten wird, dass die Haemophilus-Komponente in einer separaten Durchstechflasche abgefüllt ist, müssen als Teil der Gleichförmigkeitsprüfung des Herstellungsverfahrens die Bestimmungen der Wirksamkeit der Diphtherie-, der Tetanus-, der Pertussis-, der Hepatitis-B- und der Poliomyelitis-Komponente mit einer geeigneten Anzahl entsprechend der Gebrauchsanweisung rekonstituierter Impfstoffchargen durchgeführt werden. Für nachfolgende Routinekontrollen kann die Bestimmung der Wirksamkeit dieser Komponenten ohne Zusatz der Haemophilus-Komponente erfolgen.

Der Gehalt an Bakterien-Endotoxinen (2.6.14) in gereinigtem Diphtherie-Toxoid als Bulk, in gereinigtem Tetanus-Toxoid als Bulk, in gereinigten Pertussis-Komponenten als Bulk, in gereinigtem Hepatitis-B-Oberflächenantigen als Bulk, in gereinigten, inaktivierten monovalenten Polio-Virusernten und in PRP-Konjugat als Bulk wird bestimmt, um das Reinigungsverfahren zu überwachen und den Gehalt an Bakterien-Endotoxinen im fertigen Impfstoff zu begrenzen. Für jede Komponente muss der Gehalt an Bakterien-Endotoxinen unter dem für den jeweiligen Impfstoff zugelassenen Grenzwert liegen.

Während der Entwicklungsstudien und bei jeder erforderlichen Revalidierung des Herstellungsverfahrens muss die Prüfung auf Pyrogene (2.6.8) mit Kaninchen durchgeführt werden. Den Tieren wird eine geeignete Dosis der Fertigzubereitung injiziert. Der Impfstoff muss sich nachweislich hinsichtlich der Abwesenheit von Pyrogenen als zufriedenstellend erweisen.

Während der Entwicklungsstudien muss gezeigt werden, dass der Impfstoff konstant eine T-Lymphozyten-abhängige Immunantwort der B-Lymphozyten gegen das PRP induziert. Bei Änderungen im Herstellungsverfahren muss mit Hilfe von geeigneten In-vitro-Methoden nachgewiesen werden, dass die charakteristischen Eigenschaften des Konjugats nicht beeinträchtigt sind.

Die Stabilität der Fertigzubereitung und die der relevanten Zwischenprodukte wird mit Hilfe einer oder mehrerer Indikator-Prüfungen bestimmt. Für die Haemophilus-Komponente können diese Prüfungen die Bestimmung der Molekülgröße und des freien PRP im Konjugat sowie die Kinetik der Depolymerisation beinhalten. Mit den Ergebnissen der Stabilitätsprüfungen werden Chargen-Freigabekriterien für diese Indikator-Prüfungen festgelegt, um sicherzustellen, dass der Impfstoff bis zum Ende der Haltbarkeit den Anforderungen entspricht.

Referenzimpfstoff(e): Unter der Voraussetzung, dass gültige Wirksamkeitsbestimmungen durchgeführt werden können, ist die Verwendung von Einzelkomponenten-Referenzimpfstoffen für die Wirksamkeitsbestimmung des Kombinationsimpfstoffs möglich. Wenn dies aufgrund von Interaktionen zwischen den Komponenten des Kombinationsimpfstoffs oder aufgrund von Unterschieden in der Zusammensetzung zwischen dem Einzelkomponenten-Referenzimpfstoff und dem zu prüfenden Impfstoff nicht möglich ist, wird eine Charge des Kombinationsimpfstoffs, die sich in klinischen Studien als wirksam erwiesen hat, oder eine davon abgeleitete, repräsentative Charge als Referenzimpfstoff verwendet. Zur Herstellung einer repräsentativen Charge muss das Verfahren, das zur Herstellung der in klinischen Studien geprüften Charge verwendet wurde, streng eingehalten werden. Der Referenzimpfstoff kann mit Hilfe einer Methode stabilisiert werden, die nachweislich keinen Einfluss auf die Bestimmung der Wirksamkeit hat.

Herstellung der Komponenten

Die Herstellung der Komponenten entspricht den Anforderungen der Monographien **Diphtherie-Adsorbat-Impfstoff (Vaccinum diphtheriae adsorbatum)**, **Tetanus-Adsorbat-Impfstoff (Vaccinum tetani adsorbatum)**, **Pertussis-Adsorbat-Impfstoff (azellulär, aus Komponenten) (Vaccinum pertussis sine cellulis ex elementis praeparatum adsorbatum)**, **Hepatitis-B-Impfstoff (rDNA) (Vaccinum hepatitidis B (ADNr))**, **Poliomyelitis-Impfstoff (inaktiviert) (Vaccinum poliomyelitidis inactivatum)** und **Haemophilus-Typ-b-Impfstoff (konjugiert) (Vaccinum haemophili stirpis b coniugatum)**.

Fertige Impfstoffe als Bulk

Impfstoffe mit allen Komponenten in einem Behältnis: Der fertige Impfstoff als Bulk wird durch Adsorption geeigneter Mengen von gereinigtem Diphtherie-Toxoid als Bulk, gereinigtem Tetanus-Toxoid als Bulk, gereinigten, azellulären Pertussis-Komponenten als Bulk und gereinigtem Hepatitis-B-Oberflächenantigen als Bulk einzeln oder zusammen an einen mineralischen Träger wie Aluminiumhydroxid oder hydratisiertes Aluminiumphosphat hergestellt. Eine geeignete Menge PRP-Konjugat und geeignete Mengen gereinigter und inaktivierter, monovalenter Virusernten von humanem Polio-Virus Typ 1, 2 oder 3 oder eine geeignete Menge eines trivalenten Pools solcher gereinigter, monovalenter Virusernten werden zugesetzt. Geeignete Konservierungsmittel können zugesetzt werden.

Impfstoffe mit der Haemophilus-Komponente in einem separaten Behältnis: Der fertige Impfstoff als Bulk der Diphtherie-, Tetanus-, Pertussis-, Hepatitis-B- und Poliomyelitis-Komponenten wird durch Adsorption geeigneter Mengen von gereinigtem Diphtherie-Toxoid als Bulk, gereinigtem Tetanus-Toxoid als Bulk, gereinigten, azellulären Pertussis-Komponenten als Bulk und gereinigtem Hepatitis-B-Oberflächenantigen als Bulk einzeln oder zusammen an einen mineralischen Träger wie Aluminiumhydroxid oder hydratisiertes Aluminiumphosphat und durch Zusatz geeigneter Mengen gereinigter und inaktivierter, monovalenter Virusernten von humanem Polio-Virus Typ 1, 2 oder 3 oder einer geeigneten Menge eines trivalenten Pools solcher gereinigter, monovalenter Virusernten hergestellt. Dieser Bulk wird als Teil des fertigen Impfstoffs separat abgefüllt. Geeignete Konservierungsmittel können zugesetzt werden. Der fertige Impfstoff als Bulk der Haemophilus-Komponente wird durch Verdünnen des Konjugats als Bulk zur Endkonzentration mit einem geeigneten Verdünnungsmittel hergestellt. Ein Stabilisator kann zugesetzt werden.

Nur ein fertiger Impfstoff als Bulk, der den nachfolgend beschriebenen Prüfungen entspricht, darf zur Herstellung der Fertigzubereitung verwendet werden.

Rinderserumalbumin: Nach der Reinigung der Ernten und vor dem Zusatz des Adsorbens vor der Herstellung des fertigen Impfstoffs als Bulk beträgt der Gehalt an Rinderserumalbumin nur so viel, dass in der Fertigzubereitung höchstens 50 ng je Einzeldosis für den Menschen enthalten sein werden, bestimmt mit Hilfe einer geeigneten immunchemischen Methode (2.7.1) an der Poliomyelitis-Komponente.

Konservierungsmittel: Falls vorhanden wird der Gehalt an Konservierungsmittel mit Hilfe einer geeigneten chemischen Methode bestimmt. Der Gehalt muss mindestens 85 und darf höchstens 115 Prozent des vorgesehenen Gehalts betragen.

Sterilität (2.6.1): Die Prüfung wird mit 10 ml Zubereitung je Nährmedium durchgeführt.

Fertigzubereitung

Wenn die Haemophilus-Komponente in einem separaten Behältnis abgefüllt ist, wird der fertige Impfstoff als Bulk der Haemophilus-Komponente gefriergetrocknet.

Nur eine Fertigzubereitung, die der Prüfung „Osmolalität“ und allen nachfolgend aufgeführten Anforderungen unter „Prüfung auf Identität“, „Prüfung auf Reinheit“

und „Bestimmung der Wirksamkeit" entspricht, darf zur Verwendung freigegeben werden.

Falls die Prüfungen „Osmolalität", „Konservierungsmittel" und die „Bestimmung der Wirksamkeit" der Diphtherie-, der Tetanus- und der Pertussis-Komponenten beim fertigen Impfstoff als Bulk mit zufriedenstellenden Ergebnissen durchgeführt wurden, können sie bei der Fertigzubereitung entfallen.

Falls der Gehalt an freiem Formaldehyd an den gereinigten Antigenen als Bulk und an gereinigten monovalenten Virusernten oder einem trivalenten Pool von Polio-Viren oder am fertigen Impfstoff als Bulk bestimmt und gezeigt wurde, dass der Gehalt in der Fertigzubereitung höchstens 0,2 g · l^{-1} betragen wird, kann die Prüfung „Freier Formaldehyd" bei der Fertigzubereitung entfallen.

Falls die Prüfung auf Rinderserumalbumin am trivalenten Pool aus inaktivierten monovalenten Polio-Virusernten oder am fertigen Impfstoff als Bulk mit zufriedenstellenden Ergebnissen durchgeführt wurde, kann sie bei der Fertigzubereitung entfallen.

Falls die „Bestimmung der Wirksamkeit" der Hepatitis-B-Komponente *in vivo* mit zufriedenstellenden Ergebnissen am fertigen Impfstoff als Bulk durchgeführt wurde, kann sie bei der Fertigzubereitung entfallen.

Falls die „Bestimmung der Wirksamkeit" der Poliomyelitis-Komponente *in vivo* mit zufriedenstellenden Ergebnissen am fertigen Impfstoff als Bulk durchgeführt wurde, kann sie bei der Fertigzubereitung entfallen.

Auf die „Bestimmung der Wirksamkeit" der Poliomyelitis-Komponente *in vivo* kann verzichtet werden, wenn für ein bestimmtes Produkt und jeden Polio-Virustyp nachgewiesen wurde, dass die Akzeptanzkriterien für die D-Antigen-Bestimmung das gleiche Ergebnis wie die „Bestimmung der Wirksamkeit" *in vivo* im Hinblick auf Akzeptanz oder Ablehnung einer Charge ergeben. Dieser Nachweis muss die Prüfung von Chargen mit verminderter Wirksamkeit beinhalten, die, falls erforderlich, experimentell hergestellt werden, zum Beispiel durch Wärmebehandlung oder andere Methoden zur Verringerung der immunogenen Aktivität. Bei einer signifikanten Änderung im Herstellungsverfahren der Antigene oder deren Formulierung muss jede Auswirkung auf die „Bestimmung der Wirksamkeit" *in vivo* und *in vitro* bewertet und die Notwendigkeit einer Revalidierung in Betracht gezogen werden.

Freies PRP: Der Gehalt an freiem PRP in Impfstoffen, deren Komponenten zusammen in einem Behältnis abgefüllt sind, wird an der nicht adsorbierten Fraktion bestimmt. Nach Elimination des Konjugats erfolgt die Bestimmung des freien PRP für die Haemophilus-Komponente zum Beispiel mit Hilfe einer der folgenden Methoden: Anionenaustausch-, Ausschlusschromatographie oder hydrophobe Chromatographie, Ultrafiltration oder andere validierte Verfahren. Der Gehalt an freiem PRP darf nicht größer sein als der für das jeweilige Produkt zugelassene Gehalt.

Bakterien-Endotoxine (2.6.14): Der Gehalt muss geringer sein als der für das bestimmte Produkt zugelassene Gehalt.

Osmolalität (2.2.35): Die Osmolalität des, falls erforderlich rekonstituierten, Impfstoffs muss innerhalb der für das bestimmte Produkt zugelassenen Grenzen liegen.

Prüfung auf Identität

Wenn der Impfstoff die Haemophilus-Komponente in einem separaten Behältnis enthält, werden die Prüfungen auf Identität A, B, C, D und E mit dem Inhalt des Behältnisses, das die Diphtherie-, Tetanus-, Pertussis-, Hepatitis-B- und Poliomyelitis-Komponenten enthält, durchgeführt. Zur „Prüfung auf Identität, F" wird der Inhalt des Behältnisses mit der Haemophilus-Komponente verwendet.

A. Diphtherie-Toxoid wird mit Hilfe einer geeigneten immunchemischen Methode (2.7.1) identifiziert. Die folgende Methode ist als Beispiel angegeben. Im zu prüfenden Impfstoff wird so viel Natriumcitrat *R* gelöst, dass eine Lösung von 100 g · l^{-1} erhalten wird. Diese Lösung wird etwa 16 h lang bei 37 °C gehalten und anschließend zentrifugiert, bis ein klarer Überstand erhalten wird, der mit einem geeigneten Diphtherie-Antitoxin reagiert und einen Niederschlag bildet.

B. Tetanus-Toxoid wird mit Hilfe einer geeigneten immunchemischen Methode (2.7.1) identifiziert. Die folgende Methode ist als Beispiel angegeben. Der unter „Prüfung auf Identität, A" erhaltene klare Überstand reagiert mit einem geeigneten Tetanus-Antitoxin und bildet einen Niederschlag.

C. Die Pertussis-Komponenten werden mit Hilfe einer geeigneten immunchemischen Methode (2.7.1) identifiziert. Der unter „Prüfung auf Identität, A" erhaltene klare Überstand reagiert mit Antisera, die spezifisch für die Pertussis-Komponenten des Impfstoffs sind.

D. Die Hepatitis-B-Komponente wird mit Hilfe einer geeigneten immunchemischen Methode (2.7.1), wie der „In-vitro-Bestimmung" der Wirksamkeit (2.7.15), oder einer geeigneten elektrophoretischen Methode (2.2.31) identifiziert.

E. Für den Impfstoff muss mit Hilfe einer geeigneten immunchemischen Methode (2.7.1), wie der Bestimmung von D-Antigen mittels ELISA, nachgewiesen werden, dass er humane Polio-Viren Typ 1, 2 und 3 enthält.

F. PRP und Haemophilus-Trägerprotein werden mit Hilfe einer geeigneten immunchemischen Methode (2.7.1) identifiziert.

Prüfung auf Reinheit

Wenn das Produkt die Haemophilus-Komponente in einem separaten Behältnis enthält, werden die Prüfungen „Freier Formaldehyd", „Aluminium", „Konservierungsmittel" und „Sterilität" mit dem Inhalt des Behältnisses, das die Diphtherie-, Tetanus-, Pertussis-,

Impfstoffe für Menschen

Poliomyelitis- und Hepatitis-B-Komponenten enthält, durchgeführt. Für die Prüfungen „PRP“, „Wasser“, „Sterilität“ und, falls zutreffend, „Aluminium“ und „Konservierungsmittel“ wird der Inhalt des Behältnisses mit der Haemophilus-Komponente verwendet.

Einige Prüfungen der Haemophilus-Komponente werden eher am gefriergetrockneten Produkt durchgeführt als am Konjugat als Bulk, da der Gefriertrocknungsprozess die zu prüfende Komponente schädigen kann.

PRP: mindestens 80 Prozent der in der Beschriftung angegebenen PRP-Menge für einen Impfstoff, der die Haemophilus-Komponente in einem separaten Behältnis enthält

Der Gehalt an PRP bei Impfstoffen, deren Komponenten alle in einem Behältnis abgefüllt sind, wird an der nicht adsorbierten Fraktion bestimmt und darf nicht unter dem für das jeweilige Produkt zugelassenen Gehalt liegen.

Der Gehalt an PRP wird entweder durch Bestimmung der Ribose (2.5.31) oder des Phosphors (2.5.18), mit Hilfe einer immunchemischen Methode (2.7.1) oder der Flüssigchromatographie (2.2.29), unter Verwendung der Anionenaustauschchromatographie mit gepulster amperometrischer Detektion, ermittelt.

Aluminium (2.5.13): höchstens 1,25 mg je Einzeldosis für den Menschen, wenn Aluminiumhydroxid oder hydratisiertes Aluminiumphosphat als Adsorbens verwendet wurde

Freier Formaldehyd (2.4.18): höchstens 0,2 g · l^{-1} je Einzeldosis für den Menschen

Konservierungsmittel: Falls vorhanden wird der Gehalt an Konservierungsmittel mit Hilfe einer geeigneten chemischen Methode bestimmt. Der Gehalt muss mindestens dem gerade noch wirksamen Gehalt entsprechen und darf höchstens 115 Prozent des in der Beschriftung angegebenen Gehalts betragen.

Wasser (2.5.12): höchstens 3,0 Prozent in der gefriergetrockneten Haemophilus-Komponente

Sterilität (2.6.1): Der Impfstoff muss der Prüfung entsprechen.

Bestimmung der Wirksamkeit

Diphtherie-Komponente: Zur Bestimmung der Wirksamkeit der Diphtherie-Komponente wird eine der unter „Bestimmung der Wirksamkeit von Diphtherie-Adsorbat-Impfstoff“ (2.7.6) vorgeschriebenen Methoden durchgeführt.

Die untere Vertrauensgrenze ($p = 0{,}95$) der ermittelten Wirksamkeit muss mindestens der in der Beschriftung angegebenen Mindestwirksamkeit entsprechen.

Abgesehen von begründeten und zugelassenen Fällen muss die in der Beschriftung angegebene Mindestwirksamkeit 30 I. E. je Einzeldosis für den Menschen betragen.

Tetanus-Komponente: Zur Bestimmung der Wirksamkeit der Tetanus-Komponente wird eine der unter „Bestimmung der Wirksamkeit von Tetanus-Adsorbat-Impfstoff“ (2.7.8) vorgeschriebenen Methoden durchgeführt.

Die untere Vertrauensgrenze ($p = 0{,}95$) der ermittelten Wirksamkeit muss mindestens 40 I. E. je Einzeldosis für den Menschen betragen.

Pertussis-Komponente: Zur Bestimmung der Wirksamkeit der Pertussis-Komponente wird eine der unter „Bestimmung der Wirksamkeit von Pertussis-Impfstoff (azellulär)“ (2.7.16) vorgeschriebenen Methoden durchgeführt. Der Impfstoff muss dem für das jeweilige Produkt zugelassenen Grenzwert entsprechen.

Hepatitis-B-Komponente: Der Impfstoff muss der „Bestimmung der Wirksamkeit von Hepatitis-B-Impfstoff (rDNA)“ (2.7.15) entsprechen.

Poliomyelitis-Komponente

D-Antigen-Gehalt: Als Maß für die Gleichförmigkeit der Herstellung wird der Gehalt an D-Antigen der humanen Polio-Viren Typ 1, 2 und 3 nach der Desorption mit Hilfe einer geeigneten immunchemischen Methode (2.7.1) bestimmt. Dabei wird eine Standardzubereitung verwendet, die in D-Antigen-Einheiten der Ph. Eur. kalibriert ist. Der ermittelte Gehalt an D-Antigen, bezogen auf den in der Beschriftung angegebenen Gehalt, muss für jeden Typ innerhalb der für das jeweilige Produkt zugelassenen Grenzen liegen.

Poliomyelitis-Impfstoff (inaktiviert) *BRP* ist in Ph.-Eur.-Einheiten kalibriert und zur Verwendung bei der Bestimmung des D-Antigen-Gehalts vorgesehen. Die Ph.-Eur.-Einheiten entsprechen den Internationalen Einheiten.

Bestimmung der Wirksamkeit in vivo: Der Impfstoff muss der „In-vivo-Bestimmung der Wirksamkeit von Poliomyelitis-Impfstoff (inaktiviert)“ (2.7.20) entsprechen.

Beschriftung

Die Beschriftung gibt an,
- Mindestanzahl der Internationalen Einheiten von Diphtherie- und Tetanus-Toxoid je Einzeldosis für den Menschen
- Namen und Mengen der Pertussis-Komponenten je Einzeldosis für den Menschen
- falls zutreffend, dass der Impfstoff ein Pertussis-Toxin-ähnliches Protein enthält, das durch genetische Modifikation erhalten wurde
- Menge an Hepatitis-B-Oberflächenantigen je Einzeldosis für den Menschen
- die in jeder Einzeldosis für den Menschen nominal enthaltene Menge des Polio-Virus jedes Typs (1, 2 und 3), ausgedrückt in Ph.-Eur.-Einheiten an D-Antigen
- zur Herstellung der Poliomyelitis- und Hepatitis-B-Komponente verwendete Zelltypen

- Menge an PRP in Mikrogramm je Einzeldosis für den Menschen
- Typ und nominal enthaltene Menge des Trägerproteins je Einzeldosis für den Menschen
- Name und Menge des Adsorbens
- falls zutreffend, dass der Impfstoff für die Erstimmunisierung von Kindern bestimmt und nicht notwendigerweise für Auffrischimpfungen oder zur Impfung von Erwachsenen geeignet ist
- dass der Impfstoff vor der Verwendung geschüttelt werden muss
- dass der Impfstoff nicht gefrieren darf.

10.8/1934

Diphtherie-Tetanus-Pertussis(azellulär, aus Komponenten)-Poliomyelitis(inaktiviert)-Adsorbat-Impfstoff

Vaccinum diphtheriae, tetani, pertussis sine cellulis ex elementis praeparatum et poliomyelitidis inactivatum adsorbatum

Definition

Diphtherie-Tetanus-Pertussis(azellulär, aus Komponenten)-Poliomyelitis(inaktiviert)-Adsorbat-Impfstoff ist ein Kombinationsimpfstoff aus Diphtherie-Formoltoxoid, Tetanus-Formoltoxoid, einzeln gereinigten Antigenkomponenten von *Bordetella pertussis*, geeigneten Stämmen des humanen Polio-Virus Typ 1, 2 und 3, vermehrt in geeigneten Zellkulturen und inaktiviert durch ein validiertes Verfahren, und einem mineralischen Adsorbens wie Aluminiumhydroxid oder hydratisiertem Aluminiumphosphat.

Die Formoltoxoide werden aus den Toxinen gewonnen, die bei der Vermehrung von *Corynebacterium diphtheriae* beziehungsweise von *Clostridium tetani* gebildet werden.

Der Impfstoff enthält entweder Pertussis-Toxoid (chemisch entgiftetes Pertussis-Toxin) oder ein Pertussis-Toxin-ähnliches Protein, das keine toxischen Eigenschaften besitzt und durch Expression des entsprechenden gentechnisch veränderten Gens erhalten wurde. Der Impfstoff kann außerdem filamentöses Hämagglutinin, Pertaktin (ein 69-kDa-Protein der äußeren Zellmembran) und andere definierte Komponenten von *B. pertussis*, wie Agglutinin-2 und Agglutinin-3, enthalten. Die beiden letztgenannten Antigene können gemeinsam gereinigt werden. Die Zusammenstellung und die Eigenschaften der Antigene beruhen auf dem Nachweis der Schutzwirkung und dem Ausbleiben unerwarteter Reaktionen in der Zielgruppe, für die der Impfstoff bestimmt ist.

Herstellung

Allgemeine Vorkehrungen

Das Herstellungsverfahren muss nachweislich konstant Impfstoffe ergeben, die einem Impfstoff entsprechen, der den Anforderungen an die klinische Wirksamkeit und Unschädlichkeit für den Menschen entspricht.

Der Gehalt an Bakterien-Endotoxinen (2.6.14) in gereinigtem Diphtherie-Toxoid als Bulk, in gereinigtem Tetanus-Toxoid als Bulk, in gereinigten Pertussis-Komponenten als Bulk und in gereinigten, inaktivierten monovalenten Polio-Virusernten wird bestimmt, um das Reinigungsverfahren zu überwachen und den Gehalt an Bakterien-Endotoxinen im fertigen Impfstoff zu begrenzen. Für jede Komponente muss der Gehalt an Bakterien-Endotoxinen unter dem für den jeweiligen Impfstoff zugelassenen Grenzwert liegen. In jedem Fall muss der Gehalt im fertigen Impfstoff weniger als 100 I. E. je Einzeldosis für den Menschen betragen.

Referenzimpfstoff(e): Unter der Voraussetzung, dass gültige Wirksamkeitsbestimmungen durchgeführt werden können, ist die Verwendung von Einzelkomponenten-Referenzimpfstoffen für die Wirksamkeitsbestimmung von Kombinationsimpfstoffen möglich. Wenn dies aufgrund von Interaktionen zwischen den Komponenten des Kombinationsimpfstoffs oder aufgrund von Unterschieden in der Zusammensetzung zwischen dem Einzelkomponenten-Referenzimpfstoff und dem zu prüfenden Impfstoff nicht möglich ist, wird eine Charge des Kombinationsimpfstoffs, die sich in klinischen Studien als wirksam erwiesen hat, oder eine davon abgeleitete, repräsentative Charge als Referenzimpfstoff verwendet. Zur Herstellung einer repräsentativen Charge muss das Verfahren, das zur Herstellung der in klinischen Studien geprüften Charge verwendet wurde, streng eingehalten werden. Der Referenzimpfstoff kann mit Hilfe einer Methode stabilisiert werden, die nachweislich keinen Einfluss auf die Bestimmung der Wirksamkeit hat.

Herstellung der Komponenten

Die Herstellung der Komponenten entspricht den Anforderungen der Monographien **Diphtherie-Adsorbat-Impfstoff (Vaccinum diphtheriae adsorbatum), Tetanus-Adsorbat-Impfstoff (Vaccinum tetani adsorbatum), Pertussis-Adsorbat-Impfstoff (azellulär, aus Komponenten) (Vaccinum pertussis sine cellulis ex elementis praeparatum adsorbatum)** und **Poliomyeli-**

Impfstoffe für Menschen

tis-Impfstoff (inaktiviert) (Vaccinum poliomyelitidis inactivatum).

Fertiger Impfstoff als Bulk

Der fertige Impfstoff als Bulk wird durch Adsorption geeigneter Mengen von gereinigtem Diphtherie-Toxoid als Bulk, gereinigtem Tetanus-Toxoid als Bulk, gereinigten, azellulären Pertussis-Komponenten als Bulk und geeigneter Mengen von gereinigten, monovalenten Virusernten von humanem Polio-Virus Typ 1, 2 und 3 oder einem trivalenten Pool solcher gereinigter, monovalenter Virusernten, einzeln oder zusammen an einen mineralischen Träger wie Aluminiumhydroxid oder hydratisiertes Aluminiumphosphat hergestellt. Geeignete Konservierungsmittel können zugesetzt werden.

Nur ein fertiger Impfstoff als Bulk, der den nachfolgend beschriebenen Prüfungen entspricht, darf zur Herstellung der Fertigzubereitung verwendet werden.

Rinderserumalbumin: Nach der Virusernte und vor dem Zusatz des Adsorbens bei der Herstellung des fertigen Impfstoffs als Bulk beträgt der Gehalt an Rinderserumalbumin so viel, dass in der Fertigzubereitung höchstens 50 ng je Einzeldosis für den Menschen enthalten sein werden, bestimmt mit Hilfe einer geeigneten immunchemischen Methode (2.7.1) an der Poliomyelitis-Komponente.

Konservierungsmittel: Falls vorhanden wird der Gehalt an Konservierungsmittel mit Hilfe einer geeigneten chemischen Methode bestimmt. Der Gehalt muss mindestens 85 und darf höchstens 115 Prozent des vorgesehenen Gehalts betragen.

Sterilität (2.6.1): Die Prüfung wird mit 10 ml Zubereitung je Nährmedium durchgeführt.

Fertigzubereitung

Nur eine Fertigzubereitung, die der Prüfung „Osmolalität" und allen nachfolgend aufgeführten Anforderungen unter „Prüfung auf Identität", „Prüfung auf Reinheit" und „Bestimmung der Wirksamkeit" entspricht, darf zur Verwendung freigegeben werden.

Falls die Prüfung „Konservierungsmittel" und die „Bestimmung der Wirksamkeit" der Diphtherie-, der Tetanus- und der Pertussis-Komponenten beim fertigen Impfstoff als Bulk mit zufriedenstellenden Ergebnissen durchgeführt wurden, können sie bei der Fertigzubereitung entfallen.

Falls der Gehalt an freiem Formaldehyd an den gereinigten Antigenen als Bulk oder am fertigen Impfstoff als Bulk bestimmt wurde und gezeigt wurde, dass der Gehalt in der Fertigzubereitung höchstens 0,2 g · l^{-1} betragen wird, kann die Prüfung „Freier Formaldehyd" bei der Fertigzubereitung entfallen.

Falls die Bestimmung des D-Antigen-Gehalts mit zufriedenstellenden Ergebnissen bei der Herstellung des fertigen Impfstoffs als Bulk vor Zusatz des Adsorbens durchgeführt wurde, kann sie bei der Fertigzubereitung entfallen.

Falls die „Bestimmung der Wirksamkeit" der Poliomyelitis-Komponente *in vivo* mit zufriedenstellenden Ergebnissen am fertigen Impfstoff als Bulk durchgeführt wurde, kann sie bei der Fertigzubereitung entfallen.

Auf die „Bestimmung der Wirksamkeit" der Poliomyelitis-Komponente *in vivo* kann verzichtet werden, wenn für ein bestimmtes Produkt und jeden Polio-Virustyp nachgewiesen wurde, dass die Akzeptanzkriterien für die D-Antigen-Bestimmung das gleiche Ergebnis wie die „Bestimmung der Wirksamkeit" *in vivo* im Hinblick auf Akzeptanz oder Ablehnung einer Charge ergeben. Dieser Nachweis muss die Prüfung von Chargen mit verminderter Wirksamkeit beinhalten, die, falls erforderlich, experimentell hergestellt werden, zum Beispiel durch Wärmebehandlung oder andere Methoden zur Verringerung der immunogenen Aktivität. Bei einer signifikanten Änderung im Herstellungsverfahren der Antigene oder deren Formulierung muss jede Auswirkung auf die „Bestimmung der Wirksamkeit" *in vivo* und *in vitro* bewertet und die Notwendigkeit einer Revalidierung in Betracht gezogen werden.

Osmolalität (2.2.35): Die Osmolalität des Impfstoffs muss innerhalb der für die bestimmte Zubereitung zugelassenen Grenzen liegen.

Prüfung auf Identität

A. Diphtherie-Toxoid wird mit Hilfe einer geeigneten immunchemischen Methode (2.7.1) identifiziert.
Die folgende, auf bestimmte Impfstoffe anwendbare Methode ist als Beispiel angegeben. Im zu prüfenden Impfstoff wird so viel Natriumcitrat *R* gelöst, dass eine Lösung von 100 g · l^{-1} erhalten wird. Diese wird etwa 16 h lang bei 37 °C gehalten und zentrifugiert, bis ein klarer Überstand erhalten wird, der mit einem geeigneten Diphtherie-Antitoxin reagiert und einen Niederschlag bildet.

B. Tetanus-Toxoid wird mit Hilfe einer geeigneten immunchemischen Methode (2.7.1) identifiziert. Die folgende, auf bestimmte Impfstoffe anwendbare Methode ist als Beispiel angegeben. Der unter „Prüfung auf Identität, A" erhaltene klare Überstand reagiert mit einem geeigneten Tetanus-Antitoxin und bildet einen Niederschlag.

C. Die Pertussis-Komponenten werden mit Hilfe einer geeigneten immunchemischen Methode (2.7.1) identifiziert. Die folgende, auf bestimmte Impfstoffe anwendbare Methode ist als Beispiel angegeben. Der unter „Prüfung auf Identität, A" erhaltene klare Überstand reagiert mit Antisera, die spezifisch für die Pertussis-Komponenten des Impfstoffs sind.

D. Der Impfstoff muss, unter Anwendung einer geeigneten immunchemischen Methode (2.7.1), wie der Bestimmung von D-Antigen mittels ELISA geprüft, nachweislich humane Polio-Viren Typ 1, 2 und 3 enthalten.

Prüfung auf Reinheit

Aluminium (2.5.13): höchstens 1,25 mg je Einzeldosis für den Menschen, wenn Aluminiumhydroxid oder hydratisiertes Aluminiumphosphat als Adsorbens verwendet wurde

Freier Formaldehyd (2.4.18): höchstens $0{,}2\ g \cdot l^{-1}$

Konservierungsmittel: Falls vorhanden wird der Gehalt an Konservierungsmittel mit Hilfe einer geeigneten chemischen Methode bestimmt. Der Gehalt muss mindestens dem gerade noch wirksamen Gehalt entsprechen und darf höchstens 115 Prozent des in der Beschriftung angegebenen Gehalts betragen.

Sterilität (2.6.1): Der Impfstoff muss der Prüfung entsprechen.

Bestimmung der Wirksamkeit

Diphtherie-Komponente: Zur Bestimmung der Wirksamkeit der Diphtherie-Komponente wird eine der unter „Bestimmung der Wirksamkeit von Diphtherie-Adsorbat-Impfstoff" (2.7.6) vorgeschriebenen Methoden durchgeführt.

Die untere Vertrauensgrenze ($p = 0{,}95$) der ermittelten Wirksamkeit muss mindestens der in der Beschriftung angegebenen Mindestwirksamkeit entsprechen.

Abgesehen von begründeten und zugelassenen Fällen beträgt die in der Beschriftung angegebene Mindestwirksamkeit 30 I. E. je Einzeldosis für den Menschen.

Tetanus-Komponente: Zur Bestimmung der Wirksamkeit der Tetanus-Komponente wird eine der unter „Bestimmung der Wirksamkeit von Tetanus-Adsorbat-Impfstoff" (2.7.8) vorgeschriebenen Methoden durchgeführt.

Die untere Vertrauensgrenze ($p = 0{,}95$) der ermittelten Wirksamkeit muss mindestens 40 I. E. je Einzeldosis für den Menschen betragen.

Pertussis-Komponente: Zur Bestimmung der Wirksamkeit der Pertussis-Komponente wird eine der unter „Bestimmung der Wirksamkeit von Pertussis-Impfstoff (azellulär)" (2.7.16) vorgeschriebenen Methoden durchgeführt. Der Impfstoff muss dem für das jeweilige Produkt zugelassenen Grenzwert entsprechen.

Poliomyelitis-Komponente

D-Antigen-Gehalt: Als Maß für die Gleichförmigkeit der Herstellung wird der Gehalt an D-Antigen der humanen Polio-Viren Typ 1, 2 und 3 nach der Desorption mit Hilfe einer geeigneten immunchemischen Methode (2.7.1) bestimmt. Dabei wird eine Standardzubereitung verwendet, die in D-Antigen-Einheiten der Ph. Eur. kalibriert ist. Der ermittelte Gehalt an D-Antigen, bezogen auf den in der Beschriftung angegebenen Gehalt, muss für jeden Typ innerhalb der für das jeweilige Produkt zugelassenen Grenzen liegen.

Poliomyelitis-Impfstoff (inaktiviert) *BRP* ist in Ph.-Eur.-Einheiten kalibriert und zur Verwendung bei der Bestimmung des D-Antigen-Gehalts vorgesehen. Die Ph.-Eur.-Einheiten entsprechen den Internationalen Einheiten.

Bestimmung der Wirksamkeit in vivo: Der Impfstoff muss der „In-vivo-Bestimmung der Wirksamkeit von Poliomyelitis-Impfstoff (inaktiviert)" (2.7.20) entsprechen.

Beschriftung

Die Beschriftung gibt an,
- Mindestanzahl der Internationalen Einheiten von Diphtherie- und Tetanus-Toxoid je Einzeldosis für den Menschen
- Namen und Mengen der Pertussis-Komponenten je Einzeldosis für den Menschen
- falls zutreffend, dass der Impfstoff ein Pertussis-Toxin-ähnliches Protein enthält, das durch genetische Modifikation erhalten wurde
- im Impfstoff enthaltene Typen des Polio-Virus
- die in jeder Einzeldosis für den Menschen nominal enthaltene Menge des Polio-Virus eines jeden Typs (1, 2 und 3), ausgedrückt in Ph.-Eur.-Einheiten an D-Antigen
- zur Herstellung der Poliomyelitis-Komponente verwendeter Zelltyp
- Name und Menge des Adsorbens
- falls zutreffend, dass der Impfstoff für die Erstimmunisierung von Kindern bestimmt und nicht notwendigerweise für Auffrischimpfungen oder zur Impfung von Erwachsenen geeignet ist
- dass der Impfstoff vor der Verwendung geschüttelt werden muss
- dass der Impfstoff nicht gefrieren darf.

Impfstoffe für Menschen

10.8/2329

Diphtherie-Tetanus-Pertussis(azellulär, aus Komponenten)-Poliomyelitis(inaktiviert)-Adsorbat-Impfstoff (reduzierter Antigengehalt)

Vaccinum diphtheriae, tetani, pertussis sine cellulis ex elementis praeparatum et poliomyelitidis inactivatum, antigeni-o(-is) minutum, adsorbatum

Definition

Diphtherie-Tetanus-Pertussis(azellulär, aus Komponenten)-Poliomyelitis(inaktiviert)-Adsorbat-Impfstoff (reduzierter Antigengehalt) ist ein Kombinationsimpfstoff bestehend aus Diphtherie-Formoltoxoid, Tetanus-Formoltoxoid, einzeln gereinigten Antigenkomponenten von *Bordetella pertussis*, geeigneten Stämmen des humanen Polio-Virus Typ 1, 2 und 3, vermehrt in geeigneten Zellkulturen und inaktiviert durch ein validiertes Verfahren, und einem mineralischen Adsorbens wie Aluminiumhydroxid oder hydratisiertem Aluminiumphosphat.

Die Formoltoxoide werden aus den Toxinen gewonnen, die bei der Vermehrung von *Corynebacterium diphtheriae* beziehungsweise *Clostridium tetani* gebildet werden.

Verglichen mit allgemein für die Erstimmunisierung verwendeten Impfstoffen ist der Gehalt an Diphtherie-Toxoid je Einzeldosis für den Menschen reduziert. Der Gehalt an Tetanus-Toxoid und an Pertussiskomponenten kann ebenfalls reduziert sein.

Der Impfstoff enthält entweder Pertussis-Toxoid (chemisch entgiftetes Pertussis-Toxin) oder ein Pertussis-Toxin-ähnliches Protein, das keine toxischen Eigenschaften besitzt und durch Expression des entsprechenden gentechnisch veränderten Gens hergestellt wurde. Der Impfstoff kann außerdem filamentöses Hämagglutinin, Pertaktin (ein 69-kDa-Protein der äußeren Zellmembran) und andere definierte Komponenten von *B. pertussis*, wie Agglutinin-2 und Agglutinin-3, enthalten. Die beiden letztgenannten Antigene können gemeinsam gereinigt werden. Die Zusammenstellung und die Eigenschaften der Antigene beruhen auf dem Nachweis der Schutzwirkung und dem Ausbleiben unerwarteter Reaktionen in der Zielgruppe, für die der Impfstoff bestimmt ist.

Herstellung

Allgemeine Vorkehrungen

Das Herstellungsverfahren muss nachweislich konstant Impfstoffe ergeben, die einem Impfstoff entsprechen, dessen klinische Wirksamkeit und Unschädlichkeit für den Menschen nachgewiesen sind.

Der Gehalt an Bakterien-Endotoxinen (2.6.14) in gereinigtem Diphtherie-Toxoid als Bulk, in gereinigtem Tetanus-Toxoid als Bulk, in gereinigten Pertussis-Komponenten als Bulk und in gereinigten, inaktivierten monovalenten Polio-Virusernten wird bestimmt, um das Reinigungsverfahren zu überwachen und den Gehalt an Bakterien-Endotoxinen im fertigen Impfstoff zu begrenzen. Für jede Komponente muss der Gehalt an Bakterien-Endotoxinen unter dem für den jeweiligen Impfstoff zugelassenen Grenzwert liegen. In jedem Fall muss der Gehalt im fertigen Impfstoff weniger als 100 I. E. Bakterien-Endotoxine je Einzeldosis für den Menschen betragen.

Referenzimpfstoff(e): Unter der Voraussetzung, dass gültige Wirksamkeitsbestimmungen durchgeführt werden können, ist die Verwendung von Einzelkomponenten-Referenzimpfstoffen für die Wirksamkeitsbestimmung des Kombinationsimpfstoffs möglich. Wenn dies aufgrund von Interaktionen zwischen den Komponenten des Kombinationsimpfstoffs oder aufgrund von Unterschieden in der Zusammensetzung zwischen dem Einzelkomponenten-Referenzimpfstoff und dem zu prüfenden Impfstoff nicht möglich ist, wird eine Charge des Kombinationsimpfstoffs, die sich in klinischen Studien als wirksam erwiesen hat, oder eine davon abgeleitete, repräsentative Charge als Referenzimpfstoff verwendet. Zur Herstellung einer repräsentativen Charge muss das Verfahren, das zur Herstellung der in klinischen Studien geprüften Charge verwendet wurde, streng eingehalten werden. Der Referenzimpfstoff kann mit Hilfe einer Methode stabilisiert werden, die nachweislich keinen Einfluss auf die Bestimmung der Wirksamkeit hat.

Herstellung der Komponenten

Die Herstellung der Komponenten entspricht den Anforderungen der Monographien **Diphtherie-Adsorbat-Impfstoff (Vaccinum diphtheriae adsorbatum), Tetanus-Adsorbat-Impfstoff (Vaccinum tetani adsorbatum), Pertussis-Adsorbat-Impfstoff (azellulär, aus Komponenten) (Vaccinum pertussis sine cellulis ex elementis praeparatum adsorbatum)** und **Poliomyelitis-Impfstoff (inaktiviert) (Vaccinum poliomyelitidis inactivatum).**

Fertiger Impfstoff als Bulk

Der fertige Impfstoff als Bulk wird durch Adsorption geeigneter Mengen von gereinigtem Diphtherie-Toxoid als Bulk, gereinigtem Tetanus-Toxoid als Bulk und gereinigten, azellulären Pertussis-Komponenten als Bulk einzeln oder zusammen an einen mineralischen Träger wie Aluminiumhydroxid oder hydratisiertes Aluminiumphosphat hergestellt. Geeignete Mengen von gereinigten, monovalenten Ernten von humanem Polio-Virus Typ 1, 2 und 3 oder einem trivalenten Pool solcher gereinigter, monovalenter Virusernten werden zugesetzt. Geeignete Konservierungsmittel können zugesetzt werden.

Nur fertiger Impfstoff als Bulk, der den nachfolgend beschriebenen Prüfungen entspricht, darf zur Herstellung der Fertigzubereitung verwendet werden.

Rinderserumalbumin: Nach der Virusernte und vor dem Zusatz des Adsorbens bei der Herstellung des fertigen Impfstoffs als Bulk beträgt der Gehalt an Rinderserumalbumin so viel, dass in der Fertigzubereitung höchstens 50 ng je Einzeldosis für den Menschen enthalten sein werden, bestimmt mit Hilfe einer geeigneten immunchemischen Methode (2.7.1) an der Poliomyelitis-Komponente.

Konservierungsmittel: Falls vorhanden wird der Gehalt an Konservierungsmittel mit Hilfe einer geeigneten chemischen Methode bestimmt. Der Gehalt muss mindestens 85 und darf höchstens 115 Prozent des vorgesehenen Gehalts betragen.

Sterilität (2.6.1): Die Prüfung wird mit 10 ml Zubereitung je Nährmedium durchgeführt.

Fertigzubereitung

Der fertige Impfstoff als Bulk wird unter aseptischen Bedingungen in sterile Behältnisse mit Originalitätsverschluss abgefüllt. Die Behältnisse werden so verschlossen, dass eine Kontamination verhindert wird.

Nur eine Fertigzubereitung, die der Prüfung „Osmolalität“ und allen nachfolgend aufgeführten Anforderungen unter „Prüfung auf Identität“, „Prüfung auf Reinheit“ und „Bestimmung der Wirksamkeit“ entspricht, darf zur Verwendung freigegeben werden.

Falls die Prüfung „Konservierungsmittel“ und die „Bestimmung der Wirksamkeit“ der Diphtherie-, der Tetanus- und der Pertussis-Komponenten am fertigen Impfstoff als Bulk mit zufriedenstellenden Ergebnissen durchgeführt wurden, können sie an der Fertigzubereitung entfallen.

Falls der Gehalt an freiem Formaldehyd an den gereinigten Antigenen als Bulk oder am fertigen Impfstoff als Bulk bestimmt wurde und gezeigt wurde, dass der Gehalt in der Fertigzubereitung höchstens $0{,}2\,g \cdot l^{-1}$ betragen wird, kann die Prüfung „Freier Formaldehyd“ an der Fertigzubereitung entfallen.

Falls die Bestimmung des D-Antigen-Gehalts nicht an der Fertigzubereitung durchgeführt werden kann, ist sie bei der Herstellung des fertigen Impfstoffs als Bulk vor Zusatz des Adsorbens durchzuführen.

Falls die „Bestimmung der Wirksamkeit“ der Poliomyelitis-Komponente *in vivo* mit zufriedenstellenden Ergebnissen am fertigen Impfstoff als Bulk durchgeführt wurde, kann sie an der Fertigzubereitung entfallen.

Auf die „Bestimmung der Wirksamkeit“ der Poliomyelitis-Komponente *in vivo* kann verzichtet werden, wenn für ein bestimmtes Produkt und jeden Poliovirustyp nachgewiesen wurde, dass die Akzeptanzkriterien für die D-Antigen-Bestimmung das gleiche Ergebnis wie die „Bestimmung der Wirksamkeit“ *in vivo* im Hinblick auf Akzeptanz oder Ablehnung einer Charge ergeben. Dieser Nachweis muss die Prüfung von Chargen mit verminderter Wirksamkeit beinhalten, die, falls erforderlich, experimentell hergestellt wurden, zum Beispiel durch Wärmebehandlung oder andere Methoden zur Verringerung der immunogenen Aktivität. Bei einer signifikanten Änderung im Herstellungsverfahren der Antigene oder deren Formulierung muss jede Auswirkung auf die „Bestimmung der Wirksamkeit“ *in vivo* und *in vitro* bewertet und die Notwendigkeit einer Revalidierung in Betracht gezogen werden.

Osmolalität (2.2.35): Die Osmolalität des Impfstoffs muss innerhalb der für die bestimmte Zubereitung zugelassenen Grenzen liegen.

Prüfung auf Identität

A. Diphtherie-Toxoid wird mit Hilfe einer geeigneten immunchemischen Methode (2.7.1) identifiziert. Die nachfolgend beschriebene, auf bestimmte Impfstoffe anwendbare Methode ist als Beispiel angegeben. Im zu prüfenden Impfstoff wird so viel Natriumcitrat *R* gelöst, dass eine Lösung von $100\,g \cdot l^{-1}$ erhalten wird. Diese Lösung wird etwa 16 h lang bei 37 °C gehalten und zentrifugiert, bis ein klarer Überstand erhalten wird, der mit einem geeigneten Diphtherie-Antitoxin reagiert und einen Niederschlag bildet. Wenn mit einem an Aluminiumhydroxid adsorbierten Impfstoff kein zufriedenstellendes Ergebnis erreicht wird, ist die Prüfung wie folgt durchzuführen: 15 ml des zu prüfenden Impfstoffs werden zentrifugiert. Der Rückstand wird in 5 ml einer frisch hergestellten Mischung von 1 Volumteil einer Lösung von Natriumedetat *R* ($56\,g \cdot l^{-1}$) und 49 Volumteilen Natriummonohydrogenphosphat-Lösung *R* suspendiert. Nach mindestens 6 h langem Stehenlassen bei 37 °C wird die Suspension zentrifugiert. Der klare Überstand reagiert mit einem geeigneten Diphtherie-Antitoxin und bildet einen Niederschlag.

B. Tetanus-Toxoid wird mit Hilfe einer geeigneten immunchemischen Methode (2.7.1) identifiziert. Die nachfolgend beschriebene, auf bestimmte Impfstoffe anwendbare Methode ist als Beispiel angegeben. Der unter „Prüfung auf Identität, A“ erhaltene klare Überstand reagiert mit einem geeigneten Tetanus-Antitoxin und bildet einen Niederschlag.

C. Die Pertussis-Komponenten werden mit Hilfe einer geeigneten immunchemischen Methode (2.7.1) iden-

Impfstoffe für Menschen

tifiziert. Die nachfolgend beschriebene, auf bestimmte Impfstoffe anwendbare Methode ist als Beispiel angegeben. Der unter „Prüfung auf Identität, A“ erhaltene klare Überstand reagiert mit Antisera, die spezifisch für die Pertussis-Komponenten des Impfstoffs sind.

D. Der Impfstoff muss, unter Anwendung einer geeigneten immunchemischen Methode (2.7.1), wie der Bestimmung von D-Antigen mittels ELISA geprüft, nachweislich humane Polio-Viren Typ 1, 2 und 3 enthalten.

Prüfung auf Reinheit

Aluminium (2.5.13): höchstens 1,25 mg je Einzeldosis für den Menschen, wenn Aluminiumhydroxid oder hydratisiertes Aluminiumphosphat als Adsorbens verwendet wurde

Freier Formaldehyd (2.4.18): höchstens $0{,}2\ g \cdot l^{-1}$

Konservierungsmittel: Falls vorhanden wird der Gehalt an Konservierungsmittel mit Hilfe einer geeigneten chemischen Methode bestimmt. Der Gehalt muss mindestens dem gerade noch wirksamen Gehalt entsprechen und darf höchstens 115 Prozent des in der Beschriftung angegebenen Gehalts betragen.

Sterilität (2.6.1): Der Impfstoff muss der Prüfung entsprechen.

Bestimmung der Wirksamkeit

Diphtherie-Komponente: Zur Bestimmung der Wirksamkeit der Diphtherie-Komponente wird eine der unter „Bestimmung der Wirksamkeit von Diphtherie-Adsorbat-Impfstoff“ (2.7.6) vorgeschriebenen Methoden durchgeführt.

Die untere Vertrauensgrenze ($p = 0{,}95$) der ermittelten Wirksamkeit muss mindestens 2 I. E. je Einzeldosis für den Menschen betragen.

Tetanus-Komponente: Zur Bestimmung der Wirksamkeit der Tetanus-Komponente wird eine der unter „Bestimmung der Wirksamkeit von Tetanus-Adsorbat-Impfstoff“ (2.7.8) vorgeschriebenen Methoden durchgeführt.

Die untere Vertrauensgrenze ($p = 0{,}95$) der ermittelten Wirksamkeit muss mindestens 20 I. E. je Einzeldosis für den Menschen betragen.

Pertussis-Komponente: Zur Bestimmung der Wirksamkeit der Pertussis-Komponente wird eine der unter „Bestimmung der Wirksamkeit von Pertussis-Impfstoff (azellulär)“ (2.7.16) vorgeschriebenen Methoden durchgeführt. Der Impfstoff muss dem für das jeweilige Produkt zugelassenen Grenzwert entsprechen.

Poliomyelitis-Komponente

D-Antigen-Gehalt: Als Maß für die Gleichförmigkeit der Herstellung wird der Gehalt an D-Antigen der humanen Polio-Viren Typ 1, 2 und 3 nach der Desorption mit Hilfe einer geeigneten immunchemischen Methode (2.7.1) bestimmt. Dabei wird eine Standardzubereitung verwendet, die in D-Antigen-Einheiten der Ph. Eur. kalibriert ist. Der Gehalt an D-Antigen, bezogen auf den in der Beschriftung angegebenen Gehalt, muss für jeden Typ innerhalb der für das jeweilige Produkt zugelassenen Grenzen liegen.

Poliomyelitis-Impfstoff (inaktiviert) *BRP* ist in Ph.-Eur.-Einheiten kalibriert und zur Verwendung bei der Bestimmung des D-Antigen-Gehalts vorgesehen. Die Ph.-Eur.-Einheiten entsprechen den Internationalen Einheiten.

Bestimmung der Wirksamkeit in vivo: Der Impfstoff muss der „In-vivo-Bestimmung der Wirksamkeit von Poliomyelitis-Impfstoff (inaktiviert)“ (2.7.20) entsprechen.

Beschriftung

Die Beschriftung gibt an,
- Mindestanzahl der Internationalen Einheiten von Diphtherie- und Tetanus-Toxoid je Einzeldosis für den Menschen
- Namen und Mengen der Pertussis-Komponenten je Einzeldosis für den Menschen
- falls zutreffend, dass der Impfstoff ein Pertussis-Toxin-ähnliches Protein enthält, das durch genetische Modifikation hergestellt wurde
- im Impfstoff enthaltene Typen des Polio-Virus
- die in jeder Einzeldosis für den Menschen nominal enthaltene Menge des Polio-Virus eines jeden Typs (1, 2 und 3), ausgedrückt in Ph.-Eur.-Einheiten an D-Antigen
- zur Herstellung der Poliomyelitis-Komponente verwendeter Zelltyp
- Name und Menge des Adsorbens
- dass der Impfstoff vor der Verwendung geschüttelt werden muss
- dass der Impfstoff nicht gefrieren darf.

10.8/2065

Diphtherie-Tetanus-Pertussis(azellulär, aus Komponenten)-Poliomyelitis(inaktiviert)-Haemophilus-Typ-b(konjugiert)-Adsorbat-Impfstoff

Vaccinum diphtheriae, tetani, pertussis sine cellulis ex elementis praeparatum, poliomyelitidis inactivatum et haemophili stirpis b coniugatum adsorbatum

Definition

Diphtherie-Tetanus-Pertussis(azellulär, aus Komponenten)-Poliomyelitis(inaktiviert)-Haemophilus-Typ-b(konjugiert)-Adsorbat-Impfstoff ist ein Kombinationsimpfstoff aus Diphtherie-Formoltoxoid, Tetanus-Formoltoxoid, einzeln gereinigten Antigenkomponenten von *Bordetella pertussis*, geeigneten Stämmen des humanen Polio-Virus Typ 1, 2 und 3, in geeigneten Zellkulturen vermehrt und inaktiviert durch ein validiertes Verfahren, Polyribosylribitolphosphat (PRP), das kovalent an ein Trägerprotein gebunden ist, und einem mineralischen Adsorbens wie Aluminiumhydroxid oder hydratisiertem Aluminiumphosphat. Das Produkt wird entweder als pentavalente Flüssigzubereitung in nur einem Behältnis oder als tetravalente Flüssigzubereitung mit der gefriergetrockneten Haemophilus-Komponente in einem separaten Behältnis, die unmittelbar vor der Verwendung mit den anderen Komponenten gemischt werden muss, angeboten.

Die Formoltoxoide werden aus den Toxinen gewonnen, die bei der Vermehrung von *Corynebacterium diphtheriae* beziehungsweise von *Clostridium tetani* gebildet werden.

Der Impfstoff enthält entweder Pertussis-Toxoid (chemisch entgiftetes Pertussis-Toxin) oder ein Pertussis-Toxin-ähnliches Protein, das keine toxischen Eigenschaften besitzt und durch Expression des entsprechenden gentechnisch veränderten Gens erhalten wurde. Die azelluläre Pertussis-Komponente kann außerdem filamentöses Hämagglutinin, Pertaktin (ein 69-kDa-Protein der äußeren Zellmembran) und andere definierte Komponenten von *B. pertussis*, wie Agglutinin-2 und Agglutinin-3, enthalten. Die beiden letztgenannten Antigene können gemeinsam gereinigt werden. Die Zusammenstellung und die Eigenschaften der Antigene beruhen auf dem Nachweis der Schutzwirkung und dem Ausbleiben unerwarteter Reaktionen in der Zielgruppe, für die der Impfstoff bestimmt ist.

PRP ist ein lineares Copolymer aus sich wiederholenden Einheiten von 3-β-D-Ribofuranosyl-(1→1)-ribitol-5-phosphat [$(C_{10}H_{19}O_{11}P)_n$] mit einer definierten Molekülgröße und wird aus einem geeigneten Stamm von *Haemophilus influenzae* Typ b gewonnen.

Das mit PRP konjugierte Trägerprotein induziert eine T-Lymphozyten-abhängige Immunantwort der B-Lymphozyten gegen das Polysaccharid.

Herstellung

Allgemeine Vorkehrungen

Das Herstellungsverfahren muss nachweislich konstant Impfstoffe ergeben, die einem Impfstoff entsprechen, dessen klinische Wirksamkeit und Unschädlichkeit für den Menschen nachgewiesen wurden.

Der Gehalt an Bakterien-Endotoxinen (2.6.14) in gereinigtem Diphtherie-Toxoid als Bulk, in gereinigtem Tetanus-Toxoid als Bulk, in gereinigten Pertussis-Komponenten als Bulk, in gereinigten, inaktivierten monovalenten Polio-Virusernten und in gereinigtem PRP-Konjugat als Bulk wird bestimmt, um das Reinigungsverfahren zu überwachen und den Gehalt an Bakterien-Endotoxinen im fertigen Impfstoff zu begrenzen. Für jede Komponente muss der Gehalt an Bakterien-Endotoxinen unter dem für den jeweiligen Impfstoff durch die zuständige Behörde zugelassenen Grenzwert liegen.

Während der Entwicklungsstudien muss gezeigt werden, dass der Impfstoff konstant eine T-Lymphozyten-abhängige Immunantwort der B-Lymphozyten gegen das PRP induziert. Bei Änderungen im Herstellungsverfahren muss mit Hilfe von geeigneten In-vitro-Methoden nachgewiesen werden, dass die charakteristischen Eigenschaften des Konjugats nicht beeinträchtigt sind.

Als Bestandteil der Prüfung auf Gleichförmigkeit wird, wenn die Haemophilus-Komponente in einem separaten Behältnis abgefüllt ist, die Bestimmung der Wirksamkeit der Diphtherie-, Tetanus-, Pertussis- und Poliomyelitis-Komponenten mit einer ausreichenden Anzahl entsprechend der Gebrauchsanweisung rekonstituierter Impfstoffchargen durchgeführt. Nachfolgende Routinebestimmungen dieser Komponenten können ohne Zusatz der Haemophilus-Komponente durchgeführt werden.

Wenn der Impfstoff so angeboten wird, dass die Haemophilus-Komponente in einem separaten Behältnis abgefüllt ist, wird das Herstellungsverfahren einer Validierung unterzogen und muss gewährleisten, dass, falls der Impfstoff geprüft wird, die Haemophilus-Komponente der wie folgt durchgeführten „Prüfung auf Pyrogene" (2.6.8) entspricht. Jedem Kaninchen wird je Kilogramm Körpermasse eine Impfstoffmenge injiziert, die 1 µg PRP für das Diphtherie-Toxoid oder -Protein CRM 197

Impfstoffe für Menschen

oder 0,1 µg PRP für das Tetanus-Toxoid oder 0,025 µg PRP für das Protein der äußeren Zellmembran (OMP, outer membrane protein) von Gruppe-B-Meningokokken, entspricht.

Referenzimpfstoff(e): Unter der Voraussetzung, dass gültige Wirksamkeitsbestimmungen durchgeführt werden können, ist die Verwendung von Einzelkomponenten-Referenzimpfstoffen für die Wirksamkeitsbestimmung des Kombinationsimpfstoffs möglich. Wenn dies aufgrund von Interaktionen zwischen den Komponenten des Kombinationsimpfstoffs oder aufgrund von Unterschieden in der Zusammensetzung zwischen dem Einzelkomponenten-Referenzimpfstoff und dem zu prüfenden Impfstoff nicht möglich ist, wird eine Charge des Kombinationsimpfstoffs, die sich in klinischen Studien als wirksam erwiesen hat, oder eine davon abgeleitete, repräsentative Charge als Referenzimpfstoff verwendet. Zur Herstellung einer repräsentativen Charge muss das Verfahren, das zur Herstellung der in klinischen Studien geprüften Charge verwendet wurde, streng eingehalten werden. Der Referenzimpfstoff kann mit Hilfe einer Methode stabilisiert werden, die nachweislich keinen Einfluss auf die Bestimmung der Wirksamkeit hat.

Herstellung der Komponenten

Die Herstellung der Komponenten entspricht den Anforderungen der Monographien **Diphtherie-Adsorbat-Impfstoff (Vaccinum diphtheriae adsorbatum), Tetanus-Adsorbat-Impfstoff (Vaccinum tetani adsorbatum), Pertussis-Adsorbat-Impfstoff (azellulär, aus Komponenten) (Vaccinum pertussis sine cellulis ex elementis praeparatum adsorbatum), Poliomyelitis-Impfstoff (inaktiviert) (Vaccinum poliomyelitidis inactivatum)** und **Haemophilus-Typ-b-Impfstoff (konjugiert) (Vaccinum haemophili stirpis b coniugatum)**.

Fertige Impfstoffe als Bulk

Der fertige tetravalente Impfstoff als Bulk der Diphtherie-, Tetanus-, Pertussis und Poliomyelitis-Komponenten wird durch Adsorption geeigneter Mengen von gereinigtem Diphtherie-Toxoid als Bulk, gereinigtem Tetanus-Toxoid als Bulk, gereinigten, azellulären Pertussis-Komponenten als Bulk einzeln oder zusammen an einen mineralischen Träger wie Aluminiumhydroxid oder hydratisiertes Aluminiumphosphat hergestellt. Geeignete Mengen von gereinigten, monovalenten Ernten von humanem Polio-Virus Typ 1, 2 und 3 oder einem trivalenten Pool solcher gereinigter, monovalenter Virusernten werden zugesetzt. Geeignete Konservierungsmittel können zugesetzt werden.

Wenn der Impfstoff mit allen 5 Komponenten in einem Behältnis abgefüllt ist, wird der fertige Impfstoff als Bulk so hergestellt, dass dem tetravalenten Impfstoff als Bulk eine geeignete Menge an Haemophilus-Konjugat als Bulk zugesetzt wird. Wenn die Haemophilus-Komponente in einem separaten Behältnis abgefüllt ist, wird der fertige Impfstoff als Bulk durch Verdünnen des Konjugats als Bulk zur Endkonzentration mit zur Gefriertrocknung geeigneten Verdünnungsmitteln hergestellt. Ein Stabilisator kann zugesetzt werden.

Nur fertiger Impfstoff als Bulk, der den nachfolgend beschriebenen Prüfungen entspricht, darf zur Herstellung der Fertigzubereitung verwendet werden.

Rinderserumalbumin: Vor dem Zusatz des Adsorbens bei der Herstellung des fertigen Impfstoffs als Bulk beträgt der Gehalt an Rinderserumalbumin nur so viel, dass in der Fertigzubereitung höchstens 50 ng je Einzeldosis für den Menschen enthalten sein werden, bestimmt mit Hilfe einer geeigneten immunchemischen Methode (2.7.1) an der Poliomyelitis-Komponente.

Konservierungsmittel: Falls vorhanden wird der Gehalt an Konservierungsmittel mit Hilfe einer geeigneten chemischen Methode bestimmt. Der Gehalt muss mindestens 85 und darf höchstens 115 Prozent des vorgesehenen Gehalts betragen.

Sterilität (2.6.1): Die Prüfung wird mit 10 ml Zubereitung je Nährmedium durchgeführt.

Fertigzubereitung

Wenn die Haemophilus-Komponente in einem separaten Behältnis abgefüllt ist, wird der fertige Impfstoff als Bulk der Haemophilus-Komponente gefriergetrocknet.

Nur eine Fertigzubereitung, die der Prüfung „Osmolalität" und allen nachfolgend aufgeführten Anforderungen unter „Prüfung auf Identität", „Prüfung auf Reinheit" und „Bestimmung der Wirksamkeit" entspricht, darf zur Verwendung freigegeben werden.

Falls die Prüfung „Konservierungsmittel" und die „Bestimmung der Wirksamkeit" beim fertigen Impfstoff als Bulk mit zufriedenstellenden Ergebnissen durchgeführt wurden, können sie bei der Fertigzubereitung entfallen.

Falls der Gehalt an freiem Formaldehyd an den gereinigten Antigenen als Bulk und an gereinigten, monovalenten Virusernten oder einem trivalenten Pool von Polio-Viren oder am fertigen Impfstoff als Bulk bestimmt und gezeigt wurde, dass der Gehalt in der Fertigzubereitung höchstens $0{,}2\ g \cdot l^{-1}$ betragen wird, kann die Prüfung „Freier Formaldehyd" bei der Fertigzubereitung entfallen.

Falls die „Bestimmung der Wirksamkeit" der Poliomyelitis-Komponente *in vivo* nachweislich mit zufriedenstellenden Ergebnissen am fertigen Impfstoff als Bulk durchgeführt wurde, kann sie bei der Fertigzubereitung entfallen.

Auf die „Bestimmung der Wirksamkeit" der Poliomyelitis-Komponente *in vivo* kann verzichtet werden, wenn für ein bestimmtes Produkt und jeden Polio-Virustyp nachgewiesen wurde, dass die Akzeptanzkriterien für die D-Antigen-Bestimmung das gleiche Ergebnis wie die „Bestimmung der Wirksamkeit" *in vivo* im Hinblick auf Akzeptanz oder Ablehnung einer Charge ergeben. Dieser Nachweis muss die Prüfung von Chargen mit verminderter Wirksamkeit beinhalten, die, falls erforderlich, experimentell hergestellt werden, zum Beispiel durch Wärmebehandlung oder andere Methoden zur Verringerung der immunogenen Aktivität. Bei einer signifikanten Änderung im Herstellungsverfahren der Antigene oder deren Formulierung muss jede Auswirkung auf die „Bestimmung der Wirksamkeit" *in vivo* und *in vitro* bewertet und die Notwendigkeit einer Revalidierung in Betracht gezogen werden.

Osmolalität (2.2.35): Die Osmolalität des, falls erforderlich rekonstituierten, Impfstoffs muss innerhalb der für die bestimmte Zubereitung zugelassenen Grenzen liegen.

Freies PRP: Wenn die Haemophilus-Komponente in der flüssigen Zubereitung enthalten ist, kann die Anwesenheit der anderen Komponenten die Bestimmung der Wirksamkeit beeinflussen und das PRP kann möglicherweise nicht vom Adjuvans abgetrennt werden. Freies PRP kann am Konjugat als Bulk vor Zusatz der anderen Komponenten oder an der nicht adsorbierten Fraktion des fertigen Kombinationsimpfstoffs bestimmt werden.

Wenn die Haemophilus-Komponente in einem separaten Behältnis abgefüllt ist, sind unterschiedliche Methoden, einschließlich Präzipitation, Gelfiltration, Ausschluss-, Anionenaustauschchromatographie, hydrophobe Chromatographie, Ultrafiltration und Ultrazentrifugation, eingesetzt worden, um freies PRP vom Konjugat abzutrennen. Das freie PRP kann anschließend mit einer Reihe von Techniken, einschließlich Hochleistungsanionenaustauschchromatographie mit gepulster amperometrischer Detektion (HPAEC-PAD, high-performance anion-exchange chromatography with pulsed amperometric detection) und Immunassays mit anti-PRP-Antikörpern, quantitativ bestimmt werden.

Der Gehalt an freiem PRP darf nicht größer sein als der für das jeweilige Produkt zugelassene Gehalt.

Prüfung auf Identität

Die Prüfungen auf Identität A, B, C und D werden mit dem Inhalt des Behältnisses, das die Diphtherie-, Tetanus-, Pertussis- und Poliomyelitis-Komponenten enthält, durchgeführt. Zur „Prüfung auf Identität, E" wird entweder der Inhalt des Behältnisses mit allen 5 Komponenten oder der Inhalt des Behältnisses mit der Haemophilus-Komponente verwendet.

A. Diphtherie-Toxoid wird mit Hilfe einer geeigneten immunchemischen Methode (2.7.1) identifiziert. Die folgende, auf bestimmte Impfstoffe anwendbare Methode ist als Beispiel angegeben. Im zu prüfenden Impfstoff wird so viel Natriumcitrat *R* gelöst, dass eine Lösung von $100\,g \cdot l^{-1}$ erhalten wird. Diese wird etwa 16 h lang bei 37 °C gehalten und zentrifugiert, bis ein klarer Überstand erhalten wird, der mit einem geeigneten Diphtherie-Antitoxin reagiert und einen Niederschlag bildet.

B. Tetanus-Toxoid wird mit Hilfe einer geeigneten immunchemischen Methode (2.7.1) identifiziert. Die folgende, auf bestimmte Impfstoffe anwendbare Methode ist als Beispiel angegeben. Der unter „Prüfung auf Identität, A" erhaltene klare Überstand reagiert mit einem geeigneten Tetanus-Antitoxin und bildet einen Niederschlag.

C. Die Pertussis-Komponenten werden mit Hilfe einer geeigneten immunchemischen Methode (2.7.1) identifiziert. Die folgende, auf bestimmte Impfstoffe anwendbare Methode ist als Beispiel angegeben. Der unter „Prüfung auf Identität, A" erhaltene klare Überstand reagiert mit Antisera, die spezifisch für die Pertussis-Komponenten des Impfstoffs sind.

D. Für den Impfstoff muss mit Hilfe einer geeigneten immunchemischen Methode (2.7.1), wie der Bestimmung von D-Antigen mittels ELISA, nachgewiesen werden, dass er humane Polio-Viren Typ 1, 2 und 3 enthält.

E. Die Haemophilus-Komponente wird mit Hilfe einer für PRP geeigneten immunchemischen Methode (2.7.1) identifiziert.

Prüfung auf Reinheit

Wenn die Haemophilus-Komponente in einem separaten Behältnis abgefüllt ist, werden die Prüfungen „Aluminium", „Freier Formaldehyd", „Konservierungsmittel" und „Sterilität" mit dem Inhalt des Behältnisses, das die Diphtherie-, Tetanus-, Pertussis- und Poliomyelitis-Komponenten enthält, durchgeführt. Für die Prüfungen „PRP", „Wasser", „Sterilität" und „Bakterien-Endotoxine" wird der Inhalt des Behältnisses mit der Haemophilus-Komponente verwendet.

Wenn die Haemophilus-Komponente in einem separaten Behältnis abgefüllt ist, werden einige Prüfungen der Haemophilus-Komponente eher am gefriergetrockneten Produkt durchgeführt als am Konjugat als Bulk, da der Gefriertrocknungsprozess die zu prüfende Komponente beeinflussen kann.

PRP: mindestens 80 Prozent der in der Beschriftung angegebenen PRP-Menge

Der Gehalt an PRP wird entweder mit der Bestimmung der Ribose (2.5.31) oder des Phosphors (2.5.18), mit Hilfe einer immunchemischen Methode (2.7.1) oder der Flüssigchromatographie (2.2.29), unter Verwendung der Anionenaustauschchromatographie mit gepulster amperometrischer Detektion, ermittelt.

Aluminium (2.5.13): höchstens 1,25 mg je Einzeldosis für den Menschen, wenn Aluminiumhydroxid oder hydratisiertes Aluminiumphosphat als Adsorbens verwendet wurde

Freier Formaldehyd (2.4.18): höchstens $0{,}2\,g \cdot l^{-1}$

Konservierungsmittel: Falls vorhanden wird der Gehalt an Konservierungsmittel mit Hilfe einer geeigneten chemischen Methode bestimmt. Der Gehalt muss mindestens dem gerade noch wirksamen Gehalt entsprechen und darf höchstens 115 Prozent des in der Beschriftung angegebenen Gehalts betragen.

Wasser (2.5.12): höchstens 3,0 Prozent in der gefriergetrockneten Haemophilus-Komponente

Sterilität (2.6.1): Der Impfstoff muss der Prüfung entsprechen.

Impfstoffe für Menschen

Bakterien-Endotoxine (2.6.14): Der Gehalt an Bakterien-Endotoxinen muss für die Haemophilus-Komponente des jeweiligen Produkts innerhalb der von der zuständigen Behörde zugelassenen Grenzen liegen. Falls eine der Komponenten des Impfstoffs die Bestimmung von Endotoxin verhindert, wird, wie unter „Allgemeine Vorkehrungen" beschrieben, die „Prüfung auf Pyrogene" durchgeführt.

Bestimmung der Wirksamkeit

Diphtherie-Komponente: Zur Bestimmung der Wirksamkeit der Diphtherie-Komponente wird eine der unter „Bestimmung der Wirksamkeit von Diphtherie-Adsorbat-Impfstoff" (2.7.6) vorgeschriebenen Methoden durchgeführt.

Abgesehen von begründeten und zugelassenen Fällen muss die untere Vertrauensgrenze ($p = 0{,}95$) der ermittelten Wirksamkeit mindestens 30 I. E. je Einzeldosis für den Menschen betragen.

Tetanus-Komponente: Zur Bestimmung der Wirksamkeit der Tetanus-Komponente wird eine der unter „Bestimmung der Wirksamkeit von Tetanus-Adsorbat-Impfstoff" (2.7.8) vorgeschriebenen Methoden durchgeführt.

Die untere Vertrauensgrenze ($p = 0{,}95$) der ermittelten Wirksamkeit muss mindestens 40 I. E. je Einzeldosis für den Menschen betragen.

Pertussis-Komponente: Zur Bestimmung der Wirksamkeit der Pertussis-Komponente wird eine der unter „Bestimmung der Wirksamkeit von Pertussis-Impfstoff (azellulär)" (2.7.16) vorgeschriebenen Methoden durchgeführt. Der Impfstoff muss dem für das jeweilige Produkt zugelassenen Grenzwert entsprechen.

Poliomyelitis-Komponente

D-Antigen-Gehalt: Als Maß für die Gleichförmigkeit der Herstellung wird der Gehalt an D-Antigen der humanen Polio-Viren Typ 1, 2 und 3 nach der Desorption mit Hilfe einer geeigneten immunchemischen Methode (2.7.1) bestimmt. Dabei wird eine Standardzubereitung verwendet, die in D-Antigen-Einheiten der Ph. Eur. kalibriert ist. Der ermittelte Gehalt an D-Antigen, bezogen auf den in der Beschriftung angegebenen Gehalt, muss für jeden Typ innerhalb der für das jeweilige Produkt zugelassenen Grenzen liegen.

Poliomyelitis-Impfstoff (inaktiviert) *BRP* ist in Ph.-Eur.-Einheiten kalibriert und zur Verwendung bei der Bestimmung des D-Antigen-Gehalts vorgesehen. Die Ph.-Eur.-Einheiten entsprechen den Internationalen Einheiten.

Bestimmung der Wirksamkeit in vivo: Der Impfstoff muss der „In-vivo-Bestimmung der Wirksamkeit von Poliomyelitis-Impfstoff (inaktiviert)" (2.7.20) entsprechen.

Beschriftung

Die Beschriftung gibt an,
- Mindestanzahl der Internationalen Einheiten von Diphtherie- und Tetanus-Toxoid je Einzeldosis für den Menschen
- Namen und Mengen der Pertussis-Komponenten je Einzeldosis für den Menschen
- falls zutreffend, dass der Impfstoff ein Pertussis-Toxin-ähnliches Protein enthält, das durch genetische Modifikation erhalten wurde
- die in jeder Einzeldosis für den Menschen nominal enthaltene Menge des Polio-Virus eines jeden Typs (1, 2 und 3), ausgedrückt in Ph.-Eur.-Einheiten an D-Antigen
- zur Herstellung der Poliomyelitis-Komponente verwendeter Zelltyp
- Menge an PRP in Mikrogramm je Einzeldosis für den Menschen
- Typ und nominal enthaltene Menge des Trägerproteins je Einzeldosis für den Menschen
- Name und Menge des Adsorbens
- falls zutreffend, dass der Impfstoff für die Erstimmunisierung von Kindern bestimmt und nicht notwendigerweise für Auffrischimpfungen oder zur Impfung von Erwachsenen geeignet ist
- dass der Impfstoff vor der Verwendung geschüttelt werden muss
- dass der Impfstoff nicht gefrieren darf.

10.8/0445

Diphtherie-Tetanus-Pertussis(Ganzzell)-Adsorbat-Impfstoff

Vaccinum diphtheriae, tetani et pertussis ex cellulis integris adsorbatum

Definition

Diphtherie-Tetanus-Pertussis(Ganzzell)-Adsorbat-Impfstoff ist eine Zubereitung aus Diphtherie-Formoltoxoid und Tetanus-Formoltoxoid, die an einen mineralischen Träger adsorbiert sind, der eine Suspension inaktivierter *Bordetella pertussis* zugesetzt wurde. Die Formoltoxoide werden aus den Toxinen gewonnen, die bei der Vermehrung von *Corynebacterium diphtheriae* beziehungsweise von *Clostridium tetani* gebildet werden.

Herstellung

Gereinigtes Diphtherie-Toxoid als Bulk, gereinigtes Tetanus-Toxoid als Bulk und inaktivierte B.-pertussis-Suspension als Bulk

Gereinigtes Diphtherie-Toxoid als Bulk, gereinigtes Tetanus-Toxoid als Bulk und inaktivierte *B.-pertussis*-Suspension als Bulk werden wie in den Monographien **Diphtherie-Adsorbat-Impfstoff (Vaccinum diphtheriae adsorbatum), Tetanus-Adsorbat-Impfstoff (Vaccinum tetani adsorbatum)** und **Pertussis(Ganzzell)-Adsorbat-Impfstoff (Vaccinum pertussis ex cellulis integris adsorbatum)** beschrieben hergestellt und müssen den darin vorgeschriebenen Anforderungen entsprechen.

Fertiger Impfstoff als Bulk

Der fertige Impfstoff als Bulk wird durch Adsorption geeigneter Mengen von gereinigtem Diphtherie- und Tetanus-Toxoid als Bulk an einen mineralischen Träger wie hydratisiertes Aluminiumphosphat oder Aluminiumhydroxid und Zumischen einer geeigneten Menge einer inaktivierten *B.-pertussis*-Suspension hergestellt. Die erhaltene Mischung ist annähernd blutisotonisch. Die *B.-pertussis*-Konzentration des fertigen Impfstoffs als Bulk darf die Konzentration, die einer Trübung von 20 I. E. je Einzeldosis für den Menschen entspricht, nicht überschreiten. Wenn 2 oder mehrere Stämme von *B. pertussis* verwendet werden, muss die Zusammensetzung des fertigen Impfstoffs als Bulk bei aufeinanderfolgenden Chargen hinsichtlich des Verhältnisses jedes Stamms, gemessen in Trübungseinheiten, konstant sein. Geeignete Konservierungsmittel können dem Impfstoff als Bulk zugesetzt werden. Bestimmte Konservierungsmittel, insbesondere solche vom Phenol-Typ, beeinflussen die antigene Aktivität nachteilig und dürfen nicht verwendet werden.

Nur fertiger Impfstoff als Bulk, der den nachfolgend beschriebenen Prüfungen entspricht, darf zur Herstellung der Fertigzubereitung verwendet werden.

Konservierungsmittel: Falls vorhanden wird der Gehalt an Konservierungsmittel mit Hilfe einer geeigneten chemischen Methode bestimmt. Der Gehalt muss mindestens 85 und darf höchstens 115 Prozent des vorgesehenen Gehalts betragen.

Sterilität (2.6.1): Die Prüfung wird mit 10 ml Zubereitung je Nährmedium durchgeführt.

Fertigzubereitung

Der fertige Impfstoff als Bulk wird unter aseptischen Bedingungen in sterile Behältnisse mit Originalitätsverschluss abgefüllt. Die Behältnisse werden so verschlossen, dass eine Kontamination verhindert wird.

Nur eine Fertigzubereitung, die allen nachstehenden Anforderungen unter „Prüfung auf Identität", „Prüfung auf Reinheit" und „Bestimmung der Wirksamkeit" entspricht, darf zur Verwendung freigegeben werden. Wenn die Prüfungen „Spezifische Toxizität der Pertussis-Komponente", „Konservierungsmittel" und die „Bestimmung der Wirksamkeit" am fertigen Impfstoff als Bulk mit zufriedenstellenden Ergebnissen durchgeführt wurden, kann auf die Durchführung dieser Prüfungen an der Fertigzubereitung verzichtet werden.

Falls der Gehalt an freiem Formaldehyd an den gereinigten Antigenen als Bulk oder am fertigen Impfstoff als Bulk bestimmt wurde und gezeigt wurde, dass der Gehalt in der Fertigzubereitung höchstens $0{,}2\ g \cdot l^{-1}$ betragen wird, kann die Prüfung „Freier Formaldehyd" bei der Fertigzubereitung entfallen.

Prüfung auf Identität

A. Diphtherie-Toxoid wird mit Hilfe einer geeigneten immunchemischen Methode (2.7.1) identifiziert. Die folgende, auf bestimmte Impfstoffe anwendbare Methode ist als Beispiel angegeben. Im zu prüfenden Impfstoff wird so viel Natriumcitrat *R* gelöst, dass eine Lösung von $100\ g \cdot l^{-1}$ erhalten wird. Diese wird etwa 16 h lang bei 37 °C gehalten und anschließend zentrifugiert, bis ein klarer Überstand erhalten wird. Der klare Überstand reagiert mit einem geeigneten Diphtherie-Antitoxin und bildet einen Niederschlag.

B. Tetanus-Toxoid wird mit Hilfe einer geeigneten immunchemischen Methode (2.7.1) identifiziert. Die folgende, auf bestimmte Impfstoffe anwendbare Methode ist als Beispiel angegeben. Der bei der „Prüfung auf Identität, A" erhaltene klare Überstand reagiert mit einem geeigneten Tetanus-Antitoxin und bildet einen Niederschlag.

C. Der bei der „Prüfung auf Identität, A" erhaltene Zentrifugationsrückstand kann verwendet werden. Andere geeignete Methoden zur Trennung der Bakterien vom Adsorbens können auch angewendet werden. Der Pertussis-Impfstoff wird aus dem suspendierten Rückstand durch Agglutination der Bakterien mit Antisera, die spezifisch für *B. pertussis* sind, oder durch die unter „Bestimmung der Wirksamkeit" beschriebene Bestimmung der Pertussis-Komponente identifiziert.

Prüfung auf Reinheit

Spezifische Toxizität der Pertussis-Komponente: Jeweils mindestens 5 gesunde Mäuse von je 14 bis 16 g Körpermasse werden für die Impfstoffgruppe und die Kontrollgruppe mit Salzlösung verwendet. Mäuse desselben Geschlechts werden verwendet oder männliche und weibliche Tiere gleichmäßig auf die Gruppen verteilt. Die Tiere müssen bis mindestens 2 h vor der Injektion und während der Prüfung mit Futter und Wasser versorgt werden. Jeder Maus der Impfstoffgruppe wird in 0,5 ml eine Impfstoffmenge von mindestens der halben Einzeldosis für den Menschen intraperitoneal injiziert. Jeder Maus der Kontrollgruppe werden 0,5 ml einer sterilen Lösung von Natriumchlorid *R* (9 g · l^{-1}) injiziert, die vorzugsweise die gleiche Menge Konservierungsmittel enthält wie die injizierte Lösung mit dem Impfstoff. Die Tiere beider Gruppen werden unmittelbar vor der Injektion und 72 h sowie 7 Tage nach der Injektion gewogen. Der Impfstoff entspricht der Prüfung, wenn

- die Gesamtkörpermasse der Mäuse der Impfstoffgruppe nach 72 h nicht geringer ist als vor der Injektion
- die durchschnittliche Massezunahme je geimpfter Maus nach 7 Tagen mindestens 60 Prozent der eines Kontrolltiers beträgt und
- höchstens 5 Prozent der geimpften Mäuse während der Prüfung sterben.

Die Prüfung kann wiederholt werden und die Ergebnisse der Prüfungen werden zusammengefasst.

Aluminium (2.5.13): höchstens 1,25 mg je Einzeldosis für den Menschen, wenn Aluminiumhydroxid oder hydratisiertes Aluminiumphosphat als Adsorbens verwendet wurde

Freier Formaldehyd (2.4.18): höchstens 0,2 g · l^{-1}

Konservierungsmittel: Falls vorhanden wird der Gehalt an Konservierungsmittel mit Hilfe einer geeigneten chemischen Methode bestimmt. Der Gehalt muss mindestens dem gerade noch wirksamen Gehalt entsprechen und darf höchstens 115 Prozent des in der Beschriftung angegebenen Gehalts betragen.

Sterilität (2.6.1): Der Impfstoff muss der Prüfung entsprechen.

Bestimmung der Wirksamkeit

Diphtherie-Komponente: Zur Bestimmung der Wirksamkeit des Impfstoffs wird eine der unter „Bestimmung der Wirksamkeit von Diphtherie-Adsorbat-Impfstoff" (2.7.6) vorgeschriebenen Methoden durchgeführt.

Die untere Vertrauensgrenze ($p = 0{,}95$) der ermittelten Wirksamkeit muss mindestens 30 I. E. je Einzeldosis für den Menschen betragen.

Tetanus-Komponente: Zur Bestimmung der Wirksamkeit des Impfstoffs wird eine der unter „Bestimmung der Wirksamkeit von Tetanus-Adsorbat-Impfstoff" (2.7.8) vorgeschriebenen Methoden durchgeführt.

Wenn die Bestimmung an Meerschweinchen erfolgt, muss die untere Vertrauensgrenze ($p = 0{,}95$) der ermittelten Wirksamkeit mindestens 40 I. E. je Einzeldosis für den Menschen betragen. Wenn die Bestimmung an Mäusen erfolgt, muss die untere Vertrauensgrenze ($p = 0{,}95$) der ermittelten Wirksamkeit mindestens 60 I. E. je Einzeldosis für den Menschen betragen.

Pertussis-Komponente: Die Bestimmung erfolgt nach der unter „Bestimmung der Wirksamkeit von Pertussis(Ganzzell)-Impfstoff" (2.7.7) beschriebenen Methode.

Die ermittelte Wirksamkeit muss mindestens 4,0 I. E. je Einzeldosis für den Menschen und die untere Vertrauensgrenze ($p = 0{,}95$) der ermittelten Wirksamkeit mindestens 2,0 I. E. je Einzeldosis für den Menschen betragen.

Beschriftung

Die Beschriftung gibt an,

- Mindestanzahl an Internationalen Einheiten jeder Komponente je Einzeldosis für den Menschen
- Name und Menge des Adsorbens
- falls zutreffend, dass der Impfstoff für die Erstimpfung von Kindern vorgesehen und nicht notwendigerweise für Auffrischimpfungen oder zur Impfung von Erwachsenen geeignet ist
- dass der Impfstoff vor der Verwendung geschüttelt werden muss
- dass der Impfstoff nicht gefrieren darf.

10.8/2061

Diphtherie-Tetanus-Pertussis(Ganzzell)-Poliomyelitis(inaktiviert)-Adsorbat-Impfstoff

Vaccinum diphtheriae, tetani, pertussis ex cellulis integris et poliomyelitidis inactivatum adsorbatum

Definition

Diphtherie-Tetanus-Pertussis(Ganzzell)-Poliomyelitis(inaktiviert)-Adsorbat-Impfstoff ist ein Kombinationsimpfstoff aus Diphtherie-Formoltoxoid, Tetanus-Formoltoxoid, einer inaktivierten Suspension von *Bordetella pertussis* (PER$_w$, Pertussis whole cell), geeigneten Stämmen des humanen Polio-Virus Typ 1, 2 und 3, in geeigneten Zellkulturen vermehrt und inaktiviert durch ein validiertes Verfahren, und einem mineralischen Adsorbens wie Aluminiumhydroxid oder hydratisiertem Aluminiumphosphat.

Die Formoltoxoide werden aus den Toxinen gewonnen, die bei der Vermehrung von *Corynebacterium diphtheriae* beziehungsweise von *Clostridium tetani* gebildet werden.

Herstellung

Allgemeine Vorkehrungen

Das Herstellungsverfahren muss nachweislich konstant Impfstoffe ergeben, die einem Impfstoff entsprechen, der den Anforderungen an die klinische Wirksamkeit und Unschädlichkeit für den Menschen entspricht.

Referenzimpfstoff(e): Unter der Voraussetzung, dass gültige Wirksamkeitsbestimmungen durchgeführt werden können, ist die Verwendung von Einzelkomponenten-Referenzimpfstoffen für die Wirksamkeitsbestimmung des Kombinationsimpfstoffs möglich. Wenn das aufgrund von Interaktionen zwischen den Komponenten des Kombinationsimpfstoffs oder aufgrund von Unterschieden in der Zusammensetzung zwischen dem Einzelkomponenten-Referenzimpfstoff und dem zu prüfenden Impfstoff nicht möglich ist, wird eine Charge des Kombinationsimpfstoffs, die sich in klinischen Studien als wirksam erwiesen hat, oder eine davon abgeleitete, repräsentative Charge als Referenzimpfstoff verwendet. Zur Herstellung einer repräsentativen Charge muss das Verfahren, das zur Herstellung der in klinischen Studien geprüften Charge geführt hat, streng eingehalten werden. Der Referenzimpfstoff kann mit Hilfe einer Methode stabilisiert werden, die nachweislich keinen Einfluss auf die Bestimmung der Wirksamkeit hat.

Herstellung der Komponenten

Die Herstellung der Komponenten entspricht den Anforderungen der Monographien **Diphtherie-Adsorbat-Impfstoff (Vaccinum diphtheriae adsorbatum), Tetanus-Adsorbat-Impfstoff (Vaccinum tetani adsorbatum), Pertussis(Ganzzell)-Adsorbat-Impfstoff (Vaccinum pertussis ex cellulis integris adsorbatum)** und **Poliomyelitis-Impfstoff (inaktiviert) (Vaccinum poliomyelitidis inactivatum)**.

Fertiger Impfstoff als Bulk

Der fertige Impfstoff als Bulk wird durch Adsorption geeigneter Mengen von gereinigtem Diphtherie-Toxoid als Bulk und gereinigtem Tetanus-Toxoid als Bulk einzeln oder zusammen an einen mineralischen Träger wie Aluminiumhydroxid oder hydratisiertes Aluminiumphosphat hergestellt. Geeignete Mengen einer inaktivierten Suspension von *B. pertussis* und von gereinigten, monovalenten Ernten von humanem Polio-Virus Typ 1, 2 und 3 oder einem trivalenten Pool solcher gereinigter, monovalenter Virusernten werden zugesetzt. Geeignete Konservierungsmittel können zugesetzt werden.

Nur fertiger Impfstoff als Bulk, der den nachfolgend beschriebenen Prüfungen entspricht, darf zur Herstellung der Fertigzubereitung verwendet werden.

Rinderserumalbumin: Vor dem Zusatz des Adsorbens bei der Herstellung des fertigen Impfstoffs als Bulk beträgt der Gehalt an Rinderserumalbumin so viel, dass in der Fertigzubereitung höchstens 50 ng je Einzeldosis für den Menschen enthalten sein werden, bestimmt mit Hilfe einer geeigneten immunchemischen Methode (2.7.1) an der Poliomyelitis-Komponente.

Konservierungsmittel: Falls vorhanden wird der Gehalt an Konservierungsmittel mit Hilfe einer geeigneten chemischen Methode bestimmt. Der Gehalt muss mindestens 85 und darf höchstens 115 Prozent des vorgesehenen Gehalts betragen.

Sterilität (2.6.1): Die Prüfung wird mit 10 ml Zubereitung je Nährmedium durchgeführt.

Fertigzubereitung

Nur eine Fertigzubereitung, die der Prüfung „Osmolalität" und allen nachfolgend aufgeführten Anforderungen unter „Prüfung auf Identität", „Prüfung auf Reinheit" und „Bestimmung der Wirksamkeit" entspricht, darf zur Verwendung freigegeben werden.

Wenn die Prüfungen „Spezifische Toxizität der Pertussis-Komponente", „Konservierungsmittel" und die „Bestimmung der Wirksamkeit" der Diphtherie-, Tetanus- und Pertussis-Komponenten beim fertigen Impfstoff als Bulk mit zufriedenstellenden Ergebnissen durchgeführt wurden, können sie bei der Fertigzubereitung entfallen.

Falls der Gehalt an freiem Formaldehyd an gereinigten Antigenen als Bulk, der inaktivierten *B.-pertussis*-Suspension und an gereinigten, monovalenten Virusernten oder dem trivalenten Pool von Polio-Viren oder am fertigen Impfstoff als Bulk bestimmt wurde und gezeigt wurde, dass der Gehalt in der Fertigzubereitung höchstens $0{,}2\ g \cdot l^{-1}$ betragen wird, kann die Prüfung „Freier Formaldehyd" bei der Fertigzubereitung entfallen.

Falls die „Bestimmung der Wirksamkeit" für die Poliomyelitis-Komponente *in vivo* mit zufriedenstellenden Ergebnissen am fertigen Impfstoff als Bulk durchgeführt wurde, kann sie bei der Fertigzubereitung entfallen.

Auf die „Bestimmung der Wirksamkeit" der Poliomyelitis-Komponente *in vivo* kann verzichtet werden, wenn für ein bestimmtes Produkt und jeden Polio-Virustyp nachgewiesen wurde, dass die Akzeptanzkriterien für die D-Antigen-Bestimmung das gleiche Ergebnis wie die „Bestimmung der Wirksamkeit" *in vivo* im Hinblick auf Akzeptanz oder Ablehnung einer Charge ergeben. Dieser Nachweis muss die Prüfung von Chargen mit verminderter Wirksamkeit beinhalten, die, falls erforderlich, experimentell hergestellt werden, zum Beispiel durch Wärmebehandlung oder andere Methoden zur Verringerung der immunogenen Aktivität. Bei einer signifikanten Änderung im Herstellungsverfahren der Antigene oder deren Formulierung muss jede Auswirkung auf die „Bestimmung der Wirksamkeit" *in vivo* und *in vitro* bewertet und eine Revalidierung in Betracht gezogen werden.

Osmolalität (2.2.35): Die Osmolalität des Impfstoffs muss innerhalb der für die bestimmte Zubereitung zugelassenen Grenzen liegen.

Prüfung auf Identität

A. Diphtherie-Toxoid wird mit Hilfe einer geeigneten immunchemischen Methode (2.7.1) identifiziert. Die folgende, auf bestimmte Impfstoffe anwendbare Methode ist als Beispiel angegeben. Im zu prüfenden Impfstoff wird so viel Natriumcitrat *R* gelöst, dass eine Lösung von 100 g · l^{-1} erhalten wird. Diese Lösung wird etwa 16 h lang bei 37 °C gehalten und anschließend zentrifugiert, bis ein klarer Überstand erhalten wird, der mit einem geeigneten Diphtherie-Antitoxin reagiert und einen Niederschlag bildet.

B. Tetanus-Toxoid wird mit Hilfe einer geeigneten immunchemischen Methode (2.7.1) identifiziert. Die folgende, auf bestimmte Impfstoffe anwendbare Methode ist als Beispiel angegeben. Der unter „Prüfung auf Identität, A" erhaltene klare Überstand reagiert mit einem geeigneten Tetanus-Antitoxin und bildet einen Niederschlag.

C. Der unter „Prüfung auf Identität, A" erhaltene Rückstand kann verwendet werden. Andere geeignete Methoden zum Abtrennen der Bakterien vom Adsorbens können angewendet werden. Der Pertussis-Impfstoff wird aus dem suspendierten Niederschlag durch Agglutination der Bakterien durch Antisera, die spezifisch für *B. pertussis* sind, oder durch die „Bestimmung der Wirksamkeit" identifiziert.

D. Der Impfstoff muss unter Anwendung einer geeigneten immunchemischen Methode (2.7.1), wie der Bestimmung von D-Antigen mittels ELISA, nachweislich humane Polio-Viren Typ 1, 2 und 3 enthalten.

Prüfung auf Reinheit

Spezifische Toxizität der Pertussis-Komponente: Jeweils mindestens 5 gesunde Mäuse von je 14 bis 16 g Körpermasse werden für die Impfstoffgruppe und für die Kontrollgruppe mit Salzlösung verwendet. Tiere desselben Geschlechts werden verwendet oder männliche und weibliche Tiere gleichmäßig auf die Gruppen verteilt. Die Tiere werden bis mindestens 2 h vor der Injektion und während der Prüfung mit Futter und Wasser versorgt. Jeder Maus der Impfstoffgruppe wird in 0,5 ml eine Impfstoffmenge von mindestens der halben Einzeldosis für den Menschen intraperitoneal injiziert. Jeder Maus der Kontrollgruppe werden 0,5 ml einer sterilen Lösung von Natriumchlorid *R* (9 g · l^{-1}) injiziert, die vorzugsweise die gleiche Menge Konservierungsmittel enthält wie die injizierte Lösung mit dem Impfstoff. Die Mäuse beider Gruppen werden unmittelbar vor der Injektion und 72 h sowie 7 Tage nach der Injektion gewogen. Der Impfstoff entspricht der Prüfung, wenn

- die Gesamtkörpermasse der Mäuse der Impfstoffgruppe nach 72 h nicht geringer ist als vor der Injektion
- die durchschnittliche Massezunahme je geimpfter Maus nach 7 Tagen mindestens 60 Prozent der eines Kontrolltiers beträgt
- höchstens 5 Prozent der geimpften Mäuse während der Prüfung sterben.

Die Prüfung kann wiederholt werden; die Ergebnisse der Prüfungen müssen zusammengefasst werden.

Aluminium (2.5.13): höchstens 1,25 mg je Einzeldosis für den Menschen, wenn Aluminiumhydroxid oder hydratisiertes Aluminiumphosphat als Adsorbens verwendet wurde

Freier Formaldehyd (2.4.18): höchstens 0,2 g · l^{-1}

Konservierungsmittel: Falls vorhanden wird der Gehalt an Konservierungsmittel mit Hilfe einer geeigneten chemischen Methode bestimmt. Der Gehalt muss mindestens dem gerade noch wirksamen Gehalt entsprechen und darf höchstens 115 Prozent des in der Beschriftung angegebenen Gehalts betragen.

Sterilität (2.6.1): Der Impfstoff muss der Prüfung entsprechen.

Bestimmung der Wirksamkeit

Diphtherie-Komponente: Zur Bestimmung der Wirksamkeit der Diphtherie-Komponente wird eine der unter „Bestimmung der Wirksamkeit von Diphtherie-Adsorbat-Impfstoff" (2.7.6) vorgeschriebenen Methoden durchgeführt.

Die untere Vertrauensgrenze ($p = 0,95$) der ermittelten Wirksamkeit muss mindestens 30 I. E. je Einzeldosis für den Menschen betragen.

Tetanus-Komponente: Zur Bestimmung der Wirksamkeit der Tetanus-Komponente wird eine der unter „Bestimmung der Wirksamkeit von Tetanus-Adsorbat-Impfstoff" (2.7.8) vorgeschriebenen Methoden durchgeführt.

Wenn die Bestimmung an Meerschweinchen erfolgt, muss die untere Vertrauensgrenze ($p = 0,95$) der ermittelten Wirksamkeit mindestens 40 I. E. je Einzeldosis für den Menschen betragen. Wenn die Bestimmung an Mäusen erfolgt, muss die untere Vertrauensgrenze ($p = 0,95$) der ermittelten Wirksamkeit mindestens 60 I. E. je Einzeldosis für den Menschen betragen.

Pertussis-Komponente: Die Bestimmung erfolgt nach der unter „Bestimmung der Wirksamkeit von Pertussis(Ganzzell)-Impfstoff" (2.7.7) beschriebenen Methode.

Die ermittelte Wirksamkeit muss mindestens 4,0 I. E. je Einzeldosis für den Menschen und die untere Vertrauensgrenze ($p = 0,95$) der ermittelten Wirksamkeit mindestens 2,0 I. E. je Einzeldosis für den Menschen betragen.

Poliomyelitis-Komponente

D-Antigen-Gehalt: Als Maß für die Gleichförmigkeit der Herstellung wird der Gehalt an D-Antigen der humanen Polio-Viren Typ 1, 2 und 3 nach der Desorption mit Hilfe einer geeigneten immunchemischen Methode (2.7.1) bestimmt. Dabei wird eine Standardzubereitung verwendet, die in D-Antigen-Einheiten der Ph. Eur. kalibriert ist. Der Gehalt an D-Antigen, bezogen auf den in der Beschriftung angegebenen Gehalt, muss für jeden Typ innerhalb der für das jeweilige Produkt zugelassenen Grenzen liegen.

Poliomyelitis-Impfstoff (inaktiviert) *BRP* ist in Ph.-Eur.-Einheiten kalibriert und zur Verwendung bei der Bestimmung des D-Antigen-Gehalts vorgesehen. Die Ph.-Eur.-Einheiten entsprechen den Internationalen Einheiten.

Bestimmung der Wirksamkeit in vivo: Der Impfstoff muss der „In-vivo-Bestimmung der Wirksamkeit von Poliomyelitis-Impfstoff (inaktiviert)" (2.7.20) entsprechen.

Beschriftung

Die Beschriftung gibt an,
- Mindestanzahl an Internationalen Einheiten von Diphtherie- und Tetanus-Toxoid je Einzeldosis für den Menschen
- Mindestanzahl an Internationalen Einheiten der Pertussis-Komponente je Einzeldosis für den Menschen
- die in jeder Einzeldosis für den Menschen nominal enthaltene Menge des Polio-Virus eines jeden Typs (1, 2 und 3), ausgedrückt in Ph.-Eur.-Einheiten an D-Antigen
- zur Herstellung der Poliomyelitis-Komponente verwendeter Zelltyp
- Name und Menge des Adsorbens
- falls zutreffend, dass der Impfstoff für die Erstimmunisierung von Kindern bestimmt und nicht notwendigerweise für Auffrischimpfungen oder zur Impfung von Erwachsenen geeignet ist
- dass der Impfstoff vor der Verwendung geschüttelt werden muss
- dass der Impfstoff nicht gefrieren darf.

10.8/2066

Diphtherie-Tetanus-Pertussis(Ganzzell)-Poliomyelitis(inaktiviert)-Haemophilus-Typ-b(konjugiert)-Adsorbat-Impfstoff

Vaccinum diphtheriae, tetani, pertussis ex cellulis integris, poliomyelitidis inactivatum et haemophili stirpis b coniugatum adsorbatum

Definition

Diphtherie-Tetanus-Pertussis(Ganzzell)-Poliomyelitis-(inaktiviert)-Haemophilus-Typ-b(konjugiert)-Adsorbat-Impfstoff ist ein Kombinationsimpfstoff aus Diphtherie-Formoltoxoid, Tetanus-Formoltoxoid, einer inaktivierten Suspension von *Bordetella pertussis* (PER$_w$, Pertussis whole cell), geeigneten Stämmen des humanen Polio-Virus Typ 1, 2 und 3, in geeigneten Zellkulturen vermehrt und inaktiviert durch ein validiertes Verfahren, Polyribosylribitolphosphat (PRP), das kovalent an ein Trägerprotein gebunden ist, und einem mineralischen Adsorbens wie Aluminiumhydroxid oder hydratisiertem Aluminiumphosphat. Die Haemophilus-Komponente befindet sich in einem separaten Behältnis und muss unmittelbar vor der Verwendung mit den anderen Komponenten gemischt werden.

Die Formoltoxoide werden aus den Toxinen gewonnen, die bei der Vermehrung von *Corynebacterium diphtheriae* beziehungsweise von *Clostridium tetani* gebildet werden.

PRP ist ein lineares Copolymer aus sich wiederholenden Einheiten von 3-β-D-Ribofuranosyl-(1→1)-ribitol-5-phosphat [$(C_{10}H_{19}O_{11}P)_n$] mit einer definierten Molekülgröße und wird aus einem geeigneten Stamm von *Haemophilus influenzae* Typ b gewonnen.

Das mit PRP konjugierte Trägerprotein induziert eine T-Lymphozyten-abhängige Immunantwort der B-Lymphozyten gegen das Polysaccharid.

Impfstoffe für Menschen

Herstellung

Allgemeine Vorkehrungen

Das Herstellungsverfahren muss nachweislich konstant Impfstoffe ergeben, die einem Impfstoff entsprechen, der den Anforderungen an die klinische Wirksamkeit und Unschädlichkeit für den Menschen entspricht.

Während der Entwicklungsstudien muss gezeigt werden, dass der Impfstoff konstant eine T-Lymphozyten-abhängige Immunantwort der B-Lymphozyten gegen das PRP induziert. Bei Änderungen im Herstellungsverfahren muss mit Hilfe von geeigneten In-vitro-Methoden nachgewiesen werden, dass die charakteristischen Eigenschaften des Konjugats nicht beeinträchtigt sind.

Als Bestandteil der Prüfung auf Gleichförmigkeit werden die Bestimmung der Wirksamkeit der Diphtherie-, Tetanus-, Pertussis- und Poliomyelitis-Komponenten mit einer ausreichenden Anzahl entsprechend der Gebrauchsanweisung rekonstituierter Impfstoffchargen durchgeführt. Nachfolgende Routinebestimmungen dieser Komponenten können ohne Zusatz der Haemophilus-Komponente durchgeführt werden.

Für die Haemophilus-Komponente wird das Herstellungsverfahren einer Validierung unterzogen und muss gewährleisten, dass, falls der Impfstoff geprüft wird, die Haemophilus-Komponente der wie folgt durchgeführten „Prüfung auf Pyrogene" (2.6.8) entspricht. Je nach Trägerprotein des Impfstoffs wird jedem Kaninchen je Kilogramm Körpermasse eine Impfstoffmenge injiziert, die 1 µg PRP für das Diphtherie-Toxoid oder -Protein CRM 197 oder 0,1 µg PRP für das Tetanus-Toxoid oder 0,025 µg PRP für den Proteinkomplex der äußeren Zellmembran (OMP, outer membrane protein complex) von Gruppe-B-Meningokokken entspricht.

Referenzimpfstoff(e): Unter der Voraussetzung, dass gültige Wirksamkeitsbestimmungen durchgeführt werden können, ist die Verwendung von Einzelkomponenten-Referenzimpfstoffen für die Wirksamkeitsbestimmung des Kombinationsimpfstoffs möglich. Wenn das aufgrund von Interaktionen zwischen den Komponenten des Kombinationsimpfstoffs oder aufgrund von Unterschieden in der Zusammensetzung zwischen dem Einzelkomponenten-Referenzimpfstoff und dem zu prüfenden Impfstoff nicht möglich ist, wird eine Charge des Kombinationsimpfstoffs, die sich in klinischen Studien als wirksam erwiesen hat, oder eine davon abgeleitete, repräsentative Charge als Referenzimpfstoff verwendet. Zur Herstellung einer repräsentativen Charge muss das Verfahren, das zur Herstellung der in klinischen Studien geprüften Charge geführt hat, streng eingehalten werden. Der Referenzimpfstoff kann mit Hilfe einer Methode stabilisiert werden, die nachweislich keinen Einfluss auf die Bestimmung der Wirksamkeit hat.

Herstellung der Komponenten

Die Herstellung der Komponenten entspricht den Anforderungen der Monographien **Diphtherie-Adsorbat-Impfstoff (Vaccinum diphtheriae adsorbatum)**, **Tetanus-Adsorbat-Impfstoff (Vaccinum tetani adsorbatum)**, **Pertussis(Ganzzell)-Adsorbat-Impfstoff (Vaccinum pertussis ex cellulis integris adsorbatum)**, **Poliomyelitis-Impfstoff (inaktiviert) (Vaccinum poliomyelitidis inactivatum)** und **Haemophilus-Typ-b-Impfstoff (konjugiert) (Vaccinum haemophili stirpis b coniugatum)**.

Fertiger Impfstoff als Bulk

Der fertige Impfstoff als Bulk der Diphtherie-, Tetanus-, Pertussis- und Poliomyelitis-Komponenten wird durch Adsorption geeigneter Mengen von gereinigtem Diphtherie-Toxoid als Bulk und gereinigtem Tetanus-Toxoid als Bulk einzeln oder zusammen an einen mineralischen Träger wie Aluminiumhydroxid oder hydratisiertes Aluminiumphosphat hergestellt. Geeignete Mengen einer inaktivierten Suspension von *B. pertussis* und von gereinigten, monovalenten Virusernten von humanem Polio-Virus Typ 1, 2 und 3 oder einem trivalenten Pool solcher gereinigter, monovalenter Virusernten werden zugesetzt. Geeignete Konservierungsmittel können zugesetzt werden.

Der fertige Impfstoff als Bulk der Haemophilus-Komponente wird durch Verdünnen des Konjugats als Bulk zur Endkonzentration mit einem geeigneten Verdünnungsmittel hergestellt. Ein Stabilisator kann zugesetzt werden.

Nur fertiger Impfstoff als Bulk, der den nachfolgend beschriebenen Prüfungen entspricht, darf zur Herstellung der Fertigzubereitung verwendet werden.

Rinderserumalbumin: Vor dem Zusatz des Adsorbens bei der Herstellung des fertigen Impfstoffs als Bulk beträgt der Gehalt an Rinderserumalbumin nur so viel, dass in der Fertigzubereitung höchstens 50 ng je Einzeldosis für den Menschen enthalten sein werden, bestimmt mit Hilfe einer geeigneten immunchemischen Methode (2.7.1) an der Poliomyelitis-Komponente.

Konservierungsmittel: Falls vorhanden wird der Gehalt an Konservierungsmittel mit Hilfe einer geeigneten chemischen Methode bestimmt. Der Gehalt muss mindestens 85 und darf höchstens 115 Prozent des vorgesehenen Gehalts betragen.

Sterilität (2.6.1): Die Prüfung wird mit 10 ml Zubereitung je Nährmedium durchgeführt.

Fertigzubereitung

Der fertige Impfstoff als Bulk der Haemophilus-Komponente wird gefriergetrocknet.

Nur eine Fertigzubereitung, die der Prüfung „Osmolalität" und allen nachfolgend aufgeführten Anforderungen unter „Prüfung auf Identität", „Prüfung auf Reinheit" und „Bestimmung der Wirksamkeit" entspricht, darf zur Verwendung freigegeben werden.

Falls die Prüfungen „Spezifische Toxizität der Pertussis-Komponente", „Konservierungsmittel" und die „Bestimmung der Wirksamkeit" der Diphtherie-, Tetanus- und Pertussis-Komponenten beim fertigen Impfstoff als

Bulk mit zufriedenstellenden Ergebnissen durchgeführt wurden, können sie bei der Fertigzubereitung entfallen.

Falls der Gehalt an freiem Formaldehyd an den gereinigten Antigenen als Bulk, an der inaktivierten Suspension von *B. pertussis* und an gereinigten, monovalenten Virusernten oder dem trivalenten Pool von Polio-Viren oder am fertigen Impfstoff als Bulk bestimmt und gezeigt wurde, dass der Gehalt in der Fertigzubereitung höchstens 0,2 g · l^{-1} betragen wird, kann die Prüfung „Freier Formaldehyd" bei der Fertigzubereitung entfallen.

Falls die „Bestimmung der Wirksamkeit" der Poliomyelitis-Komponente *in vivo* mit zufriedenstellenden Ergebnissen am fertigen Impfstoff als Bulk durchgeführt wurde, kann sie bei der Fertigzubereitung entfallen.

Auf die „Bestimmung der Wirksamkeit" der Poliomyelitis-Komponente *in vivo* kann verzichtet werden, wenn für ein bestimmtes Produkt und jeden Polio-Virustyp nachgewiesen wurde, dass die Akzeptanzkriterien für die D-Antigen-Bestimmung das gleiche Ergebnis wie die „Bestimmung der Wirksamkeit" *in vivo* im Hinblick auf Akzeptanz oder Ablehnung einer Charge ergeben. Dieser Nachweis muss die Prüfung von Chargen mit verminderter Wirksamkeit beinhalten, die, falls erforderlich, experimentell hergestellt werden, zum Beispiel durch Wärmebehandlung oder andere Methoden zur Verringerung der immunogenen Aktivität. Bei einer signifikanten Änderung im Herstellungsverfahren der Antigene oder deren Formulierung muss jede Auswirkung auf die „Bestimmung der Wirksamkeit" *in vivo* und *in vitro* bewertet und die Notwendigkeit einer Revalidierung in Betracht gezogen werden.

Osmolalität (2.2.35): Die Osmolalität des, falls erforderlich rekonstituierten, Impfstoffs muss innerhalb der für die jeweilige Zubereitung zugelassenen Grenzen liegen.

Freies PRP: Nach Elimination des Konjugats erfolgt die Bestimmung des ungebundenen PRPs für die Haemophilus-Komponente, zum Beispiel mit Hilfe einer der folgenden Methoden: Anionenaustausch-, Ausschlusschromatographie oder hydrophobe Chromatographie, Ultrafiltration oder andere validierte Verfahren.

Der Gehalt an freiem PRP darf nicht größer sein als der für das jeweilige Produkt zugelassene Gehalt.

Prüfung auf Identität

Die Prüfungen auf Identität A, B, C und D werden mit dem Inhalt des Behältnisses, das die Diphtherie-, Tetanus-, Pertussis- und Poliomyelitis-Komponenten enthält, durchgeführt. Zur „Prüfung auf Identität E" wird der Inhalt des Behältnisses mit der Haemophilus-Komponente verwendet.

A. Diphtherie-Toxoid wird mit Hilfe einer geeigneten immunchemischen Methode (2.7.1) identifiziert. Die folgende, auf bestimmte Impfstoffe anwendbare Methode ist als Beispiel angegeben. Im zu prüfenden Impfstoff wird so viel Natriumcitrat *R* gelöst, dass eine Lösung von 100 g · l^{-1} erhalten wird. Diese Lösung wird etwa 16 h lang bei 37 °C gehalten und anschließend zentrifugiert, bis ein klarer Überstand erhalten wird, der mit einem geeigneten Diphtherie-Antitoxin reagiert und einen Niederschlag bildet.

B. Tetanus-Toxoid wird mit Hilfe einer geeigneten immunchemischen Methode (2.7.1) identifiziert. Die folgende, auf bestimmte Impfstoffe anwendbare Methode ist als Beispiel angegeben. Der unter „Prüfung auf Identität, A" erhaltene klare Überstand reagiert mit einem geeigneten Tetanus-Antitoxin und bildet einen Niederschlag.

C. Der unter „Prüfung auf Identität, A" erhaltene Rückstand kann verwendet werden. Andere geeignete Methoden zum Abtrennen der Bakterien vom Adsorbens können angewendet werden. Der Pertussis-Impfstoff wird aus dem suspendierten Niederschlag durch Agglutination der Bakterien durch Antisera, die spezifisch für *B. pertussis* sind, oder durch die „Bestimmung der Wirksamkeit" identifiziert.

D. Für den Impfstoff muss mit Hilfe einer geeigneten immunchemischen Methode (2.7.1), wie der Bestimmung von D-Antigen mittels ELISA, nachgewiesen werden, dass er humane Polio-Viren Typ 1, 2 und 3 enthält.

E. Die Haemophilus-Komponente wird mit Hilfe einer für PRP geeigneten immunchemischen Methode (2.7.1) identifiziert.

Prüfung auf Reinheit

Die Prüfungen „Spezifische Toxizität der Pertussis-Komponente", „Aluminium", „Freier Formaldehyd", „Konservierungsmittel" und „Sterilität" werden mit dem Inhalt des Behältnisses, das die Diphtherie-, Tetanus-, Pertussis- und Poliomyelitis-Komponenten enthält, durchgeführt. Für die Prüfungen „PRP", „Wasser", „Sterilität" und „Bakterien-Endotoxine" wird der Inhalt des Behältnisses mit der Haemophilus-Komponente verwendet.

Einige Prüfungen der Haemophilus-Komponente werden eher am gefriergetrockneten Produkt durchgeführt als am Konjugat als Bulk, da der Gefriertrocknungsprozess die zu prüfende Komponente schädigen kann.

Spezifische Toxizität der Pertussis-Komponente: Jeweils mindestens 5 gesunde Mäuse von je 14 bis 16 g Körpermasse werden für die Impfstoffgruppe und für die Kontrollgruppe mit Salzlösung verwendet. Tiere desselben Geschlechts werden verwendet oder männliche und weibliche Tiere gleichmäßig auf die Gruppen verteilt. Die Tiere werden bis mindestens 2 h vor der Injektion und während der Prüfung mit Futter und Wasser versorgt. Jeder Maus der Impfstoffgruppe wird in 0,5 ml eine Impfstoffmenge von mindestens der halben Einzeldosis für den Menschen intraperitoneal injiziert. Jeder Maus der Kontrollgruppe werden 0,5 ml einer sterilen Lösung von Natriumchlorid *R* (9 g · l^{-1}) injiziert, die vorzugsweise die gleiche Menge Konservierungsmittel enthält wie die injizierte Lösung mit dem Impfstoff. Die Mäuse beider Gruppen werden unmittelbar vor der In-

Impfstoffe für Menschen

jektion und 72 h sowie 7 Tage nach der Injektion gewogen. Der Impfstoff entspricht der Prüfung, wenn

- die Gesamtkörpermasse der Mäuse der Impfstoffgruppe nach 72 h nicht geringer ist als vor der Injektion
- die durchschnittliche Massezunahme je geimpfter Maus nach 7 Tagen mindestens 60 Prozent der eines Kontrolltiers beträgt
- höchstens 5 Prozent der geimpften Mäuse während der Prüfung sterben.

Die Prüfung kann wiederholt werden und die Ergebnisse der Prüfungen werden zusammengefasst.

PRP: mindestens 80 Prozent der in der Beschriftung angegebenen PRP-Menge

Der Gehalt an PRP wird entweder durch Bestimmung der Ribose (2.5.31) oder des Phosphors (2.5.18), mit Hilfe einer immunchemischen Methode (2.7.1) oder der Flüssigchromatographie (2.2.29), unter Verwendung der Anionenaustauschchromatographie mit gepulster amperometrischer Detektion, ermittelt.

Aluminium (2.5.13): höchstens 1,25 mg je Einzeldosis für den Menschen, wenn Aluminiumhydroxid oder hydratisiertes Aluminiumphosphat als Adsorbens verwendet wurde

Freier Formaldehyd (2.4.18): höchstens $0{,}2\ g \cdot l^{-1}$

Konservierungsmittel: Falls vorhanden wird der Gehalt an Konservierungsmittel mit Hilfe einer geeigneten chemischen Methode bestimmt. Der Gehalt muss mindestens dem gerade noch wirksamen Gehalt entsprechen und darf höchstens 115 Prozent des in der Beschriftung angegebenen Gehalts betragen.

Wasser (2.5.12): höchstens 3,0 Prozent in der Haemophilus-Komponente

Sterilität (2.6.1): Der Impfstoff muss der Prüfung entsprechen.

Bakterien-Endotoxine (2.6.14): Der Gehalt an Bakterien-Endotoxinen muss für die Haemophilus-Komponente des jeweiligen Produkts innerhalb der von der zuständigen Behörde zugelassenen Grenzen liegen. Falls eine der Komponenten des Impfstoffs die Bestimmung von Endotoxin verhindert, wird, wie unter „Allgemeine Vorkehrungen“ beschrieben, eine „Prüfung auf Pyrogene“ durchgeführt.

Bestimmung der Wirksamkeit

Diphtherie-Komponente: Zur Bestimmung der Wirksamkeit der Diphtherie-Komponente wird eine der unter „Bestimmung der Wirksamkeit von Diphtherie-Adsorbat-Impfstoff“ (2.7.6) vorgeschriebenen Methoden durchgeführt.

Die untere Vertrauensgrenze ($p = 0{,}95$) der ermittelten Wirksamkeit muss mindestens 30 I. E. je Einzeldosis für den Menschen betragen.

Tetanus-Komponente: Zur Bestimmung der Wirksamkeit der Tetanus-Komponente wird eine der unter „Bestimmung der Wirksamkeit von Tetanus-Adsorbat-Impfstoff“ (2.7.8) vorgeschriebenen Methoden durchgeführt.

Wenn die Bestimmung an Meerschweinchen erfolgt, muss die untere Vertrauensgrenze ($p = 0{,}95$) der ermittelten Wirksamkeit mindestens 40 I. E. je Einzeldosis für den Menschen betragen. Wenn die Bestimmung an Mäusen erfolgt, muss die untere Vertrauensgrenze ($p = 0{,}95$) der ermittelten Wirksamkeit mindestens 60 I. E. je Einzeldosis für den Menschen betragen.

Pertussis-Komponente: Die Bestimmung erfolgt nach der unter „Bestimmung der Wirksamkeit von Pertussis(Ganzzell)-Impfstoff“ (2.7.7) beschriebenen Methode.

Die ermittelte Wirksamkeit muss mindestens 4,0 I. E. je Einzeldosis für den Menschen und die untere Vertrauensgrenze ($p = 0{,}95$) der ermittelten Wirksamkeit mindestens 2,0 I. E. je Einzeldosis für den Menschen betragen.

Poliomyelitis-Komponente

D-Antigen-Gehalt: Als Maß für die Gleichförmigkeit der Herstellung wird der Gehalt an D-Antigen der humanen Polio-Viren Typ 1, 2 und 3 nach der Desorption mit Hilfe einer geeigneten immunchemischen Methode (2.7.1) bestimmt. Dabei wird eine Standardzubereitung verwendet, die in D-Antigen-Einheiten der Ph. Eur. kalibriert ist. Der Gehalt an D-Antigen, bezogen auf den in der Beschriftung angegebenen Gehalt, muss für jeden Typ innerhalb der für das jeweilige Produkt zugelassenen Grenzen liegen.

Poliomyelitis-Impfstoff (inaktiviert) *BRP* ist in Ph.-Eur.-Einheiten kalibriert und zur Verwendung bei der Bestimmung des D-Antigen-Gehalts vorgesehen. Die Ph.-Eur.-Einheiten entsprechen den Internationalen Einheiten.

Bestimmung der Wirksamkeit in vivo: Der Impfstoff muss der „In-vivo-Bestimmung der Wirksamkeit von Poliomyelitis-Impfstoff (inaktiviert)“ (2.7.20) entsprechen.

Beschriftung

Die Beschriftung gibt an,

- Mindestanzahl an Internationalen Einheiten von Diphtherie- und Tetanus-Toxoid je Einzeldosis für den Menschen
- Mindestanzahl an Internationalen Einheiten der Pertussis-Komponente je Einzeldosis für den Menschen
- die in jeder Einzeldosis für den Menschen nominal enthaltene Menge des Polio-Virus eines jeden Typs (1, 2 und 3), ausgedrückt in Ph.-Eur.-Einheiten an D-Antigen
- zur Herstellung der Poliomyelitis-Komponente verwendeter Zelltyp
- Menge an PRP in Mikrogramm je Einzeldosis für den Menschen
- Typ und nominal enthaltene Menge der Trägerproteine je Einzeldosis für den Menschen

- Name und Menge des Adsorbens
- falls zutreffend, dass der Impfstoff für die Erstimmunisierung von Kindern bestimmt und nicht notwendigerweise für Auffrischimpfungen oder zur Impfung von Erwachsenen geeignet ist
- dass der Impfstoff vor der Verwendung geschüttelt werden muss
- dass der Impfstoff nicht gefrieren darf.

10.8/2328

Diphtherie-Tetanus-Poliomyelitis(inaktiviert)-Adsorbat-Impfstoff (reduzierter Antigengehalt)

Vaccinum diphtheriae, tetani et poliomyelitidis inactivatum, antigeni-o(-is) minutum, adsorbatum

Definition

Diphtherie-Tetanus-Poliomyelitis(inaktiviert)-Adsorbat-Impfstoff (reduzierter Antigengehalt) ist ein Kombinationsimpfstoff bestehend aus Diphtherie-Formoltoxoid, Tetanus-Formoltoxoid, geeigneten Stämmen des humanen Polio-Virus Typ 1, 2 und 3, vermehrt in geeigneten Zellkulturen und inaktiviert durch ein validiertes Verfahren, und einem mineralischen Adsorbens wie Aluminiumhydroxid oder hydratisiertem Aluminiumphosphat.

Die Formoltoxoide werden jeweils aus den Toxinen gewonnen, die bei Vermehrung von *Corynebacterium diphtheriae* beziehungsweise *Clostridium tetani* gebildet werden.

Verglichen mit allgemein für die Erstimmunisierung verwendeten Impfstoffen ist der Gehalt an Diphtherie-Toxoid je Einzeldosis für den Menschen reduziert. Der Gehalt an Tetanus-Toxoid kann ebenfalls reduziert sein.

Herstellung

Allgemeine Vorkehrungen

Das Herstellungsverfahren muss nachweislich konstant Impfstoffe ergeben, die einem Impfstoff entsprechen, dessen klinische Wirksamkeit und Unschädlichkeit für den Menschen nachgewiesen sind.

Der Gehalt an Bakterien-Endotoxinen (2.6.14) in gereinigtem Diphtherie-Toxoid als Bulk, in gereinigtem Tetanus-Toxoid als Bulk und in gereinigten, inaktivierten monovalenten Polio-Virusernten wird bestimmt, um das Reinigungsverfahren zu überwachen und die Menge im fertigen Impfstoff zu begrenzen. Für jede Komponente darf der Gehalt an Bakterien-Endotoxinen nicht größer sein als der für den bestimmten Impfstoff zugelassene Grenzwert. In jedem Fall muss der Gehalt im fertigen Impfstoff weniger als 100 I. E. Bakterien-Endotoxine je Einzeldosis für den Menschen betragen.

Referenzimpfstoff(e): Unter der Voraussetzung, dass gültige Wirksamkeitsbestimmungen durchgeführt werden können, ist die Verwendung von Einzelkomponenten-Referenzimpfstoffen für die Wirksamkeitsbestimmung des Kombinationsimpfstoffs möglich. Wenn das aufgrund von Interaktionen zwischen den Komponenten des Kombinationsimpfstoffs oder aufgrund von Unterschieden in der Zusammensetzung zwischen dem Einzelkomponenten-Referenzimpfstoff und dem zu prüfenden Impfstoff nicht möglich ist, wird eine Charge des Kombinationsimpfstoffs, die sich in klinischen Studien als wirksam erwiesen hat, oder eine davon abgeleitete, repräsentative Charge als Referenzimpfstoff verwendet. Zur Herstellung einer repräsentativen Charge muss das Verfahren, das zur Herstellung der in klinischen Studien geprüften Charge verwendet wurde, streng eingehalten werden. Der Referenzimpfstoff kann mit Hilfe einer Methode stabilisiert werden, die nachweislich keinen Einfluss auf die Bestimmung der Wirksamkeit hat.

Herstellung der Komponenten

Die Herstellung der Komponenten entspricht den Anforderungen der Monographien **Diphtherie-Adsorbat-Impfstoff (Vaccinum diphtheriae adsorbatum), Tetanus-Adsorbat-Impfstoff (Vaccinum tetani adsorbatum)** und **Poliomyelitis-Impfstoff (inaktiviert) (Vaccinum poliomyelitidis inactivatum)**.

Fertiger Impfstoff als Bulk

Der fertige Impfstoff als Bulk der Diphtherie-, Tetanus- und Poliomyelitis-Komponenten wird durch Adsorption geeigneter Mengen von gereinigtem Diphtherie-Toxoid als Bulk und gereinigtem Tetanus-Toxoid als Bulk einzeln oder zusammen an einen mineralischen Träger wie Aluminiumhydroxid oder hydratisiertes Aluminiumphosphat hergestellt. Geeignete Mengen von gereinigten, monovalenten Ernten von humanem Polio-Virus Typ 1, 2 und 3 oder einem trivalenten Pool solcher gereinigter, monovalenter Virusernten werden zugesetzt. Geeignete Konservierungsmittel können zugesetzt werden.

Nur fertiger Impfstoff als Bulk, der den nachfolgend beschriebenen Prüfungen entspricht, darf zur Herstellung der Fertigzubereitung verwendet werden.

Rinderserumalbumin: Nach der Virusernte und vor dem Zusatz des Adsorbens bei der Herstellung des fertigen Impfstoffs als Bulk beträgt der Gehalt an Rinderserumalbumin so viel, dass in der Fertigzubereitung

Impfstoffe für Menschen

höchstens 50 ng je Einzeldosis für den Menschen enthalten sein werden, bestimmt mit Hilfe einer geeigneten immunchemischen Methode (2.7.1) an der Poliomyelitis-Komponente.

Konservierungsmittel: Falls vorhanden wird der Gehalt an Konservierungsmittel mit Hilfe einer geeigneten chemischen Methode bestimmt. Der Gehalt muss mindestens 85 und darf höchstens 115 Prozent des vorgesehenen Gehalts betragen.

Sterilität (2.6.1): Die Prüfung wird mit 10 ml Zubereitung je Nährmedium durchgeführt.

Fertigzubereitung

Der fertige Impfstoff als Bulk wird unter aseptischen Bedingungen in sterile Behältnisse mit Originalitätsverschluss abgefüllt. Die Behältnisse werden so verschlossen, dass eine Kontamination verhindert wird.

Nur eine Fertigzubereitung, die der Prüfung „Osmolalität" und allen nachfolgend aufgeführten Anforderungen unter „Prüfung auf Identität", „Prüfung auf Reinheit" und „Bestimmung der Wirksamkeit" entspricht, darf zur Verwendung freigegeben werden.

Falls die Prüfung „Konservierungsmittel" und die „Bestimmung der Wirksamkeit" der Diphtherie- und Tetanus-Komponenten beim fertigen Impfstoff als Bulk mit zufriedenstellenden Ergebnissen durchgeführt wurden, können sie an der Fertigzubereitung entfallen.

Falls der Gehalt an freiem Formaldehyd an gereinigten Antigenen als Bulk oder am fertigen Impfstoff als Bulk bestimmt wurde und gezeigt wurde, dass der Gehalt in der Fertigzubereitung höchstens $0{,}2\ g \cdot l^{-1}$ betragen wird, kann die Prüfung „Freier Formaldehyd" an der Fertigzubereitung entfallen.

Falls die Bestimmung des D-Antigen-Gehalts nicht an der Fertigzubereitung durchgeführt werden kann, ist sie bei der Herstellung des fertigen Impfstoffs als Bulk vor Zusatz des Adsorbens durchzuführen.

Falls die „Bestimmung der Wirksamkeit" der Poliomyelitis-Komponente *in vivo* mit zufriedenstellenden Ergebnissen am fertigen Impfstoff als Bulk durchgeführt wurde, kann sie an der Fertigzubereitung entfallen.

Auf die „Bestimmung der Wirksamkeit" der Poliomyelitis-Komponente *in vivo* kann verzichtet werden, wenn für ein bestimmtes Produkt und jeden Polio-Virustyp nachgewiesen wurde, dass die Akzeptanzkriterien für die D-Antigen-Bestimmung das gleiche Ergebnis wie die „Bestimmung der Wirksamkeit" *in vivo* im Hinblick auf Akzeptanz oder Ablehnung einer Charge ergeben. Dieser Nachweis muss die Prüfung von Chargen mit verminderter Wirksamkeit beinhalten, die, falls erforderlich, experimentell hergestellt wurden, zum Beispiel durch Wärmebehandlung oder andere Methoden zur Verringerung der immunogenen Aktivität. Bei einer signifikanten Änderung im Herstellungsverfahren der Antigene oder deren Formulierung muss jede Auswirkung auf die „Bestimmung der Wirksamkeit" *in vivo* und *in vitro* bewertet und die Notwendigkeit einer Revalidierung in Betracht gezogen werden.

Osmolalität (2.2.35): Die Osmolalität des Impfstoffs muss innerhalb der für die bestimmte Zubereitung zugelassenen Grenzen liegen.

Prüfung auf Identität

A. Diphtherie-Toxoid wird mit Hilfe einer geeigneten immunchemischen Methode (2.7.1) identifiziert. Die nachfolgend beschriebene, auf bestimmte Impfstoffe anwendbare Methode ist als Beispiel angegeben. Im zu prüfenden Impfstoff wird so viel Natriumcitrat *R* gelöst, dass eine Lösung von $100\ g \cdot l^{-1}$ erhalten wird. Diese Lösung wird etwa 16 h lang bei 37 °C gehalten und zentrifugiert, bis ein klarer Überstand erhalten wird, der mit einem geeigneten Diphtherie-Antitoxin reagiert und einen Niederschlag bildet.

   Wenn mit einem an Aluminiumhydroxid adsorbierten Impfstoff kein zufriedenstellendes Ergebnis erreicht wird, ist die Prüfung wie folgt durchzuführen: 15 ml des zu prüfenden Impfstoffs werden zentrifugiert. Der Rückstand wird in 5 ml einer frisch hergestellten Mischung von 1 Volumteil einer Lösung von Natriumedetat *R* ($56\ g \cdot l^{-1}$) und 49 Volumteilen Natriummonohydrogenphosphat-Lösung *R* suspendiert. Nach mindestens 6 h langem Stehenlassen bei 37 °C wird die Suspension zentrifugiert. Der klare Überstand reagiert mit einem geeigneten Diphtherie-Antitoxin und bildet einen Niederschlag.

B. Tetanus-Toxoid wird mit Hilfe einer geeigneten immunchemischen Methode (2.7.1) identifiziert. Die nachfolgend beschriebene, auf bestimmte Impfstoffe anwendbare Methode ist als Beispiel angegeben. Der unter „Prüfung auf Identität, A" erhaltene klare Überstand reagiert mit einem geeigneten Tetanus-Antitoxin und bildet einen Niederschlag.

C. Der Impfstoff muss unter Anwendung einer geeigneten immunchemischen Methode (2.7.1), wie der Bestimmung von D-Antigen mittels ELISA, nachweislich humane Polio-Viren Typ 1, 2 und 3 enthalten.

Prüfung auf Reinheit

Aluminium (2.5.13): höchstens 1,25 mg je Einzeldosis für den Menschen, wenn Aluminiumhydroxid oder hydratisiertes Aluminiumphosphat als Adsorbens verwendet wurde

Freier Formaldehyd (2.4.18): höchstens $0{,}2\ g \cdot l^{-1}$

Konservierungsmittel: Falls vorhanden wird der Gehalt an Konservierungsmittel mit Hilfe einer geeigneten chemischen Methode bestimmt. Der Gehalt muss mindestens dem gerade noch wirksamen Gehalt entsprechen und darf höchstens 115 Prozent des in der Beschriftung angegebenen Gehalts betragen.

Sterilität (2.6.1): Der Impfstoff muss der Prüfung entsprechen.

Bestimmung der Wirksamkeit

Diphtherie-Komponente: Zur Bestimmung der Wirksamkeit der Diphtherie-Komponente wird eine der unter „Bestimmung der Wirksamkeit von Diphtherie-Adsorbat-Impfstoff“ (2.7.6) vorgeschriebenen Methoden durchgeführt.

Die untere Vertrauensgrenze ($p = 0{,}95$) der ermittelten Wirksamkeit muss mindestens 2 I. E. je Einzeldosis für den Menschen betragen.

Tetanus-Komponente: Zur Bestimmung der Wirksamkeit der Tetanus-Komponente wird eine der unter „Bestimmung der Wirksamkeit von Tetanus-Adsorbat-Impfstoff“ (2.7.8) vorgeschriebenen Methoden durchgeführt.

Die untere Vertrauensgrenze ($p = 0{,}95$) der ermittelten Wirksamkeit muss mindestens 20 I. E. je Einzeldosis für den Menschen betragen.

Poliomyelitis-Komponente

D-Antigen-Gehalt: Als Maß für die Gleichförmigkeit der Herstellung wird der Gehalt an D-Antigen der humanen Polio-Viren Typ 1, 2 und 3 mit Hilfe einer geeigneten immunchemischen Methode (2.7.1) nach der Desorption bestimmt. Dabei wird eine Standardzubereitung verwendet, die in D-Antigen-Einheiten der Ph. Eur. kalibriert ist. Der Gehalt an D-Antigen, bezogen auf den in der Beschriftung angegebenen Gehalt, muss für jeden Typ innerhalb der für das jeweilige Produkt zugelassenen Grenzen liegen.

Poliomyelitis-Impfstoff (inaktiviert) *BRP* ist in Ph.-Eur.-Einheiten kalibriert und zur Verwendung bei der Bestimmung des D-Antigen-Gehalts vorgesehen. Die Ph.-Eur.-Einheiten entsprechen den Internationalen Einheiten.

Bestimmung der Wirksamkeit in vivo: Der Impfstoff muss der „In-vivo-Bestimmung der Wirksamkeit von Poliomyelitis-Impfstoff (inaktiviert)“ (2.7.20) entsprechen.

Beschriftung

Die Beschriftung gibt an,
- Mindestanzahl der Internationalen Einheiten von Diphtherie- und Tetanus-Toxoid je Einzeldosis für den Menschen
- im Impfstoff enthaltene Typen des Polio-Virus
- die in jeder Einzeldosis für den Menschen nominal enthaltene Menge des Polio-Virus eines jeden Typs (1, 2 und 3), ausgedrückt in Ph.-Eur.-Einheiten an D-Antigen
- zur Herstellung der Poliomyelitis-Komponente verwendeter Zelltyp
- Name und Menge des Adsorbens
- dass der Impfstoff vor der Verwendung geschüttelt werden muss
- dass der Impfstoff nicht gefrieren darf.

10.8/0158

Influenza-Spaltimpfstoff (inaktiviert)

Vaccinum influenzae inactivatum ex virorum fragmentis praeparatum

Definition

Influenza-Spaltimpfstoff (inaktiviert) ist eine sterile, wässrige Suspension eines oder mehrerer Stämme der Typen A oder B des Influenza-Virus oder einer Mischung von Stämmen beider Typen, die getrennt in Bruteiern von Hühnern vermehrt und so inaktiviert und behandelt werden, dass die Viruspartikeln gespalten werden, ohne die antigenen Eigenschaften der Hämagglutinin- und Neuraminidase-Antigene zu vermindern. Die angegebene Menge an Hämagglutinin-Antigen beträgt für jeden im Impfstoff enthaltenen Stamm 15 µg je Dosis, es sei denn, dass klinische Ergebnisse für die Verwendung einer anderen Menge sprechen.

Der Impfstoff ist eine schwach opaleszierende Flüssigkeit.

Herstellung

Auswahl des Impfstoffstamms

Die WHO erstellt jährlich einen Überblick über die epidemiologische Situation in der Welt und empfiehlt, falls erforderlich, die Stämme, die der vorherrschenden epidemiologischen Situation entsprechen.

Derartige Stämme werden in Übereinstimmung mit den gültigen Bestimmungen in den Unterzeichnerstaaten des Übereinkommens über die Ausarbeitung eines Europäischen Arzneibuchs verwendet. Üblicherweise werden reassortierte Stämme mit hohen Ausbeuten an geeigneten Oberflächenantigenen verwendet. Die Herkunft und die Art und Häufigkeit der Passagierung der Virusstämme werden von der zuständigen Behörde genehmigt.

Substrat für die Virusvermehrung

Influenza-Saatvirus zur Herstellung des Impfstoffs wird in Bruteiern von Hühnern aus SPF-Herden (5.2.2) oder in geeigneten Zellkulturen (5.2.4), wie Hühnerembryofibroblasten oder Nierenzellen von Küken aus SPF-Herden (5.2.2), vermehrt. Zur Impfstoffherstellung wird das Virus jedes Stamms in der Allantoishöhle von Bruteiern aus gesunden Hühnerherden vermehrt.

Virussaatgut

Die Herstellung des Impfstoffs beruht auf einem Saatgutsystem, das eine Subkultur aus dem ausgewählten Impfvirus (CVV, Candidate Vaccine Virus) ist. Dieses CVV ist das genehmigte oder das neu zusammengestellte und genehmigte Virusisolat, das von designierten WHO-Laboratorien zur Verfügung gestellt oder vom Impfstoffhersteller etabliert wird. Das Arbeitssaatgut darf ausgehend vom CVV höchstens 15 Passagen durchlaufen haben. Der fertige Impfstoff entspricht einer Passage, ausgehend vom Arbeitssaatgut. Für die Hämagglutinin- und Neuraminidase-Antigene jedes Arbeitssaatguts wird mit Hilfe geeigneter Methoden nachgewiesen, dass sie sich vom richtigen Virusstamm herleiten.

Nur ein Arbeitssaatgut, das den nachfolgend beschriebenen Prüfungen entspricht, darf zur Herstellung des monovalenten Pools verwendet werden.

Bakterien, Pilze: Die Einzelernte muss der Prüfung auf Sterilität (2.6.1) entsprechen. Die Prüfung wird mit 10 ml Zubereitung durchgeführt.

Mykoplasmen (2.6.7): Die Prüfung wird mit 10 ml Zubereitung durchgeführt.

Virusvermehrung und -ernte

Dem Inokulum kann ein Konservierungsmittel zugesetzt werden. Nach Inkubation unter Temperaturkontrolle werden die Allantoisflüssigkeiten geerntet und zum monovalenten Pool vereinigt. Ein Konservierungsmittel kann zum Zeitpunkt der Ernte zugesetzt werden. In keinem Stadium der Herstellung darf Penicillin oder Streptomycin verwendet werden.

Monovalenter Pool

Um die Möglichkeit einer Verunreinigung zu begrenzen, wird so bald wie möglich nach der Gewinnung mit der Inaktivierung begonnen. Das Virus wird mit Hilfe einer Methode inaktiviert, für die an 3 aufeinanderfolgenden Chargen nachgewiesen wurde, dass sie bei der Anwendung durch den Hersteller konstant wirksam ist. Für das Inaktivierungsverfahren soll nachgewiesen sein, dass es das Influenza-Virus inaktiviert, ohne dessen Antigenität zu zerstören; das Verfahren soll die Hämagglutinin- und Neuraminidase-Antigene möglichst wenig verändern. Für das Inaktivierungsverfahren soll nachgewiesen sein, dass es Aviäre-Leukose-Viren und Mykoplasmen inaktiviert. Falls der monovalente Pool nach der Inaktivierung gelagert wird, erfolgt dies bei 5 ± 3 °C. Zu keinem Zeitpunkt der Inaktivierung darf bei der Verwendung von Formaldehyd-Lösung die Konzentration an CH_2O mehr als $0{,}2\ g \cdot l^{-1}$ beziehungsweise bei der Verwendung von β-Propiolacton dessen Konzentration mehr als 0,1 Prozent (*V/V*) betragen.

Vor oder nach der Inaktivierung wird der monovalente Pool durch Hochgeschwindigkeitszentrifugation oder andere geeignete Methoden konzentriert und gereinigt und die Viruspartikeln werden mittels genehmigter Verfahren in Untereinheiten gespalten. Für jeden neuen Stamm muss mit einem validierten Verfahren nachgewiesen werden, dass der monovalente Pool fast ausschließlich aus gespaltenen Viruspartikeln besteht.

Nur ein monovalenter Pool, der den nachfolgend beschriebenen Prüfungen entspricht, darf zur Herstellung des fertigen Impfstoffs als Bulk verwendet werden.

Hämagglutinin-Antigen: Der Gehalt an Hämagglutinin-Antigen wird mit Hilfe einer Immundiffusionsmethode (2.7.1) durch Vergleich mit einer Hämagglutinin-Antigen-Referenzzubereitung oder mit einer dagegen eingestellten Antigenzubereitung bestimmt. Hämagglutinin-Referenzantigene sind beim NIBSC erhältlich. Die Bestimmung wird bei 20 bis 25 °C durchgeführt.

Bei einigen Impfstoffen verhindert die physikalische Form der Hämagglutininpartikeln die quantitative Bestimmung mittels Immundiffusion nach Inaktivierung des Virus. Bei diesen Impfstoffen wird das Hämagglutinin am monovalenten Pool vor der Inaktivierung bestimmt. Das Herstellungsverfahren wird validiert, um zu zeigen, dass das Hämagglutinin-Antigen in geeigneter Weise erhalten bleibt. Für die Formulierung wird ein geeigneter Marker wie der Gehalt an Protein verwendet.

Neuraminidase-Antigen: Die Anwesenheit und der Typ des Neuraminidase-Antigens werden mit Hilfe von geeigneten enzymatischen oder immunologischen Methoden an den ersten 3 monovalenten Pools nachgewiesen, die aus dem verwendeten Arbeitssaatgut gewonnen wurden.

Sterilität (2.6.1): Die Prüfung wird mit 10 ml Zubereitung je Nährmedium durchgeführt.

Restliches infektiöses Virus: Die entsprechende Prüfung (siehe „Prüfung auf Reinheit") wird durchgeführt.

Chemische Substanzen zur Spaltung des Virus: Der monovalente Pool wird auf chemische Substanzen geprüft, die zur Spaltung des Virus verwendet wurden. Die Grenzwerte werden von der zuständigen Behörde genehmigt.

Fertiger Impfstoff als Bulk

Geeignete Mengen der monovalenten Pools werden zum fertigen Impfstoff als Bulk gemischt.

Nur ein fertiger Impfstoff als Bulk, der den nachfolgend beschriebenen Prüfungen entspricht, darf für die Herstellung der Fertigzubereitung verwendet werden.

Konservierungsmittel: Falls vorhanden wird der Gehalt an Konservierungsmittel mit Hilfe einer geeigneten chemischen Methode bestimmt. Der Gehalt muss mindestens 85 und darf höchstens 115 Prozent des vorgesehenen Gehalts betragen.

Sterilität (2.6.1): Die Prüfung wird mit 10 ml Zubereitung je Nährmedium durchgeführt.

Fertigzubereitung

Der fertige Impfstoff als Bulk wird unter aseptischen Bedingungen in sterile Behältnisse mit Originalitätsverschluss abgefüllt. Die Behältnisse werden so verschlossen, dass eine Kontamination verhindert wird.

Nur eine Fertigzubereitung, die allen nachstehenden Anforderungen unter „Prüfung auf Reinheit“ und „Bestimmung der Wirksamkeit“ entspricht, darf zur Verwendung freigegeben werden. Vorausgesetzt, die Prüfung auf restliches infektiöses Virus wurde an jedem monovalenten Pool und die Prüfungen auf freien Formaldehyd, Ovalbumin und Gesamtprotein wurden am fertigen Impfstoff als Bulk mit zufriedenstellenden Ergebnissen durchgeführt, kann auf die Durchführung dieser Prüfungen an der Fertigzubereitung verzichtet werden.

Prüfung auf Identität

Die Bestimmung des Gehalts an Hämagglutinin-Antigen (siehe „Bestimmung der Wirksamkeit“) dient zum Nachweis der Antigenspezifität des Impfstoffs.

Prüfung auf Reinheit

Restliches infektiöses Virus: Je 0,2 ml Impfstoff werden in die Allantoishöhle von 10 Bruteiern injiziert. Die Eier werden 3 Tage lang bei 33 bis 37 °C bebrütet. Die Prüfung ist nur gültig, wenn mindestens 8 der 10 Embryonen überleben. 0,5 ml Allantoisflüssigkeit werden jedem überlebenden Embryo entnommen und die Flüssigkeiten werden gepoolt. Je 0,2 ml dieses Pools werden 10 weiteren Bruteiern injiziert. Die Eier werden 3 Tage lang bei 33 bis 37 °C bebrütet. Die Prüfung ist nur gültig, wenn mindestens 8 der 10 Embryonen überleben. Etwa 0,1 ml Allantoisflüssigkeit werden jedem überlebenden Embryo entnommen und einzeln mit Hilfe eines Hämagglutinationstests auf vermehrungsfähiges Virus geprüft. Wenn Hämagglutination in irgendeiner Flüssigkeit auftritt, werden mit der betreffenden Allantoisflüssigkeit eine weitere Passage in Eiern und ein weiterer Hämagglutinationstest durchgeführt. Dabei darf keine Hämagglutination auftreten.

Konservierungsmittel: Falls vorhanden wird der Gehalt an Konservierungsmittel mit Hilfe einer geeigneten chemischen Methode bestimmt. Der Gehalt muss mindestens dem gerade noch wirksamen Gehalt entsprechen und darf höchstens 115 Prozent des in der Beschriftung angegebenen Gehalts betragen.

Freier Formaldehyd (2.4.18): falls zutreffend, höchstens $0{,}2\ g \cdot l^{-1}$

Ovalbumin: höchstens der in der Beschriftung angegebene Gehalt, in jedem Fall höchstens 1 µg Ovalbumin je Dosis für den Menschen, mit Hilfe einer geeigneten immunchemischen Methode (2.7.1) unter Verwendung einer geeigneten Referenzzubereitung von Ovalbumin bestimmt

Gesamtprotein: höchstens das 6fache des unter „Bestimmung der Wirksamkeit“ ermittelten Gehalts an Hämagglutinin-Antigen, keinesfalls jedoch mehr als 100 µg Protein je Virusstamm und Dosis für den Menschen

Bei Impfstoffen, bei denen die Menge an Hämagglutinin-Antigen mit mehr als 15 µg je Stamm angegeben ist, kann ein höherer Grenzwert für das Gesamtprotein je Stamm gerechtfertigt sein.

Sterilität (2.6.1): Der Impfstoff muss der Prüfung entsprechen.

Bakterien-Endotoxine (2.6.14): weniger als 100 I. E. Bakterien-Endotoxine je Dosis für den Menschen

Bestimmung der Wirksamkeit

Der Gehalt an Hämagglutinin-Antigen wird mit Hilfe einer Immundiffusionsmethode (2.7.1) durch Vergleich mit einer Hämagglutinin-Antigen-Referenzzubereitung oder mit einer dagegen eingestellten Antigenzubereitung bestimmt. Hämagglutinin-Referenzantigene sind beim NIBSC erhältlich. Die Bestimmung wird bei 20 bis 25 °C durchgeführt. Die Vertrauensgrenzen ($p = 0{,}95$) müssen mindestens 80 und dürfen höchstens 125 Prozent des ermittelten Werts betragen. Für jeden Stamm muss die untere Vertrauensgrenze ($p = 0{,}95$) des ermittelten Gehalts an Hämagglutinin-Antigen mindestens 80 Prozent des in der Beschriftung angegebenen Werts betragen.

Für einige Impfstoffe ist die quantitative Bestimmung des Hämagglutinin-Antigens mit den verfügbaren Referenzzubereitungen nicht möglich. Stattdessen wird eine immunologische Identifizierung und eine halbquantitative Bestimmung des Hämagglutinin-Antigens mit Hilfe von geeigneten Methoden durchgeführt.

Beschriftung

Die Beschriftung gibt an,
- dass der Impfstoff in Eiern hergestellt wurde
- Influenza-Virusstamm oder Influenza-Virusstämme, die zur Herstellung des Impfstoffs verwendet wurden
- Methode der Inaktivierung
- Gehalt an Hämagglutinin-Antigen in Mikrogramm je Virusstamm und Dosis
- maximale Ovalbuminmenge (je Dosis)
- Impfsaison, in der der Impfstoff vor einer Infektion schützen soll.

10.8/0869

Influenza-Spaltimpfstoff aus Oberflächenantigen (inaktiviert)

Vaccinum influenzae inactivatum ex corticis antigeniis praeparatum

Definition

Influenza-Spaltimpfstoff aus Oberflächenantigen (inaktiviert) ist eine sterile wässrige Suspension eines oder mehrerer Stämme der Typen A oder B des Influenza-Virus oder einer Mischung von Stämmen beider Typen, die getrennt in Bruteiern von Hühnern vermehrt und so inaktiviert und behandelt werden, dass die Zubereitung hauptsächlich aus Hämagglutinin- und Neuraminidase-Antigenen besteht, ohne deren antigene Eigenschaften zu vermindern. Die angegebene Menge an Hämagglutinin-Antigen beträgt für jeden im Impfstoff enthaltenen Stamm 15 µg je Dosis, es sei denn, dass klinische Ergebnisse für die Verwendung einer anderen Menge sprechen.

Der Impfstoff kann ein Adjuvans enthalten.

Herstellung

Auswahl des Impfstoffstamms

Die WHO erstellt jährlich einen Überblick über die epidemiologische Situation in der Welt und empfiehlt, falls erforderlich, die Stämme, die der vorherrschenden epidemiologischen Situation entsprechen.

Derartige Stämme werden in Übereinstimmung mit den gültigen Bestimmungen in den Unterzeichnerstaaten des Übereinkommens über die Ausarbeitung eines Europäischen Arzneibuchs verwendet. Üblicherweise werden reassortierte Stämme mit hohen Ausbeuten an geeigneten Oberflächenantigenen verwendet. Die Herkunft sowie die Art und Häufigkeit der Passagierung der Virusstämme müssen von der zuständigen Behörde genehmigt werden.

Substrat zur Virusvermehrung

Influenza-Saatvirus zur Herstellung des Impfstoffs wird in Bruteiern von Hühnern aus SPF-Herden (5.2.2) oder in geeigneten Zellkulturen (5.2.4), wie Hühnerembryo-Fibroblasten oder Nierenzellen von Küken aus SPF-Herden (5.2.2), vermehrt. Zur Impfstoffherstellung wird das Virus jedes Stamms in der Allantoishöhle von Bruteiern aus gesunden Hühnerherden vermehrt.

Virussaatgut

Die Herstellung des Impfstoffs beruht auf einem Saatgutsystem, das eine Subkultur aus dem ausgewählten Impfvirus (CVV, Candidate Vaccine Virus) ist. Dieses CVV ist das genehmigte oder das neu zusammengestellte und genehmigte Virusisolat, das von designierten WHO-Laboratorien zur Verfügung gestellt oder vom Impfstoffhersteller etabliert wird. Das Arbeitssaatgut darf ausgehend vom CVV höchstens 15 Passagen durchlaufen haben. Der fertige Impfstoff entspricht einer Passage, ausgehend vom Arbeitssaatgut. Für die Hämagglutinin- und Neuraminidase-Antigene jedes Arbeitssaatguts wird mit Hilfe geeigneter Methoden nachgewiesen, dass sie sich vom richtigen Virusstamm herleiten.

Nur ein Arbeitssaatgut, das den nachfolgend beschriebenen Prüfungen entspricht, darf zur Herstellung des monovalenten Pools verwendet werden.

Bakterien, Pilze: Die Einzelernte muss der Prüfung auf Sterilität (2.6.1) entsprechen. Die Prüfung wird mit 10 ml Zubereitung je Nährmedium durchgeführt.

Mykoplasmen (2.6.7): Die Prüfung wird mit 10 ml Zubereitung durchgeführt.

Virusvermehrung und -ernte

Dem Inokulum kann ein Konservierungsmittel zugesetzt werden. Nach Inkubation unter Temperaturkontrolle werden die Allantoisflüssigkeiten geerntet und zum monovalenten Pool vereinigt. Ein Konservierungsmittel kann zum Zeitpunkt der Ernte zugesetzt werden. In keinem Stadium der Herstellung darf Penicillin oder Streptomycin verwendet werden.

Monovalenter Pool

Um die Möglichkeit einer Verunreinigung zu begrenzen, wird so bald wie möglich nach der Gewinnung mit der Inaktivierung begonnen. Das Virus wird mit Hilfe einer Methode inaktiviert, für die an 3 aufeinanderfolgenden Chargen nachgewiesen wurde, dass sie bei der Anwendung durch den Hersteller konstant wirksam ist. Für das Inaktivierungsverfahren soll nachgewiesen sein, dass es das Influenza-Virus inaktiviert, ohne dessen Antigenität zu zerstören; der Prozess soll Hämagglutinin- und Neuraminidase-Antigen möglichst wenig verändern. Für das Inaktivierungsverfahren soll zusätzlich nachgewiesen sein, dass er Aviäre-Leukose-Viren und Mykoplasmen inaktiviert. Falls der monovalente Pool nach der Inaktivierung gelagert wird, erfolgt dies bei 5 ± 3 °C. Zu keinem Zeitpunkt der Inaktivierung darf bei der Verwendung von Formaldehyd-Lösung die Konzentration an CH_2O mehr als 0,2 $g \cdot l^{-1}$ beziehungsweise bei der Verwendung von β-Propiolacton dessen Konzentration mehr als 0,1 Prozent (*V/V*) betragen.

Vor oder nach der Inaktivierung wird der monovalente Pool durch Hochgeschwindigkeitszentrifugation oder eine andere geeignete Methode konzentriert und gereinigt und die Virusteilchen werden mittels genehmigter Verfahren in Untereinheiten gespalten und weiter gereinigt, so dass der monovalente Pool hauptsächlich aus Hämagglutinin- und Neuraminidase-Antigenen besteht.

Nur ein monovalenter Pool, der den nachfolgend beschriebenen Prüfungen entspricht, darf zur Herstellung des fertigen Impfstoffs als Bulk verwendet werden.

Hämagglutinin-Antigen: Der Gehalt an Hämagglutinin-Antigen wird mit Hilfe einer Immundiffusionsmethode (2.7.1) durch Vergleich mit einer Hämagglutinin-Antigen-Referenzzubereitung oder mit einer dagegen eingestellten Antigenzubereitung bestimmt. Hämagglutinin-Referenzantigene sind beim NIBSC erhältlich. Die Bestimmung wird bei 20 bis 25 °C durchgeführt.

Neuraminidase-Antigen: Die Anwesenheit und der Typ des Neuraminidase-Antigens werden mit Hilfe von geeigneten enzymatischen oder immunologischen Methoden an den ersten 3 monovalenten Pools nachgewiesen, die aus jedem verwendeten Arbeitssaatgut gewonnen wurden.

Sterilität (2.6.1): Die Prüfung wird mit 10 ml Zubereitung je Nährmedium durchgeführt.

Restliches infektiöses Virus: Die unter „Prüfung auf Reinheit" beschriebene Prüfung wird durchgeführt.

Reinheit: Die Prüfung erfolgt mit Hilfe der Polyacrylamid-Gelelektrophorese (2.2.31) oder einer anderen zugelassenen Methode. Der monovalente Pool besteht hauptsächlich aus Hämagglutinin- und Neuraminidase-Antigenen.

Chemische Substanzen zur Spaltung und Reinigung des Virus: Der monovalente Pool wird auf chemische Substanzen geprüft, die zur Spaltung und Reinigung des Virus verwendet wurden. Die Grenzwerte werden von der zuständigen Behörde genehmigt.

Fertiger Impfstoff als Bulk

Geeignete Mengen der monovalenten Pools werden zum fertigen Impfstoff als Bulk gemischt. Ein Adjuvans kann zugesetzt werden.

Nur ein fertiger Impfstoff als Bulk, der den nachfolgend beschriebenen Prüfungen entspricht, darf für die Herstellung der Fertigzubereitung verwendet werden.

Konservierungsmittel: Falls vorhanden wird der Gehalt an Konservierungsmittel mit Hilfe einer geeigneten chemischen Methode bestimmt. Der Gehalt muss mindestens 85 und darf höchstens 115 Prozent des vorgesehenen Gehalts betragen.

Sterilität (2.6.1): Die Prüfung wird mit 10 ml Zubereitung je Nährmedium durchgeführt.

Fertigzubereitung

Der fertige Impfstoff als Bulk wird unter aseptischen Bedingungen in sterile Behältnisse mit Originalitätsverschluss abgefüllt. Die Behältnisse werden so verschlossen, dass eine Kontamination verhindert wird.

Nur eine Fertigzubereitung, die allen nachstehenden Anforderungen unter „Prüfung auf Reinheit" und „Bestimmung der Wirksamkeit" entspricht, darf zur Verwendung freigegeben werden. Vorausgesetzt, die Prüfung auf restliches infektiöses Virus wurde an jedem monovalenten Pool und die Prüfungen auf freien Formaldehyd, Ovalbumin und Gesamtprotein wurden am fertigen Impfstoff als Bulk mit zufriedenstellenden Ergebnissen durchgeführt, kann auf die Durchführung dieser Prüfungen an der Fertigzubereitung verzichtet werden.

Wenn der Gehalt an Ovalbumin und Formaldehyd aufgrund störender Einflüsse durch das Adjuvans nicht an der Fertigzubereitung bestimmt werden kann, wird die Bestimmung am monovalenten Pool durchgeführt, wobei die Akzeptanzgrenzen so gesetzt werden, dass sie sicherstellen, dass die Grenzwerte für die Fertigzubereitung nicht überschritten werden.

Wenn der Impfstoff ein Adjuvans enthält, müssen geeignete Prüfungen auf Identität und andere relevante Qualitätskriterien an der Fertigzubereitung durchgeführt werden. Diese Prüfungen können chemische und physikalische Analysen, eine Bestimmung der Partikelgröße und der Anzahl an Partikeln je Volumeneinheit umfassen.

Prüfung auf Identität

Die Bestimmung des Gehalts an Hämagglutinin-Antigen (siehe „Bestimmung der Wirksamkeit") dient auch zum Nachweis der Antigenspezifität des Impfstoffs.

Prüfung auf Reinheit

Restliches infektiöses Virus: Je 0,2 ml Impfstoff werden in die Allantoishöhle von 10 Bruteiern injiziert. Die Eier werden 3 Tage lang bei 33 bis 37 °C bebrütet. Die Prüfung ist nur gültig, wenn mindestens 8 von 10 Embryonen überleben. 0,5 ml Allantoisflüssigkeit werden jedem überlebenden Embryo entnommen und die Flüssigkeiten werden gepoolt. Je 0,2 ml dieses Pools werden 10 weiteren Bruteiern injiziert. Die Eier werden 3 Tage lang bei 33 bis 37 °C bebrütet. Die Prüfung ist nur gültig, wenn mindestens 8 von 10 Embryonen überleben. Etwa 0,1 ml Allantoisflüssigkeit werden jedem überlebenden Embryo entnommen und einzeln mit Hilfe eines Hämagglutinationstests auf vermehrungsfähiges Virus geprüft. Wenn in einer Flüssigkeit Hämagglutination auftritt, werden mit der betreffenden Allantoisflüssigkeit eine weitere Passage in Eiern und ein weiterer Hämagglutinationstest durchgeführt. Dabei darf keine Hämagglutination auftreten.

Konservierungsmittel: Falls vorhanden wird der Gehalt an Konservierungsmittel mit Hilfe einer geeigneten chemischen Methode bestimmt. Der Gehalt muss mindestens dem gerade noch wirksamen Gehalt entsprechen und darf höchstens 115 Prozent des in der Beschriftung angegebenen Gehalts betragen.

Freier Formaldehyd (2.4.18): falls zutreffend, höchstens 0,2 g · l^{-1}

Ovalbumin: höchstens der in der Beschriftung angegebene Gehalt, in jedem Fall höchstens 1 µg Ovalbumin je Dosis für den Menschen, mit Hilfe einer geeigneten immunchemischen Methode (2.7.1) unter Verwendung einer geeigneten Referenzzubereitung von Ovalbumin bestimmt

Gesamtprotein: höchstens 40 µg Protein, das kein Hämagglutinin ist, je Virusstamm und Dosis für den Menschen

Sterilität (2.6.1): Der Impfstoff muss der Prüfung entsprechen.

Bakterien-Endotoxine (2.6.14): weniger als 100 I. E. Bakterien-Endotoxine je Dosis für den Menschen

Bestimmung der Wirksamkeit

Der Gehalt an Hämagglutinin-Antigen wird mit Hilfe einer Immundiffusionsmethode (2.7.1) durch Vergleich mit einer Hämagglutinin-Antigen-Referenzzubereitung oder mit einer dagegen eingestellten Antigenzubereitung bestimmt. Hämagglutinin-Referenzantigene sind beim NIBSC erhältlich. Die Bestimmung wird bei 20 bis 25 °C durchgeführt. Die Vertrauensgrenzen ($p = 0,95$) müssen mindestens 80 und dürfen höchstens 125 Prozent des ermittelten Werts betragen. Für jeden Stamm muss die untere Vertrauensgrenze ($p = 0,95$) des ermittelten Gehalts an Hämagglutinin-Antigen mindestens 80 Prozent des in der Beschriftung angegebenen Werts betragen.

Beschriftung

Die Beschriftung gibt an,
- dass der Impfstoff in Eiern hergestellt wurde
- Influenza-Virusstamm oder Influenza-Virusstämme, die zur Herstellung des Impfstoffs verwendet wurden
- Methode der Inaktivierung
- Gehalt an Hämagglutinin-Antigen in Mikrogramm je Virusstamm und Dosis
- maximale Ovalbuminmenge (je Dosis)
- Impfsaison, in welcher der Impfstoff vor einer Infektion schützen soll
- falls zutreffend, Name und Menge des verwendeten Adjuvans.

10.8/2149

Influenza-Spaltimpfstoff aus Oberflächenantigen (inaktiviert, aus Zellkulturen)

Vaccinum influenzae inactivatum ex cellulis corticisque antigeniis praeparatum

Definition

Influenza-Spaltimpfstoff aus Oberflächenantigen (inaktiviert, aus Zellkulturen) ist eine sterile, wässrige Suspension eines oder mehrerer Stämme des Influenza-Virus Typ A oder B oder einer Mischung von Stämmen beider Typen, die getrennt in Zellkulturen vermehrt und so inaktiviert und behandelt werden, dass die Zubereitung hauptsächlich aus Hämagglutinin- und Neuraminidase-Antigenen besteht und ausreichend antigene Eigenschaften dieser Antigene bewahrt. Die angegebene Menge an Hämagglutinin-Antigen beträgt für jeden im Impfstoff enthaltenen Stamm 15 µg je Dosis, es sei denn, dass klinische Ergebnisse für die Verwendung einer anderen Menge sprechen.

Der Impfstoff ist eine klare oder schwach opaleszierende Flüssigkeit.

Der Impfstoff kann ein Adjuvans enthalten.

Diese Monographie gilt für Impfstoffe, die in diploiden oder kontinuierlichen Zelllinien von Säugetieren hergestellt werden.

Herstellung

Allgemeine Vorkehrungen

Die Impfstoffherstellung beruht auf einem Virussaatgutsystem und einem Zellbanksystem. Das Herstellungsverfahren muss nachweislich konstant Impfstoff von ausreichender Immunogenität, Unschädlichkeit für den Menschen und Stabilität ergeben.

Das Herstellungsverfahren wird im Hinblick auf die Gewährleistung einer angemessenen Reduktion von restlichem Wirtszellprotein validiert. Mit Zustimmung der zuständigen Behörde und für jede spezifische Zubereitung kann, basierend auf den Ergebnissen der Validierungsstudien für das Produkt, die Routineprüfung auf restliche Wirtszellproteine entfallen.

Auswahl des Impfstoffstamms

Die WHO erstellt jährlich einen Überblick über die epidemiologische Situation in der Welt und empfiehlt, falls erforderlich, neue Stämme entsprechend der vorherrschenden epidemiologischen Situation.

Derartige Stämme werden in Übereinstimmung mit den gültigen Bestimmungen in den Unterzeichnerstaaten des Übereinkommens über die Ausarbeitung eines Europäischen Arzneibuchs verwendet. Üblicherweise werden reassortierte Stämme mit hohen Ausbeuten an geeigneten Oberflächenantigenen verwendet. Herkunft sowie Art und Häufigkeit der Passagierung der Virusstämme müssen von der zuständigen Behörde genehmigt werden.

Substrat zur Virusvermehrung

Zur Herstellung von Saatgut verwendetes Influenza-Virus wird in Bruteiern von Hühnern aus SPF-Herden (5.2.2) oder in geeigneten Zellkulturen (5.2.3), wie Hühnerembryofibroblasten oder Nierenzellen von Küken aus SPF-Herden (5.2.2), oder in einer diploiden oder kontinuierlichen Zelllinie vermehrt. Die letzte Passage zur Etablierung des Arbeitssaatguts wird in der für die Routineherstellung verwendeten Zelllinie durchgeführt. Für die Herstellung wird das Virus jedes Stamms in einer diploiden oder kontinuierlichen Zelllinie (5.2.3) vermehrt.

Virussaatgut

Die Herstellung des Impfstoffs beruht auf einem Saatgutsystem, das eine Subkultur aus dem ausgewählten Impfvirus (CVV, Candidate Vaccine Virus) ist. Dieses CVV ist das genehmigte oder das neu zusammengestellte und genehmigte Virusisolat, das von designierten WHO-Laboratorien zur Verfügung gestellt oder vom Impfstoffhersteller etabliert wird. Jeder Influenza-Virusstamm wird anhand von Unterlagen identifiziert, die die Herkunft und die nachfolgende Behandlung belegen müssen. Das Arbeitssaatgut darf ausgehend vom CVV höchstens 15 Passagen durchlaufen haben. Der fertige Impfstoff entspricht einer Passage, ausgehend vom Arbeitssaatgut.

Nur ein Virussaatgut, das den nachfolgend aufgeführten Anforderungen entspricht, darf für die Virusvermehrung verwendet werden.

Identität: Für die Hämagglutinin- und Neuraminidase-Antigene jedes Master- und Arbeitssaatguts wird mit Hilfe geeigneter Methoden nachgewiesen, dass sie sich vom richtigen Virusstamm herleiten.

Viruskonzentration: Die Viruskonzentration jedes Arbeitssaatguts wird bestimmt. Falls vorhanden wird die Viruskonzentration jedes Mastersaatguts bestimmt.

Fremde Agenzien (2.6.16): Das Arbeitssaatgut muss den Anforderungen an Saatgut entsprechen. Aufgrund eines saisonalen Wechsels eines oder mehrerer Influenza-Impfstoffstämme muss eingeräumt werden, dass die rechtzeitige Prüfung des Virussaatguts auf fremde Agenzien durch In-vitro-Prüfungen in Zellkulturen und In-vivo-Prüfungen schwierig sein kann (zum Beispiel: Dauer von In-vivo-Prüfungen, rechtzeitige Verfügbarkeit von spezifischen neutralisierenden Antisera). Mit Einverständnis der zuständigen Behörde und auf der Grundlage einer Risikobeurteilung können nach der Validierung schnelle Bestimmungsmethoden (zum Beispiel Multiplex-PCR; Hochdurchsatzsequenzierungsmethoden) angewendet werden.

Diese Risikobeurteilung und Validierung berücksichtigen generelle Überlegungen zu möglichen Verunreinigungen von Virusisolaten, die Empfänglichkeit des Zellsubstrats für solche Viren und die Fähigkeit des Herstellungsverfahrens zur Entfernung oder Inaktivierung von Viren. Die Validierung umfasst ebenfalls vergleichende Daten über die Prüfung von Saatgut durch In-vitro-Prüfungen in Zellkulturen und/oder In-vivo-Prüfungen entsprechend der Allgemeinen Methode 2.6.16 und den vorgeschlagenen schnellen Bestimmungsmethoden. Jede schnelle Bestimmungsmethode muss für die vorgesehene Anwendung geeignet sein, nachgewiesen durch eine angemessene analytische Validierung. Die Risikobeurteilung wird erneut geprüft, wenn neue Informationen über mögliche virale Verunreinigungen verfügbar werden. Wenn PCR angewendet wird, ist die Liste der ausgewählten fremden Agenzien, auf die geprüft wird, zu begründen. Die Begründung ist der zuständigen Behörde im Rahmen der jährlichen Aktualisierung zur Verfügung zu stellen. Diese Aktualisierung umfasst für den Impfstoffstamm charakteristische Aspekte, wie etwa spezifische PCR-hemmende Effekte.

Wenn im Virussaatgut ein Agens nachgewiesen wurde, für das die zur Herstellung verwendeten Säugetierzellen nachweislich empfänglich sind, darf das Virussaatgut nicht für die Impfstoffherstellung verwendet werden.

Wenn im Virussaatgut ein Agens nachgewiesen wurde, für das die zur Herstellung verwendeten Säugetierzellen nachweislich nicht empfänglich sind, wird eine Validierung des Herstellungsverfahrens durchgeführt, um die Entfernung oder Inaktivierung des Agens nachzuweisen. Wenn die Entfernung oder Inaktivierung nicht nachgewiesen werden kann, wird die inaktivierte monovalente Ernte auf Abwesenheit jeder im Virussaatgut identifizierten Verunreinigung geprüft.

Vermehrung und Einzelernte

Alle Arbeiten an der Zellbank und den folgenden Zellkulturen werden unter aseptischen Bedingungen in einem Bereich vorgenommen, in dem zur selben Zeit mit keinen anderen Zellen gearbeitet wird. Genehmigtes Tierserum, aber kein Serum vom Menschen, darf für die Zellkulturmedien verwendet werden. Serum und Trypsin zur Herstellung von Zellsuspensionen und Nährmedien müssen nachweislich frei von fremden Agenzien sein. Zellkulturmedien dürfen einen pH-Indikator wie Phenolrot und Antibiotika in einer gerade noch wirksamen Konzentration enthalten. Mindestens 500 ml der zur Impfstoffherstellung eingesetzten Zellkulturen müssen als nicht infizierte Zellkulturen (Kontrollzellen) aufbewahrt werden.

Nur eine Einzelernte, die den nachfolgend aufgeführten Anforderungen entspricht, darf zur Impfstoffherstellung verwendet werden.

Identität: Die Bestimmung des Antigengehalts dient ebenfalls als Identitätsnachweis der Einzelernte.

Bakterien, Pilze: Die Einzelernte muss der Prüfung „Sterilität" (2.6.1) entsprechen. Die Prüfung wird mit 10 ml Zubereitung je Nährmedium durchgeführt.

Mykoplasmen (2.6.7): Die Prüfung wird mit 10 ml Zubereitung je Nährmedium durchgeführt.

Kontrollzellen: Die Kontrollzellen der Herstellungszellkultur müssen einer Prüfung auf Identität und den Anforderungen der Prüfung auf fremde Agenzien (2.6.16) entsprechen.

Hämagglutinin-Antigen: Der Gehalt an Hämagglutinin-Antigen wird mit Hilfe einer geeigneten immunchemischen Methode (2.7.1) bestimmt.

Inaktivierte und gereinigte monovalente Ernte

Die Ernte, die aus einem Pool von mehreren Einzelernten desselben Stamms bestehen kann, wird mit validierten Methoden inaktiviert und gereinigt. Vor oder nach der Inaktivierung wird die monovalente Ernte durch Hochgeschwindigkeitszentrifugation oder eine andere geeignete Methode konzentriert und gereinigt. Das Influenza-Virus wird mit Hilfe einer Methode inaktiviert, für die an 3 aufeinanderfolgenden Chargen nachgewiesen wurde, dass sie bei der Anwendung durch den Hersteller konstant wirksam ist. Für das Inaktivierungsverfahren muss nachgewiesen sein, dass es das Influenza-Virus inaktiviert, ohne dessen Antigenität zu zerstören; das Verfahren soll Hämagglutinin- und Neuraminidase-Antigene möglichst wenig verändern.

Die Virusteilchen werden mittels genehmigter Verfahren in Untereinheiten gespalten und weiter gereinigt, so dass der monovalente Pool hauptsächlich aus Hämagglutinin- und Neuraminidase-Antigenen besteht.

Wenn kontinuierliche Zelllinien für die Herstellung verwendet werden, muss das Reinigungsverfahren validiert sein, um Wirtszell-DNA konstant auf ein geeignetes Niveau zu reduzieren.

Nur eine inaktivierte, gereinigte monovalente Ernte, die den nachfolgend aufgeführten Anforderungen entspricht, darf zur Herstellung des fertigen Impfstoffs als Bulk verwendet werden.

Hämagglutinin-Antigen: Der Gehalt an Hämagglutinin-Antigen wird mit Hilfe einer geeigneten immunchemischen Methode (2.7.1) bestimmt.

Verhältnis Antigen zu Gesamtprotein: Der Gehalt an Hämagglutinin-Antigen wird mit Hilfe einer geeigneten Immundiffusionsmethode (2.7.1) bestimmt. Der Gehalt an Gesamtprotein wird mit Hilfe einer validierten Methode bestimmt. Das Verhältnis von Gehalt an Hämagglutinin-Antigen zu Gehalt an Gesamtprotein muss innerhalb der für das jeweilige Produkt zugelassenen Grenzen liegen.

Neuraminidase-Antigen: Das Vorhandensein und der Typ des Neuraminidase-Antigens werden mit Hilfe von geeigneten enzymatischen oder immunologischen Methoden an den ersten 3 monovalenten Ernten nachgewiesen, die aus jedem verwendeten Arbeitssaatgut gewonnen wurden.

Sterilität (2.6.1): Die Prüfung wird mit 10 ml Zubereitung je Nährmedium durchgeführt.

Restliches infektiöses Virus: Die unter „Prüfung auf Reinheit" beschriebene Prüfung wird durchgeführt.

Reinheit: Die Prüfung erfolgt mit Hilfe der Polyacrylamid-Gelelektrophorese (2.2.31) oder anderen genehmigten Methoden. Die monovalente Ernte besteht hauptsächlich aus Hämagglutinin- und Neuraminidase-Antigenen.

Chemische Substanzen zur Spaltung und Reinigung: Die monovalente Ernte wird auf chemische Substanzen geprüft, die zur Spaltung und Reinigung verwendet wurden, es sei denn, die Validierung des Verfahrens hat deren völlige Entfernung nachgewiesen. Die Konzentration dieser Substanzen darf die von der zuständigen Behörde für das jeweilige Produkt zugelassenen Grenzwerte nicht übersteigen.

Fertiger Impfstoff als Bulk

Geeignete Mengen der inaktivierten, gereinigten monovalenten Pools werden zum fertigen Impfstoff als Bulk gemischt. Ein Adjuvans kann zugesetzt werden.

Nur ein fertiger Impfstoff als Bulk, der den nachfolgend aufgeführten Prüfungen entspricht, darf für die Herstellung der Fertigzubereitung verwendet werden.

Konservierungsmittel: Falls vorhanden wird der Gehalt an Konservierungsmittel mit Hilfe einer geeigneten chemischen Methode bestimmt. Der Gehalt muss mindestens 85 und darf höchstens 115 Prozent des vorgesehenen Gehalts betragen.

Sterilität (2.6.1): Die Prüfung wird mit 10 ml Zubereitung je Nährmedium durchgeführt.

Rückstände von Wirtszell-DNA: Wird eine kontinuierliche Zelllinie zur Virusvermehrung verwendet, darf der Gehalt an Rückständen von Wirtszell-DNA, bestimmt mit Hilfe einer geeigneten Methode, in der Menge, die einer Einzeldosis für den Menschen entspricht, höchstens 10 ng betragen.

Fertigzubereitung

Der fertige Impfstoff als Bulk wird unter aseptischen Bedingungen in sterile Behältnisse mit Originalitätsverschluss abgefüllt. Die Behältnisse werden so verschlossen, dass eine Kontamination verhindert wird.

Nur eine Fertigzubereitung, die allen Anforderungen unter „Prüfung auf Reinheit" und „Bestimmung der Wirksamkeit" entspricht, darf zur Verwendung freigegeben werden. Vorausgesetzt, die Prüfung auf restliches infektiöses Virus wurde an jeder inaktivierten und gereinigten monovalenten Ernte und die Prüfungen auf freien Formaldehyd, Rinderserumalbumin und Gesamtprotein am fertigen Impfstoff als Bulk mit zufriedenstellenden Ergebnissen durchgeführt, kann auf die Durchführung dieser Prüfungen an der Fertigzubereitung verzichtet werden.

Wenn der Impfstoff ein Adjuvans enthält, müssen geeignete Prüfungen auf Identität und andere relevante Qualitätskriterien an der Fertigzubereitung durchgeführt werden. Diese Prüfungen können chemische und physikalische Analysen, Bestimmung der Partikelgröße und Bestimmung der Anzahl an Partikeln je Volumeneinheit umfassen.

Prüfung auf Identität

Die „Bestimmung der Wirksamkeit" dient auch dem Nachweis der Antigenspezifität des Impfstoffs.

Prüfung auf Reinheit

Restliches infektiöses Virus: Eine Amplifikationsprüfung auf restliches infektiöses Influenza-Virus wird durch Inokulation von mindestens 0,2 ml Impfstoff in Zellkulturen desselben Typs, der für die Herstellung des Impfstoffs verwendet wird, durchgeführt. Die Zellkulturen werden mindestens 4 Tage lang bei 37 °C inkubiert. Danach werden mindestens 0,2 ml des geernteten Zellkulturmediums in eine neue semikonfluente Zellkultur inokuliert und wie zuvor inkubiert. Am Ende der Inkubationszeit wird die Zellkultur mit Hilfe einer Hämagglutinationsprüfung auf vermehrungsfähiges Virus geprüft. Wenn in einer Flüssigkeit Hämagglutination auftritt, werden mit der betreffenden Flüssigkeit eine weitere Passage in Zellkulturen und eine weitere Hämagglutinationsprüfung durchgeführt. Dabei darf keine Hämagglutination auftreten.

Konservierungsmittel: Falls vorhanden wird der Gehalt an Konservierungsmittel mit Hilfe einer geeigneten chemischen Methode bestimmt. Der Gehalt muss mindestens dem gerade noch wirksamen Gehalt entsprechen und darf höchstens 115 Prozent des in der Beschriftung angegebenen Gehalts betragen.

Freier Formaldehyd (2.4.18): falls zutreffend, höchstens $0{,}2\ g \cdot l^{-1}$

Rinderserumalbumin: höchstens 50 ng je Dosis für den Menschen, mit Hilfe einer geeigneten immunchemischen Methode (2.7.1) bestimmt

Gesamtprotein: abgesehen von begründeten und zugelassenen Fällen höchstens 40 µg Protein, das kein Hämagglutinin ist, je Virusstamm und Dosis für den Menschen

Sterilität (2.6.1): Der Impfstoff muss der Prüfung entsprechen.

Bakterien-Endotoxine (2.6.14): weniger als 25 I. E. Bakterien-Endotoxine je Dosis für den Menschen

Bestimmung der Wirksamkeit

Der Gehalt an Hämagglutinin-Antigen wird mit Hilfe einer Immundiffusionsmethode (2.7.1) durch Vergleich mit einer Hämagglutinin-Antigen-Referenzzubereitung oder mit einer dagegen eingestellten Antigenzubereitung bestimmt. Hämagglutinin-Referenzantigene sind beim NIBSC erhältlich. Die Bestimmung wird bei 20 bis 25 °C durchgeführt. Die Vertrauensgrenzen ($p = 0{,}95$) müssen mindestens 80 und dürfen höchstens 125 Prozent des ermittelten Werts betragen. Für jeden Stamm muss die untere Vertrauensgrenze ($p = 0{,}95$) des ermittelten Gehalts an Hämagglutinin-Antigen mindestens 80 Prozent des in der Beschriftung angegebenen Werts betragen.

Beschriftung

Die Beschriftung gibt an,
- die biologische Herkunft der Zellen, die zur Herstellung des Impfstoffs verwendet wurden
- Influenza-Virusstamm oder Influenza-Virusstämme, der/die zur Herstellung des Impfstoffs verwendet wurde(n)
- Methode der Inaktivierung
- Gehalt an Hämagglutinin-Antigen in Mikrogramm je Virusstamm und Dosis für den Menschen
- Impfsaison, in welcher der Impfstoff vor einer Infektion schützen soll
- falls vorhanden, Name und Menge des verwendeten Adjuvans.

Impfstoffe für Menschen

Impfstoffe für Tiere

Clostridium-novyi-(Typ B)-Impfstoff für Tiere . . 9949
Clostridium-perfringens-Impfstoff für Tiere 9951
Clostridium-septicum-Impfstoff für Tiere 9954

10.8/0362

Clostridium-novyi-(Typ B)-Impfstoff für Tiere

Vaccinum Clostridii novyi B ad usum veterinarium

1 Definition

Clostridium-novyi-(Typ B)-Impfstoff für Tiere wird aus einer Flüssigkultur eines geeigneten Stamms von *Clostridium novyi* (Typ B) hergestellt.

Die gesamte Kultur, ihr Filtrat (Alpha-Toxin) oder eine Mischung von beidem wird so inaktiviert, dass die Toxizität beseitigt wird, ausreichend immunogene Eigenschaften jedoch erhalten bleiben. Diese Monographie gilt für Impfstoffe, die zur aktiven Immunisierung von Tieren und/oder zum passiven Schutz der Nachkommen gegen durch *C. novyi* (Typ B) verursachte Erkrankungen bestimmt sind.

2 Herstellung

2-1 Impfstoffherstellung

Zur Herstellung des Impfstoffs verwendetes *C. novyi* (Typ B) wird in geeignetem Flüssigmedium vermehrt. Toxoide und/oder inaktivierte Kulturen können, falls erforderlich nach einer Konzentrierung, ein geeignetes Adjuvans enthalten.

2-2 Auswahl der Impfstoffzusammensetzung

Der Impfstoff muss für die Tiere, für welche er bestimmt ist, nachweislich hinsichtlich Unschädlichkeit (5.2.6) und Wirksamkeit (5.2.7) zufriedenstellende Ergebnisse aufweisen. Für Letztere muss für jede Zielspezies nachgewiesen werden, dass der entsprechend dem empfohlenen Impfschema verabreichte Impfstoff eine Immunantwort hervorruft (wie etwa die Induktion von Antikörpern), die den an das Produkt gestellten Anforderungen entspricht.

Zum Nachweis der Unschädlichkeit kann die nachfolgend beschriebene Prüfung „Unschädlichkeit" (Abschnitt 2-2-1) durchgeführt werden.

2-2-1 Unschädlichkeit: Die Prüfung wird für jede für die Impfung empfohlene Art und Methode der Anwendung und, falls zutreffend, mit Tieren jeder Kategorie, für die der Impfstoff vorgesehen ist, durchgeführt. In jedem Fall werden Tiere im für die Impfung empfohlenen Mindestalter verwendet. Eine Impfstoffcharge, die mindestens die höchstmögliche Wirksamkeit enthält, die in einer Impfstoffcharge erwartet werden kann, wird verwendet.

Für jede Prüfung werden mindestens 8 Tiere, die frei von Antikörpern gegen *C. novyi* (Typ B) sind, verwendet. Jedem Tier wird eine Impfstoffdosis verabreicht. Wenn das empfohlene Impfschema eine zweite Dosis vorsieht, wird nach mindestens 14 Tagen jedem Tier eine weitere Impfstoffdosis verabreicht. Die Tiere werden nach der letzten Impfung 14 Tage lang mindestens 1-mal täglich beobachtet.

Der Impfstoff entspricht der Prüfung, wenn kein Tier anomale lokale oder systemische Reaktionen zeigt oder aus Gründen stirbt, die auf den Impfstoff zurückzuführen sind. Wenn die Prüfung mit trächtigen Tieren durchgeführt wird, dürfen keine unerwünschten Wirkungen auf die Trächtigkeit oder die Nachkommen auftreten.

2-3 Prüfungen durch den Hersteller

2-3-1 Resttoxizität: Eine Prüfung auf Entgiftung wird unmittelbar nach dem Entgiftungsprozess mit einer geeigneten Methode (vorzugsweise *in vitro*, wie etwa in Zellkulturen) durchgeführt. Das Ergebnis entspricht dem für das Produkt zugelassenen Wert.

2-3-2 Antigengehalt: Der Antigengehalt wird mit einer geeigneten Methode vorzugsweise *in vitro*, wie etwa dem TCP(total combining power)-Test unter Verwendung geeigneter Zellkulturen als Indikatoren der Toxizität, einem ELISA oder einer anderen validierten Methode bestimmt.

2-3-3 Bestimmung der Wirksamkeit einer Charge: Die Bestimmung der Wirksamkeit (Abschnitt 3-3) an jeder Impfstoffcharge ist nicht erforderlich, wenn die Prüfung an einer Impfstoffcharge mit der geringstmöglichen Wirksamkeit durchgeführt wurde.

Eine alternative, validierte Methode wird angewendet, wobei sich die Akzeptanzkriterien nach einer Impfstoffcharge richten, die nach der unter „Bestimmung der Wirksamkeit" beschriebenen Methode zufriedenstellende Ergebnisse erzielte und die sich in Bezug auf die Immunogenität in jeder Zielspezies als zufriedenstellend erwiesen hat. Die nachfolgend beschriebene Methode kann angewendet werden, wenn eine zufriedenstellende Korrelation mit der unter „Bestimmung der Wirksamkeit" (Abschnitt 3-3) beschriebenen Methode nachgewiesen ist.

Kaninchen werden wie unter „Bestimmung der Wirksamkeit" beschrieben geimpft und die Sera gewonnen. Die Bestimmung des Antikörpertiters gegen C.-novyi-Alpha-Toxin in den einzelnen Sera wird mit Hilfe einer geeigneten Methode wie einer immunchemischen Methode (2.7.1) oder Neutralisation in Zellkulturen durchgeführt. Dazu wird ein homologes Standardserum gegen C.-novyi-Alpha-Antitoxin verwendet.

Clostridien(Mehrkomponenten)-Antiserum vom Kaninchen *BRP* ist zur Verwendung als Standardserum geeignet.

Der Impfstoff entspricht der Bestimmung, wenn der Antikörpertiter nicht geringer ist als derjenige, der mit einer Impfstoffcharge induziert wurde, die nach der unter „Bestimmung der Wirksamkeit" beschriebenen Methode zufriedenstellende Ergebnisse erzielte und sich in Bezug auf die Immunogenität in jeder Zielspezies als geeignet erwiesen hat.

3 Prüfungen an jeder Charge

3-1 Prüfung auf Identität

Der Impfstoff enthält die in der Definition genannten antigenen Komponenten von *C. novyi* (Typ B).

3-2 Bakterien, Pilze

Der Impfstoff und, falls zutreffend, das für das Rekonstituieren mitgelieferte Verdünnumgsmittel müssen der Prüfung „Sterilität" der Monographie **Impfstoffe für Tiere (Vaccina ad usum veterinarium)** entsprechen.

3-3 Bestimmung der Wirksamkeit

Für die Prüfung werden mindestens 10 gesunde Kaninchen im Alter von 3 bis 6 Monaten verwendet. Jedem Kaninchen wird als erste Dosis jeweils eine Impfstoffmenge subkutan verabreicht, die höchstens der in der Beschriftung angegebenen Mindestdosis entspricht. Nach 21 bis 28 Tagen wird denselben Tieren als zweite Dosis jeweils eine Impfstoffmenge verabreicht, die höchstens der in der Beschriftung angegebenen Mindestdosis entspricht. 10 bis 14 Tage nach der zweiten Injektion wird von den Kaninchen Blut genommen und die Sera werden gepoolt.

Der Impfstoff entspricht der Bestimmung, wenn die Wirksamkeit der gepoolten Sera mindestens 3,5 I. E. Antitoxin je Milliliter entspricht.

Die Internationale Einheit entspricht der spezifisch neutralisierenden Wirksamkeit gegen C.-novyi-Alpha-Toxin, die in einer festgelegten Menge des Internationalen Standards enthalten ist. Dieser besteht aus getrocknetem Immunserum vom Pferd. Die Wirksamkeit des Internationalen Standards, angegeben in Internationalen Einheiten, wird von der WHO festgelegt.

Die Wirksamkeit des gepoolten Kaninchenserums wird bestimmt durch Vergleich derjenigen Menge, welche erforderlich ist, Mäuse oder andere geeignete Tiere gegen die toxische Wirkung einer bestimmten Dosis von C.-novyi-Alpha-Toxin zu schützen, mit der Menge einer in Internationalen Einheiten eingestellten Standardzubereitung von C.-novyi-Alpha-Antitoxin, die den gleichen Schutz ergibt. Für diesen Vergleich wird eine geeignete Zubereitung von C.-novyi-Alpha-Toxin als Prüftoxin benötigt. Die Dosis des Prüftoxins wird in Bezug auf die Dosis der Standardzubereitung bestimmt. Die Wirksamkeit des zu prüfenden Serums wird in Bezug auf die Wirksamkeit der Standardzubereitung unter Verwendung des Prüftoxins ermittelt.

Clostridien(Mehrkomponenten)-Antiserum vom Kaninchen *BRP* ist zur Verwendung als Standardserum geeignet.

3-3-1 Herstellung des Prüftoxins: Das Prüftoxin wird aus einem sterilen Filtrat einer etwa 5 Tage alten Flüssigkultur von *C. novyi* Typ B gewonnen und in geeigneter Weise getrocknet. Zur Auswahl des Prüftoxins wird für Mäuse die L+/10-Dosis und die LD_{50} bestimmt, wobei die Beobachtungsdauer 72 h beträgt.

Ein geeignetes Alpha-Toxin enthält mindestens eine L+/10-Dosis in 0,05 mg und mindestens 10 LD_{50} in jeder L+/10-Dosis.

3-3-2 Bestimmung der Dosis des Prüftoxins: In einer geeigneten Flüssigkeit wird eine Lösung der Standardzubereitung hergestellt, so dass sie 1 I. E. Antitoxin je Milliliter enthält. In einer geeigneten Flüssigkeit wird eine Lösung des Prüftoxins hergestellt, so dass 1 ml eine genau bekannte Menge wie zum Beispiel 1 mg enthält. Mischungen der Lösung der Standardzubereitung und der Lösung des Prüftoxins werden hergestellt, so dass jede Mischung 1,0 ml der Lösung der Standardzubereitung (1 I. E.), ein Volumen aus einer Reihe abgestufter Volumen der Lösung des Prüftoxins und so viel einer geeigneten Flüssigkeit enthält, um das Gesamtvolumen auf 2,0 ml zu bringen. Die Mischungen werden 60 min lang bei Raumtemperatur stehen gelassen. Jeweils mindestens 2 Mäusen von 17 bis 22 g Körpermasse wird eine Dosis von je 0,2 ml der jeweiligen Mischung intramuskulär oder subkutan injiziert. Die Mäuse werden 72 h lang beobachtet. Wenn alle Mäuse sterben, war die Toxinmenge in 0,2 ml der Mischung größer als die in der Prüfdosis. Wenn keine Maus stirbt, war die Toxinmenge in 0,2 ml der Mischung kleiner als die in der Prüfdosis. Frische Mischungen werden hergestellt, so dass 2,0 ml jeder Mischung 1,0 ml der Lösung der Standardzubereitung (1 I. E.) und ein Volumen aus einer Reihe abgestufter Volumen der Lösung des Prüftoxins enthalten, deren Konzentrationen sich um höchstens 20 Prozent voneinander unterscheiden und den erwarteten Endpunkt einschließen. Die Mischungen werden 60 min lang bei Raumtemperatur stehen gelassen. Jeweils mindestens 2 Mäusen wird eine Dosis von je 0,2 ml der jeweiligen Mischung intramuskulär oder subkutan injiziert. Die Mäuse werden 72 h lang beobachtet. Die Bestimmung wird mindestens einmal wiederholt. Die Ergebnisse der getrennten Prüfungen werden für Mischungen gleicher Zusammensetzung so zusammengefasst, dass eine Reihe von Gesamtergebnissen anfällt, wobei jedes Gesamtergebnis die Sterblichkeit für eine Mischung einer gegebenen Zusammensetzung darstellt.

Die Prüfdosis des Toxins ist diejenige Menge in 0,2 ml derjenigen Mischung, die den Tod der Hälfte aller Mäuse verursacht, denen sie injiziert wurde.

3-3-3 Bestimmung der Wirksamkeit im Kaninchenserum

Vorprüfung: In einer geeigneten Flüssigkeit wird eine Menge des Prüftoxins so gelöst, dass 1,0 ml die 10fache Prüfdosis enthält (Lösung des Prüftoxins). Mischungen der Lösung des Prüftoxins und des zu prüfenden Serums werden so hergestellt, dass jede Mischung 1,0 ml der Lösung des Prüftoxins, ein Volumen aus einer Reihe abgestufter Volumen des zu prüfenden Serums und so viel einer geeigneten Flüssigkeit enthält, um das Gesamtvolumen auf 2,0 ml zu bringen. Die Mischungen werden 60 min lang bei Raumtemperatur stehen gelassen. Jeweils mindestens 2 Mäusen wird eine Dosis von je 0,2 ml der jeweiligen Mischung intramuskulär oder subkutan injiziert. Die Mäuse werden 72 h lang beobachtet. Wenn keine Maus stirbt, enthalten 0,2 ml Mischung mehr als 0,1 I. E. Wenn alle Mäuse sterben, enthalten 0,2 ml Mischung weniger als 0,1 I. E.

Hauptprüfung: Mischungen der Lösung des Prüftoxins und des zu prüfenden Serums werden so hergestellt, dass 2,0 ml jeder Mischung 1,0 ml der Lösung des Prüftoxins und ein Volumen aus einer Reihe abgestufter Volumen des zu prüfenden Serums enthalten, deren Konzentrationen sich um höchstens 20 Prozent voneinander unterscheiden und die den in der Vorprüfung ermittelten, zu erwartenden Endpunkt einschließen. Weitere Mischungen der Lösung des Prüftoxins und der Standardzubereitung werden so hergestellt, dass 2,0 ml jeder Mischung 1,0 ml der Lösung des Prüftoxins und ein Volumen aus einer Reihe abgestufter Volumen der Lösung der Standardzubereitung enthalten, um die Dosis des Prüftoxins zu bestätigen. Die Mischungen werden 60 min lang bei Raumtemperatur stehen gelassen. Mindestens 2 Mäuse für jede Mischung werden für die Prüfung, die wie die Vorprüfung durchgeführt wird, verwendet. Die Prüfmischung, welche 0,1 I. E. in 0,2 ml enthält, ist diejenige Mischung, welche die gleiche oder annähernd die gleiche Anzahl von Mäusen tötet wie die Standardzubereitung mit 0,1 I. E. in 0,2 ml. Die Bestimmung wird mindestens einmal wiederholt und der Durchschnitt aller gültigen Ergebnisse berechnet.

Die Bestimmung ist nur gültig, wenn der Wert für die Standardzubereitung um höchstens 20 Prozent vom erwarteten Wert abweicht.

Für die Vertrauensgrenzen ($p = 0,95$) gilt:
- 85 und 114 Prozent bei 2 Tieren je Dosis
- 91,5 und 109 Prozent bei 4 Tieren je Dosis
- 93 und 108 Prozent bei 6 Tieren je Dosis.

4 Beschriftung

Die Beschriftung gibt an,
- ob es sich bei der Zubereitung um ein Toxoid, um einen Impfstoff, hergestellt aus einer ganzen, inaktivierten Kultur, oder um eine Mischung von beidem handelt
- für jede Zielspezies die induzierte Immunantwort (wie Antikörperbildung, Schutz vor Infektion oder Erkrankung).

10.8/0363

Clostridium-perfringens-Impfstoff für Tiere

Vaccinum Clostridii perfringentis ad usum veterinarium

1 Definition

Clostridium-perfringens-Impfstoff für Tiere wird aus einer Flüssigkultur geeigneter Stämme von *Clostridium perfringens* Typ B, C oder D oder einer Mischung dieser Typen hergestellt.

Die gesamten Kulturen, ihre Filtrate (Beta- und Epsilon-Toxine von *C. perfringens* Typ B, Beta-Toxin von *C. perfringens* Typ C und Epsilon-Toxin von *C. perfringens* Typ D) oder eine Mischung von beidem werden so inaktiviert, dass die Toxizität beseitigt wird, ausreichend immunogene Eigenschaften jedoch erhalten bleiben. Diese Monographie gilt für Impfstoffe, die zur aktiven Immunisierung von Tieren und/oder zum passiven Schutz der Nachkommen gegen die durch *C. perfringens* verursachten Erkrankungen bestimmt sind.

2 Herstellung

2-1 Impfstoffherstellung

Zur Herstellung des Impfstoffs verwendetes *C. perfringens* wird in geeignetem Flüssigmedium vermehrt. Toxoide und/oder inaktivierte Kulturen können ein geeignetes Adjuvans enthalten.

2-2 Auswahl der Impfstoffzusammensetzung

Der Impfstoff muss für die Tiere, für welche er bestimmt ist, nachweislich hinsichtlich Unschädlichkeit (5.2.6) und Wirksamkeit (5.2.7) zufriedenstellende Ergebnisse aufweisen. Für Letztere muss für jede Zielspezies nachgewiesen werden, dass der gemäß empfohlenem Impfschema verabreichte Impfstoff eine Immunantwort hervorruft (wie etwa die Induktion von Antikörpern), die den an das Produkt gestellten Anforderungen entspricht.

Zum Nachweis der Unschädlichkeit kann die nachfolgend beschriebene Prüfung „Unschädlichkeit" (Abschnitt 2-2-1) durchgeführt werden.

2-2-1 Unschädlichkeit: Die Prüfung wird für jede für die Impfung empfohlene Art und Methode der Anwendung und, falls zutreffend, mit Tieren jeder Kategorie, für die der Impfstoff vorgesehen ist, durchgeführt. In jedem Fall werden Tiere im für die Impfung empfohlenen Mindestalter verwendet. Eine Impfstoffcharge, die mindestens die höchstmögliche Wirksamkeit enthält, die in einer Impfstoffcharge erwartet werden kann, wird verwendet.

Für jede Prüfung werden mindestens 8 Tiere, die frei von Antikörpern gegen *C. perfringens* sind, verwendet. Jedem Tier wird eine Impfstoffdosis verabreicht. Wenn das empfohlene Impfschema eine zweite Dosis vorsieht, wird nach mindestens 14 Tagen jedem Tier eine weitere Impfstoffdosis verabreicht. Die Tiere werden nach der letzten Impfung 14 Tage lang mindestens 1-mal täglich beobachtet.

Der Impfstoff entspricht der Prüfung, wenn kein Tier anomale lokale oder systemische Reaktionen zeigt oder aus Gründen stirbt, die auf den Impfstoff zurückzuführen sind. Wenn die Prüfung mit trächtigen Tieren durchgeführt wird, dürfen keine unerwünschten Wirkungen auf die Trächtigkeit oder die Nachkommen auftreten.

2-3 Prüfungen durch den Hersteller

2-3-1 Resttoxizität: Eine Prüfung auf Entgiftung wird unmittelbar nach dem Entgiftungsprozess mit einer geeigneten Methode (vorzugsweise *in vitro*, wie etwa in Zellkulturen) durchgeführt. Das Ergebnis entspricht dem für das Produkt zugelassenen Wert.

2-3-2 Antigengehalt: Der Antigengehalt wird mit einer geeigneten Methode vorzugsweise *in vitro*, wie etwa dem TCP(total combining power)-Test unter Verwendung geeigneter Zellkulturen als Indikatoren der Toxizität, einem ELISA oder einer anderen validierten Methode bestimmt.

2-3-3 Bestimmung der Wirksamkeit einer Charge: Die Bestimmung der Wirksamkeit (Abschnitt 3-3) an jeder Impfstoffcharge ist nicht erforderlich, wenn die Prüfung an einer Impfstoffcharge mit der geringstmöglichen Wirksamkeit durchgeführt wurde.

Eine alternative, validierte Methode wird angewendet, wobei sich die Akzeptanzkriterien nach einer Impfstoffcharge richten, die nach der unter „Bestimmung der Wirksamkeit" beschriebenen Methode zufriedenstellende Ergebnisse erzielte und die sich in Bezug auf die Immunogenität in jeder Zielspezies als zufriedenstellend erwiesen hat. Die nachfolgend beschriebene Methode kann angewendet werden, wenn eine zufriedenstellende Korrelation mit der unter „Bestimmung der Wirksamkeit" (Abschnitt 3-3) beschriebenen Methode nachgewiesen ist.

Kaninchen werden wie unter „Bestimmung der Wirksamkeit" beschrieben geimpft und die Sera gewonnen. Die Bestimmung des Antikörpertiters gegen Beta- und/oder Epsilon-Toxine von *C. perfringens* in den einzelnen Sera wird mit Hilfe einer geeigneten Methode wie einer immunchemischen Methode (2.7.1) oder Neutralisation in Zellkulturen durchgeführt. Dazu wird ein homologes Standardserum gegen C.-perfringens-Beta- und/oder -Epsilon-Antitoxin verwendet.

Clostridien(Mehrkomponenten)-Antiserum vom Kaninchen *BRP* ist zur Verwendung als Standardserum geeignet.

Der Impfstoff entspricht der Bestimmung, wenn der/die Antikörpertiter nicht niedriger ist/sind als in einer Charge, die nach der unter „Bestimmung der Wirksamkeit" beschriebenen Methode zufriedenstellende Ergebnisse erzielte und sich in Bezug auf die Immunogenität in jeder Zielspezies als geeignet erwiesen hat.

3 Prüfungen an jeder Charge

3-1 Prüfung auf Identität

Der Impfstoff enthält die in der Definition genannten antigenen Komponenten von *C. perfringens*.

3-2 Bakterien, Pilze

Der Impfstoff und, falls zutreffend, das für das Rekonstituieren mitgelieferte Verdünnungsmittel müssen der Prüfung „Sterilität" der Monographie **Impfstoffe für Tiere (Vaccina ad usum veterinarium)** entsprechen.

3-3 Bestimmung der Wirksamkeit

Für die Prüfung werden mindestens 10 gesunde Kaninchen im Alter von 3 bis 6 Monaten verwendet. Jedem Kaninchen wird als erste Dosis jeweils eine Impfstoffmenge subkutan verabreicht, die höchstens der in der Beschriftung angegebenen Mindestdosis entspricht. Nach 21 bis 28 Tagen wird denselben Tieren als zweite Dosis jeweils eine Impfstoffmenge verabreicht, die höchstens der in der Beschriftung angegebenen Mindestdosis entspricht. 10 bis 14 Tage nach der zweiten Injektion wird von den Kaninchen Blut genommen und die Sera werden gepoolt.

Typ B: Der Impfstoff entspricht der Bestimmung, wenn die Wirksamkeit der gepoolten Sera mindestens 10 I. E. Beta-Antitoxin je Milliliter und mindestens 5 I. E. Epsilon-Antitoxin je Milliliter entspricht.

Typ C: Der Impfstoff entspricht der Bestimmung, wenn die Wirksamkeit der gepoolten Sera mindestens 10 I. E. Beta-Antitoxin je Milliliter entspricht.

Typ D: Der Impfstoff entspricht der Bestimmung, wenn die Wirksamkeit der gepoolten Sera mindestens 5 I. E. Epsilon-Antitoxin je Milliliter entspricht.

3-3-1 Internationaler Standard für C.-perfringens-Beta-Antitoxin: Die Internationale Einheit entspricht der spezifisch neutralisierenden Wirksamkeit gegen C.-perfringens-Beta-Toxin, die in einer festgelegten Menge des Internationalen Standards enthalten ist. Dieser besteht aus getrocknetem Immunserum vom Pferd.

Die Wirksamkeit des Internationalen Standards, angegeben in Internationalen Einheiten, wird von der WHO festgelegt.

3-3-2 Internationaler Standard für C.-perfringens-Epsilon-Antitoxin: Die Internationale Einheit entspricht der spezifisch neutralisierenden Wirksamkeit gegen C.-perfringens-Epsilon-Toxin, die in einer festgelegten Menge des Internationalen Standards enthalten ist. Dieser besteht aus getrocknetem Immunserum vom Pferd. Die Wirksamkeit des Internationalen Standards, angegeben in Internationalen Einheiten, wird von der WHO festgelegt.

Die Wirksamkeit des gepoolten Kaninchenserums wird bestimmt durch Vergleich derjenigen Menge, die erforderlich ist, Mäuse oder andere geeignete Tiere gegen die toxische Wirkung einer bestimmten Dosis von C.-perfringens-Beta-Toxin oder C.-perfringens-Epsilon-Toxin zu schützen, mit der Menge einer in Internationalen Einheiten eingestellten Standardzubereitung von C.-perfringens-Beta-Antitoxin oder C.-perfringens-Epsilon-Antitoxin, die den gleichen Schutz ergibt. Für diesen Vergleich wird eine geeignete Zubereitung von C.-perfringens-Beta- oder C.-perfringens-Epsilon-Toxin als Prüftoxin benötigt. Die Dosis des Prüftoxins wird in Bezug auf die entsprechende Dosis der Standardzubereitung bestimmt. Die Wirksamkeit des zu prüfenden Serums wird in Bezug auf die Wirksamkeit der entsprechenden Standardzubereitung unter Verwendung des entsprechenden Prüftoxins ermittelt.

Clostridien(Mehrkomponenten)-Antiserum vom Kaninchen *BRP* ist zur Verwendung als Standardserum geeignet.

3-3-3 Herstellung des Prüftoxins: Das Prüftoxin wird aus einem sterilen Filtrat einer jungen Flüssigkultur je nach Fall von *C. perfringens* Typ B, C oder D gewonnen und in geeigneter Weise getrocknet. Je nach Fall wird Beta- oder Epsilon-Toxin verwendet.

Zur Auswahl des Prüftoxins wird für Mäuse die L+-Dosis und die LD_{50} für das Beta-Toxin und die L+/10-Dosis und die LD_{50} für das Epsilon-Toxin bestimmt, wobei die Beobachtungsdauer 72 h beträgt.

Ein geeignetes Beta-Toxin enthält mindestens eine L+-Dosis in 0,2 mg und mindestens 25 LD_{50} in einer L+-Dosis. Ein geeignetes Epsilon-Toxin enthält mindestens eine L+/10-Dosis in 0,005 mg und mindestens 20 LD_{50} in einer L+/10-Dosis.

3-3-4 Bestimmung der Dosis des Prüftoxins: In einer geeigneten Flüssigkeit wird eine Lösung der Standardzubereitung hergestellt, so dass sie 5 I. E. C.-perfringens-Beta-Antitoxin und 0,5 I. E. C.-perfringens-Epsilon-Antitoxin je Milliliter enthält.

In einer geeigneten Flüssigkeit wird eine Lösung des Prüftoxins hergestellt, so dass 1 ml eine genau bekannte Menge wie zum Beispiel 10 mg Beta-Toxin und 1 mg Epsilon-Toxin enthält. Mischungen der Lösung der Standardzubereitung und der Lösung des Prüftoxins werden hergestellt, so dass jede Mischung 2,0 ml der Lösung der Standardzubereitung, ein Volumen aus einer Reihe abgestufter Volumen der Lösung des Prüftoxins und so viel einer geeigneten Flüssigkeit enthält, um das Gesamtvolumen auf 5,0 ml zu bringen. Die Mischungen werden 30 min lang bei Raumtemperatur stehen gelassen. Jeweils mindestens 2 Mäusen von 17 bis 22 g Körpermasse wird eine Dosis von je 0,5 ml der jeweiligen Mischung intravenös oder intraperitoneal verabreicht. Die Mäuse werden 72 h lang beobachtet. Wenn alle Mäuse sterben, war die Toxinmenge in 0,5 ml der Mischung größer als die in der Prüfdosis. Wenn keine Maus stirbt, war die Toxinmenge in 0,5 ml der Mischung kleiner als die in der Prüfdosis. Neue Mischungen werden hergestellt, so dass 5,0 ml jeder Mischung 2,0 ml der Lösung der Standardzubereitung und ein Volumen aus einer Reihe abgestufter Volumen der Lösung des Prüftoxins enthalten, deren Konzentrationen sich um höchstens 20 Prozent voneinander unterscheiden und den erwarteten Endpunkt einschließen. Die Mischungen werden 30 min lang bei Raumtemperatur stehen gelassen. Jeweils mindestens 2 Mäusen wird eine Dosis von je 0,5 ml der jeweiligen Mischung intravenös oder intraperitoneal verabreicht. Die Mäuse werden 72 h lang beobachtet. Die Bestimmung wird mindestens einmal wiederholt. Die Ergebnisse der getrennten Prüfungen werden für Mischungen gleicher Zusammensetzung so zusammengefasst, dass eine Reihe von Gesamtergebnissen anfällt, wobei jedes Gesamtergebnis die Sterblichkeit für eine Mischung einer gegebenen Zusammensetzung darstellt.

Die Prüfdosis des Toxins ist diejenige Menge in 0,5 ml derjenigen Mischung, die den Tod der Hälfte aller Mäuse verursacht, denen sie verabreicht wurde.

3-3-5 Bestimmung der Wirksamkeit im Kaninchenserum

Vorprüfung: In einer geeigneten Flüssigkeit wird eine Menge des Prüftoxins so gelöst, dass 2,0 ml die 10fache Prüfdosis enthalten (Lösung des Prüftoxins). Mischungen der Lösung des Prüftoxins und des zu prüfenden Serums werden so hergestellt, dass jede Mischung 2,0 ml der Lösung des Prüftoxins, ein Volumen aus einer Reihe abgestufter Volumen des zu prüfenden Serums und so viel einer geeigneten Flüssigkeit enthält, um das Gesamtvolumen auf 5,0 ml zu bringen. Die Mischungen werden 30 min lang bei Raumtemperatur stehen gelassen. Jeweils mindestens 2 Mäusen wird eine Dosis von je 0,5 ml der jeweiligen Mischung intravenös oder intraperitoneal injiziert. Die Mäuse werden 72 h lang beobachtet. Wenn keine Maus stirbt, enthalten 0,5 ml der Mischung mehr als 1 I. E. Beta-Antitoxin oder mehr als 0,1 I. E. Epsilon-Antitoxin. Wenn alle Mäuse sterben, enthalten 0,5 ml der Mischung weniger als 1 I. E. Beta-Antitoxin oder weniger als 0,1 I. E. Epsilon-Antitoxin.

Hauptprüfung: Mischungen der Lösung des Prüftoxins und des zu prüfenden Serums werden so hergestellt, dass 5,0 ml jeder Mischung 2,0 ml der Lösung des Prüftoxins enthalten sowie ein Volumen aus einer Reihe abgestufter Volumen des zu prüfenden Serums, deren Konzentrationen sich um höchstens 20 Prozent voneinander unterscheiden und die den in der Vorprüfung ermittelten, zu erwartenden Endpunkt einschließen.

Weitere Mischungen des Prüftoxins und der Standardzubereitung werden so hergestellt, dass 5,0 ml jeder Mischung 2,0 ml der Lösung des Prüftoxins und ein Volumen aus einer Reihe abgestufter Volumen der Lösung der Standardzubereitung enthalten, um die Dosis des Prüftoxins zu bestätigen. Die Mischungen werden 30 min lang bei Raumtemperatur stehen gelassen. Mindestens 2 Mäuse für jede Mischung werden für die Prüfung, die wie die Vorprüfung durchgeführt wird, verwendet.

Beta-Antitoxin: Die Prüfmischung, die 1 I. E. in 0,5 ml enthält, ist diejenige, welche die gleiche oder annähernd gleiche Anzahl von Mäusen tötet wie die Standardzubereitung, die 1 I. E. in 0,5 ml enthält.

Epsilon-Antitoxin: Die Prüfmischung, die 0,1 I. E. in 0,5 ml enthält, ist diejenige, welche die gleiche oder annähernd gleiche Anzahl von Mäusen tötet wie die Standardzubereitung, die 0,1 I. E. in 0,5 ml enthält. Die Bestimmung wird mindestens einmal wiederholt und der Mittelwert aller gültigen Ergebnisse berechnet. Die Bestimmung ist nur gültig, wenn der Wert für die Standardzubereitung um höchstens 20 Prozent vom erwarteten Wert abweicht.

Für die Vertrauensgrenzen ($p = 0,95$) gilt:
- 85 und 114 Prozent bei 2 Tieren je Dosis
- 91,5 und 109 Prozent bei 4 Tieren je Dosis
- 93 und 108 Prozent bei 6 Tieren je Dosis.

4 Beschriftung

Die Beschriftung gibt an,
- ob es sich bei der Zubereitung um ein Toxoid, um einen Impfstoff, hergestellt aus einer ganzen inaktivierten Kultur, oder um eine Mischung von beidem handelt
- für jede Zielspezies die erzielte Immunantwort (wie Antikörperbildung, Schutz vor Anzeichen einer Erkrankung oder Infektion).

10.8/0364

Clostridium-septicum-Impfstoff für Tiere

Vaccinum Clostridii septici ad usum veterinarium

1 Definition

Clostridium-septicum-Impfstoff für Tiere wird aus einer Flüssigkultur eines geeigneten Stamms von *Clostridium septicum* hergestellt.

Die gesamte Kultur, ihr Filtrat (das Toxin) oder eine Mischung von beidem wird so inaktiviert, dass die Toxizität beseitigt wird, ausreichend immunogene Eigenschaften jedoch erhalten bleiben. Diese Monographie gilt für Impfstoffe, die zur aktiven Immunisierung von Tieren und/oder zum passiven Schutz der Nachkommen gegen durch *C. septicum* verursachte Erkrankungen bestimmt sind.

2 Herstellung

2-1 Impfstoffherstellung

Zur Herstellung des Impfstoffs verwendetes *C. septicum* wird in geeignetem Flüssigmedium vermehrt. Toxoide und/oder inaktivierte Kulturen können ein geeignetes Adjuvans enthalten.

2-2 Auswahl der Impfstoffzusammensetzung

Der Impfstoff muss für die Tiere, für welche er bestimmt ist, nachweislich hinsichtlich Unschädlichkeit (5.2.6) und Wirksamkeit (5.2.7) zufriedenstellende Ergebnisse aufweisen. Für Letztere muss für jede Zielspezies nachgewiesen werden, dass der gemäß empfohlenem Impfschema verabreichte Impfstoff eine Immunantwort hervorruft (wie etwa die Induktion von Antikörpern), die den an das Produkt gestellten Anforderungen entspricht.

Zum Nachweis der Unschädlichkeit kann die nachfolgend beschriebene Prüfung „Unschädlichkeit" (Abschnitt 2-2-1) durchgeführt werden.

2-2-1 Unschädlichkeit: Die Prüfung wird für jede für die Impfung empfohlene Art und Methode der Anwendung und, falls zutreffend, mit Tieren jeder Kategorie, für die der Impfstoff vorgesehen ist, durchgeführt. In jedem Fall werden Tiere im für die Impfung empfohlenen Mindestalter verwendet. Eine Impfstoffcharge, die mindestens die höchstmögliche Wirksamkeit enthält, die in einer Impfstoffcharge erwartet werden kann, wird verwendet.

Für jede Prüfung werden mindestens 8 Tiere, die frei von Antikörpern gegen *C. septicum* sind, verwendet. Jedem Tier wird eine Impfstoffdosis verabreicht. Wenn das empfohlene Impfschema eine zweite Dosis vorsieht, wird nach mindestens 14 Tagen jedem Tier eine weitere Impfstoffdosis verabreicht. Die Tiere werden nach der letzten Impfung 14 Tage lang mindestens 1-mal täglich beobachtet.

Der Impfstoff entspricht der Prüfung, wenn kein Tier anomale lokale oder systemische Reaktionen zeigt oder aus Gründen stirbt, die auf den Impfstoff zurückzuführen sind. Wenn die Prüfung mit trächtigen Tieren durchgeführt wird, dürfen keine unerwünschten Wirkungen auf die Trächtigkeit oder die Nachkommen auftreten.

2-3 Prüfungen durch den Hersteller

2-3-1 Resttoxizität: Eine Prüfung auf Entgiftung wird unmittelbar nach dem Entgiftungsprozess mit einer geeigneten in-vitro-Methode (wie etwa in Verozellen) durchgeführt. Das Ergebnis entspricht dem für das Produkt zugelassenen Wert.

2-3-2 Antigengehalt: Der Antigengehalt wird mit einer geeigneten in-vitro-Methode, wie etwa dem TCP(total combining power)-Test unter Verwendung geeigneter Zellen (wie Verozellen) als Indikatoren der Toxizität, einem ELISA oder einer anderen validierten Methode bestimmt.

2-3-3 Bestimmung der Wirksamkeit einer Charge: Die Bestimmung der Wirksamkeit (Abschnitt 3-3) an jeder Impfstoffcharge ist nicht erforderlich, wenn die Prüfung an einer Impfstoffcharge mit der geringstmöglichen Wirksamkeit durchgeführt wurde.

Eine alternative, validierte Methode wird angewendet, wobei sich die Akzeptanzkriterien nach einer Impfstoffcharge richten, die nach der unter „Bestimmung der Wirksamkeit" beschriebenen Methode zufriedenstellende Ergebnisse erzielte und die sich in Bezug auf die Immunogenität in jeder Zielspezies als zufriedenstellend erwiesen hat. Die nachfolgend beschriebene Methode kann angewendet werden, wenn eine zufriedenstellende Korrelation mit der unter „Bestimmung der Wirksamkeit" (Abschnitt 3-3) beschriebenen Methode nachgewiesen ist.

Kaninchen werden wie unter „Bestimmung der Wirksamkeit" beschrieben geimpft und die Sera gewonnen. Die Bestimmung des Antikörpertiters gegen das Toxin von *C. septicum* in den einzelnen Sera wird mit Hilfe einer geeigneten Methode wie einer immunchemischen Methode (2.7.1) oder Neutralisation in Zellkulturen durchgeführt. Dazu wird ein homologes Standardserum gegen C.-septicum-Antitoxin verwendet.

Clostridien(Mehrkomponenten)-Antiserum vom Kaninchen *BRP* ist zur Verwendung als Standardserum geeignet.

Der Impfstoff entspricht der Bestimmung, wenn der Antikörpertiter nicht geringer ist als derjenige, der mit einer Charge induziert wurde, die nach der unter „Bestimmung der Wirksamkeit" beschriebenen Methode zufriedenstellende Ergebnisse erzielte und sich in Bezug auf die Immunogenität in jeder Zielspezies als geeignet erwiesen hat.

3 Prüfungen an jeder Charge

3-1 Prüfung auf Identität

Der Impfstoff enthält die in der Definition genannten antigenen Komponenten von *C. septicum*.

3-2 Bakterien, Pilze

Der Impfstoff und, falls zutreffend, das für das Rekonstituieren mitgelieferte Verdünnungsmittel müssen der Prüfung „Sterilität" der Monographie **Impfstoffe für Tiere (Vaccina ad usum veterinarium)** entsprechen.

3-3 Bestimmung der Wirksamkeit

Für die Prüfung werden mindestens 10 gesunde Kaninchen im Alter von 3 bis 6 Monaten verwendet. Jedem Kaninchen wird als erste Dosis jeweils eine Impfstoffmenge subkutan verabreicht, die höchstens der in der Beschriftung angegebenen Mindestdosis entspricht. Nach 21 bis 28 Tagen wird denselben Tieren als zweite Dosis jeweils eine Impfstoffmenge verabreicht, die höchstens der in der Beschriftung angegebenen Mindestdosis entspricht. 10 bis 14 Tage nach der zweiten Injektion wird von den Kaninchen Blut genommen und die Sera werden gepoolt.

Der Impfstoff entspricht der Bestimmung, wenn die Wirksamkeit der gepoolten Sera mindestens 2,5 I. E. Antitoxin je Milliliter entspricht.

Die Internationale Einheit entspricht der spezifisch neutralisierenden Wirksamkeit gegen C.-septicum-Toxin, die in einer festgelegten Menge des Internationalen Standards enthalten ist. Dieser besteht aus getrocknetem Immunserum vom Pferd. Die Wirksamkeit des Internationalen Standards, angegeben in Internationalen Einheiten, wird von der WHO festgelegt.

Die Wirksamkeit des gepoolten Kaninchenserums wird bestimmt durch Vergleich derjenigen Menge, welche erforderlich ist, Mäuse oder andere geeignete Tiere gegen die toxische Wirkung einer bestimmten Dosis von C.-septicum-Toxin zu schützen, mit der Menge einer in Internationalen Einheiten eingestellten Standardzubereitung von C.-septicum-Antitoxin, die den gleichen Schutz ergibt. Für diesen Vergleich wird eine geeignete Zubereitung von C.-septicum-Toxin als Prüftoxin benötigt. Die Dosis des Prüftoxins wird in Bezug auf die Dosis der Standardzubereitung bestimmt. Die Wirksamkeit des zu prüfenden Serums wird in Bezug auf die Wirksamkeit der Standardzubereitung unter Verwendung des Prüftoxins ermittelt.

Clostridien(Mehrkomponenten)-Antiserum vom Kaninchen *BRP* ist zur Verwendung als Standardserum geeignet.

3-3-1 Herstellung des Prüftoxins: Das Prüftoxin wird aus einem sterilen Filtrat einer 1 bis 3 Tage alten Flüssigkultur von *C. septicum* gewonnen und in geeigneter Weise getrocknet. Zur Auswahl des Prüftoxins wird für Mäuse die L+/5-Dosis und die LD_{50} bestimmt, wobei die Beobachtungsdauer 72 h beträgt.

Ein geeignetes Toxin enthält mindestens eine L+/5-Dosis in 1,0 mg und mindestens 10 LD_{50} in jeder L+/5-Dosis.

3-3-2 Bestimmung der Dosis des Prüftoxins: In einer geeigneten Flüssigkeit wird eine Lösung der Standardzubereitung so hergestellt, dass sie 1,0 I. E. je Milliliter enthält. In einer geeigneten Flüssigkeit wird eine Lösung des Prüftoxins so hergestellt, dass 1 ml eine genau bekannte Menge wie zum Beispiel 4 mg enthält. Mischungen der Lösung der Standardzubereitung und der Lösung des Prüftoxins werden so hergestellt, dass jede Mischung 2,0 ml der Lösung der Standardzubereitung (2 I. E.), ein Volumen aus einer Reihe abgestufter Volumen der Lösung des Prüftoxins und so viel einer geeigneten Flüssigkeit enthält, um das Gesamtvolumen auf 5,0 ml zu bringen. Die Mischungen werden 60 min lang bei Raumtemperatur stehen gelassen. Jeweils mindestens 2 Mäusen von 17 bis 22 g Körpermasse wird eine Dosis von je 0,5 ml der jeweiligen Mischung intravenös oder intraperitoneal verabreicht. Die Mäuse werden 72 h lang beobachtet. Wenn alle Mäuse sterben, war die Toxinmenge in 0,5 ml der Mischung größer als die Prüfdosis. Wenn keine Maus stirbt, war die Toxinmenge in 0,5 ml der Mischung kleiner als die Prüfdosis. Frische Mischungen werden so hergestellt, dass 5,0 ml jeder Mischung 2,0 ml der Lösung der Standardzubereitung (2 I. E.) und ein Volumen aus einer Reihe abgestufter Volumen der Lösung des Prüftoxins enthalten, deren Konzentrationen sich um höchstens 20 Prozent voneinander unterscheiden und den erwarteten Endpunkt einschließen. Die Mischungen werden 60 min lang bei Raumtemperatur stehen gelassen. Jeweils mindestens 2 Mäusen wird eine Dosis von je 0,5 ml der jeweiligen Mischung intravenös oder intraperitoneal verabreicht. Die Mäuse werden 72 h lang beobachtet. Die Bestimmung wird mindestens einmal wiederholt. Die Ergebnisse der getrennten Prüfungen werden für Mischungen gleicher Zusammensetzung so zusammengefasst, dass eine Reihe von Gesamtergebnissen erhalten wird, wobei jedes Gesamtergebnis die Sterblichkeit für eine Mischung einer gegebenen Zusammensetzung darstellt.

Die Prüfdosis des Toxins ist diejenige Menge in 0,5 ml derjenigen Mischung, die den Tod der Hälfte aller Mäuse verursacht, denen sie verabreicht wurde.

3-3-3 Bestimmung der Wirksamkeit im Kaninchenserum

Vorprüfung: In einer geeigneten Flüssigkeit wird eine Menge des Prüftoxins so gelöst, dass 2,0 ml die 10fache Prüfdosis enthalten (Lösung des Prüftoxins). Mischungen der Lösung des Prüftoxins und des zu prüfenden Serums werden hergestellt, so dass jede Mischung 2,0 ml der Lösung des Prüftoxins, ein Volumen aus einer Reihe abgestufter Volumen des zu prüfenden Serums und so viel einer geeigneten Flüssigkeit enthält, um das Gesamtvolumen auf 5,0 ml zu bringen. Die Mischungen werden 60 min lang bei Raumtemperatur stehen gelassen. Jeweils mindestens 2 Mäusen wird eine Dosis von je 0,5 ml der jeweiligen Mischung intravenös oder intraperitoneal injiziert. Die Mäuse werden 72 h lang beobachtet. Wenn keine Maus stirbt, enthalten 0,5 ml der Mischung mehr als 0,2 I. E. Wenn alle Mäuse sterben, enthalten 0,5 ml der Mischung weniger als 0,2 I. E.

Hauptprüfung: Mischungen der Lösung des Prüftoxins und des zu prüfenden Serums werden so hergestellt, dass 5,0 ml jeder Mischung 2,0 ml der Lösung des Prüftoxins enthalten sowie ein Volumen aus einer Reihe abgestufter Volumen des zu prüfenden Serums, deren Konzentrationen sich um höchstens 20 Prozent voneinander unterscheiden und die den in der Vorprüfung ermittelten, zu erwartenden Endpunkt umfassen. Weitere Mischungen werden so hergestellt, dass 5,0 ml jeder Mischung 2,0 ml der Lösung des Prüftoxins und ein Volumen aus einer Reihe abgestufter Volumen der Lösung der Standardzubereitung enthalten, um die Dosis des Prüftoxins zu bestätigen. Die Mischungen werden 60 min lang bei Raumtemperatur stehen gelassen. Mindestens 2 Mäuse für jede Mischung werden für die Prüfung, die wie die Vorprüfung durchgeführt wird, verwendet.

Die Prüfmischung, die 0,2 I. E. in 0,5 ml enthält, ist diejenige, welche die gleiche oder annähernd gleiche Anzahl von Mäusen tötet wie die Standardzubereitung, die 0,2 I. E. in 0,5 ml enthält. Die Bestimmung wird mindestens einmal wiederholt und der Durchschnitt aller gültigen Ergebnisse berechnet. Die Bestimmung ist nur gültig, wenn der Wert für die Standardzubereitung um höchstens 20 Prozent vom erwarteten Wert abweicht.

Für die Vertrauensgrenzen ($p = 0{,}95$) gilt:

- 85 und 114 Prozent bei 2 Tieren je Dosis
- 91,5 und 109 Prozent bei 4 Tieren je Dosis
- 93 und 108 Prozent bei 6 Tieren je Dosis.

4 Beschriftung

Die Beschriftung gibt an,

- ob es sich bei der Zubereitung um ein Toxoid, um einen Impfstoff, hergestellt aus einer ganzen, inaktivierten Kultur, oder um eine Mischung von beidem handelt
- für jede Zielspezies die erzielte Immunantwort (wie Antikörperbildung, Schutz vor Anzeichen einer Erkrankung oder Infektion).

Radioaktive Arzneimittel und Ausgangsmaterialien für radioaktive Arzneimittel

Betiatid zur Herstellung von radioaktiven Arzneimitteln 9959
(^{18}F)Fluorethyl-L-tyrosin-Injektionslösung 9960
Kupfertetramibitetrafluoroborat zur Herstellung von radioaktiven Arzneimitteln 9963
Natrium(^{99}Mo)molybdat-Lösung aus Kernspaltprodukten 9965
(^{99m}Tc)Technetium-Macrosalb-Injektionslösung . 9968

10.8/2551

Betiatid zur Herstellung von radioaktiven Arzneimitteln

Betiatidum ad radiopharmaceutica

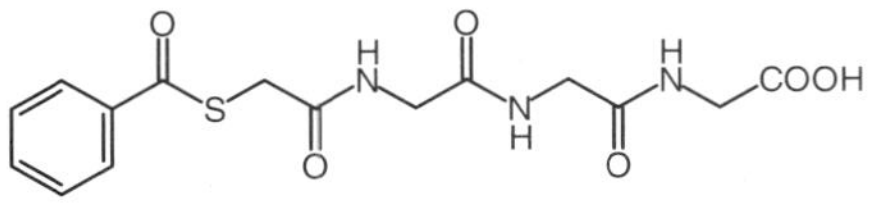
COOH

$C_{15}H_{17}N_3O_6S$ M_r 367,4

CAS Nr. 103725-47-9

Definition

N-[(Benzoylsulfanyl)acetyl]glycylglycylglycin

Gehalt: 98,0 bis 102,0 Prozent (wasserfreie Substanz)

Eigenschaften

Aussehen: weißes bis fast weißes Pulver

Löslichkeit: praktisch unlöslich in Wasser, löslich in Dimethylsulfoxid, sehr schwer löslich in wasserfreiem Ethanol

Prüfung auf Identität

IR-Spektroskopie (2.2.24)

Vergleich: Betiatid *CRS*

Prüfung auf Reinheit

Verwandte Substanzen: Flüssigchromatographie (2.2.29)

Die Lösungen sind unmittelbar vor Gebrauch herzustellen.

Lösungsmittelmischung: Acetonitril *R*, Wasser *R* (50:50 *V/V*)

Untersuchungslösung: 10,0 mg Substanz werden, falls erforderlich durch 10 bis 20 s lange Behandlung mit Ultraschall, in 8 ml Lösungsmittelmischung gelöst. Die Lösung wird mit der Lösungsmittelmischung zu 10,0 ml verdünnt.

Referenzlösung a: 1,0 ml Untersuchungslösung wird mit der Lösungsmittelmischung zu 100,0 ml verdünnt. 1,0 ml dieser Lösung wird mit der Lösungsmittelmischung zu 10,0 ml verdünnt.

Referenzlösung b: 2 mg Betiatid-Verunreinigung D *CRS* werden, falls erforderlich mit Hilfe von Ultraschall, in 20 ml Lösungsmittelmischung gelöst. Die Lösung wird mit der Lösungsmittelmischung zu 50 ml verdünnt. 2,5 ml dieser Lösung werden mit der Lösungsmittelmischung zu 50 ml verdünnt.

Referenzlösung c: 1 ml Untersuchungslösung wird mit der Referenzlösung b zu 10 ml verdünnt.

Säule
- Größe: $l = 0{,}25$ m, $\varnothing = 4{,}6$ mm
- Stationäre Phase: nachsilanisiertes, octadecylsilyliertes Kieselgel zur Chromatographie *R* (5 µm)

Mobile Phase
- Mobile Phase A: Wasser zur Chromatographie *R*, Acetonitril *R* (30:70 *V/V*)
- Mobile Phase B: 0,1-prozentige Lösung (*V/V*) von Trifluoressigsäure *R*

Zeit (min)	Mobile Phase A (% *V/V*)	Mobile Phase B (% *V/V*)
0 – 35	10 → 85	90 → 15

Durchflussrate: 1,0 ml · min^{-1}

Detektion: Spektrometer bei 254 nm

Einspritzen: 10 µl; Untersuchungslösung, Referenzlösungen a und c

Relative Retention (bezogen auf Betiatid, t_R etwa 17 min)
- Verunreinigung D: etwa 1,1

Eignungsprüfung: Referenzlösung c
- Auflösung: mindestens 2,5 zwischen den Peaks von Betiatid und Verunreinigung D

Berechnung der Prozentgehalte
- Für jede Verunreinigung wird die Konzentration an Betiatid in der Referenzlösung a verwendet.

Grenzwerte
- Verunreinigung D: höchstens 0,2 Prozent
- Nicht spezifizierte Verunreinigungen: jeweils höchstens 0,20 Prozent; höchstens eine Verunreinigung darf mehr als 0,10 Prozent betragen.
- Summe aller nicht spezifizierten Verunreinigungen: höchstens 3,0 Prozent
- Berichtsgrenzwert: 0,05 Prozent

Wasser (2.5.32): höchstens 1,0 Prozent

0,100 g Substanz werden in 6,0 ml einer Mischung gleicher Volumteile Formamid *R* und Methanol *R* gelöst. 1,0 ml Lösung wird eingespritzt.

Gehaltsbestimmung

0,100 g Substanz werden in 50 ml einer Mischung gleicher Volumteile wasserfreies Ethanol *R* und Wasser *R*

Radioaktive Arzneimittel

durch Erhitzen bei 50 bis 60 °C unter stetigem Rühren gelöst. Mit Hilfe von Ultraschall wird sichergestellt, dass die Substanz vollständig gelöst ist. Nach dem Erkalten auf Raumtemperatur wird die Lösung mit Natriumhydroxid-Lösung (0,1 mol · l^{-1}) titriert. Der Endpunkt wird mit Hilfe der Potentiometrie (2.2.20) bestimmt.

1 ml Natriumhydroxid-Lösung (0,1 mol · l^{-1}) entspricht 36,74 mg $C_{15}H_{17}N_3O_6S$.

Lagerung

Dicht verschlossen, vor Licht geschützt, bei 2 bis 8 °C

Verunreinigungen

Spezifizierte Verunreinigung:

D

Andere bestimmbare Verunreinigungen

(Die folgenden Substanzen werden, falls in einer bestimmten Menge vorhanden, durch eine oder mehrere Prüfmethoden in der Monographie erfasst. Sie werden begrenzt durch das allgemeine Akzeptanzkriterium für weitere Verunreinigungen/nicht spezifizierte Verunreinigungen. Diese Verunreinigungen müssen daher nicht identifiziert werden, um die Konformität der Substanz zu zeigen.):

A, B, C, E, F

A.

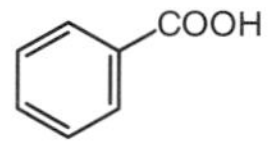
COOH

Benzoesäure

B.

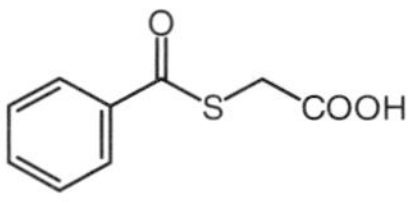
O
S
COOH

(Benzoylsulfanyl)essigsäure

C.

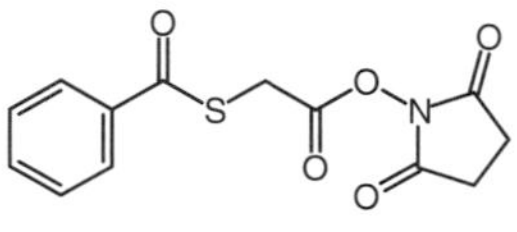
O
S
O
O
N
O
O

(2,5-Dioxopyrrolidin-1-yl)(benzoylsulfanyl)acetat

D.

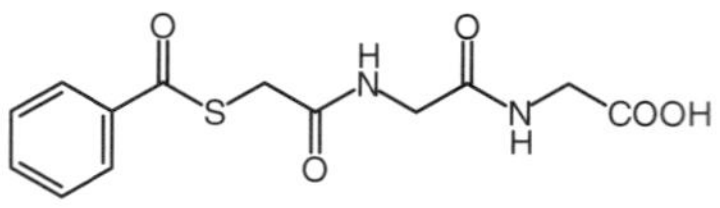
O
S
O
H
N
O
N
H
COOH

N-[(Benzoylsulfanyl)acetyl]glycylglycin

E.

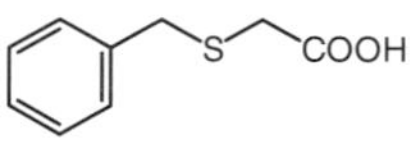
S
COOH

(Benzylsulfanyl)essigsäure

F.

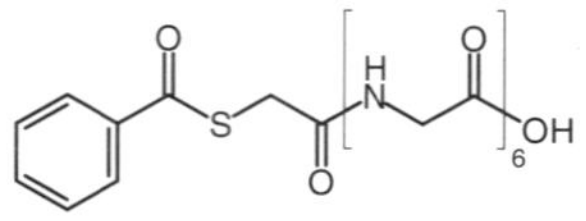
O
S
O
H
N
O
OH
6

N-[(Benzoylsulfanyl)acetyl]hexaglycin

10.8/2466

(^{18}F)Fluorethyl-L-tyrosin-Injektionslösung

Fluoroethyl-L-tyrosini(^{18}F) solutio iniectabilis

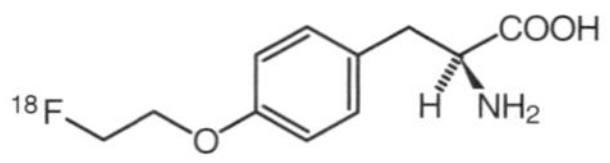
COOH
18F
O
H
NH2

$C_{11}H_{14}{}^{18}FNO_3$ M_r 226,2

CAS Nr. 178433-03-9

Definition

Sterile Lösung von (2*S*)-2-Amino-3-[4-(2-[^{18}F]fluorethoxy)phenyl]propansäure (*O*-(2-[^{18}F]Fluorethyl)-L-tyrosin, [^{18}F]FET)

Die Injektionslösung kann einen geeigneten Puffer enthalten.

Gehalt

- *Fluor-18:* 90 bis 110 Prozent der deklarierten Fluor-18-Radioaktivität zu dem in der Beschriftung angegebenen Zeitpunkt
- *Fluorethyl-L-tyrosin:* höchstens 0,1 mg je empfohlener Maximaldosis in Millilitern

Eigenschaften

Aussehen: klare, farblose bis schwach gelbe Lösung

Halbwertszeit und Art der Strahlung von Fluor-18: siehe Allgemeinen Text „5.7 Tabelle mit physikalischen Eigenschaften der im Arzneibuch erwähnten Radionuklide“

Prüfung auf Identität

A. Gammaspektrometrie

Ergebnis: Die wichtigsten Gammaphotonen haben eine Energie von 0,511 MeV und in Abhängigkeit von der Messgeometrie kann ein Summenpeak von 1,022 MeV festgestellt werden.

B. Ungefähre Halbwertszeit: 105 bis 115 min

C. Die bei der Prüfung „[^{18}F]Fluorethyl-L-tyrosin" unter „Radiochemische Reinheit" (siehe „Prüfung auf Reinheit") erhaltenen Chromatogramme werden ausgewertet.

Ergebnis: Der Hauptpeak im Radiochromatogramm der Untersuchungslösung entspricht in Bezug auf die Retentionszeit dem Hauptpeak im Chromatogramm der Referenzlösung a.

Prüfung auf Reinheit

pH-Wert (2.2.24): 4,5 bis 8,5

Verunreinigung A: Tüpfeltest

Untersuchungslösung: 100 µl Injektionslösung werden mit 400 µl Wasser *R* gemischt.

Referenzlösung a: Wasser *R*

Referenzlösung b: 11,0 mg Aminopolyether *R* (Verunreinigung A) werden in Wasser *R* zu 25,0 ml gelöst. 1,0 ml Lösung wird mit Wasser *R* zu *V* verdünnt, wobei *V* der empfohlenen Maximaldosis in Millilitern entspricht.

Platte: DC-Platte mit Kieselgel zur Aminopolyetherprüfung *R*

Auftragen: 2,5 µl; auf einen zusätzlichen Auftragspunkt werden 2,5 µl Untersuchungslösung und anschließend 2,5 µl Referenzlösung b auf dieselbe Stelle aufgetragen.

Detektion: visueller Vergleich der Flecke 1 min nach dem Auftragen

Eignungsprüfung
- Der Fleck, der durch das aufeinanderfolgende Auftragen von Untersuchungslösung und Referenzlösung b entsteht, muss im Aussehen dem Fleck der Referenzlösung b entsprechen, der aus einer Anzahl konzentrischer Kreise besteht; der dunkle, innerste Kreis (dessen Intensität proportional zur Konzentration der Verunreinigung A ist) kann von einem bläulich schwarzen Ring umgeben sein; ganz außen befindet sich ein hellerer Kreis mit dunklem äußerem Rand.
- Der Fleck der Referenzlösung a muss einen diffuseren inneren Kreis zeigen, der bräunlich rosa erscheint und keine klare Grenzlinie zur umgebenden helleren Zone besitzt.
- Der Fleck der Referenzlösung b muss sich deutlich vom Fleck der Referenzlösung a unterscheiden.

Grenzwert
- Der zentrale Teilbereich des Flecks der Untersuchungslösung darf nicht intensiver sein als der des Flecks der Referenzlösung b (2,2 mg/*V*).

Verunreinigung B (Tetrabutylammonium) (2.4.33): Die Injektionslösung muss der Prüfung entsprechen.

Fluorethyl-L-tyrosin, verwandte Substanzen: Flüssigchromatographie (2.2.29)

Untersuchungslösung: die Injektionslösung

Referenzlösung a: 11,6 mg Fluorethyl-L-tyrosinhydrochlorid *R* werden in Wasser *R* zu 100,0 ml gelöst.

Referenzlösung b: 1,0 ml Referenzlösung a wird mit Wasser *R* zu *V* verdünnt, wobei *V* der empfohlenen Maximaldosis in Millilitern entspricht.

Referenzlösung c: 10 mg 3,4-Dimethoxy-L-phenylalanin *R* werden in Wasser *R* zu 20 ml gelöst. 1 ml Lösung wird mit 1 ml Referenzlösung a versetzt.

Blindlösung: eine Lösung, die je Milliliter 2 mg jedes Hilfsstoffs, der in der Beschriftung angegeben ist, enthält

Säule
- Größe: $l = 0{,}25$ m, $\varnothing = 4{,}6$ mm
- Stationäre Phase: nachsilanisiertes, octadecylsilyliertes, amorphes, siliciumorganisches Polymer mit eingebetteten polaren Gruppen *R* (5 µm)

Mobile Phase
- Mobile Phase A: Wasser zur Chromatographie *R*, das während der Chromatographie vor Umgebungsluft geschützt wird
- Mobile Phase B: Acetonitril zur Chromatographie *R*

Zeit (min)	Mobile Phase A (% *V/V*)	Mobile Phase B (% *V/V*)
0 – 10	90	10
10 – 20	90 → 5	10 → 95
20 – 30	5	95

Durchflussrate: 1 ml · min^{-1}

Detektion: Spektrometer bei 225 nm, in Serie verbunden mit einem Radioaktivitätsdetektor

Einspritzen: 20 µl

Relative Retention (bezogen auf Fluorethyl-L-tyrosin, t_R etwa 6 min)
- 3,4-Dimethoxy-L-phenylalanin: etwa 0,8

Eignungsprüfung: Referenzlösung c, unter Verwendung des Spektrometers
- Auflösung: mindestens 2,0 zwischen den Peaks von 3,4-Dimethoxy-L-phenylalanin und Fluorethyl-L-tyrosin

Grenzwerte: Das mit dem Spektrometer erhaltene Chromatogramm wird ausgewertet.
- Fluorethyl-L-tyrosin: nicht größer als die Fläche des entsprechenden Peaks im Chromatogramm der Referenzlösung b (0,1 mg/*V*)
- Jede weitere Verunreinigung: jeweils nicht größer als die Fläche des Hauptpeaks im Chromatogramm der Referenzlösung b (0,1 mg/*V*)
- Summe von Fluorethyl-L-tyrosin und allen Verunreinigungen: nicht größer als das 5fache der Fläche des Hauptpeaks im Chromatogramm der Referenzlösung b (0,5 mg/*V*)
- Ohne Berücksichtigung bleiben: Peaks, deren Fläche nicht größer ist als das 0,3fache der Fläche des

Radioaktive Arzneimittel

Hauptpeaks im Chromatogramm der Referenzlösung b (0,03 mg/*V*)

Ethanol (2.4.24 oder eine andere geeignete validierte Methode): höchstens 10 Prozent (*V/V*) und höchstens 2,5 g je Verabreichung, unter Annahme einer Dichte (2.2.5) von 0,790 g · ml^{-1} berechnet

Lösungsmittel-Rückstände: Die Grenzwerte müssen den im Allgemeinen Text 5.4 definierten Grundsätzen entsprechen.

Die Injektionslösung kann vor Abschluss der Prüfung zur Anwendung freigegeben werden.

Sterilität: Die Injektionslösung muss der Prüfung „Sterilität" der Allgemeinen Monographie **Radioaktive Arzneimittel (Radiopharmaceutica)** entsprechen.

Die Injektionslösung kann vor Abschluss der Prüfung zur Anwendung freigegeben werden.

Bakterien-Endotoxine (2.6.14): weniger als 175 I. E./*V* Bakterien-Endotoxine, wobei *V* der empfohlenen Maximaldosis in Millilitern entspricht

Die Injektionslösung kann vor Abschluss der Prüfung zur Anwendung freigegeben werden.

Radionuklid-Reinheit

Die Injektionslösung kann vor Abschluss der Prüfung B zur Anwendung freigegeben werden.

Fluor-18: mindestens 99,9 Prozent der Gesamtradioaktivität

A. Gammaspektrometrie

Grenzwert: Im Gammaspektrum dürfen Peaks, die durch Photonen mit einer anderen Energie als 0,511 MeV oder 1,022 MeV hervorgerufen werden, höchstens 0,1 Prozent der Gesamtradioaktivität entsprechen.

B. Gammaspektrometrie

Der Gehalt an Fluor-18 und Radionuklid-Verunreinigungen mit einer längeren Halbwertszeit als 2 h wird bestimmt. Zur Detektion und quantitativen Bestimmung der Verunreinigungen wird die Injektionslösung mindestens 24 h lang stehen gelassen, damit die Fluor-18-Radioaktivität so weit absinkt, dass die Verunreinigungen bestimmt werden können.

Ergebnis: Die Gesamtradioaktivität der Radionuklid-Verunreinigungen darf höchstens 0,1 Prozent betragen.

Radiochemische Reinheit

[^{18}F]Fluorethyl-L-tyrosin: Flüssigchromatographie (2.2.29) wie unter „Fluorethyl-L-tyrosin, verwandte Substanzen" beschrieben

Falls erforderlich wird die Untersuchungslösung mit Wasser *R* so verdünnt, dass eine für den Radioaktivitätsdetektor geeignete Konzentration der Radioaktivität erhalten wird.

Das mit dem Radioaktivitätsdetektor aufgezeichnete Chromatogramm wird ausgewertet. Der Peak von [^{18}F]Fluorethyl-L-tyrosin wird durch Vergleich mit dem Chromatogramm der Referenzlösung b, das mit dem Spektrometer erhalten wurde, identifiziert.

Grenzwert
- [^{18}F]Fluorethyl-L-tyrosin: mindestens 95 Prozent der Gesamtradioaktivität von Fluor-18

Verunreinigungen C und D: Dünnschichtchromatographie (2.2.27)

Untersuchungslösung: die Injektionslösung

Referenzlösung a: 1 mg Fluorethyl-L-tyrosinhydrochlorid *R* wird in Methanol *R* zu 2 ml gelöst.

Referenzlösung b: 1 mg Fluorethyl-D-tyrosinhydrochlorid *R* (nicht radioaktives Analogon der Verunreinigung C) wird in Methanol *R* zu 2 ml gelöst

Referenzlösung c: 1 ml Referenzlösung a wird mit 1 ml Referenzlösung b gemischt.

Referenzlösung d: 20 µl Untersuchungslösung werden mit Methanol *R* zu 1,0 ml verdünnt.

Platte: DC-Platte mit octadecylsilyliertem Kieselgel zur Trennung chiraler Komponeneten *R*

Fließmittel: Methanol *R*, Dichlormethan *R* (10:90 *V/V*)

1. Auftragen: 2 µl; Untersuchungslösung, Referenzlösungen a, b und c. Die Flecke werden in einem Luftstrom von Raumtemperatur getrocknet.

Laufstrecke: 4/5 der Platte

Detektion: Die Platte wird mit einer Lösung von Ninhydrin *R* (2 g · l^{-1}) in wasserfreiem Ethanol *R* besprüht und 10 min lang bei 60 °C erhitzt. Zur Bestimmung der Radioaktivitätsverteilung wird ein geeigneter Detektor verwendet.

2. Auftragen: Im Chromatogramm der Untersuchungslösung werden 2 µl Referenzlösung d auf die Stelle aufgetragen, die dem mit der Referenzlösung b bestimmten Retardationsfaktor von Fluorethyl-D-tyrosin entspricht.

Detektion: Zur Bestimmung der Radioaktivitätsverteilung wird ein geeigneter Detektor verwendet.

Retardationsfaktoren
- Verunreinigung D: etwa 0
- Verunreinigung C: etwa 0,2
- [^{18}F]Fluorethyl-L-tyrosin: etwa 0,5

Eignungsprüfung
- Das Chromatogramm der Referenzlösung c muss nach dem Besprühen mit Ninhydrin und dem Erhitzen auf 60 °C zwei deutlich voneinander getrennte Flecke zeigen.
- Das Radiochromatogramm der Untersuchungslösung muss nach dem 2. Auftragen zwei deutlich voneinander getrennte Flecke mit den gleichen Retardationsfaktoren wie denen von Verunreinigung C und [^{18}F]Fluorethyl-L-tyrosin zeigen.

Grenzwerte: Das mit der Untersuchungslösung nach dem 1. Auftragen erhaltene Radiochromatogramm wird ausgewertet:
- [^{18}F]Fluorethyl-L-tyrosin: mindestens 95 Prozent der Gesamtradioaktivität von Fluor-18
- Summe der Verunreinigungen C und D: höchstens 5 Prozent der Gesamtradioaktivität von Fluor-18

Radioaktivität

Die Radioaktivität der Injektionslösung wird mit einem kalibrierten Gerät bestimmt.

Beschriftung

Die Beschriftung gibt den Namen jedes Hilfsstoffs und den Prozentgehalt an Ethanol in der Injektionslösung an.

Verunreinigungen

Spezifizierte Verunreinigungen:

A, B, C, D

Andere bestimmbare Verunreinigungen

(Die folgenden Substanzen werden, falls in einer bestimmten Menge vorhanden, durch eine oder mehrere Prüfmethoden in der Monographie erfasst. Sie werden begrenzt durch das allgemeine Akzeptanzkriterium für weitere Verunreinigungen/nicht spezifizierte Verunreinigungen. Diese Verunreinigungen müssen daher nicht identifiziert werden, um die Konformität der Substanz zu zeigen.):

E

A.

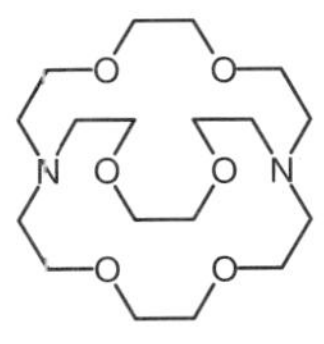

4,7,13,16,21,24-Hexaoxa-1,10-diazabicyclo[8.8.8]hexacosan
(Aminopolyether)

B.

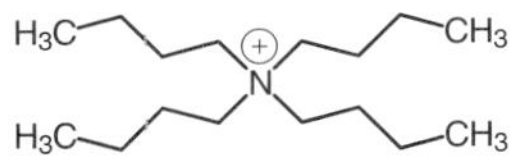

N,N,N-Tributylbutan-1-aminium
(Tetrabutylammonium)

C.

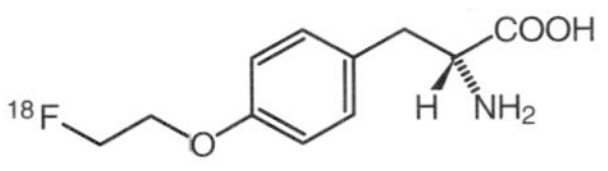

(2*R*)-2-Amino-3-[4-(2-[^{18}F]fluorethoxy)phenyl]propansäure
([^{18}F]Fluorethyl-D-tyrosin)

D. [^{18}F]Fluorid

E.

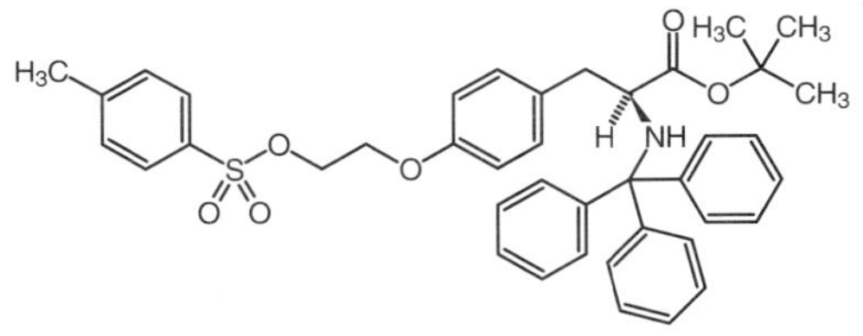

tert-Butyl[(2S)-3-[4-[2-[(4-methylbenzol-1-sulfonyl)oxy]ethoxy]phenyl]-2-[(triphenylmethyl)amino]propanoat]

10.8/2547

Kupfertetramibitetrafluoroborat zur Herstellung von radioaktiven Arzneimitteln

Cupri tetramibi tetrafluoroboras ad radiopharmaceutica

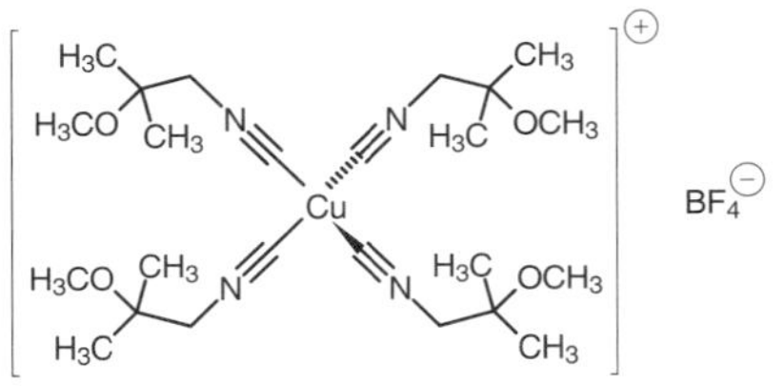

$C_{24}H_{44}BCuF_4N_4O_4$ M_r 603

CAS Nr. 103694-84-4

Definition

(*T*-4)-Tetrakis[1-(isocyan-κ*C*)-2-methoxy-2-methylpropan]kupfer(I)-tetrafluoroborat

Gehalt: 10,04 bis 11,04 Prozent Cu (A_r 63,5) (wasserfreie Substanz)

Eigenschaften

Aussehen: weißes bis fast weißes, kristallines Pulver

Löslichkeit: schwer löslich in Wasser, leicht löslich in wasserfreiem Ethanol

Prüfung auf Identität

IR-Spektroskopie (2.2.24)

Vergleich: Kupfertetramibitetrafluoroborat *CRS*

Prüfung auf Reinheit

Aussehen der Lösung: Die Lösung muss klar (2.2.1) und farblos (2.2.2, Methode I) sein.

25 mg Substanz werden in Wasser *R* zu 10 ml gelöst.

Verwandte Substanzen: Flüssigchromatographie (2.2.29)

Die Lösungen sind unmittelbar vor Gebrauch herzustellen.

Untersuchungslösung: 50,0 mg Substanz werden in der mobilen Phase zu 10,0 ml gelöst.

Referenzlösung: 1,0 ml Untersuchungslösung wird mit der mobilen Phase zu 100,0 ml verdünnt. 1,0 ml dieser Lösung wird mit der mobilen Phase zu 10,0 ml verdünnt.

Säule
- Größe: $l = 0{,}25$ m, $\varnothing = 4{,}6$ mm
- Stationäre Phase: stark saurer Kieselgel-Kationenaustauscher zur Chromatographie *R* (5 µm)
- Temperatur: 20 °C

Mobile Phase: 40 Volumteile Acetonitril zur Chromatographie *R* werden mit 60 Volumteilen einer Lösung von Kaliumdihydrogenphosphat *R* (20,4 g · l^{-1}), die zuvor mit einer Lösung von Kaliumhydroxid *R* (56,1 g · l^{-1}) auf einen pH-Wert von 6,0 eingestellt wurde, gemischt.

Durchflussrate: 1,0 ml · min^{-1}

Detektion: Spektrometer bei 230 nm

Einspritzen: 20 µl

Chromatographiedauer: 2fache Retentionszeit von Kupfertetramibi

Retentionszeit
- Kupfertetramibi: etwa 5 min

Eignungsprüfung: Referenzlösung
- Symmetriefaktor: höchstens 1,35 für den Hauptpeak

Berechnung der Prozentgehalte
- Für jede Verunreinigung wird die Konzentration an Kupfertetramibitetrafluoroborat in der Referenzlösung verwendet.

Grenzwerte
- Nicht spezifizierte Verunreinigungen: jeweils höchstens 0,10 Prozent
- Summe aller Verunreinigungen: höchstens 0,2 Prozent
- Berichtsgrenzwert: 0,05 Prozent

Wasser (2.5.32): höchstens 0,5 Prozent, mit 0,100 g Substanz bestimmt

Die Substanz wird direkt zur Reaktionsmischung gegeben.

Gehaltsbestimmung

Massenspektrometrie mit induktiv gekoppeltem Plasma (2.2.58)

Untersuchungslösung: 20,0 mg Substanz werden in einem Mikrowellenaufschlussgerät aus Polytetrafluorethylen mit 4,5 ml schwermetallfreier Salpetersäure *R* und 1,5 ml Wasserstoffperoxid-Lösung 30 % *R* versetzt und im Mikrowellenofen aufgeschlossen. Nach dem Aufschluss wird die Lösung mit Wasser *R* zu 25,0 ml verdünnt.

Kupfer-Stammlösung (1 mg · l^{-1}): 50 ml Wasser *R* werden in einem 100-ml-Messkolben aus Kunststoff mit 1,0 ml schwermetallfreier Salpetersäure *R* und 100 µl Kupfer-Standardlösung (0,1 % Cu) für ICP *R* versetzt und mit Wasser *R* zu 100,0 ml verdünnt.

Scandium-Interner-Standard-Lösung (10 mg · l^{-1}): 50 ml Wasser *R* werden in einem 100-ml-Messkolben aus Kunststoff mit 1,0 ml schwermetallfreier Salpetersäure *R* und 1000 µl Scandium-Standardlösung (0,1 % Sc) für ICP *R* versetzt und mit Wasser *R* zu 100,0 ml verdünnt.

Referenzlösungen: Die Kupfer-Stammlösung (1 mg · l^{-1}) wird mit Wasser *R* so verdünnt, dass Referenzlösungen mit 80 bis 120 Prozent der erwarteten Kupferkonzentration erhalten werden.

Ausführung: 50 µl Lösung der aufgeschlossenen Probe und 50 µl jeder Referenzlösung werden mit 1,0 ml Scandium-Interner-Standard-Lösung (10 mg · l^{-1}) sowie 1,0 ml schwermetallfreier Salpetersäure *R* versetzt und mit Wasser *R* zu 100,0 ml verdünnt.

Detektion
- Kupfer: $m/z = 63$
- Scandium: $m/z = 45$

Lagerung

Dicht verschlossen, vor Licht geschützt, bei 2 bis 8 °C

10.8/1923

Natrium(^{99}Mo)molybdat-Lösung aus Kernspaltprodukten

Natrii molybdatis(^{99}Mo) fissione formati solutio

Definition

Alkalische Lösung von Natrium[^{99}Mo]molybdat, das durch Extraktion von Uran-235-Kernspaltprodukten hergestellt wurde

Die Lösung kann Stabilisatoren enthalten.

Gehalt

- Molybdän-99: 90 bis 110 Prozent der deklarierten Molybdän-99-Radioaktivität zu dem in der Beschriftung angegebenen Datum und Zeitpunkt

Herstellung

Molybdän-99 wird durch Kernspaltung von Uran, das mit Uran-235 angereichert ist, erhalten. Nach Auflösen des Uran-Target-Materials wird das Molybdän-99 von der Mischung der bei der Kernspaltung entstandenen Nuklide getrennt und durch chromatographische Verfahren gereinigt, um Molybdän-99 mit einer hohen Radionuklid-Reinheit zu erhalten.

Natrium(^{99}Mo)molybdat, das aus Uran-Target-Material, das mit höchstens 20 Prozent Uran-235 angereichert ist, erhalten wird, muss folgender Anforderung entsprechen:

Wolfram-187: höchstens 0,1 kBq je MBq der Gesamtradioaktivität, bestimmt mit einer geeigneten, validierten Methode und berechnet auf den Zeitpunkt der Verwendung des ersten Eluats des ^{99}Mo/^{99m}Tc-Generators.

Eigenschaften

Aussehen: klare, farblose bis fast farblose Lösung

Halbwertszeit und Art der Strahlung von Molybdän-99: siehe Allgemeinen Text „5.7 Tabelle mit physikalischen Eigenschaften der im Arzneibuch erwähnten Radionuklide“

Prüfung auf Identität

A. Gammaspektrometrie

Ergebnis: Das wichtigste Gammaphoton von Molybdän-99 hat eine Energie von 0,740 MeV; ein Peak mit einer Energie von 0,141 MeV, entsprechend Technetium-99m, ist ebenfalls sichtbar.

B. Die bei der Prüfung „Radiochemische Reinheit“ (siehe „Prüfung auf Reinheit“) erhaltenen Chromatogramme werden ausgewertet.

Ergebnis: Der Hauptfleck im Radiochromatogramm der Untersuchungslösung entspricht in Bezug auf den Retardationsfaktor dem Hauptfleck im Chromatogramm der Referenzlösung.

Prüfung auf Reinheit

Prüflösung: Die Zubereitung wird mit einer Lösung von Natriummolybdat *R* (2,42 g · l^{-1}) verdünnt, so dass eine Radioaktivität von etwa 370 MBq je Milliliter erhalten wird. Die Lösung darf frühestens 6 h nach dem Abtrennen von Molybdän-99 verwendet werden.

Alkalisch reagierende Verunreinigungen: Die Zubereitung muss alkalisch (2.2.4) sein.

Radionuklid-Reinheit

Iod-131, Ruthenium-103, Tellur-132

- Iod-131: höchstens 5 · 10^{-3} Prozent der Gesamtradioaktivität
- Ruthenium-103: höchstens 5 · 10^{-3} Prozent der Gesamtradioaktivität
- Tellur-132: höchstens 5 · 10^{-3} Prozent der Gesamtradioaktivität

Die nachfolgend beschriebene Methode hat sich als geeignet erwiesen. Andere validierte Methoden, die von der zuständigen Behörde genehmigt wurden, können angewendet werden.

Gammaspektrometrie

Eine Säule mit einem inneren Volumen von etwa 1,5 ml, gefüllt mit stark basischem Anionenaustauscher *R*, wird mit einer Mischung gleicher Volumteile Essigsäure 99 % *R* und Wasser *R* äquilibriert. Alle Elutionen werden bei einer Durchflussrate von höchstens 1 ml je Minute durchgeführt.

Untersuchungslösung: In ein Reagenzglas werden nacheinander und unter Schütteln 1 ml einer Lösung von Natriummolybdat *R* (24,2 g · l^{-1}), 0,5 ml Wasserstoffperoxid-Lösung 30 % *R*, 2,5 ml Essigsäure 99 % *R*, 1,0 ml Iod-123- und Ruthenium-106-Spikelösung *R* und 1,0 ml Prüflösung gegeben und gemischt. Die Mischung wird 30 min lang bei Raumtemperatur stehen gelassen.

Referenzlösung: 1,0 ml Iod-123- und Ruthenium-106-Spikelösung *R* wird mit 4,0 ml Wasser *R* gemischt.

Die Untersuchungslösung wird auf die Säule aufgetragen und eluiert. Sobald die Säule eben noch mit Lösung bedeckt ist, werden 6 ml einer Mischung gleicher

Radioaktive Arzneimittel

Volumteile Essigsäure 99 % *R* und Wasser *R* zugesetzt und eluiert. 5,0 ml der vereinigten Eluate werden in ein Zählrohr gegeben. Die Radioaktivität von Iod-123, Iod-131, Ruthenium-103, Ruthenium-106 und Iod-132 wird bei einer Gammastrahl-Energie von

- 0,159 MeV für Iod-123
- 0,365 MeV für Iod-131
- 0,497 MeV für Ruthenium-103
- 0,512 MeV für Ruthenium-106
- 0,668 MeV für Iod-132

bestimmt.

Auf gleiche Weise wird die Radioaktivität von Iod-123 und Ruthenium-106 in der Referenzlösung bestimmt und die Wiederfindung für Iod-123 und Ruthenium-106 in den vereinigten Eluaten berechnet.

Die Radioaktivität von Iod-131, Iod-132 und Ruthenium-103 in den vereinigten Eluaten wird unter Berücksichtigung der Wiederfindung, der verwendeten Fraktion des Eluats, der Zählausbeute und des radioaktiven Zerfalls berechnet. Mit Hilfe der Radioaktivität von Iod-132 (Tochter-Radionuklid von Tellur-132) wird die Radioaktivität von Tellur-132 berechnet, wobei der Zeitpunkt der Bestimmung und der Zeitpunkt der Abtrennung von Molybdän-99 berücksichtigt werden.

Gesamtradioaktivität von Strontium-89 und Strontium-90: höchstens $6 \cdot 10^{-5}$ Prozent der Gesamtradioaktivität

Die nachfolgend beschriebene Methode hat sich als geeignet erwiesen. Andere validierte Methoden, die von der zuständigen Behörde genehmigt wurden, können angewendet werden.

Flüssigszintillationsspektrometrie

2 in Serie miteinander verbundene Säulen mit einem inneren Volumen von jeweils etwa 1,5 ml, gefüllt mit stark basischem Anionenaustauscher *R*, werden mit 10 ml einer Lösung von Natriumhydroxid *R* ($4 g \cdot l^{-1}$) äquilibriert. Alle Elutionen werden bei einer Durchflussrate von höchstens 1 ml je Minute durchgeführt.

Untersuchungslösung: In ein Reagenzglas werden nacheinander und unter Schütteln 1,0 ml Prüflösung, 50 µl Strontium-85-Spikelösung *R* und 50 µl Natriumhypochlorit-Lösung *R* gegeben und gemischt. Die Mischung wird 10 min lang bei Raumtemperatur stehen gelassen.

Referenzlösung: 50 µl Strontium-85-Spikelösung *R* und 5,0 ml einer Lösung von Salpetersäure *R* ($9,5 g \cdot l^{-1}$) werden in einer Probeflasche zur Flüssigszintillationszählung gemischt. Anschließend wird die Mischung mit 10 ml Szintillationslösung *R* versetzt.

Die Untersuchungslösung wird auf die obere der beiden Säulen aufgetragen und eluiert. Sobald die Säule eben noch mit Lösung bedeckt ist, werden 3 ml einer Lösung von Natriumhydroxid *R* ($4 g \cdot l^{-1}$) aufgetragen und eluiert, bis die Säulen trocken gelaufen sind. Die Eluate werden vereinigt und mit 4 ml einer Lösung von Salpetersäure *R* ($947 g \cdot l^{-1}$) versetzt (molybdänarmes Eluat). Die dem Molybdän-99 entsprechende Radioaktivität wird mit Hilfe der Gammaspektrometrie bestimmt. Falls die dem Molybdän-99 entsprechende Radioaktivität höher ist als $6 \cdot 10^{-7}$ Prozent der dem Molybdän-99 entsprechenden Radioaktivität in 1 ml Prüflösung, wird das zuvor beschriebene Verfahren mit 2 neuen Säulen wiederholt.

Eine Säule mit einem inneren Volumen von etwa 2 ml, gefüllt mit strontiumselektivem Extraktionsharz *R*, wird mit 5 ml einer Lösung von Salpetersäure *R* ($473 g \cdot l^{-1}$) eingestellt und anschließend trocken laufen gelassen. Alle Elutionen werden bei einer Durchflussrate von höchstens 1 ml je Minute durchgeführt. Das molybdänarme Eluat wird auf die Säule aufgetragen und eluiert. Sobald die Säule eben noch mit Lösung bedeckt ist, werden 20 ml einer Lösung von Salpetersäure *R* ($473 g \cdot l^{-1}$) aufgetragen und eluiert, bis die Säule trocken gelaufen ist. Anschließend wird die Säule mit 2 ml einer Lösung von Salpetersäure *R* ($9,5 g \cdot l^{-1}$) gewaschen und getrocknet; das Eluat wird verworfen. Die Säule wird mit 8,0 ml einer Lösung von Salpetersäure *R* ($9,5 g \cdot l^{-1}$) eluiert, bis die Säule trocken gelaufen ist. 5,0 ml Eluat werden in eine Probeflasche zur Flüssigszintillationszählung überführt und mit 10 ml Szintillationslösung *R* versetzt.

Die Gesamtradioaktivität von Strontium-89 und Strontium-90 in dieser Lösung wird mit Flüssigszintillationsspektrometrie und die Radioaktivität von Strontium-85 wird mit Gammaspektrometrie bestimmt. Die Radioaktivität von Strontium-85 in der Referenzlösung wird mit Gammaspektrometrie bestimmt. Die Wiederfindung von Strontium-85 im Eluat wird berechnet. Die Gesamtradioaktivität von Strontium-89 und Strontium-90 im Eluat wird berechnet, wobei die Wiederfindung von Strontium-85 und die verwendete Fraktion des Eluats berücksichtigt werden.

Gesamtradioaktivität von Alpha-Partikeln emittierenden Verunreinigungen: höchstens $1 \cdot 10^{-7}$ Prozent der Gesamtradioaktivität

Die nachfolgend beschriebene Methode hat sich als geeignet erwiesen. Andere validierte Methoden, die von der zuständigen Behörde genehmigt wurden, können angewendet werden.

Alphaspektrometrie

Untersuchungslösung: 0,2 ml Zubereitung werden mit 1,0 ml Plutonium-242-Spikelösung *R*, 1,0 ml Americium-243-Spikelösung *R* und 9,0 ml einer Lösung von Salzsäure *R* ($927 g \cdot l^{-1}$) versetzt. Die Mischung wird zur Trockne eingedampft. Der Rückstand wird in 2 ml einer Lösung von Salzsäure *R* ($927 g \cdot l^{-1}$) gelöst und die Lösung erneut zur Trockne eingedampft. Dieser Rückstand wird in 2 ml einer Lösung von Salzsäure *R* ($10,3 g \cdot l^{-1}$) gelöst.

Die Untersuchungslösung wird auf eine Säule aufgetragen, die 0,7 g Anionenaustauscher *R* 1 enthält. Das Eluat wird aufgefangen und die Säule mit 1 ml einer Lösung von Salzsäure *R* ($10,3 g \cdot l^{-1}$) gewaschen. Die vereinigten Eluate werden zur Trockne eingedampft und der Rückstand wird in 2 ml einer Lösung von Salzsäure *R* ($10,3 g \cdot l^{-1}$) gelöst. Diese Lösung wird auf eine zweite Säule aufgetragen, die 0,7 g Anionenaustauscher *R* 1 enthält. Das Eluat wird aufgefangen und die Säule mit 1 ml einer Lösung von Salzsäure *R* ($10,3 g \cdot l^{-1}$) gewaschen. Die vereinigten Eluate werden zur Trockne eingedampft und der Rückstand wird in 1 ml Salpetersäure *R* gelöst. Die Lösung wird zur

Trockne eingedampft und der Rückstand erneut in 1 ml Salpetersäure *R* gelöst.

Diese Lösung wird mit 1 ml einer Lösung von wasserfreiem Natriumsulfat *R* (42,6 g · l^{-1}) versetzt und zur Trockne eingedampft. Der Rückstand wird mit 0,3 ml Schwefelsäure *R* versetzt. Die Mischung wird vorsichtig erwärmt, bis sich der Rückstand gelöst hat. Nach Zusatz von 4 ml destilliertem Wasser *R* und 0,01 ml Thymolblau-Lösung *R* wird die Lösung tropfenweise mit konzentrierter Ammoniak-Lösung *R* bis zum Farbumschlag von Rot nach Gelb versetzt.

Eine elektrolytische Abscheidungszelle wird wie folgt aufgebaut: Eine Scheibe aus rostfreiem, elektropoliertem Stahl wird in dem Deckel einer 20-ml-Probeflasche zur Flüssigszintillationszählung aus Polyethylen befestigt. Der Boden der Probeflasche ist aufgeschnitten und durch die Mitte des Deckels der Probeflasche ein Loch gebohrt worden, durch das jetzt die elektrische Verbindung zur Scheibe als Kathode hergestellt wird. Die Scheibe mit einem Durchmesser von 20 mm und einer Stärke von 0,5 mm wird vor der Verwendung mit Aceton *R* und Wasser *R* gespült. Die Anode, eine Spirale aus Platindraht, wird durch den Boden der Probeflasche eingeführt und in einer Entfernung von 5 mm zur Kathode befestigt.

Die wie vorstehend beschrieben hergestellte Lösung wird in die elektrolytische Abscheidungszelle gefüllt, wobei das Gefäß mit insgesamt 5 ml einer Lösung von Schwefelsäure *R* (10 g · l^{-1}) gewaschen wird. Die Lösung ist schwach rosa gefärbt. Die Lösung wird mit konzentrierter Ammoniak-Lösung *R* oder einer Lösung von Schwefelsäure *R* (200 g · l^{-1}) auf einen pH-Wert von 2,1 bis 2,4 eingestellt. Die Elektrolyse erfolgt 75 min lang ohne Rühren bei einer Stromstärke von 1,2 A.

Etwa 1 min vor Abschalten des Stroms wird die Mischung mit 1 ml konzentrierter Ammoniak-Lösung *R* versetzt. Die Scheibe wird mit einer Lösung von Ammoniak-Lösung *R* (57 g · l^{-1}) gespült. Anschließend wird die Scheibe mit Aceton *R* gespült und das verbleibende Lösungsmittel durch Abtupfen mit Löschpapier entfernt. Die Scheibe wird 10 min lang auf einer Heizplatte bei 180 °C erhitzt.

Die Radioaktivität Alpha-Partikeln emittierender Substanzen wird mit Hilfe der Alphaspektrometrie bestimmt, wobei die Wiederfindung Alpha-Partikeln emittierender Radionuklide (bestimmt mit Plutonium-242-Spikelösung *R* und Americium-243-Spikelösung *R*) berücksichtigt wird.

Summe Gammastrahlung emittierender Radionuklide mit Ausnahme von Molybdän-99, Technetium-99m, Iod-131, Ruthenium-103 und Tellur-132: höchstens 1 · 10^{-2} Prozent der Gesamtradioaktivität

Die nachfolgend beschriebene Methode hat sich als geeignet erwiesen. Andere validierte Methoden, die von der zuständigen Behörde genehmigt wurden, können angewendet werden.

Gammaspektrometrie

Die Zubereitung wird 4 bis 6 Wochen lang zum Abklingen der Radioaktivität stehen gelassen. Das Gammaspektrum wird auf Anwesenheit anderer Gammastrahlung emittierender Verunreinigungen geprüft. Die anderen Gammastrahlung emittierenden Verunreinigungen werden identifiziert und quantifiziert. Die Zubereitung kann vor Abschluss der Prüfung zur Verwendung freigegeben werden.

Radiochemische Reinheit

[^{99}Mo]Molybdat

Die nachfolgend beschriebene Methode hat sich als geeignet erwiesen. Andere validierte Methoden, die von der zuständigen Behörde genehmigt wurden, können angewendet werden.

Dünnschichtchromatographie (2.2.27)

Untersuchungslösung: Die Zubereitung wird mit einer Lösung von Natriumhydroxid *R* (4,0 g · l^{-1}) auf eine für den Detektor geeignete Radioaktivitätskonzentration verdünnt.

Referenzlösung: Lösung von Natriummolybdat *R* (50 g · l^{-1}) in einer Lösung von Natriumhydroxid *R* (4,0 g · l^{-1})

Platte: DC-Platte mit Kieselgel *R*

Fließmittel: eine Lösung von wasserfreiem Natriumcarbonat *R* (10,6 g · l^{-1})

Auftragen: 5 µl Untersuchungslösung, 2 µl Referenzlösung

Laufstrecke: 2/3 der Platte

Trocknen: im Warmluftstrom

Detektion: Die Verteilung der Radioaktivität wird mit einem geeigneten Detektor ermittelt. Anschließend wird die Platte mit einer Lösung von Phenylhydrazin (2 g · l^{-1}) in Essigsäure 99 % *R* besprüht und 5 min lang bei 100 bis 105 °C erhitzt.

Retardationsfaktor
- Molybdat und Pertechnetat: etwa 0,9

Grenzwert
- Summe von [^{99}Mo]Molybdat und [^{99m}Tc]Pertechnetat: mindestens 95 Prozent der Gesamtradioaktivität

Radioaktivität

Die Radioaktivität der Zubereitung wird mit einem kalibrierten Gerät bestimmt.

Beschriftung

Die Beschriftung gibt an, dass die Zubereitung nur zur Herstellung von Technetium-99m-Generatoren verwendet werden darf.

Verunreinigungen

A. Iod-131

Radioaktive Arzneimittel

B. Ruthenium-103

C. Tellur-132

D. Strontium-89

E. Strontium-90

F. Wolfram-187

10.8/0296

(^{99m}Tc)Technetium-Macrosalb-Injektionslösung

Technetii(^{99m}Tc) macrosalbi suspensio iniectabilis

Definition

(^{99m}Tc)Technetium-Macrosalb-Injektionslösung ist eine sterile Suspension von Humanalbumin in Form unregelmäßiger unlöslicher Aggregate, die durch Denaturierung von Humanalbumin in wässriger Lösung erhalten und anschließend mit Technetium-99m markiert werden. Die Teilchen haben typischerweise Durchmesser zwischen 10 und 100 µm. Die Injektionslösung enthält reduzierende Substanzen, zum Beispiel Zinnsalze, und kann einen geeigneten Puffer, zum Beispiel einen Acetat-, Citrat- oder Phosphat-Puffer, sowie nicht denaturiertes Humanalbumin und ein Konservierungsmittel, wie Benzylalkohol, enthalten.

Technetium-99m: 90 bis 110 Prozent der deklarierten Technetium-99m-Radioaktivität zu dem in der Beschriftung angegebenen Zeitpunkt

Spezifische Radioaktivität: mindestens 37 MBq Technetium-99m je Milligramm aggregiertes Albumin zum Zeitpunkt der Anwendung

Herstellung

Die Aggregate werden aus **Albuminlösung vom Menschen (Albumini humani solutio)** hergestellt. Die Markierung erfolgt unter Verwendung von **Natrium(^{99m}Tc)pertechnetat-Injektionslösung aus Kernspaltprodukten (Natrii pertechnetatis(^{99m}Tc) fissione formati solutio iniectabilis), Natrium(^{99m}Tc)pertechnetat-Injektionslösung nicht aus Kernspaltprodukten (Natrii pertechnetatis(^{99m}Tc) sine fissione formati solutio iniectabilis)** oder **Natrium(^{99m}Tc)pertechnetat-Injektionslösung (hergestellt in einem Beschleuniger) (Natrii pertechnetatis(^{99m}Tc) acceleratore formati solutio iniectabilis**.

Das Herstellungsverfahren wird einer Validierung unterzogen und muss gewährleisten, dass, falls die Substanz geprüft wird, sie folgender Prüfung entspricht.

Physiologische Verteilung: In eine Schwanzvene von 3 Ratten mit jeweils einer Körpermasse von 150 bis 250 g werden höchstens je 0,2 ml Injektionslösung injiziert. Die Ratten werden 15 min nach der Injektion schmerzlos getötet. Leber, Milz und Lunge werden entnommen. Die Radioaktivität dieser Organe wird mit einem geeigneten Gerät gemessen. Nach Entfernen des Schwanzes wird die Radioaktivität des Restkörpers, einschließlich des Bluts, gemessen. Der Prozentanteil der Radioaktivität in Leber, Milz und Lunge wird nach folgender Formel berechnet:

$$\frac{A}{B} \times 100$$

A = Radioaktivität eines bestimmten Organs
B = Gesamtradioaktivität in Leber, Milz, Lunge und Restkörper

Bei mindestens 2 der 3 verwendeten Ratten müssen mindestens 80 Prozent der Radioaktivität in der Lunge und dürfen höchstens 5 Prozent in Leber und Milz nachgewiesen werden.

Eigenschaften

Aussehen: weiße Suspension, die sich beim Stehenlassen trennen kann

Halbwertszeit und Art der Strahlung von Technetium-99m: siehe Allgemeinen Text „5.7 Tabelle mit physikalischen Eigenschaften der im Arzneibuch erwähnten Radionuklide".

Prüfung auf Identität

A. Gammaspektrometrie

Ergebnis: Das wichtigste Gammaphoton von Technetium-99m hat eine Energie von 0,141 MeV.

B. „Radioaktivität der nicht filtrierbaren Teilchen" und „Teilchengröße" (siehe „Prüfung auf Reinheit")

C. 1 ml Injektionslösung wird 5 bis 10 min lang in einem Zentrifugenglas bei 2500 *g* zentrifugiert. Der Überstand wird dekantiert und verworfen. Der Rückstand wird mit 5 ml Fehling'scher Lösung *R* 2 versetzt, gemischt und 10 min lang stehen gelassen. Falls erforderlich wird die Mischung erhitzt, um die Teilchen zu lösen. Die Lösung wird erkalten gelassen. Werden 0,5 ml verdünntes Molybdat-Wolframat-

Reagenz *R* schnell zugesetzt und wird die Lösung sofort gemischt, entwickelt sich eine blaue Färbung.

Prüfung auf Reinheit

pH-Wert (2.2.3): 3,8 bis 7,5

Radioaktivität der nicht filtrierbaren Teilchen: mindestens 90 Prozent der Gesamtradioaktivität

Ein Polycarbonat-Membranfilter mit einem Durchmesser von 13 bis 25 mm, 10 µm Dicke und mit kreisförmigen Poren von 3 µm Durchmesser wird verwendet. Die Membran wird in einer geeigneten Halterung befestigt. 0,2 ml Injektionslösung werden auf die Membran gebracht und unter kontinuierlichem Zusatz von 20 ml einer Lösung von Natriumchlorid *R* ($9 g \cdot l^{-1}$) filtriert. Die auf der Membran zurückbleibende Radioaktivität wird bestimmt.

Teilchengröße: Höchstens 10 Teilchen dürfen einen größeren Durchmesser als 100 µm und kein Teilchen darf einen Durchmesser von mehr als 150 µm haben.

Die Prüfung erfolgt mit einem Mikroskop. Die Injektionslösung wird, falls erforderlich, so weit verdünnt, dass die Teilchenanzahl gerade gering genug ist, um individuelle Teilchen zu unterscheiden. Unter Verwendung einer Spritze, die mit einer Nadel von mindestens 0,35 mm innerem Durchmesser versehen ist, wird ein geeignetes Volumen in eine geeignete Zählkammer, zum Beispiel eine Hämocytometerzelle, gebracht, wobei darauf zu achten ist, dass die Kammer nicht überfüllt wird. Die Suspension wird 1 min lang stehen gelassen; dann wird ein Deckglas vorsichtig aufgelegt, ohne Druck auf die Probe auszuüben. Eine Fläche mit mindestens 5000 Teilchen wird geprüft.

Aggregiertes Albumin

Untersuchungslösung: Ein Teil der Injektionslösung mit etwa 1 mg aggregiertem Albumin wird 5 bis 10 min lang in einem Zentrifugenglas bei etwa 2500 *g* zentrifugiert. Der Überstand wird dekantiert und verworfen. Der Rückstand wird in 2,0 ml einer Lösung von Natriumchlorid *R* ($9 g \cdot l^{-1}$) suspendiert und 5 bis 10 min lang bei 2500 *g* zentrifugiert. Der Überstand wird dekantiert und verworfen. Der Rückstand wird in 5,0 ml Natriumcarbonat-Lösung *R* 1 suspendiert. Die Suspension wird in einem Wasserbad von 80 bis 90 °C erhitzt, um das aggregierte Albumin zu lösen. Nach dem Erkalten wird die Lösung in einen Messkolben überführt und mit Natriumcarbonat-Lösung *R* 1 zu 10,0 ml verdünnt.

Referenzlösungen: Eine Reihe von Referenzlösungen wird hergestellt, die 0,05 bis 0,2 mg Humanalbumin je Milliliter enthalten, indem Albuminlösung vom Menschen *R* mit Natriumcarbonat-Lösung *R* 1 verdünnt wird.

3,0 ml jeder Lösung werden getrennt in 25-ml-Kolben gegeben. In jeden Kolben werden 15,0 ml Fehling'sche Lösung *R* 2 gegeben, der Inhalt wird gemischt und 10 min lang stehen gelassen. Jeweils 1,5 ml verdünntes Molybdat-Wolframat-Reagenz *R* werden schnell zugesetzt. Die Lösungen werden sofort gemischt und 30 min lang stehen gelassen. Die Absorption (2.2.25) jeder Lösung wird bei 750 nm gegen Natriumcarbonat-Lösung *R* 1 als Kompensationsflüssigkeit gemessen. Aus den erhaltenen Absorptionen der Referenzlösungen wird eine Kalibrierkurve erstellt und der Gehalt an aggregiertem Albumin in der Injektionslösung berechnet.

Zinn: höchstens $3 mg \cdot ml^{-1}$

Untersuchungslösung: 1,0 ml Injektionslösung wird mit 1,0 ml einer Lösung von Salzsäure *R* ($206 g \cdot l^{-1}$) versetzt. Die Mischung wird 30 min lang im Wasserbad erhitzt, anschließend abgekühlt und 10 min lang bei 300 *g* zentrifugiert. 1,0 ml des Überstands wird mit einer Lösung von Salzsäure *R* ($103 g \cdot l^{-1}$) zu 25,0 ml verdünnt.

Referenzlösung: 0,115 g Zinn(II)-chlorid *R* werden in einer Lösung von Salzsäure *R* ($103 g \cdot l^{-1}$) zu 1000,0 ml gelöst.

1,0 ml jeder Lösung wird mit 0,05 ml Thioglycolsäure *R*, 0,1 ml Dithiol-Reagenz *R*, 0,4 ml einer Lösung von Natriumlaurylsulfat *R* ($20 g \cdot l^{-1}$) und 3,0 ml einer Lösung von Salzsäure *R* ($21 g \cdot l^{-1}$) versetzt und gemischt. Die Absorption (2.2.25) jeder Lösung wird bei 540 nm gegen eine Lösung von Salzsäure *R* ($21 g \cdot l^{-1}$) als Kompensationsflüssigkeit gemessen.

Ergebnis: Die Absorption der Untersuchungslösung darf nicht größer sein als die der Referenzlösung.

Sterilität: Die Injektionslösung muss der Prüfung „Sterilität“ der Monographie **Radioaktive Arzneimittel (Radiopharmaceutica)** entsprechen.

Die Injektionslösung kann vor Abschluss der Prüfung zur Anwendung freigegeben werden.

Bakterien-Endotoxine (2.6.14): weniger als 175 I. E./*V* Bakterien-Endotoxine, wobei *V* der empfohlenen Maximaldosis in Millilitern entspricht

Radioaktivität

Die Radioaktivität der Injektionslösung wird mit einem kalibrierten Gerät bestimmt.

Beschriftung

Die Beschriftung gibt an,
- falls vorhanden, die Konzentration von Zinn in Milligramm je Milliliter
- dass die Injektionslösung vor Anwendung zu schütteln ist
- dass die Injektionslösung nicht verwendet werden darf, wenn die Suspension nach dem Schütteln nicht homogen erscheint.

Pflanzliche Drogen und Zubereitungen aus pflanzlichen Drogen

Arnikablüten 9973
Arnikatinktur 9976
Chinesisches Mutterkraut 9978
Königskerzenblüten/Wollblumen 9980
Sägepalmenfrüchte 9982
Mit Ethanol stabilisierter Presssaft von Purpur-Sonnenhut-Kraut 9984
Ohne Ethanol stabilisierter Presssaft von Purpur-Sonnenhut-Kraut 9986

10.8/1391

Arnikablüten

Arnicae flos

Definition

Die ganzen oder teilweise zerfallenen, getrockneten Blütenstände von *Arnica montana* L.

Gehalt: mindestens 0,40 Prozent Gesamtsesquiterpenlactone, berechnet als Dihydrohelenalintiglat ($C_{20}H_{26}O_5$; M_r 346,4) und bezogen auf die getrocknete Droge

Eigenschaften

Das Blütenkörbchen hat im ausgebreiteten Zustand einen Durchmesser von etwa 5 bis 8 cm und eine Höhe von etwa 15 mm, sein Stiel ist 2 bis 3 cm lang. Der Hüllkelch besteht aus 18 bis 24 länglich-lanzettlichen Hüllblättern mit spitz zulaufenden Enden, die in 1 oder 2 Reihen angeordnet sind. Die Hüllblätter sind etwa 8 bis 10 mm lang und grün mit gelblich grünen, unter der Lupe erkennbaren Haaren auf der Außenseite. Der Blütenstandsboden hat einen Durchmesser von etwa 6 mm, ist konvex geformt, feingrubig und von Haaren bedeckt. Am Rand trägt er etwa 20 Zungenblüten mit einer Länge von 20 bis 30 mm; die zahlreicheren, auf dem Blütenstandsboden sitzenden Röhrenblüten sind etwa 15 mm lang. Der 4 bis 8 mm lange Fruchtknoten trägt an der Spitze einen Pappus aus 4 bis 8 mm langen, weißlichen Borsten. Einige braune Achänen, mit oder ohne Pappus, können vorhanden sein.

Prüfung auf Identität

A. Der Hüllkelch besteht aus länglich-eiförmigen Hüllblättern mit spitz zulaufenden Enden und bewimpertem Rand. Der Kelch der Zungenblüten ist reduziert und gekrönt von feinen, glänzenden, weißlichen Borsten, die kleine, raue Haare tragen. Die orangegelbe Blütenkrone zeigt 7 bis 10 parallel verlaufende Adern und endet in 3 kleinen Zipfeln. Die Staubblätter, mit freien Antheren, sind unvollständig entwickelt. Der schmale, braune Fruchtknoten trägt eine Narbe, die sich in 2 auswärts gekrümmte Äste teilt. Die Röhrenblüten sind radiärsymmetrisch, Fruchtknoten und Kelch sind denen der Zungenblüten ähnlich. Die kurze Blütenkrone hat 5 zurückgebogene, dreieckige Zipfel. Die 5 fertilen Staubblätter sind an den Antheren miteinander verwachsen.

B. Mikroskopische Prüfung (2.8.23)

Das Blütenkörbchen wird in seine Einzelteile zerlegt. Die Prüfung erfolgt unter dem Mikroskop, wobei Chloralhydrat-Lösung *R* verwendet wird. Die Fragmente zeigen folgende Merkmale (Abb. 1391-1): Die Epidermen der Hüllkelchblätter [L, M, O, Q] besitzen Spaltöffnungen [Lb, Oa, Qa] sowie Haare, auf der Außenseite (abaxial) reichlicher. Verschiedene Haartypen sind vorhanden: einreihige, mehrzellige Deckhaare, 50 bis 500 µm lang, besonders zahlreich an den Rändern der Hüllkelchblätter, ganz [La] oder als Fragmente [P]; Drüsenhaare mit 1- oder 2-reihigem, mehrzelligem Stiel und mehrzelligem, kugeligem Köpfchen, etwa 300 µm lang, zahlreich auf der Außenseite der Hüllkelchblätter [Qb]; Drüsenhaare mit mehrzelligem Stiel und mehrzelligem, rundlichem Köpfchen, etwa 80 µm lang, zahlreich auf der Innenseite der Hüllkelchblätter (Aufsicht [Ob], Seitenansicht [Ma]). Die Epidermis der Zungenblütenkrone [C, G, H, J] besteht aus buchtigen oder länglichen Zellen mit gestreifter Kutikula [Ga], wenigen Spaltöffnungen und verschiedenartigen Haaren: Deckhaaren mit sehr spitzen Enden, deren Länge mehr als 500 µm betragen kann und die aus 1 bis 3 dickwandigen proximalen Zellen und 2 bis 4 dünnwandigen distalen Zellen bestehen [C, Hb]; Drüsenhaaren mit 2-reihigem, mehrzelligem Köpfchen (Aufsicht [Gb], Seitenansicht [Ja]); Drüsenhaaren mit mehrzelligem Stiel und mehrzelligem, kugeligem Köpfchen [K]. Die Zungenblüte endet mit rundlichen, papillösen Zellen [Ha]. Die Fragmente der Epidermis des Fruchtknotens [A, B, D] tragen 2 Typen von Haaren: Drüsenhaare mit kurzem Stiel und mehrzelligem, kugeligem Köpfchen (Aufsicht [Aa], Seitenansicht [Da]); Zwillingshaare, meistens aus 2 an der Längsseite miteinander verbundenen Zellen mit getüpfelter Zwischenwand (Aufsicht [Ab], Seitenansicht [Ba]); die Enden laufen spitz zu und sind manchmal zweigeteilt. Die Epidermen des Kelchs (Pappus) bestehen aus länglichen Zellen, die kurze, einzellige, gegen das obere Ende der Borsten gerichtete Deckhaare tragen [E]. Die Pollenkörner haben einen Durchmesser von etwa 30 µm, sind rundlich mit stacheliger Exine sowie 3 Keimporen [F, N].

C. Die bei der Prüfung „*Arnica chamissonis* Less. – *Calendula officinalis* L. – *Heterotheca inuloides* Cass." (siehe „Prüfung auf Reinheit") erhaltenen Chromatogramme werden ausgewertet.

Ergebnis: Die Folge der fluoreszierenden Zonen in den Chromatogrammen von Referenzlösung a und Untersuchungslösung ist aus den nachstehenden Angaben ersichtlich. Im Chromatogramm der Untersuchungslösung können, insbesondere im oberen Drittel, weitere fluoreszierende Zonen vorhanden sein.

Pflanzliche Drogen

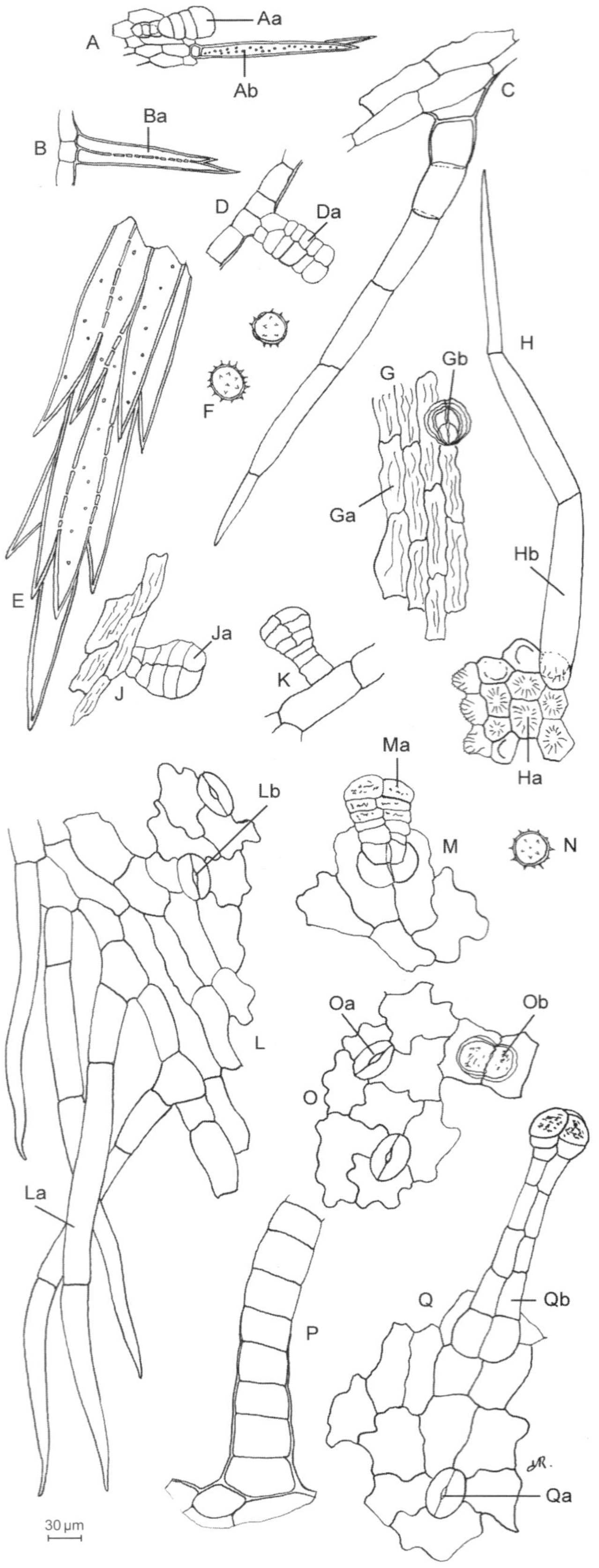
A
Aa
Ab
B
Ba
C
D
Da
E
F
G
Ga
Gb
H
Ha
Hb
J
Ja
K
L
La
Lb
M
Ma
N
O
Oa
Ob
P
Q
Qa
Qb
30 µm

Abb. 1391-1: Zeichnerische Darstellung zu „Prüfung auf Identität, B" von Arnikablüten

Oberer Plattenrand	
Kaffeesäure: eine blaue Zone	
	2 bis 4 blaue Zonen, schwach bis intensiv
———	———
	eine blaue Zone, schwach bis äquivalent
	eine gelblich grüne Zone, schwach
———	———
	eine gelbe oder orange Zone, äquivalent
	eine blaue Zone, äquivalent
	eine gelbe oder orange Zone, äquivalent
Rutosid: eine gelbe oder orange Zone	
Referenzlösung a	**Untersuchungslösung**

Prüfung auf Reinheit

Fremde Bestandteile (2.8.2): höchstens 5,0 Prozent

***Arnica chamissonis* Less. – *Calendula officinalis* L. – *Heterotheca inuloides* Cass.:** Hochleistungsdünnschichtchromatographie (2.8.25)

Untersuchungslösung: 2,00 g pulverisierte Droge (710) (2.9.12) werden mit 10,0 ml Methanol *R* versetzt. Die Mischung wird 15 min lang mit Ultraschall behandelt und anschließend filtriert oder zentrifugiert. Das Filtrat oder der Überstand wird verwendet.

Referenzlösung a: 2,0 mg Kaffeesäure *R* und 2,5 mg Rutosid-Trihydrat *R* werden in Methanol *R* zu 10,0 ml gelöst.

Referenzlösung b: 2,5 ml Referenzlösung a werden mit Methanol *R* zu 10,0 ml verdünnt.

Referenzlösung c: 1 mg Chlorogensäure *R* und 2,5 mg Hyperosid *R* werden in Methanol *R* zu 10 ml gelöst.

Intensitätsmarker: Kaffeesäure für die blau oder grünlich blau fluoreszierenden Zonen und Rutosid für die gelb oder orange fluoreszierenden Zonen

Platte: DC-Platte mit Kieselgel F_{254} *R* (2 bis 10 µm)

Fließmittel: Ameisensäure *R*, Wasser *R*, Ethylacetat *R* (6:9:90 *V/V/V*)

Auftragen: 2 µl; bandförmig 8 mm

Laufstrecke: 70 mm vom unteren Rand der Platte

Trocknen: 5 min lang im Luftstrom von Raumtemperatur

Detektion: Die Platte wird 5 min lang bei 100 bis 105 °C erhitzt; die noch warme Platte wird mit einer Lösung von Diphenylboryloxyethylamin *R* (10 g · l^{-1}) in Methanol *R* und anschließend mit einer Lösung von Macrogol 400 *R* (50 g · l^{-1}) in Methanol *R* besprüht; die Platte wird 5 min lang an der Luft trocknen gelassen. Die Auswertung erfolgt im ultravioletten Licht bei 366 nm.

Eignungsprüfung: Referenzlösung c
- Das Chromatogramm muss im unteren Drittel 2 deutliche Zonen zeigen; die Zonen können überlappen; die untere Zone (Chlorogensäure) muss hellblau, die obere (Hyperosid) muss gelb oder orange fluoreszieren.

Ergebnis: Das Chromatogramm der Untersuchungslösung zeigt keine orangegelb fluoreszierende Zone, die der blau fluoreszierenden Zone von Kaffeesäure im Chromatogramm der Referenzlösung a entspricht, und keine orangegelb fluoreszierende Zone, die der Zone von Rutosid im Chromatogram der Referenzlösung a entspricht.

Trocknungsverlust (2.2.32): höchstens 10,0 Prozent, mit 1,000 g pulverisierter Droge (355) (2.9.12) durch 2 h langes Trocknen im Trockenschrank bei 105 °C bestimmt

Asche (2.4.16): höchstens 10,0 Prozent

Gehaltsbestimmung

Flüssigchromatographie (2.2.29)

Interner-Standard-Lösung: Unmittelbar vor der Verwendung werden 10,0 mg Santonin *CRS* und 20 mg Butyl-4-hydroxybenzoat *R* in Ethanol 96 % *R* zu 10,0 ml gelöst.

Untersuchungslösung: 1,00 g pulverisierte Droge (355) (2.9.12) wird in einem 100-ml-Erlenmeyerkolben mit 40 ml Ethylacetat *R* versetzt. Die Mischung wird 5 min lang mit Ultraschall behandelt und anschließend in einen 250-ml-Rundkolben filtriert. Der Rückstand wird mit 40 ml Ethylacetat *R* versetzt, mit Ultraschall behandelt und filtriert. Dieser Vorgang wird ein weiteres Mal wiederholt. Die Filtrate werden vereinigt, mit 2,00 ml Interner-Standard-Lösung versetzt und zur Trockne eingedampft. Der Rückstand wird in 15 ml Ethanol 96 % *R* gelöst und die Lösung mit 15 ml Wasser *R* versetzt. Die Lösung wird mit 7,0 g neutralem Aluminiumoxid *R* versetzt, 120 s lang geschüttelt und anschließend 10 min lang bei 2500 *g* zentrifugiert. Der Überstand wird in einen 100-ml-Rundkolben überführt und im Wasserbad von höchstens 50 °C unter vermindertem Druck zur Trockne eingedampft. Der Rückstand wird in 5,0 ml Ethanol 96 % *R* gelöst; die Lösung wird durch einen Membranfilter (nominale Porengröße 0,45 µm) filtriert.

Referenzlösung: 20 mg Ethyl-4-hydroxybenzoat *R* und 20 mg Methyl-4-hydroxybenzoat *R* werden in Methanol *R* zu 10 ml gelöst.

Säule
- Größe: $l = 0{,}12$ m, $\varnothing = 4$ mm
- Stationäre Phase: nachsilanisiertes, octadecylsilyliertes Kieselgel zur Chromatographie *R* (4 µm)
- Temperatur: 20 °C

Mobile Phase
- Mobile Phase A: Wasser zur Chromatographie *R*
- Mobile Phase B: Methanol *R* 1

Zeit (min)	Mobile Phase A (% *V/V*)	Mobile Phase B (% *V/V*)
0 – 3	0	38
3 – 20	62 → 55	38 → 45
20 – 30	55	45
30 – 55	55 → 45	45 → 55

Durchflussrate: 1,2 ml · min^{-1}

Detektion: Spektrometer bei 225 und 350 nm

Einspritzen: 10 µl; Untersuchungslösung, Referenzlösung

Relative Retention (bezogen auf Santonin, t_R etwa 8,2 min)
- Methyl-4-hydroxybenzoat: etwa 0,6
- Ethyl-4-hydroxybenzoat: etwa 1,2
- Butyl-4-hydroxybenzoat: etwa 4,5

Die Gehaltsbestimmung ist nur gültig, wenn

$$\frac{A_1}{A_2} \leq 0{,}05$$

A_1 = Gesamtfläche der Peaks zwischen den Peaks von Santonin und Butyl-4-hydroxybenzoat im Chromatogramm der Untersuchungslösung, erhalten bei 350 nm; Peaks mit einer Fläche, die kleiner ist als das 0,1-fache der Fläche des Santonin-Peaks, werden nicht berücksichtigt.

A_2 = Gesamtfläche der Peaks zwischen den Peaks von Santonin und Butyl-4-hydroxybenzoat im Chromatogramm der Untersuchungslösung, erhalten bei 225 nm

Eignungsprüfung
- Auflösung: mindestens 5,0 zwischen den Peaks von Methyl-4-hydroxybenzoat und Ethyl-4-hydroxybenzoat im Chromatogramm der Referenzlösung, erhalten bei 225 nm

Der Prozentgehalt an Gesamtsesquiterpenlactonen wird als Dihydrohelenalintiglat nach folgender Formel berechnet:

$$\frac{A_2 \cdot m_2 \cdot p \cdot 1{,}187}{A_3 \cdot m_1 \cdot 5}$$

A_2 = Gesamtfläche der Peaks zwischen den Peaks von Santonin und Butyl-4-hydroxybenzoat im Chromatogramm der Untersuchungslösung, erhalten bei 225 nm

Pflanzliche Drogen

A_3 = Fläche des Santonin-Peaks im Chromatogramm der Untersuchungslösung, erhalten bei 225 nm
m_1 = Einwaage der Droge zur Herstellung der Untersuchungslösung in Gramm
m_2 = Masse von Santonin *CRS* zur Herstellung der Interner-Standard-Lösung in Gramm
p = Prozentgehalt an Santonin in Santonin *CRS*
1,187 = Peak-Korrelationsfaktor zwischen Dihydrohelenalintiglat und Santonin

10.8/1809

Arnikatinktur

Arnicae tinctura

Definition

Die aus **Arnikablüten (Arnicae flos)** hergestellte Tinktur

Gehalt: mindestens 0,04 Prozent Gesamtsesquiterpenlactone, berechnet als Dihydrohelenalintiglat ($C_{20}H_{26}O_5$; M_r 346,4)

Herstellung

Die Tinktur wird aus 1 Teil Droge und 10 Teilen Ethanol 60 bis 70 % (*V/V*) durch ein geeignetes Verfahren hergestellt.

Eigenschaften

Aussehen: gelblich braune Flüssigkeit

Prüfung auf Identität

Die bei der Prüfung „*Arnica chamissonis* Less. – *Calendula officinalis* L. – *Heterotheca inuloides* Cass.“ (siehe „Prüfung auf Reinheit“) erhaltenen Chromatogramme werden ausgewertet.

Ergebnis: Die Folge der fluoreszierenden Zonen in den Chromatogrammen von Referenzlösung a und Untersuchungslösung ist aus den nachstehenden Angaben ersichtlich. Im Chromatogramm der Untersuchungslösung können weitere fluoreszierende Zonen vorhanden sein, insbesondere im oberen Drittel.

Oberer Plattenrand	
Kaffeesäure: eine blaue Zone	
	2 bis 4 blaue Zonen, sehr schwach bis intensiv
———	———
	eine blaue Zone, schwach bis äquivalent
	eine gelblich grüne Zone, schwach
———	———
	eine gelbe oder orange Zone, schwach bis äquivalent
	eine blaue Zone, äquivalent bis intensiv
	eine gelbe oder orange Zone, schwach
Rutosid: eine gelbe oder orange Zone	
Referenzlösung a	**Untersuchungslösung**

Prüfung auf Reinheit

***Arnica chamissonis* Less. – *Calendula officinalis* L. – *Heterotheca inuloides* Cass.:** Hochleistungsdünnschichtchromatographie (2.8.25)

Untersuchungslösung: die Tinktur

Referenzlösung a: 2,0 mg Kaffeesäure *R* und 2,5 mg Rutosid-Trihydrat *R* werden in Methanol *R* zu 10,0 ml gelöst.

Referenzlösung b: 2,5 ml Referenzlösung a werden mit Methanol *R* zu 10,0 ml verdünnt.

Referenzlösung c: 1 mg Chlorogensäure *R* und 2,5 mg Hyperosid *R* werden in Methanol *R* zu 10 ml gelöst.

Intensitätsmarker: Kaffeesäure für die blau oder grünlich blau fluoreszierenden Zonen und Rutosid für die gelb oder orange fluoreszierenden Zonen

Platte: DC-Platte mit Kieselgel F_{254} *R* (2 bis 10 µm)

Fließmittel: Ameisensäure *R*, Wasser *R*, Ethylacetat *R* (6:9:90 *V/V/V*)

Auftragen: 2 µl; bandförmig 8 mm

Laufstrecke: 70 mm vom unteren Rand der Platte

Trocknen: 5 min lang im Luftstrom von Raumtemperatur

Detektion: Die Platte wird 5 min lang bei 100 bis 105 °C erhitzt; die noch warme Platte wird mit einer Lösung von Diphenylboryloxyethylamin *R* ($10\,g \cdot l^{-1}$) in Methanol *R* und anschließend mit einer Lösung von

Macrogol 400 *R* (50 g · l^{-1}) in Methanol *R* besprüht; die Platte wird 5 min lang an der Luft trocknen gelassen. Die Auswertung erfolgt im ultravioletten Licht bei 366 nm.

Eignungsprüfung: Referenzlösung c
- Das Chromatogramm muss im unteren Drittel 2 deutliche Zonen zeigen, die sich überlappen können; die untere Zone (Chlorogensäure) muss hellblau, die obere (Hyperosid) muss gelb oder orange fluoreszieren.

Ergebnis: Das Chromatogramm der Untersuchungslösung zeigt keine orangegelb fluoreszierende Zone, die der blau fluoreszierenden Zone von Kaffeesäure im Chromatogramm der Referenzlösung a entspricht, und keine orangegelb fluoreszierende Zone, die der Zone von Rutosid im Chromatogramm der Referenzlösung a entspricht.

Ethanol (2.9.10): Die endgültige Ethanolkonzentration der Tinktur muss mindestens 90 Prozent der Ethanolkonzentration des Lösungsmittels, das zur Extraktion verwendet wurde, betragen.

Methanol, 2-Propanol (2.9.11): höchstens 0,05 Prozent (*V/V*) Methanol und höchstens 0,05 Prozent (*V/V*) 2-Propanol

Trockenrückstand (2.8.16): mindestens 1,7 Prozent

Gehaltsbestimmung

Flüssigchromatographie (2.2.29)

Interner-Standard-Lösung: Unmittelbar vor der Verwendung werden 10,0 mg Santonin *CRS* und 20 mg Butyl-4-hydroxybenzoat *R* in Ethanol 96 % *R* zu 10,0 ml gelöst.

Untersuchungslösung: 5,00 g Tinktur werden mit 5 ml Wasser *R* und 2,00 ml Interner-Standard-Lösung versetzt. Die Lösung wird in ein 50-ml-Zentrifugenröhrchen überführt, das 3 g neutrales Aluminiumoxid *R* enthält. Der Kolben wird mit 2 ml Wasser *R* gespült und die Spülflüssigkeit in das Zentrifugenröhrchen überführt. Diese Lösung wird 120 s lang geschüttelt und anschließend 10 min lang bei 2500 *g* zentrifugiert. Der Überstand wird in einen 50-ml-Rundkolben überführt und im Wasserbad von höchstens 50 °C unter vermindertem Druck zur Trockne eingedampft. Der Rückstand wird in 3,0 ml Ethanol 96 % *R* gelöst; die Lösung wird durch einen Membranfilter (nominale Porengröße 0,45 µm) filtriert.

Referenzlösung: 20 mg Ethyl-4-hydroxybenzoat *R* und 20 mg Methyl-4-hydroxybenzoat *R* werden Methanol *R* zu 10 ml gelöst.

Säule
- Größe: *l* = 0,12 m, ∅ = 4 mm
- Stationäre Phase: nachsilanisiertes, octadecylsilyliertes Kieselgel zur Chromatographie *R* (4 µm)
- Temperatur: 20 °C

Mobile Phase
- Mobile Phase A: Wasser zur Chromatographie *R*
- Mobile Phase B: Methanol *R* 1

Zeit (min)	Mobile Phase A (% *V/V*)	Mobile Phase B (% *V/V*)
0 – 3	62	38
3 – 20	62 → 55	38 → 45
20 – 30	55	45
30 – 55	55 → 45	45 → 55

Durchflussrate: 1,2 ml · min^{-1}

Detektion: Spektrometer bei 225 und 350 nm

Einspritzen: 10 µl; Untersuchungslösung, Referenzlösung

Relative Retention (bezogen auf Santonin, t_R etwa 8,2 min)
- Methyl-4-hydroxybenzoat: etwa 0,6
- Ethyl-4-hydroxybenzoat: etwa 1,2
- Butyl-4-hydroxybenzoat: etwa 4,5

Die Gehaltsbestimmung ist nur gültig, wenn

$$\frac{A_1}{A_2} \leq 0{,}05$$

A_1 = Gesamtfläche der Peaks zwischen den Peaks von Santonin und Butyl-4-hydroxybenzoat im Chromatogramm der Untersuchungslösung, erhalten bei 350 nm; Peaks mit einer Fläche, die kleiner ist als das 0,1-fache der Fläche des Santonin-Peaks, werden nicht berücksichtigt.

A_2 = Gesamtfläche der Peaks zwischen den Peaks von Santonin und Butyl-4-hydroxybenzoat im Chromatogramm der Untersuchungslösung, erhalten bei 225 nm

Eignungsprüfung
- Auflösung: mindestens 5,0 zwischen den Peaks von Methyl-4-hydroxybenzoat und Ethyl-4-hydroxybenzoat im Chromatogramm der Referenzlösung, gemessen bei 225 nm

Der Prozentgehalt an Gesamtsesquiterpenlactonen, wird als Dihydrohelenalintiglat nach folgender Formel berechnet:

$$\frac{A_2 \cdot m_2 \cdot p \cdot 1{,}187}{A_3 \cdot m_1 \cdot 5}$$

A_2 = Gesamtfläche der Peaks zwischen den Peaks von Santonin und Butyl-4-hydroxybenzoat im Chromatogramm der Untersuchungslösung, erhalten bei 225 nm

A_3 = Fläche des Santonin-Peaks im Chromatogramm der Untersuchungslösung, erhalten bei 225 nm

m_1 = Einwaage der Tinktur zur Herstellung der Untersuchungslösung in Gramm

m_2 = Masse von Santonin *CRS* zur Herstellung der Interner-Standard-Lösung in Gramm

p = Prozentgehalt an Santonin in Santonin *CRS*

1,187 = Peak-Korrelationsfaktor zwischen Dihydrohelenalintiglat und Santonin

10.8/2785

Chinesisches Mutterkraut

Leonuri japonici herba

Definition

Die während der Blütezeit geernteten, ganzen oder zerkleinerten, getrockneten oberirdischen Teile von *Leonurus japonicus* Houtt.

Gehalt: mindestens 0,2 Prozent Flavonoide, berechnet als Hyperosid ($C_{21}H_{20}O_{12}$; M_r 464,4) und bezogen auf die getrocknete Droge

Prüfung auf Identität

A. Die Fragmente der Sprosse haben einen Durchmesser von 2 bis 10 mm (seltener bis zu 20 mm) und einen quadratischen Querschnitt; ihre äußere Oberfläche ist grünlich grau oder grünlich gelb und an 4 Seiten in Längsrichtung gerillt; das zentrale Mark ist groß, weißlich und schwammartig. Die gegenständigen Blätter sind meist fragmentiert und liegen in 2 Typen vor: tiefgeteilte Laubblätter und lange, schmale, ungeteilte Blätter aus dem Bereich der Blütenstände. Die Blattfragmente haben eine flaumig behaarte Blattspreite mit dunkelgrüner adaxialer Oberfläche und blasser grüner abaxialer Oberfläche mit hervortretender Blattaderung; einige Fragmente tragen Teile des Blattstiels mit herablaufender Lamina. Die Blütenstände sind Scheinquirle (Verticillaster) mit 5 bis 15 sitzenden, achselständigen Blüten. Die Blüten haben einen röhrenförmigen, glockenartigen, flaumig behaarten Kelch mit 5 dreieckigen, stachelspitzigen Zipfeln; die verwachsenblättrige Krone ist zweilippig, rötlich braun oder purpurn, behaart und etwa 1 cm lang; die Frucht ist in 4 bräunliche, längliche, dreieckige Nüsschen mit stumpfer Spitze geteilt, die etwa 2,5 mm lang sind.

B. Mikroskopische Prüfung (2.8.23)

Das Pulver ist graugrün bis bräunlich grün. Die Prüfung erfolgt unter dem Mikroskop, wobei Chloralhydrat-Lösung *R* verwendet wird. Das Pulver zeigt folgende Merkmale (Abb. 2785-1): Fragmente der Sprosse, Blätter und Blüten mit zahlreichen Deck- und Drüsenhaaren; die Deckhaare bestehen aus 1 bis 4 Zellen mit meist verdickten Zellwänden mit feinwarzigen Protuberanzen [Cb, Ef, F, Kc], die Drüsenhaare haben einen einzelligen Stiel und ein mehrzelliges Köpfchen, entweder mit 4 Zellen [Cc, Ed, Kb] oder vom Lamiaceen-Typ mit 4, 6 oder 8 Zellen und einer abgehobenen Kutikula [Dc, Ee]; Fragmente der abaxialen Epidermis der Blattspreite [E] aus Zellen mit welligen Wänden [Ea], zahlreichen Spaltöffnungen vom diacytischen [Eb] und anomocytischen Typ [Ec] (2.8.3) sowie zahlreichen, meist 2- bis 4-zelligen Deckhaaren [Ef] und Drüsenhaaren [Cc, Ed, Kb; vom Lamiaceen-Typ: Dc, Ee]; Fragmente der adaxialen Epidermis der Blattspreite [C] aus Zellen mit buchtigen Zellwänden [Ca], zahlreichen, meist einzelligen, gekrümmten Deckhaaren [Cb] oder ihren Ansatzstellen [Ce] sowie Drüsenhaaren; Fragmente des Palisadenparenchyms der Blätter mit in der Aufsicht kleinen, rundlichen Zellen, die zahlreiche kleine Kristallnadeln aus Calciumoxalat enthalten [Cd]; Fragmente der Epidermen der Sprosse oder Blattadern [K] aus länglichen Zellen [Ka], gekrümmten mehrzelligen Deckhaaren [Kc] und Drüsenhaaren; kleine Gruppen von steifen Bastfasern der Sprosse mit verdickten, wenig getüpfelten Zellwänden [G]; große Hoftüpfel- und Spiralgefäße aus dem Xylem der Sprosse; großzelliges, farbloses Markparenchym, manche der Zellen mit unregelmäßig getüpfelten Wänden; Fragmente der Blütenkrone mit winzigen Calciumoxalatdrusen, die äußere Epidermis [D] aus polygonalen Zellen [Da] und meist zweizelligen, relativ dünnwandigen Deckhaaren mit einer kurzen Basalzelle und einer stark verlängerten, gewellten, glattwandigen distalen Zelle [Db] sowie Drüsenhaaren; einige Fragmente der inneren Epidermis der Blütenkrone mit kleinen, papillösen Zellen [H]; Epidermisfragmente des Blütenkelchs [A] aus polyedrischen Zellen [Aa], Drüsenhaaren oder Deckhaaren [Ab] oder deren Ansatzstellen [Ac]; Bündel von kurzen Fasern [Ad] aus dem Parenchym des Kelchs mit verdickten Zellwänden und abgerundeten Enden, häufig im Verbund mit Leitgewebe des Kelchs; Pollenkörner, rundlich bis annähernd eiförmig mit einem Durchesser von etwa 25 µm, mit 3 Keimporen und einer glatten Exine [B]; seltene Fragmente der Nüsschen aus Zellen mit verdickten, stark gebuchteten Zellwänden, jede mit einem einzelnen prismatischen Kristall aus Calciumoxalat [J].

C. Hochleistungsdünnschichtchromatographie (2.8.25)

Untersuchungslösung: 1,0 g pulverisierte Droge (355) (2.9.12) wird mit 10,0 ml Methanol *R* versetzt. Die Mischung wird 10 min lang mit Ultraschall behandelt und anschließend zentrifugiert. Der Überstand wird verwendet.

Referenzlösung a: 1,0 mg Hyperosid *R* , 1,0 mg Isoquercitrin *R* und 1,0 mg Rutosid-Trihydrat *R* werden in Methanol *R* zu 10,0 ml gelöst.

Referenzlösung b: 2,5 ml Referenzlösung a werden mit Methanol *R* zu 10,0 ml verdünnt.

Intensitätsmarker (Referenzlösungen a und b): Rutosid

Platte: DC-Platte mit Kieselgel F_{254} *R* (2 bis 10 µm)

Fließmittel: Ameisensäure *R*, Wasser *R*, Ethylmethylketon *R*, Ethylacetat *R* (10:10:30:50 *V/V/V/V*)

Auftragen: 10 µl; bandförmig 8 mm

Laufstrecke: 70 mm vom unteren Rand der Platte

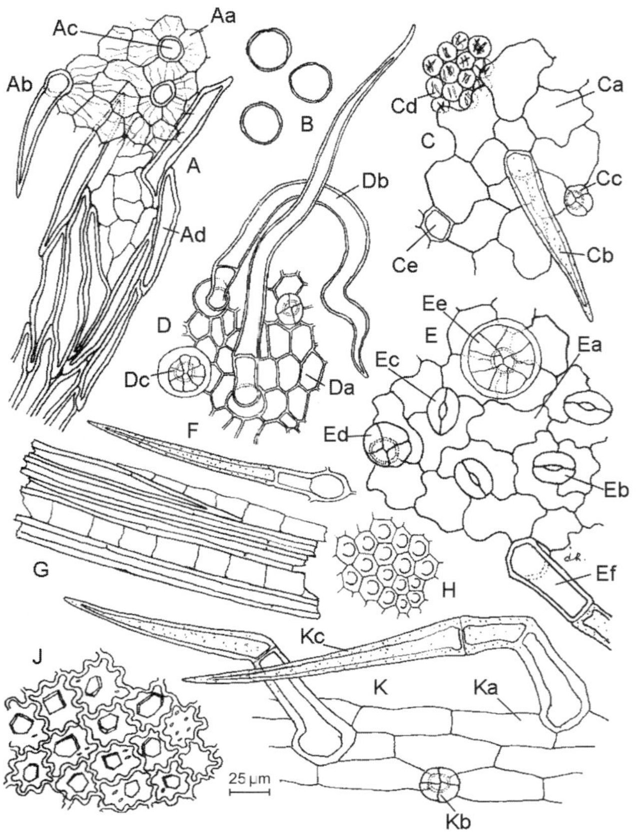
Ac
Aa
Ab
A
Ad
B
Cd
Ca
C
Cc
Cb
Ce
Db
D
Dc
Da
Ee
E
Ea
Ec
Ed
Eb
Ef
F
G
H
J
Kc
K
Ka
Kb
25 µm

Abb. 2785-1: Zeichnerische Darstellung zu „Prüfung auf Identität, B“ von pulverisiertem Chinesischen Mutterkraut

Detektion: Die Platte wird 3 min lang bei 100 °C erhitzt; die noch warme Platte wird mit einer Lösung von Diphenylboryloxyethylamin *R* ($5\ g \cdot l^{-1}$) in Ethylacetat *R* und anschließend mit einer Lösung von Macrogol 400 *R* ($50\ g \cdot l^{-1}$) in Dichlormethan *R* besprüht. Die Auswertung erfolgt im ultravioletten Licht bei 366 nm.

Eignungsprüfung: Referenzlösung a

- Das Chromatogramm muss in der unteren Hälfte die orange fluoreszierende Zone von Rutosid und im mittleren Drittel 2 deutliche Zonen zeigen, die untere Zone (Hyperosid) und die direkt darüber liegende obere Zone (Isoquercitrin) müssen orange fluoreszieren.

Ergebnis: Die Folge der fluoreszierenden Zonen in den Chromatogrammen von Referenzlösung a und Untersuchungslösung ist aus den nachstehenden Angaben ersichtlich. Im Chromatogramm der Untersuchungslösung können weitere schwache Zonen vorhanden sein.

Oberer Plattenrand	
	2 rote Zonen, intensiv
———	———
Isoquercitrin: eine orange Zone	2 oder 3 sich überlappende orange oder bläuliche Zonen, schwach bis äquivalent
Hyperosid: eine orange Zone	eine orange Zone, schwach bis äquivalent (Hyperosid), kann fehlen
	eine blaue Zone, schwach bis äquivalent
Rutosid: eine orange Zone	eine orange Zone, schwach bis äquivalent (Rutosid)
———	———
	eine blaue Zone, schwach bis äquivalent, kann fehlen
Referenzlösung a	**Untersuchungslösung**

Prüfung auf Reinheit

Fremde Bestandteile (2.8.2): höchstens 5 Prozent

Trocknungsverlust (2.2.32): höchstens 10,0 Prozent, mit 1,000 g pulverisierter Droge (355) (2.9.12) durch 2 h langes Trocknen im Trockenschrank bei 105 °C bestimmt

Asche (2.4.16): höchstens 11,0 Prozent

Gehaltsbestimmung

Stammlösung: 1,00 g pulverisierte Droge (355) (2.9.12) wird in einem 100-ml-Rundkolben mit 1 ml einer Lösung von Methenamin *R* ($5\ g \cdot l^{-1}$), 2 ml Salzsäure *R* 1 und 20 ml Aceton *R* versetzt. Die Mischung wird erhitzt und 30 min lang unter Rückflusskühlung im Sieden gehalten. Die Flüssigkeit wird anschließend durch einen Wattebausch in einen Kolben filtriert. Der Wattebausch wird zum Rückstand im Rundkolben gegeben und diese Mischung 2-mal mit je 20 ml Aceton *R* extrahiert, wobei sie jedes Mal 10 min lang unter Rückflusskühlung im Sieden gehalten wird. Nach dem Erkalten wird der Extrakt jeweils durch den Wattebausch in den Kolben filtriert. Nach dem Abkühlen werden die vereinigten Acetonauszüge durch einen Papierfilter in einen Messkolben filtriert und unter Nachspülen von Kolben und Filter mit Aceton *R* zu 100,0 ml verdünnt. 20,0 ml dieser Lösung werden in einen Scheidetrichter gegeben, mit 20 ml Wasser *R* versetzt und 1-mal mit 15 ml und dann 3-mal mit je 10 ml Ethylacetat *R* ausgeschüttelt. Die Ethylacetatauszüge werden in einem Scheidetrichter vereinigt, 2-mal mit je 50 ml Wasser *R* ausgeschüttelt und über 10 g wasserfreiem Natriumsulfat *R* in einen Messkolben filtriert. Das Filtrat wird mit Ethylacetat *R* zu 50,0 ml verdünnt.

Untersuchungslösung: 10,0 ml Stammlösung werden mit 1 ml Aluminiumchlorid-Reagenz *R* versetzt und mit einer 5-prozentigen Lösung (*V*/*V*) von Essigsäure 99 % *R* in Methanol *R* zu 25,0 ml verdünnt.

Kompensationsflüssigkeit: 10,0 ml Stammlösung werden mit einer 5-prozentigen Lösung (*V*/*V*) von Essigsäure 99 % *R* in Methanol *R* zu 25,0 ml verdünnt.

Nach 30 min wird die Absorption (2.2.25) der Untersuchungslösung gegen die Kompensationsflüssigkeit bei 425 nm gemessen.

Der Prozentgehalt an Flavonoiden wird als Prozentgehalt an Hyperosid nach folgender Formel berechnet:

$$\frac{A \cdot 1{,}25}{m}$$

Die spezifische Absorption von Hyperosid wird mit 500 angenommen.

A = Absorption bei 425 nm
m = Einwaage der Droge in Gramm

10.8/1853

Königskerzenblüten/ Wollblumen

Verbasci flos

Definition

Die getrockneten, auf die Kronblätter und Staubblätter reduzierten Blüten von *Verbascum thapsus* L., *V. densiflorum* Bertol. (Syn. *V. thapsiforme* Schrad.), *V. phlomoides* L., Hybriden dieser Arten oder einer Mischung dieser drei Arten und ihrer Hybriden.

Prüfung auf Identität

A. Die Blütenkrone hat einen Durchmesser von 12 bis 50 mm und ist blass- bis hellgelb oder manchmal orange. Sie ist trichterförmig und tief geteilt in 5 Kronblätter, 2 davon sind kleiner als die anderen, mit abgerundeten Spitzen. Ihre Außenseite trägt eine dichte Behaarung aus verzweigten Haaren und Sternhaaren; die Innenseite ist kahl mit einem Netz aus feinen, gelben bis hellbraunen Adern. Die 5 Staubblätter sind an der Basis mit der Blütenkrone verwachsen und stehen alternierend zu den Kronblättern; 2 Staubblätter sind lang mit kahlen, grünlichen bis gelben Filamenten, die anderen drei sind kürzer mit dicht wollig behaarten, gelben bis orangen Filamenten. Die Köpfchenhaare auf den Filamenten sind weiß bis gelb, die Antheren sind quergestellt. *V. thapsus* kann von den anderen beiden Arten durch seine kleineren, trichterförmigen Blüten (bis 25 mm im Durchmesser) und die schmaleren Kronblätter unterschieden werden.

B. Mikroskopische Prüfung (2.8.23).

Das Pulver ist gelb oder gelblich braun. Die Prüfung erfolgt unter dem Mikroskop, wobei Chloralhydrat-Lösung *R* verwendet wird. Das Pulver zeigt folgende Merkmale (Abb. 1853-1): zahlreiche Deckhaare der Blütenkrone, ganz oder zerbrochen, mehrzellig, vom Etagenhaar-Typ mit einer einreihigen, zentralen Achse, von der auf Höhe der Querwände sowie an der Spitze quirlständige Zellen abzweigen (Seitenansicht [A, B], Aufsicht [F]). Die Deckhaare der Staubblattfilamente [G] sind einzellig, lang, dünnwandig und röhrenförmig mit deutlich körniger oder gestreifter Oberfläche und einer scharf zulaufenden [Ga], manchmal auch keulenförmigen Spitze [Gb, Gc]; zahlreiche eiförmige, dreiporige Pollenkörner mit feinkörniger Exine [D]; Fragmente des Endotheciums der Antheren mit verdickten Wänden, die ihnen ein charakteristisch sternförmiges Aussehen verleihen [C]; gelbe Fragmente der Blütenblätter (Aufsicht [E]) aus polygonalen und isodiametrischen Epidermiszellen [Ea]; Bruchstücke des darunterliegenden Mesophylls aus unregelmäßigen Parenchymzellen [Eb], manchmal im Verbund mit Spiralgefäßen [Ec].

C. Hochleistungsdünnschichtchromatographie (2.8.25)

Untersuchungslösung: 1,0 g pulverisierte Droge (355) (2.9.12) wird mit 10,0 ml Ethanol 96 % *R* versetzt. Die Mischung wird 10 min lang mit Ultraschall behandelt und anschließend zentrifugiert. Der Überstand wird verwendet.

Referenzlösung a: 1,0 mg Luteolin *R* und 2,0 mg Acteosid *R* werden in Methanol *R* zu 10,0 ml gelöst.

Referenzlösung b: 2,5 ml Referenzlösung a werden mit Methanol *R* zu 10,0 ml verdünnt.

Referenzlösung c: 1 mg Isoquercitrin *R* und 2 mg Acteosid *R* werden in Methanol *R* zu 10 ml gelöst.

Intensitätsmarker: Acteosid

Platte: DC-Platte mit Kieselgel F_{254} *R* (2 bis 10 µm)

Fließmittel: Ameisensäure *R*, Wasser *R*, Ethylacetat *R* (1:1:15 *V*/*V*/*V*)

Auftragen: 6 µl; bandförmig 8 mm

Laufstrecke: 70 mm vom unteren Rand der Platte

Trocknen: 5 min lang im Luftstrom von Raumtemperatur

Detektion: Die Platte wird 3 min lang bei 100 bis 105 °C erhitzt; die noch warme Platte wird mit einer

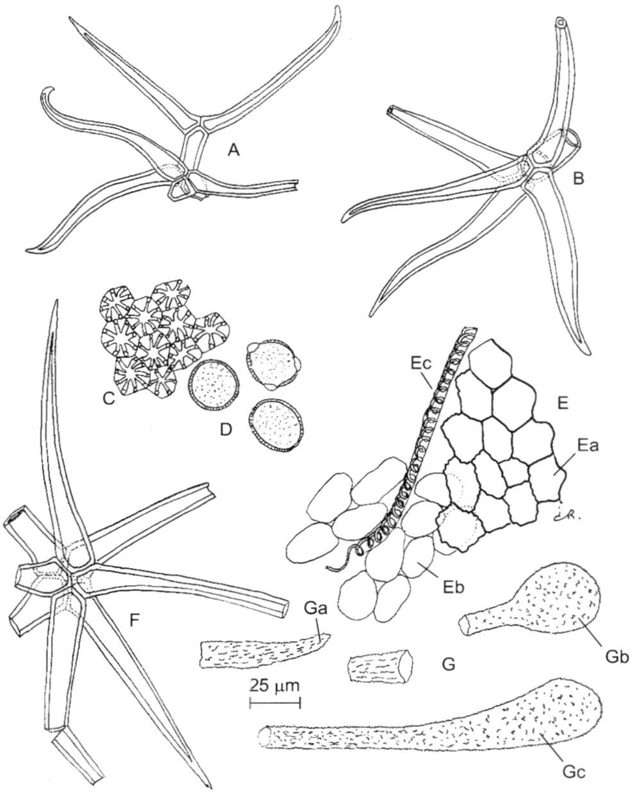
A
B
C
D
Ec
E
Ea
Eb
F
Ga
G
Gb
Gc
25 µm

Abb. 1853-1: Zeichnerische Darstellung zu „Prüfung auf Identität, B" von pulverisierten Königskerzenblüten/Wollblumen

Lösung von Diphenylboryloxyethylamin *R* (10 g · l⁻¹) in Methanol *R* und anschließend mit einer Lösung von Macrogol 400 *R* (50 g · l⁻¹) in Methanol *R* besprüht. Alternativ kann die noch warme Platte in eine Lösung von Diphenylboryloxyethylamin *R* (5 g · l⁻¹) in Ethylacetat *R* und anschließend in eine Lösung von Macrogol 400 *R* (50 g · l⁻¹) in Dichlormethan *R* getaucht werden. Die Platte wird etwa 1 min lang an der Luft trocknen gelassen. Die Auswertung erfolgt im ultravioletten Licht bei 366 nm.

Eignungsprüfung: Referenzlösung c

– Das Chromatogramm muss im unteren Drittel 2 deutliche Zonen zeigen, die sich berühren können; die untere Zone (Acteosid) muss hellblau, die obere (Isoquercitrin) muss orange fluoreszieren.

Ergebnis: Die Folge der fluoreszierenden Zonen in den Chromatogrammen von Referenzlösung a und Untersuchungslösung ist aus den nachstehenden Angaben ersichtlich. Im Chromatogramm der Untersuchungslösung können zusätzlich im oberen Drittel eine rötlich fluoreszierende Zone und 1 oder 2 sehr schwache bis äquivalente, gelb fluoreszierende Zonen vorhanden sein.

Wenn es sich um *V. thapsus* handelt, können eine der beiden blau fluoreszierenden Zonen im mittleren Drittel sowie die grünlich fluoreszierende Zone unter der Zone von Acteosid fehlen. Eine orange fluoreszierende Zone auf Höhe der Zone von Isoquercitrin (Referenzlösung c) und eine weitere orange fluoreszierende Zone unterhalb der Zone von Acteosid können vorhanden sein.

Oberer Plattenrand	
Luteolin: eine gelbe Zone	1 oder 2 gelbe Zonen, sehr schwach bis äquivalent (können fehlen)
———	———
	2 blaue Zonen, schwach bis intensiv
———	———
Acteosid: eine blaue Zone	eine blaue Zone, schwach bis intensiv
	eine grünliche Zone, schwach bis äquivalent (kann fehlen)
Referenzlösung a	**Untersuchungslösung**

D. 1,0 g pulverisierte Droge (355) (2.9.12) wird 1 min lang mit 15 ml Wasser *R* zum Sieden erhitzt und abfiltriert. Wird das Filtrat mit 1 ml Salzsäure *R* versetzt und 1 min lang im Sieden gehalten, entsteht zunächst eine grünlich blaue Färbung, nach wenigen Minuten erscheint eine Trübung und schließlich bildet sich ein nahezu schwarzer Niederschlag (Iridoide).

Prüfung auf Reinheit

Fremde Bestandteile (2.8.2): höchstens 5 Prozent braune Blütenblätter und höchstens 2 Prozent Kelchfragmente und andere fremde Bestandteile, mit 20 g Droge bestimmt

Quellungszahl (2.8.4): mindestens 9, bestimmt mit pulverisierter (710) (2.9.12) und mit 2 ml Ethanol 96 % *R* angefeuchteter Droge

Trocknungsverlust (2.2.32): höchstens 12,0 Prozent, mit 1,000 g pulverisierter Droge (710) (2.9.12) durch 2 h langes Trocknen im Trockenschrank bei 105 °C bestimmt

Asche (2.4.16): höchstens 6,0 Prozent

Salzsäureunlösliche Asche (2.8.1): höchstens 2,0 Prozent

Lagerung

Dicht verschlossen

10.8/1848

Sägepalmenfrüchte

Sabalis serrulatae fructus

Definition

Die getrockneten, reifen Früchte von *Serenoa repens* (W.Bartram) Small (Syn. *Sabal serrulata* (Michx.) Schult.f.)

Gehalt: mindestens 11,0 Prozent Gesamtfettsäuren (getrocknete Droge)

Eigenschaften

Geruch: kräftig, aber nicht ranzig

Prüfung auf Identität

1: A, B, D

2: A, B, C

A. Die Frucht ist eine eiförmige oder annähernd kugelförmige Steinfrucht mit einer dunkelbraunen oder fast schwarzen, grobgerunzelten, mehr oder weniger kupferartig glänzenden Oberfläche; sie ist bis zu 2,5 cm lang und misst bis zu 1,5 cm im Durchmesser. Die Spitze trägt manchmal Reste des Griffels und des röhrenförmigen, 3-zähnigen Kelchs, die Basis zeigt eine kleine Vertiefung mit der Stielnarbe. Epikarp und darunterliegendes Mesokarp bilden eine dünne, zerbrechliche Schicht, die sich teilweise abhebt und das dünne, harte, blassbraune, faserige und leicht abtrennbare Endokarp sichtbar werden lässt. Der Samen ist unregelmäßig kugelig oder eiförmig, bis zu 12 mm lang und misst bis zu 8 mm im Durchmesser, die rötlich braune Oberfläche ist hart, glatt oder fein punktiert und zeigt einen helleren, hervortretenden und häutigen Bereich über der Raphe und der Mikropyle; im Querschnitt zeigt der Samen eine dünne Samenschale, ein schmales Perisperm und einen großen Bereich mit dichtem, hornigem, grauweißem Endosperm und dem auf einer Seite liegenden Embryo.

B. Mikroskopische Prüfung (2.8.23)

Mindestens 250 g Droge werden zu einem homogenen Pulver zerkleinert (4000) (2.9.12). 50 g Pulver werden zu einem feineren Pulver zerkleinert (1000) (2.9.12). Das Pulver ist rötlich oder schwarzbraun und ölig. Die Prüfung erfolgt unter dem Mikroskop, wobei Chloralhydrat-Lösung *R* verwendet wird. Das Pulver zeigt folgende Merkmale (Abb. 1848-1): Fragmente des Epikarps [A] aus rötlich braunen, pigmentierten, polyedrischen Zellen (10 bis 40 µm), stark kutinisiert, in kleinen, durch dünne Wände voneinander getrennten Gruppen [Aa] und im Verbund mit erheblich größeren Zellen aus den darunterliegenden Zelllagen [Ab]; Gruppen von Parenchymzellen des Mesokarps [E]; Xylemfragmente des Mesokarps mit kleinen, lignifizierten, ring- oder spiralförmig verdickten Gefäßen [F], manchmal im Verbund mit Parenchym, das kleine Sklereiden aufweist [Fa]; Sklereiden des Mesokarps (20 bis 200 µm), gewöhnlich einzeln vorliegend [J], manchmal jedoch in kleinen Gruppen [G], mit mäßig verdickten, deutlich gestreiften und fein getüpfelten Zellwänden; Fragmente des Endokarps aus Gruppen von etwa 300 µm langen Sklereiden mit stark verdickten Wänden und zahlreichen Tüpfeln [B]; isolierte Sklereiden des Endokarps [K]; Fragmente der Samenschale [C] aus kleinen, dünnwandigen Zellen mit braunem Inhalt [Ca] und darunterliegenden Sklereiden [Cb]; dickwandige Zellen des Endosperms [D], die Aleuronkörner und Öl enthalten und groß und auffallend getüpfelt sind; sehr zahlreiche Fragmente der braunen Kutikula [H].

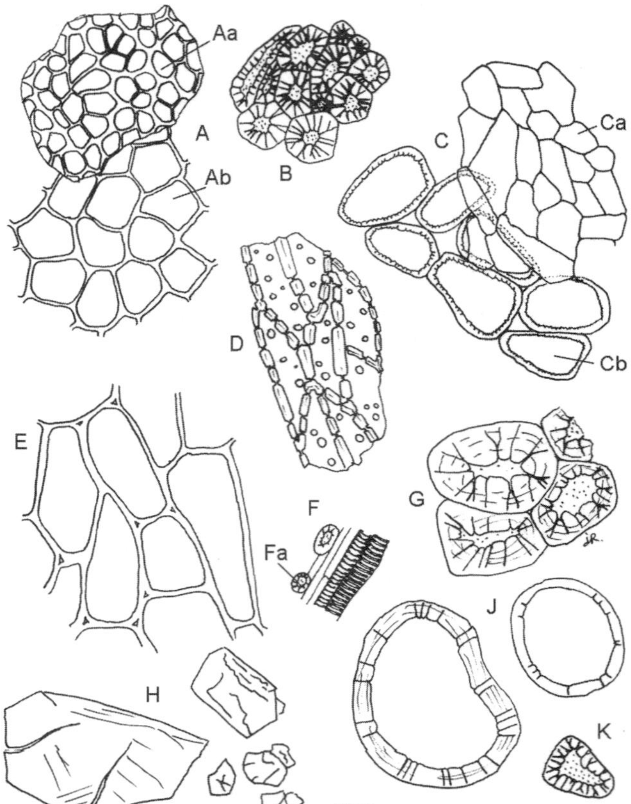
Aa
A
Ab
B
C
Ca
Cb
D
E
F
Fa
G
H
J
K
25 µm

Abb. 1848-1: Zeichnerische Darstellung zu „Prüfung auf Identität, B" von pulverisierten Sägepalmenfrüchten

C. Dünnschichtchromatographie (2.2.27)

Untersuchungslösung: Etwa 50 g der für die Prüfung auf Identität, B hergestellten pulverisierten Droge (4000) (2.9.12) werden zu einem feineren Pulver zerkleinert (710) (2.9.12). 1,5 g dieses Pulvers werden mit 20 ml Ethanol 96 % *R* versetzt und 15 min lang gerührt. Die Mischung wird filtriert.

Referenzlösung: 4 mg β-Amyrin *R* und 10 mg β-Sitosterol *R* werden in 10 ml Ethanol 96 % *R* gelöst.

Platte: DC-Platte mit Kieselgel *R* (5 bis 40 µm) [oder DC-Platte mit Kieselgel *R* (2 bis 10 µm)]

Fließmittel: Essigsäure *R*, Ethylacetat *R*, Toluol *R* (1:30:70 *V/V/V*)

Auftragen: 10 µl [oder 2 µl], bandförmig 10 mm [oder 8 mm]

Laufstrecke: 10 cm [oder 6 cm]

Trocknen: an der Luft

Detektion: Die Platte wird mit Anisaldehyd-Reagenz *R* behandelt und 5 bis 10 min lang bei 100 bis 105 °C erhitzt. Die Auswertung erfolgt im Tageslicht.

Ergebnis: Die Zonenfolge in den Chromatogrammen von Referenzlösung und Untersuchungslösung ist aus den nachstehenden Angaben ersichtlich. Im Chromatogramm der Untersuchungslösung können, insbesondere im unteren Drittel, weitere schwache Zonen vorhanden sein.

Oberer Plattenrand	
	eine kräftige, blaue Zone
———	———
	2 schwache, blaue Zonen
β-Amyrin: eine blaue Zone	
	eine kräftige, bläulich violette Zone
β-Sitosterol: eine blaue Zone	eine schwache, blaue Zone
———	———
	eine schwache, blaue Zone
Referenzlösung	**Untersuchungslösung**

D. Die unter „Gesamtfettsäuren" (siehe „Gehaltsbestimmung") erhaltenen Chromatogramme werden ausgewertet.

Ergebnis: Die im Chromatogramm der Untersuchungslösung auftretenden Peaks der Capron-, Capryl-, Caprin-, Laurin-, Myristin-, Palmitolein-, Palmitin-, Linol-, Linolen-, Öl- und Stearinsäure entsprechen in Bezug auf ihre Retentionszeit den zugehörigen Peaks im Chromatogramm der Referenzlösung b. Die Hauptpeaks entsprechen der Laurin- und der Ölsäure.

Prüfung auf Reinheit

Trocknungsverlust (2.2.32): höchstens 12,0 Prozent

Etwa 50 g der für die Prüfung auf Identität, B hergestellten pulverisierten Droge (4000) (2.9.12) werden zu einem feineren Pulver zerkleinert (710) (2.9.12). Der Trocknungsverlust wird mit 1,000 g dieses Pulvers durch 2 h langes Trocknen im Trockenschrank bei 105 °C bestimmt.

Asche (2.4.16): höchstens 5,0 Prozent

Gehaltsbestimmung

Gesamtfettsäuren: Gaschromatographie (2.2.28)

Interner-Standard-Lösung: 0,47 g Methylmargarat *R* werden in 20,0 ml Dimethylformamid *R* gelöst. Die Lösung wird mit Dimethylformamid *R* zu 100,0 ml verdünnt.

Untersuchungslösung: Etwa 50 g der für die Prüfung auf Identität, B hergestellten pulverisierten Droge (4000) (2.9.12) werden zu einem feineren Pulver zerkleinert (200) (2.9.12). 4,00 g dieses Pulvers werden in 60 ml Dimethylformamid *R* dispergiert, 15 min lang mit Ultraschall behandelt und anschließend 30 min lang geschüttelt. Die Mischung wird mit Dimethylformamid *R* zu 100,0 ml verdünnt, einige Minuten lang stehen gelassen und filtriert. 20,0 ml Filtrat werden mit 4,0 ml Interner-Standard-Lösung versetzt und mit Dimethylformamid *R* zu 25,0 ml verdünnt. 0,4 ml dieser Lösung werden mit 0,6 ml einer Lösung von Trimethylsulfoniumhydroxid *R* (18,84 g · l^{-1}) in Methanol *R* versetzt und gemischt.

Referenzlösung a: 0,699 g Laurinsäure *CRS* und 0,870 g Ölsäure *CRS* werden in Dimethylformamid *R* zu 10,0 ml gelöst. 1,0 ml Lösung wird mit 4,0 ml Interner-Standard-Lösung versetzt und mit Dimethylformamid *R* zu 25,0 ml verdünnt. 0,4 ml dieser Lösung werden mit 0,6 ml einer Lösung von Trimethylsulfoniumhydroxid *R* (18,84 g · l^{-1}) in Methanol *R* versetzt und gemischt.

Referenzlösung b: 0,25 g Sägepalmenfrüchteextrakt *HRS* werden in 10 ml Dimethylformamid *R* dispergiert. Die Dispersion wird nach Zusatz von 4,0 ml Interner-Standard-Lösung mit Dimethylformamid *R* zu 25,0 ml verdünnt. 0,4 ml dieser Lösung und 0,6 ml einer Lösung von Trimethylsulfoniumhydroxid *R* (18,84 g · l^{-1}) in Methanol *R* werden gemischt.

Säule
- Material: Quarzglas
- Größe: l = 25 m, ⌀ = 0,20 mm
- Stationäre Phase: Methylpolysiloxan *R* (Filmdicke 0,33 µm)

Trägergas: Helium zur Chromatographie *R*

Durchflussrate: 0,5 ml · min^{-1}

Splitverhältnis: 1:40

Temperatur

	Zeit (min)	Temperatur (°C)
Säule	0 – 2	150
	2 – 7	150 → 190
	7 – 12	190
	12 – 22	190 → 220
	22 – 32	220
Probeneinlass		300
Detektor		300

Detektion: Flammenionisation

Einspritzen: 1 µl

Identifizierung von Peaks: Zur Identifizierung der Peaks von Capron-, Capryl-, Caprin-, Laurin-, Myristin-, Palmitolein-, Palmitin-, Linol-, Linolen-, Öl- und Stearinsäure sowie von Methylmargarat werden das mitgelieferte Chromatogramm von Sägepalmenfrüchteextrakt *HRS* und das mit der Referenzlösung b erhaltene Chromatogramm verwendet.

Eignungsprüfung: Referenzlösung b
– Peak-Tal-Verhältnis: mindestens 1,2, wobei H_p die Höhe des Peaks der Linolensäure über der Basislinie und H_v die Höhe des niedrigsten Punkts der Kurve über der Basislinie zwischen den Peaks von Linolensäure und Linolsäure darstellt

Der Prozentgehalt an Gesamtfettsäuren wird nach folgender Formel berechnet, wobei Capron-, Capryl-, Caprin-, Laurin-, Myristin-, Palmitolein-, Palmitin- und Stearinsäure als Laurinsäure ($C_{12}H_{24}O_2$; M_r 200,3) und Linol-, Linolen- und Ölsäure als Ölsäure ($C_{18}H_{34}O_2$; M_r 282,5) ausgedrückt werden:

$$\frac{A_1 \cdot A_4 \cdot m_2 \cdot p_1 \cdot 0{,}5}{A_2 \cdot A_3 \cdot m_1} + \frac{A_5 \cdot A_4 \cdot m_3 \cdot p_2 \cdot 0{,}5}{A_6 \cdot A_3 \cdot m_1}$$

A_1 = Summe der Flächen der Peaks von Capron-, Capryl-, Caprin-, Laurin-, Myristin-, Palmitolein-, Palmitin- und Stearinsäure im Chromatogramm der Untersuchungslösung
A_2 = Fläche des Peaks von Laurinsäure im Chromatogramm der Referenzlösung a
A_3 = Fläche des Peaks von Methylmargarat im Chromatogramm der Untersuchungslösung
A_4 = Fläche des Peaks von Methylmargarat im Chromatogramm der Referenzlösung a
A_5 = Summe der Flächen der Peaks von Linol-, Linolen- und Ölsäure im Chromatogramm der Untersuchungslösung
A_6 = Fläche des Peaks von Ölsäure im Chromatogramm der Referenzlösung a
m_1 = Einwaage der Droge zur Herstellung der Untersuchungslösung in Gramm
m_2 = Masse von Laurinsäure *CRS* zur Herstellung der Referenzlösung a in Gramm
m_3 = Masse von Ölsäure *CRS* zur Herstellung der Referenzlösung a in Gramm
p_1 = Prozentgehalt an Laurinsäure in Laurinsäure *CRS*
p_2 = Prozentgehalt an Ölsäure in Ölsäure *CRS*

10.8/2282

Mit Ethanol stabilisierter Presssaft von Purpur-Sonnenhut-Kraut

Echinaceae purpureae herbae succus expressus et ethanolo confirmatus

Definition

Mit Ethanol 96 % stabilisierter Presssaft aus frischen, blühenden oberirdischen Teilen kultivierter *Echinacea purpurea* (L.) Moench

Gehalt: mindestens 0,1 mg *N*-Isobutyldodecatetraenamid ($C_{16}H_{25}NO$; M_r 247,4) je 100 ml Presssaft

Herstellung

Der Presssaft wird aus der frischen Droge gewonnen. Die frische Droge erfüllt die folgenden Anforderungen.

Prüfung auf Identität: Die krautige mehrjährige Pflanze ist in der Regel 60 bis 150 cm, selten bis zu 180 cm hoch. Der Spross ist rötlich grün, aufrecht und wenig verzweigt. Die wechselständigen Blätter sind dunkelgrün, eiförmig bis eiförmig-lanzettlich, unregelmäßig gesägt und auf beiden Oberflächen rau behaart mit hervortretender, hellgrüner Blattaderung auf der Blattunterseite; die Blattspreite ist dick und glänzend. Die Hüllblätter des großen Blütenköpfchens sind in 2 bis 3 Reihen angeordnet. Der Blütenstandsboden ist leicht gewölbt und enthält ein Mark. Die äußeren, violetten Zungenblüten (4 bis 6 cm) und die inneren, violettrosa Röhrenblüten sitzen in den Achseln rötlicher, spitzer und häutiger Spreublätter, die die Röhrenblüten überragen. Der gamosepale Kelch ist reduziert; 5 Zipfel, von denen einer bis zu 1 mm lang ist, bilden eine sehr kurze, unregelmäßige Blütenkrone. Die grünen oder hellbraunen Achänen tragen einen Pappus, normalerweise mit 4 Zähnen.

Fremde Bestandteile (2.8.2): höchstens 5 Prozent

Der Saft wird so bald wie möglich und innerhalb von 24 h nach der Ernte aus der frischen Droge ausgepresst. Geerntete Droge, die einige Stunden gelegen hat, wird sorgfältig untersucht. Verfärbtes oder durch Fermentation/Zersetzung verändertes Material wird vor der Saftpressung verworfen. Der gewonnene Presssaft wird mit einer geeigneten Menge Ethanol 96 % stabilisiert.

Eigenschaften

Aussehen: trübe, grünlich braune Flüssigkeit

Prüfung auf Identität

1: B

2: A

A. Dünnschichtchromatographie (2.2.27)

Untersuchungslösung: 25 ml Presssaft werden in einem Scheidetrichter 3-mal mit je 20 ml Dichlormethan *R* ausgeschüttelt. Die 3 Dichlormethanauszüge werden vereinigt und in einem Verdampferkolben zur Trockne eingedampft. Der Rückstand wird in 1 ml Methanol *R* gelöst.

Referenzlösung: 1 mg β-Sitosterol *R* und 1 mg Ursolsäure *R* werden in Methanol *R* zu 5,0 ml gelöst.

Platte: DC-Platte mit Kieselgel F_{254} *R* (5 bis 40 µm) [oder DC-Platte mit Kieselgel F_{254} *R* (2 bis 10 µm)]

Fließmittel: Ameisensäure *R*, Cyclohexan *R*, Ethylacetat *R*, Toluol *R* (3:10:20:80 *V/V/V/V*)

Auftragen: 25 µl [oder 5 µl]; bandförmig 10 mm [oder 8 mm]

Laufstrecke: etwa 15 cm [oder 6 cm]

Trocknen: etwa 10 min lang im Kaltluftstrom

Detektion: Die Platte wird mit Anisaldehyd-Reagenz *R* behandelt und anschließend 3 min lang bei 100 bis 105 °C erhitzt. Die Auswertung erfolgt im Tageslicht.

Ergebnis: Die Zonenfolge in den Chromatogrammen von Referenzlösung und Untersuchungslösung ist aus den nachstehenden Angaben ersichtlich. Im Chromatogramm der Untersuchungslösung können weitere schwache Zonen vorhanden sein.

Oberer Plattenrand	
	eine schwache, blauviolette oder rosa Zone
	eine schwache, violette oder rosa Zone
———	———
	eine violette oder rosa Zone
β-Sitosterol: eine violette oder rosa Zone	
	eine violette oder rosa Zone
Ursolsäure: eine violette oder rosa Zone	
	eine schwache, blaue oder violette Zone
———	———
	eine dunkelviolettbraune Zone
	2 violettbraune Zonen
	2 bis 3 dunkelviolettbraune Zonen
Referenzlösung	**Untersuchungslösung**

B. Die unter „Gehaltsbestimmung" erhaltenen Chromatogramme werden ausgewertet.

Ergebnis: Das mit der Untersuchungslösung erhaltene Chromatogramm zeigt 2 Peaks, die den *N*-Isobutyldodecatetraenamid-Isomeren 1 und 2 entsprechen.

Prüfung auf Reinheit

Trockenrückstand (2.8.16): mindestens 3,5 Prozent (*m/V*)

Ethanolgehalt (2.9.10): 18,0 bis 30,0 Prozent (*V/V*)

Relative Dichte (2.2.5): 0,970 bis 1,020

Mikrobielle Verunreinigung (5.1.8, B)

Gehaltsbestimmung

Flüssigchromatographie (2.2.29)

Lösungsmittelmischung: Acetonitril *R*, Wasser *R* (50:50 *V/V*)

Untersuchungslösung: 25,0 ml Presssaft werden auf eine Chromatographiesäule ($l = 0{,}15$ m, $\varnothing = 30$ mm) gegeben, die 15 g Kieselgur-Filtrierhilfsmittel *R* enthält. Die Säule wird 15 min lang stehen gelassen und anschließend mit 70 ml Dichlormethan *R* eluiert. Das Eluat wird in einem Verdampferkolben im Vakuum zur Trockne eingedampft. Der Rückstand wird in 1,0 ml Lösungsmittelmischung gelöst.

Referenzlösung a: 10,0 mg Benzanilid *CRS* werden in Methanol *R* zu 50,0 ml gelöst. 5,0 ml Lösung werden mit Methanol *R* zu 50,0 ml verdünnt.

Referenzlösung b: 5,0 mg Echinaceatrockenextrakt zur Eignungsprüfung *HRS* werden in der Lösungsmittelmischung zu 2,5 ml gelöst.

Säule
- Größe: $l = 0,25$ m, $\varnothing = 4,0$ mm
- Stationäre Phase: nachsilanisiertes, octadecylsilyliertes Kieselgel zur Chromatographie *R* (5 µm)
- Temperatur: 30 °C

Mobile Phase
- Mobile Phase A: Wasser zur Chromatographie *R*
- Mobile Phase B: Acetonitril *R*

Zeit (min)	Mobile Phase A (% *V/V*)	Mobile Phase B (% *V/V*)
0 – 30	55	45
30 – 40	55 → 5	45 → 95

Durchflussrate: 1,5 ml · min^{-1}

Detektion: Spektrometer bei 254 nm

Einspritzen: 25 µl

Relative Retention (bezogen auf Benzanilid, t_R etwa 6,1 min)
- *N*-Isobutyldodecatetraenamid-Isomer 1: etwa 4,4
- *N*-Isobutyldodecatetraenamid-Isomer 2: etwa 4,6

Identifizierung von Peaks: Zur Identifizierung der Peaks der Isomere 1 und 2 von *N*-Isobutyldodecatetraenamid werden das mitgelieferte Chromatogramm von Echinaceatrockenextrakt zur Eignungsprüfung *HRS* und das mit der Referenzlösung b erhaltene Chromatogramm verwendet.

Eignungsprüfung: Referenzlösung b
- Peak-Tal-Verhältnis: mindestens 2, wobei H_p die Höhe des Peaks von *N*-Isobutyldodecatetraenamid-Isomer 1 über der Basislinie und H_v die Höhe des niedrigsten Punkts der Kurve über der Basislinie zwischen den Peaks der *N*-Isobutyldodecatetraenamid-Isomere 1 und 2 und darstellt

Der Prozentgehalt an *N*-Isobutyldodecatetraenamid in Milligramm je 100 ml Presssaft wird nach folgender Formel berechnet:

$$\frac{A_1 \cdot m \cdot 0{,}61 \cdot p}{A_2 \cdot 125 \cdot 100}$$

A_1 = Summe der Peakflächen der *N*-Isobutyldodecatetraenamid-Isomere 1 und 2 im Chromatogramm der Untersuchungslösung
A_2 = Fläche des Peaks von Benzanilid im Chromatogramm der Referenzlösung a
m = Masse von Benzanilid *CRS* zur Herstellung der Referenzlösung a in Milligramm
0,61 = Korrekturfaktor zwischen *N*-Isobutyldodecatetraenamid-Isomer 1 und 2 und Benzanilid
p = Prozentgehalt an Benzanilid in Benzanilid *CRS*

Beschriftung

Die Beschriftung gibt an, dass der Presssaft mit Ethanol 96 % stabilisiert wurde.

10.8/2894

Ohne Ethanol stabilisierter Presssaft von Purpur-Sonnenhut-Kraut

Echinaceae purpureae herbae succus expressus et confirmatus sine ethanolo

Definition

Ohne Ethanol stabilisierter Presssaft aus frischen, blühenden oberirdischen Teilen kultivierter *Echinacea purpurea* (L.) Moench

Gehalt
- Cichoriensäure ($C_{22}H_{18}O_{12}$; M_r 474,4): mindestens 0,25 Prozent
- *N*-Isobutyldodecatetraenamid ($C_{16}H_{25}NO$; M_r 247,4): mindestens 0,1 mg je 100 ml Presssaft

Herstellung

Der Presssaft wird aus der frischen Droge gewonnen. Die frische Droge erfüllt die folgenden Anforderungen.

Prüfung auf Identität: Die krautige mehrjährige Pflanze ist in der Regel 60 bis 150 cm, selten bis zu 180 cm hoch. Der Spross ist rötlich grün, aufrecht und wenig verzweigt. Die wechselständigen Blätter sind dunkelgrün, eiförmig bis eiförmig-lanzettlich, unregelmäßig gesägt und auf beiden Oberflächen rau behaart mit hervortretender, hellgrüner Blattaderung auf der Blattunterseite; die Blattspreite ist dick und glänzend. Die Hüllblätter des großen Blütenköpfchens sind in 2 bis 3 Reihen angeordnet. Der Blütenstandsboden ist leicht gewölbt und enthält ein Mark. Die äußeren, violetten Zungenblüten (4 bis 6 cm) und die inneren, violettrosa Röhrenblüten sitzen in den Achseln rötlicher, spitzer und häutiger Spreublätter, die die Röhrenblüten überragen. Der gamosepale Kelch ist reduziert; 5 Zipfel, von denen einer bis zu 1 mm lang ist, bilden eine sehr kurze, unregelmäßige Blütenkrone. Die grünen oder hellbraunen Achänen tragen einen Pappus, normalerweise mit 4 Zähnen.

Fremde Bestandteile (2.8.2): höchstens 5 Prozent

Die frische Droge wird zerstampft und mit Wasserdampf behandelt. Der Saft wird sobald wie möglich und innerhalb von 24 h nach der Ernte ausgepresst. Geerntete Droge, die einige Stunden gelegen hat, wird sorgfältig untersucht. Verfärbtes oder durch Fermentation/Zersetzung verändertes Material wird vor der Saftpressung verworfen. Der gewonnene Presssaft wird zentrifugiert und durch Pasteurisieren haltbar gemacht.

Eigenschaften

Aussehen: trübe, braune Flüssigkeit

Prüfung auf Identität

1: C, D

2: A, B

A. Dünnschichtchromatographie (2.2.27)

Untersuchungslösung: der Presssaft

Referenzlösung: 0,5 mg Kaffeesäure *R* und 0,5 mg Chlorogensäure *R* werden in Methanol *R* zu 5,0 ml gelöst.

Platte: DC-Platte mit Kieselgel F_{254} *R* (5 bis 40 µm) [oder DC-Platte mit Kieselgel F_{254} *R* (2 bis 10 µm)]

Fließmittel: Ameisensäure *R*, Wasser *R*, Ethylmethylketon *R*, Ethylacetat *R* (10:10:30:50 *V/V/V/V*)

Auftragen: 50 µl [oder 10 µl] Untersuchungslösung und 10 µl [oder 2 µl] Referenzlösung; bandförmig 10 mm [oder 8 mm]

Laufstrecke: etwa 15 cm [oder 6 cm]

Trocknen: etwa 10 min lang im Kaltluftstrom, anschließend wird die Platte 2 min lang bei 100 °C erhitzt

Detektion: Die noch warme Platte wird mit einer Lösung von Diphenylboryloxyethylamin *R* ($5 g \cdot l^{-1}$) in Ethylacetat *R* behandelt. Die Auswertung erfolgt im ultravioletten Licht bei 365 nm.

Ergebnis: Die Zonenfolge in den Chromatogrammen von Referenzlösung und Untersuchungslösung ist aus den nachstehenden Angaben ersichtlich. Im Chromatogramm der Untersuchungslösung können im unteren Bereich weitere, schwache Zonen vorhanden sein.

Oberer Plattenrand	
Kaffeesäure: eine intensive, blau fluoreszierende Zone	
	eine intensive, blau fluoreszierende Zone
	eine blau fluoreszierende Zone
_______	_______
	eine intensive, blau fluoreszierende Zone
Chlorogensäure: eine intensive, blau fluoreszierende Zone	
	eine blau fluoreszierende Zone
_______	_______
Referenzlösung	**Untersuchungslösung**

B. Dünnschichtchromatographie (2.2.27)

Untersuchungslösung: 25 ml Presssaft werden in einem Scheidetrichter 3-mal mit je 20 ml Dichlormethan *R* ausgeschüttelt. Die 3 Dichlormethanauszüge werden vereinigt und in einem Verdampferkolben zur Trockne eingedampft. Der Rückstand wird in 1 ml Methanol *R* gelöst.

Referenzlösung: 1 mg β-Sitosterol *R* und 1 mg Ursolsäure *R* werden in Methanol *R* zu 5,0 ml gelöst.

Platte: DC-Platte mit Kieselgel F_{254} *R* (5 bis 40 µm) [oder DC-Platte mit Kieselgel F_{254} *R* (2 bis 10 µm)]

Fließmittel: Ameisensäure *R*, Cyclohexan *R*, Ethylacetat *R*, Toluol *R* (3:10:20:80 *V/V/V/V*)

Auftragen: 25 µl [oder 5 µl]; bandförmig 10 mm [oder 8 mm]

Laufstrecke: etwa 15 cm [oder 6 cm]

Trocknen: etwa 10 min lang im Kaltluftstrom

Detektion: Die Platte wird mit Anisaldehyd-Reagenz *R* behandelt und anschließend 3 min lang bei 100 bis 105 °C erhitzt. Die Auswertung erfolgt im Tageslicht.

Ergebnis: Die Zonenfolge in den Chromatogrammen von Referenzlösung und Untersuchungslösung ist aus den nachstehenden Angaben ersichtlich. Im Chromatogramm der Untersuchungslösung können weitere schwache Zonen vorhanden sein.

Oberer Plattenrand	
	eine schwache, blauviolette oder rosa Zone
	eine schwache, violette oder rosa Zone
———	———
	eine rosa Zone
β-Sitosterol: eine violette oder rosa Zone	
Ursolsäure: eine violette oder rosa Zone	
———	———
	eine rosa Zone
	eine violette Zone
	eine blauviolette Zone
	eine rosa Zone
	eine violette Zone
Referenzlösung	**Untersuchungslösung**

C. Die unter „Gehaltsbestimmung, Cichoriensäure“ erhaltenen Chromatogramme werden ausgewertet.

Ergebnis: Das mit der Untersuchungslösung erhaltene Chromatogramm zeigt einen der Cichoriensäure entsprechenden Peak.

D. Die unter „Gehaltsbestimmung, *N*-Isobutyldodecatetraenamid“ erhaltenen Chromatogramme werden ausgewertet.

Ergebnis: Das mit der Untersuchungslösung erhaltene Chromatogramm zeigt 2 Peaks, die den *N*-Isobutyldodecatetraenamid-Isomeren 1 und 2 entsprechen.

Prüfung auf Reinheit

Trockenrückstand (2.8.16): mindestens 3,5 Prozent (*m/V*)

Relative Dichte (2.2.5): 1,000 bis 1,100

Mikrobielle Verunreinigung (5.1.8, B)

Gehaltsbestimmung

Cichoriensäure: Flüssigchromatographie (2.2.29)

Lösungsmittelmischung: Wasser *R*, Acetonitril *R* (15:85 *V/V*)

Untersuchungslösung: 1,000 g Presssaft wird mit der Lösungsmittelmischung zu 20.0 ml verdünnt.

Referenzlösung a: 10,0 mg Chlorogensäure *CRS* werden in Ethanol 70 % *R* gelöst. Die Lösung wird 15 min lang mit Ultraschall behandelt und anschließend mit Ethanol 70 % *R* zu 10,0 ml verdünnt (Lösung A). 4,0 ml dieser Lösung werden mit Ethanol 70 % *R* zu 100,0 ml verdünnt.

Referenzlösung b: 10 mg Kaffeesäure *R* werden in Ethanol 70 % *R* gelöst. Die Lösung wird 15 min lang mit Ultraschall behandelt und anschließend mit Ethanol 70 % *R* zu 10 ml verdünnt. 4,0 ml dieser Lösung und 4,0 ml Lösung A werden miteinander gemischt und mit Ethanol 70 % *R* zu 100 ml verdünnt.

Säule
- Größe: $l = 0{,}25$ m, ∅ = 4,6 mm
- Stationäre Phase: octadecylsilyliertes Kieselgel zur Chromatographie *R* (5 µm)
- Temperatur: 35 °C

Mobile Phase
- Mobile Phase A: Phosphorsäure 85 % *R*, Wasser zur Chromatographie *R* (1:999 *V/V*)
- Mobile Phase B: Acetonitril *R*

Zeit (min)	Mobile Phase A (% *V/V*)	Mobile Phase B (% *V/V*)
0 – 13	90 → 78	10 → 22
13 – 14	78 → 60	22 → 40
14 – 20	60	40

Durchflussrate: 1,5 ml · min^{-1}

Detektion: Spektrometer bei 330 nm

Einspritzen: 10 µl

Relative Retention (bezogen auf Chlorogensäure, t_R etwa 7 min)
- Cichoriensäure: etwa 2,3

Identifizierung von Peaks: Zur Identifizierung der Peaks von Kaffeesäure und Chlorogensäure wird das mit der Referenzlösung b erhaltene Chromatogramm verwendet; zur Identifizierung des Peaks der Cichoriensäure wird das Chromatogramm der Abb. 2894-1 verwendet.

Eignungsprüfung: Referenzlösung b
- Auflösung: mindestens 5,0 zwischen den Peaks von Kaffeesäure und Chlorogensäure

Der Prozentgehalt an Cichoriensäure wird nach folgender Formel berechnet:

$$\frac{A_1 \cdot m_2 \cdot 0{,}695 \cdot p}{A_2 \cdot m_1 \cdot 12{,}5}$$

A_1 = Fläche des Peaks von Cichoriensäure im Chromatogramm der Untersuchungslösung

A_2 = Fläche des Peaks von Chlorogensäure im Chromatogramm der Referenzlösung a

m_1 = Masse des Presssafts zur Herstellung der Untersuchungslösung in Milligramm

m_2 = Masse von Chlorogensäure *CRS* zur Herstellung der Referenzlösung a in Milligramm

0,695 = Korrekturfaktor zwischen Chlorogensäure und Cichoriensäure

p = Prozentgehalt an Chlorogensäure in Chlorogensäure *CRS*

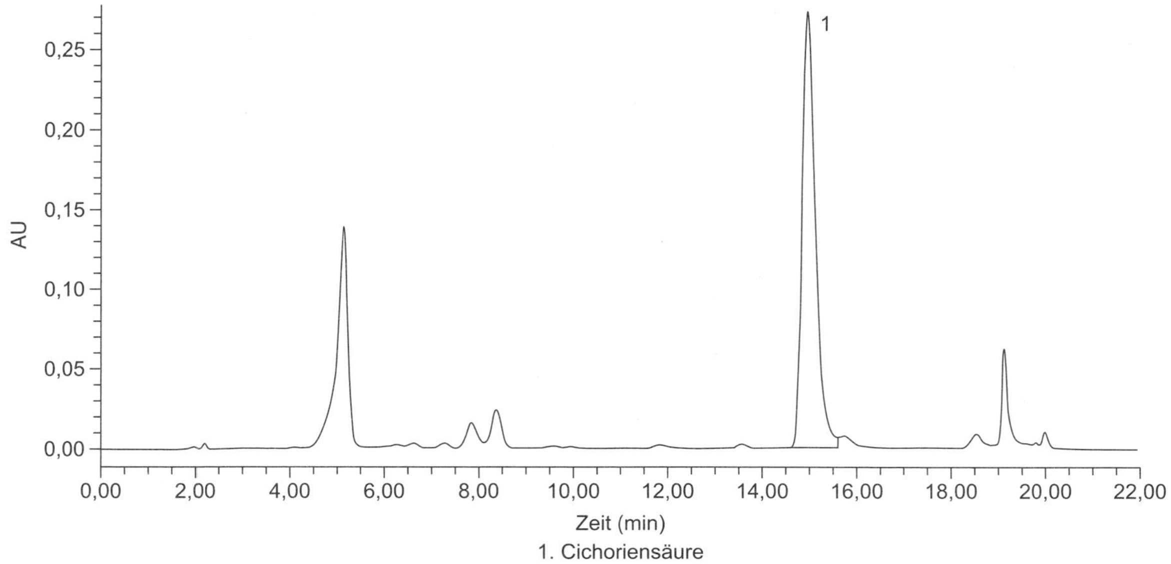

AU
0,25
0,20
0,15
0,10
0,05
0,00
1
0,00
2,00
4,00
6,00
8,00
10,00
12,00
14,00
16,00
18,00
20,00
22,00
Zeit (min)
1. Cichoriensäure

Abb. 2894-1: Chromatogramm der Untersuchungslösung für die Bestimmung des Gehalts an Cichoriensäure in Ohne Ethanol stabilisiertem Presssaft von Purpur-Sonnenhut-Kraut

***N*-Isobutyldodecatetraenamid:** Flüssigchromatographie (2.2.29)

Lösungsmittelmischung: Acetonitril *R*, Wasser *R* (50:50 *V/V*)

Untersuchungslösung: 25,0 ml Presssaft werden auf eine Chromatographiesäule ($l = 0{,}15$ m, ∅ = 30 mm) gegeben, die 15 g Kieselgur-Filtrierhilfsmittel *R* enthält. Die Säule wird 15 min lang stehen gelassen und anschließend mit 70 ml Dichlormethan *R* eluiert. Das Eluat wird in einem Verdampferkolben im Vakuum zur Trockne eingedampft. Der Rückstand wird in 1,0 ml Lösungsmittelmischung gelöst.

Referenzlösung a: 10,0 mg Benzanilid *CRS* werden in Methanol *R* zu 50,0 ml gelöst. 5,0 ml Lösung werden mit Methanol *R* zu 50,0 ml verdünnt.

Referenzlösung b: 5,0 mg Echinaceatrockenextrakt zur Eignungsprüfung *HRS* werden in der Lösungsmittelmischung zu 2,5 ml gelöst.

Säule
- Größe: $l = 0{,}25$ m, ∅ = 4,0 mm
- Stationäre Phase: nachsilanisiertes, octadecylsilyliertes Kieselgel zur Chromatographie *R* (5 µm)
- Temperatur: 30 °C

Mobile Phase
- Mobile Phase A: Wasser zur Chromatographie *R*
- Mobile Phase B: Acetonitril *R*

Zeit (min)	Mobile Phase A (% *V/V*)	Mobile Phase B (% *V/V*)
0 – 30	55	45
30 – 40	55 → 5	45 → 95

Durchflussrate: 1,5 ml · min^{-1}

Detektion: Spektrometer bei 254 nm

Einspritzen: 25 µl

Relative Retention (bezogen auf Benzanilid, t_R etwa 6,1 min)
- *N*-Isobutyldodecatetraenamid-Isomer 1: etwa 4,4
- *N*-Isobutyldodecatetraenamid-Isomer 2: etwa 4,6

Identifizierung von Peaks: Zur Identifizierung der Peaks der Isomere 1 und 2 von *N*-Isobutyldodecatetraenamid werden das mitgelieferte Chromatogramm von Echinaceatrockenextrakt zur Eignungsprüfung *HRS* und das mit der Referenzlösung b erhaltene Chromatogramm verwendet.

Eignungsprüfung: Referenzlösung b
- Peak-Tal-Verhältnis: mindestens 2, wobei H_p die Höhe des Peaks von *N*-Isobutyldodecatetraenamid-Isomer 1 über der Basislinie und H_v die Höhe des niedrigsten Punkts der Kurve über der Basislinie zwischen den Peaks der *N*-Isobutyldodecatetraenamid-Isomere 1 und 2 darstellt

Der Prozentgehalt an *N*-Isobutyldodecatetraenamid in Milligramm je 100 ml Presssaft wird nach folgender Formel berechnet:

$$\frac{A_1 \cdot m \cdot 0{,}61 \cdot p}{A_2 \cdot 125 \cdot 100}$$

A_1 = Summe der Peakflächen der *N*-Isobutyldodecatetraenamid-Isomere 1 und 2 im Chromatogramm der Untersuchungslösung

A_2 = Fläche des Peaks von Benzanilid im Chromatogramm der Referenzlösung a

m = Masse von Benzanilid *CRS* zur Herstellung der Referenzlösung a in Milligramm

0,61 = Korrekturfaktor zwischen *N*-Isobutyldodecatetraenamid-Isomer 1 und 2 und Benzanilid

p = Prozentgehalt an Benzanilid in Benzanilid *CRS*

Pflanzliche Drogen

Homöopathische Zubereitungen und Stoffe für homöopathische Zubereitungen

Vorschriften zur Herstellung homöopathischer konzentrierter Zubereitungen und zur Potenzierung 9993

10.8/2371

Vorschriften zur Herstellung homöopathischer konzentrierter Zubereitungen und zur Potenzierung

Via praeparandi stirpes homoeopathicas et potentificandi

Homöopathische konzentrierte Zubereitungen werden nach geeigneten Vorschriften aus Ausgangsstoffen, die den Anforderungen der Monographie **Homöopathische Zubereitungen (Praeparationes homoeopathicae)** entsprechen, hergestellt. Die nachfolgend beschriebenen, mit etablierten Verfahren zur Potenzierung kombinierten Vorschriften sind Beispiele. Andere Vorschriften, die in einem amtlichen nationalen Arzneibuch eines Vertragsstaats beschrieben werden, können ebenfalls angewendet werden.

Bei Verwendung von Ausgangsstoffen tierischen oder menschlichen Ursprungs sind die Anforderungen an die Verwendung derartiger Ausgangsstoffe der Monographie **Homöopathische Zubereitungen** besonders zu beachten.

Bei der Herstellung von wässrig-alkoholischen flüssigen Verdünnungen darf, falls erforderlich, in Abweichung von der jeweiligen Vorschrift anstelle von Ethanol der dort vorgeschriebenen Konzentration auch Ethanol 36 % (*V/V*) oder Ethanol 18 % (*V/V*) verwendet werden.

Lässt eine Einzelmonographie für die Herstellung einer Urtinktur mehrere Spezies als Stammpflanzen zu, kann die Urtinktur aus den geforderten Teilen einer oder mehrerer dieser Stammpflanzen hergestellt werden. Wenn für die Herstellung einer Urtinktur der Trocknungsverlust bestimmt werden muss, müssen die Pflanzen oder Pflanzenteile oder muss die Mischung von Pflanzen oder Pflanzenteilen mit Ethanol sofort nach Bestimmung des Trocknungsverlusts weiterverarbeitet werden.

Wenn in der Einzelmonographie nichts anderes vorgeschrieben ist, bedeutet der Begriff „Teil(e)“

- bei der Herstellung von homöopathischen konzentrierten Zubereitungen „Masseteile“
- bei der Potenzierung „Masseteile“, außer bei den Vorschriften 1.1.10, 1.1.11, 2.1.3 und 3.2.3, bei denen „Teil(e)“ „Volumteil(e)“ oder Masseteil(e)“ bedeuten kann.

1 Urtinkturen und flüssige Potenzierungen

Vorschrift 1.1 Wässrig-alkoholische Urtinkturen ohne Wärmebehandlung

Falls nichts anderes vorgeschrieben ist, werden Urtinkturen durch Mazeration hergestellt. Die Mazeration dauert 10 bis 30 Tage.

Statt der Mazeration kann eine lange Mazeration (höchstens 60 Tage) oder eine sehr lange Mazeration (höchstens 180 Tage) durchgeführt werden, wenn nachgewiesen wurde, dass die so hergestellte Urtinktur die gleiche Qualität hat wie die durch Mazeration hergestellte Urtinktur.

Wenn in der Vorschrift nichts anderes vorgeschrieben ist, darf die Höchsttemperatur während der Herstellung 25 °C nicht überschreiten.

Vorschrift 1.1.1 (Vorschrift 1a des Homöopathischen Arzneibuchs (HAB): Urtinkturen aus pflanzlichen Presssäften)

Die Vorschrift 1.1.1 wird bei der Verarbeitung von frischen Pflanzen oder Pflanzenteilen angewendet, die in der Regel mehr als 70 Prozent Presssaft und weder ätherische Öle noch Harze oder Schleim enthalten. Urtinkturen nach Vorschrift 1.1.1 sind Mischungen gleicher Teile Presssaft und Ethanol 90 % (*V/V*).

Die in angemessener Weise zerkleinerten Pflanzen oder Pflanzenteile werden ausgepresst. Der Presssaft wird sofort mit der gleichen Masse Ethanol 90 % (*V/V*) gemischt. Die Mischung wird in einem verschlossenen Gefäß mindestens 5 Tage lang stehen gelassen und anschließend filtriert.

Einstellung auf einen in der Einzelmonographie geforderten Wert

Der Trockenrückstand (2.8.16) in Prozent oder, falls in der Monographie vorgeschrieben, der Gehalt des zuvor erhaltenen Filtrats in Prozent wird bestimmt. Die zur Einstellung auf den vorgeschriebenen Wert erforderliche Menge A_1 an Ethanol 50 % (*V/V*) in Kilogramm wird nach folgender Formel berechnet:

$$\frac{m \cdot (N_x - N_0)}{N_0}$$

m = Masse des Filtrats in Kilogramm
N_0 = in der Einzelmonographie geforderter Wert für den Trockenrückstand oder den Gehalt, angegeben in Prozent
N_x = Trockenrückstand oder Gehalt des Filtrats, angegeben in Prozent

Das Filtrat wird mit der berechneten Menge Ethanol 50 % (*V/V*) gemischt, mindestens 5 Tage lang stehen gelassen und anschließend falls erforderlich filtriert.

Homöopathie

Potenzierung

Die 1. „Dezimalverdünnung“ (D1) wird aus
2 Teilen Urtinktur und
8 Teilen Ethanol 50 % (*V/V*),

die 2. Dezimalverdünnung (D2) wird aus
1 Teil der 1. Dezimalverdünnung und
9 Teilen Ethanol 50 % (*V/V*)
hergestellt.

Die folgenden Dezimalverdünnungen werden wie für die D2 beschrieben hergestellt.

Die 1. „Centesimalverdünnung“ (C1) wird aus
2 Teilen Urtinktur und
98 Teilen Ethanol 50 % (*V/V*),

die 2. Centesimalverdünnung (C2) wird aus
1 Teil der 1. Centesimalverdünnung und
99 Teilen Ethanol 50 % (*V/V*)
hergestellt.

Die folgenden Centesimalverdünnungen werden wie für die C2 beschrieben hergestellt.

Vorschrift 1.1.2
(Vorschrift 1b des HAB: Urtinkturen aus milchsafthaltigen Pflanzen)

Die Vorschrift 1.1.2 wird bei der Verarbeitung von frischem Milchsaft aus Pflanzen angewendet.

Urtinkturen nach Vorschrift 1.1.2 sind Mischungen von Milchsaft frischer Pflanzen mit Ethanol 36 % (*V/V*). 1 Teil frischer Milchsaft wird mit 2 Teilen Ethanol 36 % (*V/V*) gemischt und filtriert.

Einstellung auf einen in der Einzelmonographie geforderten Wert

Der Trockenrückstand (2.8.16) in Prozent oder, falls in der Monographie vorgeschrieben, der Gehalt des zuvor erhaltenen Filtrats in Prozent wird bestimmt. Die zur Einstellung auf den vorgeschriebenen Wert erforderliche Menge A_1 an Ethanol 36 % (*V/V*) in Kilogramm wird nach folgender Formel berechnet:

$$\frac{m \cdot (N_x - N_0)}{N_0}$$

m = Masse des Filtrats in Kilogramm
N_0 = in der Einzelmonographie geforderter Wert für den Trockenrückstand oder den Gehalt, angegeben in Prozent
N_x = Trockenrückstand oder Gehalt des Filtrats, angegeben in Prozent

Das Filtrat wird mit der berechneten Menge Ethanol 36 % (*V/V*) gemischt, mindestens 5 Tage lang stehen gelassen und anschließend falls erforderlich filtriert.

Potenzierung

Die 1. „Dezimalverdünnung“ (D1) wird aus
3 Teilen Urtinktur und
7 Teilen Ethanol 36 % (*V/V*),

die 2. Dezimalverdünnung (D2) wird aus
1 Teil der 1. Dezimalverdünnung und
9 Teilen Ethanol 18 % (*V/V*)
hergestellt.

Die folgenden Dezimalverdünnungen werden wie für die D2 beschrieben hergestellt.

Vorschrift 1.1.3
(Vorschrift 2a des HAB: Urtinkturen aus frischem Pflanzenmaterial)

Die Vorschrift 1.1.3 wird bei der Verarbeitung von frischen Pflanzen oder Pflanzenteilen angewendet, die in der Regel weniger als 70 Prozent Presssaft und mehr als 60 Prozent Feuchtigkeit (Bestimmung des Trocknungsverlusts) und weder ätherische Öle noch Harze enthalten.

Urtinkturen nach Vorschrift 1.1.3 mit einem Ethanolgehalt von etwa 50 % (*V/V*) werden durch Mazeration wie nachfolgend beschrieben hergestellt.

Die Pflanzen oder Pflanzenteile werden in angemessener Weise zerkleinert.

Von einer Probe wird der Trocknungsverlust (2.2.32) bestimmt. Falls nichts anderes vorgeschrieben ist, wird dieser mit 2,00 bis 5,00 g zerkleinertem Ausgangsstoff durch 2 h langes Trocknen bei 105 °C bestimmt.

Die Pflanzenmasse wird sofort nach dem Zerkleinern mit mindestens der Hälfte ihrer Masse Ethanol 90 % (*V/V*) versetzt und in gut verschlossenen Gefäßen aufbewahrt.

Die für die Einwaage m an Ausgangsstoff erforderliche Menge A_2 an Ethanol 90 % (*V/V*) in Kilogramm wird nach folgender Formel berechnet. Vom berechneten Wert für A_2 wird die bereits zugesetzte Menge an Ethanol 90 % (*V/V*) subtrahiert und die fehlende Menge der Mischung zugesetzt.

$$\frac{m \cdot T}{100}$$

m = Einwaage des Ausgangsstoffs in Kilogramm
T = Trocknungsverlust der Probe in Prozent

Der Ansatz wird mindestens 10 Tage lang unter wiederholtem Schütteln stehen gelassen. Die Mischung wird anschließend ausgepresst und die erhaltene Flüssigkeit filtriert.

Einstellung auf einen in der Einzelmonographie geforderten Wert

Der Trockenrückstand (2.8.16) in Prozent oder, falls in der Monographie vorgeschrieben, der Gehalt des zuvor erhaltenen Filtrats in Prozent wird bestimmt. Die zur Einstellung auf den vorgeschriebenen Wert erforderliche Menge A_1 an Ethanol 50 % (*V/V*) in Kilogramm wird nach folgender Formel berechnet:

$$\frac{m \cdot (N_x - N_0)}{N_0}$$

m = Masse des Filtrats in Kilogramm
N_0 = in der Einzelmonographie geforderter Wert für den Trockenrückstand oder den Gehalt, angegeben in Prozent
N_x = Trockenrückstand oder Gehalt des Filtrats, angegeben in Prozent

Das Filtrat wird mit der berechneten Menge Ethanol 50 % (*V/V*) gemischt, mindestens 5 Tage lang stehen gelassen und anschließend falls erforderlich filtriert.

Potenzierung

Die 1. „Dezimalverdünnung" (D1) wird aus
2 Teilen Urtinktur und
8 Teilen Ethanol 50 % (*V/V*),

die 2. Dezimalverdünnung (D2) wird aus
1 Teil der 1. Dezimalverdünnung und
9 Teilen Ethanol 50 % (*V/V*)
hergestellt.

Die folgenden Dezimalverdünnungen werden wie für die D2 beschrieben hergestellt.

Die 1. „Centesimalverdünnung" (C1) wird aus
2 Teilen Urtinktur und
98 Teilen Ethanol 50 % (*V/V*),

die 2. Centesimalverdünnung (C2) wird aus
1 Teil der 1. Centesimalverdünnung und
99 Teilen Ethanol 50 % (*V/V*)
hergestellt.

Die folgenden Centesimalverdünnungen werden wie für die C2 beschrieben hergestellt.

Vorschrift 1.1.4 (Vorschrift 2b des HAB: Urtinkturen aus frischem Pflanzenmaterial)

Die Vorschrift 1.1.4 wird bei der Verarbeitung von frischen Pflanzen oder Pflanzenteilen angewendet, die in der Regel weniger als 70 Prozent Presssaft und mehr als 60 Prozent Feuchtigkeit (Bestimmung des Trocknungsverlusts) und weder ätherische Öle noch Harze enthalten.

Urtinkturen nach Vorschrift 1.1.4 mit einem Ethanolgehalt von etwa 36 % (*V/V*) werden durch Mazeration wie nachfolgend beschrieben hergestellt.

Die Pflanzen oder Pflanzenteile werden in angemessener Weise zerkleinert.

Von einer Probe wird der Trocknungsverlust (2.2.32) bestimmt. Falls nichts anderes vorgeschrieben ist, wird der Trocknungsverlust mit 2,00 bis 5,00 g zerkleinertem Ausgangsstoff durch 2 h langes Trocknen bei 105 °C bestimmt.

Die Pflanzenmasse wird sofort nach dem Zerkleinern mit mindestens der Hälfte ihrer Masse Ethanol 70 % (*V/V*) versetzt und in gut verschlossenen Gefäßen aufbewahrt.

Die für die Einwaage m an Ausgangsstoff erforderliche Menge A_2 an Ethanol 70 % (*V/V*) in Kilogramm wird nach folgender Formel berechnet. Vom berechneten Wert für A_2 wird die bereits zugesetzte Menge an Ethanol 70 % (*V/V*) subtrahiert und die fehlende Menge der Mischung zugesetzt.

$$\frac{m \cdot T}{100}$$

m = Einwaage des Ausgangsstoffs in Kilogramm
T = Trocknungsverlust der Probe in Prozent

Der Ansatz wird mindestens 10 Tage lang unter wiederholtem Schütteln stehen gelassen. Die Mischung wird anschließend ausgepresst und die erhaltene Flüssigkeit filtriert.

Einstellung auf einen in der Einzelmonographie geforderten Wert

Der Trockenrückstand (2.8.16) in Prozent oder, falls in der Monographie vorgeschrieben, der Gehalt des zuvor erhaltenen Filtrats in Prozent wird bestimmt. Die zur Einstellung auf den vorgeschriebenen Wert erforderliche Menge A_1 an Ethanol 36 % (*V/V*) in Kilogramm wird nach folgender Formel berechnet:

$$\frac{m \cdot (N_x - N_0)}{N_0}$$

m = Masse des Filtrats in Kilogramm
N_0 = in der Einzelmonographie geforderter Wert für den Trockenrückstand oder den Gehalt, angegeben in Prozent
N_x = Trockenrückstand oder Gehalt des Filtrats, angegeben in Prozent

Das Filtrat wird mit der berechneten Menge Ethanol 36 % (*V/V*) gemischt, mindestens 5 Tage lang stehen gelassen und anschließend falls erforderlich filtriert.

Potenzierung

Die 1. „Dezimalverdünnung" (D1) wird aus
2 Teilen Urtinktur und
8 Teilen Ethanol 36 % (*V/V*),

die 2. Dezimalverdünnung (D2) wird aus
1 Teil der 1. Dezimalverdünnung und
9 Teilen Ethanol 18 % (*V/V*)
hergestellt.

Die folgenden Dezimalverdünnungen werden wie für die D2 beschrieben hergestellt.

Vorschrift 1.1.5 (Vorschrift 3a des HAB: Urtinkturen aus frischem Pflanzenmaterial)

Die Vorschrift 1.1.5 wird bei der Verarbeitung von frischen Pflanzen oder Pflanzenteilen angewendet, die ein ätherisches Öl oder ein Harz oder in der Regel weniger als 60 Prozent Feuchtigkeit enthalten.

Urtinkturen nach Vorschrift 1.1.5 mit einem Ethanolgehalt von etwa 65 % (*V/V*) werden durch Mazeration wie nachfolgend beschrieben hergestellt.

Die Pflanzen oder Pflanzenteile werden in angemessener Weise zerkleinert.

Von einer Probe wird der Wassergehalt (2.2.13) oder der Trocknungsverlust (2.2.32) bestimmt. Falls nichts anderes vorgeschrieben ist, wird der Trocknungsverlust mit 2,00 bis 5,00 g zerkleinertem Ausgangsstoff durch 2 h langes Trocknen bei 105 °C bestimmt.

Die Pflanzenmasse wird sofort nach dem Zerkleinern mit mindestens der Hälfte ihrer Masse Ethanol 90 % (*V/V*) versetzt und in gut verschlossenen Gefäßen aufbewahrt.

Die für die Einwaage *m* an Ausgangsstoff erforderliche Menge A_3 an Ethanol 90 % (*V/V*) in Kilogramm wird nach folgender Formel berechnet. Vom berechneten Wert für A_3 wird die bereits zugesetzte Menge an Ethanol 90 % (*V/V*) subtrahiert und die fehlende Menge der Mischung zugesetzt.

$$\frac{2 \cdot m \cdot T}{100}$$

m = Einwaage des Ausgangsstoffs in Kilogramm
T = Trocknungsverlust der Probe in Prozent oder Wassergehalt der Probe

Der Ansatz wird mindestens 10 Tage lang unter wiederholtem Schütteln stehen gelassen. Die Mischung wird anschließend ausgepresst und die erhaltene Flüssigkeit filtriert.

Einstellung auf einen in der Einzelmonographie geforderten Wert

Der Trockenrückstand (2.8.16) in Prozent oder, falls in der Monographie vorgeschrieben, der Gehalt des zuvor erhaltenen Filtrats in Prozent wird bestimmt. Die zur Einstellung auf den vorgeschriebenen Wert erforderliche Menge A_1 an Ethanol 70 % (*V/V*) in Kilogramm wird nach folgender Formel berechnet:

$$\frac{m \cdot (N_x - N_0)}{N_0}$$

m = Masse des Filtrats in Kilogramm
N_0 = in der Einzelmonographie geforderter Wert für den Trockenrückstand oder den Gehalt, angegeben in Prozent
N_x = Trockenrückstand oder Gehalt des Filtrats, angegeben in Prozent

Das Filtrat wird mit der berechneten Menge Ethanol 70 % (*V/V*) gemischt, mindestens 5 Tage lang stehen gelassen und anschließend falls erforderlich filtriert.

Potenzierung

Die 1. „Dezimalverdünnung" (D1) wird aus
3 Teilen Urtinktur und
7 Teilen Ethanol 70 % (*V/V*),

die 2. Dezimalverdünnung (D2) wird aus
1 Teil der 1. Dezimalverdünnung und
9 Teilen Ethanol 70 % (*V/V*)
hergestellt.

Die 3. Dezimalverdünnung wird wie für die D2 beschrieben hergestellt. Zur Herstellung der 4. Dezimalverdünnung und nachfolgender Dezimalverdünnungen wird Ethanol 50 % (*V/V*) verwendet und wie für die D2 beschrieben verfahren.

Die 1. „Centesimalverdünnung" (C1) wird aus
3 Teilen Urtinktur und
97 Teilen Ethanol 70 % (*V/V*),

die 2. Centesimalverdünnung (C2) wird aus
1 Teil der 1. Centesimalverdünnung und
99 Teilen Ethanol 50 % (*V/V*)
hergestellt.

Die folgenden Centesimalverdünnungen werden wie für die C2 beschrieben hergestellt.

Vorschrift 1.1.6
(Vorschrift 3b des HAB: Urtinkturen aus frischem Pflanzenmaterial)

Die Vorschrift 1.1.6 wird bei der Verarbeitung von frischen Pflanzen oder Pflanzenteilen angewendet, die ätherische Öle oder Harze oder in der Regel weniger als 60 Prozent Feuchtigkeit enthalten, bestimmt mit der Methode „Trocknungsverlust" (2.2.32) oder der Methode „Bestimmung von Wasser durch Destillation" (2.2.13).

Urtinkturen nach Vorschrift 1.1.6 mit einem Ethanolgehalt von etwa 57 % (*V/V*) werden durch Mazeration wie nachfolgend beschrieben hergestellt.

Die Pflanzen oder Pflanzenteile werden in angemessener Weise zerkleinert.

Der Gehalt an Wasser (2.2.13) oder der Trocknungsverlust (2.2.32) wird bestimmt. Falls nichts anderes vorgeschrieben ist, wird der Trocknungsverlust mit 2,00 bis 5,00 g zerkleinertem Ausgangsstoff durch 2 h langes Trocknen bei 105 °C bestimmt. Falls nichts anderes vorgeschrieben ist, wird der Wassergehalt mit 2,00 bis 5,00 g zerkleinertem Ausgangsstoff bestimmt.

Die Pflanzenmasse wird sofort nach dem Zerkleinern mit mindestens der Hälfte ihrer Masse Ethanol 80 % (*V/V*) versetzt und in gut verschlossenen Gefäßen aufbewahrt.

Die für die Einwaage *m* an Ausgangsstoff erforderliche Menge A_3 an Ethanol 80 % (*V/V*) in Kilogramm wird nach folgender Formel berechnet. Vom berechneten Wert für A_3 wird die bereits zugesetzte Menge an Ethanol 80 % (*V/V*) subtrahiert und die fehlende Menge der Mischung zugesetzt.

$$\frac{2 \cdot m \cdot T}{100}$$

m = Einwaage des Ausgangsstoffs in Kilogramm
T = Trocknungsverlust der Probe in Prozent

Der Ansatz wird mindestens 10 Tage lang unter wiederholtem Schütteln stehen gelassen. Die Mischung wird anschließend ausgepresst und die erhaltene Flüssigkeit filtriert.

Einstellung auf einen in der Einzelmonographie geforderten Wert

Der Trockenrückstand (2.8.16) in Prozent oder, falls in der Monographie vorgeschrieben, der Gehalt des zuvor erhaltenen Filtrats in Prozent wird bestimmt. Die zur Einstellung auf den vorgeschriebenen Wert erforderliche Menge A_1 an Ethanol 50 % (*V/V*) in Kilogramm wird nach folgender Formel berechnet:

$$\frac{m \cdot (N_x - N_0)}{N_0}$$

m = Masse des Filtrats in Kilogramm
N_0 = in der Einzelmonographie geforderter Wert für den Trockenrückstand oder den Gehalt, angegeben in Prozent
N_x = Trockenrückstand oder Gehalt des Filtrats, angegeben in Prozent

Das Filtrat wird mit der berechneten Menge Ethanol 50 % (*V/V*) gemischt, mindestens 5 Tage lang stehen gelassen und anschließend falls erforderlich filtriert.

Potenzierung

Die 1. „Dezimalverdünnung" (D1) wird aus
3 Teilen Urtinktur und
7 Teilen Ethanol 50 % (*V/V*),

die 2. Dezimalverdünnung (D2) wird aus
1 Teil der 1. Dezimalverdünnung und
9 Teilen Ethanol 36 % (*V/V*),

die 3. Dezimalverdünnung (D3) wird aus
1 Teil der 2. Dezimalverdünnung und
9 Teilen Ethanol 18 % (*V/V*)
hergestellt.

Die folgenden Dezimalverdünnungen werden wie für die D3 beschrieben hergestellt.

Vorschrift 1.1.7 (Vorschrift 3c des HAB: Urtinkturen aus frischem Pflanzenmaterial)

Die Vorschrift 1.1.7 wird bei der Verarbeitung von frischen Pflanzen oder Pflanzenteilen angewendet, die in der Regel weniger als 60 Prozent Feuchtigkeit (Bestimmung des Trocknungsverlusts) enthalten.

Urtinkturen nach Vorschrift 1.1.7 mit einem Ethanolgehalt von etwa 35 % (*V/V*) werden durch Mazeration wie nachfolgend beschrieben hergestellt.

Die Pflanzen oder Pflanzenteile werden in angemessener Weise zerkleinert.

Von einer Probe wird der Trocknungsverlust (2.2.32) bestimmt. Falls nichts anderes vorgeschrieben ist, wird dieser mit 2,00 bis 5,00 g zerkleinertem Ausgangsstoff durch 2 h langes Trocknen bei 105 °C bestimmt.

Die Pflanzenmasse wird sofort nach dem Zerkleinern mit mindestens der Hälfte ihrer Masse Ethanol 50 % (*V/V*) versetzt und in gut verschlossenen Gefäßen aufbewahrt.

Die für die Einwaage m an Ausgangsstoff erforderliche Menge A_3 an Ethanol 50 % (*V/V*) in Kilogramm wird nach folgender Formel berechnet. Vom berechneten Wert für A_3 wird die bereits zugesetzte Menge an Ethanol 50 % (*V/V*) subtrahiert und die fehlende Menge der Mischung zugesetzt.

$$\frac{2 \cdot m \cdot T}{100}$$

m = Einwaage des Ausgangsstoffs in Kilogramm
T = Trocknungsverlust der Probe in Prozent

Der Ansatz wird mindestens 10 Tage lang unter wiederholtem Schütteln stehen gelassen. Die Mischung wird anschließend ausgepresst und die erhaltene Flüssigkeit filtriert.

Einstellung auf einen in der Einzelmonographie geforderten Wert

Der Trockenrückstand (2.8.16) in Prozent oder, falls in der Monographie vorgeschrieben, der Gehalt des zuvor erhaltenen Filtrats in Prozent wird bestimmt. Die zur Einstellung auf den vorgeschriebenen Wert erforderliche Menge A_1 an Ethanol 36 % (*V/V*) in Kilogramm wird nach folgender Formel berechnet:

$$\frac{m \cdot (N_x - N_0)}{N_0}$$

m = Masse des Filtrats in Kilogramm
N_0 = in der Einzelmonographie geforderter Wert für den Trockenrückstand oder den Gehalt, angegeben in Prozent
N_x = Trockenrückstand oder Gehalt des Filtrats, angegeben in Prozent

Das Filtrat wird mit der berechneten Menge Ethanol 36 % (*V/V*) gemischt, mindestens 5 Tage lang stehen gelassen und anschließend falls erforderlich filtriert.

Potenzierung

Die 1. „Dezimalverdünnung" (D1) wird aus
3 Teilen Urtinktur und
7 Teilen Ethanol 36 % (*V/V*),

die 2. Dezimalverdünnung (D2) wird aus
1 Teil der 1. Dezimalverdünnung und
9 Teilen Ethanol 18 % (*V/V*)
hergestellt.

Die folgenden Dezimalverdünnungen werden wie für die D2 beschrieben hergestellt.

Vorschrift 1.1.8 (Vorschrift 4a des HAB: Urtinkturen aus getrocknetem Pflanzenmaterial)

Die Vorschrift 1.1.8 wird in der Regel bei der Verarbeitung von getrockneten Pflanzen oder Pflanzenteilen angewendet.

Falls nichts anderes in der Einzelmonographie vorgeschrieben ist, werden Urtinkturen nach Vorschrift 1.1.8 wie nachfolgend beschrieben durch Mazeration oder Perkolation aus 1 Teil getrockneter pflanzlicher Droge und 10 Teilen Ethanol geeigneter Konzentration (wasserfrei; 96 % (*V/V*); 90 % (*V/V*); 80 % (*V/V*); 70 % (*V/V*); 50 % (*V/V*); 36 % (*V/V*); 18 % (*V/V*)) hergestellt.

Herstellung durch Mazeration: Falls nichts anderes vorgeschrieben ist, wird die pflanzliche Droge in angemessener Weise zerkleinert, sorgfältig mit Ethanol geeigneter Konzentration gemischt und eine angemessene Zeit lang in einem verschlossenen Gefäß stehen gelassen. Der Rückstand wird vom Ethanol abgetrennt und, falls erforderlich, ausgepresst. Im letzteren Fall werden die beiden erhaltenen Flüssigkeiten vereinigt.

Herstellung durch Perkolation: Falls erforderlich wird die pflanzliche Droge in angemessener Weise zerkleinert, sorgfältig mit einem Teil des Ethanols geeigneter Konzentration gemischt und eine angemessene Zeit lang stehen gelassen. Die Mischung wird in einen Perkolator gefüllt und das Perkolat bei Raumtemperatur langsam fließen gelassen, wobei sichergestellt sein muss, dass die zu extrahierende Pflanzenmasse immer mit verbleibendem Ethanol bedeckt ist. Der Rückstand kann ausgepresst und die ausgepresste Flüssigkeit mit dem Perkolat vereinigt werden.

Ist eine Einstellung auf einen vorgeschriebenen Wert erforderlich, wird die benötigte Menge A_1 an Ethanol in Kilogramm für die zur Herstellung vorgeschriebene oder verwendete Konzentration nach folgender Formel berechnet:

$$\frac{m \cdot (N_x - N_0)}{N_0}$$

m = Masse des Mazerats oder Perkolats in Kilogramm
N_0 = in der Einzelmonographie geforderter Wert für den Trockenrückstand oder den Gehalt, angegeben in Prozent
N_x = Trockenrückstand oder Gehalt des Mazerats oder Perkolats, angegeben in Prozent

Das Mazerat oder Perkolat wird mit der berechneten Menge Ethanol geeigneter Konzentration gemischt, mindestens 5 Tage lang stehen gelassen und anschließend falls erforderlich filtriert.

Potenzierung

Die Urtinktur (∅) entspricht in diesem Fall der 1. Dezimalverdünnung (∅ = D1).

Die 2. Dezimalverdünnung (D2) wird aus
1 Teil Urtinktur (D1) und
9 Teilen Ethanol gleicher Konzentration,

die 3. Dezimalverdünnung (D3) wird aus
1 Teil der 2. Dezimalverdünnung und
9 Teilen Ethanol gleicher Konzentration
hergestellt.

Zur Herstellung der 4. Dezimalverdünnung und nachfolgender Dezimalverdünnungen wird Ethanol 50 % (*V/V*) verwendet, sofern keine andere Ethanolkonzentration vorgeschrieben ist, und wie für die D3 beschrieben verfahren.

Die 1. „Centesimalverdünnung" (C1) wird aus
10 Teilen Urtinktur (D1) und
90 Teilen Ethanol gleicher Konzentration,

die 2. Centesimalverdünnung (C2) wird aus
1 Teil der 1. Centesimalverdünnung und
99 Teilen Ethanol 50 % (*V/V*), sofern keine andere Ethanolkonzentration vorgeschrieben ist,
hergestellt.

Die folgenden Centesimalverdünnungen werden wie für die C2 beschrieben hergestellt.

Vorschrift 1.1.9 (Vorschrift 4b des HAB: Urtinkturen aus tierischem Material)

Die Vorschrift 1.1.9 wird in der Regel bei der Verarbeitung von Ausgangsstoffen tierischen Ursprungs angewendet. Pathologisches Material wird ausgeschlossen.

Falls nichts anderes in der Einzelmonographie vorgeschrieben ist, werden Urtinkturen nach Vorschrift 1.1.9 wie nachfolgend beschrieben durch Mazeration oder Perkolation aus 1 Teil Ausgangsstoff und 10 Teilen Ethanol geeigneter Konzentration (wasserfrei; 96 % (*V/V*); 90 % (*V/V*); 80 % (*V/V*); 70 % (*V/V*); 50 % (*V/V*); 36 % (*V/V*); 18 % (*V/V*)) hergestellt.

Herstellung durch Mazeration: Falls nichts anderes vorgeschrieben ist, wird der Ausgangsstoff in angemessener Weise zerkleinert, sorgfältig mit Ethanol geeigneter Konzentration gemischt und eine angemessene Zeit lang in einem verschlossenen Gefäß stehen gelassen. Der Rückstand wird vom Ethanol abgetrennt und, falls erforderlich, ausgepresst. Im letzteren Fall werden die beiden erhaltenen Flüssigkeiten vereinigt.

Herstellung durch Perkolation: Falls erforderlich wird der Ausgangsstoff in angemessener Weise zerkleinert, sorgfältig mit einem Teil des Ethanols geeigneter Konzentration gemischt und eine angemessene Zeit lang stehen gelassen. Die Mischung wird in einen Perkolator gefüllt und das Perkolat bei Raumtemperatur langsam fließen gelassen, wobei sichergestellt sein muss, dass der zu extrahierende Ausgangsstoff immer mit verbleibendem Ethanol bedeckt ist. Der Rückstand kann ausgepresst und die ausgepresste Flüssigkeit mit dem Perkolat vereinigt werden.

Ist eine Einstellung auf einen vorgeschriebenen Wert erforderlich, wird die benötigte Menge A_1 an Ethanol in Kilogramm für die zur Herstellung vorgeschriebene oder verwendete Konzentration nach folgender Formel berechnet:

$$\frac{m \cdot (N_x - N_0)}{N_0}$$

m = Masse des Mazerats oder Perkolats in Kilogramm
N_0 = in der Einzelmonographie geforderter Wert für den Trockenrückstand oder den Gehalt, angegeben in Prozent
N_x = Trockenrückstand oder Gehalt des Mazerats oder Perkolats, angegeben in Prozent

Das Mazerat oder Perkolat wird mit der berechneten Menge Ethanol geeigneter Konzentration gemischt, mindestens 5 Tage lang stehen gelassen und anschließend falls erforderlich filtriert.

Potenzierung

Die Urtinktur (∅) entspricht in diesem Fall der 1. Dezimalverdünnung (∅ = D1).

Die 2. Dezimalverdünnung (D2) wird aus
1 Teil Urtinktur D1 und
9 Teilen Ethanol gleicher Konzentration,

die 3. Dezimalverdünnung (D3) wird aus
1 Teil der 2. Dezimalverdünnung und
9 Teilen Ethanol gleicher Konzentration
hergestellt.

Zur Herstellung der 4. Dezimalverdünnung und nachfolgender Dezimalverdünnungen wird Ethanol 50 % (*V/V*) verwendet, sofern keine andere Ethanolkonzentration vorgeschrieben ist, und wie für die D3 beschrieben verfahren.

Die 1. „Centesimalverdünnung“ (C1) wird aus
10 Teilen Urtinktur D1 und
90 Teilen Ethanol gleicher Konzentration,

die 2. Centesimalverdünnung (C2) wird aus
1 Teil der 1. Centesimalverdünnung und
99 Teilen Ethanol 50 % (*V/V*), sofern keine andere Ethanolkonzentration vorgeschrieben ist,
hergestellt.

Die folgenden Centesimalverdünnungen werden wie für die C2 beschrieben hergestellt.

Vorschrift 1.1.10 (Französisches Arzneibuch)

Die Vorschrift 1.1.10 wird in der Regel bei der Verarbeitung von Pflanzen oder Pflanzenteilen angewendet. Der Zustand der Pflanzen oder Pflanzenteile, frisch oder getrocknet, wird in der Einzelmonographie angegeben.

Urtinkturen nach Vorschrift 1.1.10 werden durch Mazeration hergestellt.

Die Pflanzen oder Pflanzenteile werden in angemessener Weise zerkleinert.

Von einer Probe wird der Trocknungsverlust (2.2.32) durch 2 h langes Trocknen bei 105 °C oder der Wassergehalt (2.2.13) bestimmt. Unter Berücksichtigung des erhaltenen Werts wird die Pflanzenmasse mit der Menge Ethanol geeigneter Konzentration versetzt, die zur Herstellung einer 1/10-Urtinktur mit geeignetem Ethanolgehalt, falls nichts anderes vorgeschrieben ist, erforderlich ist, und mindestens 10 Tage lang mazerieren gelassen, wobei die Mischung ausreichend oft geschüttelt wird.

Der Rückstand wird vom Ethanol abgetrennt und ausgepresst, falls erforderlich unter Druck. Die erhaltenen Flüssigkeiten werden vereinigt, 48 h lang stehen gelassen und filtriert. Die Urtinktur kann, falls erforderlich, durch Zusatz von Ethanol der gleichen Konzentration wie der für ihre Herstellung verwendeten auf einen vorgeschriebenen Gehalt eingestellt werden.

Potenzierung

Die 1. „Dezimalverdünnung“ (D1) wird aus
1 Teil Urtinktur und
9 Teilen Ethanol der geeigneten Konzentration,

die 2. Dezimalverdünnung (D2) wird aus
1 Teil der 1. Dezimalverdünnung und
9 Teilen Ethanol der geeigneten Konzentration
hergestellt.

Die folgenden Dezimalverdünnungen werden wie für die D2 beschrieben mit Ethanol der geeigneten Konzentration hergestellt.

Die 1. „Centesimalverdünnung“ (C1) wird aus
1 Teil Urtinktur und
99 Teilen Ethanol der geeigneten Konzentration,

die 2. Centesimalverdünnung (C2) wird aus
1 Teil der 1. Centesimalverdünnung und
99 Teilen Ethanol der geeigneten Konzentration
hergestellt.

Die folgenden Centesimalverdünnungen werden wie für die C2 beschrieben mit Ethanol der geeigneten Konzentration hergestellt.

Vorschrift 1.1.11 (Französisches Arzneibuch)

Die Vorschrift 1.1.11 wird in der Regel bei der Verarbeitung von Ausgangsstoffen tierischen Ursprungs angewendet. Pathologisches Material wird ausgeschlossen.

Urtinkturen nach Vorschrift 1.1.11 werden durch Mazeration hergestellt.

Das Masseverhältnis von Ausgangsstoff zu Urtinktur beträgt im Allgemeinen 1:20. Der in angemessener Weise zerkleinerte Ausgangsstoff wird mit der Menge Ethanol geeigneter Konzentration versetzt, die für die Herstellung einer 1/20-Urtinktur erforderlich ist, und mindestens 10 Tage lang mazerieren gelassen, wobei die Mischung ausreichend oft geschüttelt wird. Anschließend wird die Flüssigkeit dekantiert und filtriert. Das Filtrat wird 48 h lang stehen gelassen und erneut filtriert. Die Urtinktur kann, falls erforderlich, durch Zusatz von Ethanol der gleichen Konzentration wie der für ihre Herstellung verwendeten auf einen vorgeschriebenen Gehalt eingestellt werden.

Potenzierung

Die 1. Dezimalverdünnung (D1) wird aus
1 Teil Urtinktur und
9 Teilen Ethanol der geeigneten Konzentration,

die 2. Dezimalverdünnung (D2) wird aus
1 Teil der 1. Dezimalverdünnung und
9 Teilen Ethanol der geeigneten Konzentration
hergestellt.

Die folgenden Dezimalverdünnungen werden wie für die D2 beschrieben mit Ethanol der geeigneten Konzentration hergestellt.

Die 1. Centesimalverdünnung (C1) wird aus
1 Teil Urtinktur und
99 Teilen Ethanol der geeigneten Konzentration,

die 2. Centesimalverdünnung (C2) wird aus
1 Teil der 1. Centesimalverdünnung und
99 Teilen Ethanol der geeigneten Konzentration
hergestellt.

Die folgenden Centesimalverdünnungen werden wie für die C2 beschrieben mit Ethanol der geeigneten Konzentration hergestellt.

Vorschrift 1.2 Wässrig-alkoholische Urtinkturen mit Wärmebehandlung

Vorschrift 1.2.1, 1.2.2 Ethanolische Digestionen (Vorschrift 18a, 18b des HAB: Urtinkturen mit Wärmebehandlung)

Die Vorschriften 1.2.1 und 1.2.2 werden bei der Verarbeitung von frischen Pflanzen oder Pflanzenteilen angewendet, die in der Regel weniger als 70 Prozent Presssaft und mehr als 60 Prozent Feuchtigkeit (Trocknungsverlust) und weder ätherische Öle noch Harze enthalten.

Urtinkturen nach Vorschrift 1.2.1 mit einem Ethanolgehalt von etwa 50 % (*V/V*) und Urtinkturen nach Vorschrift 1.2.2 mit einem Ethanolgehalt von etwa 36 % (*V/V*) sind ethanolische Digestionen, die durch Wärmebehandlung und zusätzliche Mazeration wie nachfolgend beschrieben hergestellt werden.

Die Pflanzen oder Pflanzenteile werden in angemessener Weise zerkleinert.

Von einer Probe wird der Trocknungsverlust (2.2.32) bestimmt. Falls nichts anderes vorgeschrieben ist, wird dieser mit 2,00 bis 5,00 g zerkleinertem Ausgangsstoff duch 2 h langes Trocknen bei 105 °C bestimmt.

Die Pflanzenmasse wird sofort nach dem Zerkleinern mit mindestens der Hälfte ihrer Masse Ethanol der nachfolgend vorgeschriebenen Konzentration versetzt und in gut verschlossenen Gefäßen aufbewahrt:

- Vorschrift 1.2.1: Ethanol 90 % (*V/V*)
- Vorschrift 1.2.2: Ethanol 70 % (*V/V*)

Die für die Einwaage *m* an Ausgangsstoff erforderliche Menge A_2 an Ethanol geeigneter Konzentration in Kilogramm wird nach folgender Formel berechnet. Vom berechneten Wert für A_2 wird die bereits zugesetzte Menge Ethanol geeigneter Konzentration subtrahiert und die fehlende Menge der Mischung zugesetzt.

$$\frac{m \cdot T}{100}$$

m = Masse des Ausgangsstoffs in Kilogramm
T = Trocknungsverlust der Probe in Prozent

Die Mischung wird mit der gesamten Menge an Ethanol geeigneter Konzentration in einem abgedeckten Gefäß auf 37 °C erwärmt. Die Temperatur wird 1 h lang unter gelegentlichem Schütteln gehalten. Nach dem Abkühlen wird die Mischung mindestens 10 Tage lang stehen gelassen, ab und zu geschüttelt, anschließend ausgepresst und der erhaltene Presssaft filtriert.

Einstellung auf einen in der Einzelmonographie geforderten Wert

Der Trockenrückstand (2.8.16) in Prozent oder, falls in der Monographie vorgeschrieben, der Gehalt des zuvor erhaltenen Filtrats in Prozent wird bestimmt. Die zur Einstellung auf den vorgeschriebenen Wert erforderliche Menge A_1 an Ethanol geeigneter Konzentration in Kilogramm wird nach folgender Formel berechnet:

$$\frac{m \cdot (N_x - N_0)}{N_0}$$

m = Masse des Filtrats in Kilogramm
N_0 = in der Einzelmonographie geforderter Wert für den Trockenrückstand oder den Gehalt, angegeben in Prozent
N_x = Trockenrückstand oder Gehalt des Filtrats, angegeben in Prozent

Das Filtrat wird mit der erforderlichen Menge Ethanol der nachfolgend vorgeschriebenen Konzentration gemischt:

- Vorschrift 1.2.1: Ethanol 50 % (*V/V*)
- Vorschrift 1.2.2: Ethanol 36 % (*V/V*)

Die Mischung wird mindestens 5 Tage lang stehen gelassen und anschließend falls erforderlich filtriert.

Potenzierung

Die 1. „Dezimalverdünnung“ (D1) wird aus
2 Teilen Urtinktur und
8 Teilen Ethanol 50 % (*V/V*) (Vorschrift 1.2.1) oder Ethanol 36 % (*V/V*) (Vorschrift 1.2.2),

die 2. Dezimalverdünnung (D2) aus
1 Teil der 1. Dezimalverdünnung und
9 Teilen Ethanol 36 % (*V/V*) (Vorschrift 1.2.1) oder Ethanol 18 % (*V/V*) (Vorschrift 1.2.2),

die 3. Dezimalverdünnung (D3) aus
1 Teil der 2. Dezimalverdünnung und
9 Teilen Ethanol 18 % (*V/V*)
hergestellt.

Die folgenden Dezimalverdünnungen werden wie für die D3 beschrieben hergestellt.

Vorschrift 1.2.3, 1.2.4, 1.2.5 Ethanolische Digestionen (Vorschrift 18c, 18d, 18e des HAB: Urtinkturen mit Wärmebehandlung)

Die Vorschriften 1.2.3, 1.2.4 und 1.2.5 werden bei der Verarbeitung von frischen Pflanzen oder Pflanzenteilen angewendet, die ätherische Öle oder Harze oder in der Regel weniger als 60 Prozent Feuchtigkeit enthalten.

Urtinkturen nach Vorschrift 1.2.3 mit einem Ethanolgehalt von etwa 65 % (*V/V*), Urtinkturen nach Vorschrift 1.2.4 mit einem Ethanolgehalt von etwa 57 % (*V/V*) und Urtinkturen nach Vorschrift 1.2.5 mit einem Ethanolgehalt von etwa 35 % (*V/V*) sind ethanolische Digestionen, die durch Wärmebehandlung und zusätzliche Mazeration wie nachfolgend beschrieben hergestellt werden.

Die Pflanzen oder Pflanzenteile werden in angemessener Weise zerkleinert.

Der Gehalt an Wasser (2.2.13) oder der Trocknungsverlust (2.2.32) wird bestimmt. Falls nichts anderes vorgeschrieben ist, wird der Trocknungsverlust mit 2,00 bis 5,00 g zerkleinertem Ausgangsstoff durch 2 h langes Trocknen bei 105 °C bestimmt.

Die Pflanzenmasse wird sofort nach dem Zerkleinern mit mindestens der Hälfte ihrer Masse Ethanol der nachfolgend vorgeschriebenen Konzentration versetzt und in gut verschlossenen Gefäßen aufbewahrt:

- Vorschrift 1.2.3: Ethanol 90 % (*V/V*)
- Vorschrift 1.2.4: Ethanol 80 % (*V/V*)
- Vorschrift 1.2.5: Ethanol 50 % (*V/V*)

Die für die Einwaage *m* an Ausgangsstoff erforderliche Menge A_3 an Ethanol geeigneter Konzentration in Kilogramm wird nach folgender Formel berechnet. Vom berechneten Wert für A_3 wird die bereits zugesetzte Menge Ethanol geeigneter Konzentration subtrahiert und die fehlende Menge der Mischung zugesetzt.

$$\frac{2 \cdot m \cdot T}{100}$$

m = Masse des Ausgangsstoffs in Kilogramm
T = Trocknungsverlust der Probe in Prozent

Die Mischung wird mit der gesamten Menge an Ethanol geeigneter Konzentration in einem abgedeckten Gefäß auf 37 °C erwärmt. Die Temperatur wird 1 h lang unter gelegentlichem Schütteln gehalten. Nach dem Abkühlen wird die Mischung mindestens 10 Tage lang stehen gelassen, ab und zu geschüttelt, anschließend ausgepresst und der erhaltene Presssaft filtriert.

Einstellung auf einen in der Einzelmonographie geforderten Wert

Der Trockenrückstand (2.8.16) in Prozent oder, falls in der Monographie vorgeschrieben, der Gehalt des zuvor erhaltenen Filtrats in Prozent wird bestimmt. Die zur Einstellung auf den vorgeschriebenen Wert erforderliche Menge A_1 an Ethanol geeigneter Konzentration in Kilogramm wird nach folgender Formel berechnet:

$$\frac{m \cdot (N_x - N_0)}{N_0}$$

m = Masse des Filtrats in Kilogramm
N_0 = in der Einzelmonographie geforderter Wert für den Trockenrückstand oder den Gehalt, angegeben in Prozent
N_x = Trockenrückstand oder Gehalt des Filtrats, angegeben in Prozent

Das Filtrat wird mit der erforderlichen Menge Ethanol der nachfolgend vorgeschriebenen Konzentration gemischt:
- Vorschrift 1.2.3: Ethanol 70 % (*V/V*)
- Vorschrift 1.2.4: Ethanol 50 % (*V/V*)
- Vorschrift 1.2.5: Ethanol 36 % (*V/V*)

Die Mischung wird mindestens 5 Tage lang stehen gelassen und anschließend falls erforderlich filtriert.

Potenzierung

Die 1. „Dezimalverdünnung“ (D1) wird aus
3 Teilen Urtinktur und
7 Teilen Ethanol 70 % (*V/V*) (Vorschrift 1.2.3), Ethanol 50 % (*V/V*) (Vorschrift 1.2.4) oder Ethanol 36 % (*V/V*) (Vorschrift 1.2.5)

die 2. Dezimalverdünnung (D2) aus
1 Teil der 1. Dezimalverdünnung und
9 Teilen Ethanol 50 % (*V/V*) (Vorschrift 1.2.3), Ethanol 36 % (*V/V*) (Vorschrift 1.2.4) oder Ethanol 18 % (*V/V*) (Vorschrift 1.2.5)
hergestellt.

Die folgenden Dezimalverdünnungen werden entsprechend hergestellt, wobei die Ethanolkonzentration mit jedem Verdünnungsschritt entsprechend der Reihenfolge Ethanol 70 % (*V/V*) – Ethanol 50 % (*V/V*) – Ethanol 36 % (*V/V*) – Ethanol 18 % (*V/V*) reduziert wird.

Vorschrift 1.2.6 Ethanolische Digestionen (Vorschrift 18f des HAB: Urtinkturen mit Wärmebehandlung)

Die Vorschrift 1.2.6 wird bei der Verarbeitung von getrockneten Pflanzen oder Pflanzenteilen angewendet.

Urtinkturen nach Vorschrift 1.2.6 sind ethanolische Digestionen, die durch Wärmebehandlung und zusätzliche Mazeration wie nachfolgend beschrieben hergestellt werden. Wenn in der Einzelmonographie nichts anderes vorgeschrieben ist, werden 1 Teil getrocknete Pflanzen oder Pflanzenteile und 10 Teile Ethanol geeigneter Konzentration (Ethanol 96 % (*V/V*), Ethanol 90 % (*V/V*), Ethanol 80 % (*V/V*), Ethanol 70 % (*V/V*), Ethanol 50 % (*V/V*), Ethanol 36 % (*V/V*), Ethanol 18 % (*V/V*)) gemischt.

Falls nichts anderes vorgeschrieben ist, werden die Pflanzen oder Pflanzenteile in angemessener Weise zerkleinert und mit der gesamten Menge Ethanol geeigneter Konzentration sorgfältig gemischt. Die Mischung wird in einem abgedeckten Gefäß auf 37 °C erwärmt. Die Temperatur wird 1 h lang unter gelegentlichem Schütteln gehalten. Nach dem Abkühlen wird die Mischung im verschlossenen Gefäß eine angemessene Zeit lang stehen gelassen. Nach Sedimentation wird der Überstand dekantiert und der Rückstand falls erforderlich ausgepresst. In letzterem Fall werden die beiden erhaltenen Flüssigkeiten vereinigt und filtriert.

Einstellung auf einen in der Einzelmonographie geforderten Wert

Der Trockenrückstand (2.8.16) in Prozent oder, falls in der Monographie vorgeschrieben, der Gehalt des zuvor erhaltenen Filtrats in Prozent wird bestimmt. Die zur Einstellung auf den vorgeschriebenen Wert erforderliche oder die zur Herstellung vorgeschriebene oder verwendete Menge A_1 an Ethanol geeigneter Konzentration in Kilogramm wird nach folgender Formel berechnet:

$$\frac{m \cdot (N_x - N_0)}{N_0}$$

m = Masse des Filtrats in Kilogramm
N_0 = in der Einzelmonographie geforderter Wert für den Trockenrückstand oder den Gehalt, angegeben in Prozent
N_x = Trockenrückstand oder Gehalt des Filtrats, angegeben in Prozent

Das Filtrat wird mit der berechneten Menge Ethanol geeigneter Konzentration gemischt. Die Mischung wird mindestens 5 Tage lang stehen gelassen und anschließend falls erforderlich filtriert.

Potenzierung

Die Urtinktur entspricht der 1. „Dezimalverdünnung“ (∅ = D1).

Die 2. Dezimalverdünnung (D2) wird aus
1 Teil Urtinktur (D1) und
9 Teilen Ethanol gleicher Konzentration
hergestellt.

Die folgenden Dezimalverdünnungen werden entsprechend hergestellt, wobei die Ethanolkonzentration mit jedem Verdünnungsschritt entsprechend der Reihenfolge Ethanol 96 % (*V/V*) – Ethanol 90 % (*V/V*) – Ethanol 80 % (*V/V*) – Ethanol 70 % (*V/V*) – Ethanol 50 % (*V/V*) – Ethanol 36 % (*V/V*) – Ethanol 18 % (*V/V*) reduziert wird.

Vorschrift 1.2.7, 1.2.8 Ethanolische Dekokte (Vorschrift 19a, 19b des HAB: Urtinkturen mit Wärmebehandlung)

Die Vorschriften 1.2.7 und 1.2.8 werden bei der Verarbeitung von frischen Pflanzen oder Pflanzenteilen angewendet, die in der Regel weniger als 70 Prozent Presssaft und mehr als 60 Prozent Feuchtigkeit (Trocknungsverlust) und weder ätherisches Öl noch Harz enthalten.

Urtinkturen nach Vorschrift 1.2.7 mit einem Ethanolgehalt von etwa 50 % (*V/V*) und Urtinkturen nach Vorschrift 1.2.8 mit einem Ethanolgehalt von etwa 36 % (*V/V*) sind ethanolische Dekokte, die durch Abkochung und zusätzliche Mazeration wie nachfolgend beschrieben hergestellt werden.

Die Pflanzen oder Pflanzenteile werden in angemessener Weise zerkleinert.

Von einer Probe wird der Trocknungsverlust (2.2.32) bestimmt. Falls nichts anderes vorgeschrieben ist, wird der Trocknungsverlust mit 2,00 bis 5,00 g zerkleinertem Ausgangsstoff durch 2 h langes Trocknen bei 105 °C bestimmt.

Die Pflanzenmasse wird sofort nach dem Zerkleinern mit mindestens der Hälfte ihrer Masse Ethanol der nachfolgend beschriebenen Konzentration versetzt und in gut verschlossenen Gefäßen aufbewahrt:

- Vorschrift 1.2.7: Ethanol 90 % (*V/V*)
- Vorschrift 1.2.8: Ethanol 70 % (*V/V*)

Die für die Einwaage *m* an Ausgangsstoff erforderliche Menge A_2 an Ethanol geeigneter Konzentration in Kilogramm wird nach folgender Formel berechnet. Vom berechneten Wert für A_2 wird die bereits zugesetzte Menge Ethanol geeigneter Konzentration subtrahiert und die fehlende Menge der Mischung zugesetzt.

$$\frac{m \cdot T}{100}$$

m = Masse des Ausgangsstoffs in Kilogramm
T = Trocknungsverlust der Probe in Prozent

Falls nichts anderes in der Einzelmonographie vorgeschrieben ist, wird die Mischung mit der gesamten Menge Ethanol geeigneter Konzentration unter Rückflusskühlung zum Sieden erhitzt und 30 min lang im Sieden gehalten. Nach dem Abkühlen oder Erkaltenlassen wird die Mischung 12 bis 36 h lang in einem verschlossenen Gefäß stehen gelassen. Die Mischung wird anschließend ausgepresst und der erhaltene Presssaft filtriert.

Einstellung auf einen in der Einzelmonographie geforderten Wert

Der Trockenrückstand (2.8.16) in Prozent oder, falls in der Monographie vorgeschrieben, der Gehalt des zuvor erhaltenen Filtrats in Prozent wird bestimmt. Die zur Einstellung auf den vorgeschriebenen Wert erforderliche Menge A_1 an Ethanol geeigneter Konzentration in Kilogramm wird nach folgender Formel berechnet:

$$\frac{m \cdot (N_x - N_0)}{N_0}$$

m = Masse des Filtrats in Kilogramm
N_0 = in der Einzelmonographie geforderter Wert für den Trockenrückstand oder den Gehalt, angegeben in Prozent
N_x = Trockenrückstand oder Gehalt des Filtrats, angegeben in Prozent

Das Filtrat wird mit der erforderlichen Menge Ethanol der nachfolgend vorgeschriebenen Konzentration gemischt:

- Vorschrift 1.2.7: Ethanol 50 % (*V/V*)
- Vorschrift 1.2.8: Ethanol 36 % (*V/V*)

Die Mischung wird mindestens 5 Tage lang stehen gelassen und anschließend falls erforderlich filtriert.

Potenzierung

Die 1. „Dezimalverdünnung" (D1) wird aus
2 Teilen Urtinktur und
8 Teilen Ethanol 50 % (*V/V*) (Vorschrift 1.2.7) oder Ethanol 36 % (*V/V*) (Vorschrift 1.2.8),

die 2. Dezimalverdünnung (D2) aus
1 Teil der 1. Dezimalverdünnung und
9 Teilen Ethanol 36 % (*V/V*) (Vorschrift 1.2.7) oder Ethanol 18 % (*V/V*) (Vorschrift 1.2.8)
hergestellt.

Die 3. Dezimalverdünnung (D3) wird aus
1 Teil der 2. Dezimalverdünnung und
9 Teilen Ethanol 18 % (*V/V*)
hergestellt.

Die folgenden Dezimalverdünnungen werden wie für die D3 beschrieben hergestellt.

Vorschrift 1.2.9, 1.2.10, 1.2.11 Ethanolische Dekokte (Vorschrift 19c, 19d, 19e des HAB: Urtinkturen mit Wärmebehandlung)

Die Vorschriften 1.2.9, 1.2.10 und 1.2.11 werden bei der Verarbeitung von frischen Pflanzen oder Pflanzenteilen angewendet, die ätherische Öle oder Harze oder in der Regel weniger als 65 Prozent Feuchtigkeit enthalten.

Urtinkturen nach Vorschrift 1.2.9 mit einem Ethanolgehalt von etwa 65 % (*V/V*), Urtinkturen nach Vorschrift 1.2.10 mit einem Ethanolgehalt von etwa 57 % (*V/V*) und Urtinkturen nach Vorschrift 1.2.11 mit einem Ethanolgehalt von etwa 35 % (*V/V*) sind ethanolische Dekokte, die durch Abkochung und zusätzliche Mazeration wie nachfolgend beschrieben hergestellt werden.

Die Pflanzen oder Pflanzenteile werden in angemessener Weise zerkleinert.

Der Gehalt an Wasser (2.2.13) oder der Trocknungsverlust (2.2.32) werden bestimmt. Falls nichts anderes vorgeschrieben ist, wird der Trocknungsverlust mit 2,00 bis 5,00 g zerkleinertem Ausgangsstoff durch 2 h langes Trocknen bei 105 °C bestimmt.

Die Pflanzenmasse wird sofort nach dem Zerkleinern mit mindestens der Hälfte ihrer Masse Ethanol der nachfolgend vorgeschriebenen Konzentration versetzt und in gut verschlossenen Gefäßen aufbewahrt:

- Vorschrift 1.2.9: Ethanol 90 % (*V/V*)
- Vorschrift 1.2.10: Ethanol 80 % (*V/V*)
- Vorschrift 1.2.11: Ethanol 50 % (*V/V*)

Die für die Einwaage m an Ausgangsstoff erforderliche Menge A_3 an Ethanol geeigneter Konzentration in Kilogramm wird nach folgender Formel berechnet. Vom berechneten Wert für A_3 wird die bereits zugesetzte Menge Ethanol geeigneter Konzentration subtrahiert und die fehlende Menge der Mischung zugesetzt.

$$\frac{2 \cdot m \cdot T}{100}$$

m = Masse des Ausgangsstoffs in Kilogramm
T = Trocknungsverlust der Probe in Prozent

Falls nichts anderes in der Einzelmonographie vorgeschrieben ist, wird die Mischung mit der gesamten Menge Ethanol geeigneter Konzentration unter Rückflusskühlung zum Sieden erhitzt und 30 min lang im Sieden gehalten. Nach dem Abkühlen oder Erkaltenlassen wird die Mischung 12 bis 36 h lang in einem verschlossenen Gefäß stehen gelassen. Die Mischung wird anschließend ausgepresst und der erhaltene Presssaft filtriert.

Einstellung auf einen in der Einzelmonographie geforderten Wert

Der Trockenrückstand (2.8.16) in Prozent oder, falls in der Monographie vorgeschrieben, der Gehalt des zuvor erhaltenen Filtrats in Prozent wird bestimmt. Die zur Einstellung auf den vorgeschriebenen Wert erforderliche Menge A_1 an Ethanol geeigneter Konzentration in Kilogramm wird nach folgender Formel berechnet:

$$\frac{m \cdot (N_x - N_0)}{N_0}$$

m = Masse des Filtrats in Kilogramm
N_0 = in der Einzelmonographie geforderter Wert für den Trockenrückstand oder den Gehalt, angegeben in Prozent
N_x = Trockenrückstand oder Gehalt des Filtrats, angegeben in Prozent

Das Filtrat wird mit der erforderlichen Menge Ethanol der nachfolgend vorgeschriebenen Konzentration gemischt:

- Vorschrift 1.2.9: Ethanol 70 % (*V/V*)
- Vorschrift 1.2.10: Ethanol 50 % (*V/V*)
- Vorschrift 1.2.11: Ethanol 36 % (*V/V*)

Die Mischung wird mindestens 5 Tage lang stehen gelassen und anschließend falls erforderlich filtriert.

Potenzierung

Die 1. „Dezimalverdünnung" (D1) wird aus
3 Teilen Urtinktur und
7 Teilen Ethanol 70 % (*V/V*) (Vorschrift 1.2.9), Ethanol 50 % (*V/V*) (Vorschrift 1.2.10) oder Ethanol 36 % (*V/V*) (Vorschrift 1.2.11),

die 2. Dezimalverdünnung (D2) aus
1 Teil der 1. Dezimalverdünnung und
9 Teilen Ethanol 50 % (*V/V*) (Vorschrift 1.2.9), Ethanol 36 % (*V/V*) (Vorschrift 1.2.10) oder Ethanol 18 % (*V/V*) (Vorschrift 1.2.11)
hergestellt.

Die folgenden Dezimalverdünnungen werden entsprechend hergestellt, wobei die Ethanolkonzentration mit jedem Verdünnungsschritt entsprechend der Reihenfolge Ethanol 70 % (*V/V*) – Ethanol 50 % (*V/V*) – Ethanol 36 % (*V/V*) – Ethanol 18 % (*V/V*) reduziert wird.

Vorschrift 1.2.12 Ethanolische Dekokte (Vorschrift 19f des HAB: Urtinkturen mit Wärmebehandlung)

Die Vorschrift 1.2.12 wird bei der Verarbeitung von getrockneten Pflanzen oder Pflanzenteilen angewendet.

Urtinkturen nach Vorschrift 1.2.12 sind ethanolische Dekokte, die durch Abkochung und zusätzliche Mazeration wie nachfolgend beschrieben hergestellt werden.

Falls in der Einzelmonographie nicht anders vorgeschrieben, werden 1 Teil getrocknete Pflanzen oder Pflanzenteile und 10 Teile Ethanol geeigneter Konzentration (Ethanol 96 % (*V/V*), Ethanol 90 % (*V/V*), Ethanol 80 % (*V/V*), Ethanol 70 % (*V/V*), Ethanol 50 % (*V/V*), Ethanol 36 % (*V/V*), Ethanol 18 % (*V/V*)) gemischt.

Wenn nichts anderes vorgeschrieben ist, werden die Pflanzen oder Pflanzenteile in angemessener Weise zerkleinert und mit der gesamten Menge Ethanol geeigneter Konzentration sorgfältig gemischt. Die Mischung wird unter Rückflusskühlung zum Sieden erhitzt und 30 min lang im Sieden gehalten. Nach dem Abkühlen oder Erkaltenlassen wird die Mischung 12 bis 36 h lang in einem verschlossen Gefäß stehen gelassen. Nach Sedimentation wird der Überstand dekantiert und der Rückstand falls erforderlich ausgepresst. In letzterem Fall werden die beiden erhaltenen Flüssigkeiten vereinigt und filtriert.

Einstellung auf einen in der Einzelmonographie geforderten Wert

Der Trockenrückstand (2.8.16) in Prozent oder, falls in der Monographie vorgeschrieben, der Gehalt des zuvor erhaltenen Filtrats in Prozent wird bestimmt. Die zur Einstellung auf den vorgeschriebenen Wert erforderliche Menge A_1 an Ethanol geeigneter Konzentration in Kilogramm wird nach folgender Formel berechnet:

$$\frac{m \cdot (N_x - N_0)}{N_0}$$

m = Masse des Filtrats in Kilogramm
N_0 = in der Einzelmonographie geforderter Wert für den Trockenrückstand oder den Gehalt, angegeben in Prozent
N_x = Trockenrückstand oder Gehalt des Filtrats, angegeben in Prozent

Das Filtrat wird mit der erforderlichen Menge Ethanol geeigneter Konzentration gemischt. Die Mischung wird

Homöopathie

mindestens 5 Tage lang stehen gelassen und anschließend falls erforderlich filtriert.

Potenzierung

Die Urtinktur entspricht der 1. „Dezimalverdünnung" (∅ = D1).

Die 2. Dezimalverdünnung (D2) wird aus
1 Teil Urtinktur (D1) und
9 Teilen Ethanol der gleichen Konzentration
hergestellt.

Die folgenden Dezimalverdünnungen werden entsprechend hergestellt, wobei die Ethanolkonzentration mit jedem Verdünnungsschritt entsprechend der Reihenfolge Ethanol 96 % (*V/V*) – Ethanol 90 % (*V/V*) – Ethanol 80 % (*V/V*) – Ethanol 70 % (*V/V*) – Ethanol 50 % (*V/V*) – Ethanol 36 % (*V/V*) – Ethanol 18 % (*V/V*) reduziert wird.

Vorschrift 1.2.13 Ethanolische Infuse (Vorschrift 20 des HAB: Urtinkturen mit Wärmebehandlung)

Die Vorschrift 1.2.13 wird bei der Verarbeitung von getrockneten Pflanzen oder Pflanzenteilen angewendet.

Urtinkturen nach Vorschrift 1.2.13 sind ethanolische Infuse, die durch Aufguss und zusätzliche Mazeration wie nachfolgend vorgeschrieben hergestellt werden.

Falls in der Einzelmonographie nicht anders vorgeschrieben, werden 1 Teil getrocknete Pflanzen oder Pflanzenteile und 10 Teile Ethanol geeigneter Konzentration (Ethanol 90 % (*V/V*), Ethanol 80 % (*V/V*), Ethanol 70 % (*V/V*), Ethanol 50 % (*V/V*), Ethanol 36 % (*V/V*), Ethanol 18 % (*V/V*)) gemischt. Die zum Erhalt der spezifizierten Ethanolkonzentrationen erforderlichen Mengen an Ethanol 96 % (*V/V*) und gereinigtem Wasser werden wie nachfolgend beschrieben getrennt zugesetzt.

Wenn nichts anderes vorgeschrieben ist, werden die Pflanzen oder Pflanzenteile in angemessener Weise zerkleinert und mit der gesamten Menge Ethanol 96 % (*V/V*) sorgfältig gemischt. Das Gefäß wird abgedeckt und 15 min lang stehen gelassen. Die Mischung wird anschließend mit zum Sieden erhitztem gereinigtem Wasser versetzt, unter Rückflusskühlung zum Sieden erhitzt und 5 min lang im Sieden gehalten. Nach dem Abkühlen oder Erkaltenlassen wird die Mischung 12 bis 36 h lang in einem verschlossenen Gefäß stehen gelassen. Nach Sedimentation wird der Überstand dekantiert und falls erforderlich der Rückstand ausgepresst. In letzterem Fall werden die beiden Flüssigkeiten vereinigt und filtriert.

Einstellung auf einen in der Einzelmonographie geforderten Wert

Der Trockenrückstand (2.8.16) in Prozent oder, falls vorgeschrieben, der Gehalt des zuvor erhaltenen Filtrats in Prozent wird bestimmt. Die zur Einstellung auf den vorgeschriebenen Wert erforderliche oder die zur Herstellung verwendete Menge A_1 an Ethanol geeigneter Konzentration in Kilogramm wird nach folgender Formel berechnet:

$$\frac{m \cdot (N_x - N_0)}{N_0}$$

m = Masse des Filtrats in Kilogramm
N_0 = in der Einzelmonographie geforderter Wert für den Trockenrückstand oder den Gehalt, angegeben in Prozent
N_x = Trockenrückstand oder Gehalt des Filtrats, angegeben in Prozent

Das Filtrat wird mit der erforderlichen Menge Ethanol geeigneter Konzentration gemischt. Die Mischung wird mindestens 5 Tage lang stehen gelassen und anschließend falls erforderlich filtriert.

Potenzierung

Die Urtinktur entspricht der 1. „Dezimalverdünnung" (∅ = D1).

Die 2. Dezimalverdünnung (D2) wird aus
1 Teil Urtinktur (D1) und
9 Teilen Ethanol gleicher Konzentration
hergestellt.

Die folgenden Dezimalverdünnungen werden entsprechend hergestellt, wobei die Ethanolkonzentration mit jedem Verdünnungsschritt entsprechend der Reihenfolge Ethanol 90 % (*V/V*) – Ethanol 80 % (*V/V*) – Ethanol 70 % (*V/V*) – Ethanol 50 % (*V/V*) – Ethanol 36 % (*V/V*) – Ethanol 18 % (*V/V*) reduziert wird.

Vorschrift 1.3 Wässrige Urtinkturen ohne Wärmebehandlung

Vorschrift 1.3.1 Wässrige Mazerate (Vorschrift 49 des HAB: Wässrige Urtinkturen)

Die Vorschrift 1.3.1 wird bei der Verarbeitung von frischen Pflanzen oder Pflanzenteilen angewendet.

Urtinkturen nach Vorschrift 1.3.1 sind wässrige Mazerate, die durch kurze Mazeration mit Wasser wie nachfolgend beschrieben hergestellt werden. Diese Vorschrift wird ausschließlich bei der Herstellung von Injektionszubereitungen oder Zubereitungen zur Anwendung am Auge angewendet.

Die Pflanzen oder Pflanzenteile werden in angemessener Weise zerkleinert.

Von einer Probe wird der Trocknungsverlust (2.2.32) bestimmt. Falls nichts anderes vorgeschrieben ist, wird dieser mit 2,00 bis 5,00 g zerkleinertem Ausgangsstoff durch 2 h langes Trocknen bei 105 °C bestimmt.

Die für die Masse des Ausgangsstoffs erforderliche Menge Wasser in Kilogramm wird nach folgender Formel berechnet:

$$\frac{m \cdot (300 - T)}{100}$$

m = Masse des Ausgangsstoffs in Kilogramm
T = Trocknungsverlust der Probe in Prozent

Der zerkleinerte Ausgangsstoff wird zu der berechneten Menge Wasser gegeben. Die Mischung wird 2 h lang stehen gelassen und anschließend ausgepresst. Die erhaltene Flüssigkeit wird filtriert. Die Urtinktur muss, abgesehen von begründeten Fällen, sofort weiterverarbeitet werden.

Potenzierung

Die 1. „Dezimalverdünnung" (D1) wird aus
3 Teilen Urtinktur und
7 Teilen Wasser für Injektionszwecke,
die 2. Dezimalverdünnung (D2) aus
1 Teil der 1. Dezimalverdünnung und
9 Teilen Wasser für Injektionszwecke
hergestellt.

Die folgenden Dezimalverdünnungen werden wie für die D2 beschrieben hergestellt.

Vorschrift 1.4 Wässrige Urtinkturen mit Wärmebehandlung

Vorschrift 1.4.1 Wässrige Digestionen (Vorschrift 24b des HAB: Wässrige Urtinkturen mit Wärmebehandlung)

Die Vorschrift 1.4.1 wird bei der Verarbeitung von frischen Pflanzen oder Pflanzenteilen angewendet.

Urtinkturen nach Vorschrift 1.4.1 sind wässrige Digestionen, die durch Wärmebehandlung mit Wasser wie nachfolgend beschrieben hergestellt werden. Diese Vorschrift wird ausschließlich bei der Herstellung von Injektionszubereitungen, Zubereitungen zur Anwendung am Auge und umhüllten homöopathischen Kügelchen angewendet.

Die Pflanzen oder Pflanzenteile werden in angemessener Weise zerkleinert.

Von einer Probe wird der Trocknungsverlust (2.2.32) bestimmt. Falls nichts anderes vorgeschrieben ist, wird dieser mit 2,00 bis 5,00 g zerkleinertem Ausgangsstoff durch 2 h langes Trocknen bei 105 °C bestimmt.

Die für die Masse des Ausgangsstoffs erforderliche Menge Wasser in Kilogramm wird nach folgender Formel berechnet:

$$\frac{m \cdot (400 - T)}{100}$$

m = Masse des Ausgangsstoffs in Kilogramm
T = Trocknungsverlust der Probe in Prozent

Die Mischung mit der gesamten Menge Wasser wird in einem abgedeckten Gefäß auf 37 °C erwärmt. Die Temperatur wird 1 h lang gehalten, wobei die Mischung gelegentlich gerührt wird. Anschließend wird sie ausgepresst und die erhaltene Flüssigkeit filtriert. Die Urtinktur muss, abgesehen von begründeten Fällen, sofort weiterverarbeitet werden.

Potenzierung

Die 1. „Dezimalverdünnung" (D1) wird aus
4 Teilen Urtinktur und
6 Teilen Wasser für Injektionszwecke,
die 2. Dezimalverdünnung (D2) aus
1 Teil der 1. Dezimalverdünnung und
9 Teilen Wasser für Injektionszwecke
hergestellt.

Die folgenden Dezimalverdünnungen werden wie für die D2 beschrieben hergestellt.

Vorschrift 1.4.2 Wässrige Dekokte (Vorschrift 23b des HAB: Wässrige Urtinkturen mit Wärmebehandlung)

Die Vorschrift 1.4.2 wird bei der Verarbeitung von frischen Pflanzen oder Pflanzenteilen angewendet.

Urtinkturen nach Vorschrift 1.4.2 sind wässrige Dekokte, die durch Abkochung mit Wasser wie nachfolgend vorgeschrieben hergestellt werden. Diese Vorschrift wird ausschließlich bei der Herstellung von Injektionszubereitungen, Zubereitungen zur Anwendung am Auge und umhüllten homöopathischen Kügelchen angewendet.

Die Pflanzen oder Pflanzenteile werden in angemessener Weise zerkleinert.

Von einer Probe wird der Trocknungsverlust (2.2.32) bestimmt. Falls nichts anderes vorgeschrieben ist, wird dieser mit 2,00 bis 5,00 g zerkleinertem Ausgangsstoff durch 2 h langes Trocknen bei 105 °C bestimmt.

Die für die Masse des Ausgangsstoffs erforderliche Menge Wasser in Kilogramm wird nach folgender Formel berechnet:

$$\frac{m \cdot (300 - T)}{100}$$

m = Masse des Ausgangsstoffs in Kilogramm
T = Trocknungsverlust der Probe in Prozent

Die berechnete Menge Wasser wird auf über 90 °C erhitzt und mit dem zerkleinerten Ausgangsstoff versetzt. Die Mischung wird 30 min lang unter Rückflusskühlung bei dieser Temperatur gehalten und anschließend ausgepresst. Die erhaltene Flüssigkeit wird filtriert. Die Urtinktur muss, abgesehen von begründeten Fällen, sofort weiterverarbeitet werden.

Potenzierung

Die 1. „Dezimalverdünnung" (D1) wird aus
3 Teilen Urtinktur und
7 Teilen Wasser für Injektionszwecke,
die 2. Dezimalverdünnung (D2) aus
1 Teil der 1. Dezimalverdünnung und
9 Teilen Wasser für Injektionszwecke
hergestellt.

Die folgenden Dezimalverdünnungen werden wie für die D2 beschrieben hergestellt.

Vorschrift 1.4.3 Wässrige Dekokte (Vorschrift 23a des HAB: Wässrige Urtinkturen mit Wärmebehandlung)

Die Vorschrift 1.4.3 wird bei der Verarbeitung von getrockneten Pflanzen oder Pflanzenteilen angewendet.

Homöopathie

Urtinkturen nach Vorschrift 1.4.3 sind wässrige Dekokte, die durch Abkochung mit Wasser wie nachfolgend beschrieben hergestellt werden. Diese Vorschrift wird ausschließlich bei der Herstellung von Injektionszubereitungen, Zubereitungen zur Anwendung am Auge und umhüllten homöopathischen Kügelchen verwendet.

Die Pflanzen oder Pflanzenteile werden in angemessener Weise zerkleinert.

Falls in der Einzelmonographie nichts anderes vorgeschrieben ist, wird 1 Teil zerkleinerte getrocknete Pflanzen oder Pflanzenteile mit 10 Teilen siedendem Wasser gemischt. Die Mischung wird unter Rückflusskühlung zum Sieden erhitzt und 30 min lang im Sieden gehalten. Die noch heiße Mischung wird filtriert. Wenn nach schwachem Auspressen des Rückstands die Endmasse der Urtinktur nicht 10 Teile beträgt, wird der Rückstand mit einer ausreichenden Menge siedendem Wasser übergossen und schwach ausgepresst. Mit diesem Extrakt wird die Urtinktur zu 10 Teilen ergänzt und gemischt. Die erhaltene Flüssigkeit wird filtriert. Das Filtrat ist die Urtinktur. Die Urtinktur muss, abgesehen von begründeten Fällen, sofort weiterverarbeitet werden.

Bei stärkehaltigen Ausgangsstoffen wird 1 Teil Ausgangsstoff mit 100 Teilen Wasser verarbeitet. Die Urtinktur entspricht in diesem Fall der 2. Dezimalverdünnung (∅ = D2).

Potenzierung

Die Urtinktur entspricht der 1. „Dezimalverdünnung" (∅ = D1).

Die 2. Dezimalverdünnung (D2) wird aus
1 Teil Urtinktur (D1) und
9 Teilen Wasser für Injektionszwecke
hergestellt.

Die folgenden Dezimalverdünnungen werden wie für die D2 beschrieben hergestellt.

Vorschrift 1.4.4 Wässrige Infuse (Vorschrift 24a des HAB: Wässrige Urtinkturen mit Wärmebehandlung)

Die Vorschrift 1.4.4 wird bei der Verarbeitung von getrockneten Pflanzen oder Pflanzenteilen angewendet.

Urtinkturen nach Vorschrift 1.4.4 sind wässrige Infuse, die durch Aufguss mit Wasser und zusätzliche Mazeration wie nachfolgend vorgeschrieben hergestellt werden. Diese Vorschrift wird ausschließlich bei der Herstellung von Injektionszubereitungen, Zubereitungen zur Anwendung am Auge und umhüllten homöopathischen Kügelchen angewendet.

Die Pflanzen oder Pflanzenteile werden in angemessener Weise zerkleinert.

1 Teil zerkleinerte getrocknete Pflanzen oder Pflanzenteile wird mit 10 Teilen Wasser extrahiert.

1 Teil zerkleinerte Pflanzen oder Pflanzenteile wird in einem Mörser mit der 3 bis 5-fachen Menge Wasser sorgfältig angerieben und 15 min lang stehen gelassen. Anschließend wird die Mischung mit dem restlichen, zum Sieden erhitzten Wasser versetzt. Die Mischung wird im Wasserbad 5 min lang unter gelegentlichem Schütteln bei einer Temperatur von über 90 °C gehalten und anschließend abgedeckt erkalten gelassen. Der Rückstand wird von der Flüssigkeit abgetrennt. Wenn nach schwachem Auspressen des Rückstands die Endmasse der Urtinktur nicht 10 Teile beträgt, wird der Rückstand mit einer ausreichenden Menge kaltem Wasser übergossen und schwach ausgepresst. Mit diesem erhaltenen Extrakt wird die Urtinktur zu 10 Teilen ergänzt und gemischt. Die erhaltene Flüssigkeit wird filtriert. Das Filtrat ist die Urtinktur. Die Urtinktur muss, abgesehen von begründeten Fällen, sofort weiterverarbeitet werden.

Potenzierung

Die Urtinktur entspricht der 1. „Dezimalverdünnung" (∅ = D1).

Die 2. Dezimalverdünnung (D2) wird aus
1 Teil Urtinktur (D1) und
9 Teilen Wasser für Injektionszwecke
hergestellt.

Die folgenden Dezimalverdünnungen werden wie für die D2 beschrieben hergestellt.

Vorschrift 1.5 Urtinkturen durch Fermentation (Rhythmische Bedingungen)

Vorschrift 1.5.1, 1.5.2 (Vorschrift 21, 22 des HAB: Rh-Urtinkturen)

Die Vorschriften 1.5.1 und 1.5.2 werden bei der Verarbeitung von frischen (innerhalb von weniger als 12 h geernteten und verarbeiteten) Pflanzen oder Pflanzenteilen angewendet, die mehr (Vorschrift 1.5.1) beziehungsweise weniger (Vorschrift 1.5.2) als 50 Prozent (*m/m*) Presssaft ergeben. Urtinkturen nach Vorschrift 1.5.1 und 1.5.2 werden ohne Hilfsstoffe durch Fermentation unter spezifizierten rhythmischen Bedingungen wie nachfolgend beschrieben hergestellt. Falls erforderlich, zum Beispiel bei Wurzeln, werden die frischen Pflanzen und Pflanzenteile zunächst mit Wasser gewaschen und dann mit gereinigtem Wasser abgespült. Diese Vorschriften werden bei der Herstellung von Zubereitungen zur Injektion, Zubereitungen zur Anwendung am Auge sowie von wässrigen Verdünnungen angewendet.

Vorschrift 1.5.1

Die angemessen zerkleinerten Pflanzen und Pflanzenteile werden innerhalb von 12 Stunden nach der Ernte ausgepresst. Der Presssaft wird sofort in Glasgefäße umgefüllt, die so beschaffen sind, dass sie den Luftzutritt weitgehend verhindern und ein Erwärmen und Abkühlen ermöglichen. Innerhalb von 12 h nach der Ernte wird der Presssaft Temperaturbedingungen ausgesetzt, die einem Warm-Kalt-Rhythmus („Rh", „Tag-Nacht") von 2 × 12 h folgen, beginnend mit der ersten Kaltphase bei 2 bis 6 °C, wie nachfolgend beschrieben, bis die Fermentation abgeschlossen ist.

Der Presssaft wird über einen Zeitraum von 30 bis 90 min auf 35 bis 39 °C erwärmt und bei dieser Temperatur gehalten. Nach 12 h wird der Presssaft über einen

Zeitraum von 30 bis 90 min auf 2 bis 6 °C abgekühlt und bei dieser Temperatur gehalten. Nach weiteren 12 h wird der Zyklus wiederholt, indem der Presssaft erneut wie zuvor beschrieben erwärmt wird.

Während jeder Erwärmungs- oder Abkühlungsphase wird der Presssaft sanft gerührt, so dass ein ausgeprägter Wirbel erzeugt wird. Zu Beginn des Prozesses wird der Presssaft 180 bis 200 min lang gerührt. In den folgenden 5 Wochen wird die Rührdauer allmählich verringert, bis sie am Ende des Prozesses 10 min beträgt. Tabelle 2371-1 enthält ein Beispiel, wie dies erreicht werden kann. Wenn der in der Einzelmonographie vorgeschriebene pH-Wert nach 35 Tagen nicht erreicht ist, wird der Fermentationsprozess fortgesetzt, bis der vorgeschriebene pH-Wert erreicht ist, wobei eine maximale Fermentationsdauer von 55 Tagen nicht überschritten werden darf. Der Presssaft wird filtriert (nominale Porengröße höchstens 15 µm), um das Sediment zu entfernen. Das Filtrat ist die Urtinktur.

Tab. 2371-1 Beispiel für einen Plan zur schrittweisen Reduzierung der Rührdauer

Schritt	Dauer	Rührzeit	Rührzeit (= nach 12 h)
Schritt 1	9 Tage	180 min	180 min
Schritt 2	8 Tage	80 min	80 min
Schritt 3	7 Tage	30 min	30 min
Schritt 4	6 Tage	15 min	15 min
Schritt 5	5 Tage	10 min	10 min

Vorschrift 1.5.2

Die Pflanzen werden innerhalb von 12 h nach der Ernte angemessen zerkleinert. Die Pflanzenmasse wird 10 bis 14 Tage lang im Wechsel 12 h lang einer Temperatur von 35 bis 39 °C ausgesetzt und anschließend 12 Stunden lang auf 2 bis 6 °C abgekühlt. Die Pflanzenmasse wird ausgepresst und der Presssaft in Glasgefäße umgefüllt, die so beschaffen sind, dass sie den Luftzutritt weitgehend verhindern und ein Erwärmen und Abkühlen ermöglichen. Der Presssaft wird mindestens 35 Tage lang oder bis die Fermentation abgeschlossen ist (höchstens 55 Tage) entsprechend Vorschrift 1.5.1 und wie nachfolgend beschrieben Temperaturbedingungen ausgesetzt, die einem Warm-Kalt-Rhythmus („Rh“, „Tag-Nacht“) von 2 × 12 h folgen.

Der Presssaft wird über einen Zeitraum von 30 bis 90 min auf 35 bis 39 °C erwärmt und bei dieser Temperatur gehalten. Nach 12 h wird der Presssaft über einen Zeitraum von 30 bis 90 min auf 2 bis 6 °C abgekühlt und bei dieser Temperatur gehalten. Nach weiteren 12 h wird der Zyklus wiederholt, indem der Presssaft erneut wie zuvor beschrieben erwärmt wird.

Während jeder Erwärmungs- oder Abkühlungsphase wird die Flüssigkeit sanft gerührt, so dass ein ausgeprägter Wirbel erzeugt wird. Zu Beginn des Prozesses wird der Presssaft 180 bis 200 min lang gerührt. In den folgenden 5 Wochen wird die Rührdauer allmählich verringert, bis sie am Ende des Prozesses 10 min beträgt. Tabelle 2371-1 enthält ein Beispiel, wie dies erreicht werden kann. Wenn der in der Einzelmonographie vorgeschriebene pH-Wert nach 35 Tagen nicht erreicht ist, wird der Fermentationsprozess fortgesetzt, bis der vorgeschriebene pH-Wert erreicht ist, wobei eine maximale Fermentationsdauer von 55 Tagen nicht überschritten werden darf. Der Presssaft wird filtriert (nominale Porengröße höchstens 15 µm), um das Sediment zu entfernen. Das Filtrat ist die Urtinktur.

Potenzierung
Vorschriften 1.5.1 und 1.5.2

Die 1. „Dezimalverdünnung“ (D1) wird aus
1 Teil Rh-Urtinktur und
9 Teilen Wasser für Injektionszwecke
hergestellt.

Die folgenden Dezimalverdünnungen werden wie für die D1 beschrieben hergestellt.

Wenn der Inhalt der Gefäße 20 ml überschreitet, müssen geeignete Maßnahmen ergriffen werden, die die mikrobiologische Qualität der Urtinktur nach Anbruch sicherstellen. Ein Zusatz von Konservierungsmitteln ist nicht erlaubt.

Lagerung
Die Urtinkturen werden in dicht verschlossenen Behältnissen, vor Licht geschützt, bei 2 bis 15 °C gelagert.

Beschriftung
„Rh“ ist eine Abkürzung für den zuvor beschriebenen „Rhythmus“.

Urtinkturen nach Vorschrift 1.5.1 und 1.5.2 sowie Zubereitungen davon tragen in der Bezeichnung den Zusatz „Rh“.

2 Glycerolmazerate

Vorschrift 2.1

Die Vorschrift 2.1 wird bei der Mazeration von Ausgangsstoffen tierischen oder pflanzlichen Ursprungs in Glycerol 85 % oder Glycerol/Ethanol-Mischungen in bestimmten Konzentrationen angewendet.

Die Ausgangsstoffe werden, falls erforderlich, vor der Verwendung fein zerkleinert.

Homöopathie

Vorschrift 2.1.1, 2.1.2 (Vorschrift 42a, 42b des HAB: Urtinkturen (Organpräparate))

Ausgangsstoffe tierischen Ursprungs stammen von frisch getöteten oder geschlachteten Tieren oder deren Teilen. Die Tiere werden unmittelbar nach dem Tod weiterverarbeitet.

Mazeration

1 Teil fein zerkleinertes tierisches Material wird dispergiert in

– 9 Teilen (Dezimalverdünnung) oder 99 Teilen (Centesimalverdünnung) Glycerol 85 % für Vorschrift 2.1.1

– 2,1 Teilen Glycerol 85 % für Vorschrift 2.1.2.

Die Mischung wird mindestens 2 h lang zur Mazeration stehen gelassen, anschließend verschüttelt und falls erforderlich filtriert.

In begründeten Fällen kann 1 Teil tierischer Ausgangsstoff vor dem Zerkleinern mit 1 Teil Glycerol 85 % versetzt werden. Werden sehr geringe Mengen an tierischen Ausgangsstoffen verwendet, kann die Verdünnung durch Dispergieren von 1 Teil fein zerkleinertem tierischem Ausgangsmaterial in 99 Teilen Glycerol 85 % (C1 oder „D2", falls der Ausgangsstoff für weitere Dezimalverdünnungen verwendet wird) hergestellt werden.

Potenzierung

Vorschrift 2.1.1

Die 2. Dezimalverdünnung (D2) wird aus
1 Teil Glycerolmazerat D1 und
9 Teilen Glycerol 85 % oder Ethanol 18 % (*V/V*)
hergestellt.

Die folgenden Dezimalverdünnungen werden wie für die D2 beschrieben, aber mit Ethanol 18 % (*V/V*) als Arzneiträger hergestellt.

Die 2. Centesimalverdünnung (C2) wird aus
1 Teil Glycerolmazerat C1 und
99 Teilen Ethanol 18 % (*V/V*)
hergestellt.

Die folgenden Centesimalverdünnungen werden wie für die C2 beschrieben hergestellt.

Vorschrift 2.1.2

Die 1. „Dezimalverdünnung" (D1) wird aus
3 Teilen Glycerolmazerat und
7 Teilen Wasser für Injektionszwecke,

die 2. Dezimalverdünnung (D2) aus
1 Teil D1 und
9 Teilen Wasser für Injektionszwecke
hergestellt.

Die folgenden Dezimalverdünnungen werden wie für die D2 beschrieben hergestellt.

Vorschrift 2.1.3 (Französisches Arzneibuch)

Frische oder getrocknete Ausgangsstoffe pflanzlichen oder tierischen Ursprungs werden verwendet. Pathologisches Material wird ausgeschlossen.

Mazeration

Der Ausgangsstoff wird in angemessener Weise zerkleinert. Von einer Probe wird der Trocknungsverlust (2.2.32) durch 2 h langes Trocknen bei 105 °C oder der Wassergehalt (2.2.13) bestimmt. Unter Berücksichtigung des erhaltenen Werts wird der Ausgangsstoff mit der Menge einer Ethanol/Glycerol-Mischung geeigneter Konzentration versetzt, die zur Herstellung eines 1/20-Glycerolmazerats, falls nicht anders vorgeschrieben, erforderlich ist, und mindestens 21 Tage lang mazerieren gelassen, wobei die Mischung ausreichend oft geschüttelt wird. Der Überstand wird dekantiert und, falls erforderlich, der Rückstand unter Druck abgeseiht. Die erhaltenen Flüssigkeiten werden vereinigt, 48 h lang stehen gelassen und filtriert.

Potenzierung

Die 1. Dezimalverdünnung (D1) wird aus
1 Teil Glycerolmazerat und
9 Teilen einer Wasser/Ethanol/Glycerol-Mischung geeigneter Konzentration,

die 2. Dezimalverdünnung (D2) wird aus
1 Teil der 1. Dezimalverdünnung und
9 Teilen einer Wasser/Ethanol/Glycerol-Mischung geeigneter Konzentration
hergestellt.

Die folgenden Dezimalverdünnungen werden wie für die D2 beschrieben oder unter Verwendung eines anderen entsprechenden Arzneiträgers hergestellt.

Die 1. Centesimalverdünnung (C1) wird aus
1 Teil Glycerolmazerat und
99 Teilen einer Wasser/Ethanol/Glycerol-Mischung geeigneter Konzentration,

die 2. Centesimalverdünnung (C2) wird aus
1 Teil der 1. Centesimalverdünnung und
99 Teilen einer Wasser/Ethanol/Glycerol-Mischung geeigneter Konzentration
hergestellt.

Die folgenden Centesimalverdünnungen werden wie für die C2 beschrieben oder unter Verwendung eines anderen entsprechenden Arzneiträgers hergestellt.

Vorschrift 2.2

Vorschrift 2.2.1, 2.2.2, 2.2.3, 2.2.4 (Vorschrift 41a, 41b, 41c, 41d des HAB: Gl-Urtinkturen (Organpräparate))

Die Vorschrift 2.2 wird bei der Mazeration von Ausgangsstoffen tierischen Ursprungs in einer natriumchloridhaltigen Glycerol-Lösung angewendet. Pathologisches Material wird ausgeschlossen.

Ausgangsstoffe von frisch getöteten oder frisch geschlachteten Tieren beziehungsweise deren Teile oder Sekrete werden in den Vorschriften 2.2.1, 2.2.2 und 2.2.3 verwendet. Niedere Tiere werden in einem abgedeckten Gefäß durch Einleiten von Kohlendioxid getötet. Die Weiterverarbeitung erfolgt unmittelbar nach dem Tod der Tiere.

Blutbestandteile von lebenden Pferden werden nach Vorschrift 2.2.4 verarbeitet.

Probensammlung und/oder Vorbehandlung

Die gemäß den Vorschriften 2.2.1, 2.2.2 und 2.2.3 verwendeten Ausgangsstoffe werden, falls erforderlich, vor der Verwendung in geeigneter Weise zerkleinert.

Das gemäß Vorschrift 2.2.4 zu verwendende Blut wird durch einen Tierarzt entnommen. Tierblut, das bei der Schächtung anfällt, darf nicht verwendet werden. 200 ml Blut werden entnommen und je Milliliter Blut mit 15 I. E. Heparin-Natrium und 0,625 ml einer Lösung von Natriumchlorid (9 g · kg^{-1}) versetzt. Nach Separation der Blutbestandteile durch fraktionierte Zentrifugation werden die einzelnen Zellsedimente jeweils in 1,1 ml einer Lösung von Natriumchlorid ($9 g \cdot kg^{-1}$) resuspendiert. Diese Zellsuspensionen werden zu den Glycerolmazeraten weiterverarbeitet.

Mazeration

1 Teil fein zerkleinertes tierisches Material, tierisches Sekret oder einer Blutzellsuspension, entsprechend der verwendeten Vorschrift, wird mit 5 Teilen einer Natriumchlorid-Lösung in geeigneter Konzentration (siehe Tab. 2371-2) und 95 Teilen Glycerol versetzt. Die Mischung wird mindestens 7 Tage lang vor Licht geschützt stehen gelassen und anschließend dekantiert. Falls erforderlich wird die Mischung für die Vorschriften 2.2.1, 2.2.2 und 2.2.3 vor dem Denkantieren zentrifugiert und der Überstand, falls erforderlich, filtriert. Die dekantierte Flüssigkeit beziehungsweise das Filtrat ist das Glycerolmazerat.

Jedes Sediment muss vor der Weiterverarbeitung des Glycerolmazerats resuspendiert werden.

Tabelle 2371-2

Vorschrift 2.2.1 und 2.2.4	Vorschrift 2.2.2	Vorschrift 2.2.3
Lösung von Natriumchlorid ($15 g \cdot kg^{-1}$) in gereinigtem Wasser	Lösung von Natriumchlorid ($40 g \cdot kg^{-1}$) in gereinigtem Wasser	Lösung von Natriumchlorid ($80 g \cdot kg^{-1}$) in gereinigtem Wasser

Arzneiträger für die Potenzierung

0,2 Teile Natriumhydrogencarbonat und 8,8 Teile Natriumchlorid in 991 Teilen Wasser für Injektionszwecke beziehungsweise gereinigtem Wasser, wie vorgeschrieben

Potenzierung

Das Glycerolmazerat entspricht der 2. Dezimalverdünnung („D2") oder der 1. Centesimalverdünnung (C1).

Die 3. Dezimalverdünnung (D3) wird aus
1 Teil der 2. Dezimalverdünnung und
9 Teilen des geeigneten Arzneiträgers
hergestellt.

Die folgenden Dezimalverdünnungen werden wie für die D3 beschrieben hergestellt.

Falls zutreffend wird die 4. Dezimalverdünnung (D4) aus 1 Teil der 3. Dezimalverdünnung, 5,6 Teilen des Arzneiträgers und 3,4 Teilen Wasser für Injektionszwecke hergestellt.

Die 2. Centesimalverdünnung (C2) wird aus
1 Teil der 1. Centesimalverdünnung und
99 Teilen des geeigneten Arzneiträgers
hergestellt.

Die folgenden Centesimalverdünnungen werden wie für die C2 beschrieben hergestellt.

3 Verdünnungen

Vorschrift 3.1

Die Vorschriften 3.1.1, 3.1.2 und 3.1.3 werden zum Lösen von geeigneten anorganischen oder organischen Ausgangsstoffen wie Mineralien oder Giften verwendet.

Wenn nichts anderes angegeben ist, wird 1 Teil Ausgangsstoff in 9 Teilen (D1) beziehungsweise 99 Teilen (C1) des flüssigen Arzneiträgers gelöst und verschüttelt.

In begründeten und zugelassenen Fällen wird im Falle einer nicht genügenden Löslichkeit des Ausgangsstoffs im angegeben Trägermaterial die erste mögliche Verdünnung hergestellt. Zum Beispiel wird 1 Teil schwer löslicher Ausgangsstoff in 99 Teilen des Arzneiträgers (C1 oder „D2", falls diese Verdünnung für weitere Dezimalverdünnungen verwendet wird) gelöst.

Vorschrift 3.1.1, 3.1.2 (Vorschrift 5a, 5b des HAB: Lösungen, Wässrige Lösungen)

Arzneiträger

Die in Tab. 2371-3 aufgeführten Arzneiträger können verwendet werden.

Wird in der Vorschrift 3.1.1 Ethanol 18 % (*V/V*) verwendet, kann der Ausgangsstoff in 7,58 Teilen gereinigtem Wasser gelöst und der Ethanolgehalt für die Dezimalverdünnungen mit 1,42 Teilen Ethanol 96 % (*V/V*) eingestellt werden. Für die Centesimalverdünnungen werden 83,4 Teile gereinigtes Wasser mit 15,6 Teilen Ethanol 96 % (*V/V*) versetzt.

Wird in der Vorschrift 3.1.2 Ausgangsmaterial verwendet, das in Wasser nicht stabil und/oder nicht löslich ist, kann Glycerol 85 % in einer Konzentration von höchstens 35 Prozent als Arzneiträger für die Potenzierung bis zu D4 zugesetzt werden.

Tabelle 2371-3

Vorschrift 3.1.1	Vorschrift 3.1.2
wasserfreies Ethanol	Wasser für Injektionszwecke
Ethanol 96 % (*V/V*)	gereinigtes Wasser
Ethanol 90 % (*V/V*)	
Ethanol 80 % (*V/V*)	
Ethanol 70 % (*V/V*)	
Ethanol 50 % (*V/V*)	
Ethanol 36 % (*V/V*)	
Ethanol 18 % (*V/V*)	
gereinigtes Wasser	
Glycerol 85 %	

Homöopathie

Potenzierung

Wenn nichts anderes angegeben ist, wird die 2. Dezimalverdünnung (D2) aus
1 Teil der 1. Dezimalverdünnung (D1) und
9 Teilen Ethanol 50 % (*V/V*) für Vorschrift 3.1.1
oder
9 Teilen Wasser für Injektionszwecke (oder gereinigtes Wasser, falls zutreffend) für Vorschrift 3.1.2
hergestellt.

Die folgenden Dezimalverdünnungen werden wie für die D2 beschrieben hergestellt.

Wenn nichts anderes angegeben ist, wird die 2. Centesimalverdünnung (C2) aus
1 Teil der 1. Centesimalverdünnung (C1) und
99 Teilen Ethanol 50 % (*V/V*) für Vorschrift 3.1.1
oder
99 Teilen Wasser für Injektionszwecke (oder gereinigtes Wasser, falls zutreffend) für Vorschrift 3.1.2
hergestellt.

Die folgenden Centesimalverdünnungen werden wie für die C2 beschrieben hergestellt.

Zusatzstoffe

Wird bei der Anwendung der Vorschrift 3.1.1 eine Fällung im Endprodukt beobachtet, können, wenn nichts anderes angeben ist, folgende Zusatzstoffe zur Verbesserung der Stabilität und/oder Löslichkeit verwendet werden:
- Essigsäure 99 %
- konzentrierte Salzsäure
- Milchsäure
- Natriumhydroxid

Lösungen oder Verdünnungen, deren pH-Wert eingestellt wurde, dürfen nicht weiter potenziert werden.

Vorschrift 3.1.3

Arzneiträger

Geeignete Arzneiträger wie zum Beispiel Ethanol in geeigneten Konzentrationen, Glycerol oder gereinigtes Wasser können einzeln oder in Kombination verwendet werden.

Potenzierung

Wenn nichts anderes angegeben ist, wird die 2. Dezimalverdünnung (D2) aus
1 Teil der 1. Dezimalverdünnung (D1) und
9 Teilen des geeigneten Arzneiträgers
hergestellt.

Die folgenden Dezimalverdünnungen werden wie für die D2 beschrieben hergestellt.

Wenn nichts anderes angegeben ist, wird die 2. Centesimalverdünnung (C2) aus
1 Teil der 1. Centesimalverdünnung (C1) und
99 Teilen des entsprechenden Arzneiträgers
hergestellt.

Die folgenden Centesimalverdünnungen werden wie für die C2 beschrieben hergestellt.

Vorschrift 3.2

Die Vorschrift 3.2 dient hauptsächlich zur Herstellung von flüssigen Verdünnungen aus Verreibungen von Substanzen, die wenig löslich bis praktisch unlöslich sind.

Vorschrift 3.2.1, 3.2.2 (Vorschrift 8a, 8b des HAB: Flüssige Zubereitungen aus Verreibungen, Wässrige Zubereitungen aus Verreibungen)

Die Zubereitungen nach den Vorschriften 3.2.1 und 3.2.2 werden aus Verreibungen D4, D5 und D6 oder Verreibungen C4, C5 und C6 hergestellt, die nach Vorschrift 4.1.1 durch mindestens 2 Potenzierungsschritte hergestellt wurden.

Arzneiträger

Die in Tab. 2371-4 aufgeführten Arzneiträger können verwendet werden.

Tabelle 2371-4

Vorschrift 3.2.1	Vorschrift 3.2.2
1. Potenzierung: gereinigtes Wasser 2. Potenzierung: Ethanol 36 % (*V/V*) Folgende Potenzierungen: Ethanol 50 % (*V/V*)	Alle Potenzierungen: Wasser für Injektionszwecke gereinigtes Wasser

Potenzierung

Für die 1. flüssige Potenzierung wird 1 Teil Verreibung in 9 Teilen (Dezimalverdünnung) oder 99 Teilen (Centesimalverdünnung) des vorgeschriebenen Arzneiträgers (siehe Tab. 2371-4) gelöst und verschüttelt. Die folgenden Potenzierungen werden in gleicher Weise mit 1 Teil der zuvor hergestellten Verdünnung hergestellt.

Die Verdünnungen D6, D7, C6 und C7, die nach dieser Vorschrift hergestellt wurden, dürfen nicht zur Herstellung weiterer flüssiger Verdünnungen verwendet werden. Zur Herstellung größerer Verdünnungen werden die Verdünnungen D8 oder C8 verwendet.

Vorschrift 3.2.3

Flüssige Zubereitungen nach Vorschrift 3.2.3 werden aus Verreibungen D2 und nachfolgenden Verreibungen hergestellt oder aus Verreibungen C1, C2, C3 und C4, die nach Vorschrift 4.1.2 hergestellt wurden.

Arzneiträger

Geeignete Arzneiträger wie Ethanol geeigneter Konzentration oder gereinigtes Wasser können verwendet werden.

Potenzierung

Wenn nichts anderes angegeben ist, wird die 1. flüssige Dezimalverdünnung (Dn–1) aus
1 Teil Dezimalverreibung Dn–2 und
9 Teilen gereinigtem Wasser oder einem anderen geeigneten Arzneiträger in geeigneten Anteilen,
die folgende Dezimalverdünnung (Dn) aus
1 Teil der 1. flüssigen Dezimalverdünnung Dn–1 und
9 Teilen eines geeigneten Arzneiträgers
hergestellt.

Die folgenden Dezimalverdünnungen werden wie für die Dn beschrieben hergestellt.

Wenn nichts anderes angegeben ist, wird die 1. flüssige Centesimalverdünnung (Cn–1) aus
1 Teil der 1. Centesimalverreibung Cn–2 und
99 Teilen gereinigtem Wasser oder einem anderen geeigneten Arzneiträger in angemessenen Anteilen
hergestellt.

Die folgenden Centesimalverdünnungen (Cn) werden aus
1 Teil der 1. flüssigen Centesimalverdünnung Cn–1 und
99 Teilen eines geeigneten Arzneiträgers
hergestellt.

Die folgenden Centesimalverdünnungen werden wie für die Cn beschrieben hergestellt.

4 Verreibungen

Vorschrift 4.1

Die Vorschrift 4.1 dient zur Herstellung von Verreibungen („festen Verdünnungen"), die aus Ausgangsmaterial oder Verreibungen entsprechend der Vorschrift 4.2.1 oder 4.2.2 hergestellt wurden. Die Verreibungszeit und die Intensität der Verreibung müssen Homogenität und Potenzierung gewährleisten.

Arzneiträger

Wenn nichts anderes vorgeschrieben ist, wird Lactose-Monohydrat verwendet.

Vorschrift 4.1.1 (Vorschrift 6 des HAB: Verreibungen aus festen Ausgangsstoffen)

Die Verreibungen werden durch Hand- oder Maschinenverreibung hergestellt. Die Maschinenverreibung muss für Mengen über 1 kg verwendet werden. Die erhaltene Partikelgröße des Ausgangsmaterials in der 1. Dezimal- oder 1. Centesimalverreibung darf höchstens 100 µm betragen, wenn nichts anderes in der Einzelmonographie vorgeschrieben ist.

Verhältnis Ausgangsstoff zu Arzneiträger

Dezimalverreibung	Centesimalverreibung
Die 1. Dezimalverreibung (D1) wird hergestellt aus: 1 Teil des Ausgangsstoffs und 9 Teilen des Arzneiträgers. Die folgenden Dezimalverreibungen (Dn) werden wie für die D1 beschrieben hergestellt, mit 1 Teil der vorherigen Verreibung (Dn–1).	Die 1. Centesimalverreibung (C1) wird hergestellt aus: 1 Teil des Ausgangsstoffs und 99 Teilen des Arzneiträgers. Die folgenden Centesimalverreibungen (Cn) werden wie für die C1 beschrieben hergestellt, mit 1 Teil der vorherigen Verreibung (Cn–1).

Bei der Herstellung von Verreibungen aus Frischpflanzen wird so viel Arzneiträger zugesetzt, dass 10 Teile Verreibung (Dezimalverreibung) oder 100 Teile Verreibung (Centesimalverreibung) mit 1 Teil Ausgangsstoff erhalten werden. (Die Masse an verlorenem Wasser der Frischpflanze wird durch die entsprechende Masse Arzneiträger ersetzt.) Ein geeigneter, schonender Trocknungsvorgang kann zum Erhalt von festen Verdünnungen erforderlich sein.

In begründeten und zugelassenen Fällen kann die direkte Herstellung einer C1 oder „D2" erforderlich sein, wenn diese für weitere Dezimalverreibungen wie die erste feste Verreibung, hergestellt aus 1 Teil Ausgangsstoff und 99 Teilen Arzneiträger, verwendet wird.

Verreibung

Außer in begründeten und zugelassenen Fällen beinhaltet die Vorschrift die Teilung des Arzneiträgers in 3 gleiche Teile. Der 1. Teil wird mit dem Ausgangsstoff versetzt und anschließend werden der 2. und 3. Teil des Arzneiträgers hinzugefügt, wobei die Mischung nach jedem Zusatz des Arzneiträgers sorgfältig verrieben wird.

Bei der Maschinenverreibung wird eine Maschine verwendet, die gewährleistet, dass die Anforderungen an die Partikelgröße der 1. Dezimal- beziehungsweise Centesimalverreibung erfüllt werden, und die mit einer Abschabvorrichtung ausgestattet ist, die eine gleichmäßige Verreibung sicherstellt.

Außer in begründeten und zugelassenen Fällen beträgt die vorgeschriebene Zeit zur Herstellung einer Verreibung mindestens 1 Stunde.

Bei der Handverreibung wird der Arzneiträger in 3 gleiche Teile geteilt und der 1. Teil in einem Porzellanmörser kurz verrieben. Der Ausgangsstoff wird zugesetzt, die Mischung 6 min lang verrieben und anschließend 4 min lang mit einem geeigneten nicht metallischen Gegenstand (zum Beispiel einem Porzellanspatel) abgeschabt. Das Verreiben wird weitere 6 min lang fortgesetzt und 4 min lang wird die Mischung erneut abgeschabt. Der 2. Teil des Arzneiträgers wird zugesetzt und die Mischung wie zuvor beschrieben weiter behandelt. Der Zusatz des letzten Teils erfolgt nach dem gleichen Verfahren. Die vorgeschriebene Zeit für den gesamten Vorgang beträgt mindestens 1 Stunde. Der Vorgang wird für jede folgende feste Verdünnung wiederholt.

Verreibungen ab D5 oder C5 werden ebenfalls durch intensive mechanische Behandlung mit einer geeig-

Homöopathie

neten Mischmaschine wie nachfolgend beschrieben hergestellt:

Die feste Verdünnung wird zu einem Drittel des Arzneiträgers gegeben und gemischt. Die Mischung wird mit dem 2. Drittel des Arzneiträgers versetzt und gemischt. Mit dem 3. Drittel wird in gleicher Weise verfahren. Der gesamte Herstellungsprozess beträgt mindestens 1 Stunde, außer in begründeten und zugelassenen Fällen.

In allen Fällen kann ab der 4., 5. und 6. Dezimal- oder Centesimalverreibung zu einem flüssigen Medium gewechselt werden, wie in den Vorschriften 3.2.1 und 3.2.2 beschrieben.

Vorschrift 4.1.2 (Französisches Arzneibuch)

Verreibung

Die Verreibungen werden wie nachfolgend beschrieben hergestellt:

Dezimalverreibungen

1 Teil der homöopathischen konzentrierten Zubereitung wird pulverisiert. Das Pulver wird sorgfältig mit einer kleinen Menge des Arzneiträgers verrieben. Die 9 Teile Arzneiträger werden in kleinen Mengen zugesetzt. Diese Verreibung entspricht der 1. Dezimalverreibung (D1).

1 Teil dieser Verreibung wird wie zuvor beschrieben mit 9 Teilen des Arzneiträgers verrieben. Diese Verreibung entspricht der 2. Dezimalverreibung (D2).

In allen Fällen kann nach der 7. Dezimalverreibung zu einem flüssigen Medium gewechselt werden, wie in der Vorschrift 3.2.3 beschrieben.

Centesimalverreibungen

Centesimalverreibungen werden nach dem gleichen Verfahren unter Berücksichtigung der Centesimalreihe hergestellt.

In allen Fällen kann nach der 3. Centesimalverreibung (C3) zu einem flüssigen Medium gewechselt werden, wie in der Vorschrift 3.2.3 beschrieben.

Vorschrift 4.2

Die Vorschrift 4.2 wird verwendet für Verreibungen oder feste Verdünnungen, ausgehend von flüssigen Zubereitungen wie Urtinkturen und Lösungen, deren Verdünnungen, Mischungen oder gemeinsam potenzierten Mischungen.

Die Gesamtmenge an Arzneiträger wird schrittweise imprägniert und die feuchte Mischung schonend getrocknet, vermahlen und falls erforderlich gesiebt. Diese Mischung wird gemischt und verrieben, bis Homogenität und Potenzierung erreicht sind. Die Verreibung wird wie in der Vorschrift 4.1.1 oder 4.1.2 beschrieben weiter durchgeführt.

Arzneiträger

Wenn nichts anderes vorgeschrieben ist, wird Lactose-Monohydrat verwendet.

Vorschrift 4.2.1 (Vorschrift 7 des HAB: Verreibungen aus Flüssigkeiten)

Verhältnis Ausgangsmaterial zu Arzneiträger

Der Arzneiträger ist in einer Menge zuzusetzen, dass 10 Teile Dezimalverreibung beziehungsweise 100 Teile Centesimalverreibung aus der vorgeschriebenen Anzahl an Teilen der flüssigen Zubereitung (siehe Tab. 2371-5) unter Berücksichtigung der Masse des Trockenrückstands erhalten werden. Wenn der Trockenrückstand vernachlässigbar gering ist, beträgt die Menge an Arzneiträger 10 Teile (Dezimalverreibung) oder 100 Teile (Centesimalverreibung) je 1 Teil flüssige Zubereitung.

Vorschrift 4.2.2

Verhältnis Ausgangsmaterial zu Arzneiträger

Urtinkturen nach den Vorschriften 1.1.10 und 1.1.11	
Die 1. Dezimalverreibung (D1) wird hergestellt aus: 1 Teil der Urtinktur und 10 Teilen des Arzneiträgers.	Die 1. Centesimalverreibung (C1) wird hergestellt aus: 1 Teil der Urtinktur und 100 Teilen des Arzneiträgers.

5 Andere Zubereitungen

Vorschrift 5.1

Die Vorschrift 5.1 wird zur Herstellung von homöopathischen Zubereitungen durch gemeinsames Potenzieren von 2 oder mehr konzentrierten Zubereitungen und/oder deren Verdünnungen verwendet. Dabei werden verschiedene konzentrierte Zubereitungen oder Verdünnungen von konzentrierten Zubereitungen gemischt und anschließend als Mischung in einem oder mehreren Potenzierungsschritten potenziert.

Vorschrift 5.1.1, 5.1.2, 5.1.3 (Vorschrift 40a, 40b, 40c des HAB: Gemeinsam potenzierte Mischungen)

Die in Tab. 2371-6 aufgeführten konzentrierten Zubereitungen und/oder Verdünnungen können verwendet werden.

Arzneiträger

Die Wahl des Arzneiträgers richtet sich nach allen Anforderungen an die bestimmte konzentrierte Zubereitung sowie an die Darreichungsform (siehe Tab. 2371-7) und muss diese erfüllen.

Wird nach Vorschrift 5.1.1 die Herstellung mit einer Verreibung begonnen und, in begründeten Fällen, wird gereinigtes Wasser für den 1. Potenzierungsschritt verwendet.

Tabelle 2371-5

Dezimalverreibungen	Centesimalverreibungen
Urtinkturen nach den Vorschriften 1.1.1, 1.1.3 und 1.1.4	
Die 1. „Dezimalverreibung" (D1) wird hergestellt aus: 2 Teilen Urtinktur und höchstens 10 Teilen des Arzneiträgers unter Berücksichtigung der Masse des Trockenrückstands.	Die 1. „Centesimalverreibung" (C1) wird hergestellt aus: 2 Teilen Urtinktur und höchstens 100 Teilen des Arzneiträgers unter Berücksichtigung der Masse des Trockenrückstands.
Urtinkturen nach den Vorschriften 1.1.2, 1.1.5, 1.1.6 und 1.1.7	
Die 1. „Dezimalverreibung" (D1) wird hergestellt aus: 3 Teilen Urtinktur und höchstens 10 Teilen des Arzneiträgers unter Berücksichtigung der Masse des Trockenrückstands.	Die 1. „Centesimalverreibung" (C1) wird hergestellt aus: 3 Teilen Urtinktur und höchstens 100 Teilen des Arzneiträgers unter Berücksichtigung der Masse des Trockenrückstands.
Urtinkturen nach den Vorschriften 1.1.8 und 1.1.9 *Die Urtinktur entspricht der 1. Dezimalverdünnung (D1)*	
Die 2. Dezimalverreibung (D2) wird hergestellt aus: 1 Teil Urtinktur und höchstens 10 Teilen des Arzneiträgers unter Berücksichtigung der Masse des Trockenrückstands.	Die 1. „Centesimalverreibung" (C1) wird hergestellt aus: 10 Teilen Urtinktur und höchstens 100 Teilen des Arzneiträgers unter Berücksichtigung der Masse des Trockenrückstands.
Lösungen nach Vorschrift 3.1.1 oder flüssige Verdünnungen, Mischungen und gemeinsam potenzierte Mischungen	
Die Dezimalverreibung n+1 (Dn+1) wird hergestellt aus: 1 Teil Verdünnung (Dn) und höchstens 10 Teilen des Arzneiträgers unter Berücksichtigung der Masse des Trockenrückstands.	Die Centesimalverreibung n+1 (Cn+1) wird hergestellt aus: 1 Teil Verdünnung (Cn) und höchstens 100 Teilen des Arzneiträgers unter Berücksichtigung der Masse des Trockenrückstands.

Tabelle 2371-6

Vorschrift 5.1.1	Vorschrift 5.1.2	Vorschrift 5.1.3
konzentrierte Zubereitungen Lösungen Verreibungen flüssige Verdünnungen Urtinkturen, die gemäß Herstellungsvorschrift im Verhältnis 1:10 oder 1:100 hergestellt sind	wässrige Zubereitungen Glycerolmazerate und deren wässrige Verdünnungen Verreibungen	Verreibungen

Tabelle 2371-7

Vorschrift 5.1.1	Vorschrift 5.1.2	Vorschrift 5.1.3
Ethanol 96 % (*V/V*) Ethanol 90 % (*V/V*) Ethanol 80 % (*V/V*) Ethanol 70 % (*V/V*) Ethanol 50 % (*V/V*) Ethanol 36 % (*V/V*) Ethanol 18 % (*V/V*)	Wasser für Injektionszwecke gereinigtes Wasser Zuckersirup (Saccharose, gereinigtes Wasser (64:36))	Lactose-Monohydrat

Wird nach Vorschrift 5.1.2 die Herstellung mit einem Glycerolmazerat begonnen, das Natriumchlorid enthält, wird, außer in begründeten und zugelassen Fällen, der folgende Arzneiträger verwendet: 0,2 Teile Natriumhydrogencarbonat und 8,8 Teile Natriumchlorid in 991 Teilen Wasser für Injektionszwecke.

Potenzierung

Für jeden Potenzierungsschritt wird 1 Teil Mischung mit 9 Teilen (Dezimalverdünnung) oder 99 Teilen (Centesimalverdünnung) des geeigneten Arzneiträgers gemischt und verschüttelt oder verrieben.

Vorschrift 5.1.4

Arzneiträger

Ethanol geeigneter Konzentration, gereinigtes Wasser oder Lactose-Monohydrat können zum Beispiel verwendet werden.

Potenzierung

Die Potenzierungen können wie in den Vorschriften 5.1.1, 5.1.2 und 5.1.3 vorgeschrieben entweder im letzten Potenzierungsschritt oder in mehreren aufeinanderfolgenden Schritten durchgeführt werden.

Vorschrift 5.1.5

Arzneiträger

Ethanol geeigneter Konzentration, gereinigtes Wasser oder Lactose-Monohydrat können zum Beispiel verwendet werden.

Potenzierung

Für gemeinsam potenzierte Centesimalverdünnungen enthält jede Verdünnung (Cn–1) 1 Prozent des Endprodukts und der Anteil des Arzneiträgers, der zugesetzt werden muss, wird um den Anteil der Wirkstoffe reduziert (das heißt 100 Prozent – (1 Prozent × Anzahl der Wirkstoffe)). Das gleiche Verfahren, in geeigneten Anteilen, wird bei gemeinsam potenzierten Dezimalverdünnungen angewendet.

Vorschrift 5.2

Die Vorschrift 5.2 wird zur Herstellung von Potenzen mit einem Verdünnungsfaktor von 50 000 (LM) durch abwechselndes flüssiges Verdünnen und Imprägnieren von Streukügelchen (Kategorie I, sofern nicht anders genehmigt) verwendet.

Feste und flüssige Potenzen

Ein Normaltropfenzähler (2.1.1) wird verwendet.

Zur Herstellung von Streukügelchen der Potenz LM I wird eine C3-Verreibung der zu potenzierenden Substanz wie folgt verarbeitet: 60 mg C3-Verreibung werden in einem 500 Tropfen entsprechenden Volumen Ethanol 18 % (*V*/*V*) oder einer anderen genehmigten Konzentration gelöst. 1 Tropfen dieser Lösung wird mit einem 100 Tropfen entsprechenden Volumen Ethanol 90 % (*V*/*V*) oder einer anderen genehmigten Konzentration versetzt und mindestens 100-mal verschüttelt. Mit der gesamten Lösung wird eine 50 000 Streukügelchen entsprechende Menge Streukügelchen imprägniert. Die Streukügelchen werden an der Luft trocknen gelassen.

Zur Herstellung von Streukügelchen der Potenz LM II werden Streukügelchen der Potenz LM I wie folgt verarbeitet: 1 Streukügelchen LM I wird in einem Tropfen gereinigtem Wasser gelöst und anschließend mit einem 100 Tropfen entsprechenden Volumen Ethanol 90 % (*V*/*V*) oder einer anderen genehmigten Konzentration versetzt und mindestens 100-mal verschüttelt. Mit der gesamten Lösung wird eine 50 000 Streukügelchen entsprechende Menge Streukügelchen imprägniert. Die Streukügelchen werden an der Luft trocknen gelassen.

Die weiteren festen Potenzen werden wie für die Potenz LM II beschrieben hergestellt.

Flüssige Potenzen
(Vorschrift 17 des HAB: LM-Potenzen)

Zur Herstellung einer flüssigen LM-Potenz wird 1 Streukügelchen der erforderlichen Potenz in 10,0 ml Ethanol 18 % (*V*/*V*) oder einer anderen genehmigten Konzentration gelöst. Die Potenz der Lösung entspricht der Potenz des in der Lösung gelösten Streukügelchens.

Monographien A–Z

A

Ascorbinsäure 10019

10.8/0253

Ascorbinsäure

Acidum ascorbicum

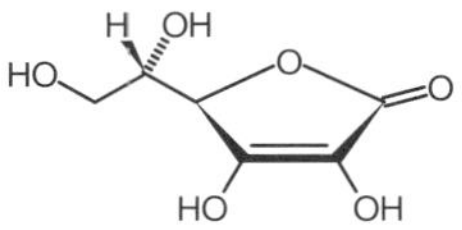
H
OH
HO
O
O
HO
OH

$C_6H_8O_6$ M_r 176,1

CAS Nr. 50-81-7

Definition

(5*R*)-5-[(1*S*)-1,2-Dihydroxyethyl]-3,4-dihydroxyfuran-2(5*H*)-on

Gehalt: 99,0 bis 100,5 Prozent

Eigenschaften

Aussehen: farblose Kristalle oder weißes bis fast weißes, kristallines Pulver; verfärbt sich an der Luft und bei Feuchtigkeit

Löslichkeit: leicht löslich in Wasser, wenig löslich in Ethanol 96 %

Schmelztemperatur: etwa 190 °C, unter Zersetzung

Prüfung auf Identität

1: B, C
2: A, C, D

A. UV-Vis-Spektroskopie (2.2.25)

Untersuchungslösung: 0,10 g Substanz werden in Wasser *R* zu 100,0 ml gelöst. 10 ml einer Lösung von Salzsäure *R* (10,3 g · l^{-1}) werden mit 1,0 ml Lösung versetzt und mit Wasser *R* zu 100,0 ml verdünnt.

Absorptionsmaximum: bei 243 nm, unmittelbar nach dem Lösen der Substanz bestimmt

Spezifische Absorption im Maximum: 545 bis 585

B. IR-Spektroskopie (2.2.24)

Vergleich: Ascorbinsäure *CRS*

C. pH-Wert (2.2.3): 2,1 bis 2,6; an der Prüflösung (siehe „Prüfung auf Reinheit") bestimmt

D. Wird 1 ml Prüflösung mit 0,2 ml verdünnter Salpetersäure *R* und 0,2 ml Silbernitrat-Lösung *R* 2 versetzt, bildet sich ein grauer Niederschlag.

Prüfung auf Reinheit

Prüflösung: 1,0 g Substanz wird in kohlendioxidfreiem Wasser *R* zu 20 ml gelöst.

Aussehen der Lösung: Die Prüflösung muss klar (2.2.1) und darf nicht stärker gefärbt sein als die Farbvergleichslösung BG_7 (2.2.2, Methode II).

Spezifische Drehung (2.2.7): +20,5 bis +21,5

2,50 g Substanz werden in Wasser *R* zu 25,0 ml gelöst.

Verunreinigung E: höchstens 0,2 Prozent

Untersuchungslösung: 0,25 g Substanz werden in 5 ml Wasser *R* gelöst. Die Lösung wird mit verdünnter Natriumhydroxid-Lösung *R* neutralisiert und anschließend mit 1 ml verdünnter Essigsäure *R* sowie 0,5 ml Calciumchlorid-Lösung *R* versetzt.

Referenzlösung: 70 mg Oxalsäure *R* (Dihydrat der Verunreinigung E) werden in Wasser *R* zu 500 ml gelöst. 5 ml Lösung werden mit 1 ml verdünnter Essigsäure *R* und 0,5 ml Calciumchlorid-Lösung *R* versetzt.

Die Lösungen werden 1 h lang stehen gelassen. Wenn die Untersuchungslösung eine Opaleszenz zeigt, darf diese nicht stärker sein als die der Referenzlösung.

Verwandte Substanzen: Flüssigchromatographie (2.2.29)

Die Lösungen sind unmittelbar vor Gebrauch herzustellen.

Phosphat-Pufferlösung: 6,8 g Kaliumdihydrogenphosphat *R* werden in Wasser zur Chromatographie *R* zu etwa 175 ml gelöst. Die Lösung wird durch einen Membranfilter filtriert (nominale Porengröße 0,45 µm) und das Filtrat mit Wasser zur Chromatographie *R* zu 1000 ml verdünnt.

Untersuchungslösung: 0,500 g Substanz werden in der mobilen Phase zu 10,0 ml gelöst.

Referenzlösung a: 10,0 mg Ascorbinsäure-Verunreinigung C *CRS* werden in der mobilen Phase zu 5,0 ml gelöst.

Referenzlösung b: 5,0 mg Ascorbinsäure-Verunreinigung D *CRS* und 5,0 mg Ascorbinsäure *CRS* werden in der mobilen Phase gelöst. Die Lösung wird mit 2,5 ml Referenzlösung a versetzt und mit der mobilen Phase zu 100,0 ml verdünnt.

Referenzlösung c: 1 ml Untersuchungslösung wird mit der mobilen Phase zu 200 ml verdünnt. 1 ml dieser Lösung wird mit 1 ml Referenzlösung a gemischt.

Säule
- Größe: l = 0,25 m, ∅ = 4,6 mm
- Stationäre Phase: aminopropylsilyliertes Kieselgel zur Chromatographie *R* (5 µm)
- Temperatur: 45 °C

Mobile Phase: Phosphat-Pufferlösung, Acetonitril *R* 1 (25:75 *V/V*)

Durchflussrate: 1,0 ml · min^{-1}

Detektion: Spektrometer bei 210 nm

Einspritzen: 20 µl; Untersuchungslösung, Referenzlösungen b und c

Chromatographiedauer: 2,5fache Retentionszeit von Ascorbinsäure

Identifizierung von Verunreinigungen: Zur Identifizierung der Peaks der Verunreinigungen C und D wird das mit der Referenzlösung b erhaltene Chromatogramm verwendet.

Relative Retention (bezogen auf Ascorbinsäure, t_R etwa 11 min)
- Verunreinigung D: etwa 0,4
- Verunreinigung C: etwa 1,7

Eignungsprüfung
- Auflösung: mindestens 3,0 zwischen den Peaks der Ascorbinsäure und der Verunreinigung C im Chromatogramm der Referenzlösung c
- Signal-Rausch-Verhältnis: mindestens 20 für den Peak der Verunreinigung C im Chromatogramm der Referenzlösung b

Grenzwerte
- Verunreinigungen C, D: jeweils nicht größer als das 1,5fache der Fläche des entsprechenden Peaks im Chromatogramm der Referenzlösung b (0,15 Prozent)
- Nicht spezifizierte Verunreinigungen: jeweils nicht größer als die Fläche des Peaks der Ascorbinsäure im Chromatogramm der Referenzlösung b (0,10 Prozent)
- Summe aller Verunreinigungen ohne Verunreinigungen C und D: nicht größer als das 2fache der Fläche des Peaks der Ascorbinsäure im Chromatogramm der Referenzlösung b (0,2 Prozent)
- Ohne Berücksichtigung bleiben: Peaks, deren Fläche nicht größer ist als das 0,5fache der Fläche des Peaks der Ascorbinsäure im Chromatogramm der Referenzlösung b (0,05 Prozent)

Eisen: höchstens 2 ppm

Atomabsorptionsspektrometrie (2.2.23)

Untersuchungslösung: 5,0 g Substanz werden in Salpetersäure (0,1 mol · l^{-1}) zu 25,0 ml gelöst.

Referenzlösungen: Die Referenzlösungen, die 0,2 ppm, 0,4 ppm und 0,6 ppm Fe enthalten, werden durch Verdünnen der Eisen-Lösung (20 ppm Fe) *R* mit Salpetersäure (0,1 mol · l^{-1}) hergestellt.

Strahlungsquelle: Eisen-Hohlkathodenlampe

Wellenlänge: 248,3 nm

Atomisierung: Luft-Acetylen-Flamme

Der Nullpunkt wird unter Verwendung von Salpetersäure (0,1 mol · l^{-1}) eingestellt.

Kupfer: höchstens 5 ppm

Atomabsorptionsspektrometrie (2.2.23, Methode I)

Untersuchungslösung: 2,0 g Substanz werden in Salpetersäure (0,1 mol · l^{-1}) zu 25,0 ml gelöst.

Referenzlösungen: Die Referenzlösungen, die 0,2 ppm, 0,4 ppm und 0,6 ppm Cu enthalten, werden durch Verdünnen der Kupfer-Lösung (10 ppm Cu) *R* mit Salpetersäure (0,1 mol · l^{-1}) hergestellt.

Strahlungsquelle: Kupfer-Hohlkathodenlampe

Wellenlänge: 324,8 nm

Atomisierung: Luft-Acetylen-Flamme

Der Nullpunkt wird unter Verwendung von Salpetersäure (0,1 mol · l^{-1}) eingestellt.

Sulfatasche (2.4.14): höchstens 0,1 Prozent, mit 1,0 g Substanz bestimmt

Gehaltsbestimmung

0,150 g Substanz werden in einer Mischung von 10 ml verdünnter Schwefelsäure *R* und 80 ml kohlendioxidfreiem Wasser *R* gelöst und nach Zusatz von 1 ml Stärke-Lösung *R* mit Iod-Lösung (0,05 mol · l^{-1}) bis zur bleibenden Violettblaufärbung titriert.

1 ml Iod-Lösung (0,05 mol · l^{-1}) entspricht 8,81 mg $C_6H_8O_6$.

Lagerung

Vor Licht geschützt, im nicht metallischen Behältnis

Verunreinigungen

Spezifizierte Verunreinigungen:

C, D, E

Andere bestimmbare Verunreinigungen

(Die folgenden Substanzen werden, falls in einer bestimmten Menge vorhanden, durch eine oder mehrere Prüfmethoden in der Monographie erfasst. Sie werden begrenzt durch das allgemeine Akzeptanzkriterium für weitere Verunreinigungen/nicht spezifizierte Verunreinigungen und/oder durch die Anforderungen der Allgemeinen Monographie **Substanzen zur pharmazeutischen Verwendung (Corpora ad usum pharmaceuticum)**. Diese Verunreinigungen müssen daher nicht identifiziert werden, um die Konformität der Substanz zu zeigen. Siehe auch „5.10 Kontrolle von Verunreinigungen in Substanzen zur pharmazeutischen Verwendung"):

A, F, G, H

A.

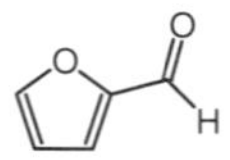
O
O
H

Furan-2-carbaldehyd

C.

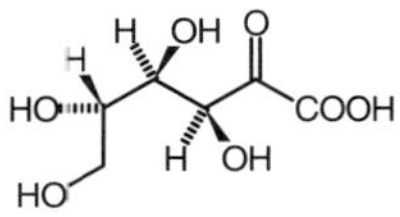

L-*xylo*-Hex-2-ulosonsäure
(L-Sorbosonsäure)

D.

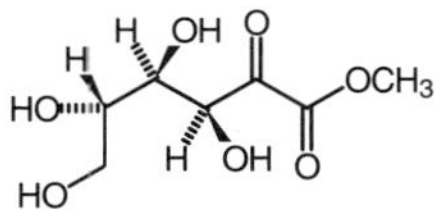

Methyl(L-*xylo*-hex-2-ulosonat)
(Methyl-L-sorbosonat)

E.

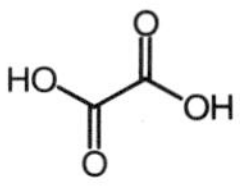

Oxalsäure

F.

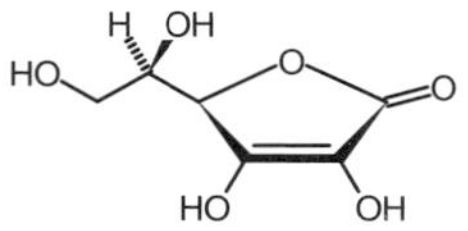

(5*R*)-5-[(1*R*)-1,2-Dihydroxyethyl]-3,4-dihydroxyfuran-2(5*H*)-on

G.

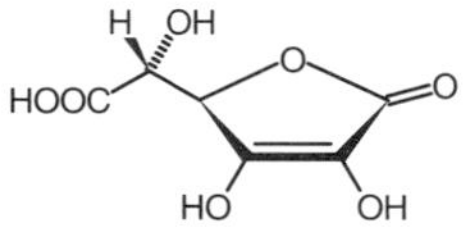

(*R*)-[(2*R*)-3,4-Dihydroxy-5-oxo-2,5-dihydrofuran-2-yl]-hydroxyessigsäure

H.

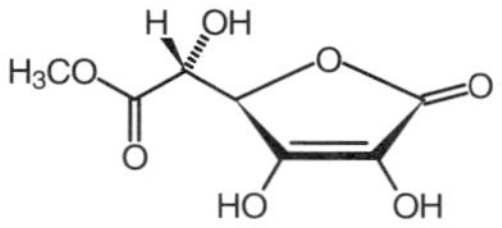

Methyl[(*R*)-[(2*R*)-3,4-dihydroxy-5-oxo-2,5-dihydrofuran-2-yl]-hydroxyacetat]

B

Botulinum-Toxin Typ A zur Injektion 10025
Bromazepam 10028

10.8/2113

Botulinum-Toxin Typ A zur Injektion

Toxinum botulinicum A ad iniectabile

Definition

Botulinum-Toxin Typ A zur Injektion ist eine getrocknete Zubereitung, die gereinigtes Botulinum-Neurotoxin Typ A enthält, das als Komplex mit Hämagglutininen und nicht toxischen Proteinen vorliegen kann. Botulinum-Neurotoxin Typ A oder sein Hämagglutininkomplex wird hergestellt, indem der Überstand einer Flüssigkultur eines geeigneten Stamms von *Clostridium botulinum* Typ A einem geeigneten Reinigungsverfahren unterzogen wird.

Die gereinigten Komplexe bestehen aus verschiedenen Proteinen und können unterschiedlich groß sein. Der größte Komplex (relative Molekülmasse etwa 900 000) besteht aus einem Neurotoxin mit einer relativen Molekülmasse von 150 000, einem nicht toxischen Protein mit einer relativen Molekülmasse von 130 000 und verschiedenen Hämagglutininen mit relativen Molekülmassen im Bereich von 14 000 bis 43 000. Der gereinigte Toxin-Anteil besteht ausschließlich aus dem Neurotoxin mit der relativen Molekülmasse von 150 000, das auch in dem Neurotoxinkomplex mit der relativen Molekülmasse von 900 000 enthalten ist und zunächst als Einzelkette vorliegt, die dann durch endogene Proteasen in eine leichte Kette mit einer relativen Molekülmasse von 54 000 und eine schwere Kette mit einer relativen Molekülmasse von 97 000 gespalten wird. Diese Ketten werden durch Disulfid-Brücken in eine voll aktive Form überführt.

Die Zubereitung muss wie in der Beschriftung angegeben vor der Verwendung rekonstituiert werden.

Herstellung

Allgemeine Vorkehrungen

Die Herstellung des Toxins beruht auf einem Saatgutsystem. Zu seiner Gewinnung werden definierte Saatkulturen etabliert, in denen die toxinproduzierenden Eigenschaften erhalten bleiben. Das Herstellungsverfahren muss nachweislich konstant ein Produkt ergeben, dessen Aktivität und Profil vergleichbar sind mit der/dem von Chargen, für die in klinischen Studien eine angemessene Unschädlichkeit und Wirksamkeit nachgewiesen wurde.

Herstellungsverfahren und Stabilität der Fertigzubereitung und der relevanten Zwischenprodukte werden mit Hilfe der nachfolgend beschriebenen Prüfungen evaluiert. Dazu gehört die Prüfung der spezifischen Aktivität des Toxins je Milligramm Protein des gereinigten Toxins in einem geeigneten, funktionalen Modell zur Bestimmung der Toxinaktivität. Unterstützend können Prüfungen durchgeführt werden, die das Vorhandensein von Botulinum-Toxin Typ A und, falls zutreffend, assoziierter nicht toxischer Proteine bestätigen.

Bakterielles Saatgut

In geeigneten Nährmedien wird ein stark toxinbildender Stamm von *C. botulinum* bekannter Herkunft, der nachweislich Toxin vom Typ A bildet und für den das Fehlen anderer Botulinum-Toxin codierender Gene (insbesondere Botulinum-Toxin Typ B und F) bestätigt ist, vermehrt. Der für das Mastersaatgut verwendete Bakterienstamm wird anhand von Unterlagen identifiziert, welche die Herkunft und die Prüfungen zur Charakterisierung des Stamms belegen müssen. Dazu gehören morphologische, biochemische, genetische, serologische Eigenschaften und Kultureigenschaften des Stamms. Falls zutreffend muss das Profil des Arbeitssaatguts nachweislich identisch mit dem des Mastersaatguts sein.

Nur Saatgut, das den nachfolgend beschriebenen Prüfungen entspricht, darf verwendet werden.

Identität: Für jedes Saatgut wird nachgewiesen, dass es reine Kulturen von C.-botulinum-Typ-A-Bakterien enthält, die frei von Verunreinigung durch fremde Bakterien oder Pilze sind.

Mikrobielle Reinheit: Jedes Saatgut entspricht den Prüfungen auf Abwesenheit von kontaminierenden Mikroorganismen. Die Reinheit der Bakterienkulturen wird mit Hilfe von Methoden geeigneter Empfindlichkeit nachgewiesen. Dazu gehören das Inokulieren in geeignete Nährmedien und Prüfen der Kolonienmorphologie.

Phänotypische Parameter: Jedes Saatgut muss ein bekanntes Fettsäurenprofil, Zuckerfermentationsprofil (Glucose, Lactose, Mannose und andere), eine bekannte proteolytische Aktivität und nachweislich relevante Lipase-, Lecithinase- und Gelatinase-Aktivität aufweisen.

Genetische Reinheit: Für jedes Saatgut müssen Informationen zur Gensequenz des Toxins zur Verfügung stehen und jedes Saatgut muss den Anforderungen an die Abwesenheit von Genen, die für andere Toxinserotypen codieren, entsprechen.

Herstellung von aktivem Toxin: Ein Bakterienstamm mit einem hohen Ertrag an aktivem Toxin, bestimmt in einer Prüfung auf akute Toxizität, ist geeignet. Das Saatgut muss nachweislich die Fähigkeit haben, mindestens ein Toxizitätsniveau zu erreichen, das für das Herstellungsverfahren und den Produktionsumfang ausreicht.

Referenzzubereitungen des Herstellers

Während der Entwicklung werden Referenzzubereitungen für die nachfolgende Verifizierung der Gleichförmigkeit der Chargen während der Herstellung und für die Kontrolle des gereinigten Toxins als Bulk und der Fertigzubereitung etabliert. Sie stammen von repräsentativen Chargen von Botulinum-Toxin Typ A, die wie unter „Gereinigtes Toxin als Bulk" beschrieben charakterisiert sind.

Die Referenzzubereitungen werden in geeigneter Weise für ihren Verwendungszweck charakterisiert und in angemessenen Teilmengen und unter Bedingungen gelagert, die ihre Eignung gewährleisten.

Gereinigtes Toxin als Bulk

Der C.-botulinum-Typ-A-Stamm wird in einem geeigneten Nährmedium anaerob vermehrt. Aus diesem Nährmedium werden Kulturen für die weitere Inkubation in größeren Volumen ausgewählt, damit unter geeignet kontrollierter anaerober Atmosphäre durch alle Fermentationsschritte von der Saatkultur bis zur Bulkfermentation eine größtmögliche Toxinbildung erzielt werden kann. Das Toxin wird dann mit Hilfe geeigneter Methoden gereinigt, um Nukleinsäuren und Verunreinigungen, die unerwünschte Reaktionen verursachen können, zu beseitigen.

Nur gereinigtes Toxin, das den nachfolgenden Prüfungen entspricht, darf zur Herstellung des fertigen Toxins als Bulk verwendet werden. Für jede Prüfung und jedes Produkt werden Akzeptanzkriterien festgelegt; jedes neue gereinigte Toxin muss diesen Kriterien entsprechen.

Reagenzien-Rückstände: Das Entfernen von Rückständen der Reagenzien, die bei den Reinigungsschritten verwendet wurden, wird mit Hilfe geeigneter Grenzprüfungen oder durch Validierung des Verfahrens bestätigt.

Nukleinsäuren: Das Entfernen von Nukleinsäuren wird mit Hilfe geeigneter Grenzprüfungen oder durch Validierung des Verfahrens bestätigt.

Immunologische Identität: Das Vorhandensein von spezifischem Typ-A-Toxin wird mit Hilfe einer geeigneten immunchemischen Methode (2.7.1) bestätigt.

Spezifische Aktivität: Die spezifische Aktivität wird mit einem Toxizitätsmodell an der Maus oder, im Interesse des Tierschutzes, mit einer In-vitro-Methode (wie einer zellbasierten Bestimmung), die gegen die LD_{50}-Bestimmung validiert wurde, bestätigt. Die spezifische Aktivität wird in Maus-LD_{50}-Einheiten je Milligramm Protein ausgedrückt und muss mindestens $1 \cdot 10^8$ Maus-LD_{50}-Einheiten je Milligramm Protein für das Neurotoxin mit einer relativen Molekülmasse von 150 000 und mindestens $1 \cdot 10^7$ Maus-LD_{50}-Einheiten je Milligramm Protein für den Neurotoxinkomplex mit einer relativen Molekülmasse von 900 000 betragen.

Protein: Die Gesamtproteinkonzentration wird mit Hilfe einer geeigneten Methode bestimmt. Ein zulässiger Grenzwert wird für das bestimmte Produkt festgelegt und jede Charge muss diesem Grenzwert nachweislich entsprechen.

Proteinprofil: Identität und Proteinzusammensetzung werden durch Polyacrylamid-Gelelektrophorese (2.2.31) unter reduzierenden oder nicht reduzierenden Bedingungen oder durch andere geeignete physikalisch-chemische Methoden, wie Ausschlusschromatographie (2.2.30), im Vergleich mit geeigneten Referenzsubstanzen bestimmt.

Vermehrungsfähige Einheiten: Das gereinigte Toxin als Bulk muss innerhalb der für das bestimmte Produkt zugelassenen Grenzen liegen.

Fertiges Toxin als Bulk

Zur Herstellung des fertigen Toxins als Bulk werden zugelassene Hilfsstoffe zum gereinigten Toxin als Bulk zugesetzt. Die Lösung wird durch einen Bakterien zurückhaltenden Filter filtriert. Falls Albumin vom Menschen zugesetzt wird, muss dieses der Monographie **Albuminlösung vom Menschen (Albumini humani solutio)** entsprechen.

Fertigzubereitung

Das fertige Toxin als Bulk wird unter aseptischen Bedingungen in sterile Behältnisse mit Originalitätsverschluss abgefüllt. Die Gleichförmigkeit des Abfüllens wird während des Abfüllvorgangs nachgewiesen, die Prüfung „Gleichförmigkeit des Gehalts einzeldosierter Arzneiformen" (2.9.6) ist nicht vorgeschrieben. Die Behältnisse werden so verschlossen, dass eine Kontamination verhindert wird.

Nur eine Fertigzubereitung, deren Prüfergebnisse innerhalb der für das bestimmte Produkt zugelassenen Grenzen liegen und die allen nachfolgend aufgeführten Anforderungen unter „Prüfung auf Identität", „Prüfung auf Reinheit" und „Bestimmung der Wirksamkeit" entspricht, darf zur Verwendung freigegeben werden.

pH-Wert (2.2.3): Der pH-Wert der rekonstituierten Zubereitung muss innerhalb von ± 0,5 Einheiten der für das bestimmte Produkt zugelassenen Grenzen liegen.

Wasser: höchstens der für das bestimmte Produkt zugelassene Grenzwert

Prüfung auf Identität

Das Vorhandensein von Botulinum-Toxin Typ A wird mit Hilfe einer geeigneten immunchemischen Methode (2.7.1) bestätigt.

Prüfung auf Reinheit

Sterilität (2.6.1): Die Zubereitung muss der Prüfung entsprechen.

Bakterien-Endotoxine (2.6.14): weniger als 10 I. E. Bakterien-Endotoxine je Durchstechflasche

Bestimmung der Wirksamkeit

Gemäß den Bestimmungen des Europäischen Übereinkommens zum Schutz der für Versuche und andere wissenschaftliche Zwecke verwendeten Wirbeltiere müssen Prüfungen so durchgeführt werden, dass die Anzahl der verwendeten Tiere sowie deren Schmerz, Leiden, Stress und bleibende Schäden so gering wie möglich gehalten werden. Die Bestimmung der Wirksamkeit der LD_{50} ist mit so starkem Leiden der Tiere verbunden, dass die Hersteller ausdrücklich aufgefordert sind, Wirksamkeitsprüfungen zu entwickeln und zu validieren, mit denen die Anzahl der verwendeten Tiere reduziert wird, oder das Prüfverfahren im Interesse des Tierschutzes zu verfeinern oder zu ersetzen.

Die Wirksamkeit der rekonstituierten Zubereitung wird durch eine LD_{50}-Bestimmung in Mäusen oder eine gegen die LD_{50}-Bestimmung validierte Methode bestimmt. Die Wirksamkeit wird als LD_{50} für Mäuse ausgedrückt oder durch Vergleich mit der Referenzzubereitung angegeben.

Zur Bestimmung der LD_{50} werden Gruppen von Mäusen abgestufte Dosen des Produkts intraperitoneal verabreicht; die LD_{50} wird mit Hilfe der üblichen statistischen Methoden (siehe 5.3) aus den Sterblichkeitsraten der Mäuse jeder Gruppe berechnet. Eine geeignete Referenzzubereitung wird parallel bestimmt. Die Wirksamkeit des Toxins wird durch Vergleich mit der Referenzzubereitung angegeben oder, wenn der absolute LD_{50}-Wert bestimmt wird, muss der Wert für die Referenzzubereitung innerhalb der geeigneten Grenzen, die in Bezug auf die festgelegte Wirksamkeit definiert sind, liegen.

Nach Validierung in Bezug auf die LD_{50}-Bestimmung (Referenzmethode) kann das Produkt im Interesse des Tierschutzes ebenfalls mit einer alternativen In-vitro-Methode (wie einer zellbasierten Bestimmung), die den Mechanismus der Botulinum-Toxin-Aktivität erfasst, bestimmt werden.

Bei alternativen Methoden wird die Wirksamkeit in Bezug auf eine geeignete Referenzzubereitung, die in Maus-LD_{50}-Einheiten kalibriert ist, berechnet.

Die ermittelte Wirksamkeit muss mindestens 80 und darf höchstens 125 Prozent der angegebenen Wirksamkeit betragen. Die Vertrauensgrenzen ($p = 0{,}95$) müssen mindestens 80 und dürfen höchstens 125 Prozent der ermittelten Wirksamkeit betragen.

Die Bestimmung kann wiederholt werden, aber wenn mehr als eine Bestimmung durchgeführt wird, müssen die Ergebnisse aller gültigen Bestimmungen zusammengefasst werden.

Anwendung alternativer Endpunkte in der LD_{50}-Bestimmung: Wenn ein Laboratorium eine LD_{50}-Bestimmung etabliert hat, wird, um das Leiden der Tiere zu reduzieren, der letale Endpunkt durch die Beobachtung klinischer Symptome und die Anwendung eines früheren Endpunkts als den Tod ersetzt. Beispiel:

Die fortschreitende Intoxikation von Mäusen nach peritonealer Injektion kann durch 6 Stadien, die jeweils durch typische klinische Symptome gekennzeichnet sind, dargestellt werden:

Stadium 1: erhöhte Atemfrequenz

Stadium 2: erhöhte Atemfrequenz, leichte Aushöhlung der Flanken

Stadium 3: erhöhte Atemfrequenz, deutliche Aushöhlung der Flanken, leichte Verengung der Augenhöhlen

Stadium 4: Atemschwierigkeiten, deutliche Aushöhlung der Flanken, aufgestelltes Fell, abnormer Gang und teilweiser Verlust der Mobilität, mäßige Verengung der Augenhöhlen

Stadium 5: stark erschwerte Atmung, starke Aushöhlung der Flanken, aufgestelltes Fell, die Maus bewegt sich nicht und reagiert nicht auf äußere Stimuli (moribunder Zustand), eindeutige Verengung der Augenhöhlen

Stadium 6: Tod

Das Endpunktstadium ist definiert als das früheste Stadium, in dem Ergebnisse erzielt werden, die denen entsprechen, die im Rahmen der Validierung für einen letalen Endpunkt erzielt wurden. Die Mäuse werden nach der Verabreichung in bestimmten Zeitintervallen beobachtet. Mäuse, die das vordefinierte Endpunktstadium erreichen, werden zu bestimmten Beobachtungszeiten entfernt und euthanasiert. Die Summe der euthanasierten und tot aufgefundenen Tiere wird zur Bestimmung der LD_{50} verwendet.

Die Anwendung alternativer Endpunkte muss von jedem Laboratorium durch die Auswertung einer angemessenen Anzahl von Bestimmungen, bei denen sowohl die klinischen Symptome als auch der letale Endpunkt angewendet werden, verifiziert werden.

Beschriftung

Die Beschriftung gibt an

- Anzahl der Toxineinheiten je Durchstechflasche mit der Angabe, dass die Einheiten produktspezifisch sind und nicht auf andere Zubereitungen mit Botulinum-Toxin Typ A anwendbar sind
- Name und Volumen der Flüssigkeit, die zum Rekonstituieren der getrockneten Zubereitung zugesetzt werden muss.

10.8/0879

Bromazepam

Bromazepamum

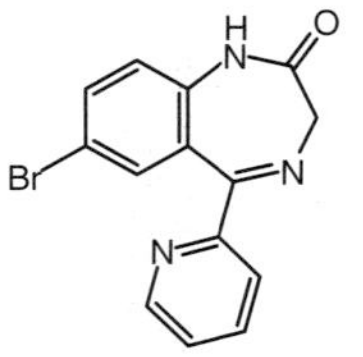

$C_{14}H_{10}BrN_3O$ M_r 316,2

CAS Nr. 1812-30-2

Definition

7-Brom-5-(pyridin-2-yl)-1,3-dihydro-2*H*-1,4-benzodiazepin-2-on

Gehalt: 99,0 bis 101,0 Prozent (getrocknete Substanz)

Eigenschaften

Aussehen: weißes bis gelbliches, kristallines Pulver

Löslichkeit: praktisch unlöslich in Wasser, schwer löslich bis wenig löslich in Dichlormethan und in Ethanol 96 %

Prüfung auf Identität

IR-Spektroskopie (2.2.24)

Vergleich: Bromazepam *CRS*

Prüfung auf Reinheit

Verwandte Substanzen: Flüssigchromatographie (2.2.29)

Die Lösungen müssen unmittelbar vor Gebrauch hergestellt werden.

Lösungsmittelmischung: 1 Volumteil Acetonitril *R* und 8 Volumteile Methanol *R* werden gemischt.

Untersuchungslösung: 10,0 mg Substanz werden in 9 ml Lösungsmittelmischung gelöst. Die Lösung wird mit einer Lösung von Kaliumdihydrogenphosphat *R* (11,33 g · l^{-1}), die zuvor mit einer Lösung von Kaliumhydroxid *R* (100 g · l^{-1}) auf einen pH-Wert von 7,0 eingestellt wurde, zu 20,0 ml verdünnt.

Referenzlösung a: 1,0 ml Untersuchungslösung wird mit der mobilen Phase zu 100,0 ml verdünnt. 1,0 ml dieser Lösung wird mit der mobilen Phase zu 10,0 ml verdünnt.

Referenzlösung b: 5 mg Bromazepam zur Eignungsprüfung A *CRS* (mit den Verunreinigungen A und C) werden in 5 ml Lösungsmittelmischung gelöst. Die Lösung wird mit einer Lösung von Kaliumdihydrogenphosphat *R* (11,33 g · l^{-1}), die zuvor mit einer Lösung von Kaliumhydroxid *R* (100 g · l^{-1}) auf einen pH-Wert von 7,0 eingestellt wurde, zu 10 ml verdünnt.

Säule
- Größe: l = 0,15 m, ∅ = 4,6 mm
- Stationäre Phase: nachsilanisiertes, extra dichtes, octadecylsilyliertes Kieselgel zur Chromatographie *R* (3,5 µm)
- Temperatur: 50 °C

Mobile Phase: 5 Volumteile Acetonitril zur Chromatographie *R*, 45 Volumteile Methanol *R* 1 und 50 Volumteile einer Lösung von Kaliumdihydrogenphosphat *R* (11,33 g · l^{-1}), die zuvor mit einer Lösung von Kaliumhydroxid *R* (100 g · l^{-1}) auf einen pH-Wert von 7,0 eingestellt wurde, werden gemischt.

Durchflussrate: 1,0 ml · min^{-1}

Detektion: Spektrometer bei 235 nm

Einspritzen: 20 µl

Chromatographiedauer: 4fache Retentionszeit von Bromazepam

Identifizierung von Verunreinigungen: Zur Identifizierung der Peaks der Verunreinigungen A und C werden das mitgelieferte Chromatogramm von Bromazepam zur Eignungsprüfung A *CRS* und das mit der Referenzlösung b erhaltene Chromatogramm verwendet.

Relative Retention (bezogen auf Bromazepam, t_R etwa 5 min)

- Verunreinigung A: etwa 1,5
- Verunreinigung C: etwa 1,6

Eignungsprüfung: Referenzlösung b
- Auflösung: mindestens 1,2 zwischen den Peaks der Verunreinigungen A und C

Berechnung der Prozentgehalte
- Für jede Verunreinigung wird die Konzentration an Bromazepam in der Referenzlösung a verwendet.

Grenzwerte
- Nicht spezifizierte Verunreinigungen: jeweils höchstens 0,10 Prozent
- Summe aller Verunreinigungen: höchstens 0,2 Prozent
- Berichtsgrenzwert: 0,05 Prozent

Trocknungsverlust (2.2.32): höchstens 0,2 Prozent, mit 1,000 g Substanz durch 4 h langes Trocknen im Vakuum bei 80 °C bestimmt

Sulfatasche (2.4.14): höchstens 0,1 Prozent, mit 1,0 g Substanz bestimmt

Gehaltsbestimmung

0,250 g Substanz werden in 20 ml wasserfreier Essigsäure *R* gelöst und nach Zusatz von 50 ml Acetanhydrid *R* mit Perchlorsäure (0,1 mol · l^{-1}) titriert. Der Endpunkt wird mit Hilfe der Potentiometrie (2.2.20) bestimmt.

1 ml Perchlorsäure (0,1 mol · l^{-1}) entspricht 31,62 mg $C_{14}H_{10}BrN_3O$.

Lagerung

Vor Licht geschützt

Verunreinigungen

Andere bestimmbare Verunreinigungen

(Die folgenden Substanzen werden, falls in einer bestimmten Menge vorhanden, durch eine oder mehrere Prüfmethoden in der Monographie erfasst. Sie werden begrenzt durch das allgemeine Akzeptanzkriterium für weitere Verunreinigungen/nicht spezifizierte Verunreinigungen und/oder durch die Anforderungen der Allgemeinen Monographie **Substanzen zur pharmazeutischen Verwendung (Corpora ad usum pharmaceuticum)**. Diese Verunreinigungen müssen daher nicht identifiziert werden, um die Konformität der Substanz zu zeigen. Siehe auch „5.10 Kontrolle von Verunreinigungen in Substanzen zur pharmazeutischen Verwendung"):

A, B, C, D, E

A.

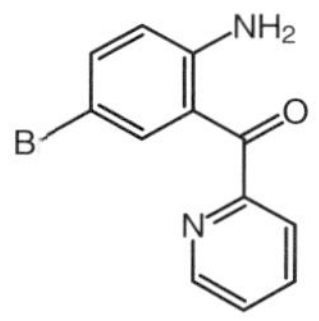
NH2
O
N

(2-Amino-5-bromphenyl)(pyridin-2-yl)methanon

B.

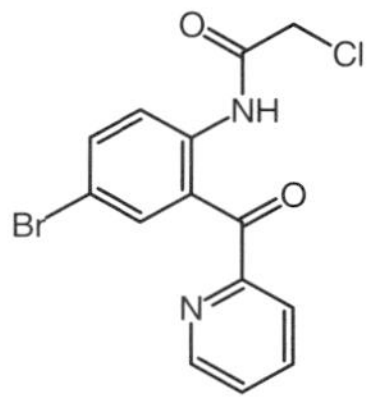
O
Cl
NH
Br
O
N

N-[4-Brom-2-(pyridin-2-carbonyl)phenyl]-2-chloracetamid

C.

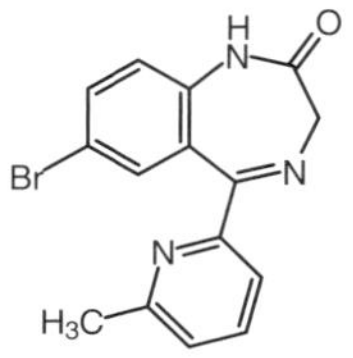
H
N
O
Br
N
N
H3C

7-Brom-5-(6-methylpyridin-2-yl)-1,3-dihydro-2*H*-1,4-benzodiazepin-2-on

D.

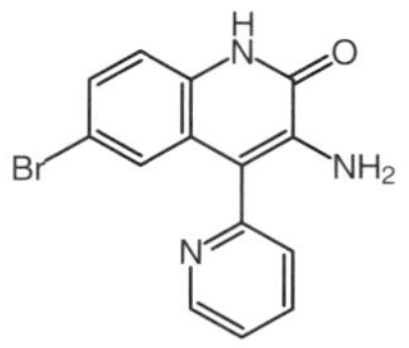
H
N
O
Br
NH2
N

3-Amino-6-brom-4-(pyridin-2-yl)chinolin-2(1*H*)-on

E.

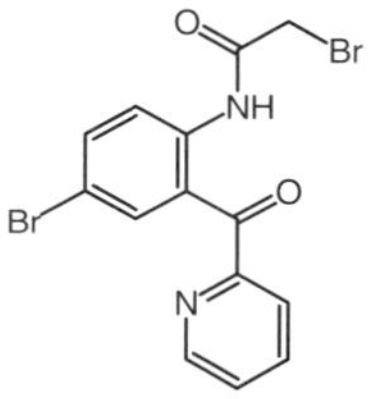
O
Br
NH
Br
O
N

2-Brom-*N*-[4-brom-2-(pyridin-2-carbonyl)phenyl]acetamid

C

Calciumgluconat zur Herstellung von Parenteralia 10033
Ölige Lösungen von Colecalciferol 10035
Colecalciferol-Trockenkonzentrat 10036

10.8/0979

Calciumgluconat zur Herstellung von Parenteralia

Calcii gluconas ad iniectabile

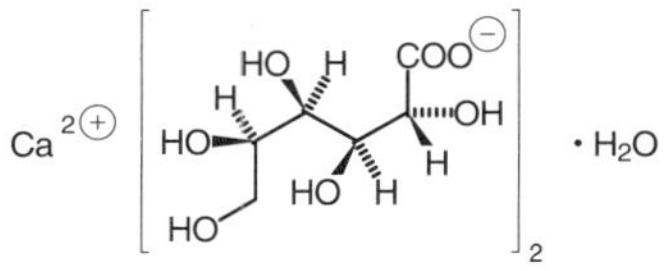

$C_{12}H_{22}CaO_{14} \cdot H_2O$ — M_r 448,4

CAS Nr. 18016-24-5

Definition

Calcium-bis[(2*R*,3*S*,4*R*,5*R*)-2,3,4,5,6-pentahydroxy=hexanoat]-Monohydrat
(Calcium-di(D-gluconat)-Monohydrat)

Gehalt: 99,0 bis 101,0 Prozent $C_{12}H_{22}CaO_{14} \cdot H_2O$

Eigenschaften

Aussehen: weißes bis fast weißes, kristallines oder körniges Pulver

Löslichkeit: wenig löslich in Wasser, leicht löslich in siedendem Wasser

Prüfung auf Identität

A. Dünnschichtchromatographie (2.2.27)

Untersuchungslösung: 20 mg Substanz werden in 1 ml Wasser *R*, falls erforderlich unter Erhitzen im Wasserbad von 60 °C, gelöst.

Referenzlösung: 20 mg Calciumgluconat *CRS* werden in 1 ml Wasser *R*, falls erforderlich unter Erhitzen im Wasserbad von 60 °C, gelöst.

Platte: DC-Platte mit Kieselgel *R* (5 bis 40 µm) [oder DC-Platte mit Kieselgel *R* (2 bis 10 µm)]

Fließmittel: konzentrierte Ammoniak-Lösung *R*, Ethylacetat *R*, Wasser *R*, Ethanol 96 % *R* (10:10:30:50 *V/V/V/V*)

Auftragen: 1 µl

Laufstrecke: 2/3 der Platte

Trocknen: 20 min lang bei 100 °C; anschließend erkalten lassen

Detektion: Die Platte wird mit einer Lösung, die Cer(IV)-sulfat *R* ($10 g \cdot l^{-1}$) und Ammoniummolybdat *R* ($25 g \cdot l^{-1}$) in verdünnter Schwefelsäure *R* enthält, besprüht und etwa 10 min lang bei 105 °C erhitzt.

Ergebnis: Nach 5 min entspricht der Hauptfleck im Chromatogramm der Untersuchungslösung in Bezug auf Lage, Farbe und Größe dem Hauptfleck im Chromatogramm der Referenzlösung.

B. Etwa 20 mg Substanz geben die Identitätsreaktion b auf Calcium (2.3.1).

Prüfung auf Reinheit

Prüflösung: 10,0 g Substanz werden mit 90 ml siedendem destilliertem Wasser *R* übergossen. Die Mischung wird unter Rühren bis zum vollständigen Lösen zum Sieden erhitzt, jedoch höchstens 10 s lang, und mit destilliertem Wasser *R* zu 100,0 ml verdünnt.

Aussehen der Lösung: Bei 60 °C darf die Prüflösung nicht stärker gefärbt sein als die Farbvergleichslösung B_7 (2.2.2, Methode II). Nach dem Abkühlen auf 20 °C darf die Prüflösung nicht stärker opaleszieren als die Referenzsuspension II (2.2.1).

pH-Wert (2.2.3): 6,4 bis 8,3

1,0 g Substanz wird in 20 ml kohlendioxidfreiem Wasser *R* unter Erhitzen im Wasserbad gelöst.

Organische Verunreinigungen, Borsäure: In einer mit Schwefelsäure *R* gespülten und in einer Eis-Wasser-Mischung gekühlten Porzellanschale werden 0,5 g Substanz mit 2 ml gekühlter Schwefelsäure *R* gemischt. Weder eine gelbe noch eine braune Färbung darf auftreten. Nach Zusatz von 1 ml Chromotrop-2B-Lösung *R* entwickelt sich eine Violettfärbung, die nicht in Dunkelblau übergehen darf. Diese Lösung darf nicht stärker gefärbt sein als eine Mischung von 1 ml Chromotrop-2B-Lösung *R* und 2 ml gekühlter Schwefelsäure *R*.

Oxalat: Flüssigchromatographie (2.2.29)

Lösungsmittelmischung: 1 ml Salzsäure *R* wird mit Wasser zur Chromatographie *R* zu 1200 ml verdünnt.

Untersuchungslösung: 0,200 g Substanz werden in der Lösungsmittelmischung mit Hilfe von Ultraschall zu 10,0 ml gelöst.

Referenzlösung a: 2,0 ml einer Lösung von Natriumoxalat *R* ($0,152 g \cdot l^{-1}$) werden mit der Lösungsmittelmischung zu 100,0 ml verdünnt.

Referenzlösung b: 2 ml einer Lösung von Natriumoxalat *R* ($0,152 g \cdot l^{-1}$), 20 ml Sulfat-Lösung (10 ppm SO_4) *R* und 50 ml Wasser zur Chromatographie *R* werden gemischt. Die Mischung wird mit Wasser zur Chromatographie *R* zu 100 ml verdünnt.

C

Monographien

Vorsäule
- Größe: *l* = 50 mm, ∅ = 4 mm
- Stationäre Phase: stark basischer Anionenaustauscher zur Chromatographie *R* 2 (13 µm)

Säule
- Größe: *l* = 0,25 m, ∅ = 4 mm
- Stationäre Phase: stark basischer Anionenaustauscher zur Chromatographie *R* 2 (13 µm)

Mobile Phase 0,143 g Natriumhydrogencarbonat *R* und 0,191 g wasserfreies Natriumcarbonat *R* werden in Wasser zur Chromatographie *R* zu 1000 ml gelöst.

Durchflussrate: $2\ ml \cdot min^{-1}$

Detektion: Leitfähigkeitsdetektor, ausgestattet mit einem geeigneten Ionensuppressor

Einspritzen: 50 µl

Chromatographiedauer: 1,5fache Retentionszeit von Oxalat

Retentionszeiten
- Sulfat: etwa 8,1 min
- Oxalat: etwa 10,6 min

Eignungsprüfung: Referenzlösung b
- Wiederholpräzision: höchstens 2,0 Prozent relative Standardabweichung für die Fläche des Oxalat-Peaks, mit 5 Einspritzungen bestimmt
- Auflösung: mindestens 4,0 zwischen den Peaks von Sulfat und Oxalat

Berechnung des Gehalts
- Für Oxalat wird die Konzentration an Natriumoxalat in der Referenzlösung a verwendet.

Grenzwert
- Oxalat: höchstens 100 ppm

Saccharose, reduzierende Zucker: 0,5 g Substanz werden in einer Mischung von 2 ml Salzsäure *R* 1 und 10 ml Wasser *R* gelöst. Die Lösung wird zum Sieden erhitzt und 5 min lang im Sieden gehalten, nach dem Erkalten mit 10 ml Natriumcarbonat-Lösung *R* versetzt und 10 min lang stehen gelassen, mit Wasser *R* zu 25 ml verdünnt und filtriert. 5 ml Filtrat werden mit 2 ml Fehling'scher Lösung *R* versetzt, zum Sieden erhitzt und 1 min lang im Sieden gehalten. Nach 2 min langem Stehenlassen darf kein roter Niederschlag auftreten.

Chlorid (2.4.4): höchstens 50 ppm

10 ml filtrierte Prüflösung werden mit 5 ml Wasser *R* versetzt.

Phosphat (2.4.11): höchstens 100 ppm

1 ml Prüflösung wird mit Wasser *R* zu 100 ml verdünnt.

Sulfat (2.4.13): höchstens 50 ppm, mit der filtrierten Prüflösung bestimmt

Zur Herstellung der Referenzlösung wird eine Mischung von 7,5 ml Sulfat-Lösung (10 ppm SO_4) *R* und 7,5 ml destilliertem Wasser *R* verwendet.

Eisen: höchstens 5 ppm

Atomabsorptionsspektrometrie (2.2.23, Methode I)

Untersuchungslösung: 2,0 g Substanz werden in einem 100-ml-Becherglas aus Polytetrafluorethylen mit 5 ml Salpetersäure *R* zum Sieden erhitzt. Die Mischung wird bis fast zur Trockne eingedampft, mit 1 ml Wasserstoffperoxid-Lösung 30 % *R* versetzt und erneut bis fast zur Trockne eingedampft. Die Behandlung mit Wasserstoffperoxid wird so oft wiederholt, bis eine klare Lösung erhalten wird. Mit 2 ml Salpetersäure *R* wird die Lösung in einen 25-ml-Messkolben gespült und mit verdünnter Salzsäure *R* zu 25,0 ml verdünnt. In gleicher Weise wird eine Kompensationsflüssigkeit hergestellt, die anstelle der Substanz 0,65 g Calciumchlorid *R* 1 enthält.

Referenzlösungen: Die Referenzlösungen werden aus der Eisen-Lösung (20 ppm Fe) *R* durch Verdünnen mit verdünnter Salzsäure *R* hergestellt.

Strahlungsquelle: Eisen-Hohlkathodenlampe

Wellenlänge: 248,3 nm

Atomisierung: Luft-Acetylen-Flamme

Die Messung ist mit Deuterium-Untergrundkompensation durchzuführen.

Magnesium, Alkalimetalle: höchstens 0,4 Prozent

0,50 g Substanz werden mit einer Mischung von 1,0 ml verdünnter Essigsäure *R* und 10,0 ml Wasser *R* versetzt und diese Mischung wird bis zum vollständigen Lösen der Substanz unter Schwenken kurz zum Sieden erhitzt. Zur siedend heißen Lösung werden 5,0 ml Ammoniumoxalat-Lösung *R* zugegeben. Die Mischung wird mindestens 6 h lang stehen gelassen und anschließend durch einen Glassintertiegel (1,6) (2.1.2) in einen Porzellantiegel filtriert. Das Filtrat wird vorsichtig zur Trockne eingedampft und der Rückstand geglüht. Der Rückstand darf höchstens 2 mg wiegen.

Bakterien-Endotoxine (2.6.14): weniger als 167 I. E. Bakterien-Endotoxine je Gramm Calciumgluconat zur Herstellung von Parenteralia

Mikrobielle Verunreinigung

TAMC: Akzeptanzkriterium 10^2 KBE je Gramm (2.6.12)

Gehaltsbestimmung

0,350 g Substanz werden in 20 ml heißem Wasser *R* gelöst. Nach dem Erkalten wird die Lösung mit Wasser *R* zu 300 ml verdünnt. Calcium wird nach „Komplexometrische Titrationen" (2.5.11) unter Zusatz von 50 mg Calconcarbonsäure-Verreibung *R* bestimmt.

1 ml Natriumedetat-Lösung ($0,1\ mol \cdot l^{-1}$) entspricht 44,84 mg $C_{12}H_{22}CaO_{14} \cdot H_2O$.

10.8/0575

Ölige Lösungen von Colecalciferol

Cholecalciferolum densatum oleosum

Definition

Lösungen von **Colecalciferol (Cholecalciferolum)** in einem geeigneten pflanzlichen fetten Öl, das von der zuständigen Behörde zugelassen wurde

Gehalt: 90,0 bis 110,0 Prozent des in der Beschriftung angegebenen Gehalts an Colecalciferol, mindestens 500 000 I. E. je Gramm

Geeignete Stabilisatoren, wie Antioxidanzien, können enthalten sein.

Eigenschaften

Aussehen: klare, gelbe Flüssigkeit

Löslichkeit: praktisch unlöslich in Wasser, schwer löslich in wasserfreiem Ethanol, mischbar mit fettlösenden Lösungsmitteln

Je nach Temperatur kann eine teilweise Erstarrung auftreten.

Prüfung auf Identität

A. UV-Vis-Spektroskopie (2.2.25)

   Untersuchungslösung: Eine Lösung der Substanz in Cyclohexan *R*, die etwa 400 I. E. je Milliliter enthält, wird hergestellt.

   Spektralbereich: 250 bis 300 nm

   Absorptionsmaximum: bei 265 nm

B. Die unter „Gehaltsbestimmung" erhaltenen Chromatogramme werden ausgewertet.

   Ergebnis: Der Hauptpeak im Chromatogramm der Untersuchungslösung entspricht in Bezug auf die Retentionszeit dem Hauptpeak im Chromatogramm der Referenzlösung a.

Prüfung auf Reinheit

Säurezahl (2.5.1): höchstens 2,0

5,0 g Substanz werden in 25 ml der vorgeschriebenen Lösungsmittelmischung gelöst.

Peroxidzahl (2.5.5, Methode A): höchstens 20

Verwandte Substanzen: Die in der Allgemeinen Monographie **Substanzen zur pharmazeutischen Verwendung (Corpora ad usum pharmaceuticum)** unter „Verwandte Substanzen" angegebenen Grenzwerte (Tab. 2034-1) finden keine Anwendung.

Gehaltsbestimmung

Die Bestimmung muss vor Licht und Luft geschützt und so schnell wie möglich durchgeführt werden.

Flüssigchromatographie (2.2.29)

Untersuchungslösung: Eine etwa 400 000 I. E. entsprechende Menge Substanz, mit einer Genauigkeit von 0,1 Prozent gewogen, wird in 10,0 ml Toluol *R* gelöst. Die Lösung wird mit der mobilen Phase zu 100,0 ml verdünnt.

Referenzlösung a: 10,0 mg Colecalciferol *CRS* werden ohne Erwärmen in 10,0 ml Toluol *R* gelöst. Die Lösung wird mit der mobilen Phase zu 100,0 ml verdünnt.

Referenzlösung b: 1 ml Colecalciferol zur Eignungsprüfung *CRS* wird mit der mobilen Phase zu 5 ml verdünnt. Die Lösung wird 45 min lang im Wasserbad von 90 °C zum Rückfluss erhitzt und anschließend abgekühlt.

Referenzlösung c: 0,10 g Colecalciferol *CRS* werden ohne Erwärmen in Toluol *R* zu 100,0 ml gelöst.

Referenzlösung d: 5,0 ml Referenzlösung c werden mit der mobilen Phase zu 50,0 ml verdünnt. Diese Lösung wird in einer Eis-Wasser-Mischung aufbewahrt.

Referenzlösung e: 5,0 ml Referenzlösung c werden in einen Messkolben gegeben. Nach Zusatz von etwa 10 mg Butylhydroxytoluol *R* wird die Luft mit Hilfe von Stickstoff *R* aus dem Kolben verdrängt. Anschließend wird die Mischung 45 min lang unter Lichtschutz und unter Stickstoff *R* im Wasserbad von 90 °C zum Rückfluss erhitzt und nach dem Abkühlen mit der mobilen Phase zu 50,0 ml verdünnt.

Säule
- Größe: l = 0,25 m, ∅ = 4,6 mm
- Stationäre Phase: Kieselgel zur Chromatographie *R* (5 µm)

Mobile Phase: Pentanol *R*, Heptan *R* (0,3:99,7 *V/V*)

Durchflussrate: 2 ml · min^{-1}

Detektion: Spektrometer bei 254 nm

Einspritzen: ein geeignetes Volumen jeder Lösung (das gleiche Volumen für die Referenzlösung a und die Untersuchungslösung)

Die Verwendung einer automatischen Einspritzvorrichtung oder einer Probenschleife wird empfohlen.

Relative Retention (bezogen auf Colecalciferol, t_R etwa 19 min)
- Prä-Colecalciferol: etwa 0,4
- *trans*-Colecalciferol: etwa 0,5

Eignungsprüfung: Referenzlösung b
- Auflösung: mindestens 1,0 zwischen den Peaks von Prä-Colecalciferol und *trans*-Colecalciferol
  Falls erforderlich werden die Zusammensetzung und die Durchflussrate der mobilen Phase so geändert, dass die geforderte Auflösung erhalten wird.
- Wiederholpräzision: höchstens 1,0 Prozent relative Standardabweichung für den Colecalciferol-Peak, mit 6 Einspritzungen bestimmt

Der Umrechnungsfaktor (f) wird nach folgender Formel berechnet:

$$\frac{K-L}{M}$$

K = Fläche oder Höhe des Colecalciferol-Peaks im Chromatogramm der Referenzlösung d
L = Fläche oder Höhe des Colecalciferol-Peaks im Chromatogramm der Referenzlösung e
M = Fläche oder Höhe des Prä-Colecalciferol-Peaks im Chromatogramm der Referenzlösung e

Der Wert für f, 2-mal an verschiedenen Tagen bestimmt, kann während der gesamten Bestimmung verwendet werden.

Der Gehalt an Colecalciferol in Internationalen Einheiten je Gramm wird nach folgender Formel berechnet:

$$\frac{m'}{V'} \cdot \frac{V}{m} \cdot \frac{S_D + (f \cdot S_p)}{S'_D} \cdot 40\,000 \cdot 1000$$

m = Masse der Substanz in der Untersuchungslösung in Milligramm
m' = Masse von Colecalciferol *CRS* in der Referenzlösung a in Milligramm
V = Volumen der Untersuchungslösung (100 ml)
V' = Volumen der Referenzlösung a (100 ml)
S_D = Fläche oder Höhe des Colecalciferol-Peaks im Chromatogramm der Untersuchungslösung
S'_D = Fläche oder Höhe des Colecalciferol-Peaks im Chromatogramm der Referenzlösung a
S_p = Fläche oder Höhe des Prä-Colecalciferol-Peaks im Chromatogramm der Untersuchungslösung
f = Umrechnungsfaktor

Lagerung

Vor Licht geschützt, dicht verschlossen, in möglichst vollständig gefüllten Behältnissen

Der Inhalt eines geöffneten Behältnisses muss möglichst schnell verwendet werden. Die nicht benötigte Menge Substanz muss durch Stickstoffatmosphäre geschützt werden.

Beschriftung

Die Beschriftung gibt an,
- Anzahl der Internationalen Einheiten je Gramm
- wie die Lösung zu homogenisieren ist, wenn teilweise Erstarrung eintritt.

10.8/0574

Colecalciferol-Trockenkonzentrat

Cholecalciferoli pulvis

Definition

Das Trockenkonzentrat wird durch Dispergieren einer öligen Lösung von **Colecalciferol (Cholecalciferolum)** in einer geeigneten Gerüstsubstanz hergestellt, die normalerweise auf einer Kombination von Gelatine und Kohlenhydraten geeigneter Qualität basiert und von der zuständigen Behörde zugelassen wurde.

Gehalt: 90,0 bis 110,0 Prozent des in der Beschriftung angegebenen Gehalts an Colecalciferol, mindestens 100 000 I. E. je Gramm

Geeignete Stabilisatoren, wie Antioxidanzien, können zugesetzt sein.

Eigenschaften

Aussehen: weiße bis gelblich weiße, kleine Teilchen

Löslichkeit: praktisch unlöslich, quillt oder bildet eine Dispersion in Wasser, je nach Herstellungsart

Prüfung auf Identität

A. Das UV-Spektrum des Hauptpeaks in den bei der Gehaltsbestimmung erhaltenen Chromatogrammen der Untersuchungslösung und der Referenzlösung a wird im Bereich von 210 bis 400 nm mit einem Dioden-Array-Detektor aufgenommen.

   Ergebnis: Das UV-Spektrum des Hauptpeaks im Chromatogramm der Untersuchungslösung entspricht dem UV-Spektrum des Hauptpeaks im Chromatogramm der Referenzlösung a.

B. Die unter „Gehaltsbestimmung" erhaltenen Chromatogramme werden ausgewertet.

Ergebnis: Der Hauptpeak im Chromatogramm der Untersuchungslösung entspricht in Bezug auf die Retentionszeit dem Hauptpeak im Chromatogramm der Referenzlösung a.

Prüfung auf Reinheit

Verwandte Substanzen: Die in der Allgemeinen Monographie **Substanzen zur pharmazeutischen Verwendung (Corpora ad usum pharmaceuticum)** unter „Verwandte Substanzen" angegebenen Grenzwerte (Tab. 2034-1) finden keine Anwendung.

Gehaltsbestimmung

Die Bestimmung muss so schnell wie möglich durchgeführt werden, wobei der Einfluss von direktem Licht und von Luft zu vermeiden ist.

Flüssigchromatographie (2.2.29)

Untersuchungslösung: In einen Verseifungskolben wird eine etwa 100 000 I. E. entsprechende Menge Substanz mit einer Genauigkeit von 0,1 Prozent eingewogen. Nach Zusatz von 5 ml Wasser *R*, 20 ml wasserfreiem Ethanol *R*, 1 ml Natriumascorbat-Lösung *R* und 3 ml einer frisch hergestellten 50-prozentigen Lösung (*m/m*) von Kaliumhydroxid *R* wird die Mischung 30 min lang im Wasserbad zum Rückfluss erhitzt und anschließend schnell unter fließendem Wasser abgekühlt. Die Flüssigkeit wird unter Verwendung von 2-mal je 15 ml Wasser *R*, einmal 10 ml Ethanol 96 % *R* und 2-mal je 50 ml Pentan *R* in einen Scheidetrichter überführt, 30 s lang kräftig geschüttelt und bis zur Trennung in 2 klare Phasen stehen gelassen. Die untere, ethanolisch-wässrige Phase wird in einem zweiten Scheidetrichter mit einer Mischung von 10 ml Ethanol 96 % *R* und 50 ml Pentan *R* geschüttelt. Nach Trennung der Phasen wird die ethanolisch-wässrige Phase in einen dritten Scheidetrichter überführt und die Pentanphase mit der im ersten Scheidetrichter vereinigt. Der zweite Scheidetrichter wird 2-mal mit je 10 ml Pentan *R* gespült, die in den ersten Scheidetrichter überführt werden. Die ethanolisch-wässrige Phase wird mit 50 ml Pentan *R* geschüttelt. Die Pentanphase wird in den ersten Scheidetrichter überführt. Die vereinigten Pentanextrakte werden 2-mal mit je 50 ml einer frisch hergestellten Lösung von Kaliumhydroxid *R* (30 g · l^{-1}) in Ethanol 10 % *R* kräftig geschüttelt und dann mit jeweils 50 ml Wasser *R* gewaschen bis zum ungefähren pH-Wert der Waschflüssigkeiten von 7 bis 8, unter Verwendung von pH-Indikatorstreifen *R*. Der gewaschene Pentanextrakt wird in einen Kolben mit Schliffstopfen überführt und im Wasserbad von 40 °C unter vermindertem Druck im Rotationsverdampfer zur Trockne eingedampft. Anschließend wird der Kolben mit Inhalt unter fließendem Wasser gekühlt und der Normaldruck durch Einleiten von Stickstoff *R* wiederhergestellt. Der Rückstand wird sofort in 5,0 ml Toluol *R* gelöst und die Lösung mit 20,0 ml mobiler Phase versetzt, um eine Lösung zu erhalten, die etwa 4000 I. E. je Milliliter enthält.

Referenzlösung a: 10,0 mg Colecalciferol *CRS* werden ohne Erwärmen in 10,0 ml Toluol *R* gelöst. Die Lösung wird mit der mobilen Phase zu 100,0 ml verdünnt.

Referenzlösung b: 1,0 ml Colecalciferol zur Eignungsprüfung *CRS* wird mit der mobilen Phase zu 5,0 ml verdünnt. Die Lösung wird 45 min lang im Wasserbad von 90 °C zum Rückfluss erhitzt und anschließend abgekühlt.

Referenzlösung c: 0,10 g Colecalciferol *CRS* werden ohne Erwärmen in Toluol *R* zu 100,0 ml gelöst.

Referenzlösung d: 5,0 ml Referenzlösung c werden mit der mobilen Phase zu 50,0 ml verdünnt. Diese Lösung wird in einer Eis-Wasser-Mischung aufbewahrt.

Referenzlösung e: 5,0 ml Referenzlösung c werden in einen Messkolben gegeben. Nach Zusatz von etwa 10 mg Butylhydroxytoluol *R* wird die Luft mit Hilfe von Stickstoff *R* aus dem Kolben verdrängt. Anschließend wird die Mischung 45 min lang unter Lichtschutz und unter Stickstoff *R* im Wasserbad von 90 °C zum Rückfluss erhitzt und nach dem Abkühlen mit der mobilen Phase zu 50,0 ml verdünnt.

Säule
- Größe: $l = 0{,}25$ m, $\varnothing = 4{,}6$ mm
- Stationäre Phase: Kieselgel zur Chromatographie *R* (5 µm)

Mobile Phase: Pentanol *R*, Heptan *R* (3:997 *V/V*)

Durchflussrate: 2 ml · min^{-1}

Detektion: Spektrometer bei 254 nm

Einspritzen: ein geeignetes Volumen jeder Lösung (das gleiche Volumen für die Referenzlösung a und die Untersuchungslösung)

Die Verwendung einer automatischen Einspritzvorrichtung oder einer Probenschleife wird empfohlen.

Relative Retention (bezogen auf Colecalciferol, t_R etwa 19 min)
- Prä-Colecalciferol: etwa 0,4
- *trans*-Colecalciferol: etwa 0,5

Eignungsprüfung: Referenzlösung b
- Auflösung: mindestens 1,0 zwischen den Peaks von Prä-Colecalciferol und *trans*-Colecalciferol
  Falls erforderlich werden die Zusammensetzung und die Durchflussrate der mobilen Phase so geändert, dass die geforderte Auflösung erhalten wird.
- Wiederholpräzision: höchstens 1,0 Prozent relative Standardabweichung für den Colecalciferol-Peak, mit 6 Einspritzungen bestimmt

Der Umrechnungsfaktor (*f*) wird nach folgender Formel berechnet:

$$\frac{K-L}{M}$$

K = Fläche oder Höhe des Colecalciferol-Peaks im Chromatogramm der Referenzlösung d
L = Fläche oder Höhe des Colecalciferol-Peaks im Chromatogramm der Referenzlösung e
M = Fläche oder Höhe des Prä-Colecalciferol-Peaks im Chromatogramm der Referenzlösung e

Der Wert für f, 2-mal an verschiedenen Tagen bestimmt, kann während der gesamten Bestimmung verwendet werden.

Der Gehalt an Colecalciferol in Internationalen Einheiten je Gramm wird nach folgender Formel berechnet:

$$\frac{m'}{V'} \cdot \frac{V}{m} \cdot \frac{S_D + (f \cdot S_p)}{S'_D} \cdot 40\,000 \cdot 1000$$

m = Masse der Substanz in der Untersuchungslösung in Milligramm
m' = Masse von Colecalciferol *CRS* in der Referenzlösung a in Milligramm
V = Volumen der Untersuchungslösung (25 ml)
V' = Volumen der Referenzlösung a (100 ml)
S_D = Fläche oder Höhe des Colecalciferol-Peaks im Chromatogramm der Untersuchungslösung
S'_D = Fläche oder Höhe des Colecalciferol-Peaks im Chromatogramm der Referenzlösung a
S_p = Fläche oder Höhe des Prä-Colecalciferol-Peaks im Chromatogramm der Untersuchungslösung
f = Umrechnungsfaktor

Lagerung

Vor Licht geschützt, dicht verschlossen, in möglichst vollständig gefüllten Behältnissen

Der Inhalt eines geöffneten Behältnisses muss unmittelbar verwendet werden. Die nicht benötigte Menge Substanz muss durch Stickstoffatmosphäre geschützt werden.

Beschriftung

Die Beschriftung gibt die Anzahl der Internationalen Einheiten je Gramm an.

D

Deferasirox 10041
Domperidon 10043
Domperidonmaleat 10045
Dronedaronhydrochlorid 10047
Dydrogesteron 10049

10.8/2933

Deferasirox

Deferasiroxum

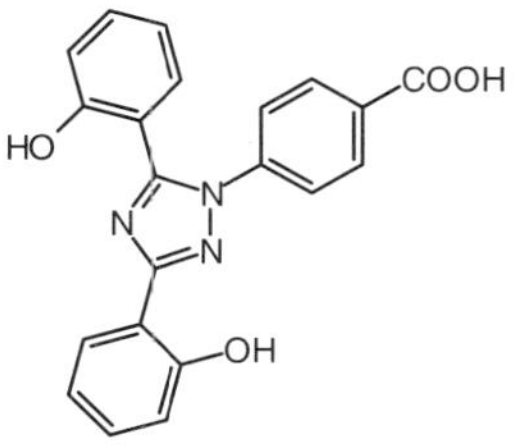

$C_{21}H_{15}N_3O_4$ M_r 373,4

CAS Nr. 201530-41-8

Definition

4-[3,5-Bis(2-hydroxyphenyl)-1*H*-1,2,4-triazol-1-yl]=benzoesäure

Gehalt: 98,0 bis 102,0 Prozent (wasserfreie Substanz)

Eigenschaften

Aussehen: weißes bis leicht gelbes Pulver

Löslichkeit: praktisch unlöslich in Wasser, sehr leicht löslich in Dimethylsulfoxid, schwer löslich in wasserfreiem Ethanol, praktisch unlöslich in Heptan

Die Substanz zeigt Polymorphie (5.9).

Prüfung auf Identität

IR-Spektroskopie (2.2.24)

Vergleich: Deferasirox *CRS*

Prüfung auf Reinheit

Verwandte Substanzen: Flüssigchromatographie (2.2.29)

Die verwendeten Glaswaren müssen farblos sein. Die Lösungen müssen bei 2 bis 8 °C aufbewahrt werden.

Pufferlösung: Eine Lösung von Natriumedetat *R* (0,100 g · l^{-1}) wird mit Phosphorsäure 85 % *R* auf einen pH-Wert von 2,1 eingestellt.

Lösungsmittelmischung: eine Lösung von Natriumedetat *R* (0,040 g · l^{-1}), Acetonitril *R* (25:75 *V/V*)

Untersuchungslösung a: 30,0 mg Substanz werden in 15 ml Lösungsmittelmischung unter kräftigem Schütteln gelöst (das kann etwa 20 min lang dauern). Die Lösung wird mit der Lösungsmittelmischung zu 20,0 ml verdünnt.

Untersuchungslösung b: 25,0 mg Substanz werden in der Lösungsmittelmischung zu 100,0 ml gelöst.

Referenzlösung a: 25,0 mg Deferasirox *CRS* werden in der Lösungsmittelmischung zu 100,0 ml gelöst.

Referenzlösung b: 1,0 ml Untersuchungslösung a wird mit der Lösungsmittelmischung zu 100,0 ml verdünnt. 1,0 ml dieser Lösung wird mit der Lösungsmittelmischung zu 20,0 ml verdünnt.

Referenzlösung c: 5 mg Deferasirox zur Eignungsprüfung *CRS* (mit Verunreinigung D) werden in 8 ml Lösungsmittelmischung unter kräftigem Schütteln gelöst. Die Lösung wird mit der Lösungsmittelmischung zu 10 ml verdünnt.

Referenzlösung d: 3,0 mg Deferasirox-Verunreinigung B *CRS* werden in der Lösungsmittelmischung zu 20,0 ml gelöst. 5,0 ml Lösung werden mit der Lösungsmittelmischung zu 100,0 ml verdünnt. 3,0 ml dieser Lösung werden mit der Lösungsmittelmischung zu 50,0 ml verdünnt.

Säule
- Größe: l = 0,15 m, ∅ = 3,0 mm
- Stationäre Phase: nachsilanisiertes, octadecylsilyliertes Kieselgel zur Chromatographie mit eingebetteten polaren Gruppen *R* (3,5 µm)
- Temperatur: 60 °C

Mobile Phase
- Mobile Phase A: Acetonitril *R*, Pufferlösung, Wasser zur Chromatographie *R* (10:10:80 *V/V/V*)
- Mobile Phase B: Pufferlösung, Acetonitril *R* (10:90 *V/V*)

Zeit (min)	Mobile Phase A (% *V/V*)	Mobile Phase B (% *V/V*)
0 – 10	62	38
10 – 14	62 → 0	38 → 100
14 – 16	0	100

Durchflussrate: 0,8 ml · min^{-1}

Detektion: Spektrometer bei 250 nm

Autosampler: 5 °C

Einspritzen: 5 µl; Untersuchungslösung a, Referenzlösungen b, c und d

Identifizierung von Verunreinigungen: Zur Identifizierung des Peaks der Verunreinigung D werden das mitgelieferte Chromatogramm von Deferasirox zur Eignungsprüfung *CRS* und das mit der Referenzlösung c erhaltene Chromatogramm verwendet; zur Identifizierung des Peaks der Verunreinigung B wird das mit der Referenzlösung d erhaltene Chromatogramm verwendet.

D

Monographien

Relative Retention (bezogen auf Deferasirox, t_R etwa 10 min)
- Verunreinigung B: etwa 0,5
- Verunreinigung D: etwa 0,95

Eignungsprüfung
- Auflösung: mindestens 1,5 zwischen den Peaks von Verunreinigung D und Deferasirox im Chromatogramm der Referenzlösung c
- Signal-Rausch-Verhältnis: mindestens 10 für den Hauptpeak im Chromatogramm der Referenzlösung d

Berechnung der Prozentgehalte
- Für jede Verunreinigung wird die Konzentration an Deferasirox in der Referenzlösung b verwendet.

Grenzwerte
- Nicht spezifizierte Verunreinigungen: jeweils höchstens 0,05 Prozent
- Summe aller Verunreinigungen: höchstens 0,2 Prozent
- Berichtsgrenzwert: 0,03 Prozent

Verunreinigung F: Flüssigchromatographie (2.2.29)

Die Lösungen müssen vor Licht geschützt werden.

Lösungsmittelmischung: Phosphorsäure 85 % *R*, Wasser *R*, Aceton *R* (25:100:900 *V/V/V*)

Untersuchungslösung: 0,600 g Substanz werden in 1 ml Dimethylsulfoxid *R* gelöst. Die Lösung wird mit 2 ml Lösungsmittelmischung versetzt und mit einem Vortex-Mischer sorgfältig gemischt. Die Lösung wird 35 min lang bei 45 °C erwärmt und anschließend 1 h lang auf 2 bis 8° C abgekühlt. Diese Lösung wird mit der mobilen Phase A, die zuvor auf 2 bis 8 °C abgekühlt wurde, zu 5,0 ml verdünnt. Diese Lösung wird 2 min lang mit einem mechanischen Schüttler kräftig geschüttelt und anschließend sofort 5 min lang bei 4000 *g* zentrifugiert. Der Überstand wird durch einen Membranfilter (nominale Porengröße 0,45 µm) filtriert. Falls immer noch ein Niederschlag auftritt, wird die Mischung 1 h lang bei 2 bis 8 °C stehen gelassen und unmittelbar vor dem Einspritzen erneut durch einen Membranfilter (nominale Porengröße 0,45 µm) filtriert.

Referenzlösung a: 6,0 mg Deferasirox-Verunreinigung F *CRS* werden in 1 ml Dimethylsulfoxid *R* gelöst. Die Lösung wird mit Wasser *R* zu 20,0 ml verdünnt. 1,0 ml dieser Lösung wird mit Dimethylsulfoxid *R* zu 10,0 ml verdünnt.

Referenzlösung b: 1,0 ml Referenzlösung a wird mit Dimethylsulfoxid *R* zu 10,0 ml verdünnt. 1,0 ml dieser Lösung wird mit 5 ml Dimethylsulfoxid *R* und 20 ml Lösungsmittelmischung versetzt. Diese Lösung wird 35 min lang bei 45 °C erhitzt, anschließend auf 2 bis 8 °C abgekühlt und mit der mobilen Phase A, die zuvor auf 2 bis 8 °C abgekühlt wurde, zu 50,0 ml verdünnt.

Referenzlösung c: 2,0 ml Referenzlösung b werden mit 1 ml Dimethylsulfoxid *R* und 4 ml Lösungsmittelmischung versetzt. Diese Lösung wird mit der mobilen Phase A zu 10,0 ml verdünnt.

Säule
- Größe: l = 0,15 m, ∅ = 3,0 mm
- Stationäre Phase: nachsilanisiertes, octadecylsilyliertes Kieselgel zur Chromatographie *R* (3,5 µm)
- Temperatur: 40 °C

Mobile Phase
- Mobile Phase A: Phosphorsäure 85 % *R*, Acetonitril *R*, Wasser zur Chromatographie *R* (2:100:900 *V/V/V*)
- Mobile Phase B: Phosphorsäure 85 % *R*, Wasser zur Chromatographie *R*, Acetonitril *R* (2:100:900 *V/V/V*)

Zeit (min)	Mobile Phase A (% *V/V*)	Mobile Phase B (% *V/V*)
0 – 2	90	10
2 – 8	90 → 58	10 → 42
8 – 8,1	58 → 0	42 → 100
8,1 – 16	0	100

Durchflussrate: 1,0 ml · min^{-1}

Detektion: Spektrometer bei 316 nm

Einspritzen: 25 µl; Untersuchungslösung, Referenzlösungen b und c

Relative Retention (bezogen auf Deferasirox, t_R etwa 10 min)
- Verunreinigung-F-Acetonderivat: etwa 0,5

Eignungsprüfung
- Signal-Rausch-Verhältnis: mindestens 10 für den Peak von Verunreinigung-F-Acetonderivat im Chromatogramm der Referenzlösung c
- Wiederholpräzision: höchstens 5,0 Prozent relative Standardabweichung für den Peak von Verunreinigung-F-Acetonderivat, mit 6 Einspritzungen der Referenzlösung b bestimmt

Berechnung des Prozentgehalts
- Für Verunreinigung F wird die Konzentration an Verunreinigung F in der Referenzlösung b verwendet.

Grenzwert
- Verunreinigung F: höchstens 0,5 ppm

Wasser (2.5.12): höchstens 0,5 Prozent, mit 1,00 g Substanz bestimmt

Sulfatasche (2.4.14): höchstens 0,1 Prozent, mit 1,0 g Substanz bestimmt

Gehaltsbestimmung

Flüssigchromatographie (2.2.29) wie unter „Verwandte Substanzen“ beschrieben, mit folgender Änderung:

Einspritzen: Untersuchungslösung b, Referenzlösung a

Der Prozentgehalt an $C_{21}H_{15}N_3O_4$ wird unter Berücksichtigung des für Deferasirox *CRS* angegebenen Gehalts berechnet.

Verunreinigungen

Spezifizierte Verunreinigung:

F

Andere bestimmbare Verunreinigungen

(Die folgenden Substanzen werden, falls in einer bestimmten Menge vorhanden, durch eine oder mehrere Prüfmethoden in der Monographie erfasst. Sie werden begrenzt durch das allgemeine Akzeptanzkriterium für weitere Verunreinigungen/nicht spezifizierte Verunreinigungen und/oder durch die Anforderungen der Allgemeinen Monographie **Substanzen zur pharmazeutischen Verwendung (Corpora ad usum pharmaceuticum)**. Diese Verunreinigungen müssen daher nicht identifiziert werden, um die Konformität der Substanz zu zeigen. Siehe auch „5.10 Kontrolle von Verunreinigungen in Substanzen zur pharmazeutischen Verwendung“):

A, B, C, D, E

A.

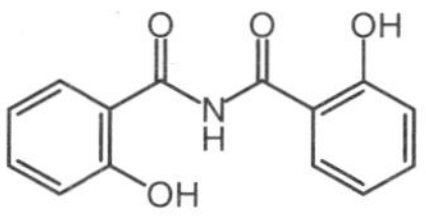

2-Hydroxy-*N*-(2-hydroxybenzoyl)benzamid

B.

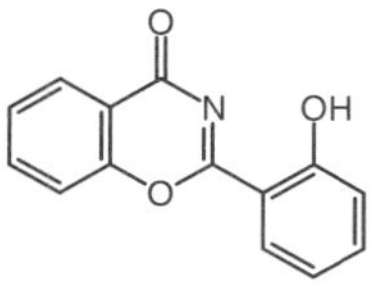

2-(2-Hydroxyphenyl)-4*H*-1,3-benzoxazin-4-on

C.

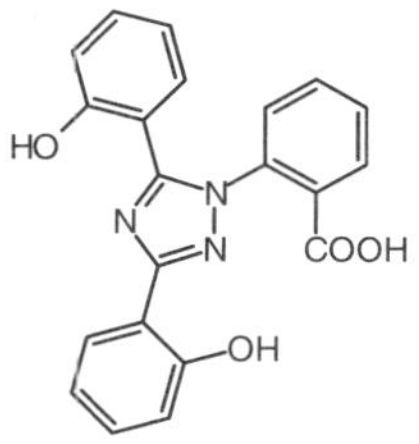

2-[3,5-Bis(2-hydroxyphenyl)-1*H*-1,2,4-triazol-1-yl]benzoesäure

D.

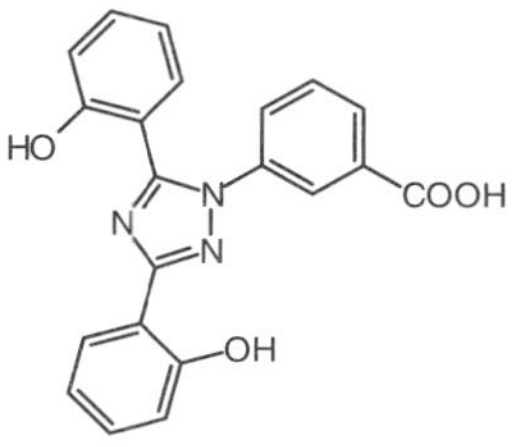

3-[3,5-Bis(2-hydroxyphenyl)-1*H*-1,2,4-triazol-1-yl]benzoesäure

E.

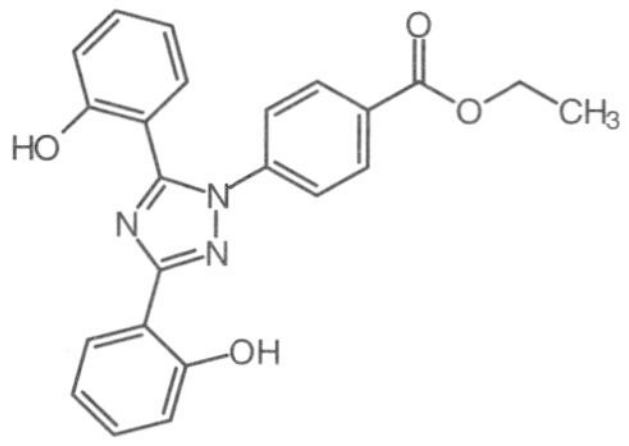

Ethyl-4-[3,5-bis(2-hydroxyphenyl)-1*H*-1,2,4-triazol-1-yl]benzoat

F.

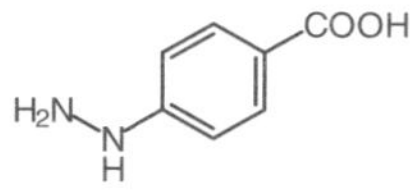

4-Hydrazinylbenzoesäure

10.8/1009

Domperidon

Domperidonum

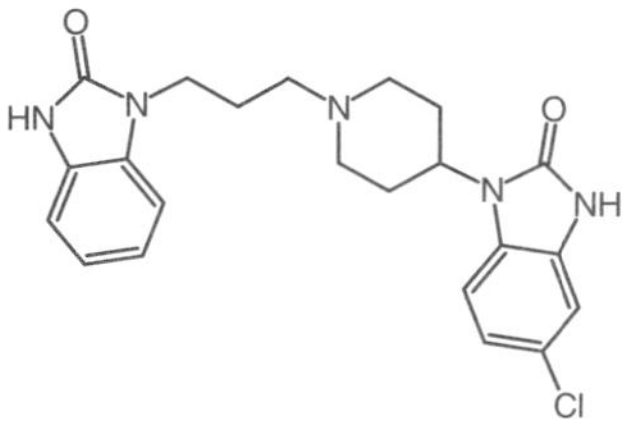

$C_{22}H_{24}ClN_5O_2$ M_r 425,9

CAS Nr. 57808-66-9

Definition

5-Chlor-1-[1-[3-(2-oxo-2,3-dihydro-1*H*-benzimidazol-1-yl)propyl]piperidin-4-yl]-1,3-dihydro-2*H*-benzimidazol-2-on

Gehalt: 99,0 bis 101,0 Prozent (getrocknete Substanz)

Eigenschaften

Aussehen: weißes bis fast weißes Pulver

Löslichkeit: praktisch unlöslich in Wasser, löslich in Dimethylformamid, schwer löslich in Ethanol 96 % und in Methanol

Prüfung auf Identität

IR-Spektroskopie (2.2.24)

Vergleich: Domperidon *CRS*

Prüfung auf Reinheit

Aussehen der Lösung: Die Lösung muss klar (2.2.1) und darf nicht stärker gefärbt sein als die Farbvergleichslösung G_6 (2.2.2, Methode II).

0,20 g Substanz werden in Dimethylformamid *R* zu 20,0 ml gelöst.

Verwandte Substanzen: Flüssigchromatographie (2.2.29)

Die Lösungen müssen unmittelbar vor Gebrauch hergestellt werden.

Untersuchungslösung a: 0,10 g Substanz werden in Dimethylformamid *R* zu 10,0 ml gelöst.

Untersuchungslösung b: 1 ml Untersuchungslösung a wird mit Dimethylformamid *R* zu 20 ml verdünnt.

Referenzlösung a: Der Inhalt einer Durchstechflasche mit Domperidon-Verunreinigungsmischung *CRS* (Verunreinigungen A und D) wird in 1 ml Untersuchungslösung b gelöst.

Referenzlösung b: 1,0 ml Untersuchungslösung a wird mit Dimethylformamid *R* zu 100,0 ml verdünnt. 1,0 ml dieser Lösung wird mit Dimethylformamid *R* zu 10,0 ml verdünnt.

Säule
- Größe: $l = 0{,}10$ m, $\varnothing = 4{,}6$ mm
- Stationäre Phase: desaktiviertes, nachsilanisiertes, octadecylsilyliertes Kieselgel zur Chromatographie *R* (3 μm)

Mobile Phase
- Mobile Phase A: Lösung von Ammoniumacetat *R* ($5\ g \cdot l^{-1}$)
- Mobile Phase B: Methanol *R*

Zeit (min)	Mobile Phase A (% *V/V*)	Mobile Phase B (% *V/V*)
0 – 10	70 → 0	30 → 100
10 – 12	0	100

Durchflussrate: $1{,}5\ ml \cdot min^{-1}$

Detektion: Spektrometer bei 280 nm

Einspritzen: 10 μl; Untersuchungslösung a, Referenzlösungen a und b

Identifizierung von Verunreinigungen: Zur Identifizierung der Peaks der Verunreinigungen A, D + E werden das mitgelieferte Chromatogramm von Domperidon-Verunreinigungsmischung *CRS* und das mit der Referenzlösung a erhaltene Chromatogramm verwendet.

Relative Retention (bezogen auf Domperidon, t_R etwa 7 min)
- Verunreinigung A: etwa 0,4
- Verunreinigungen D und E: etwa 1,2

Eignungsprüfung: Referenzlösung a
- Auflösung: mindestens 5,0 zwischen den Peaks von Domperidon und Verunreinigung D

Berechnung der Prozentgehalte
- Korrekturfaktor: Die Fläche des Peaks der Verunreinigung A wird mit 1,4 multipliziert.
- Für jede Verunreinigung wird die Konzentration an Domperidon in der Referenzlösung b verwendet.

Grenzwerte
- Summe der Verunreinigungen D und E: höchstens 0,25 Prozent
- Verunreinigung A: höchstens 0,2 Prozent
- Nicht spezifizierte Verunreinigungen: jeweils höchstens 0,10 Prozent
- Summe aller Verunreinigungen: höchstens 0,5 Prozent
- Berichtsgrenzwert: 0,05 Prozent

Trocknungsverlust (2.2.32): höchstens 0,5 Prozent, mit 1,000 g Substanz durch Trocknen im Trockenschrank bei 105 °C bestimmt

Sulfatasche (2.4.14): höchstens 0,1 Prozent, mit 1,0 g Substanz bestimmt

Gehaltsbestimmung

0,300 g Substanz werden in 50 ml einer Mischung von 1 Volumteil wasserfreier Essigsäure *R* und 7 Volumteilen Ethylmethylketon *R* gelöst und nach Zusatz von 0,2 ml Naphtholbenzein-Lösung *R* als Indikator mit Perchlorsäure ($0{,}1\ mol \cdot l^{-1}$) bis zum Farbumschlag von Orangegelb nach Grün titriert.

1 ml Perchlorsäure ($0{,}1\ mol \cdot l^{-1}$) entspricht 42,59 mg $C_{22}H_{24}ClN_5O_2$.

Lagerung

Vor Licht geschützt

Verunreinigungen

Spezifizierte Verunreinigungen:

A, D, E

Andere bestimmbare Verunreinigungen

(Die folgenden Substanzen werden, falls in einer bestimmten Menge vorhanden, durch eine oder mehrere Prüfmethoden in der Monographie erfasst. Sie werden begrenzt durch das allgemeine Akzeptanzkriterium für weitere Verunreinigungen/nicht spezifizierte Verunreinigungen und/oder durch die Anforderungen der Allgemeinen Monographie **Substanzen zur pharmazeutischen Verwendung (Corpora ad usum pharmaceuticum)**. Diese Verunreinigungen müssen daher nicht identifiziert werden, um die Konformität der Substanz zu zeigen. Siehe auch „5.10 Kontrolle von Verunreinigungen in Substanzen zur pharmazeutischen Verwendung“):

B, C, F

A.

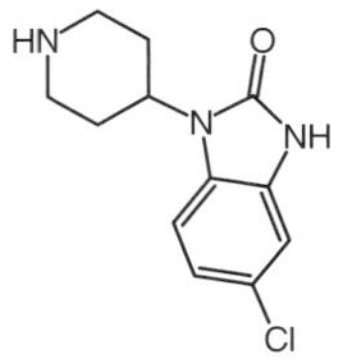

5-Chlor-1-(piperidin-4-yl)-1,3-dihydro-2*H*-benzimidazol-2-on

B.

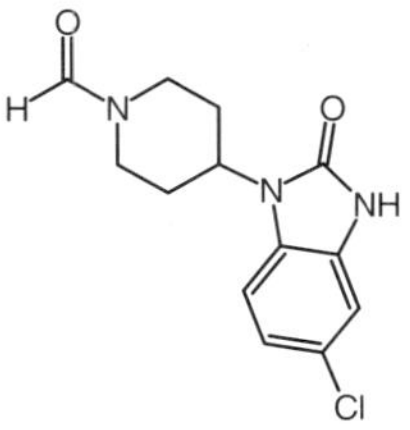

4-(5-Chlor-2-oxo-2,3-dihydro-1*H*-benzimidazol-1-yl)piperidin-1-carbaldehyd

C.

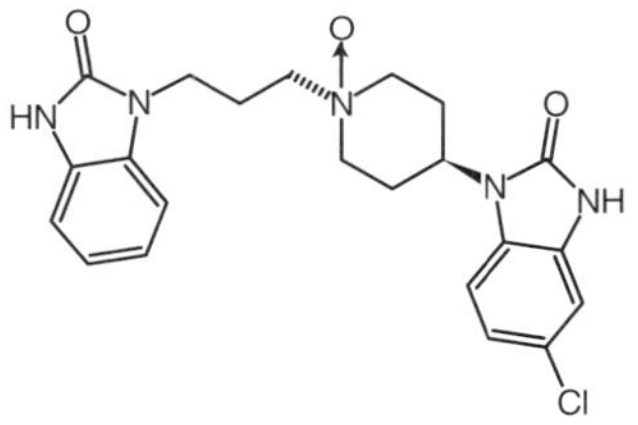

(1*s*, 4*s*)-4-(5-Chlor-2-oxo-2,3-dihydro-1*H*-benzimidazol-1-yl)-1-[3-(2-oxo-2,3-dihydro-1*H*-benzimidazol-1-yl)propyl]piperidin-1-oxid

D.

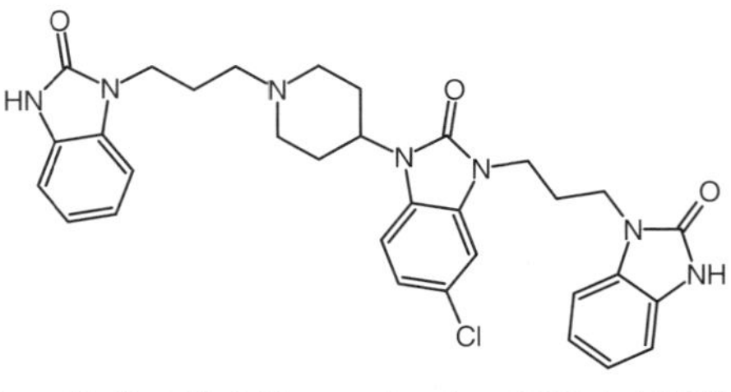

5^6-Chlor-1^2,1^3,10^2,10^3-tetrahydro-5^2H-1,10(1),5(1,3)-tribenzimidazola-6(4,1)-piperidinadecaphan-1^2,5^2,10^2-trion

E.

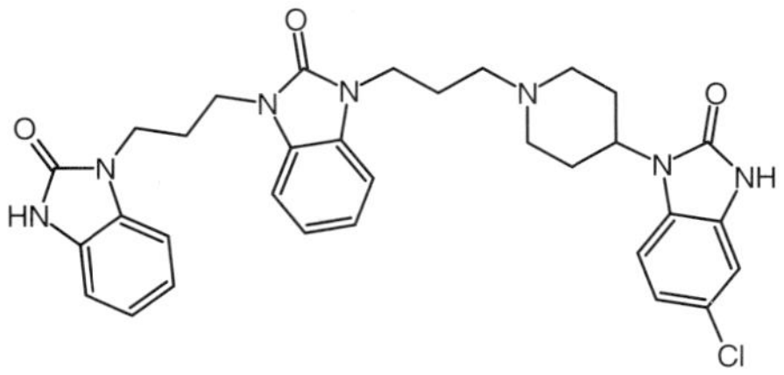

1^5-Chlor-1^2,1^3,10^2,10^3-tetrahydro-6^2H-1,10(1),6(1,3)-tribenzimidazola-2(4,1)-piperidinadecaphan-1^2,6^2,10^2-trion

F.

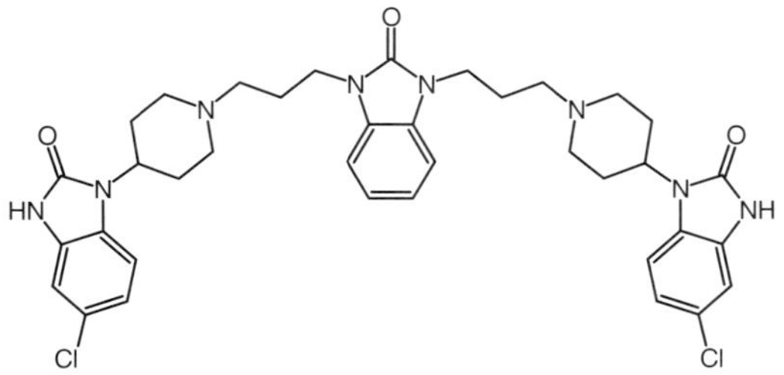

1^5,11^5-Dichlor-1^2,1^3,11^2,11^3-tetrahydro-6^2H-1,11(1),6(1,3)-tribenzimidazola-2(4,1),10(1,4)-dipiperidinaundecaphan-1^2,6^2,11^2-trion

10.8/1008

Domperidonmaleat

Domperidoni maleas

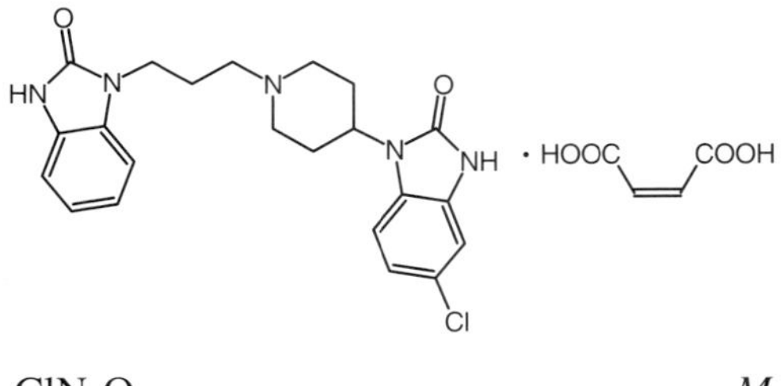

$C_{26}H_{28}ClN_5O_6$ M_r 542,0

CAS Nr. 83898-65-1

Definition

5-Chlor-1-[1-[3-(2-oxo-2,3-dihydro-1*H*-benzimidazol-1-yl)propyl]piperidin-4-yl]-1,3-dihydro-2*H*-benzimidazol-2-on-(2*Z*)-but-2-endioat

Gehalt: 99,0 bis 101,0 Prozent (getrocknete Substanz)

Eigenschaften

Aussehen: weißes bis fast weißes Pulver

Löslichkeit: sehr schwer löslich in Wasser, wenig löslich in Dimethylformamid, schwer löslich in Methanol, sehr schwer löslich in Ethanol 96 %

Die Substanz zeigt Polymorphie (5.9).

Prüfung auf Identität

IR-Spektroskopie (2.2.24)

Vergleich: Domperidonmaleat *CRS*

Wenn die Spektren unterschiedlich sind, werden Substanz und Referenzsubstanz getrennt in der eben notwendigen Menge 2-Propanol *R* gelöst. Nach dem Eindampfen der Lösungen auf dem Wasserbad zur Trockne werden mit den Rückständen erneut Spektren aufgenommen.

Prüfung auf Reinheit

Aussehen der Lösung: Die Lösung muss klar (2.2.1) und darf nicht stärker gefärbt sein als die Farbvergleichslösung G_6 (2.2.2, Methode II).

0,20 g Substanz werden in Dimethylformamid *R* zu 20,0 ml gelöst.

Verwandte Substanzen: Flüssigchromatographie (2.2.29)

Die Lösungen müssen unmittelbar vor Gebrauch hergestellt werden.

Untersuchungslösung a: 0,10 g Substanz werden in Dimethylformamid *R* zu 10,0 ml gelöst.

Untersuchungslösung b: 1 ml Untersuchungslösung a wird mit Dimethylformamid *R* zu 20 ml verdünnt.

Referenzlösung a: Der Inhalt einer Durchstechflasche mit Domperidon-Verunreinigungsmischung *CRS* (Verunreinigung D) wird in 1 ml Untersuchungslösung b gelöst.

Referenzlösung b: 1,0 ml Untersuchungslösung a wird mit Dimethylformamid *R* zu 100,0 ml verdünnt. 1,0 ml dieser Lösung wird mit Dimethylformamid *R* zu 10,0 ml verdünnt.

Säule
- Größe: $l = 0{,}10$ m, $\varnothing = 4{,}6$ mm
- Stationäre Phase: desaktiviertes, nachsilanisiertes, octadecylsilyliertes Kieselgel zur Chromatographie *R* (3 µm)

Mobile Phase
- Mobile Phase A: Lösung von Ammoniumacetat *R* ($5\ g \cdot l^{-1}$)
- Mobile Phase B: Methanol *R*

Zeit (min)	Mobile Phase A (% *V/V*)	Mobile Phase B (% *V/V*)
0 – 10	70 → 0	30 → 100
10 – 12	0	100

Durchflussrate: $1{,}5\ ml \cdot min^{-1}$

Detektion: Spektrometer bei 280 nm

Einspritzen: 10 µl; Untersuchungslösung a, Referenzlösungen a und b

Identifizierung von Verunreinigungen: Zur Identifizierung des Peaks der Verunreinigungen D + E werden das mitgelieferte Chromatogramm von Domperidon-Verunreinigungsmischung *CRS* und das mit der Referenzlösung a erhaltene Chromatogramm verwendet.

Relative Retention (bezogen auf Domperidon, t_R etwa 7 min)
- Maleinsäure: etwa 0,1
- Verunreinigungen D und E: etwa 1,2

Eignungsprüfung: Referenzlösung a
- Auflösung: mindestens 5,0 zwischen den Peaks von Domperidon und Verunreinigung D

Berechnung der Prozentgehalte
- Für jede Verunreinigung wird die Konzentration an Domperidonmaleat in der Referenzlösung b verwendet.

Grenzwerte
- Summe der Verunreinigungen D und E: höchstens 0,25 Prozent
- Nicht spezifizierte Verunreinigungen: jeweils höchstens 0,10 Prozent
- Summe aller Verunreinigungen: höchstens 0,5 Prozent
- Berichtsgrenzwert: 0,05 Prozent; der Maleinsäure-Peak wird nicht berücksichtigt.

Trocknungsverlust (2.2.32): höchstens 0,5 Prozent, mit 1,000 g Substanz durch Trocknen im Trockenschrank bei 105 °C bestimmt

Sulfatasche (2.4.14): höchstens 0,1 Prozent, mit 1,0 g Substanz bestimmt

Gehaltsbestimmung

0,400 g Substanz werden in 50 ml wasserfreier Essigsäure *R* gelöst und nach Zusatz von 0,2 ml Naphtholbenzein-Lösung *R* als Indikator mit Perchlorsäure ($0{,}1\ mol \cdot l^{-1}$) bis zum Farbumschlag von Orangegelb nach Grün titriert.

1 ml Perchlorsäure ($0{,}1\ mol \cdot l^{-1}$) entspricht 54,20 mg $C_{26}H_{28}ClN_5O_6$.

Lagerung

Vor Licht geschützt

Verunreinigungen

Spezifizierte Verunreinigungen:

D, E

Andere bestimmbare Verunreinigungen

(Die folgenden Substanzen werden, falls in einer bestimmten Menge vorhanden, durch eine oder mehrere Prüfmethoden in der Monographie erfasst. Sie werden begrenzt durch das allgemeine Akzeptanzkriterium für weitere Verunreinigungen/nicht spezifizierte Verunreinigungen und/oder durch die Anforderungen der Allgemeinen Monographie **Substanzen zur pharmazeutischen Verwendung (Corpora ad usum pharmaceuticum)**. Diese Verunreinigungen müssen daher nicht identifiziert werden, um die Konformität der Substanz zu zeigen. Siehe auch „5.10 Kontrolle von Verunreinigungen in Substanzen zur pharmazeutischen Verwendung“):
A, B, C, F

A.

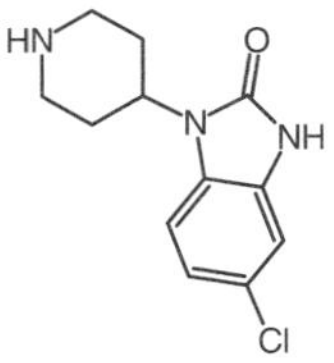

5-Chlor-1-(piperidin-4-yl)-1,3-dihydro-2*H*-benzimidazol-2-on

B.

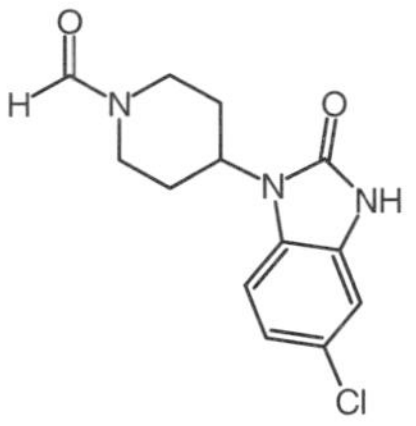

4-(5-Chlor-2-oxo-2,3-dihydro-1*H*-benzimidazol-1-yl)-piperidin-1-carbaldehyd

C.

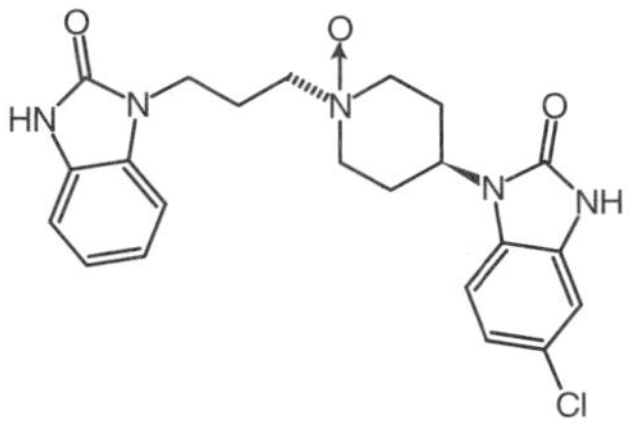

(1*s*, 4*s*)-4-(5-Chlor-2-oxo-2,3-dihydro-1*H*-benzimidazol-1-yl)-1-[3-(2-oxo-2,3-dihydro-1*H*-benzimidazol-1-yl)propyl]piperidin-1-oxid

D.

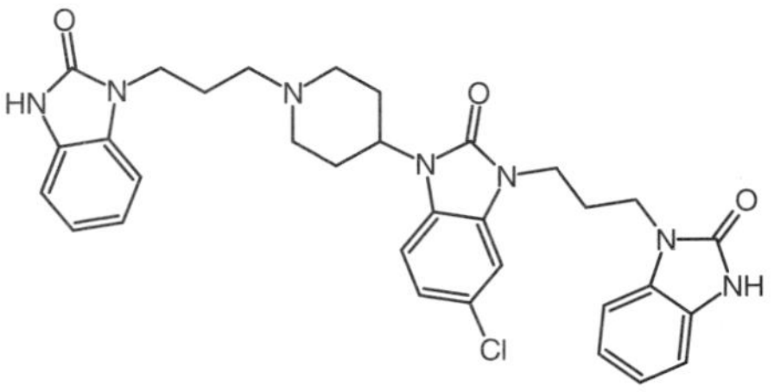

5^{6}-Chlor-1^{2},1^{3},10^{2},10^{3}-tetrahydro-5^{2}*H*-1,10(1),5(1,3)-tribenzimidazola-6(4,1)-piperidinadecaphan-1^{2},5^{2},10^{2}-trion

E.

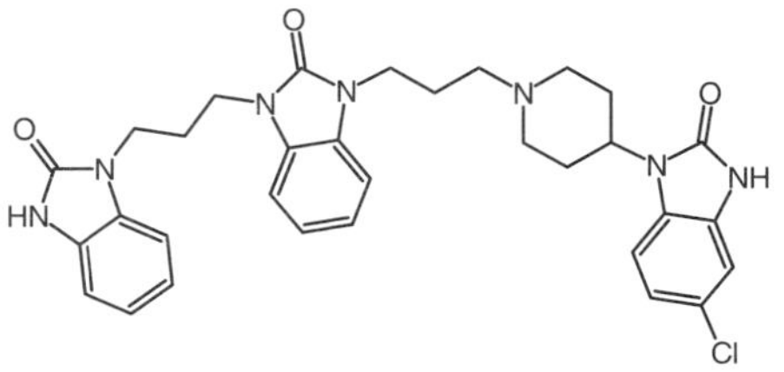

1^{5}-Chlor-1^{2},1^{3},10^{2},10^{3}-tetrahydro-6^{2}*H*-1,10(1),6(1,3)-tribenzimidazola-2(4,1)-piperidinadecaphan-1^{2},6^{2},10^{2}-trion

F.

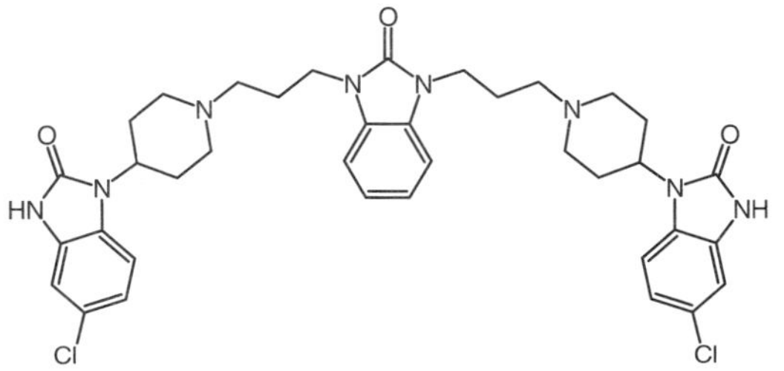

1^{5},11^{5}-Dichlor-1^{2},1^{3},11^{2},11^{3}-tetrahydro-6^{2}*H*-1,11(1),6(1,3)-tribenzimidazola-2(4,1),10(1,4)-dipiperidinaundecaphan-1^{2},6^{2},11^{2}-trion

10.8/3039

Dronedaronhydrochlorid

Dronedaroni hydrochloridum

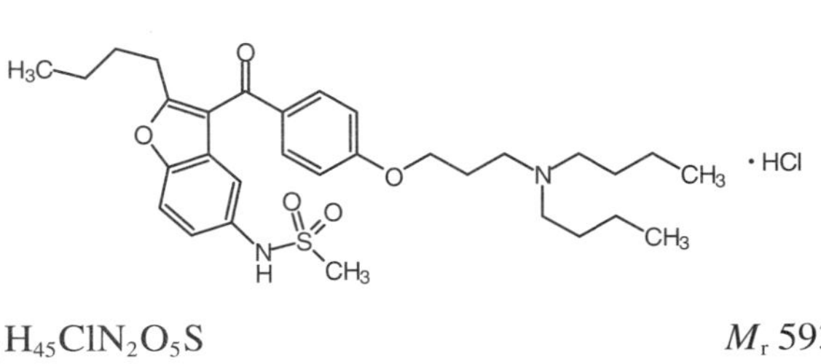

$C_{31}H_{45}ClN_2O_5S$ M_r 593,2

CAS Nr. 141625-93-6

Definition

N-[2-Butyl-3-[4-[3-(dibutylamino)propoxy]benzoyl]-1-benzofuran-5-yl]methansulfonamid-hydrochlorid

Gehalt: 98,0 bis 102,0 Prozent (wasserfreie Substanz)

Eigenschaften

Aussehen: weißes bis fast weißes, feines Pulver

Löslichkeit: praktisch unlöslich in Wasser, leicht löslich in Methanol, löslich in Ethanol 96 %, praktisch unlöslich in Heptan

Prüfung auf Identität

A. IR-Spektroskopie (2.2.24)

Vergleich: Dronedaronhydrochlorid *CRS*

B. 32 mg Substanz werden in 2 ml Methanol *R* gelöst. Die Lösung gibt die Identitätsreaktion a auf Chlorid (2.3.1). Zum Waschen des Niederschlags wird Methanol *R* anstelle von Wasser *R* verwendet.

Prüfung auf Reinheit

Verwandte Substanzen: Flüssigchromatographie (2.2.29)

Lösungsmittelmischung: Acetonitril zur Chromatographie *R*, mobile Phase A (50:50 *V/V*)

Untersuchungslösung: 0,100 g Substanz werden in der Lösungsmittelmischung mit Hilfe von Ultraschall gelöst. Die Lösung wird mit der Lösungsmittelmischung zu 50,0 ml verdünnt.

Referenzlösung a: 1,0 ml Untersuchungslösung wird mit der Lösungsmittelmischung zu 100,0 ml verdünnt. 1,0 ml dieser Lösung wird mit der Lösungsmittelmischung zu 10,0 ml verdünnt.

Referenzlösung b: 5 mg Substanz und 5 mg Dronedaron-Verunreinigung B *CRS* werden in Methanol *R* zu 25 ml gelöst. 1 ml Lösung wird mit der Lösungsmittelmischung zu 20 ml verdünnt.

Säule
- Größe: $l = 0{,}25$ m, $\varnothing = 4{,}6$ mm
- Stationäre Phase: diisopropylcyanosilyliertes Kieselgel zur Chromatographie *R* (5 µm)

Mobile Phase
- Mobile Phase A: 2,0 ml Triethylamin *R* werden mit 950 ml Wasser zur Chromatographie *R* versetzt. Die Lösung wird mit Phosphorsäure 85 % *R* auf einen pH-Wert von 4,0 eingestellt und mit Wasser zur Chromatographie *R* zu 1000 ml verdünnt.
- Mobile Phase B: Acetonitril zur Chromatographie *R*

Zeit (min)	Mobile Phase A (% *V/V*)	Mobile Phase B (% *V/V*)
0 – 2	70	30
2 – 17	70 → 60	30 → 40
17 – 27	60	40
27 – 42	60 → 50	40 → 50
42 – 47	50 → 40	50 → 60
47 – 60	40	60

Durchflussrate: 0,8 ml · min^{-1}

Detektion: Spektrometer bei 246 nm

Einspritzen: 25 µl

Identifizierung von Verunreinigungen: Zur Identifizierung des Peaks der Verunreinigung B wird das mit der Referenzlösung b erhaltene Chromatogramm verwendet.

Relative Retention (bezogen auf Dronedaron, t_R etwa 40 min)
- Verunreinigung B: etwa 0,9

Eignungsprüfung: Referenzlösung b
- Auflösung: mindestens 5,0 zwischen den Peaks von Verunreinigung B und Dronedaron

Berechnung der Prozentgehalte
- Für jede Verunreinigung wird die Konzentration an Dronedaronhydrochlorid in der Referenzlösung a verwendet.

Grenzwerte
- Nicht spezifizierte Verunreinigungen: jeweils höchstens 0,10 Prozent
- Summe aller Verunreinigungen: höchstens 0,3 Prozent
- Berichtsgrenzwert: 0,05 Prozent

Wasser (2.5.12): höchstens 1,0 Prozent, mit 0,500 g Substanz bestimmt

Sulfatasche (2.4.14): höchstens 0,1 Prozent, mit 1,0 g Substanz bestimmt

Gehaltsbestimmung

Flüssigchromatographie (2.2.29)

Lösung A: 2,0 ml Triethylamin *R* werden mit 950 ml Wasser zur Chromatographie *R* versetzt. Die Lösung wird mit Phosphorsäure 85 % *R* auf einen pH-Wert von 3,0 eingestellt und mit Wasser zur Chromatographie *R* zu 1000 ml verdünnt.

Untersuchungslösung: 50,0 mg Substanz werden in der mobilen Phase zu 50,0 ml gelöst. 5,0 ml Lösung werden mit der mobilen Phase zu 50,0 ml verdünnt.

Referenzlösung: 50,0 mg Dronedaronhydrochlorid *CRS* werden in der mobilen Phase zu 50,0 ml gelöst. 5,0 ml Lösung werden mit der mobilen Phase zu 50,0 ml verdünnt.

Säule
- Größe: $l = 0{,}25$ m, $\varnothing = 4{,}6$ mm
- Stationäre Phase: diisopropylcyanosilyliertes Kieselgel zur Chromatographie *R* (5 µm)

Mobile Phase
- Mobile Phase: Acetonitril *R*, Lösung A (50:50 *V/V*)

Durchflussrate: 0,8 ml · min^{-1}

Detektion: Spektrometer bei 288 nm

Einspritzen: 10 µl

Chromatographiedauer: 2fache Retentionszeit von Dronedaron (t_R etwa 9 min)

Der Prozentgehalt an $C_{31}H_{45}ClN_2O_5S$ wird unter Berücksichtigung des für Dronedaronhydrochlorid *CRS* angegebenen Gehalts berechnet.

Verunreinigungen

Andere bestimmbare Verunreinigungen

(Die folgenden Substanzen werden, falls in einer bestimmten Menge vorhanden, durch eine oder mehrere Prüfmethoden in der Monographie erfasst. Sie werden begrenzt durch das allgemeine Akzeptanzkriterium für weitere Verunreinigungen/nicht spezifizierte Verunreinigungen und/oder durch die Anforderungen der Allgemeinen Monographie **Substanzen zur pharmazeutischen Verwendung (Corpora ad usum pharmaceuticum)**. Diese Verunreinigungen müssen daher nicht identifiziert werden, um die Konformität der Substanz zu zeigen. Siehe auch „5.10 Kontrolle von Verunreinigungen in Substanzen zur pharmazeutischen Verwendung“):

A, B, C

A.

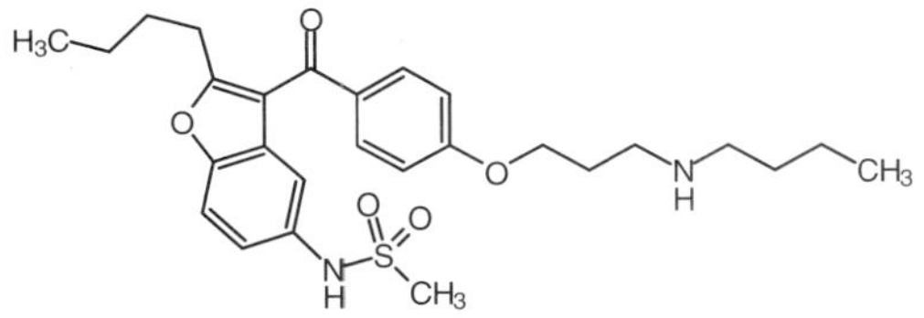

N-[2-Butyl-3-[4-[3-(butylamino)propoxy]benzoyl]-1-benzofuran-5-yl]methansulfonamid

B.

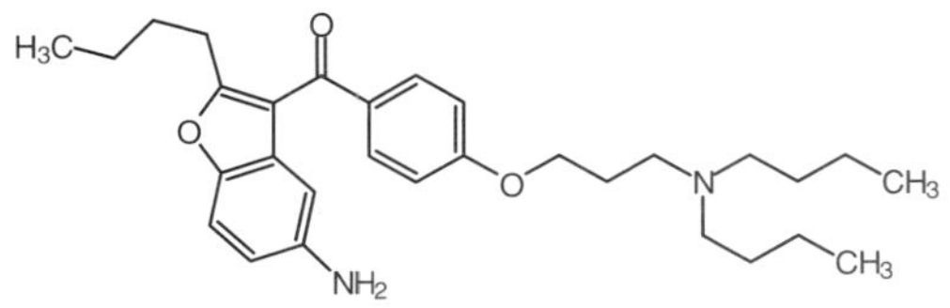

(5-Amino-2-butyl-1-benzofuran-3-yl)[4-[3-(dibutyl=amino)propoxy]phenyl]methanon

C.

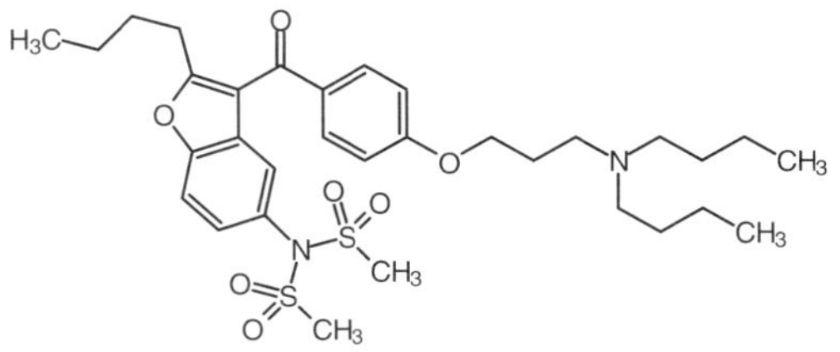

N-[2-Butyl-3-[4-[3-(dibutylamino)propoxy]benzoyl]-1-benzofuran-5-yl]-*N*-(methansulfonyl)methan=sulfonamid

10.8/2357

D

Monographien

Dydrogesteron

Dydrogesteronum

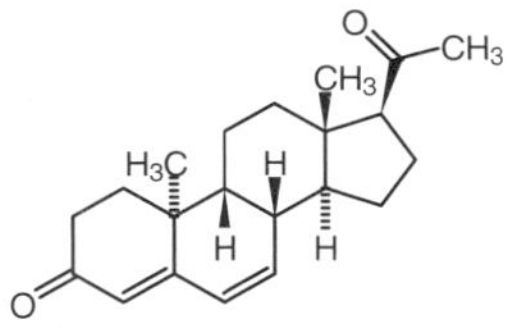

$C_{21}H_{28}O_2$ M_r 312,5

CAS Nr. 152-62-5

Definition

9β,10α-Pregna-4,6-dien-3,20-dion

Gehalt: 98,0 bis 102,0 Prozent (getrocknete Substanz)

Eigenschaften

Aussehen: weißes bis fast weißes, kristallines Pulver

Löslichkeit: praktisch unlöslich in Wasser, löslich in Aceton, wenig löslich in Ethanol 96 %

Prüfung auf Identität

IR-Spektroskopie (2.2.24)

Vergleich: Dydrogesteron *CRS*

Prüfung auf Reinheit

Verwandte Substanzen: Flüssigchromatographie (2.2.29)

Untersuchungslösung a: 50,0 mg Substanz werden in der mobilen Phase zu 100,0 ml gelöst.

Untersuchungslösung b: 20,0 mg Substanz werden in der mobilen Phase zu 100,0 ml gelöst.

Referenzlösung a: Der Inhalt einer Durchstechflasche mit Dydrogesteron zur Identifizierung der Verunreinigung A *CRS* wird in 1 ml Untersuchungslösung a gelöst.

Referenzlösung b: 1,0 ml Untersuchungslösung a wird mit der mobilen Phase zu 100,0 ml verdünnt. 1,0 ml dieser Lösung wird mit der mobilen Phase zu 10,0 ml verdünnt.

Referenzlösung c: 10 mg Substanz werden in 30 ml Ethanol 96 % *R* gelöst. Die Lösung wird mit 1 ml einer Lösung von Natriumhydroxid *R* (8,4 g · l^{-1}) versetzt und 10 min lang bei 85 °C erhitzt. Nach dem Abkühlen auf Raumtemperatur wird die Lösung mit 1 ml einer Lösung von Salzsäure *R* (20,6 g · l^{-1}), 20 ml Acetonitril *R* sowie 2 mg Dydrogesteron-Verunreinigung B *CRS* versetzt, mit Wasser *R* zu 100 ml verdünnt und gemischt. Diese Lösung enthält Dydrogesteron sowie die Verunreinigungen B und C.

Referenzlösung d: 20,0 mg Dydrogesteron *CRS* werden in der mobilen Phase zu 100,0 ml gelöst.

Säule
- Größe: l = 0,15 m, ∅ = 4,6 mm
- Stationäre Phase: nachsilanisiertes, octadecylsilyliertes Kieselgel zur Chromatographie *R* (3 µm)
- Temperatur: 40 °C

Mobile Phase: Acetonitril *R*, Ethanol 96 % *R*, Wasser zur Chromatographie *R* (21:25:54 *V/V/V*)

Durchflussrate: 1,0 ml · min^{-1}

Detektion: Spektrometer bei 280 nm und, für Verunreinigung A, bei 385 nm

Einspritzen: 10 µl; Untersuchungslösung a, Referenzlösungen a, b und c

Chromatographiedauer: 2fache Retentionszeit von Dydrogesteron

Identifizierung von Verunreinigungen: Zur Identifizierung des Peaks der Verunreinigung A werden das mitgelieferte Chromatogramm von Dydrogesteron zur Identifizierung der Verunreinigung A *CRS* und das mit der Referenzlösung a erhaltene Chromatogramm verwendet; zur Identifizierung der Peaks der Verunreinigungen B und C wird das mit der Referenzlösung c erhaltene Chromatogramm verwendet.

Relative Retention (bezogen auf Dydrogesteron, t_R etwa 13 min)
- Verunreinigung A: etwa 0,9
- Verunreinigung B: etwa 1,1
- Verunreinigung C: etwa 1,2

Eignungsprüfung
- Auflösung bei 280 nm: mindestens 4,5 zwischen den Peaks von Dydrogesteron und Verunreinigung B und mindestens 1,5 zwischen den Peaks der Verunreinigungen B und C im Chromatogramm der Referenzlösung c
- Peak-Tal-Verhältnis bei 385 nm: mindestens 2,0, wobei H_p die Höhe des Peaks von Dydrogesteron über der Basislinie und H_v die Höhe des niedrigsten Punkts der Kurve über der Basislinie zwischen den Peaks von Verunreinigung A und Dydrogesteron im Chromatogramm der Referenzlösung a darstellt.

Berechnung der Prozentgehalte
- Korrekturfaktor: Für Verunreinigung A wird die Fläche des Peaks mit 1,9 multipliziert.
- Für jede Verunreinigung wird die Konzentration an Dydrogesteron in der Referenzlösung b und die bei 280 nm aufgezeichnete Fläche des Hauptpeaks verwendet.

Grenzwerte
- Verunreinigung C: höchstens 0,3 Prozent
- Verunreinigung A bei 385 nm: höchstens 0,10 Prozent
- Nicht spezifizierte Verunreinigungen: jeweils höchstens 0,10 Prozent
- Summe aller Verunreinigungen: höchstens 0,5 Prozent
- Berichtsgrenzwert: 0,05 Prozent

Trocknungsverlust (2.2.32): höchstens 0,5 Prozent, mit 1,000 g Substanz durch 3 h langes Trocknen im Trockenschrank bei 105 °C bestimmt

Sulfatasche (2.4.14): höchstens 0,1 Prozent, mit 1,0 g Substanz bestimmt

Gehaltsbestimmung

Flüssigchromatographie (2.2.29) wie unter „Verwandte Substanzen" beschrieben, mit folgenden Änderungen:

Detektion: Spektrometer bei 280 nm

Einspritzen: Untersuchungslösung b, Referenzlösung d

Der Prozentgehalt an $C_{21}H_{28}O_2$ wird unter Berücksichtigung des für Dydrogesteron *CRS* angegebenen Gehalts berechnet.

Verunreinigungen

Spezifizierte Verunreinigungen:

A, C

Andere bestimmbare Verunreinigungen

(Die folgenden Substanzen werden, falls in einer bestimmten Menge vorhanden, durch eine oder mehrere Prüfmethoden in der Monographie erfasst. Sie werden begrenzt durch das allgemeine Akzeptanzkriterium für weitere Verunreinigungen/nicht spezifizierte Verunreinigungen und/oder durch die Anforderungen der Allgemeinen Monographie **Substanzen zur pharmazeutischen Verwendung (Corpora ad usum pharmaceuticum)**. Diese Verunreinigungen müssen daher nicht identifiziert werden, um die Konformität der Substanz zu zeigen. Siehe auch „5.10 Kontrolle von Verunreinigungen in Substanzen zur pharmazeutischen Verwendung“):

B

A.

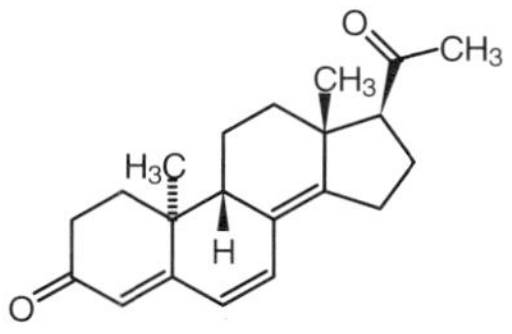

9β,10α-Pregna-4,6,8(14)-trien-3,20-dion

B.

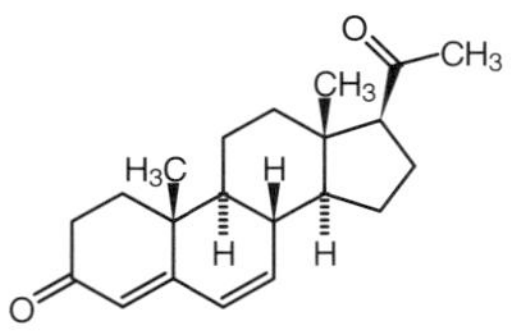

Pregna-4,6-dien-3,20-dion

C.

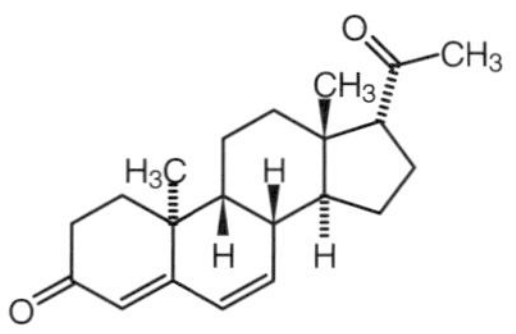

9β,10α,17α-Pregna-4,6-dien-3,20-dion

D

Monographien

F

Fludarabinphosphat 10055
Folsäure-Hydrat 10058

10.8/1781

Fludarabinphosphat

Fludarabini phosphas

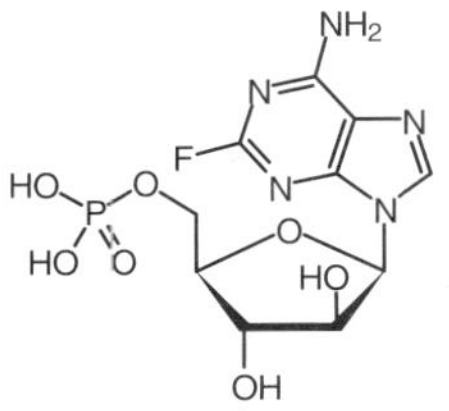

$C_{10}H_{13}FN_5O_7P$ M_r 365,2

CAS Nr. 75607-67-9

Definition

2-Fluor-9-(5-*O*-phosphono-β-D-arabinofuranosyl)-9*H*-purin-6-amin

Gehalt: 97,0 bis 102,0 Prozent (wasserfreie Substanz)

Eigenschaften

Aussehen: weißes bis fast weißes, kristallines, hygroskopisches Pulver

Löslichkeit: schwer löslich in Wasser, leicht löslich in Dimethylformamid, sehr schwer löslich in wasserfreiem Ethanol

Prüfung auf Identität

IR-Spektroskopie (2.2.24)

Vergleich: Fludarabinphosphat *CRS*

Prüfung auf Reinheit

Aussehen der Lösung: Die Lösung muss klar (2.2.1) und darf nicht stärker gefärbt sein als die Farbvergleichslösung BG_5 (2.2.2, Methode II).

50 mg Substanz werden mit Hilfe von Ultraschall in 5,0 ml Dimethylformamid *R* gelöst.

Spezifische Drehung (2.2.7): +10,0 bis +14,0 (wasserfreie Substanz)

0,100 g Substanz werden mit Hilfe von Ultraschall in Wasser *R* zu 20,0 ml gelöst.

Verwandte Substanzen: Flüssigchromatographie (2.2.29) mit Hilfe des Verfahrens „Normalisierung"

Die Lösungen müssen unmittelbar vor Gebrauch hergestellt werden.

Untersuchungslösung a: 20 mg Substanz werden mit Hilfe von Ultraschall in 50 ml Wasser *R* gelöst. Die Lösung wird mit Wasser *R* zu 100,0 ml verdünnt.

Untersuchungslösung b: 24,0 mg Substanz werden mit Hilfe von Ultraschall in 50 ml Wasser *R* gelöst. Die Lösung wird mit Wasser *R* zu 100,0 ml verdünnt. 25,0 ml dieser Lösung werden mit der mobilen Phase zu 100,0 ml verdünnt.

Referenzlösung a: Um die Verunreinigungen A und B *in situ* herzustellen, werden 20 mg Substanz mit Hilfe von Ultraschall in 20 ml einer Lösung von Salzsäure *R* (10,3 g · l^{-1}) gelöst. Die Lösung wird 15 min lang im Wasserbad von 80 °C erhitzt, anschließend auf Raumtemperatur abgekühlt, gemischt und mit Wasser *R* zu 100 ml verdünnt.

Referenzlösung b: 1,0 ml Untersuchungslösung a wird mit Wasser *R* zu 100,0 ml verdünnt. 1,0 ml dieser Lösung wird mit Wasser *R* zu 20,0 ml verdünnt.

Referenzlösung c: 5 mg Fludarabin zur Eignungsprüfung *CRS* (mit den Verunreinigungen D, E und F) werden mit Hilfe von Ultraschall in 10 ml Wasser *R* gelöst. Die Lösung wird mit Wasser *R* zu 25 ml verdünnt.

Referenzlösung d: 2 mg Fludarabin zur Peak-Identifizierung *CRS* (mit der Verunreinigung C) werden mit Hilfe von Ultraschall in 5 ml Wasser *R* gelöst. Die Lösung wird mit Wasser *R* zu 10 ml verdünnt.

Referenzlösung e: 24,0 mg Fludarabinphosphat *CRS* werden mit Hilfe von Ultraschall in 50 ml Wasser *R* gelöst. Die Lösung wird mit Wasser *R* zu 100,0 ml verdünnt. 25,0 ml dieser Lösung werden mit der mobilen Phase zu 100,0 ml verdünnt.

Blindlösung: eine Lösung von Salzsäure *R* (2,06 g · l^{-1})

A. Früh eluierende Verunreinigungen

Säule
- Größe: l = 0,15 m, ∅ = 4,6 mm
- Stationäre Phase: nachsilanisiertes, octadecylsilyliertes Kieselgel zur Chromatographie *R* (5 µm)

Mobile Phase: 60 Volumteile Methanol *R* und 940 Volumteile einer Lösung von Kaliumdihydrogenphosphat *R* (1,36 g · l^{-1}) werden gemischt.

Durchflussrate: 1 ml · min^{-1}

Detektion: Spektrometer bei 260 und 292 nm

Einspritzen: 10 µl; Untersuchungslösung a, Referenzlösungen a, b und d

Chromatographiedauer: 4,5fache Retentionszeit des Hauptpeaks im Chromatogramm der Untersuchungslösung a

Identifizierung von Verunreinigungen: Zur Identifizierung der Peaks der Verunreinigungen A und B wird das mit der Referenzlösung a bei 292 nm erhaltene Chromatogramm verwendet, da das Detektorsignal bei 292 nm viel stärker ist als bei 260 nm; zur Identifizierung des Peaks der Verunreinigung C werden das mitgelieferte Chromatogramm von

F

Monographien

Fludarabin zur Peak-Identifizierung *CRS* und das mit der Referenzlösung d bei 260 nm erhaltene Chromatogramm verwendet.

Relative Retention (bezogen auf Fludarabinphosphat, t_R etwa 9 min)
- Verunreinigung A: etwa 0,26
- Verunreinigung B: etwa 0,34
- Verunreinigung C: etwa 0,42

Eignungsprüfung: Referenzlösung a, bei 292 nm
- Auflösung: mindestens 2,0 zwischen den Peaks der Verunreinigungen A und B

Grenzwerte: bei 260 nm
- Korrekturfaktoren: Für die Berechnung der Gehalte werden die Flächen der Peaks folgender Verunreinigungen mit dem entsprechenden Korrekturfaktor multipliziert:
  - Verunreinigung A: 4,0
  - Verunreinigung B: 2,5
  - Verunreinigung C: 1,9
- Verunreinigung A: höchstens 0,8 Prozent
- Verunreinigung C: höchstens 0,4 Prozent
- Verunreinigung B: höchstens 0,2 Prozent
- Nicht spezifizierte Verunreinigungen, die vor Fludarabinphosphat eluiert werden: jeweils höchstens 0,10 Prozent
- Ohne Berücksichtigung bleiben: Peaks, deren Fläche nicht größer ist als die Fläche des Hauptpeaks im Chromatogramm der Referenzlösung b (0,05 Prozent); Peaks, die nach Fludarabinphosphat auftreten

B. Spät eluierende Verunreinigungen

Wie unter Prüfung A beschrieben, mit folgenden Änderungen:

Mobile Phase: 200 Volumteile Methanol *R* und 800 Volumteile einer Lösung von Kaliumdihydrogenphosphat *R* (1,36 g · l^{-1}) werden gemischt.

Detektion: Spektrometer bei 260 nm

Einspritzen: 10 µl; Untersuchungslösung a, Referenzlösungen b und c

Chromatographiedauer: 8fache Retentionszeit des Hauptpeaks im Chromatogramm der Untersuchungslösung a

Identifizierung von Verunreinigungen: Zur Identifizierung der Peaks der Verunreinigungen D, E und F werden das mitgelieferte Chromatogramm von Fludarabin zur Eignungsprüfung *CRS* und das mit der Referenzlösung c erhaltene Chromatogramm verwendet.

Relative Retention (bezogen auf Fludarabinphosphat, t_R etwa 2,5 min)
- Verunreinigung D: etwa 1,5
- Verunreinigung E: etwa 1,9
- Verunreinigung F: etwa 2,5

Eignungsprüfung: Referenzlösung c
- Auflösung: mindestens 5,0 zwischen den Peaks von Fludarabinphosphat und Verunreinigung D

Grenzwerte
- Korrekturfaktoren: Für die Berechnung der Gehalte werden die Flächen der Peaks folgender Verunreinigungen mit dem entsprechenden Korrekturfaktor multipliziert:
  - Verunreinigung D: 0,5
  - Verunreinigung E: 0,6
  - Verunreinigung F: 1,8
- Verunreinigung E: höchstens 0,2 Prozent
- Verunreinigung F: höchstens 0,2 Prozent
- Verunreinigung D: höchstens 0,15 Prozent
- Nicht spezifizierte Verunreinigungen, die nach Fludarabinphosphat eluiert werden: jeweils höchstens 0,10 Prozent
- Ohne Berücksichtigung bleiben: Peaks, deren Fläche nicht größer ist als die Fläche des Hauptpeaks im Chromatogramm der Referenzlösung b (0,05 Prozent); Peaks, die vor Fludarabinphosphat auftreten

Summe der Verunreinigungen, die bei der Prüfung A vor Fludarabinphosphat eluiert werden, mit Ausnahme der Verunreinigungen A, B und C, sowie der Verunreinigungen, die bei der Prüfung B nach Fludarabinphosphat eluiert werden, mit Ausnahme der Verunreinigungen D, E und F: höchstens 0,5 Prozent

Summe aller Verunreinigungen, die bei der Prüfung A vor Fludarabinphosphat und bei der Prüfung B nach Fludarabinphosphat eluiert werden: höchstens 2,0 Prozent

Ethanol (2.4.24, System A): höchstens 1,0 Prozent

Wasser (2.5.12): höchstens 3,0 Prozent, mit 0,200 g sehr fein pulverisierter Substanz bestimmt

Die Substanz wird vor der Titration in 15 ml wasserfreiem Methanol *R* etwa 15 s lang gerührt.

Gehaltsbestimmung

Flüssigchromatographie (2.2.29) wie unter „Verwandte Substanzen, A“ beschrieben, mit folgenden Änderungen:

Detektion: Spektrometer bei 260 nm

Einspritzen: 10 µl; Untersuchungslösung b, Referenzlösung e

Der Prozentgehalt an $C_{10}H_{13}FN_5O_7P$ wird unter Berücksichtigung des für Fludarabinphosphat *CRS* angegebenen Gehalts berechnet.

Lagerung

Dicht verschlossen, vor Licht geschützt, bei 2 bis 8 °C

Verunreinigungen

Spezifizierte Verunreinigungen:

A, B, C, D, E, F

Andere bestimmbare Verunreinigungen

(Die folgenden Substanzen werden, falls in einer bestimmten Menge vorhanden, durch eine oder mehrere Prüfmethoden in der Monographie erfasst. Sie werden begrenzt durch das allgemeine Akzeptanzkriterium für weitere Verunreinigungen/nicht spezifizierte Verunreinigungen und/oder durch die Anforderungen der Allgemeinen Monographie **Substanzen zur pharmazeutischen Verwendung (Corpora ad usum pharmaceuticum)**. Diese Verunreinigungen müssen daher nicht identifiziert werden, um die Konformität der Substanz zu zeigen. Siehe auch „5.10 Kontrolle von Verunreinigungen in Substanzen zur pharmazeutischen Verwendung“):

G, H, I, J

A.

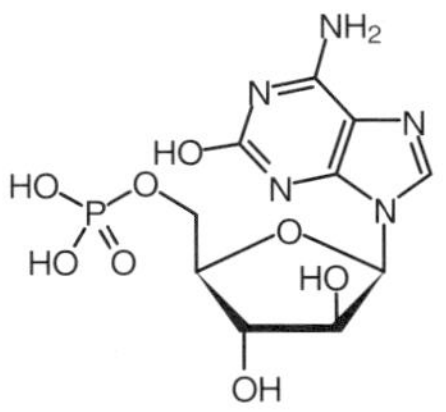

6-Amino-9-(5-*O*-phosphono-β-D-arabinofuranosyl)-9*H*-purin-2-ol

B.

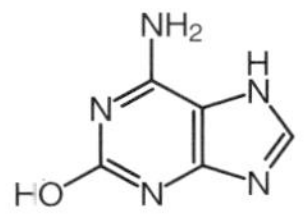

6-Amino-7*H*-purin-2-ol

C.

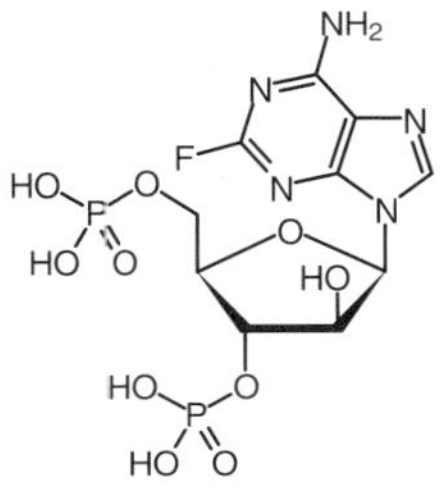

9-(3,5-Di-*O*-phosphono-β-D-arabinofuranosyl)-2-fluor-9*H*-purin-6-amin

D.

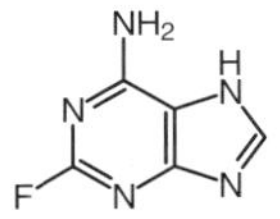

2-Fluor-7*H*-purin-6-amin

E.

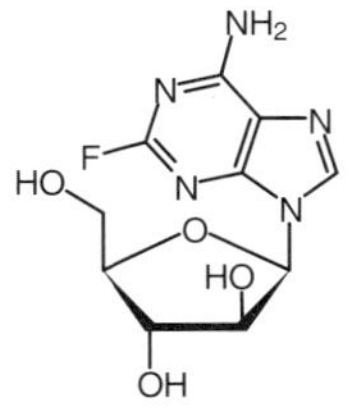

9-β-D-Arabinofuranosyl-2-fluor-9*H*-purin-6-amin

F.

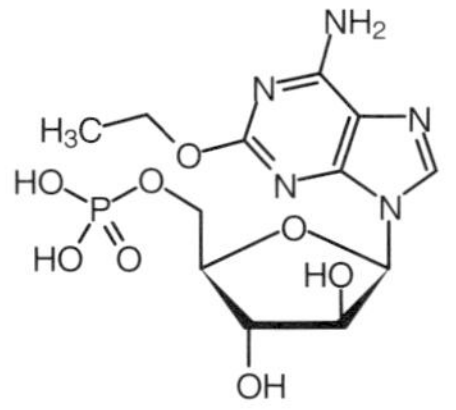

2-Ethoxy-9-(5-*O*-phosphono-β-D-arabinofuranosyl)-9*H*-purin-6-amin

G.

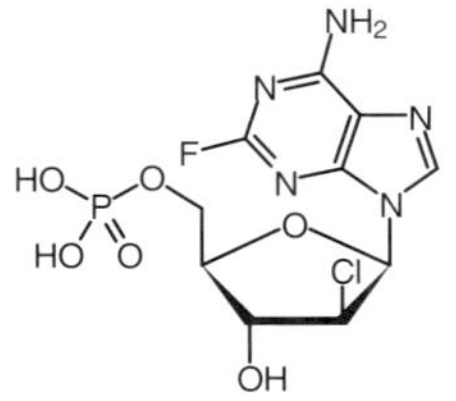

9-(2-Chlor-2-desoxy-5-*O*-phosphono-β-D-arabinofuranosyl)-2-fluor-9*H*-purin-6-amin

H.

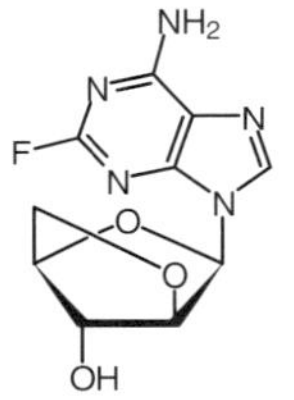

9-(2,5-Anhydro-β-D-arabinofuranosyl)-2-fluor-9*H*-purin-6-amin

I.

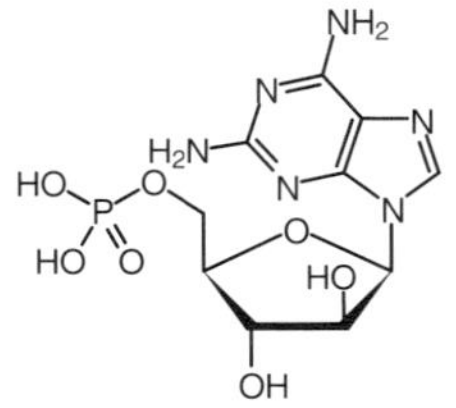

9-(5-*O*-Phosphono-β-D-arabinofuranosyl)-9*H*-purin-2,6-diamin

J.

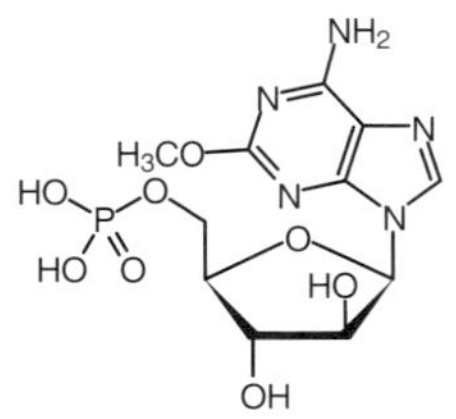

2-Methoxy-9-(5-*O*-phosphono-β-D-arabinofuranosyl)-9*H*-purin-6-amin

10.8/0067

Folsäure-Hydrat

Acidum folicum hydricum

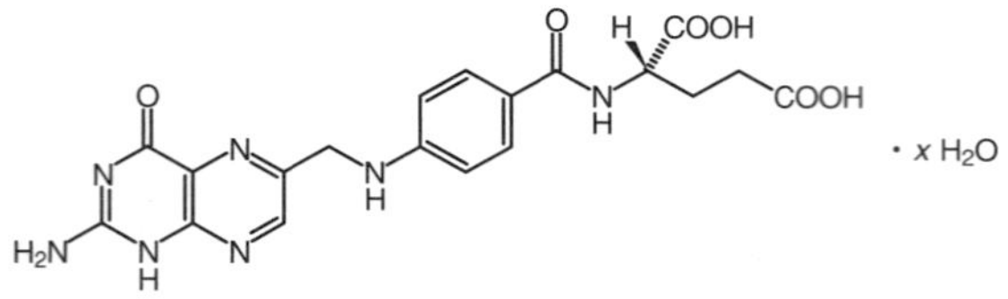

$C_{19}H_{19}N_7O_6 \cdot xH_2O$ M_r 441,4 (wasserfreie Substanz)

Wasserfreie Folsäure:
CAS Nr. 59-30-3

Definition

(2*S*)-2-[4-[[(2-Amino-4-oxo-1,4-dihydropteridin-6-yl)methyl]amino]benzamido]pentandisäure-Hydrat

Gehalt: 96,0 bis 102,0 Prozent (wasserfreie Substanz)

Die Substanz enthält unterschiedliche Mengen Wasser.

Eigenschaften

Aussehen: gelbliches bis oranges, kristallines Pulver

Löslichkeit: praktisch unlöslich in Wasser und in den meisten organischen Lösungsmitteln

Die Substanz löst sich in verdünnten Säuren und in Alkalihydroxid-Lösungen.

Prüfung auf Identität

1: A, B, D

2: A, C

A. Spezifische Drehung (2.2.7): +18 bis +22 (wasserfreie Substanz)

   0,25 g Substanz werden in einer Lösung von Natriumhydroxid *R* (4,2 g · l⁻¹) zu 25,0 ml gelöst.

B. IR-Spektroskopie (2.2.24)

   Vergleich: Folsäure *CRS*

C. Dünnschichtchromatographie (2.2.27)

   Untersuchungslösung: 50 mg Substanz werden in einer Mischung von 2 Volumteilen konzentrierter Ammoniak-Lösung *R* und 9 Volumteilen Methanol *R* zu 100 ml gelöst.

   Referenzlösung: 50 mg Folsäure *CRS* werden in einer Mischung von 2 Volumteilen konzentrierter Ammoniak-Lösung *R* und 9 Volumteilen Methanol *R* zu 100 ml gelöst.

   Platte: DC-Platte mit Kieselgel *R*

   Fließmittel: konzentrierte Ammoniak-Lösung *R*, 1-Propanol *R*, Ethanol 96 % *R* (20:20:60 *V/V/V*)

   Auftragen: 2 µl

   Laufstrecke: 3/4 der Platte

   Trocknen: an der Luft

   Detektion: im ultravioletten Licht bei 365 nm

   Ergebnis: Der Hauptfleck im Chromatogramm der Untersuchungslösung entspricht in Bezug auf Lage, Fluoreszenz und Größe dem Hauptfleck im Chromatogramm der Referenzlösung.

D. Die Substanz entspricht der Prüfung „Wasser" (siehe „Prüfung auf Reinheit").

Prüfung auf Reinheit

Verwandte Substanzen: Flüssigchromatographie (2.2.29)

Lösung A: eine Lösung von Natriumcarbonat *R* (28,6 g · l⁻¹)

Untersuchungslösung: 50,0 mg Substanz werden in 2,5 ml Lösung A gelöst. Die Lösung wird mit der mobilen Phase zu 50,0 ml verdünnt. 2,0 ml dieser Lösung werden mit der mobilen Phase zu 10,0 ml verdünnt.

Referenzlösung a: 50,0 mg Folsäure *CRS* werden in 2,5 ml Lösung A gelöst. Die Lösung wird mit der mobilen Phase zu 50,0 ml verdünnt. 2,0 ml dieser Lösung werden mit der mobilen Phase zu 10,0 ml verdünnt.

Referenzlösung b: 5 mg Folsäure zur Eignungsprüfung *CRS* (mit den Verunreinigungen C, E, G und H) werden in 1 ml Lösung A gelöst. Die Lösung wird mit der mobilen Phase zu 25 ml verdünnt.

Referenzlösung c: 1,0 ml Untersuchungslösung wird mit der mobilen Phase zu 100,0 ml verdünnt. 1,0 ml dieser Lösung wird mit der mobilen Phase zu 10,0 ml verdünnt.

Referenzlösung d: 10,0 mg Folsäure-Verunreinigung A *CRS* werden in 1 ml Lösung A gelöst. Die Lösung wird mit der mobilen Phase zu 100,0 ml verdünnt. 1,0 ml dieser Lösung wird mit der mobilen Phase zu 100,0 ml verdünnt.

Referenzlösung e: 4,0 mg Folsäure-Verunreinigung D *CRS* werden in der Lösung A zu 100,0 ml gelöst. 1,0 ml Lösung wird mit der mobilen Phase zu 100,0 ml verdünnt.

Referenzlösung f: 5 mg Folsäure zur Identifizierung der Verunreinigung I *CRS* werden in 1 ml Lösung A gelöst. Die Lösung wird mit der mobilen Phase zu 25 ml verdünnt.

Säule
- Größe: $l = 0{,}25$ m, $\varnothing = 4{,}0$ mm
- Stationäre Phase: octylsilyliertes Kieselgel zur Chromatographie *R* (5 µm), sphärisch

Mobile Phase: 12 Volumteile Methanol *R* und 88 Volumteile einer Lösung, die Kaliumdihydrogenphosphat *R* (11,16 g · l⁻¹) und Kaliummonohydrogenphosphat *R* (5,50 g · l⁻¹) enthält, werden gemischt. Die Lösung wird mit Phosphorsäure 10 % *R* auf einen pH-Wert von 6,4 eingestellt.

Durchflussrate: 0,6 ml · min⁻¹

Detektion: Spektrometer bei 280 nm

Einspritzen: 5 µl; Untersuchungslösung, Referenzlösungen b, c, d, e und f

Chromatographiedauer: 3,3fache Retentionszeit von Folsäure

Identifizierung von Verunreinigungen: Zur Identifizierung des Peaks der Verunreinigung A wird das mit der Referenzlösung d erhaltene Chromatogramm verwendet; zur Identifizierung der Peaks der Verunreinigungen C, E, G und H werden das mitgelieferte Chromatogramm von Folsäure zur Eignungsprüfung *CRS* und das mit der Referenzlösung b erhaltene Chromatogramm verwendet; zur Identifizierung des Peaks der Verunreinigung D wird das mit der Referenzlösung e erhaltene Chromatogramm verwendet; zur Identifizierung des Peaks der Verunreinigung I werden das mitgelieferte Chromatogramm von Folsäure zur Identifizierung der Verunreinigung I *CRS* und das mit der Referenzlösung f erhaltene Chromatogramm verwendet.

Relative Retention (bezogen auf Folsäure, t_R etwa 8,5 min)
- Verunreinigung A: etwa 0,5
- Verunreinigung C: etwa 0,9
- Verunreinigung E: etwa 1,3
- Verunreinigung D: etwa 1,5
- Verunreinigung I: etwa 2,15
- Verunreinigung G: etwa 2,4
- Verunreinigung H: etwa 2,5

Eignungsprüfung: Referenzlösung b
- Auflösung: mindestens 2,0 zwischen den Peaks von Folsäure und Verunreinigung E
- Peak-Tal-Verhältnis: mindestens 1,5, wobei H_p die Höhe des Peaks der Verunreinigung C über der Basislinie und H_v die Höhe des niedrigsten Punkts der Kurve über der Basislinie zwischen den Peaks von Verunreinigung C und Folsäure darstellt; mindestens 1,5, wobei H_p die Höhe des Peaks der Verunreinigung G über der Basislinie und H_v die Höhe des niedrigsten Punkts der Kurve über der Basislinie zwischen den Peaks der Verunreinigungen G und H darstellt

Berechnung der Prozentgehalte
- Für Verunreinigung A wird die Konzentration an Verunreinigung A in der Referenzlösung d verwendet.
- Für Verunreinigung D wird die Konzentration an Verunreinigung D in der Referenzlösung e verwendet.
- Für alle Verunreinigungen ohne die Verunreinigungen A und D wird die Konzentration an Folsäure-Hydrat in der Referenzlösung c verwendet.

Grenzwerte
- Verunreinigung A: höchstens 0,5 Prozent
- Verunreinigung D: höchstens 0,4 Prozent
- Verunreinigungen C, E, G: jeweils höchstens 0,3 Prozent
- Verunreinigungen H, I: jeweils höchstens 0,15 Prozent
- Nicht spezifizierte Verunreinigungen: jeweils höchstens 0,10 Prozent
- Summe aller Verunreinigungen: höchstens 1,2 Prozent
- Berichtsgrenzwert: 0,05 Prozent

Wasser (2.5.12): 5,0 bis 8,5 Prozent, mit 0,150 g Substanz bestimmt

Sulfatasche (2.4.14): höchstens 0,2 Prozent, mit 1,0 g Substanz bestimmt

Gehaltsbestimmung

Flüssigchromatographie (2.2.29) wie unter „Verwandte Substanzen" beschrieben, mit folgender Änderung:

Einspritzen: Untersuchungslösung, Referenzlösung a

Lagerung

Vor Licht geschützt, unter Inertgas

Verunreinigungen

Spezifizierte Verunreinigungen:

A, C, D, E, G, H, I

Andere bestimmbare Verunreinigungen

(Die folgenden Substanzen werden, falls in einer bestimmten Menge vorhanden, durch eine oder mehrere Prüfmethoden in der Monographie erfasst. Sie werden begrenzt durch das allgemeine Akzeptanzkriterium für weitere Verunreinigungen/nicht spezifizierte Verunreinigungen und/oder durch die Anforderungen der Allgemeinen Monographie **Substanzen zur pharmazeutischen Verwendung (Corpora ad usum pharmaceuticum)**. Diese Verunreinigungen müssen daher nicht identifiziert werden, um die Konformität der Substanz zu zeigen. Siehe auch „5.10 Kontrolle von Verunreinigungen in Substanzen zur pharmazeutischen Verwendung"):

B, F

A.

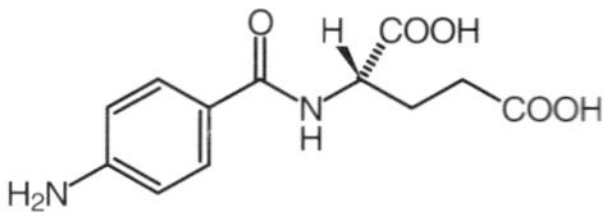

(2*S*)-2-(4-Aminobenzamido)pentandisäure
(*N*-(4-Aminobenzoyl)-L-glutaminsäure)

B.

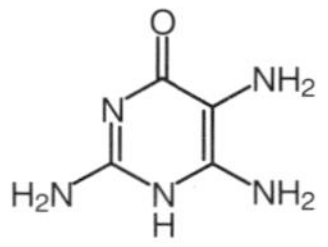

2,5,6-Triaminopyrimidin-4(1*H*)-on

C.

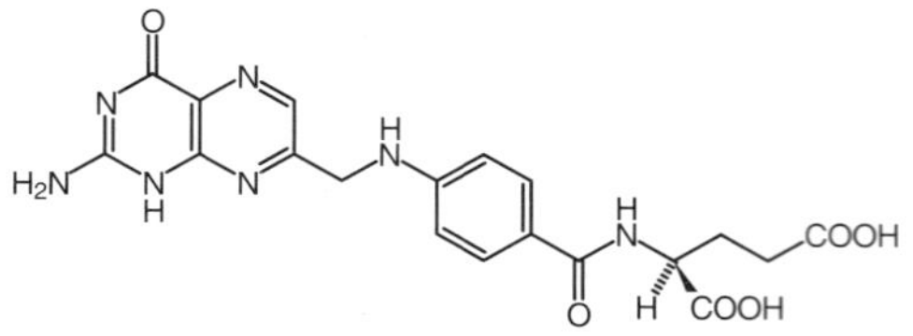

(2*S*)-2-[4-[[(2-Amino-4-oxo-1,4-dihydropteridin-7-yl)methyl]amino]benzamido]pentandisäure
(Isofolsäure)

D.

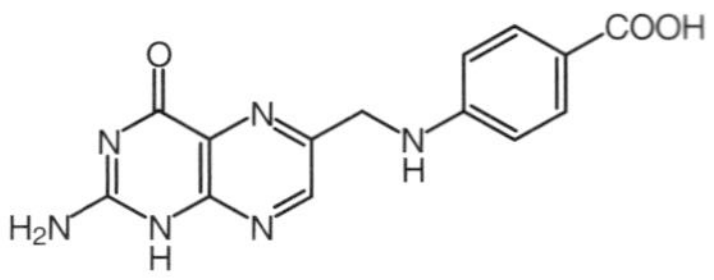

4-[[(2-Amino-4-oxo-1,4-dihydropteridin-6-yl)methyl]amino]benzoesäure
(Pteroinsäure)

E.

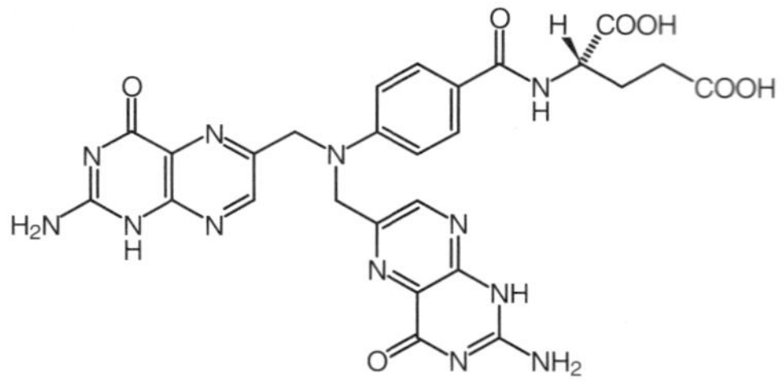

(2*S*)-2-[4-[Bis[(2-amino-4-oxo-1,4-dihydropteridin-6-yl)methyl]amino]benzamido]pentandisäure
(6-Pterinylfolsäure)

F.

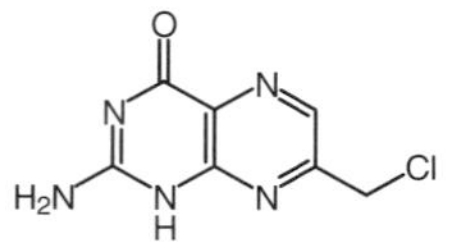

2-Amino-7-(chlormethyl)pteridin-4(1*H*)-on

G.

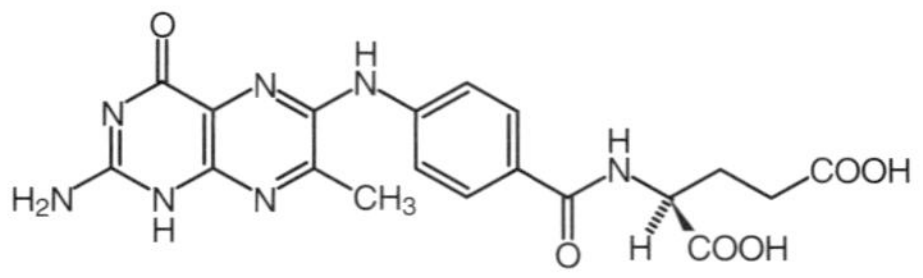

(2*S*)-[4-[(2-Amino-7-methyl-4-oxo-1,4-dihydropteridin-6-yl)amino]benzamido]pentandisäure

H.

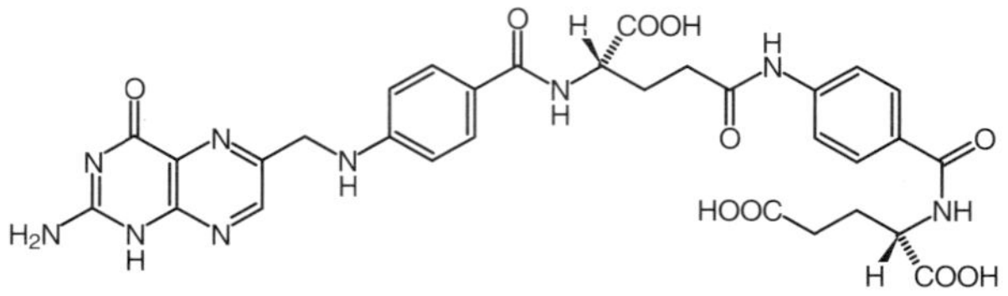

(2*S*)-2-[4-[(4*S*)-4-[4-[[(2-Amino-4-oxo-1,4-dihydropteridin-6-yl)methyl]amino]benzamido]-4-carboxybutanamido]benzamido]pentandisäure

I. Unbekannte Struktur

G

Glycerol 10063
Glycerol 85 % 10065

10.8/0496

Glycerol

Glycerolum

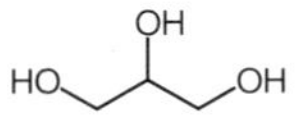

$C_3H_8O_3$ M_r 92,1

CAS Nr. 56-81-5

Definition

Propan-1,2,3-triol

Gehalt: 98,0 bis 101,0 Prozent (*m/m*), bezogen auf die wasserfreie Substanz

Eigenschaften

Aussehen: klare, farblose bis fast farblose, sehr hygroskopische, sirupartige, sich fettig anfühlende Flüssigkeit

Löslichkeit: mischbar mit Wasser und mit Ethanol 96 %, schwer löslich in Aceton, praktisch unlöslich in fetten und in ätherischen Ölen

Prüfung auf Identität

1: A, B

2: A, C

A. Die Substanz entspricht der Prüfung „Brechungsindex" (siehe „Prüfung auf Reinheit").

B. IR-Spektroskopie (2.2.24)

Probenvorbereitung: 5 ml Substanz werden mit 1 ml Wasser *R* versetzt und sorgfältig gemischt.

Vergleich: Glycerol-85 %-Referenzspektrum der Ph. Eur.

C. Relative Dichte (2.2.5): 1,258 bis 1,268

Prüfung auf Reinheit

Prüflösung: 100,0 g Substanz werden mit kohlendioxidfreiem Wasser *R* zu 200,0 ml verdünnt.

Aussehen der Lösung: Die Prüflösung muss klar (2.2.1) sein.

10 ml Prüflösung werden mit Wasser *R* zu 25 ml verdünnt. Diese Lösung muss farblos (2.2.2, Methode II) sein.

Sauer oder alkalisch reagierende Substanzen: 50 ml Prüflösung werden mit 0,5 ml Phenolphthalein-Lösung *R* versetzt. Die Lösung muss farblos sein. Bis zum Umschlag des Indikators nach Rosa dürfen höchstens 0,2 ml Natriumhydroxid-Lösung (0,1 mol · l^{-1}) verbraucht werden.

Brechungsindex (2.2.6): 1,470 bis 1,475

Aldehyde: höchstens 10 ppm

7,5 ml Prüflösung werden in einem Erlenmeyerkolben mit Schliffstopfen mit 7,5 ml Wasser *R* und 1,0 ml Pararosaniliniumchlorid-Reagenz *R* versetzt. Der Kolben wird verschlossen und 1 h lang bei 25 ± 1 °C stehen gelassen. Die Absorption (2.2.25) der Lösung, bei 552 nm gemessen, darf nicht größer sein als die einer gleichzeitig und in gleicher Weise hergestellten Referenzlösung mit 7,5 ml Formaldehyd-Lösung (5 ppm CH_2O) *R* und 7,5 ml Wasser *R*. Die Prüfung darf nur ausgewertet werden, wenn die Referenzlösung rosa gefärbt ist.

Ester: Die bei der Prüfung „Sauer oder alkalisch reagierende Substanzen" erhaltene Lösung wird mit 10,0 ml Natriumhydroxid-Lösung (0,1 mol · l^{-1}) versetzt. Die Mischung wird unter Rückflusskühlung zum Sieden erhitzt und 5 min lang im Sieden gehalten, anschließend abgekühlt und nach Zusatz von 0,5 ml Phenolphthalein-Lösung *R* mit Salzsäure (0,1 mol · l^{-1}) titriert. Bis zum Farbumschlag des Indikators müssen mindestens 8,0 ml Salzsäure (0,1 mol · l^{-1}) verbraucht werden.

Verunreinigung A, verwandte Substanzen: Gaschromatographie (2.2.28)

Untersuchungslösung: 10,0 ml Prüflösung werden mit Wasser *R* zu 100,0 ml verdünnt.

Referenzlösung a: 10,0 g Glycerol *R* 1 werden mit Wasser *R* zu 20,0 ml verdünnt. 10,0 ml Lösung werden mit Wasser *R* zu 100,0 ml verdünnt.

Referenzlösung b: 1,000 g Diethylenglycol *R* wird in Wasser *R* zu 100,0 ml gelöst.

Referenzlösung c: 1,0 ml Referenzlösung b wird mit der Referenzlösung a zu 10,0 ml verdünnt. 1,0 ml dieser Lösung wird mit der Referenzlösung a zu 20,0 ml verdünnt.

Referenzlösung d: 1,0 ml Untersuchungslösung und 5,0 ml Referenzlösung b werden gemischt. Die Mischung wird mit Wasser *R* zu 100,0 ml verdünnt. 1,0 ml dieser Lösung wird mit Wasser *R* zu 10,0 ml verdünnt.

Referenzlösung e: 5,0 ml Referenzlösung b werden mit Wasser *R* zu 100,0 ml verdünnt.

Säule
- Größe: l = 30 m, ∅ = 0,53 mm
- Stationäre Phase: Cyanopropyl(3)phenyl(3)methyl(94)polysiloxan *R*

Trägergas: Helium zur Chromatographie *R*

Splitverhältnis: 1:10

Lineare Durchflussgeschwindigkeit: 38 cm · s^{-1}

Temperatur

	Zeit (min)	Temperatur (°C)
Säule	0	100
	0 – 16	100 → 220
	16 – 20	220
Probeneinlass		220
Detektor		250

Detektion: Flammenionisation

Einspritzen: 0,5 µl

Reihenfolge der Elution: Verunreinigung A, Glycerol

Eignungsprüfung: Referenzlösung d
- Auflösung: mindestens 7,0 zwischen den Peaks von Verunreinigung A und Glycerol

Grenzwerte
- Verunreinigung A: nicht größer als die Fläche des entsprechenden Peaks im Chromatogramm der Referenzlösung c (0,1 Prozent)
- Jede weitere Verunreinigung mit einer kürzeren Retentionszeit als der des Glycerols: jeweils nicht größer als die Fläche des Peaks der Verunreinigung A im Chromatogramm der Referenzlösung c (0,1 Prozent)
- Summe aller Verunreinigungen mit längeren Retentionszeiten als der des Glycerols: nicht größer als das 5fache der Fläche des Peaks von Verunreinigung A im Chromatogramm der Referenzlösung c (0,5 Prozent)
- Ohne Berücksichtigung bleiben: Peaks, deren Fläche nicht größer ist als das 0,05fache der Peakfläche der Verunreinigung A im Chromatogramm der Referenzlösung e (0,05 Prozent)

Halogenverbindungen: höchstens 35 ppm

10 ml Prüflösung werden mit 1 ml verdünnter Natriumhydroxid-Lösung *R*, 5 ml Wasser *R* und 50 mg halogenfreiem Raney-Nickel *R* versetzt. Die Mischung wird 10 min lang im Wasserbad erhitzt und nach dem Erkalten filtriert. Kolben und Filter werden mit Wasser *R* gewaschen, bis 25 ml Filtrat erhalten werden. 5 ml Filtrat werden mit 4 ml Ethanol 96 % *R*, 2,5 ml Wasser *R*, 0,5 ml Salpetersäure *R* und 0,05 ml Silbernitrat-Lösung *R* 2 versetzt und gemischt. Nach 2 min darf die Lösung nicht stärker opaleszieren als eine gleichzeitig hergestellte Referenzlösung aus 7,0 ml Chlorid-Lösung (5 ppm Cl) *R*, 4 ml Ethanol 96 % *R*, 0,5 ml Wasser *R*, 0,5 ml Salpetersäure *R* und 0,05 ml Silbernitrat-Lösung *R* 2.

Zucker: 10 ml Prüflösung werden 5 min lang mit 1 ml verdünnter Schwefelsäure *R* im Wasserbad erhitzt. Nach Zusatz von 3 ml einer Lösung von Natriumhydroxid *R* in kohlendioxidfreiem Wasser *R* (85 mg · l^{-1}) wird die Lösung gemischt und tropfenweise mit 1 ml frisch hergestellter Kupfer(II)-sulfat-Lösung *R* versetzt. Diese Lösung muss klar und blau gefärbt sein. Nach 5 min langem Erhitzen im Wasserbad muss sie blau bleiben und kein Niederschlag darf entstanden sein.

Chlorid (2.4.4): höchstens 10 ppm

1 ml Prüflösung wird mit Wasser *R* zu 15 ml verdünnt. Zur Herstellung der Referenzlösung wird 1 ml Chlorid-Lösung (5 ppm Cl) *R* mit Wasser *R* zu 15 ml verdünnt.

Wasser (2.5.12): höchstens 2,0 Prozent, mit 1,000 g Substanz bestimmt

Sulfatasche (2.4.14): höchstens 0,01 Prozent

5,0 g Substanz werden zum Sieden erhitzt und geglüht.

Gehaltsbestimmung

0,075 g Substanz werden sorgfältig mit 45 ml Wasser *R* gemischt. Die Mischung wird mit 25,0 ml einer Mischung von 1 Volumteil Schwefelsäure (0,1 mol · l^{-1}) und 20 Volumteilen Natriumperiodat-Lösung (0,1 mol · l^{-1}) versetzt und 15 min lang unter Lichtschutz stehen gelassen. Nach Zusatz von 5,0 ml einer Lösung von Ethylenglycol *R* (500 g · l^{-1}) wird diese Mischung 20 min lang unter Lichtschutz stehen gelassen und mit Natriumhydroxid-Lösung (0,1 mol · l^{-1}) unter Zusatz von 0,5 ml Phenolphthalein-Lösung *R* als Indikator titriert. Eine Blindtitration wird durchgeführt.

1 ml Natriumhydroxid-Lösung (0,1 mol · l^{-1}) entspricht 9,21 mg $C_3H_8O_3$.

Lagerung

Dicht verschlossen

Verunreinigungen

A.

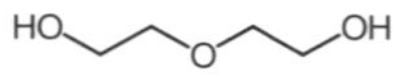
HO
O
OH

2,2′-Oxydi(ethan-1-ol)
(Diethylenglycol)

B.

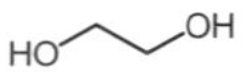
HO
OH

Ethan-1,2-diol
(Ethylenglycol)

C.

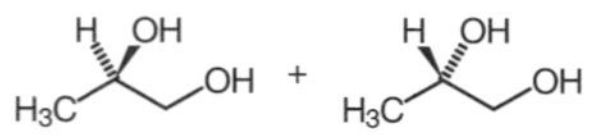
H OH
H3C
OH
+
H OH
H3C
OH

(2*RS*)-Propan-1,2-diol
(Propylenglycol)

10.8/0497

Glycerol 85 %

Glycerolum (85 per centum)

Definition

Wässrige Lösung von Propan-1,2,3-triol

Gehalt: 83,5 bis 88,5 Prozent (*m/m*) Propan-1,2,3-triol ($C_3H_8O_3$; M_r 92,1)

Eigenschaften

Aussehen: klare, farblose bis fast farblose, sehr hygroskopische, sirupartige, sich fettig anfühlende Flüssigkeit

Löslichkeit: mischbar mit Wasser und mit Ethanol 96 %, schwer löslich in Aceton, praktisch unlöslich in fetten und in ätherischen Ölen

Prüfung auf Identität

1: A, B

2: A, C

A. Die Substanz entspricht der Prüfung „Brechungsindex" (siehe „Prüfung auf Reinheit").

B. IR-Spektroskopie (2.2.24)

   Vergleich: Glycerol-85 %-Referenzspektrum der Ph. Eur.

C. Relative Dichte (2.2.5): 1,221 bis 1,232

Prüfung auf Reinheit

Prüflösung: 117,6 g Substanz werden mit kohlendioxidfreiem Wasser *R* zu 200,0 ml verdünnt.

Aussehen der Lösung: Die Prüflösung muss klar (2.2.1) sein.

10 ml Prüflösung werden mit Wasser *R* zu 25 ml verdünnt. Diese Lösung muss farblos (2.2.2, Methode II) sein.

Sauer oder alkalisch reagierende Substanzen: 50 ml Prüflösung werden mit 0,5 ml Phenolphthalein-Lösung *R* versetzt. Die Lösung muss farblos sein. Bis zum Umschlag des Indikators nach Rosa dürfen höchstens 0,2 ml Natriumhydroxid-Lösung (0,1 mol · l^{-1}) verbraucht werden.

Brechungsindex (2.2.6): 1,449 bis 1,455

Aldehyde: höchstens 10 ppm

7,5 ml Prüflösung werden in einem Erlenmeyerkolben mit Schliffstopfen mit 7,5 ml Wasser *R* und 1,0 ml Pararosaniliniumchlorid-Reagenz *R* versetzt. Der Kolben wird verschlossen und 1 h lang bei 25 ± 1 °C stehen gelassen. Die Absorption (2.2.25) der Lösung, bei 552 nm gemessen, darf nicht größer sein als die einer gleichzeitig und in gleicher Weise hergestellten Referenzlösung mit 7,5 ml Formaldehyd-Lösung (5 ppm CH_2O) *R* und 7,5 ml Wasser *R*. Die Prüfung darf nur ausgewertet werden, wenn die Referenzlösung rosa gefärbt ist.

Ester: Die bei der Prüfung „Sauer oder alkalisch reagierende Substanzen" erhaltene Lösung wird mit 10,0 ml Natriumhydroxid-Lösung (0,1 mol · l^{-1}) versetzt. Die Mischung wird unter Rückflusskühlung zum Sieden erhitzt und 5 min lang im Sieden gehalten, abgekühlt und nach Zusatz von 0,5 ml Phenolphthalein-Lösung *R* mit Salzsäure (0,1 mol · l^{-1}) titriert. Bis zum Farbumschlag des Indikators müssen mindestens 8,0 ml Salzsäure (0,1 mol · l^{-1}) verbraucht werden.

Verunreinigung A, verwandte Substanzen: Gaschromatographie (2.2.28)

Untersuchungslösung: 10,0 ml Prüflösung werden mit Wasser *R* zu 100,0 ml verdünnt.

Referenzlösung a: 11,8 g Glycerol 85 % *R* 1 werden mit Wasser *R* zu 20,0 ml verdünnt. 10,0 ml Lösung werden mit Wasser *R* zu 100,0 ml verdünnt.

Referenzlösung b: 1,000 g Diethylenglycol *R* wird in Wasser *R* zu 100,0 ml gelöst.

Referenzlösung c: 1,0 ml Referenzlösung b wird mit der Referenzlösung a zu 10,0 ml verdünnt. 1,0 ml dieser Lösung wird mit der Referenzlösung a zu 20,0 ml verdünnt.

Referenzlösung d: 1,0 ml Untersuchungslösung und 5,0 ml Referenzlösung b werden gemischt. Die Mischung wird mit Wasser *R* zu 100,0 ml verdünnt. 1,0 ml dieser Lösung wird mit Wasser *R* zu 10,0 ml verdünnt.

Referenzlösung e: 5,0 ml Referenzlösung b werden mit Wasser *R* zu 100,0 ml verdünnt.

Säule
- Größe: l = 30 m, ∅ = 0,53 mm
- Stationäre Phase: Cyanopropyl(3)phenyl(3)methyl(94)polysiloxan *R*

Trägergas: Helium zur Chromatographie *R*

Splitverhältnis: 1:10

Lineare Durchflussgeschwindigkeit: 38 cm · s^{-1}

G

Monographien

Temperatur

	Zeit (min)	Temperatur (°C)
Säule	0	100
	0 – 16	100 → 220
	16 – 20	220
Probeneinlass		220
Detektor		250

Detektion: Flammenionisation

Einspritzen: 0,5 µl

Reihenfolge der Elution: Verunreinigung A, Glycerol

Eignungsprüfung: Referenzlösung d
- Auflösung: mindestens 7,0 zwischen den Peaks von Verunreinigung A und Glycerol

Grenzwerte
- Verunreinigung A: nicht größer als die Fläche des entsprechenden Peaks im Chromatogramm der Referenzlösung c (0,1 Prozent)
- Jede weitere Verunreinigung mit einer kürzeren Retentionszeit als der des Glycerols: jeweils nicht größer als die Fläche des Peaks der Verunreinigung A im Chromatogramm der Referenzlösung c (0,1 Prozent)
- Summe aller Verunreinigungen mit längeren Retentionszeiten als der des Glycerols: nicht größer als das 5fache der Fläche des Peaks von Verunreinigung A im Chromatogramm der Referenzlösung c (0,5 Prozent)
- Ohne Berücksichtigung bleiben: Peaks, deren Fläche nicht größer ist als das 0,05fache der Peakfläche der Verunreinigung A im Chromatogramm der Referenzlösung e (0,05 Prozent)

Halogenverbindungen: höchstens 30 ppm

10 ml Prüflösung werden mit 1 ml verdünnter Natriumhydroxid-Lösung *R*, 5 ml Wasser *R* und 50 mg halogenfreiem Raney-Nickel *R* versetzt. Die Mischung wird 10 min lang im Wasserbad erhitzt und nach dem Erkalten filtriert. Kolben und Filter werden mit Wasser *R* gewaschen, bis 25 ml Filtrat erhalten werden. 5 ml Filtrat werden mit 4 ml Ethanol 96 % *R*, 2,5 ml Wasser *R*, 0,5 ml Salpetersäure *R* und 0,05 ml Silbernitrat-Lösung *R* 2 versetzt und gemischt. Nach 2 min darf die Lösung nicht stärker opaleszieren als eine gleichzeitig hergestellte Referenzlösung aus 7,0 ml Chlorid-Lösung (5 ppm Cl) *R*, 4 ml Ethanol 96 % *R*, 0,5 ml Wasser *R*, 0,5 ml Salpetersäure *R* und 0,05 ml Silbernitrat-Lösung *R* 2.

Zucker: 10 ml Prüflösung werden 5 min lang mit 1 ml verdünnter Schwefelsäure *R* im Wasserbad erhitzt. Nach Zusatz von 3 ml einer Lösung von Natriumhydroxid *R* in kohlendioxidfreiem Wasser *R* (85 mg · l^{-1}) wird die Lösung gemischt und tropfenweise mit 1 ml frisch hergestellter Kupfer(II)-sulfat-Lösung *R* versetzt. Diese Lösung muss klar und blau gefärbt sein. Nach 5 min langem Erhitzen im Wasserbad muss sie blau bleiben und kein Niederschlag darf entstanden sein.

Chlorid (2.4.4): höchstens 10 ppm

1 ml Prüflösung wird mit Wasser *R* zu 15 ml verdünnt. Zur Herstellung der Referenzlösung wird 1 ml Chlorid-Lösung (5 ppm Cl) *R* mit Wasser *R* zu 15 ml verdünnt.

Wasser (2.5.12): 12,0 bis 16,0 Prozent, mit 0,200 g Substanz bestimmt

Sulfatasche (2.4.14): höchstens 0,01 Prozent

5,0 g Substanz werden zum Sieden erhitzt und geglüht.

Gehaltsbestimmung

0,075 g Substanz werden sorgfältig mit 45 ml Wasser *R* gemischt. Die Mischung wird mit 25,0 ml einer Mischung von 1 Volumteil Schwefelsäure (0,1 mol · l^{-1}) und 20 Volumteilen Natriumperiodat-Lösung (0,1 mol · l^{-1}) versetzt und 15 min lang unter Lichtschutz stehen gelassen. Nach Zusatz von 5,0 ml einer Lösung von Ethylenglycol *R* (500 g · l^{-1}) wird diese Mischung 20 min lang unter Lichtschutz stehen gelassen und mit Natriumhydroxid-Lösung (0,1 mol · l^{-1}) unter Zusatz von 0,5 ml Phenolphthalein-Lösung *R* als Indikator titriert. Eine Blindtitration wird durchgeführt.

1 ml Natriumhydroxid-Lösung (0,1 mol · l^{-1}) entspricht 9,21 mg $C_3H_8O_3$.

Lagerung

Dicht verschlossen

Verunreinigungen

A.

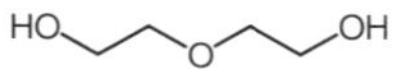
HO
O
OH

2,2′-Oxydi(ethan-1-ol)
(Diethylenglycol)

B.

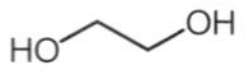
HO
OH

Ethan-1,2-diol
(Ethylenglycol)

C.

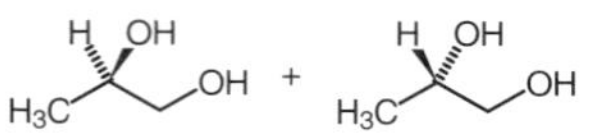
H OH
H3C
OH
+
H OH
H3C
OH

(2*RS*)-Propan-1,2-diol
(Propylenglycol)

I

Normales Immunglobulin vom Menschen zur intramuskulären Anwendung 10069
Normales Immunglobulin vom Menschen zur intravenösen Anwendung 10072
Normales Immunglobulin vom Menschen zur subkutanen Anwendung 10075

10.8/0338

Normales Immunglobulin vom Menschen zur intramuskulären Anwendung

Immunoglobulinum humanum normale ad usum intramusculum

Definition

Normales Immunglobulin vom Menschen zur intramuskulären Anwendung ist eine sterile, flüssige oder gefriergetrocknete Zubereitung von Immunglobulinen, die vorwiegend Immunglobulin G (IgG) enthält. Andere Proteine können vorhanden sein. Die Zubereitung enthält die IgG-Antikörper von normalen Spenderinnen und Spendern und ist zur intramuskulären Anwendung bestimmt. Die Zubereitung kann Hilfsstoffe wie Stabilisatoren enthalten. Zubereitungen in Mehrdosenbehältnissen enthalten ein Konservierungsmittel.

Diese Monographie gilt nicht für Zubereitungen, die bestimmungsgemäß so hergestellt werden, dass sie Fragmente von IgG oder chemisch modifiziertes IgG enthalten.

Normales Immunglobulin vom Menschen zur intramuskulären Anwendung wird aus Plasma gewonnen, das der Monographie **Plasma vom Menschen (Humanplasma) zur Fraktionierung (Plasma humanum ad separationem)** entspricht.

Herstellung

Das Herstellungsverfahren umfasst einen oder mehrere Schritte, die bekannte Infektionserreger nachweislich entfernen oder inaktivieren. Wenn während der Herstellung Substanzen zur Virusinaktivierung verwendet werden, ist nachzuweisen, dass in der fertigen Zubereitung enthaltene Rückstände keine unerwünschten Wirkungen bei Patienten und Patientinnen hervorrufen, die mit dem Immunglobulin vom Menschen behandelt werden.

Für die Zubereitung muss durch geeignete Prüfungen an Tieren und nach Auswertung der klinischen Studien nachgewiesen sein, dass sie bei intramuskulärer Anwendung gut vertragen wird. Verwendete Konservierungsstoffe beziehungsweise stabilisierende Agenzien dürfen in der vorhandenen Menge nachweislich keinen schädigenden Effekt auf das Endprodukt aufweisen.

Die Herstellung von normalem Immunglobulin vom Menschen zur intramuskulären Anwendung erfolgt aus dem gepoolten Material von mindestens 1000 Spendern und Spenderinnen durch ein Verfahren, das nachweislich zu einer Zubereitung führt, die

- keine Infektion überträgt
- bei einer Proteinkonzentration von $50\,g \cdot l^{-1}$ Antikörper enthält, bei denen für mindestens 2 (einen viralen und einen bakteriellen) ein Internationaler Standard oder eine Standardzubereitung verfügbar ist
  Die Konzentration dieser Antikörper in der Zubereitung beträgt mindestens das 3fache derjenigen im gepoolten Ausgangsmaterial.
- eine definierte Verteilung von Immunglobulin-G-Subtypen aufweist.

Normales Immunglobulin vom Menschen zur intramuskulären Anwendung wird als stabilisierte Lösung hergestellt, zum Beispiel in einer Lösung von Natriumchlorid ($9\,g \cdot l^{-1}$), einer Lösung von Glycin ($22{,}5\,g \cdot l^{-1}$) oder, falls die Zubereitung gefriergetrocknet werden soll, einer Lösung von Glycin ($60\,g \cdot l^{-1}$). Antibiotika dürfen dem verwendeten Plasma nicht zugesetzt werden. Zubereitungen in Einzeldosisbehältnissen dürfen kein Konservierungsmittel enthalten. Die Lösung wird durch ein Bakterien zurückhaltendes Filter filtriert. Die Zubereitung kann anschließend gefriergetrocknet werden und die Behältnisse werden unter Vakuum oder Inertgas verschlossen.

Die Stabilität der Zubereitung wird durch geeignete Prüfungen in der Entwicklungsphase nachgewiesen.

Eigenschaften

Aussehen

- Die flüssige Zubereitung ist klar bis schwach opaleszierend, farblos oder blassgelb bis hellbraun; bei der Lagerung kann sich eine schwache Trübung oder eine geringe Anzahl an sichtbaren Teilchen bilden.
- Die gefriergetrocknete Zubereitung ist ein Pulver oder eine feste, leicht brüchige Masse, weiß bis schwach gelb, hygroskopisch.

Die gefriergetrocknete Zubereitung wird unmittelbar vor der „Prüfung auf Identität" und der „Prüfung auf Reinheit" (mit Ausnahme der Prüfungen „Löslichkeit" und „Wasser") wie in der Beschriftung angegeben rekonstituiert.

Prüfung auf Identität

Die Zubereitung wird mit Hilfe einer geeigneten Immunelektrophorese-Methode geprüft. Unter Verwendung von Antiserum gegen Normalserum vom Menschen wird Normalserum vom Menschen mit der Zubereitung verglichen. Bei der Prüfung werden beide auf einen Proteingehalt von $10\,g \cdot l^{-1}$ verdünnt. Der Hauptbestandteil der Zubereitung entspricht dem IgG-Bestandteil des Normalserums vom Menschen. Die Zubereitung kann geringe Mengen anderer Plasmaproteine enthalten. Falls Albumin vom Menschen als

I

Monographien

Stabilisator zugesetzt wurde, kann es als wesentlicher Bestandteil betrachtet werden.

Prüfung auf Reinheit

Löslichkeit: Der gefriergetrockneten Zubereitung wird das in der Beschriftung angegebene Volumen des Lösungsmittels mit der empfohlenen Temperatur zugesetzt. Die Zubereitung muss sich bei 20 bis 25 °C innerhalb von 20 min vollständig lösen.

pH-Wert (2.2.3): 5,0 bis 7,2

Die Zubereitung wird mit einer Lösung von Natriumchlorid *R* ($9\ g \cdot l^{-1}$) so verdünnt, dass eine Proteinkonzentration von $10\ g \cdot l^{-1}$ erhalten wird.

Gesamtprotein: Die Zubereitung muss mindestens $100\ g \cdot l^{-1}$ und darf höchstens $180\ g \cdot l^{-1}$ Protein enthalten. Der ermittelte Proteingehalt muss mindestens 90 und darf höchstens 110 Prozent des in der Beschriftung angegebenen Gehalts betragen.

Die Zubereitung wird mit einer Lösung von Natriumchlorid *R* ($9\ g \cdot l^{-1}$) so verdünnt, dass eine Proteinkonzentration von etwa $7{,}5\ mg \cdot ml^{-1}$ erhalten wird. In einem Zentrifugenglas mit rundem Boden werden 2,0 ml dieser Lösung mit 2 ml einer Lösung von Natriummolybdat *R* ($75\ g \cdot l^{-1}$) sowie 2 ml einer Mischung von 1 Volumteil nitratfreier Schwefelsäure *R* und 30 Volumteilen Wasser *R* versetzt. Nach Schütteln und 5 min langem Zentrifugieren wird der Überstand dekantiert. Das Zentrifugenglas wird umgedreht auf Filterpapier abtropfen gelassen. Im Rückstand wird der Stickstoffgehalt mit Hilfe der Kjeldahl-Bestimmung (2.5.9) ermittelt und der Proteingehalt durch Multiplikation des Ergebnisses mit 6,25 berechnet.

Proteinzusammensetzung: Zonenelektrophorese (2.2.31)

Geeignete Celluloseacetat- oder Agarosegelstreifen werden als Trägermaterial und Barbital-Pufferlösung pH 8,6 *R* 1 wird als Elektrolytlösung verwendet.

Wenn Celluloseacetat als Trägermaterial eingesetzt wird, kann das nachfolgend beschriebene analytische Verfahren angewendet werden. Bei der Verwendung von Agarosegelen werden stattdessen die Angaben des Herstellers befolgt, weil diese normalerweise Teil eines automatisierten Systems sind.

Untersuchungslösung: Die Zubereitung wird mit einer Lösung von Natriumchlorid *R* ($9\ g \cdot l^{-1}$) so verdünnt, dass eine Proteinkonzentration von $30\ g \cdot l^{-1}$ erhalten wird.

Referenzlösung: Immunglobulin vom Menschen zur Elektrophorese *BRP* wird rekonstituiert und mit einer Lösung von Natriumchlorid *R* ($9\ g \cdot l^{-1}$) so verdünnt, dass eine Proteinkonzentration von $30\ g \cdot l^{-1}$ erhalten wird.

Auf einen Gelstreifen werden 4,0 µl Untersuchungslösung bandförmig (10 mm) aufgetragen oder, falls ein schmalerer Streifen verwendet wird, werden 0,4 µl je Millimeter aufgetragen. Auf einen zweiten Streifen wird in gleicher Weise das gleiche Volumen der Referenzlösung aufgetragen. Ein geeignetes elektrisches Feld wird so angelegt, dass die Zone des Albumins eines auf einen Kontrollstreifen aufgetragenen Normalserums vom Menschen mindestens 30 mm weit wandert. Die Streifen werden 5 min lang mit Amidoschwarz-10B-Lösung *R* behandelt. Anschließend werden sie mit einer Mischung von 10 Volumteilen Essigsäure 99 % *R* und 90 Volumteilen Methanol *R* so weit entfärbt, dass der Untergrund gerade frei von Farbstoff ist. Die Streifen werden durch eine Mischung von 19 Volumteilen Essigsäure 99 % *R* und 81 Volumteilen Methanol *R* transparent gemacht. Die Absorption der Zonen wird bei 600 nm mit einem Gerät gemessen, das im Messbereich Linearität aufweist. Das Ergebnis wird als Mittelwert aus 3 Messwerten an jedem der beiden Streifen berechnet.

Eignungsprüfung: Im Elektropherogramm der Referenzlösung muss der Proteinanteil in der Hauptzone innerhalb der Grenzen liegen, die im Beipackzettel für die Referenzsubstanz angegeben sind.

Ergebnis: Im Elektropherogramm der Untersuchungslösung dürfen höchstens 10 Prozent des Proteins eine andere Beweglichkeit aufweisen als die Hauptzone. Diese Anforderung gilt nicht für Zubereitungen, denen Albumin als Stabilisator zugesetzt wurde; bei diesen erfolgt die Prüfung auf Proteinzusammensetzung während der Herstellung vor Zusatz des Stabilisators.

Verteilung der Molekülgrößen: Ausschlusschromatographie (2.2.30) mit Hilfe des Verfahrens „Normalisierung"

Untersuchungslösung: Die Zubereitung wird mit einer Lösung von Natriumchlorid *R* ($9\ g \cdot l^{-1}$) auf eine Konzentration verdünnt, die für das verwendete Chromatographiesystem geeignet ist. Normalerweise sind eine Konzentration im Bereich von 4 bis 12 g je Liter und eine Einspritzmenge von 50 bis 600 µg Protein geeignet.

Referenzlösung: Immunglobulin vom Menschen zur Molekülgrößenbestimmung *BRP* wird mit einer Lösung von Natriumchlorid *R* ($9\ g \cdot l^{-1}$) auf die Proteinkonzentration der Untersuchungslösung verdünnt.

Säule

- Größe: $l = 0{,}6$ m, $\varnothing = 7{,}5$ mm
  [oder $l = 0{,}3$ m, $\varnothing = 7{,}8$ mm]
- Stationäre Phase: hydrophiles Kieselgel zur Chromatographie *R* geeigneter Qualität zur Fraktionierung globulärer Proteine mit einer relativen Molekülmasse zwischen 10 000 und 500 000

Mobile Phase: eine Lösung, die 4,873 g Natriummonohydrogenphosphat-Dihydrat *R*, 1,741 g Natriumdihydrogenphosphat-Monohydrat *R*, 11,688 g Natriumchlorid *R* und 50 mg Natriumazid *R* je Liter Wasser *R* enthält

Durchflussrate: $0{,}5\ ml \cdot min^{-1}$

Detektion: Spektrometer bei 280 nm

Identifizierung von Peaks: Der Hauptpeak im Chromatogramm der Referenzlösung entspricht dem IgG-Monomer. Ein weiterer Peak entspricht dem Dimer (relative Retention etwa 0,85, bezogen auf den Hauptpeak). Die

Peaks im Chromatogramm der Untersuchungslösung werden durch Vergleich mit dem Chromatogramm der Referenzlösung identifiziert. Peaks mit einer kürzeren Retentionszeit als der des Dimers entsprechen Polymeren und Aggregaten. Peaks mit einer längeren Retentionszeit als der des Monomers entsprechen Fragmenten.

Ergebnis: im Chromatogramm der Untersuchungslösung

- *Relative Retention:* 1 ± 0,02 für die Peaks von Monomer und Dimer, bezogen auf die entsprechenden Peaks im Chromatogramm der Referenzlösung
- *Peakfläche:* Die Summe der Peakflächen von Monomer und Dimer muss mindestens 85 Prozent der Gesamtfläche aller Peaks im Chromatogramm betragen und die Summe der Flächen der Peaks, die den Polymeren und Aggregaten entsprechen, darf höchstens 10 Prozent der Gesamtfläche aller Peaks im Chromatogramm betragen.
  Diese Anforderung gilt nicht für Zubereitungen, denen Albumin als Stabilisator zugesetzt wurde; bei diesen erfolgt die Prüfung auf Verteilung der Molekülgrößen während der Herstellung vor Zusatz des Stabilisators.

HBsAg-Antikörper: mindestens 0,5 I. E. je Gramm Immunglobulin, mit Hilfe einer geeigneten immunchemischen Methode (2.7.1) bestimmt

Antikörper gegen Hepatitis-A-Virus: Immunglobulin vom Menschen zur Prophylaxe von Hepatitis A muss zusätzlich folgender Prüfung entsprechen:

Der Antikörpertiter wird durch Vergleich mit dem einer in Internationalen Einheiten eingestellten Standardzubereitung mit Hilfe einer immunchemischen Methode (2.7.1) geeigneter Empfindlichkeit und Spezifität bestimmt.

Die Internationale Einheit entspricht der Aktivität einer festgelegten Menge des Internationalen Standards für Anti-Hepatitis-A-Immunglobulin. Die Aktivität des Internationalen Standards, angegeben in Internationalen Einheiten, wird von der WHO festgelegt.

Hepatitis-A-Immunglobulin vom Menschen *BRP* ist durch Vergleich mit dem Internationalen Standard in Internationalen Einheiten eingestellt.

Die angegebene Aktivität muss mindestens 100 I. E. je Milliliter betragen. Die ermittelte Aktivität muss mindestens der angegebenen Aktivität entsprechen. Die Vertrauensgrenzen ($p = 0{,}95$) der ermittelten Aktivität müssen mindestens 80 und dürfen höchstens 125 Prozent betragen.

Immunglobulin A: Der Gehalt an Immunglobulin A darf nicht größer als der in der Beschriftung angegebene Höchstgehalt sein, bestimmt mit Hilfe einer geeigneten immunchemischen Methode (2.7.1).

Wasser: Der Wassergehalt muss innerhalb der von der zuständigen Behörde zugelassenen Grenzen liegen, bestimmt mit Hilfe einer geeigneten Methode, wie der Karl-Fischer-Methode (2.5.12), dem Trocknungsverlust (2.2.32) oder der NIR-Spektroskopie (2.2.40).

Sterilität (2.6.1): Die Zubereitung muss der Prüfung entsprechen.

Pyrogene (2.6.8) oder Bakterien-Endotoxine (2.6.14): Die Zubereitung muss der Prüfung auf Pyrogene oder vorzugsweise und in begründeten und zugelassenen Fällen einer validierten In-vitro-Prüfung wie der Prüfung auf Bakterien-Endotoxine entsprechen.

Für die Prüfung auf Pyrogene wird jedem Kaninchen je Kilogramm Körpermasse 1 ml Zubereitung injiziert.

Wenn die Prüfung auf Bakterien-Endotoxine durchgeführt wird, muss die Zubereitung weniger als 5 I. E. Endotoxine je Milliliter enthalten.

Lagerung

Dicht verschlossen, in einem farblosen Glasbehältnis, vor Licht geschützt, bei der in der Beschriftung angegebenen Temperatur

Beschriftung

Die Beschriftung gibt an,

- für flüssige Zubereitungen, Volumen der Zubereitung im Behältnis und Proteingehalt in Gramm je Liter
- für gefriergetrocknete Zubereitungen:
  - Proteinmenge im Behältnis
  - Name oder Zusammensetzung und Volumen der zum Rekonstituieren zuzusetzenden Flüssigkeit
- Art der Anwendung
- Verteilung der in der Zubereitung vorhandenen Immunglobulin-G-Subtypen
- falls zutreffend, dass die Zubereitung für die Verwendung in der Hepatitis-A-Infektionsprophylaxe geeignet ist
- falls zutreffend, die Anti-Hepatitis-A-Aktivität in Internationalen Einheiten je Milliliter
- falls zutreffend, die Menge des als Stabilisator zugesetzten Albumins
- falls zutreffend, Name und Menge des Konservierungsmittels in der Zubereitung
- Höchstgehalt an Immunglobulin A.

10.8/0918

Normales Immunglobulin vom Menschen zur intravenösen Anwendung

Immunoglobulinum humanum normale ad usum intravenosum

Definition

Normales Immunglobulin vom Menschen zur intravenösen Anwendung ist eine sterile, flüssige oder gefriergetrocknete Zubereitung von Immunglobulinen, die vorwiegend Immunglobulin G (IgG) enthält. Andere Proteine können vorhanden sein. Die Zubereitung enthält die IgG-Antikörper von normalen Spenderinnen und Spendern.

Diese Monographie gilt nicht für Zubereitungen, die bestimmungsgemäß so hergestellt werden, dass sie Fragmente von IgG oder chemisch modifiziertes IgG enthalten.

Normales Immunglobulin vom Menschen zur intravenösen Anwendung wird aus Plasma gewonnen, das der Monographie **Plasma vom Menschen (Humanplasma) zur Fraktionierung (Plasma humanum ad separationem)** entspricht. Die Zubereitung kann Hilfsstoffe wie Stabilisatoren enthalten.

Herstellung

Das Herstellungsverfahren umfasst einen oder mehrere Schritte, die nachweislich bekannte Infektionserreger entfernen oder inaktivieren. Wenn während der Herstellung Substanzen zur Virusinaktivierung verwendet werden, ist nachzuweisen, dass in der fertigen Zubereitung enthaltene Rückstände keine unerwünschten Wirkungen bei Patienten und Patientinnen hervorrufen, die mit dem normalen Immunglobulin vom Menschen zur intravenösen Anwendung behandelt werden. Das Herstellungsverfahren umfasst zusätzlich einen oder mehrere Schritte, die nachweislich thrombogene Agenzien entfernen. Hierbei sind die Identifizierung aktivierter Blutgerinnungsfaktoren und deren Zymogene sowie die Herstellungsschritte, die ihre Aktivierung verursachen könnten, besonders zu beachten. Berücksichtigt werden müssen darüber hinaus auch andere prokoagulierende Agenzien, die durch den Herstellungsprozess in die Zubereitung gelangen könnten.

Für die Zubereitung muss durch geeignete Prüfungen an Tieren und nach Auswertung der klinischen Studien nachgewiesen sein, dass sie bei intravenöser Anwendung gut vertragen wird.

Die Herstellung von normalem Immunglobulin vom Menschen zur intravenösen Anwendung erfolgt aus dem gepoolten Material von mindestens 1000 Spendern und Spenderinnen durch ein Verfahren, das nachweislich zu einer Zubereitung führt, die

- keine Infektion überträgt
- bei einer Immunglobulinkonzentration von $50\,g \cdot l^{-1}$ Antikörper enthält, bei denen für mindestens 2 (einen viralen und einen bakteriellen) ein Internationaler Standard oder eine Standardzubereitung verfügbar ist
  Die Konzentration dieser Antikörper in der Zubereitung beträgt mindestens das 3fache derjenigen im gepoolten Ausgangsmaterial.
- eine definierte Verteilung von Immunglobulin-G-Subtypen aufweist
- der Prüfung „Fc-Funktion von Immunglobulin" (2.7.9) entspricht
- keine thrombogene (prokoagulierende) Aktivität aufweist.

Normales Immunglobulin vom Menschen zur intravenösen Anwendung wird als stabilisierte Lösung oder als gefriergetrocknete Zubereitung hergestellt. In beiden Fällen wird die Zubereitung durch ein Bakterien zurückhaltendes Filter filtriert. Die Zubereitung kann anschließend gefriergetrocknet werden und die Behältnisse werden unter Vakuum oder Inertgas verschlossen. Antibiotika dürfen dem verwendeten Plasma nicht zugesetzt werden. Weder bei der Fraktionierung noch im Stadium der fertigen Lösung als Bulk darf ein Konservierungsmittel zugesetzt werden.

Die Stabilität der Zubereitung wird durch geeignete Prüfungen in der Entwicklungsphase nachgewiesen.

Eigenschaften

Aussehen

- Die flüssige Zubereitung ist klar bis schwach opaleszent, farblos bis blassgelb.
- Die gefriergetrocknete Zubereitung ist ein Pulver oder eine feste, leicht brüchige Masse, weiß bis schwach gelb, hygroskopisch.

Die gefriergetrocknete Zubereitung wird unmittelbar vor der „Prüfung auf Identität" und der „Prüfung auf Reinheit" (mit Ausnahme der Prüfungen „Löslichkeit" und „Wasser") wie in der Beschriftung angegeben rekonstituiert.

Prüfung auf Identität

Die Zubereitung wird mit Hilfe einer geeigneten Immunelektrophorese-Methode geprüft. Unter Verwendung von Antiserum gegen Normalserum vom Menschen wird Normalserum vom Menschen mit der Zubereitung verglichen. Bei der Prüfung werden beide auf einen Proteingehalt von $10\,g \cdot l^{-1}$ verdünnt. Der Hauptbestandteil der Zubereitung entspricht dem IgG-Bestandteil des Normalserums vom Menschen. Die Zubereitung kann geringe Mengen anderer Plasmaproteine enthalten. Falls Albumin vom Menschen als Stabilisator zugesetzt wurde, kann es als wesentlicher Bestandteil betrachtet werden.

Prüfung auf Reinheit

Löslichkeit: Der gefriergetrockneten Zubereitung wird das in der Beschriftung angegebene Volumen des Lösungsmittels bei der empfohlenen Temperatur zugesetzt. Die Zubereitung muss sich bei 20 bis 25 °C innerhalb von 30 min vollständig lösen.

pH-Wert (2.2.3): 4,0 bis 7,4

Die Zubereitung wird mit einer Lösung von Natriumchlorid *R* ($9\ g \cdot l^{-1}$) so verdünnt, dass eine Proteinkonzentration von $10\ g \cdot l^{-1}$ erhalten wird.

Osmolalität (2.2.35): mindestens 240 mosmol · kg^{-1}

Gesamtprotein: Die Zubereitung muss mindestens $30\ g \cdot l^{-1}$ Protein enthalten. Der ermittelte Proteingehalt muss mindestens 90 und darf höchstens 110 Prozent des in der Beschriftung angegebenen Gehalts betragen.

Die Zubereitung wird mit einer Lösung von Natriumchlorid *R* ($9\ g \cdot l^{-1}$) so verdünnt, dass die Lösung etwa 15 mg Protein in 2 ml enthält. In einem Zentrifugenglas mit rundem Boden werden 2,0 ml dieser Lösung mit 2 ml einer Lösung von Natriummolybdat *R* ($75\ g \cdot l^{-1}$) sowie 2 ml einer Mischung von 1 Volumteil nitratfreier Schwefelsäure *R* und 30 Volumteilen Wasser *R* versetzt. Nach Schütteln und 5 min langem Zentrifugieren wird der Überstand dekantiert. Das Zentrifugenglas wird umgedreht auf Filterpapier abtropfen gelassen. Im Rückstand wird der Stickstoffgehalt mit Hilfe der Kjeldahl-Bestimmung (2.5.9) ermittelt und der Proteingehalt durch Multiplikation des Ergebnisses mit 6,25 berechnet.

Proteinzusammensetzung: Zonenelektrophorese (2.2.31)

Geeignete Celluloseacetat- oder Agarosegelstreifen werden als Trägermaterial und Barbital-Pufferlösung pH 8,6 *R* 1 wird als Elektrolytlösung verwendet.

Wenn Celluloseacetat als Trägermaterial verwendet wird, kann das nachfolgend beschriebene analytische Verfahren angewendet werden. Bei der Verwendung von Agarosegelen werden stattdessen die Angaben des Herstellers befolgt, weil diese normalerweise Teil eines automatisierten Systems sind.

Untersuchungslösung: Die Zubereitung wird mit einer Lösung von Natriumchlorid *R* ($9\ g \cdot l^{-1}$) so verdünnt, dass eine Proteinkonzentration von $30\ g \cdot l^{-1}$ erhalten wird.

Referenzlösung: Immunglobulin vom Menschen zur Elektrophorese *BRP* wird rekonstituiert und mit einer Lösung von Natriumchlorid *R* ($9\ g \cdot l^{-1}$) so verdünnt, dass eine Proteinkonzentration von $30\ g \cdot l^{-1}$ erhalten wird.

Auf einen Gelstreifen werden 4,0 µl Untersuchungslösung bandförmig (10 mm) aufgetragen oder, falls ein schmalerer Streifen verwendet wird, werden 0,4 µl je Millimeter aufgetragen. Auf einen zweiten Streifen wird in gleicher Weise das gleiche Volumen der Referenzlösung aufgetragen. Ein geeignetes elektrisches Feld wird so angelegt, dass die Zone des Albumins eines auf einen Kontrollstreifen aufgetragenen Normalserums vom Menschen mindestens 30 mm weit wandert. Die Streifen werden 5 min lang mit Amidoschwarz-10B-Lösung *R* behandelt. Anschließend werden sie mit einer Mischung von 10 Volumteilen Essigsäure 99 % *R* und 90 Volumteilen Methanol *R* so weit entfärbt, dass der Untergrund gerade frei von Farbstoff ist. Die Streifen werden durch eine Mischung von 19 Volumteilen Essigsäure 99 % *R* und 81 Volumteilen Methanol *R* transparent gemacht. Die Absorption der Zonen wird bei 600 nm mit einem Gerät gemessen, das im Messbereich Linearität aufweist. Das Ergebnis wird als Mittelwert aus 3 Messwerten an jedem der beiden Streifen berechnet.

Eignungsprüfung: Im Elektropherogramm der Referenzlösung muss der Proteinanteil in der Hauptzone innerhalb der Grenzen liegen, die im Beipackzettel für die Referenzsubstanz angegeben sind.

Ergebnis: Im Elektropherogramm der Untersuchungslösung dürfen höchstens 5 Prozent des Proteins eine andere Beweglichkeit aufweisen als die der Hauptzone. Diese Anforderung gilt nicht für Zubereitungen, denen Albumin als Stabilisator zugesetzt wurde; bei diesen Zubereitungen erfolgt die Prüfung auf Proteinzusammensetzung während der Herstellung vor Zusatz des Stabilisators.

Verteilung der Molekülgrößen: Ausschlusschromatographie (2.2.30) mit Hilfe des Verfahrens „Normalisierung"

Untersuchungslösung: Die Zubereitung wird mit einer Lösung von Natriumchlorid *R* ($9\ g \cdot l^{-1}$) auf eine Konzentration verdünnt, die für das verwendete Chromatographiesystem geeignet ist. Normalerweise sind eine Konzentration im Bereich von 4 bis 12 g je Liter und eine Einspritzmenge von 50 bis 600 µg Protein geeignet.

Referenzlösung: Immunglobulin vom Menschen zur Molekülgrößenbestimmung *BRP* wird mit einer Lösung von Natriumchlorid *R* ($9\ g \cdot l^{-1}$) auf die Proteinkonzentration der Untersuchungslösung verdünnt.

Säule
- Größe: $l = 0{,}6$ m, ∅ = 7,5 mm
  [oder $l = 0{,}3$ m, ∅ = 7,8 mm]
- Stationäre Phase: hydrophiles Kieselgel zur Chromatographie *R* geeigneter Qualität zur Fraktionierung globulärer Proteine mit einer relativen Molekülmasse zwischen 10 000 und 500 000

Mobile Phase: eine Lösung, die 4,873 g Natriummonohydrogenphosphat-Dihydrat *R*, 1,741 g Natriumdihydrogenphosphat-Monohydrat *R*, 11,688 g Natriumchlorid *R* und 50 mg Natriumazid *R* je Liter Wasser *R* enthält

Durchflussrate: 0,5 ml · min^{-1}

Detektion: Spektrometer bei 280 nm

Identifizierung von Peaks: Der Hauptpeak im Chromatogramm der Referenzlösung entspricht dem IgG-Monomer. Ein weiterer Peak entspricht dem Dimer (relative Retention etwa 0,85, bezogen auf das Monomer). Die Peaks im Chromatogramm der Untersuchungslösung werden durch Vergleich mit dem Chromatogramm der Referenzlösung identifiziert. Peaks mit einer kürzeren Retentionszeit als der des Dimers entsprechen Polymeren und Aggregaten. Peaks mit einer längeren Retentionszeit als der des Monomers entsprechen Fragmenten.

Ergebnis: im Chromatogramm der Untersuchungslösung
- *Relative Retention:* 1 ± 0,02 für die Peaks von Monomer und Dimer, bezogen auf die entsprechenden Peaks im Chromatogramm der Referenzlösung
- *Peakfläche:* Die Summe der Peakflächen von Monomer und Dimer muss mindestens 90 Prozent der Gesamtfläche aller Peaks im Chromatogramm betragen und die Summe der Flächen der Peaks, die den Polymeren und Aggregaten entsprechen, darf höchstens 3 Prozent der Gesamtfläche aller Peaks im Chromatogramm betragen.
  Diese Anforderung gilt nicht für Zubereitungen, denen Albumin als Stabilisator zugesetzt wurde; bei diesen erfolgt die Prüfung auf Verteilung der Molekülgrößen während der Herstellung vor Zusatz des Stabilisators.

Antikomplementäre Aktivität (2.6.17): Der Verbrauch an Komplement darf höchstens 50 Prozent (1 KH_{50} je Milligramm Immunglobulin) betragen.

Präkallikrein-Aktivator (2.6.15): höchstens 35 I. E. je Milliliter, berechnet auf eine Verdünnung der Zubereitung, die 30 g · l^{-1} Immunglobulin enthält

Anti-A- und Anti-B-Hämagglutinine (2.6.20, Methode B): Die Zubereitung muss der Prüfung (direkte Methode) entsprechen.

Anti-D-Antikörper (2.6.26): Die Zubereitung muss der Prüfung entsprechen.

HBsAg-Antikörper: mindestens 0,5 I. E. je Gramm Immunglobulin, mit Hilfe einer geeigneten immunchemischen Methode (2.7.1) bestimmt

Immunglobulin A: Der Gehalt an Immunglobulin A darf nicht größer als der in der Beschriftung angegebene Höchstgehalt sein, bestimmt mit Hilfe einer geeigneten immunchemischen Methode (2.7.1).

Wasser: Der Wassergehalt muss innerhalb der von der zuständigen Behörde zugelassenen Grenzen liegen, bestimmt mit Hilfe einer geeigneten Methode, wie der Karl-Fischer-Methode (2.5.12), dem Trocknungsverlust (2.2.32) oder der NIR-Spektroskopie (2.2.40).

Sterilität (2.6.1): Die Zubereitung muss der Prüfung entsprechen.

Pyrogene (2.6.8) oder Bakterien-Endotoxine (2.6.14): Die Zubereitung muss der Prüfung auf Pyrogene oder vorzugsweise und in begründeten und zugelassenen Fällen einer validierten In-vitro-Prüfung wie der Prüfung auf Bakterien-Endotoxine entsprechen.

Für die Prüfung auf Pyrogene wird jedem Kaninchen je Kilogramm Körpermasse ein Volumen, das 0,5 g Immunglobulin entspricht, injiziert. Insgesamt dürfen höchstens 10 ml je Kilogramm Körpermasse injiziert werden.

Wenn die Prüfung auf Bakterien-Endotoxine durchgeführt wird, muss die Zubereitung weniger als 0,5 I. E. Endotoxine je Milliliter für Lösungen mit einem Proteingehalt von höchstens 50 g · l^{-1} und weniger als 1,0 I. E. Endotoxine je Milliliter für Lösungen mit einem Proteingehalt von mehr als 50 und höchstens 100 g · l^{-1} enthalten.

Lagerung

Die flüssige Zubereitung wird in einem farblosen Glasbehältnis, vor Licht geschützt, bei der in der Beschriftung angegebenen Temperatur gelagert.

Die gefriergetrocknete Zubereitung wird in einem dicht verschlossenen, farblosen Glasbehältnis, vor Licht geschützt, bei höchstens 25 °C gelagert.

Beschriftung

Die Beschriftung gibt an,
- für flüssige Zubereitungen, Volumen der Zubereitung im Behältnis und Proteingehalt in Gramm je Liter
- für gefriergetrocknete Zubereitungen:
  - Proteinmenge im Behältnis
  - Name oder Zusammensetzung und Volumen der zum Rekonstituieren zuzusetzenden Flüssigkeit
- Immunglobulinmenge im Behältnis
- Art der Anwendung
- Verteilung der in der Zubereitung vorhandenen Immunglobulin-G-Subtypen
- falls zutreffend, die Menge des als Stabilisator zugesetzten Albumins
- Höchstgehalt an Immunglobulin A.

10.8/2788

Normales Immunglobulin vom Menschen zur subkutanen Anwendung

Immunoglobulinum humanum normale ad usum subdermicum

Definition

Normales Immunglobulin vom Menschen zur subkutanen Anwendung ist eine sterile, flüssige oder gefriergetrocknete Zubereitung von Immunglobulinen, die vorwiegend Immunglobulin G (IgG) enthält. Andere Proteine können vorhanden sein. Die Zubereitung enthält die IgG-Antikörper von normalen Spenderinnen und Spendern und ist zur subkutanen Anwendung bestimmt. Die Zubereitung kann Hilfsstoffe wie Stabilisatoren enthalten.

Diese Monographie gilt nicht für Zubereitungen, die bestimmungsgemäß so hergestellt werden, dass sie Fragmente von IgG oder chemisch modifiziertes IgG enthalten.

Normales Immunglobulin vom Menschen zur subkutanen Anwendung wird aus Plasma gewonnen, das der Monographie **Plasma vom Menschen (Humanplasma) zur Fraktionierung (Plasma humanum ad separationem)** entspricht.

Herstellung

Das Herstellungsverfahren umfasst einen oder mehrere Schritte, die bekannte Infektionserreger nachweislich entfernen oder inaktivieren. Wenn während der Herstellung Substanzen zur Virusinaktivierung verwendet werden, ist nachzuweisen, dass in der fertigen Zubereitung enthaltene Rückstände keine unerwünschten Wirkungen bei Patienten und Patientinnen hervorrufen, die mit dem Immunglobulin vom Menschen behandelt werden.

Das Herstellungsverfahren umfasst zusätzlich einen oder mehrere Schritte, die nachweislich thrombogene Agenzien entfernen. Hierbei sind die Identifizierung aktivierter Blutgerinnungsfaktoren und deren Zymogene sowie die Herstellungsschritte, die ihre Aktivierung verursachen könnten, besonders zu beachten. Berücksichtigt werden müssen darüber hinaus auch andere prokoagulierende Agenzien, die durch den Herstellungsprozess in die Zubereitung gelangen könnten.

Für die Zubereitung muss durch geeignete Prüfungen an Tieren und nach Auswertung der klinischen Studien nachgewiesen sein, dass sie bei subkutaner Anwendung gut vertragen wird. Verwendete stabilisierende Agenzien dürfen in der vorhandenen Menge nachweislich keinen schädigenden Effekt auf das Endprodukt aufweisen.

Die Herstellung von normalem Immunglobulin vom Menschen zur subkutanen Anwendung erfolgt aus dem gepoolten Material von mindestens 1000 Spenderinnen und Spendern durch ein Verfahren, das nachweislich zu einer Zubereitung führt, die

- keine Infektion überträgt
- bei einer Proteinkonzentration von $50\,g \cdot l^{-1}$ Antikörper enthält, bei denen für mindestens 2 (einen viralen und einen bakteriellen) ein Internationaler Standard oder eine Standardzubereitung verfügbar ist
  Die Konzentration dieser Antikörper in der Zubereitung beträgt mindestens das 3fache derjenigen im gepoolten Ausgangsmaterial.
- eine definierte Verteilung von Immunglobulin-G-Subtypen aufweist
- der Prüfung „Fc-Funktion von Immunglobulin" (2.7.9) entspricht
- keine thrombogene (prokoagulierende) Aktivität zeigt.

Normales Immunglobulin vom Menschen zur subkutanen Anwendung wird als stabilisierte Lösung hergestellt, zum Beispiel in einer Lösung von Natriumchlorid ($9\,g \cdot l^{-1}$), einer Lösung von Glycin ($22{,}5\,g \cdot l^{-1}$) oder, falls die Zubereitung gefriergetrocknet werden soll, einer Lösung von Glycin ($60\,g \cdot l^{-1}$). Antibiotika dürfen dem verwendeten Plasma nicht zugesetzt werden. Die Zubereitungen dürfen kein Konservierungsmittel enthalten. Die Lösung wird durch ein Bakterien zurückhaltendes Filter filtriert. Die Zubereitung kann anschließend gefriergetrocknet werden und die Behältnisse werden unter Vakuum oder Inertgas verschlossen.

Die Stabilität der Zubereitung wird durch geeignete Prüfungen in der Entwicklungsphase nachgewiesen.

Eigenschaften

Aussehen

- Die flüssige Zubereitung ist klar bis schwach opaleszierend, farblos oder blassgelb bis hellbraun; bei der Lagerung kann sich eine schwache Trübung oder eine geringe Anzahl an sichtbaren Teilchen bilden.
- Die gefriergetrocknete Zubereitung ist ein Pulver oder eine feste, leicht brüchige Masse, weiß bis schwach gelb, hygroskopisch.

Die gefriergetrocknete Zubereitung wird unmittelbar vor der „Prüfung auf Identität" und der „Prüfung auf Reinheit" (mit Ausnahme der Prüfungen „Löslichkeit" und „Wasser") wie in der Beschriftung angegeben rekonstituiert.

Prüfung auf Identität

Die Zubereitung wird mit Hilfe einer geeigneten Immunelektrophorese-Methode geprüft. Unter Verwendung von Antiserum gegen Normalserum vom Menschen wird Normalserum vom Menschen mit der

Zubereitung verglichen. Bei der Prüfung werden beide auf einen Proteingehalt von 10 g · l⁻¹ verdünnt. Der Hauptbestandteil der Zubereitung entspricht dem IgG-Bestandteil des Normalserums vom Menschen. Die Zubereitung kann geringe Mengen anderer Plasmaproteine enthalten. Falls Albumin vom Menschen als Stabilisator zugesetzt wurde, kann es als wesentlicher Bestandteil betrachtet werden.

Prüfung auf Reinheit

Löslichkeit: Der gefriergetrockneten Zubereitung wird das in der Beschriftung angegebene Volumen des Lösungsmittels bei der empfohlenen Temperatur zugesetzt. Die Zubereitung muss sich bei 20 bis 25 °C innerhalb von 20 min vollständig lösen.

pH-Wert (2.2.3): 4,6 bis 7,2

Die Zubereitung wird mit einer Lösung von Natriumchlorid *R* ($9\ g \cdot l^{-1}$) so verdünnt, dass eine Proteinkonzentration von $10\ g \cdot l^{-1}$ erhalten wird.

Gesamtprotein: Die Zubereitung muss mindestens $100\ g \cdot l^{-1}$ und darf höchstens $220\ g \cdot l^{-1}$ Protein enthalten. Der ermittelte Proteingehalt muss mindestens 90 und darf höchstens 110 Prozent des in der Beschriftung angegebenen Gehalts betragen.

Die Zubereitung wird mit einer Lösung von Natriumchlorid *R* ($9\ g \cdot l^{-1}$) so verdünnt, dass eine Proteinkonzentration von etwa $7{,}5\ mg \cdot ml^{-1}$ erhalten wird. In einem Zentrifugenglas mit rundem Boden werden 2,0 ml dieser Lösung mit 2 ml einer Lösung von Natriummolybdat *R* ($75\ g \cdot l^{-1}$) sowie 2 ml einer Mischung von 1 Volumteil nitratfreier Schwefelsäure *R* und 30 Volumteilen Wasser *R* versetzt. Nach Schütteln und 5 min langem Zentrifugieren wird der Überstand dekantiert. Das Zentrifugenglas wird umgedreht auf Filterpapier abtropfen gelassen. Im Rückstand wird der Stickstoffgehalt mit Hilfe der Kjeldahl-Bestimmung (2.5.9) ermittelt und der Proteingehalt durch Multiplikation des Ergebnisses mit 6,25 berechnet.

Proteinzusammensetzung: Zonenelektrophorese (2.2.31)

Geeignete Celluloseacetat- oder Agarosegelstreifen werden als Trägermaterial und Barbital-Pufferlösung pH 8,6 *R* 1 wird als Elektrolytlösung verwendet.

Wenn Celluloseacetat als Trägermaterial eingesetzt wird, kann das nachfolgend beschriebene analytische Verfahren angewendet werden. Bei der Verwendung von Agarosegelen werden stattdessen die Angaben des Herstellers befolgt, weil diese normalerweise Teil eines automatisierten Systems sind.

Untersuchungslösung: Die Zubereitung wird mit einer Lösung von Natriumchlorid *R* ($9\ g \cdot l^{-1}$) so verdünnt, dass eine Proteinkonzentration von $30\ g \cdot l^{-1}$ erhalten wird.

Referenzlösung: Immunglobulin vom Menschen zur Elektrophorese *BRP* wird rekonstituiert und mit einer Lösung von Natriumchlorid *R* ($9\ g \cdot l^{-1}$) so verdünnt, dass eine Proteinkonzentration von $30\ g \cdot l^{-1}$ erhalten wird.

Auf einen Gelstreifen werden 4,0 µl Untersuchungslösung bandförmig (10 mm) aufgetragen oder, falls ein schmalerer Streifen verwendet wird, werden 0,4 µl je Millimeter aufgetragen. Auf einen zweiten Streifen wird in gleicher Weise das gleiche Volumen der Referenzlösung aufgetragen. Ein geeignetes elektrisches Feld wird so angelegt, dass die Zone des Albumins eines auf einen Kontrollstreifen aufgetragenen Normalserums vom Menschen mindestens 30 mm weit wandert. Die Streifen werden 5 min lang mit Amidoschwarz-10B-Lösung *R* behandelt. Anschließend werden sie mit einer Mischung von 10 Volumteilen Essigsäure 99 % *R* und 90 Volumteilen Methanol *R* so weit entfärbt, dass der Untergrund gerade frei von Farbstoff ist. Die Streifen werden durch eine Mischung von 19 Volumteilen Essigsäure 99 % *R* und 81 Volumteilen Methanol *R* transparent gemacht. Die Absorption der Zonen wird bei 600 nm mit einem Gerät gemessen, das im Messbereich Linearität aufweist. Das Ergebnis wird als Mittelwert aus 3 Messwerten an jedem der beiden Streifen berechnet.

Eignungsprüfung: Im Elektropherogramm der Referenzlösung muss der Proteinanteil in der Hauptzone innerhalb der Grenzen liegen, die im Beipackzettel für die Referenzsubstanz angegeben sind.

Ergebnis: Im Elektropherogramm der Untersuchungslösung dürfen höchstens 10 Prozent des Proteins eine andere Beweglichkeit aufweisen als die Hauptzone. Diese Anforderung gilt nicht für Zubereitungen, denen Albumin als Stabilisator zugesetzt wurde; bei diesen erfolgt die Prüfung auf Proteinzusammensetzung während der Herstellung vor Zusatz des Stabilisators.

Verteilung der Molekülgrößen: Ausschlusschromatographie (2.2.30) mit Hilfe des Verfahrens „Normalisierung"

Untersuchungslösung: Die Zubereitung wird mit einer Lösung von Natriumchlorid *R* ($9\ g \cdot l^{-1}$) auf eine Konzentration verdünnt, die für das verwendete Chromatographiesystem geeignet ist. Normalerweise sind eine Konzentration im Bereich von 4 bis 12 g je Liter und eine Einspritzmenge von 50 bis 600 µg Protein geeignet.

Referenzlösung: Immunglobulin vom Menschen zur Molekülgrößenbestimmung *BRP* wird mit einer Lösung von Natriumchlorid *R* ($9\ g \cdot l^{-1}$) auf die Proteinkonzentration der Untersuchungslösung verdünnt.

Säule
- Größe: $l = 0{,}6$ m, ∅ = 7,5 mm
  [oder $l = 0{,}3$ m, ∅ = 7,8 mm]
- Stationäre Phase: hydrophiles Kieselgel zur Chromatographie *R* geeigneter Qualität zur Fraktionierung globulärer Proteine mit einer relativen Molekülmasse zwischen 10 000 und 500 000

Mobile Phase: eine Lösung, die 4,873 g Natriummonohydrogenphosphat-Dihydrat *R*, 1,741 g Natriumdihydrogenphosphat-Monohydrat *R*, 11,688 g Natriumchlorid *R* und 50 mg Natriumazid *R* je Liter Wasser *R* enthält

Durchflussrate: $0{,}5\ ml \cdot min^{-1}$

Detektion: Spektrometer bei 280 nm

Identifizierung von Peaks: Der Hauptpeak im Chromatogramm der Referenzlösung entspricht dem IgG-Monomer. Ein weiterer Peak entspricht dem Dimer (relative Retention etwa 0,85, bezogen auf den Hauptpeak). Die Peaks im Chromatogramm der Untersuchungslösung werden durch Vergleich mit dem Chromatogramm der Referenzlösung identifiziert. Peaks mit einer kürzeren Retentionszeit als der des Dimers entsprechen Polymeren und Aggregaten. Peaks mit einer längeren Retentionszeit als der des Monomers entsprechen Fragmenten.

Ergebnis: im Chromatogramm der Untersuchungslösung

- *Relative Retention:* 1 ± 0,02 für die Peaks von Monomer und Dimer, bezogen auf die entsprechenden Peaks im Chromatogramm der Referenzlösung.
- *Peakfläche:* Die Summe der Peakflächen von Monomer und Dimer muss mindestens 85 Prozent der Gesamtfläche aller Peaks im Chromatogramm betragen und die Summe der Flächen der Peaks, die den Polymeren und Aggregaten entsprechen, darf höchstens 10 Prozent der Gesamtfläche aller Peaks im Chromatogramm betragen.
  Diese Anforderung gilt nicht für Zubereitungen, denen Albumin als Stabilisator zugesetzt wurde; bei diesen erfolgt die Prüfung auf Verteilung der Molekülgrößen während der Herstellung vor Zusatz des Stabilisators.

Anti-A- und Anti-B-Hämagglutinine (2.6.20, Methode B): Die Zubereitung muss der Prüfung entsprechen.

Anti-D-Antikörper (2.6.26): Die Zubereitung muss der Prüfung entsprechen.

HBsAg-Antikörper: mindestens 0,5 I. E. je Gramm Immunglobulin, mit Hilfe einer geeigneten immunchemischen Methode (2.7.1) bestimmt

Immunglobulin A: Der Gehalt an Immunglobulin A darf nicht größer als der in der Beschriftung angegebene Höchstgehalt sein, bestimmt mit Hilfe einer geeigneten immunchemischen Methode (2.7.1).

Wasser: Der Wassergehalt muss innerhalb der von der zuständigen Behörde zugelassenen Grenzen liegen, bestimmt mit Hilfe einer geeigneten Methode, wie der Karl-Fischer-Methode (2.5.12), dem Trocknungsverlust (2.2.32) oder der NIR-Spektroskopie (2.2.40).

Sterilität (2.6.1): Die Zubereitung muss der Prüfung entsprechen.

Pyrogene (2.6.8) oder Bakterien-Endotoxine (2.6.14): Die Zubereitung muss der Prüfung auf Pyrogene oder vorzugsweise und in begründeten und zugelassenen Fällen einer validierten In-vitro-Prüfung wie der Prüfung auf Bakterien-Endotoxine entsprechen.

Für die Prüfung auf Pyrogene wird jedem Kaninchen je Kilogramm Körpermasse 1 ml Zubereitung injiziert.

Wenn die Prüfung auf Bakterien-Endotoxine durchgeführt wird, muss die Zubereitung weniger als 5 I. E. Endotoxine je Milliliter enthalten.

Lagerung

Dicht verschlossen, in einem farblosen Glasbehältnis, vor Licht geschützt, bei der in der Beschriftung angegebenen Temperatur

Beschriftung

Die Beschriftung gibt an,

- für flüssige Zubereitungen, Volumen der Zubereitung im Behältnis und Proteingehalt in Gramm je Liter
- für gefriergetrocknete Zubereitungen:
  - Proteinmenge im Behältnis
  - Name oder Zusammensetzung und Volumen der zum Rekonstituieren zuzusetzenden Flüssigkeit
- Art der Anwendung
- Verteilung der in der Zubereitung vorhandenen Immunglobulin-G-Subtypen
- falls zutreffend, die Menge des als Stabilisator zugesetzten Albumins
- Höchstgehalt an Immunglobulin A.

L

Lebertran 10081
Luft zur medizinischen Anwendung 10086

10.8/1192

Lebertran

Iecoris aselli oleum

Definition

Gereinigtes, fettes Öl, das aus der frischen Leber des wild lebenden Kabeljaus, *Gadus morhua* L., und anderen Spezies der Familie *Gadidae* gewonnen wird

Feste Substanzen sind durch Abkühlen und Filtrieren entfernt. Ein geeignetes Antioxidans kann zugesetzt sein.

Gehalt

- *Vitamin A:* 600 I. E. (180 µg) bis 2500 I. E. (750 µg) je Gramm
- *Vitamin D_3:* 60 I. E. (1,5 µg) bis 250 I. E. (6,25 µg) je Gramm

Herstellung

Der Gehalt an Dioxinen und dioxinähnlichen PCB (Polychlorierte Biphenyle) wird durch Einsatz von Methoden und Grenzwerten kontrolliert, die den Anforderungen der Europäischen Union oder anderen gültigen Bestimmungen entsprechen.

Eigenschaften

Aussehen: klare, gelbliche Flüssigkeit

Löslichkeit: praktisch unlöslich in Wasser, mischbar mit Petrolether, schwer löslich in Ethanol 96 %

Prüfung auf Identität

1: A, B, C
2: C, D

A. Bei der Gehaltsbestimmung von Vitamin A, Methode A zeigt die Untersuchungslösung ein Absorptionsmaximum (2.2.25) bei 325 ± 2 nm.

Bei der Gehaltsbestimmung von Vitamin A, Methode B zeigt das Chromatogramm der Untersuchungslösung einen Peak, der dem all-*trans*-Retinol-Peak im Chromatogramm der Referenzlösung entspricht.

B. Bei der Gehaltsbestimmung von Vitamin D_3 zeigt das Chromatogramm der Untersuchungslösung a einen Peak, der dem Colecalciferol-Peak im Chromatogramm der Referenzlösung b entspricht.

C. Das Öl entspricht der Prüfung „Fettsäurenzusammensetzung“ (siehe „Prüfung auf Reinheit“).

D. Werden 0,1 g Öl mit 0,5 ml Dichlormethan *R* und 1 ml Antimon(III)-chlorid-Lösung *R* gemischt, entsteht innerhalb von etwa 10 s eine dunkelblaue Färbung.

Prüfung auf Reinheit

Aussehen der Substanz: Das Öl darf nicht stärker gefärbt sein als eine wie folgt hergestellte Referenzlösung (2.2.2, Methode II): 3,0 ml Stammlösung Rot werden mit 25,0 ml Stammlösung Gelb gemischt. Die Mischung wird mit einer Lösung von Salzsäure *R* (10 g · l^{-1}) zu 50,0 ml verdünnt.

Relative Dichte (2.2.5): 0,917 bis 0,930

Brechungsindex (2.2.6): 1,477 bis 1,484

Säurezahl (2.5.1): höchstens 2,0; mit 20,00 g Öl bestimmt

Anisidinzahl (2.5.36): höchstens 30,0

Iodzahl (2.5.4, Methode B): 150 bis 180; mit 0,14 bis 0,16 g Öl bestimmt

Stärke-Lösung *R* 2 wird verwendet.

Peroxidzahl (2.5.5, Methode B): höchstens 10,0

Unverseifbare Anteile (2.5.7): höchstens 1,5 Prozent, mit 5,0 g Öl bestimmt

Stearine: Mindestens 10 ml Öl werden auf 60 bis 90 °C erhitzt, auf Raumtemperatur abgekühlt und anschließend 3 h lang in einer Eis-Wasser-Mischung oder einem thermostatisch kontrollierten Bad von 0 ± 0,5 °C gehalten. Falls erforderlich werden die unlöslichen Bestandteile nach dem Erhitzen durch Filtrieren entfernt. Die Probe muss klar bleiben.

Fettsäurenzusammensetzung: Gaschromatographie (2.2.28)

Fettsäure	Nomen-klatur	Minimale Fläche in %	Maximale Fläche in %
Gesättigte Fettsäuren:			
Myristinsäure	14:0	2,0	6,0
Palmitinsäure	16:0	7,0	14,0
Stearinsäure	18:0	1,0	4,0
Einfach ungesättigte Fettsäuren:			
Palmitoleinsäure	16:1 n-7	4,5	11,5
cis-Vaccensäure	18:1 n-7	2,0	7,0
Ölsäure	18:1 n-9	12,0	21,0
Gadoleinsäure	20:1 n-11	1,0	5,5
Eicosensäure	20:1 n-9	5,0	17,0
Erucasäure	22:1 n-9	0	1,5
Cetoleinsäure (22:1 n-11)	22:1 n-11+13	5,0	12,0
Mehrfach ungesättigte Fettsäuren:			
Linolsäure	18:2 n-6	0,5	3,0
α-Linolensäure	18:3 n-3	0	2,0
Stearidonsäure (Octadecatetraensäure)	18:4 n-3	0,5	4,5
Timnodonsäure (Eicosapentaensäure, EPA)	20:5 n-3	7,0	16,0
Cervonsäure (Docosahexaensäure, DHA)	22:6 n-3	6,0	18,0

Untersuchungslösung: Etwa 0,45 g Öl werden in einer Lösung von Butylhydroxytoluol *R* (50 mg · l⁻¹) in Trimethylpentan *R* zu 10,0 ml gelöst. 2,0 ml Lösung werden in ein Reagenzglas aus Quarzglas überführt und das Lösungsmittel mit einem schwachen Strom von Stickstoff *R* entfernt. Nach Zusatz von 1,5 ml einer Lösung von Natriumhydroxid *R* (20 g · l⁻¹) in Methanol *R* wird die Mischung mit Stickstoff *R* überschichtet und nachdem das Gefäß mit einem mit Polytetrafluorethylen ausgekleideten Schraubverschluss dicht verschlossen wurde, gemischt, im Wasserbad zum Sieden erhitzt und 7 min lang im Sieden gehalten. Nach Abkühlen wird der Ansatz mit 2 ml methanolischer Bortrichlorid-Lösung *R* versetzt, mit Stickstoff *R* überschichtet, das Gefäß dicht verschlossen, geschüttelt und 30 min lang im Wasserbad erhitzt. Nach Abkühlen auf 40 bis 50 °C wird die Mischung mit 1 ml Trimethylpentan *R* versetzt. Das Gefäß wird dicht verschlossen und der Inhalt mindestens 30 s lang mit einem Reagenzglasschüttler gemischt oder kräftig geschüttelt. Anschließend werden sofort 5 ml gesättigte Natriumchlorid-Lösung *R* zugesetzt, die Mischung wird mit Stickstoff *R* überschichtet, das Gefäß dicht verschlossen und die Mischung mindestens 15 s lang mit einem Reagenzglasschüttler gemischt oder kräftig geschüttelt. Wenn die obere Phase klar ist, wird sie in ein weiteres Reagenzglas überführt. Die methanolische Phase wird erneut mit 1 ml Trimethylpentan *R* geschüttelt. Die Trimethylpentan-Auszüge werden vereinigt, 2-mal mit je 1 ml Wasser *R* gewaschen und über wasserfreiem Natriumsulfat *R* getrocknet. Von jeder Probe werden 2 Lösungen hergestellt.

Referenzlösung: 0,300 g Methylarachidat *R*, 0,300 g Methylbehenat *R*, 0,300 g Methylpalmitat *R* und 0,300 g Methylstearat *R* werden in einer Lösung von Butylhydroxytoluol (50 mg · l⁻¹) in Trimethylpentan *R* zu 10,0 ml gelöst.

Säule
- Material: Quarzglas
- Größe: l = 30 m, ∅ = 0,25 mm
- Stationäre Phase: Macrogol 20 000 *R* (Filmdicke 0,25 µm)

Trägergas: Wasserstoff zur Chromatographie *R* oder Helium zur Chromatographie *R* mit vorgeschalteter Waschflasche zur Entfernung von Sauerstoff

Splitverhältnis: 1:200

Temperatur

	Zeit (min)	Temperatur (°C)
Säule	0 – 55	170 → 225
	55 – 75	225
Probeneinlass		250
Detektor		280

Detektion: Flammenionisation

Einspritzen: 1 µl; 2-mal

Eignungsprüfung
- Die zu prüfenden 15 Fettsäuren müssen anhand des typischen Chromatogramms (Abb. 1192-1) identifiziert werden können.
- Im Chromatogramm der Referenzlösung werden die Flächen der Peaks von Methylpalmitat, Methylstearat, Methylarachidat und Methylbehenat mit dem entsprechenden, in Tab. 1192-1 angegebenen Responsfaktor multipliziert. Die korrigierten Peakflächen der Fettsäuremethylester werden auf eine Summe von 100 Prozent normalisiert. Die normalisierte Prozentfläche jedes Fettsäuremethylesters darf nicht mehr als ± 1,0 Prozent von der entsprechenden Masse in Prozent abweichen.

Tabelle 1192-1

Fettsäuremethylester	Theoretischer Responsfaktor
Methylpalmitat	1,049
Methylstearat	1,029
Methylarachidat	1,013
Methylbehenat	1,000

- Auflösung: im Chromatogramm der Untersuchungslösung
  - mindestens 1,3 zwischen den Peaks von Methyloleat und Methyl-*cis*-vaccenat; die Auflösung zwischen den Peaks von Methylgadoleat und Methyleicosenat muss ausreichend sein, um eine Identifizierung und Flächenbestimmung vornehmen zu können.

Die Flächenprozente für jeden Fettsäuremethylester werden nach folgender Formel berechnet:

$$\frac{A_x}{A_t} \cdot 100$$

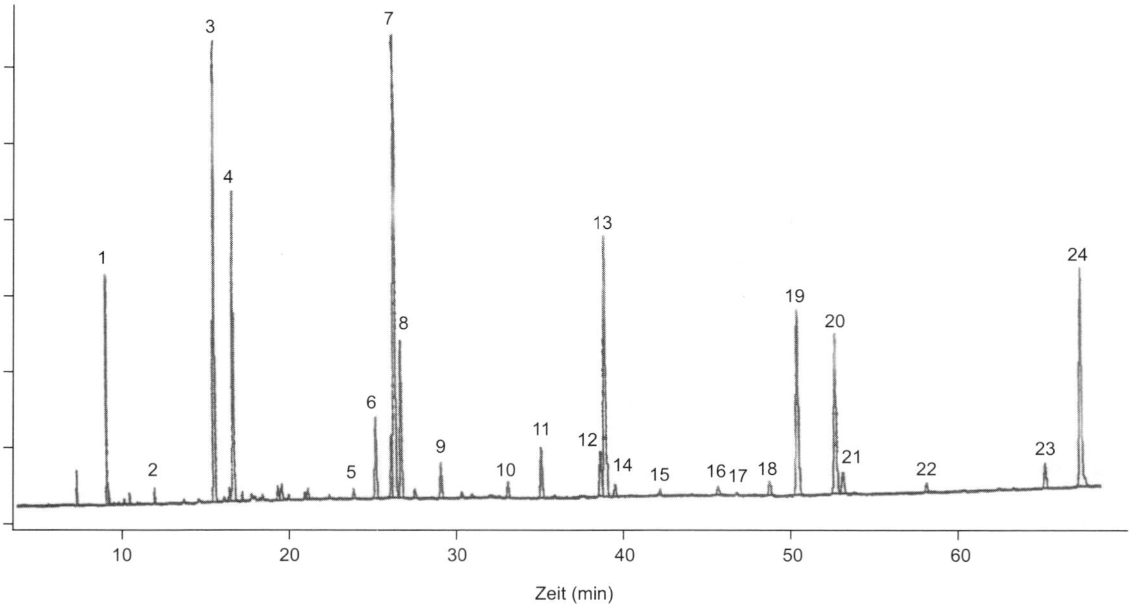
1
2
3
4
5
6
7
8
9
10
11
12
13
14
15
16
17
18
19
20
21
22
23
24
10
20
30
40
50
60
Zeit (min)

1. C14:0	9. C18:2 n-6	17. C20:3 n-3
2. C15:0	10. C18:3 n-3	18. C20:4 n-3
3. C16:0	11. C18:4 n-3	19. C20:5 n-3
4. C16:1 n-7	12. C20:1 n-11	20. C22:1 n-11
5. C16:4 n-1	13. C20:1 n-9	21. C22:1 n-9
6. C18:0	14. C20:1 n-7	22. C21:5 n-3
7. C18:1 n-9	15. C20:2 n-6	23. C22:5 n-3
8. C18:1 n-7	16. C20:4 n-6	24. C22:6 n-3

Abb. 1192-1: Chromatogramm für die Prüfung „Fettsäurenzusammensetzung" von Lebertran

A_x = Fläche des Peaks des Fettsäuremethylesters x
A_t = Summe der Flächen aller Peaks (bis einschließlich C22:6 n-3)

Die Berechnung ist nur gültig, wenn
- die Gesamtfläche nur auf Peaks basiert, die ausschließlich von Fettsäuremethylestern stammen
- die Anzahl der Fettsäuremethylester-Peaks, deren Fläche jeweils größer als 0,05 Prozent der Gesamtfläche ist, mindestens 24 beträgt
- die Summe der Flächen der 24 größten Methylester-Peaks mindestens 90 Prozent der Gesamtfläche beträgt. (Diese 24 Peaks entsprechen in üblicher Elutionsreihenfolge: 14:0, 15:0, 16:0, 16:1 n-7, 16:4 n-1, 18:0, 18:1 n-9, 18:1 n-7, 18:2 n-6, 18:3 n-3, 18:4 n-3, 20:1 n-11, 20:1 n-9, 20:1 n-7, 20:2 n-6, 20:4 n-6, 20:3 n-3, 20:4 n-3, 20:5 n-3, 22:1 n-11, 22:1 n-9, 21:5 n-3, 22:5 n-3, 22:6 n-3.)

Gehaltsbestimmung

Vitamin A: *Die Gehaltsbestimmung muss so schnell wie möglich durchgeführt werden, wobei der Einfluss von direktem Licht, Luft, Oxidationsmitteln, Katalysatoren (zum Beispiel Kupfer oder Eisen) und Säuren zu vermeiden ist.*

Die Bestimmung erfolgt nach Methode A. Falls die Anforderungen zur Auswertung nicht erfüllt sind, wird die Bestimmung nach Methode B durchgeführt.

Methode A

UV-Vis-Spektroskopie (2.2.25)

Untersuchungslösung: 1,00 g Öl wird in einem Rundkolben mit 3 ml einer frisch hergestellten 50-prozentigen Lösung (*m/m*) von Kaliumhydroxid *R* und 30 ml wasserfreiem Ethanol *R* versetzt. Die Mischung wird unter Rückflusskühlung zum Sieden erhitzt und 30 min lang im Sieden gehalten, wobei ein Strom von Stickstoff *R* eingeleitet wird. Nach schnellem Abkühlen wird der Ansatz mit 30 ml Wasser *R* versetzt und 4-mal mit je 50 ml Ether *R* ausgeschüttelt. Die untere Phase wird nach der vollständigen Phasentrennung verworfen. Die vereinigten oberen Phasen werden 4-mal mit je 50 ml Wasser *R* gewaschen und bei einer Temperatur von höchstens 30 °C in einem schwachen Strom von Stickstoff *R* oder mit Hilfe anderer geeigneter Maßnahmen bei einer Temperatur von höchstens 30 °C unter vermindertem Druck zur Trockne eingedampft. Der Rückstand wird in einer ausreichenden Menge 2-Propanol *R* 1 so gelöst, dass die Konzentration von Vitamin A 10 bis 15 I. E. je Milliliter beträgt.

Die Absorption der erhaltenen Lösung wird bei 300, 310, 325 und 334 nm sowie bei der Wellenlänge der maximalen Absorption mit einem geeigneten Spektrometer in geeigneten 1-cm-Küvetten gegen 2-Propanol *R* 1 als Kompensationsflüssigkeit gemessen.

Der Gehalt an Vitamin A, berechnet als all-*trans*-Retinol in Internationalen Einheiten je Gramm, wird nach folgender Formel berechnet:

$$A_{325} \cdot \frac{1821}{100 \cdot m} \cdot V$$

A_{325} = Absorption bei 325 nm
m = Einwaage des Öls in Gramm
V = Gesamtvolumen der Lösung, die 10 bis 15 I. E. Vitamin A je Milliliter enthält
1821 = Faktor zur Umrechnung der spezifischen Absorption von all-*trans*-Retinol in Internationale Einheiten

Die angegebene Formel kann nur angewendet werden, wenn der Wert für A_{325} nicht größer ist als $A_{325,\,corr}/0{,}970$; $A_{325,\,corr}$ ist die korrigierte Absorption bei 325 nm und wird nach folgender Gleichung berechnet:

$$A_{325,corr} = 6{,}815 A_{325} - 2{,}555 A_{310} - 4{,}260 A_{334}$$

A steht für die Absorption bei der indexierten Wellenlänge.

Falls der Wert für A_{325} größer ist als $A_{325,\,corr}/0{,}970$, wird der Vitamin-A-Gehalt nach folgender Formel berechnet:

$$A_{325,corr} \cdot \frac{1821}{100 \cdot m} \cdot V$$

Die Bestimmung darf nur ausgewertet werden, wenn
- die Wellenlänge des Absorptionsmaximums zwischen 323 und 327 nm liegt
- das Verhältnis der Absorptionen A_{300}/A_{325} höchstens 0,73 beträgt.

Methode B

Flüssigchromatographie (2.2.29)

Untersuchungslösung: Die Untersuchungslösung wird im Doppelansatz hergestellt. 2,00 g Öl werden in einem Rundkolben mit 5 ml einer frisch hergestellten Lösung von Ascorbinsäure *R* ($100\ g \cdot l^{-1}$) und 10 ml einer frisch hergestellten Lösung von Kaliumhydroxid *R* ($800\ g \cdot l^{-1}$) sowie 100 ml wasserfreiem Ethanol *R* versetzt. Die Mischung wird im Wasserbad unter Rückflusskühlung 15 min lang erhitzt und mit 100 ml einer Lösung von Natriumchlorid *R* ($10\ g \cdot l^{-1}$) versetzt. Anschließend wird die Lösung abgekühlt und in einen 500-ml-Scheidetrichter überführt. Der Rundkolben wird mit etwa 75 ml einer Lösung von Natriumchlorid *R* ($10\ g \cdot l^{-1}$) und anschließend mit 150 ml einer Mischung gleicher Volumteile Ether *R* und Petrolether *R* 1 gespült. Die Mischung wird 1 min lang geschüttelt und nach vollständiger Phasentrennung wird die untere Phase verworfen. Die obere Phase wird zunächst mit 50 ml einer Lösung von Kaliumhydroxid *R* ($30\ g \cdot l^{-1}$) in einer 10-prozentigen Lösung (*V/V*) von wasserfreiem Ethanol *R* und anschließend 3-mal mit je 50 ml einer Lösung von Natriumchlorid *R* ($10\ g \cdot l^{-1}$) gewaschen. Die obere Phase wird durch 5 g wasserfreies Natriumsulfat *R* auf einem Schnellfilterpapier in einen 250-ml-Kolben filtriert. Der Scheidetrichter wird mit 10 ml frisch hergestellter Extraktionsmischung gewaschen. Die oberen Phasen werden filtriert, vereinigt und bei einer Temperatur von höchstens 30 °C unter vermindertem Druck abdestilliert. Nach der Destillation wird der Rückstand mit Stickstoff *R* überschichtet. Alternativ kann das Lösungsmittel in einem schwachen Strom von Stickstoff *R* bei einer Temperatur von höchstens 30 °C entfernt werden. Der Rückstand wird in 2-Propanol *R* 1 gelöst. Die Lösung wird in einen 25-ml-Messkolben überführt und mit 2-Propanol *R* 1 zu 25 ml verdünnt. Leichtes Erwärmen in einem Ultraschallbad kann erforderlich sein. *Ein großer Anteil des weißen Rückstands ist Cholesterol, das etwa 50 Prozent (m/m) des unverseifbaren Anteils von Lebertran ausmacht.*

Referenzlösung a: Eine Lösung von Retinolacetat *CRS* in 2-Propanol *R* 1, die etwa 1000 I. E. all-*trans*-Retinol je Milliliter enthält, wird hergestellt.

Die genaue Konzentration der Referenzlösung a wird durch UV-Vis-Spektroskopie (2.2.25) bestimmt. Die Referenzlösung a wird mit 2-Propanol *R* 1 so verdünnt, dass eine Lösung mit einer geschätzten Konzentration von 10 bis 15 I. E. je Milliliter erhalten wird. Die Absorption wird bei 326 nm in geeigneten 1-cm-Küvetten gegen 2-Propanol *R* 1 als Kompensationsflüssigkeit gemessen.

Der Vitamin-A-Gehalt der Referenzlösung a in Internationalen Einheiten je Milliliter wird nach folgender Formel berechnet, wobei der für Retinolacetat *CRS* angegebene Gehalt berücksichtigt wird:

$$A_{326} \cdot \frac{1900 \cdot V_2}{100 \cdot V_1}$$

A_{326} = Absorption bei 326 nm
V_1 = verwendetes Volumen der Referenzlösung a
V_2 = Volumen der verdünnten Lösung
1900 = Faktor zur Umrechnung der spezifischen Absorption von Retinolacetat *CRS* in Internationale Einheiten

Referenzlösung b: Die Herstellung erfolgt wie für die Untersuchungslösung beschrieben, wobei anstelle des Öls 2,00 ml Referenzlösung a verwendet werden.

Die genaue Konzentration der Referenzlösung b wird durch UV-Vis-Spektroskopie (2.2.25) bestimmt. Die Referenzlösung b wird mit 2-Propanol *R* 1 so verdünnt, dass eine Lösung mit einer geschätzten Konzentration von 10 bis 15 I. E. all-*trans*-Retinol je Milliliter erhalten wird. Die Absorption wird bei 325 nm in geeigneten 1-cm-Küvetten gegen 2-Propanol *R* 1 als Kompensationsflüssigkeit gemessen.

Der Gehalt an all-*trans*-Retinol in der Referenzlösung b in Internationalen Einheiten je Milliliter wird nach folgender Formel berechnet:

$$A_{325} \cdot \frac{1821 \cdot V_3}{100 \cdot V_4}$$

A_{325} = Absorption bei 325 nm
V_3 = Volumen der verdünnten Lösung
V_4 = verwendetes Volumen der Referenzlösung b
1821 = Faktor zur Umrechnung der spezifischen Absorption von all-*trans*-Retinol in Internationale Einheiten

Säule
- Größe: l = 0,25 m, ∅ = 4,6 mm
- Stationäre Phase: octadecylsilyliertes Kieselgel zur Chromatographie *R* (5 bis 10 µm)

Mobile Phase: Wasser zur Chromatographie *R*, Methanol *R* (3:97 *V/V*)

Durchflussrate: 1 ml · min^{-1}

Detektion: Spektrometer bei 325 nm

Einspritzen: 10 µl; jeweils 3-mal Untersuchungslösung und Referenzlösung b

Retentionszeit
- all-*trans*-Retinol: 5 ± 1 min

Eignungsprüfung
- Im Chromatogramm der Untersuchungslösung muss ein Peak vorhanden sein, der dem all-*trans*-Retinol-Peak im Chromatogramm der Referenzlösung b entspricht.
- Die mit den beiden Ansätzen der Untersuchungslösung erhaltenen Ergebnisse dürfen um höchstens 5 Prozent voneinander abweichen.
- Die Wiederfindung von all-*trans*-Retinol in der Referenzlösung b, durch direkte Absorptionsspektroskopie bestimmt, muss mehr als 95 Prozent betragen.

Der Vitamin-A-Gehalt wird nach folgender Formel berechnet:

$$A_1 \cdot \frac{C \cdot V}{A_2} \cdot \frac{1}{m}$$

A_1 = Fläche des all-*trans*-Retinol-Peaks im Chromatogramm der Untersuchungslösung
A_2 = Fläche des all-*trans*-Retinol-Peaks im Chromatogramm der Referenzlösung b
C = Konzentration von Retinolacetat *CRS* in der Referenzlösung a in Internationalen Einheiten je Milliliter vor der Verseifung (= 1000 I. E. je Milliliter)
V = Volumen der Referenzlösung a, das weiterbehandelt wurde (2,00 ml)
m = Einwaage des Öls für die Untersuchungslösung (2,00 g)

Vitamin D$_3$: Flüssigchromatographie (2.2.29)

Die Gehaltsbestimmung muss so schnell wie möglich durchgeführt werden, wobei der Einfluss von direktem Licht und Luft zu vermeiden ist.

Interner-Standard-Lösung: 0,50 mg Ergocalciferol *CRS* werden in wasserfreiem Ethanol *R* zu 100,0 ml gelöst.

Untersuchungslösung a: 4,00 g Öl werden in einem Rundkolben mit 5 ml einer frisch hergestellten Lösung von Ascorbinsäure *R* (100 g · l^{-1}) und 10 ml einer frisch hergestellten Lösung von Kaliumhydroxid *R* (800 g · l^{-1}) sowie 100 ml wasserfreiem Ethanol *R* versetzt. Die Mischung wird im Wasserbad unter Rückflusskühlung 30 min lang erhitzt und mit 100 ml einer Lösung von Natriumchlorid *R* (10 g · l^{-1}) versetzt. Anschließend wird die Lösung auf Raumtemperatur abgekühlt. Die Lösung wird aus dem Rundkolben in einen 500-ml-Scheidetrichter überführt. Der Rundkolben wird mit etwa 75 ml einer Lösung von Natriumchlorid *R* (10 g · l^{-1}) und anschließend mit 150 ml einer Mischung gleicher Volumteile Ether *R* und Petrolether *R* 1 gespült. Die Mischung wird 1 min lang geschüttelt und nach vollständiger Phasentrennung wird die untere Phase verworfen. Die obere Phase wird zunächst mit 50 ml einer Lösung von Kaliumhydroxid *R* (30 g · l^{-1}) in einer 10-prozentigen Lösung (*V/V*) von wasserfreiem Ethanol *R* und anschließend 3-mal mit je 50 ml einer Lösung von Natriumchlorid *R* (10 g · l^{-1}) gewaschen. Die obere Phase wird durch 5 g wasserfreies Natriumsulfat *R* auf einem Schnellfilterpapier in einen 250-ml-Kolben filtriert. Der Scheidetrichter wird mit 10 ml frischer Extraktionsmischung gewaschen. Die oberen Phasen werden filtriert, vereinigt und bei einer Temperatur von höchstens 30 °C unter vermindertem Druck abdestilliert. Nach der Destillation wird der Rückstand mit Stickstoff *R* überschichtet. Alternativ kann das Lösungsmittel in einem schwachen Strom von Stickstoff *R* bei einer Temperatur von höchstens 30 °C entfernt werden. Der Rückstand wird in 1,5 ml der unter „Aufreinigung" beschriebenen mobilen Phase gelöst. Leichtes Erwärmen in einem Ultraschallbad kann erforderlich sein. *Ein großer Anteil des weißen Rückstands ist Cholesterol, das etwa 50 Prozent (m/m) des unverseifbaren Anteils von Lebertran ausmacht.*

Untersuchungslösung b: Die Untersuchungslösung b wird im Doppelansatz hergestellt. 4,00 g Öl werden mit 2,0 ml Interner-Standard-Lösung versetzt. Anschließend wird wie unter „Untersuchungslösung a" beschrieben weiterverfahren.

Referenzlösung a: 0,50 mg Colecalciferol *CRS* werden in wasserfreiem Ethanol *R* zu 100,0 ml gelöst.

Referenzlösung b: In einem Rundkolben werden 2,0 ml Referenzlösung a mit 2,0 ml Interner-Standard-Lösung gemischt. Anschließend wird wie unter „Untersuchungslösung a" beschrieben weiterverfahren.

Aufreinigung

Säule
- Größe: l = 0,25 m, ∅ = 4,6 mm
- Stationäre Phase: cyanosilyliertes Kieselgel zur Chromatographie *R* (10 µm)

Mobile Phase: Isoamylalkohol *R*, Hexan *R* (1,6:98,4 *V/V*)

Durchflussrate: 1,1 ml · min^{-1}

Detektion: Spektrometer bei 265 nm

Einspritzen: 350 µl; Referenzlösung b, Untersuchungslösungen a und b

Jedes der Eluate wird im Zeitraum von 2 min vor bis 2 min nach der Retentionszeit von Colecalciferol in einem Reagenzglas mit Schliffstopfen gesammelt, das 1 ml einer Lösung von Butylhydroxytoluol *R* (1 g · l^{-1}) in Hexan *R* enthält. Die Eluate werden getrennt bei einer Temperatur von höchstens 30 °C und in einem schwachen Strom von Stickstoff *R* zur Trockne eingedampft. Die Rückstände werden getrennt in je 1,5 ml Acetonitril *R* gelöst.

Bestimmung

Säule
- Größe: $l = 0{,}15$ m, $\varnothing = 4{,}6$ mm
- Stationäre Phase: octadecylsilyliertes Kieselgel zur Chromatographie *R* (5 µm)

Mobile Phase: Phosphorsäure 85 % *R*, 96-prozentige Lösung (*V/V*) von Acetonitril *R* (0,2:99,8 *V/V*)

Durchflussrate: 1,0 ml · min^{-1}

Detektion: Spektrometer bei 265 nm

Einspritzen: 2-mal höchstens 200 µl jeder der 3 Lösungen, die unter „Aufreinigung" erhalten wurden

Eignungsprüfung
- Auflösung: mindestens 1,4 zwischen den Peaks von Ergocalciferol und Colecalciferol im Chromatogramm der Referenzlösung b
- Die mit den beiden Ansätzen der Untersuchungslösung b erhaltenen Ergebnisse dürfen um höchstens 5 Prozent voneinander abweichen.

Der Gehalt an Vitamin D_3 in Internationalen Einheiten je Gramm wird nach folgender Formel berechnet, wobei der für Colecalciferol *CRS* angegebene Gehalt berücksichtigt wird:

$$\frac{A_2}{A_6} \cdot \frac{A_3}{A_4 - [\frac{A_5}{A_1}] \cdot A_2} \cdot \frac{m_2}{m_1} \cdot \frac{V_2}{V_1} \cdot 40$$

m_1 = Einwaage des Öls zur Herstellung der Untersuchungslösung b in Gramm
m_2 = Masse von Colecalciferol *CRS* zur Herstellung der Referenzlösung a in Mikrogramm (500 µg)
A_1 = Fläche (oder Höhe) des Colecalciferol-Peaks im Chromatogramm der Untersuchungslösung a
A_2 = Fläche (oder Höhe) des Colecalciferol-Peaks im Chromatogramm der Untersuchungslösung b
A_3 = Fläche (oder Höhe) des Ergocalciferol-Peaks im Chromatogramm der Referenzlösung b
A_4 = Fläche (oder Höhe) des Ergocalciferol-Peaks im Chromatogramm der Untersuchungslösung b
A_5 = Fläche (oder Höhe) eines möglichen Peaks im Chromatogramm der Untersuchungslösung a mit der gleichen Retentionszeit wie der mit Ergocalciferol co-eluierende Peak im Chromatogramm der Untersuchungslösung b
A_6 = Fläche (oder Höhe) des Colecalciferol-Peaks im Chromatogramm der Referenzlösung b
V_1 = Gesamtvolumen der Referenzlösung a (100 ml)
V_2 = Volumen der Referenzlösung a, das für die Herstellung der Referenzlösung b verwendet wurde (2,0 ml)

Lagerung

Vor Licht geschützt, in dicht verschlossenen, dem Verbrauch angemessenen, möglichst vollständig gefüllten Behältnissen

Wenn kein Antioxidans zugesetzt ist, unter Inertgas

Der Inhalt eines geöffneten Behältnisses muss so bald wie möglich verbraucht werden. Nicht verwendeter Inhalt muss durch Inertgasatmosphäre geschützt werden.

Beschriftung

Die Beschriftung gibt an
- Anzahl der Internationalen Einheiten Vitamin A je Gramm
- Anzahl der Internationalen Einheiten Vitamin D_3 je Gramm.

10.8/1238

Luft zur medizinischen Anwendung

Aer medicinalis

Definition

Komprimierte Umgebungsluft

Gehalt: 20,4 bis 21,4 Prozent (*V/V*) Sauerstoff (O_2)

Eigenschaften

Aussehen: farbloses Gas

Löslichkeit: Bei 20 °C und einem Druck von 101 kPa ist 1 Volumteil Gas in etwa 50 Volumteilen Wasser löslich.

Herstellung

Kohlendioxid: höchstens 500 ppm (*V/V*), mit einem Infrarot-Analysator bestimmt (2.5.24)

Untersuchungsgas: das zur Vermeidung von Streulichteffekten filtrierte Gas

Referenzgas a: Mischung von 21 Prozent (*V/V*) Sauerstoff *R* und 79 Prozent (*V/V*) Stickstoff *R* 1, die weniger als 1 ppm (*V/V*) Kohlendioxid *R* 1 enthält

Referenzgas b: Mischung von 21 Prozent (*V/V*) Sauerstoff *R* und 79 Prozent (*V/V*) Stickstoff *R* 1, die 500 ppm (*V/V*) Kohlendioxid *R* 1 enthält

Das Gerät wird kalibriert und die Empfindlichkeit mit Hilfe der Referenzgase a und b eingestellt. Der Gehalt an Kohlendioxid im Untersuchungsgas wird bestimmt.

Kohlenmonoxid: höchstens 5 ppm (*V/V*), mit einem Infrarot-Analysator bestimmt (2.5.25)

Untersuchungsgas: das zur Vermeidung von Streulichteffekten filtrierte Gas

Referenzgas a: Mischung von 21 Prozent (*V/V*) Sauerstoff *R* und 79 Prozent (*V/V*) Stickstoff *R* 1, die weniger als 1 ppm (*V/V*) Kohlenmonoxid *R* enthält

Referenzgas b: Mischung von 21 Prozent (*V/V*) Sauerstoff *R* und 79 Prozent (*V/V*) Stickstoff *R* 1, die 5 ppm (*V/V*) Kohlenmonoxid *R* enthält

Das Gerät wird kalibriert und die Empfindlichkeit mit Hilfe der Referenzgase a und b eingestellt. Der Gehalt an Kohlenmonoxid im Untersuchungsgas wird bestimmt.

Schwefeldioxid: höchstens 1 ppm (*V/V*), mit einem UV-Fluoreszenzanalysator bestimmt (siehe Abb. 1238-1)

Die Apparatur besteht aus

- einem System, das UV-Strahlen mit einer Wellenlänge von 210 nm erzeugt, bestehend aus einer UV-Lampe, einem Kollimator und einem selektiven Filter; der Strahl wird periodisch durch eine mit hoher Geschwindigkeit rotierende Blende unterbrochen
- einer Reaktionskammer, durch die das Untersuchungsgas strömt
- einem Detektionssystem für die emittierte Strahlung mit einer Wellenlänge von 350 nm, das aus einem selektiven Filter, einem Photomultiplier und einem Verstärker besteht.

Untersuchungsgas: das filtrierte Gas

Referenzgas a: Mischung von 21 Prozent (*V/V*) Sauerstoff *R* und 79 Prozent (*V/V*) Stickstoff *R* 1

Referenzgas b: Mischung von 21 Prozent (*V/V*) Sauerstoff *R* und 79 Prozent (*V/V*) Stickstoff *R* 1, die zwischen 0,5 und 2 ppm (*V/V*) Schwefeldioxid *R* 1 enthält

Das Gerät wird kalibriert und die Empfindlichkeit mit Hilfe der Referenzgase a und b eingestellt. Der Gehalt an Schwefeldioxid im Untersuchungsgas wird bestimmt.

Öl: höchstens 0,1 mg · m^{-3}, mit einem Prüfröhrchen für Öl (2.1.6) bestimmt, wenn zur Herstellung ein ölgeschmierter Kompressor verwendet wird

Stickstoffmonoxid und Stickstoffdioxid: insgesamt höchstens 2 ppm (*V/V*), mit einem Gerät zur Messung der Chemilumineszenz (2.5.26) bestimmt

Untersuchungsgas: das Gas

Referenzgas a: Mischung von 21 Prozent (*V/V*) Sauerstoff *R* und 79 Prozent (*V/V*) Stickstoff *R* 1, die weniger als 0,05 ppm (*V/V*) Stickstoffmonoxid und Stickstoffdioxid enthält

Referenzgas b: Mischung von 21 Prozent (*V/V*) Sauerstoff *R* und 79 Prozent (*V/V*) Stickstoff *R* 1, die 2 ppm (*V/V*) Stickstoffdioxid *R* enthält

Das Gerät wird kalibriert und die Empfindlichkeit mit Hilfe der Referenzgase a und b eingestellt. Der Gehalt an Stickstoffmonoxid und Stickstoffdioxid im Untersuchungsgas wird bestimmt.

Wasser: höchstens 67 ppm (*V/V*), mit einem Hygrometer mit elektrolytischem Messprinzip (2.5.28) bestimmt

Mit Zustimmung der zuständigen Behörde für on-site (an Ort und Stelle) produzierte Luft zur medizinischen Anwendung, die über ein Leitungssystem mit einem Druck von höchstens 10 bar und einer Temperatur von mindestens 5 °C verteilt wird: höchstens 870 ppm (*V/V*), mit einem Hygrometer mit elektrolytischem Messprinzip (2.5.28) bestimmt

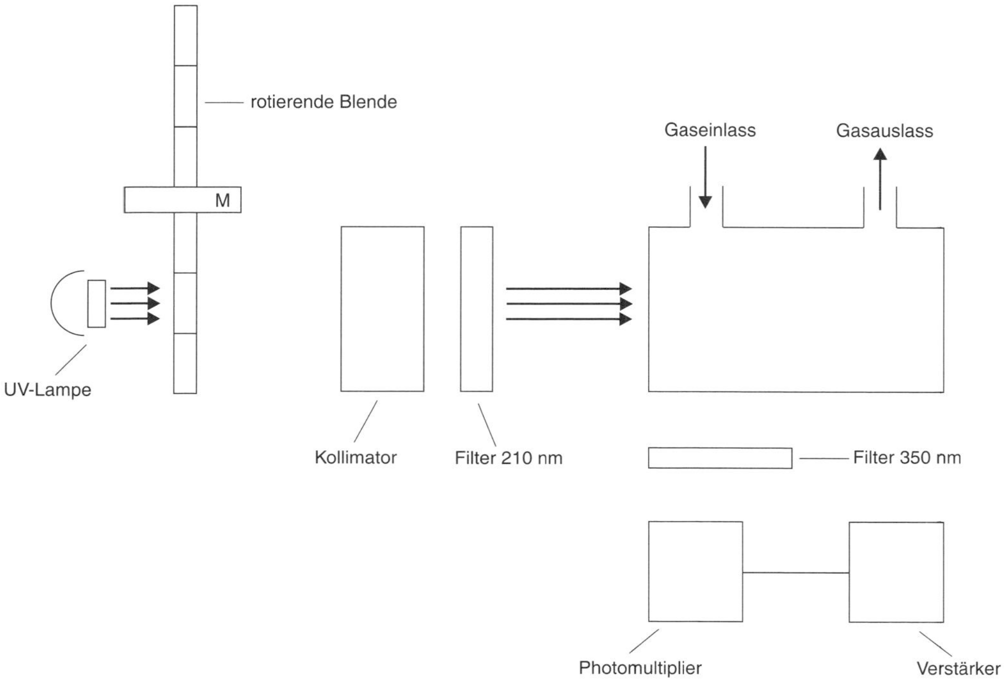
rotierende Blende
M
UV-Lampe
Kollimator
Filter 210 nm
Gaseinlass
Gasauslass
Filter 350 nm
Photomultiplier
Verstärker

Abb. 1238-1: UV-Fluoreszenzanalysator

L

Monographien

Gehaltsbestimmung: Die Sauerstoffkonzentration in der Luft wird mit einem Gerät zur Messung des paramagnetischen Effekts bestimmt (2.5.27).

Prüfung auf Identität

1: C
2: A, B

A. Wird ein glühender Holzspan in einen mit dem Gas gefüllten Erlenmeyerkolben eingeführt, so glüht er weiter.

B. Die Prüfung wird mit einer kammerförmigen 25-ml-Gasbürette (siehe Abb. 1238-2) durchgeführt, deren mittlerer Teil aus einem Rohr mit einer 0,2-Prozent-Graduierung im Bereich zwischen 19,0 und 23,0 Prozent besteht. Dieses Rohr ist an beiden Enden durch Schliffhähne abgeschlossen. Der untere Hahn ist mit einem Rohr verbunden, das am unteren Ende mit einem olivenförmigen Stutzen versehen ist und zum Einströmen des Gases in die Apparatur dient. Ein zylindrischer Trichter oberhalb des oberen Hahns wird zum Einbringen einer Absorptionslösung benötigt.

Nach dem Waschen der Bürette mit Wasser *R* und anschließendem Trocknen werden die beiden Hähne geöffnet. Der Stutzen wird an die Zufuhr des zu prüfenden Gases angeschlossen und eine Durchflussrate von 1 Liter je Minute wird eingestellt. Die Bürette wird durch 1 min langes Durchströmen des Gases gespült. Zunächst wird der untere Hahn der Bürette und unmittelbar danach der obere Hahn geschlossen. Anschließend wird die Bürette sofort von der Gaszufuhr getrennt und der obere Hahn zur Vermeidung eines Überdrucks schnell um eine halbe Umdrehung gedreht.

In senkrechter Stellung der Bürette wird der Trichter mit einer frisch hergestellten Mischung von 21 ml einer Lösung von Kaliumhydroxid *R* ($560\,g \cdot l^{-1}$) und 130 ml einer Lösung von Natriumdithionit *R* ($200\,g \cdot l^{-1}$) gefüllt. Der obere Hahn wird langsam geöffnet, wobei die Lösung den Sauerstoff absorbiert und in die Bürette fließt. Ohne zu schütteln wird die Apparatur 10 min lang stehen gelassen. Anschließend wird der Stand des Flüssigkeitsmeniskus am graduierten Teil der Bürette abgelesen. Der abgelesene Wert stellt den Prozentgehalt (*V/V*) an Sauerstoff dar und liegt zwischen 20,4 und 21,4.

C. Das Gas entspricht den unter „Gehaltsbestimmung" angegebenen Grenzwerten.

Prüfung auf Reinheit

Kohlendioxid: höchstens 500 ppm (*V/V*), mit einem Prüfröhrchen für Kohlendioxid (2.1.6) bestimmt

Kohlenmonoxid: höchstens 5 ppm (*V/V*), mit einem Prüfröhrchen für Kohlenmonoxid (2.1.6) bestimmt

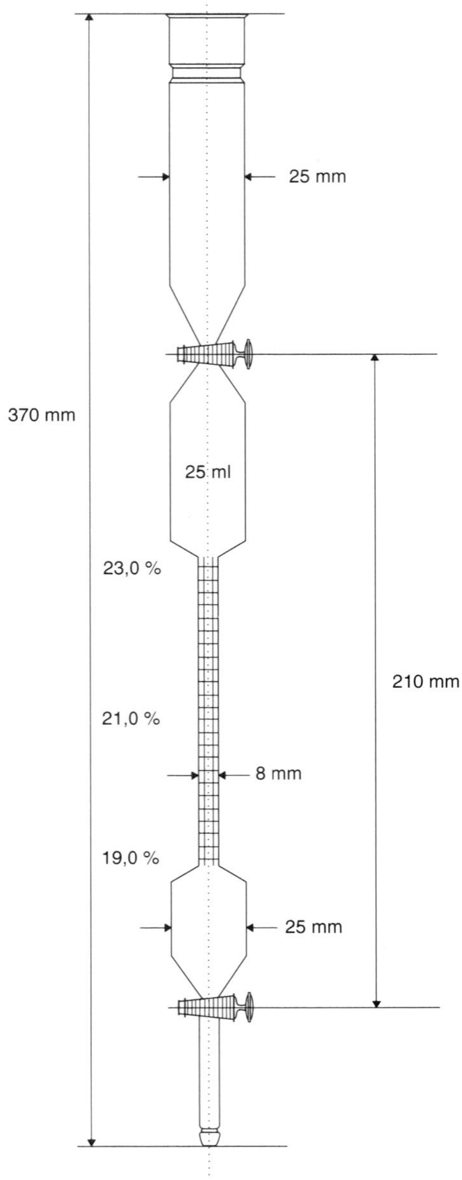
25 mm
370 mm
25 ml
23,0 %
210 mm
21,0 %
8 mm
19,0 %
25 mm

Abb. 1238-2: Gasbürette

Öl: höchstens $0{,}1\,mg \cdot m^{-3}$, mit einem Prüfröhrchen für Öl (2.1.6) bestimmt, wenn zur Herstellung ein ölgeschmierter Kompressor verwendet wird

Schwefeldioxid: höchstens 1 ppm (*V/V*), mit einem Prüfröhrchen für Schwefeldioxid (2.1.6) bestimmt

Stickstoffmonoxid und Stickstoffdioxid: insgesamt höchstens 2 ppm (*V/V*), mit einem Prüfröhrchen für Stickstoffmonoxid und Stickstoffdioxid (2.1.6) bestimmt

Wasserdampf: höchstens 67 ppm (*V/V*), mit einem Prüfröhrchen für Wasserdampf (2.1.6) bestimmt

Mit Zustimmung der zuständigen Behörde für onsite (an Ort und Stelle) produzierte Luft zur medizinischen Anwendung, die über ein Leitungssystem mit einem Druck von höchstens 10 bar und einer Temperatur von mindestens 5 °C verteilt wird: höchstens 870 ppm (*V*/*V*), mit einem Prüfröhrchen für Wasserdampf (2.1.6) bestimmt

Lagerung

Als Gas in geeigneten, den geltenden rechtlichen Vorschriften entsprechenden Behältnissen, oder durch ein Leitungsnetz geliefert

Beschriftung

Die Beschriftung gibt, falls zutreffend, das Herstellungsverfahren und die Verwendung eines ölgeschmierten Kompressors an.

Verunreinigungen

A. CO_2: Kohlendioxid

B. SO_2: Schwefeldioxid

C. NO: Stickstoffmonoxid

D. NO_2: Stickstoffdioxid

E. Öl

F. CO: Kohlenmonoxid

G. H_2O: Wasser

M

Mangansulfat-Monohydrat 10093
Mebeverinhydrochlorid 10093

10.8/1543

Mangansulfat-Monohydrat

Mangani sulfas monohydricus

$MnSO_4 \cdot H_2O$ — M_r 169,0

CAS Nr. 10034-96-5

Definition

Gehalt: 99,0 bis 101,0 Prozent (geglühte Substanz)

Eigenschaften

Aussehen: blassrosa, kristallines, schwach hygroskopisches Pulver

Löslichkeit: leicht löslich in Wasser, praktisch unlöslich in Ethanol 96 %

Prüfung auf Identität

A. Die Prüflösung (siehe „Prüfung auf Reinheit") gibt die Identitätsreaktion a auf Sulfat (2.3.1).

B. 50 mg Substanz werden in 5 ml Wasser *R* gelöst. Nach Zusatz von 0,5 ml Natriumsulfid-Lösung *R* entsteht ein blassrosa Niederschlag, der sich bei Zusatz von 1 ml wasserfreier Essigsäure *R* löst.

C. Die Substanz entspricht der Prüfung „Glühverlust" (siehe „Prüfung auf Reinheit").

Prüfung auf Reinheit

Prüflösung: 10,0 g Substanz werden in destilliertem Wasser *R* zu 100 ml gelöst.

Aussehen der Lösung: Die Prüflösung darf nicht stärker opaleszieren als die Referenzsuspension II (2.2.1).

Chlorid (2.4.4): höchstens 100 ppm

5 ml Prüflösung werden mit Wasser *R* zu 15 ml verdünnt.

Verunreinigungen durch Elemente: Jede Methode, die die Anforderungen der Allgemeinen Methode „2.4.20 Bestimmung von Verunreinigungen durch Elemente" erfüllt, kann angewendet werden.

Element	Maximalgehalt in ppm
Eisen	10
Zink	50

Glühverlust: 10,0 bis 12,0 Prozent, mit 1,00 g Substanz durch Glühen bei 500 ± 50 °C bestimmt

Gehaltsbestimmung

0,150 g Substanz werden in 50 ml Wasser *R* gelöst. Die Lösung wird mit 10 mg Ascorbinsäure *R*, 20 ml Ammoniumchlorid-Pufferlösung pH 10,0 *R* und 0,2 ml einer Lösung von Eriochromschwarz T *R* ($2 g \cdot l^{-1}$) in Triethanolamin *R* versetzt. Die Titration erfolgt mit Natriumedetat-Lösung ($0,1 mol \cdot l^{-1}$) bis zum Farbumschlag von Violett nach Reinblau.

1 ml Natriumedetat-Lösung ($0,1 mol \cdot l^{-1}$) entspricht 15,10 mg $MnSO_4$.

10.8/2097

Mebeverinhydrochlorid

Mebeverini hydrochloridum

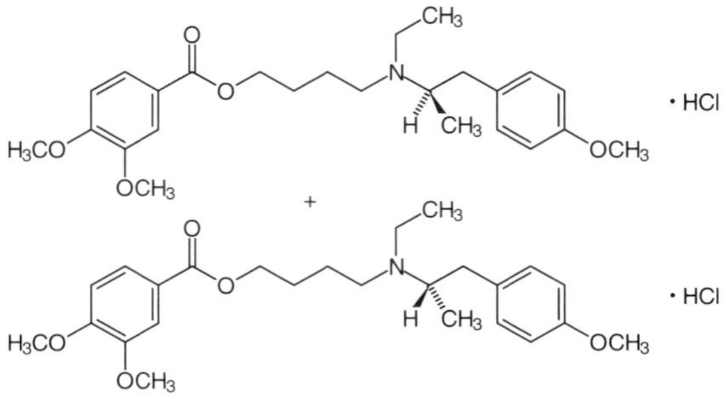

O
CH3
N
O
H3CO
OCH3
H
CH3
OCH3
• HCl
+
O
CH3
N
O
H3CO
OCH3
H
CH3
OCH3
• HCl

$C_{25}H_{36}ClNO_5$ — M_r 466,0

CAS Nr. 2753-45-9

Definition

[4-[Ethyl[(2*RS*)-1-(4-methoxyphenyl)propan-2-yl]amino]butyl](3,4-dimethoxybenzoat)-hydrochlorid

Gehalt: 99,0 bis 101,0 Prozent (getrocknete Substanz)

M

Monographien

Eigenschaften

Aussehen: weißes bis fast weißes, kristallines Pulver

Löslichkeit: sehr leicht löslich in Wasser und in Dichlormethan, leicht löslich in Ethanol 96 %

Prüfung auf Identität

A. IR-Spektroskopie (2.2.24)

Vergleich: Mebeverinhydrochlorid *CRS*

B. 50 mg Substanz werden in 4 ml Wasser *R* gelöst. Die Lösung wird mit 0,6 ml verdünnter Salpetersäure *R* angesäuert und 15 min lang bei 1800 *g* zentrifugiert. Der Überstand gibt die Identitätsreaktion a auf Chlorid (2.3.1), wobei mit dem Schritt „mit 0,4 ml Silbernitrat-Lösung *R* 1 versetzt" begonnen wird.

Prüfung auf Reinheit

pH-Wert (2.2.3): 4,5 bis 6,5

0,2 g Substanz werden in kohlendioxidfreiem Wasser *R* zu 10 ml gelöst.

Verwandte Substanzen: Flüssigchromatographie (2.2.29)

Lösungsmittelmischung: Acetonitril *R*, Wasser *R* (50:50 *V/V*)

Untersuchungslösung: 0,100 g Substanz werden in der Lösungsmittelmischung zu 10,0 ml gelöst.

Referenzlösung a: 1,0 ml Untersuchungslösung wird mit der Lösungsmittelmischung zu 100,0 ml verdünnt. 1,0 ml dieser Lösung wird mit der Lösungsmittelmischung zu 10,0 ml verdünnt.

Referenzlösung b: Der Inhalt einer Durchstechflasche mit Mebeverin zur Eignungsprüfung *CRS* (mit der Verunreinigung J) wird in 1 ml Lösungsmittelmischung gelöst.

Säule
- Größe: l = 0,25 m, ∅ = 4,0 mm
- Stationäre Phase: octadecylsilyliertes Kieselgel zur Chromatographie *R* (5 µm)

Mobile Phase
- Mobile Phase A: 1 Volumteil Triethylamin *R* und 100 Volumteile Wasser zur Chromatographie *R* werden gemischt und mit Phosphorsäure 85 % *R* auf einen pH-Wert von 5,0 eingestellt.
- Mobile Phase B: Acetonitril zur Chromatographie *R*

Zeit (min)	Mobile Phase A (% *V/V*)	Mobile Phase B (% *V/V*)
0 – 6	75	25
6 – 20	75 → 30	25 → 70
20 – 40	30	70

Durchflussrate: 1 ml · min^{-1}

Detektion: Spektrometer bei 220 nm

Einspritzen: 2 µl

Identifizierung von Verunreinigungen: Zur Identifizierung des Peaks der Verunreinigung J wird das mit der Referenzlösung b erhaltene Chromatogramm verwendet.

Relative Retention (bezogen auf Mebeverin, t_R etwa 15 min)
- Verunreinigung J: etwa 0,82

Eignungsprüfung
- Auflösung: mindestens 3,5 zwischen den Peaks von Verunreinigung J und Mebeverin im Chromatogramm der Referenzlösung b
- Signal-Rausch-Verhältnis: mindestens 70 für den Hauptpeak im Chromatogramm der Referenzlösung a

Berechnung der Prozentgehalte
- Korrekturfaktor: Für Verunreinigung J wird die Fläche des Peaks mit 3,5 multipliziert.
- Für jede Verunreinigung wird die Konzentration an Mebeverinhydrochlorid in der Referenzlösung a verwendet.

Grenzwerte
- Verunreinigung J: höchstens 0,2 Prozent
- Nicht spezifizierte Verunreinigungen: jeweils höchstens 0,10 Prozent
- Summe aller Verunreinigungen: höchstens 0,3 Prozent
- Berichtsgrenzwert: 0,05 Prozent

Trocknungsverlust (2.2.32): höchstens 0,5 Prozent, mit 1,000 g Substanz durch 1 h langes Trocknen im Trockenschrank bei 105 °C bestimmt

Sulfatasche (2.4.14): höchstens 0,1 Prozent, mit 1,0 g Substanz bestimmt

Gehaltsbestimmung

0,400 g Substanz werden in 50 ml wasserfreiem Ethanol *R* gelöst und mit 5,0 ml Salzsäure (0,01 mol · l^{-1}) versetzt. Die Lösung wird mit Natriumhydroxid-Lösung (0,1 mol · l^{-1}) titriert. Das zwischen den beiden mit Hilfe der Potentiometrie (2.2.20) bestimmten Wendepunkten zugesetzte Volumen wird abgelesen.

1 ml Natriumhydroxid-Lösung (0,1 mol · l^{-1}) entspricht 46,60 mg $C_{25}H_{36}ClNO_5$.

Lagerung

Vor Licht geschützt

Verunreinigungen

Spezifizierte Verunreinigung:

J

Andere bestimmbare Verunreinigungen

(Die folgenden Substanzen werden, falls in einer bestimmten Menge vorhanden, durch eine oder mehrere Prüfmethoden in der Monographie erfasst. Sie werden begrenzt durch das allgemeine Akzeptanzkriterium für weitere Verunreinigungen/nicht spezifizierte Verunreinigungen und/oder durch die Anforderungen der Allgemeinen Monographie **Substanzen zur pharmazeutischen Verwendung (Corpora ad usum pharmaceuticum)**. Diese Verunreinigungen müssen daher nicht identifiziert werden, um die Konformität der Substanz zu zeigen. Siehe auch „5.10 Kontrolle von Verunreinigungen in Substanzen zur pharmazeutischen Verwendung“):

A, B, C, D, E, F, G, H, I, K, N, O

A.

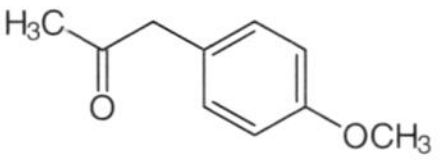

1-(4-Methoxyphenyl)propan-2-on

B.

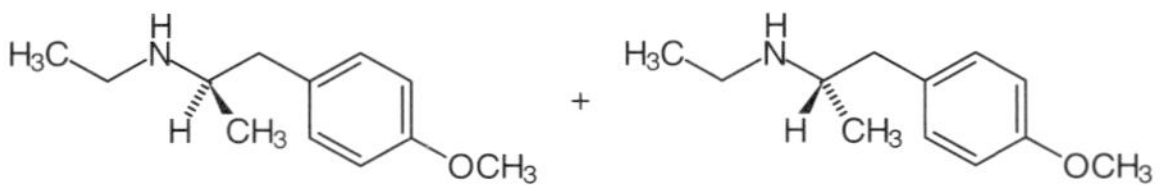

(2*RS*)-*N*-Ethyl-1-(4-methoxyphenyl)propan-2-amin

C.

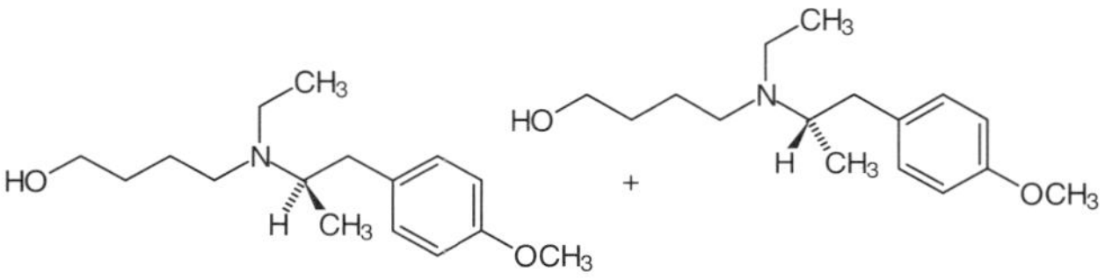

4-[Ethyl[(2*RS*)-1-(4-methoxyphenyl)propan-2-yl]amino]butan-1-ol

D.

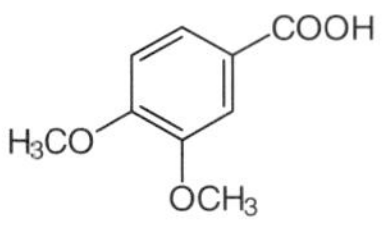

3,4-Dimethoxybenzoesäure

E.

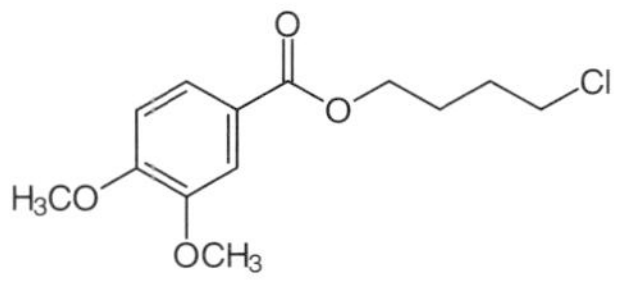

4-Chlorbutyl-3,4-dimethoxybenzoat

F.

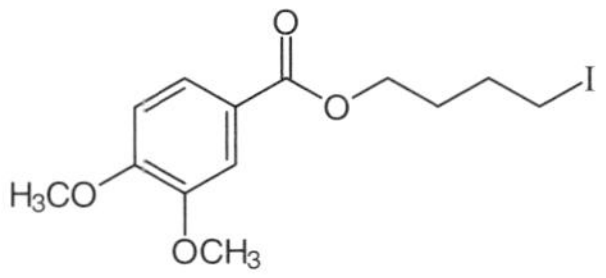

4-Iodbutyl-3,4-dimethoxybenzoat

G.

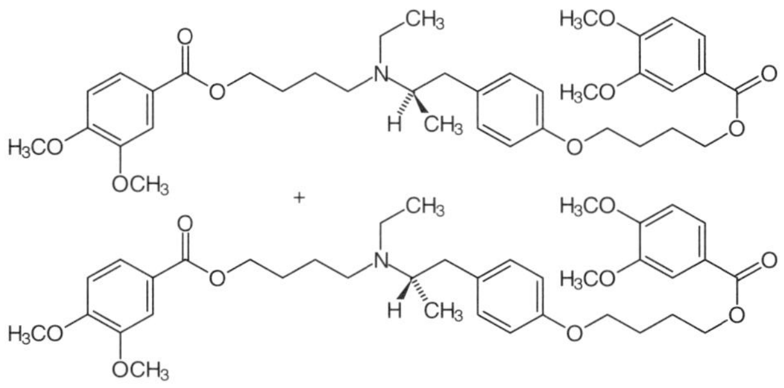

4-[[(2*RS*)-1-[4-[4-[(3,4-Dimethoxybenzoyl)oxy]butoxy]phenyl]propan-2-yl](ethyl)amino]butyl-3,4-dimethoxybenzoat

H.

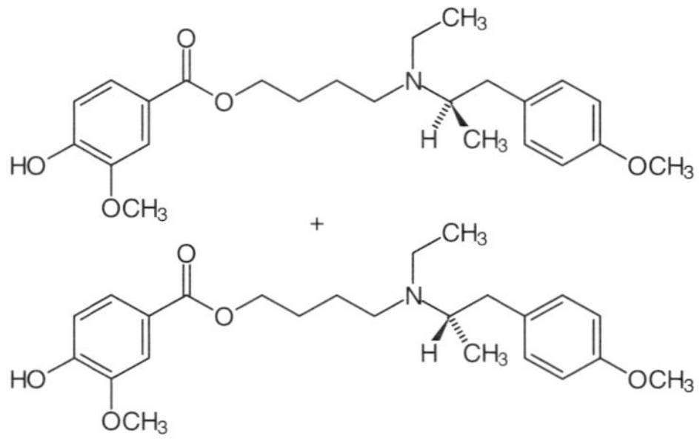

4-[Ethyl[(2*RS*)-1-(4-methoxyphenyl)propan-2-yl]amino]butyl-4-hydroxy-3-methoxybenzoat

I.

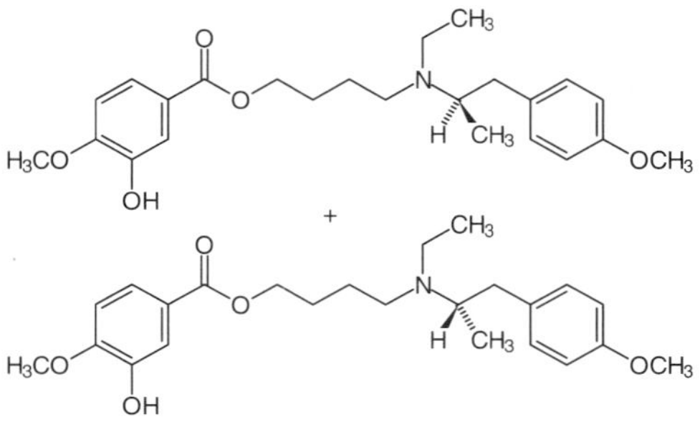

4-[Ethyl[(2*RS*)-1-(4-methoxyphenyl)propan-2-yl]amino]butyl-3-hydroxy-4-methoxybenzoat

J.

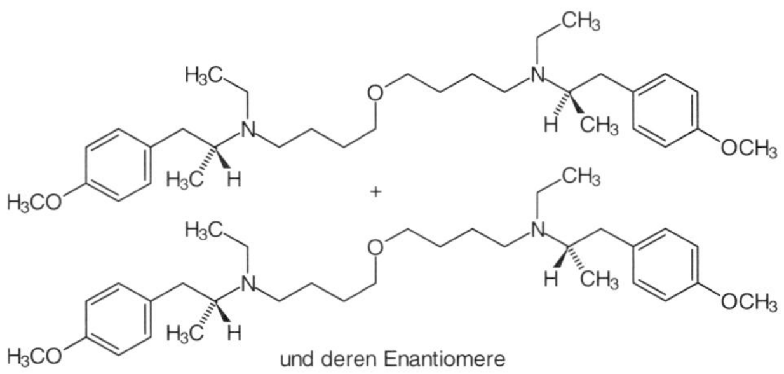
und deren Enantiomere

Gemisch von *N*-Ethyl-4-[4-[ethyl[(2*RS*)-1-(4-methoxyphenyl)propan-2-yl]amino]butoxy]-*N*-[(2*R*)-1-(4-methoxyphenyl)propan-2-yl]butan-1-amin und *N*-Ethyl-4-[4-[ethyl[(2*RS*)-1-(4-methoxyphenyl)propan-2-yl]amino]butoxy]-*N*-[(2*S*)-1-(4-methoxyphenyl)propan-2-yl]butan-1-amin

K.

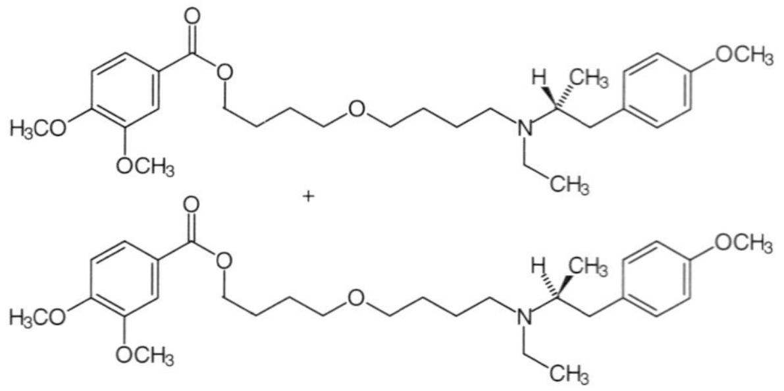
H₃CO
OCH₃
O
O
O
H
CH₃
N
CH₃
OCH₃
+

4-[4-[Ethyl[(2*RS*)-1-(4-methoxyphenyl)propan-2-yl]=amino]butoxy]butyl-3,4-dimethoxybenzoat

N.

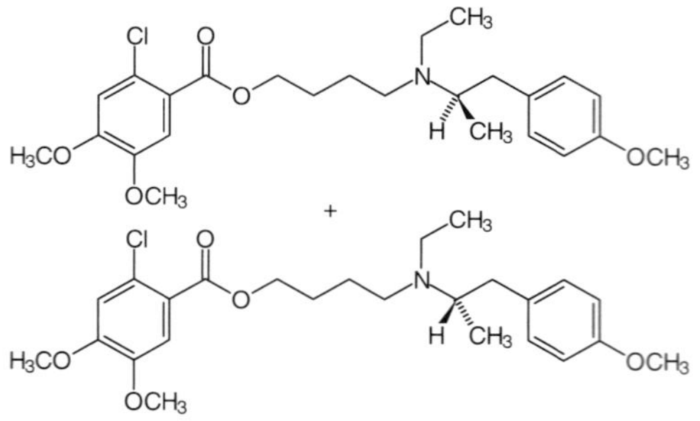
Cl
O
H₃CO
OCH₃
O
CH₃
N
H
CH₃
OCH₃
+

4-[Ethyl[(2*RS*)-1-(4-methoxyphenyl)propan-2-yl]=amino]butyl-2-chlor-4,5-dimethoxybenzoat

O.

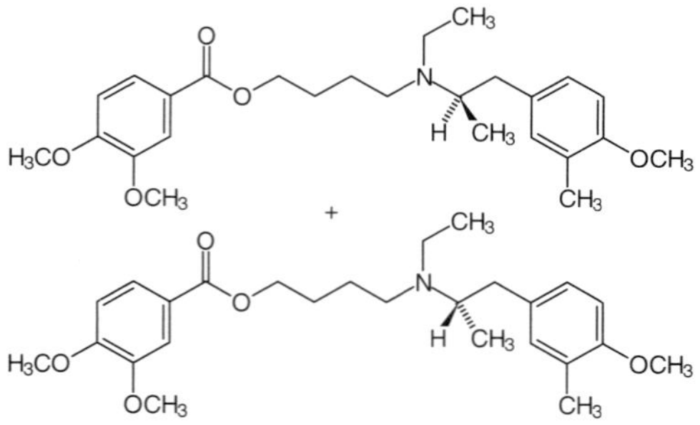
O
H₃CO
OCH₃
O
CH₃
N
H
CH₃
OCH₃
CH₃
+

4-[Ethyl[(2*RS*)-1-(4-methoxy-3-methylphenyl)=propan-2-yl]amino]butyl-3,4-dimethoxybenzoat

N

Natriumascorbat 10099

N

Monographien

10.8/1791

Natriumascorbat

Natrii ascorbas

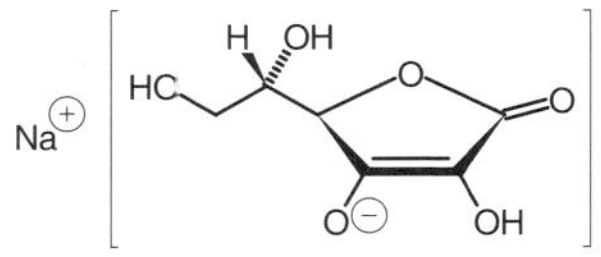

$C_6H_7NaO_6$ M_r 198,1

CAS Nr. 134-03-2

Definition

Natrium[(2*R*)-2-[(1*S*)-1,2-dihydroxyethyl]-4-hydroxy-5-oxo-2,5-dihydrofuran-3-olat]

Gehalt: 99,0 bis 101,0 Prozent (getrocknete Substanz)

Eigenschaften

Aussehen: kristallines Pulver oder Kristalle, weiß bis gelblich

Löslichkeit: leicht löslich in Wasser, wenig löslich in Ethanol 96 %, praktisch unlöslich in Dichlormethan

Prüfung auf Identität

1: B, D
2: A, C, D

A. Die Substanz entspricht der Prüfung „Spezifische Drehung" (siehe „Prüfung auf Reinheit").

B. IR-Spektroskopie (2.2.24)

Vergleich: Natriumascorbat *CRS*

C. Wird 1 ml Prüflösung (siehe „Prüfung auf Reinheit") mit 0,2 ml verdünnter Salpetersäure *R* und 0,2 ml Silbernitrat-Lösung *R* 2 versetzt, bildet sich ein grauer Niederschlag.

D. 1 ml Prüflösung gibt die Identitätsreaktion a auf Natrium (2.3.1).

Prüfung auf Reinheit

Prüflösung: 10,0 g Substanz werden in kohlendioxidfreiem Wasser *R*, das aus destilliertem Wasser *R* hergestellt wurde, zu 100,0 ml gelöst.

Aussehen der Lösung: Die Prüflösung muss klar (2.2.1) und darf nicht stärker gefärbt sein als die Farbvergleichslösung G_6 oder BG_6 (2.2.2, Methode II). Der Farbvergleich muss unmittelbar nach Herstellen der Prüflösung durchgeführt werden.

pH-Wert (2.2.3): 7,0 bis 8,0; an der frisch hergestellten Prüflösung bestimmt

Spezifische Drehung (2.2.7): +103 bis +108 (getrocknete Substanz), mit der frisch hergestellten Prüflösung bestimmt

Verunreinigung E: höchstens 0,2 Prozent

Untersuchungslösung: 0,25 g Substanz werden in 5 ml Wasser *R* gelöst. Die Lösung wird mit 1 ml verdünnter Essigsäure *R* und 0,5 ml Calciumchlorid-Lösung *R* versetzt.

Referenzlösung: 70 mg Oxalsäure *R* (Dihydrat der Verunreinigung E) werden in Wasser *R* zu 500 ml gelöst. 5 ml Lösung werden mit 1 ml verdünnter Essigsäure *R* und 0,5 ml Calciumchlorid-Lösung *R* versetzt.

Die Lösungen werden 1 h lang stehen gelassen. Eine in der Untersuchungslösung auftretende Opaleszenz darf nicht intensiver sein als die der Referenzlösung.

Verwandte Substanzen: Flüssigchromatographie (2.2.29)

Die Lösungen müssen unmittelbar vor Gebrauch hergestellt werden.

Phosphat-Pufferlösung: 6,8 g Kaliumdihydrogenphosphat *R* werden in Wasser zur Chromatographie *R* zu etwa 175 ml gelöst. Die Lösung wird durch einen Membranfilter (nominale Porengröße 0,45 µm) filtriert und mit Wasser zur Chromatographie *R* zu 1000 ml verdünnt.

Untersuchungslösung: 0,500 g Substanz werden in der Phosphat-Pufferlösung zu 10,0 ml gelöst.

Referenzlösung a: 10,0 mg Ascorbinsäure-Verunreinigung C *CRS* werden in der mobilen Phase zu 5,0 ml gelöst.

Referenzlösung b: 5,0 mg Ascorbinsäure-Verunreinigung D *CRS* und 5,0 mg Ascorbinsäure *CRS* werden in der mobilen Phase gelöst. Die Lösung wird mit 2,5 ml Referenzlösung a versetzt und mit der mobilen Phase zu 100,0 ml verdünnt.

Referenzlösung c: 1 ml Untersuchungslösung wird mit der mobilen Phase zu 200 ml verdünnt. 1 ml dieser Lösung wird mit 1 ml Referenzlösung a gemischt.

Säule
- Größe: l = 0,25 m, ∅ = 4,6 mm
- Stationäre Phase: aminopropylsilyliertes Kieselgel zur Chromatographie *R* (5 µm)
- Temperatur: 45 °C

Mobile Phase: Phosphat-Pufferlösung, Acetonitril *R* 1 (25:75 *V/V*)

Durchflussrate: 1,0 ml · min^{-1}

Detektion: Spektrometer bei 210 nm

Einspritzen: 20 µl; Untersuchungslösung, Referenzlösungen b und c

Chromatographiedauer: 2,5fache Retentionszeit von Ascorbinsäure

Identifizierung von Verunreinigungen: Zur Identifizierung der Peaks der Verunreinigungen C und D wird das mit der Referenzlösung b erhaltene Chromatogramm verwendet.

Relative Retention (bezogen auf Ascorbinsäure, t_R etwa 11 min)
– Verunreinigung D: etwa 0,4
– Verunreinigung C: etwa 1,7

Eignungsprüfung
– Auflösung: mindestens 3,0 zwischen den Peaks von Ascorbinsäure und Verunreinigung C im Chromatogramm der Referenzlösung c
– Signal-Rausch-Verhältnis: mindestens 20 für den Peak der Verunreinigung C im Chromatogramm der Referenzlösung b

Grenzwerte
– Verunreinigungen C, D: jeweils nicht größer als das 1,5fache der Fläche des entsprechenden Peaks im Chromatogramm der Referenzlösung b (0,15 Prozent)
– Nicht spezifizierte Verunreinigungen: jeweils nicht größer als die Fläche des Ascorbinsäure-Peaks im Chromatogramm der Referenzlösung b (0,10 Prozent)
– Summe aller Verunreinigungen ohne Verunreinigungen C und D: nicht größer als das 2fache der Fläche des Ascorbinsäure-Peaks im Chromatogramm der Referenzlösung b (0,2 Prozent)
– Ohne Berücksichtigung bleiben: Peaks, deren Fläche nicht größer ist als das 0,5fache der Fläche des Ascorbinsäure-Peaks im Chromatogramm der Referenzlösung b (0,05 Prozent)

Sulfat (2.4.13): höchstens 150 ppm

10 ml Prüflösung werden mit 2 ml Salzsäure *R* 1 versetzt und mit destilliertem Wasser *R* zu 15 ml verdünnt.

Eisen: höchstens 2 ppm

Atomabsorptionsspektrometrie (2.2.23)

Untersuchungslösung: 5,0 g Substanz werden in Salpetersäure (0,1 mol · l^{-1}) zu 25,0 ml gelöst.

Referenzlösungen: Die Referenzlösungen (0,2 ppm, 0,4 ppm, 0,6 ppm) werden aus der Eisen-Lösung (20 ppm Fe) *R* durch Verdünnen mit Salpetersäure (0,1 mol · l^{-1}) hergestellt.

Strahlungsquelle: Eisen-Hohlkathodenlampe

Wellenlänge: 248,3 nm

Atomisierung: Luft-Acetylen-Flamme

Kupfer: höchstens 5 ppm

Atomabsorptionsspektrometrie (2.2.23, Methode I)

Untersuchungslösung: 2,0 g Substanz werden in Salpetersäure (0,1 mol · l^{-1}) zu 25,0 ml gelöst.

Referenzlösungen: Die Referenzlösungen (0,2 ppm, 0,4 ppm, 0,6 ppm) werden aus der Kupfer-Lösung (10 ppm Cu) *R* durch Verdünnen mit Salpetersäure (0,1 mol · l^{-1}) hergestellt.

Strahlungsquelle: Kupfer-Hohlkathodenlampe

Wellenlänge: 324,8 nm

Atomisierung: Luft-Acetylen-Flamme

Trocknungsverlust (2.2.32): höchstens 0,25 Prozent, mit 1,000 g Substanz durch Trocknen im Trockenschrank bei 105 °C bestimmt

Gehaltsbestimmung

80 mg Substanz werden in einer Mischung von 10 ml verdünnter Schwefelsäure *R* und 80 ml kohlendioxidfreiem Wasser *R* gelöst. Nach Zusatz von 1 ml Stärke-Lösung *R* wird die Lösung mit Iod-Lösung (0,05 mol · l^{-1}) bis zur bleibenden Violettblaufärbung titriert.

1 ml Iod-Lösung (0,05 mol · l^{-1}) entspricht 9,91 mg $C_6H_7NaO_6$.

Lagerung

Im nicht metallischen Behältnis, vor Licht geschützt

Verunreinigungen

Spezifizierte Verunreinigungen:

C, D, E

Andere bestimmbare Verunreinigungen

(Die folgenden Substanzen werden, falls in einer bestimmten Menge vorhanden, durch eine oder mehrere Prüfmethoden in der Monographie erfasst. Sie werden begrenzt durch das allgemeine Akzeptanzkriterium für weitere Verunreinigungen/nicht spezifizierte Verunreinigungen und/oder durch die Anforderungen der Allgemeinen Monographie **Substanzen zur pharmazeutischen Verwendung (Corpora ad usum pharmaceuticum)**. Diese Verunreinigungen müssen daher nicht identifiziert werden, um die Konformität der Substanz zu zeigen. Siehe auch „5.10 Kontrolle von Verunreinigungen in Substanzen zur pharmazeutischen Verwendung"):

A, F, G, H

A.

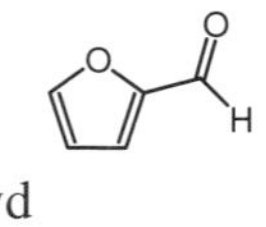
O
O
H

Furan-2-carbaldehyd

C.

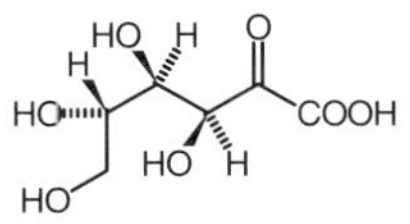
HO
H
H
O
HO
COOH
HO
H
HO

L-*xylo*-Hex-2-ulosonsäure
(L-Sorbosonsäure)

D.

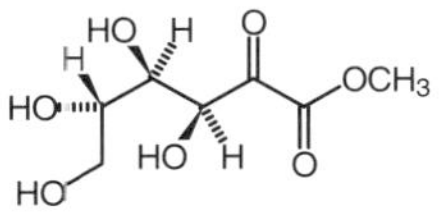
HO
H
H
O
HO
OCH3
HO
H
O
HO

Methyl(L-*xylo*-hex-2-ulosonat)
(Methyl-L-Sorbosonat)

E.

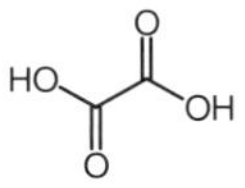
O
HO
OH
O

Oxalsäure

F.

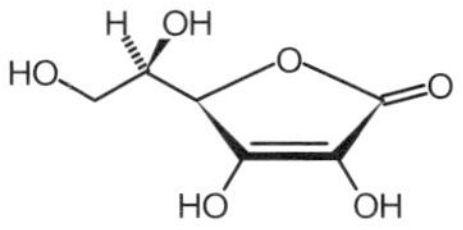
H
OH
HO
O
O
HO
OH

(5*R*)-5-[(1*R*)-1,2-Dihydroxyethyl]-3,4-dihydroxy-furan-2(5*H*)-on

G.

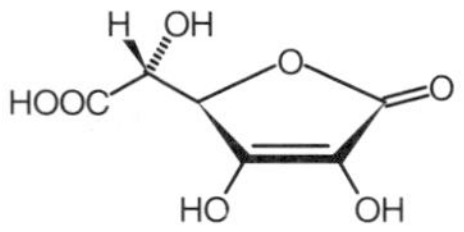
H
OH
HOOC
O
O
HO
OH

(*R*)-[(2*R*)-3,4-Dihydroxy-5-oxo-2,5-dihydro-furan-2-yl]hydroxyessigsäure

H.

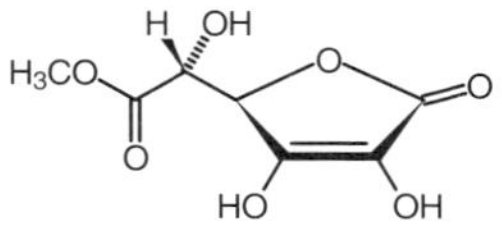
H
OH
H3CO
O
O
O
HO
OH

Methyl[(*R*)-[(2*R*)-3,4-dihydroxy-5-oxo-2,5-di-hydrofuran-2-yl]hydroxyacetat]

P

Piperacillin-Natrium 10105
Podophyllotoxin 10109
Protaminsulfat 10111

10.8/1168

Piperacillin-Natrium

Piperacillinum natricum

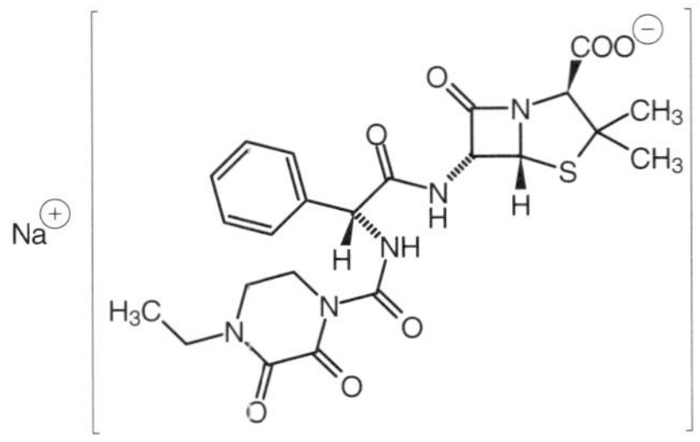

$C_{23}H_{26}N_5NaO_7S$ M_r 539,5

CAS Nr. 59703-84-3

Definition

Natrium[(2*S*,5*R*,6*R*)-6-[(2*R*)-2-(4-ethyl-2,3-dioxo=piperazin-1-carboxamido)-2-phenylacetamido]-3,3-dimethyl-7-oxo-4-thia-1-azabicyclo[3.2.0]heptan-2-carboxylat]

Halbsynthetische Substanz, hergestellt aus einer durch Fermentation gewonnenen Substanz

Gehalt: 95,5 bis 102,0 Prozent (wasserfreie Substanz)

Herstellung

Das Herstellungsverfahren muss evaluiert werden, um das Potential zur Bildung von *N*,*N*-Dimethylanilin zu bestimmen. Falls erforderlich muss das Herstellungsverfahren validiert werden, um zu zeigen, dass die Substanz der folgenden Prüfung entspricht:

***N*,*N*-Dimethylanilin (2.4.26, Methode A):** höchstens 20 ppm

Eigenschaften

Aussehen: weißes bis fast weißes, hygroskopisches Pulver

Löslichkeit: leicht löslich in Wasser und in Methanol, praktisch unlöslich in Ethylacetat

Prüfung auf Identität

A. IR-Spektroskopie (2.2.24)

Probenvorbereitung: 0,250 g Substanz werden in Wasser *R* gelöst. Nach Zusatz von 0,5 ml verdünnter Salzsäure *R* und 5 ml Ethylacetat *R* wird die Lösung gerührt und 10 min lang in einer Eis-Wasser-Mischung stehen gelassen. Die Kristalle werden unter Absaugen durch einen kleinen Glassintertiegel (40) abfiltriert, mit 5 ml Wasser *R* und 5 ml Ethylacetat *R* gewaschen und anschließend 60 min lang im Trockenschrank bei 60 °C getrocknet.

Vergleich: Piperacillin *CRS*

B. Die Substanz gibt die Identitätsreaktion a auf Natrium (2.3.1).

Prüfung auf Reinheit

Prüflösung: 2,50 g Substanz werden in kohlendioxidfreiem Wasser *R* zu 25 ml gelöst.

Aussehen der Lösung: Die Prüflösung muss klar (2.2.1) sein. Die Absorption (2.2.25) der Prüflösung, bei 430 nm gemessen, darf höchstens 0,10 betragen.

pH-Wert (2.2.3): 5,0 bis 7,0; an der Prüflösung bestimmt

Verwandte Substanzen: Flüssigchromatographie (2.2.29)

Untersuchungslösung: 0,120 g Substanz werden in Wasser *R* zu 20,0 ml gelöst.

Referenzlösung a: 1,0 ml Untersuchungslösung wird mit der mobilen Phase B zu 100,0 ml verdünnt.

Referenzlösung b: 6 mg Piperacillin-Verunreinigung I *CRS* werden in der mobilen Phase B zu 20 ml gelöst.

Referenzlösung c: 6 mg wasserfreies Ampicillin *CRS* (Verunreinigung A) werden in der mobilen Phase B zu 20 ml gelöst.

Referenzlösung d: 2 ml Referenzlösung b werden mit 1 ml Referenzlösung c versetzt. Diese Lösung wird mit der mobilen Phase B zu 10 ml verdünnt.

Referenzlösung e: 6 mg Piperacillin zur Peak-Identifizierung *CRS* (mit den Verunreinigungen A, B, C, D, E, F, G, I, J, K, L, M, O, P, Q, R, S und T) werden in der mobilen Phase zu 1 ml gelöst.

Säule
- Größe: l = 0,25 m, ∅ = 4,6 mm
- Stationäre Phase: nachsilanisiertes, octadecylsilyliertes, amorphes, siliciumorganisches Polymer zur Chromatographie *R* (5 µm)
- Temperatur: 40 °C

Mobile Phase

- Mobile Phase A: 3 ml einer Lösung von Tetrabutylammoniumhydroxid *R* (320 g · l^{-1}), 100 ml einer Lösung von Natriumdihydrogenphosphat *R* (27,6 g · l^{-1}), 275 ml Methanol *R* 1 und 622 ml Wasser zur Chromatographie *R* werden gemischt; die Lösung wird mit Phosphorsäure 85 % *R* auf einen scheinbaren pH-Wert von 5,5 eingestellt.
- Mobile Phase B: 3 ml einer Lösung von Tetrabutylammoniumhydroxid *R* (320 g · l^{-1}), 100 ml einer Lösung von Natriumdihydrogenphosphat *R* (27,6 g · l^{-1}), 282 ml Wasser zur Chromatographie *R* und 615 ml Methanol *R* 1 werden gemischt; die Lösung wird mit Phosphorsäure 85 % *R* auf einen scheinbaren pH-Wert von 5,5 eingestellt.

Zeit (min)	Mobile Phase A (% *V/V*)	Mobile Phase B (% *V/V*)
0 – 6	100	0
6 – 55	100 → 71	0 → 29
55 – 73	71 → 10	29 → 90
73 – 85	10	90

Durchflussrate: 1,0 ml · min^{-1}

Detektion: Spektrometer bei 220 nm

Autosampler: 4 °C

Einspritzen: 10 µl; Untersuchungslösung, Referenzlösungen a, d und e

Identifizierung von Verunreinigungen: Zur Identifizierung der Peaks der Verunreinigungen A, B, C, D, E, F, G, I, J, K, L, M, O, P, Q, R, S und T werden das mitgelieferte Chromatogramm von Piperacillin zur Peak-Identifizierung *CRS* und das mit der Referenzlösung e erhaltene Chromatogramm verwendet.

Relative Retention (bezogen auf Piperacillin, t_R etwa 54 min)

- Verunreinigung E: etwa 0,05
- Verunreinigung I: etwa 0,12
- Verunreinigung A: etwa 0,14
- Verunreinigung G: etwa 0,30
- Verunreinigung J: etwa 0,36
- Verunreinigung F: etwa 0,57
- Verunreinigung K: etwa 0,60
- Verunreinigung L: etwa 0,65
- Verunreinigung B (Isomer 1): etwa 0,71
- Verunreinigung M: etwa 0,75
- Verunreinigung B (Isomer 2): etwa 0,83
- Verunreinigung C (Isomer 1): etwa 0,87
- Verunreinigung C (Isomer 2): etwa 0,92
- Verunreinigung O: etwa 1,23
- Verunreinigung P: etwa 1,26
- Verunreinigung Q: etwa 1,31
- Verunreinigung R: etwa 1,36
- Verunreinigung S: etwa 1,38
- Verunreinigung T: etwa 1,41
- Verunreinigung D: etwa 1,54

Eignungsprüfung: Referenzlösung d

- Auflösung: mindestens 1,5 zwischen den Peaks der Verunreinigungen I und A

Berechnung der Prozentgehalte

- Korrekturfaktoren: Die Flächen der Peaks folgender Verunreinigungen werden mit dem entsprechenden Korrekturfaktor multipliziert:
  - Verunreinigung A: 1,3
  - Verunreinigung E: 0,4
  - Verunreinigung I: 3,2
- Für jede Verunreinigung wird die Konzentration an Piperacillin-Natrium in der Referenzlösung a verwendet.

Grenzwerte

- Verunreinigung G: höchstens 1,5 Prozent
- Verunreinigungen B (Summe der Isomere), D: jeweils höchstens 1,0 Prozent
- Verunreinigung F: höchstens 0,8 Prozent
- Verunreinigung C (Summe der Isomere): höchstens 0,7 Prozent
- Verunreinigung S: höchstens 0,5 Prozent
- Verunreinigungen L, T: jeweils höchstens 0,3 Prozent
- Verunreinigungen A, E, I, J, K, M, O, P, Q, R: jeweils höchstens 0,2 Prozent
- Jede weitere Verunreinigung: jeweils höchstens 0,15 Prozent
- Summe aller Verunreinigungen: höchstens 2,5 Prozent
- Berichtsgrenzwert: 0,05 Prozent

Wasser (2.5.12): höchstens 2,0 Prozent, mit 0,500 g Substanz bestimmt

Gehaltsbestimmung

Flüssigchromatographie (2.2.29)

Lösungsmittelmischung: Acetonitril *R*, Lösung von Natriumdihydrogenphosphat *R* (31,2 g · l^{-1}) (25:75 *V/V*)

Untersuchungslösung: 0,100 g Substanz werden in der Lösungsmittelmischung zu 50,0 ml gelöst. 5,0 ml Lösung werden mit der Lösungsmittelmischung zu 50,0 ml verdünnt.

Referenzlösung a: 50,0 mg Piperacillin *CRS* werden in der Lösungsmittelmischung zu 50,0 ml gelöst. 10,0 ml Lösung werden mit der Lösungsmittelmischung zu 50,0 ml verdünnt.

Referenzlösung b: 0,1 g Substanz werden in der Lösungsmittelmischung zu 50 ml gelöst.

Referenzlösung c: 5 mg Piperacillin-Verunreinigung N *CRS* werden in der Lösungsmittelmischung zu 25 ml gelöst.

Referenzlösung d: 5 ml Referenzlösung b werden mit 0,1 ml Referenzlösung c versetzt und mit der Lösungsmittelmischung zu 50 ml verdünnt.

Säule

- Größe: l = 0,15 m, ∅ = 4,6 mm
- Stationäre Phase: nachsilanisiertes, octadecylsilyliertes, amorphes, siliciumorganisches Polymer zur Chromatographie *R* (3,5 µm)
- Temperatur: 40 °C

Mobile Phase

- Mobile Phase A: 24 ml einer Lösung von Tetrabutylammoniumhydroxid *R* (80 g · l^{-1}), 200 ml Acetonitril zur Chromatographie *R*, 200 ml einer Lösung von Natriumdihydrogenphosphat *R* (31,2 g · l^{-1}) und 576 ml Wasser zur Chromatographie *R* werden gemischt; die Lösung wird mit Phosphorsäure 10 % *R* oder verdünnter Natriumhydroxid-Lösung *R* auf einen scheinbaren pH-Wert von 5,5 eingestellt.
- Mobile Phase B: 24 ml einer Lösung von Tetrabutylammoniumhydroxid *R* (80 g · l^{-1}), 126 ml Wasser zur Chromatographie *R*, 200 ml einer Lösung von Natriumdihydrogenphosphat *R* (31,2 g · l^{-1}) und 650 ml Acetonitril zur Chromatographie *R* werden gemischt; die Lösung wird mit Phosphorsäure 10 % *R* oder verdünnter Natriumhydroxid-Lösung *R* auf einen scheinbaren pH-Wert von 5,5 eingestellt.

Zeit (min)	Mobile Phase A (% *V/V*)	Mobile Phase B (% *V/V*)
0 – 3,5	100	0
3,5 – 4	100 → 92	0 → 8
4 – 14	92 → 86	8 → 14
14 – 15	86 → 0	14 → 100

Durchflussrate: 1,0 ml · min^{-1}

Detektion: Spektrometer bei 220 nm

Einspritzen: 10 µl; Untersuchungslösung, Referenzlösungen a und d

Relative Retention (bezogen auf Piperacillin, t_R etwa 13 min)

- Verunreinigung N: etwa 0,96

Eignungsprüfung: Referenzlösung d

- Auflösung: mindestens 1,5 zwischen den Peaks von Verunreinigung N und Piperacillin

Der Prozentgehalt an $C_{23}H_{26}N_5NaO_7S$ wird mit Hilfe des Chromatogramms der Referenzlösung a, unter Berücksichtigung des für Piperacillin *CRS* angegebenen Gehalts und mit einem Umrechnungsfaktor von 1,042 berechnet.

Lagerung

Dicht verschlossen

Falls die Substanz steril ist, darüber hinaus im sterilen Behältnis mit Originalitätsverschluss

Beschriftung

Die Beschriftung gibt, falls zutreffend, an, dass die Substanz zur Herstellung von Parenteralia geeignet ist.

Verunreinigungen

Spezifizierte Verunreinigungen:

A, B, C, D, E, F, G, I, J, K, L, M, O, P, Q, R, S, T

Andere bestimmbare Verunreinigungen

(Die folgenden Substanzen werden, falls in einer bestimmten Menge vorhanden, durch eine oder mehrere Prüfmethoden in der Monographie erfasst. Sie werden begrenzt durch das allgemeine Akzeptanzkriterium für weitere Verunreinigungen/nicht spezifizierte Verunreinigungen. Diese Verunreinigungen müssen daher nicht identifiziert werden, um die Konformität der Substanz zu zeigen. Siehe auch „5.10 Kontrolle von Verunreinigungen in Substanzen zur pharmazeutischen Verwendung“):

H, N

A.

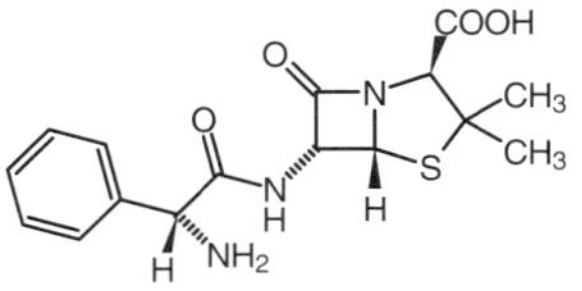

(2*S*,5*R*,6*R*)-6-[(2*R*)-2-Amino-2-phenylacetamido]-3,3-dimethyl-7-oxo-4-thia-1-azabicyclo[3.2.0]heptan-2-carbonsäure
(Ampicillin)

B.

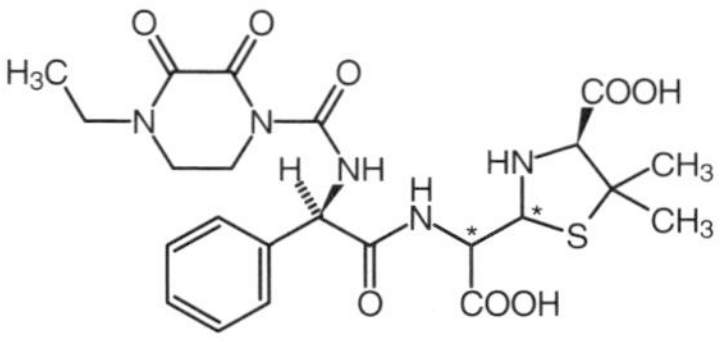

(2*Ξ*,4*S*)-2-[(*Ξ*)-Carboxy[[(2*R*)-2-(4-ethyl-2,3-dioxopiperazin-1-carboxamido)-2-phenylacetamido]methyl]-5,5-dimethyl-1,3-thiazolidin-4-carbonsäure
(Penicillosäuren des Piperacillins)

C.

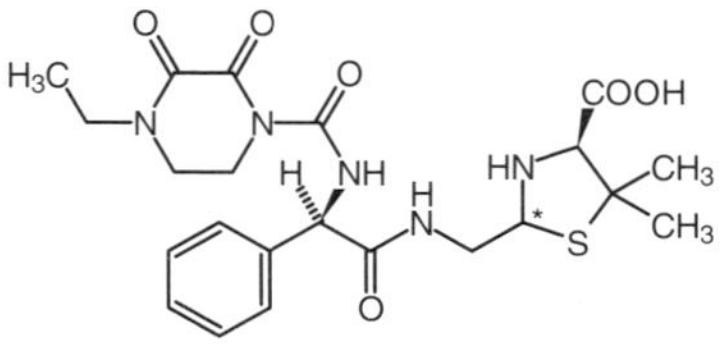

(2*Ξ*,4*S*)-2-[[(2*R*)-2-(4-Ethyl-2,3-dioxopiperazin-1-carboxamido)-2-phenylacetamido]methyl]-5,5-dimethyl-1,3-thiazolidin-4-carbonsäure
(Penillosäuren des Piperacillins)

P

Monographien

D.

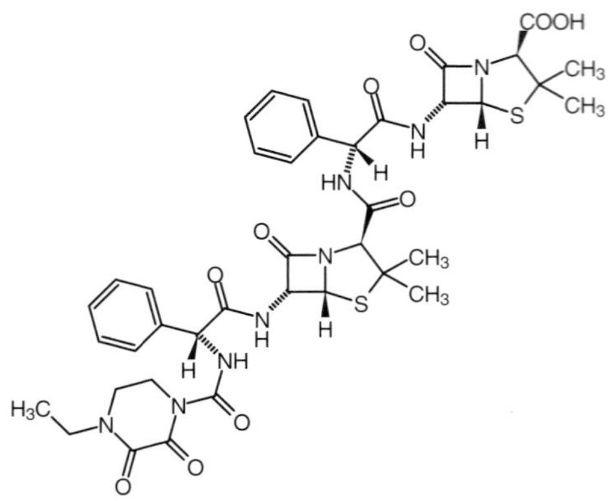

(2*S*,5*R*,6*R*)-6-[(2*R*)-2-[(2*S*,5*R*,6*R*)-6-[(2*R*)-2-(4-Ethyl-2,3-dioxopiperazin-1-carboxamido)-2-phenylacetamido]-3,3-dimethyl-7-oxo-4-thia-1-azabicyclo[3.2.0]heptan-2-carboxamido]-2-phenylacetamido]-3,3-dimethyl-7-oxo-4-thia-1-azabicyclo[3.2.0]heptan-2-carbonsäure
(Piperacillinylampicillin)

E.

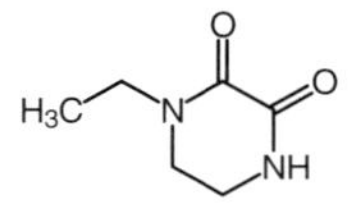

1-Ethylpiperazin-2,3-dion

F.

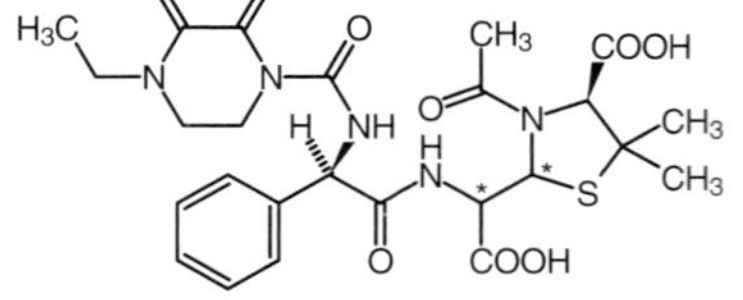

(2Ξ,4*S*)-3-Acetyl-2-[(Ξ)-carboxy[(2*R*)-2-(4-ethyl-2,3-dioxopiperazin-1-carboxamido)]-2-phenylacet=amido]methyl]-5,5-dimethyl-1,3-thiazolidin-4-carbonsäure
(Acetylierte Penicillosäuren des Piperacillins)

G.

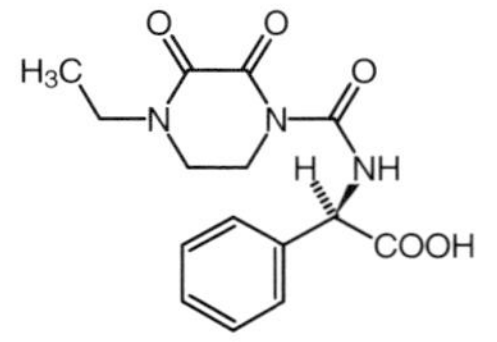

(*R*)-(4-Ethyl-2,3-dioxopiperazin-1-carboxamido)=phenylessigsäure

H.

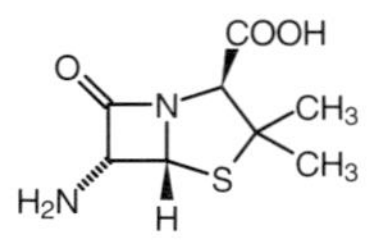

(2*S*,5*R*,6*R*)-6-Amino-3,3-dimethyl-7-oxo-4-thia-1-azabicyclo[3.2.0]heptan-2-carbonsäure
(6-Aminopenicillansäure)

I.

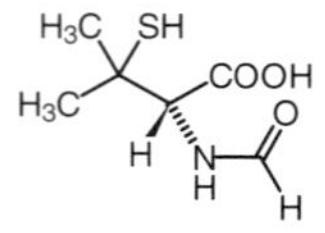

(2*S*)-2-Formamido-3-methyl-3-sulfanylbutansäure
(*N*-Formylpenicillamin)

J.

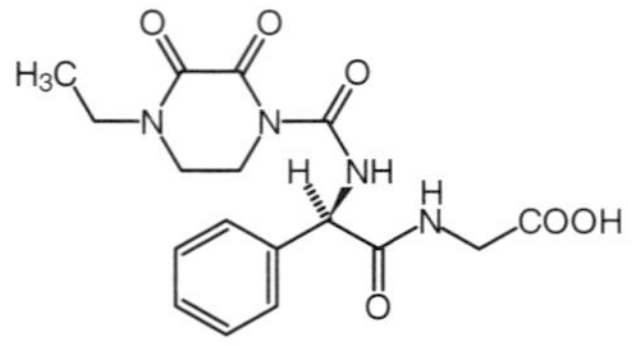

[(2*R*)-2-(4-Ethyl-2,3-dioxopiperazin-1-carboxamido)-2-phenylacetamido]essigsäure

K.

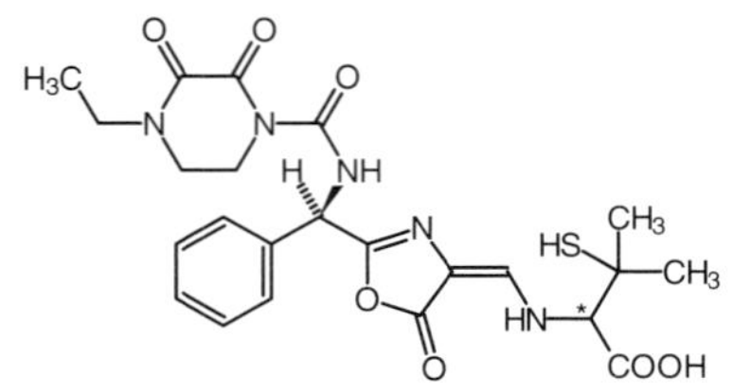

(2Ξ)-2-[[(*E*)-[2-[(*R*)-[(4-Ethyl-2,3-dioxopiperazin-1-carboxamido)phenylmethyl]-5-oxo-1,3-oxazol-4(5*H*)-yliden]methyl]amino]-3-methyl-3-sulfanylbutansäure
(Penicillensäure)

L. Unbekannte Struktur

M.

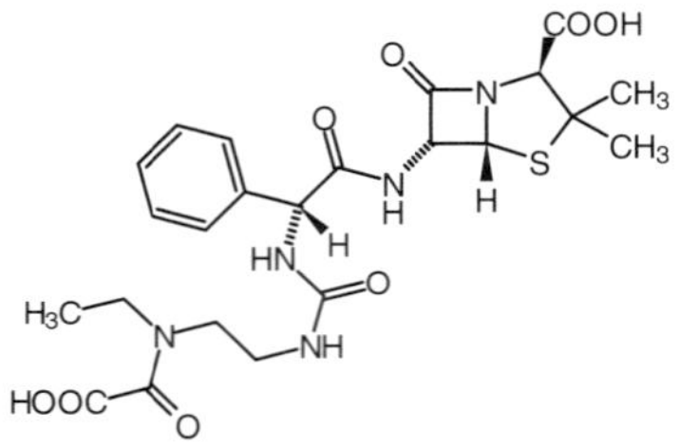

(2*S*,5*R*,6*R*)-6-[(2*R*)-2-[[[2-[Ethyl(oxalo)amino]ethyl]=carbamoyl]amino]-2-phenylacetamido]-3,3-dimethyl-7-oxo-4-thia-1-azabicyclo[3.2.0]heptan-2-carbonsäure

N.

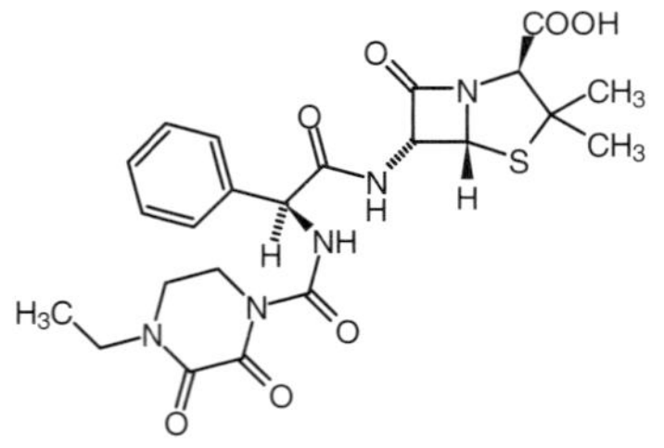

(2*S*,5*R*,6*R*)-6-[(2*S*)-2-(4-Ethyl-2,3-dioxopiperazin-1-carboxamido)-2-phenylacetamido]-3,3-dimethyl-7-oxo-4-thia-1-azabicyclo[3.2.0]heptan-2-carbonsäure
(L-Piperacillin)

O. Unbekannte Struktur

P.

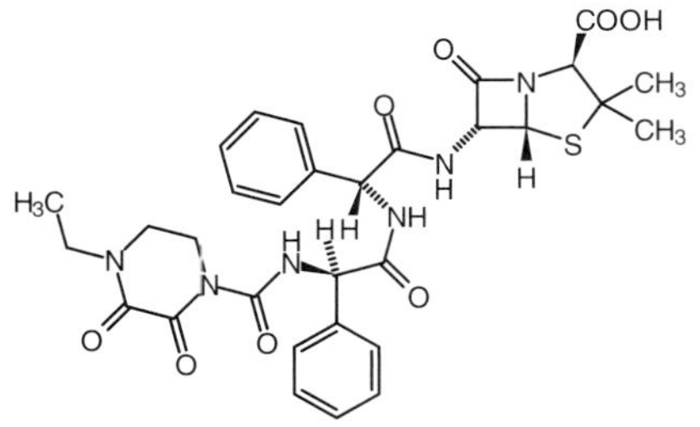

(2*S*,5*R*,6*R*)-6-[(2*R*)-2-[(2*R*)-2-(4-Ethyl-2,3-dioxopiperazin-1-carboxamido)-2-phenylacetamido]-2-phenylacetamido]-3,3-dimethyl-7-oxo-4-thia-1-azabicyclo[3.2.0]heptan-2-carbonsäure

Q. Unbekannte Struktur

R.

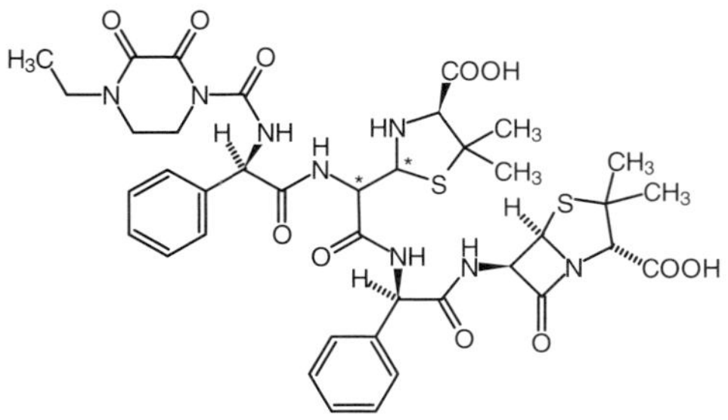

(2*S*,5*R*,6*R*)-6-[(2*R*)-2-[(2*Ξ*)-2-[(2*Ξ*,4*S*)-4-Carboxy-5,5-dimethyl-1,3-thiazolidin-2-yl]-2-[(2*R*)-2-(4-ethyl-2,3-dioxopiperazin-1-carboxamido)-2-phenylacetamido]acetamido]-2-phenylacetamido]-3,3-dimethyl-7-oxo-4-thia-1-azabicyclo[3.2.0]heptan-2-carbonsäure

S.

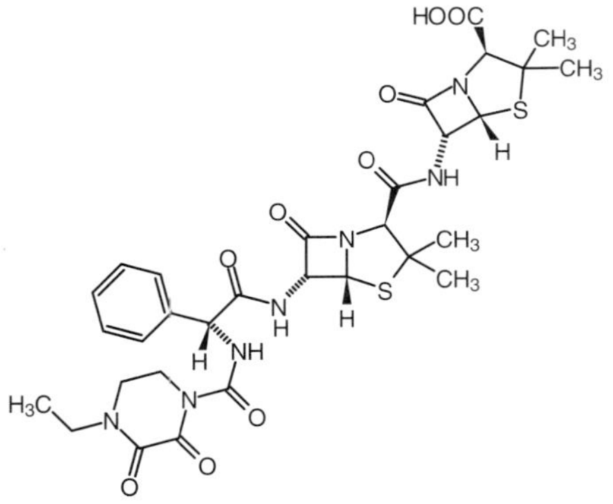

(2*S*,5*R*,6*R*)-6-[(2*S*,5*R*,6*R*)-6-[(2*R*)-2-(4-Ethyl-2,3-dioxopiperazin-1-carboxamido)-2-phenylacetamido]-3,3-dimethyl-7-oxo-4-thia-1-azabicyclo[3.2.0]heptan-2-carboxamido]-3,3-dimethyl-7-oxo-4-thia-1-azabicyclo[3.2.0]heptan-2-carbonsäure

T.

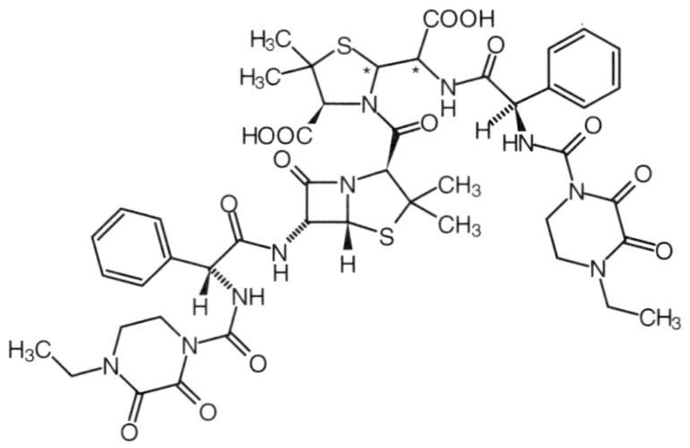

(2*Ξ*,4*S*)-2-[(*Ξ*)-Carboxy[(2*R*)-2-(4-ethyl-2,3-dioxopiperazin-1-carboxamido)-2-phenylacetamido]methyl]-3-[(2*S*,5*R*,6*R*)-6-[(2*R*)-2-(4-ethyl-2,3-dioxopiperazin-1-carboxamido)-2-phenylacetamido]-3,3-dimethyl-7-oxo-4-thia-1-azabicyclo[3.2.0]heptan-2-carbonyl]-5,5-dimethyl-1,3-thiazolidin-4-carbonsäure

10.8/2750

Podophyllotoxin

Podophyllotoxinum

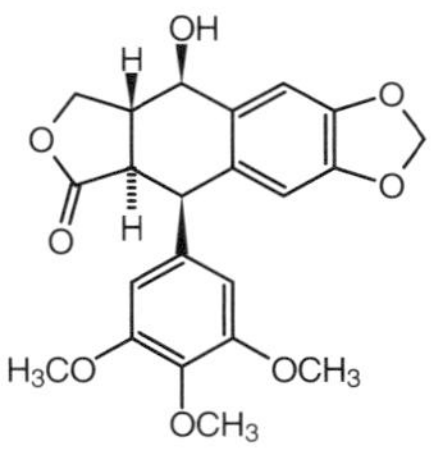

$C_{22}H_{22}O_8$ M_r 414,4

CAS Nr. 518-28-5

Definition

(5*R*,5a*R*,8a*R*,9*R*)-9-Hydroxy-5-(3,4,5-trimethoxyphenyl)-5,8,8a,9-tetrahydrofuro[3′,4′:6,7]naphtho[2,3-*d*][1,3]dioxol-6(5a*H*)-on

Gehalt: 98,0 bis 102,0 Prozent (wasserfreie Substanz)

Eigenschaften

Aussehen: weißes bis fast weißes, kristallines Pulver

Löslichkeit: praktisch unlöslich in Wasser, sehr leicht löslich in Aceton, löslich in Methanol

Die Substanz zeigt Polymorphie (5.9).

Schmelztemperatur: etwa 184 °C

Prüfung auf Identität

IR-Spektroskopie (2.2.24)

Vergleich: Podophyllotoxin *CRS*

Wenn die Spektren bei der Prüfung in fester Form unterschiedlich sind, werden Substanz und Referenzsubstanz getrennt in Aceton *R* gelöst. Nach dem Eindampfen der Lösungen zur Trockne werden mit den Rückständen erneut Spektren aufgenommen.

Prüfung auf Reinheit

Spezifische Drehung (2.2.7): –112 bis –107 (wasserfreie Substanz)

0,200 g Substanz werden in wasserfreiem Ethanol *R* zu 20,0 ml gelöst.

Verwandte Substanzen: Flüssigchromatographie (2.2.29)

Untersuchungslösung: 25,0 mg Substanz werden unter 30 min langer Behandlung mit Ultraschall in 10,0 ml mobiler Phase gelöst. Die Lösung wird mit der mobilen Phase zu 25,0 ml verdünnt.

Referenzlösung a: 1,0 ml Untersuchungslösung wird mit der mobilen Phase zu 50,0 ml verdünnt. 1,0 ml dieser Lösung wird mit der mobilen Phase zu 20,0 ml verdünnt.

Referenzlösung b: 5 mg Podophyllotoxin zur Eignungsprüfung *CRS* (mit den Verunreinigungen A und C) werden in 5 ml mobiler Phase gelöst.

Referenzlösung c: 25,0 mg Podophyllotoxin *CRS* werden unter 30 min langer Behandlung mit Ultraschall in 10,0 ml mobiler Phase gelöst. Die Lösung wird mit der mobilen Phase zu 25,0 ml verdünnt.

Säule
- Größe: $l = 0{,}25$ m, $\varnothing = 4{,}6$ mm
- Stationäre Phase: nachsilanisiertes, octadecylsilyliertes Kieselgel zur Chromatographie *R* (5 µm)
- Temperatur: 25 °C

Mobile Phase: 40 Volumteile einer Lösung von Kaliumdihydrogenphosphat *R* ($1{,}0\ g \cdot l^{-1}$), die zuvor mit Phosphorsäure 85 % *R* auf einen pH-Wert von 3,5 eingestellt wurde, werden mit 60 Volumteilen Methanol *R* 1 gemischt.

Durchflussrate: $1{,}0\ ml \cdot min^{-1}$

Detektion: Spektrometer bei 240 nm

Einspritzen: 5 µl; Untersuchungslösung, Referenzlösungen a und b

Chromatographiedauer: 2fache Retentionszeit von Podophyllotoxin

Identifizierung von Verunreinigungen: Zur Identifizierung der Peaks der Verunreinigungen A und C werden das mitgelieferte Chromatogramm von Podophyllotoxin zur Eignungsprüfung *CRS* und das mit der Referenzlösung b erhaltene Chromatogramm verwendet.

Relative Retention (bezogen auf Podophyllotoxin, t_R etwa 8 min)
- Verunreinigung A: etwa 0,9
- Verunreinigung C: etwa 1,1

Eignungsprüfung: Referenzlösung b
- Auflösung: mindestens 3,0 zwischen den Peaks von Podophyllotoxin und Verunreinigung C

Berechnung der Prozentgehalte
- Korrekturfaktoren: Die Flächen der Peaks folgender Verunreinigungen werden mit dem entsprechenden Korrekturfaktor multipliziert:
  - Verunreinigung A: 0,7
  - Verunreinigung C: 0,4
- Für jede Verunreinigung wird die Konzentration an Podophyllotoxin in der Referenzlösung a verwendet.

Grenzwerte
- Verunreinigungen A, C: jeweils höchstens 0,3 Prozent
- Nicht spezifizierte Verunreinigungen: jeweils höchstens 0,10 Prozent
- Summe aller Verunreinigungen: höchstens 1,0 Prozent
- Berichtsgrenzwert: 0,05 Prozent

Wasser (2.5.12): höchstens 1,0 Prozent, mit 0,300 g Substanz bestimmt

Sulfatasche (2.4.14): höchstens 0,2 Prozent, mit 1,0 g Substanz bestimmt

Gehaltsbestimmung

Flüssigchromatographie (2.2.29) wie unter „Verwandte Substanzen" beschrieben, mit folgender Änderung:

Einspritzen: Untersuchungslösung, Referenzlösung c

Der Prozentgehalt an $C_{22}H_{22}O_8$ wird unter Berücksichtigung des für Podophyllotoxin *CRS* angegebenen Gehalts berechnet.

Lagerung

Vor Licht geschützt, bei höchstens 30 °C

Verunreinigungen

Spezifizierte Verunreinigungen:

A, C

Andere bestimmbare Verunreinigungen

(Die folgenden Substanzen werden, falls in einer bestimmten Menge vorhanden, durch eine oder mehrere Prüfmethoden in der Monographie erfasst. Sie werden begrenzt durch das allgemeine Akzeptanzkriterium für weitere Verunreinigungen/nicht spezifizierte Verunreinigungen und/oder durch die Anforderungen der Allgemeinen Monographie **Substanzen zur pharmazeutischen Verwendung (Corpora ad usum phar-**

maceuticum). Diese Verunreinigungen müssen daher nicht identifiziert werden, um die Konformität der Substanz zu zeigen. Siehe auch „5.10 Kontrolle von Verunreinigungen in Substanzen zur pharmazeutischen Verwendung"):

B

A.

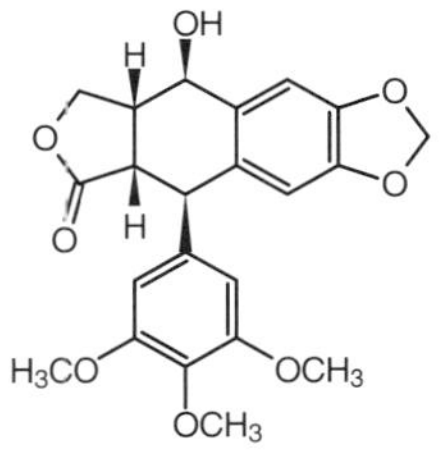

(5*R*,5a*S*,8a*R*,9*R*)-9-Hydroxy-5-(3,4,5-trimethoxyphenyl)-5,8,8a,9-tetrahydrofuro[3′,4′:6,7]naphtho[2,3-*d*][1,3]dioxol-6(5a*H*)-on
(Pikropodophyllotoxin)

B.

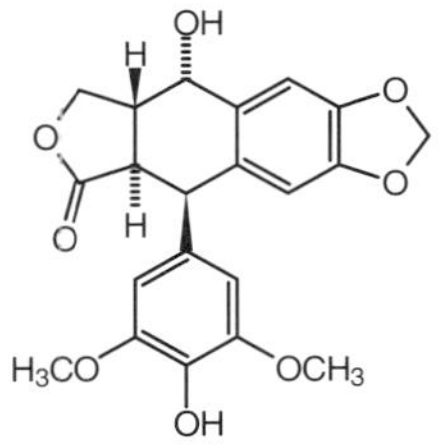

(5*R*,5a*R*,8a*R*,9*S*)-9-Hydroxy-5-(4-hydroxy-3,5-dimethoxyphenyl)-5,8,8a,9-tetrahydrofuro[3′,4′:6,7]naphtho[2,3-*d*][1,3]dioxol-6(5a*H*)-on
(4′-Demethylepipodophyllotoxin)

C.

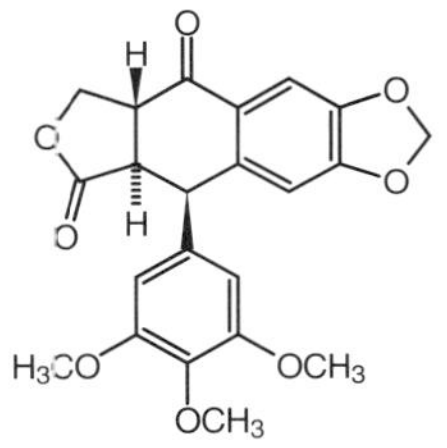

(5a*R*,8a*R*,9*R*)-9-(3,4,5-Trimethoxyphenyl)-5a,6,8a,9-tetrahydrofuro[3′,4′:6,7]naphtho[2,3-*d*][1,3]dioxol-5,8-dion
(Podophyllotoxon)

10.8/0569

Protaminsulfat

Protamini sulfas

CAS Nr. 9009-65-8

Definition

Sulfatierte Formen basischer Peptide, darunter 4 chemische Hauptspezies, die durch Extraktion aus Sperma oder Rogen von *Salmonidae* gewonnen werden. In Lösung bindet die Substanz Heparin und hemmt dessen Antikoagulationswirkung. Unter den bei der Gehaltsbestimmung unter „Aktivität" beschriebenen Bedingungen verursacht diese Bindung der Substanz eine Ausfällung.

Gehalt: 90,0 bis 110,0 Prozent (getrocknete, schwefelsäurefreie Substanz)

Aktivität: 1 mg Protaminsulfat fällt mindestens 100 I. E. Heparin aus (getrocknete Substanz)

Herstellung

Die Tiere, von denen Protaminsulfat gewonnen wird, müssen den lebensmittelrechtlichen Anforderungen an die Gesundheit von Tieren, die für den menschlichen Verzehr bestimmt sind, entsprechen.

Eigenschaften

Aussehen: weißes bis fast weißes, hygroskopisches Pulver

Löslichkeit: wenig löslich in Wasser, praktisch unlöslich in Ethanol 96 %

Prüfung auf Identität

A. Die bei der Prüfung „Verwandte Substanzen" (siehe „Prüfung auf Reinheit") erhaltenen Chromatogramme werden zur Berechnung der relativen Mengen an Protaminpeptiden A, B, C und D verwendet.

Ergebnis
- Die Hauptpeaks im Chromatogramm der Untersuchungslösung (Protaminpeptide A bis D) entsprechen in Bezug auf die Retentionszeiten den Hauptpeaks im Chromatogramm der Referenzlösung a.
- Gehalt an Protaminpeptid A: 13 bis 18 Prozent
- Gehalt an Protaminpeptid B: 21 bis 28 Prozent

- Gehalt an Protaminpeptid C: 31 bis 38 Prozent
- Gehalt an Protaminpeptid D: 19 bis 24 Prozent

B. Die Substanz entspricht den unter „Gehaltsbestimmung, Aktivität" beschriebenen Anforderungen.

C. Die Substanz entspricht der Prüfung auf Sulfat (siehe „Prüfung auf Reinheit").

Prüfung auf Reinheit

Prüflösung: 0,20 g Substanz werden in Wasser *R* zu 10,0 ml gelöst.

Aussehen der Lösung: Die Lösung darf nicht stärker opaleszieren als die Referenzsuspension II (2.2.1) und nicht stärker gefärbt sein als die Farbvergleichslösung BG_6 oder G_6 (2.2.2, Methode II).

2,5 ml Prüflösung werden mit 7,5 ml Wasser *R* versetzt.

Absorption (2.2.25): höchstens 0,1 zwischen 260 und 280 nm

2,5 ml Prüflösung werden mit Wasser *R* zu 5,0 ml verdünnt.

Verwandte Substanzen: Flüssigchromatographie (2.2.29) mit Hilfe des Verfahrens „Normalisierung"

Untersuchungslösung: 30 mg Substanz werden in 400 µl einer Lösung von Salzsäure *R* (618 g · l^{-1}) gelöst. Die Lösung wird mit einer Lösung von Salzsäure *R* (1,03 g · l^{-1}) zu 100,0 ml verdünnt.

Referenzlösung a: Der Inhalt einer Durchstechflasche mit Protaminsulfat *CRS* wird in 40 µl einer Lösung von Salzsäure *R* (618 g · l^{-1}) gelöst. Die Lösung wird mit einer Lösung von Salzsäure *R* (1,03 g · l^{-1}) zu 10,0 ml verdünnt.

Referenzlösung b: 1,0 ml Referenzlösung a wird mit einer Lösung von Salzsäure *R* (1,03 g · l^{-1}) zu 50,0 ml verdünnt.

Säule
- Größe: l = 0,15 m, ∅ = 4,6 mm
- Stationäre Phase: nachsilanisiertes, octadecylsilyliertes Kieselgel zur Chromatographie mit festem Kern *R* (3,6 µm)
- Temperatur: 45 °C

Mobile Phase
- Mobile Phase A: Trifluoressigsäure *R*, Acetonitril *R* 1, Wasser zur Chromatographie *R* (0,1:5:95 *V/V/V*); die Mischung wird entgast
- Mobile Phase B: Trifluoressigsäure *R*, Acetonitril *R* 1, Wasser zur Chromatographie *R* (0,1:50:50 *V/V/V*); die Mischung wird entgast

Zeit (min)	Mobile Phase A (% *V/V*)	Mobile Phase B (% *V/V*)
0 – 2	95	5
2 – 17	95 → 80	5 → 20
17 – 17,2	80 → 20	20 → 80
17,2 – 20	20	80

Durchflussrate: 1,5 ml · min^{-1}

Detektion: Spektrometer bei 210 nm

Autosampler: 5 °C

Einspritzen: 30 µl

Relative Retention (bezogen auf Protaminpeptid A, t_R etwa 9 bis 13 min)
- Protaminpeptid B: etwa 1,05
- Protaminpeptid C: etwa 1,10
- Protaminpeptid D: etwa 1,15

Eignungsprüfung
- Die 4 Hauptpeaks (Protaminpeptide A bis D) werden im Chromatogramm der Referenzlösung a zwischen 8 und 16,5 min eluiert.
- Auflösung: mindestens 2,0 zwischen jedem der benachbarten Hauptpeaks im Chromatogramm der Referenzlösung a
- Signal-Rausch-Verhältnis: mindestens 10 für den Peak des Protaminpeptids A im Chromatogramm der Referenzlösung b
- Symmetriefaktor: im Chromatogramm der Referenzlösung a
  - höchstens 1,8 für den Peak des Protaminpeptids A
  - höchstens 1,5 für den Peak des Protaminpeptids B
  - höchstens 2,5 für den Peak des Protaminpeptids C
  - höchstens 2,2 für den Peak des Protaminpeptids D

Der Prozentgehalt an verwandten Substanzen wird nach folgender Formel berechnet (der vertikale Tropfenansatz wird für die Integration verwendet):

$$100 - \left(\frac{r_A + r_B + r_C + r_D}{r_T} \times 100\right)$$

$r_{A\text{-}D}$ = Fläche der Peaks der Protaminpeptide A bis D
r_T = Summe aller Peakflächen im Chromatogramm

Grenzwerte
- Summe: höchstens 8,0 Prozent
- Berichtsgrenzwert: 0,50 Prozent

Sulfat: 16 bis 24 Prozent (getrocknete Substanz)

0,150 g Substanz werden in einem Becherglas in 15 ml destilliertem Wasser *R* gelöst. Die Lösung wird mit 5 ml verdünnter Salzsäure *R* versetzt und zum Sieden erhitzt. Die siedende Lösung wird langsam mit 10 ml einer Lösung von Bariumchlorid *R* (100 g · l^{-1}) versetzt. Das Becherglas wird zugedeckt. Die Mischung wird 1 h lang im Wasserbad erhitzt und anschließend filtriert. Der Rückstand wird mehrmals mit kleinen Mengen heißem Wasser *R* gewaschen, getrocknet und bei 600 ± 50 °C bis zur Massekonstanz geglüht.

1,0 g Rückstand entspricht 0,4117 g Sulfat (SO_4).

Eisen (2.4.9): höchstens 10 ppm

1,0 g Substanz wird unter Erwärmen in Wasser *R* zu 10 ml gelöst.

Trocknungsverlust (2.2.32): höchstens 5,0 Prozent, mit 1,000 g Substanz durch 3 h langes Trocknen im Trockenschrank bei 105 °C bestimmt

Gehaltsbestimmung

Proteine: Flüssigchromatographie (2.2.29) wie unter „Verwandte Substanzen" beschrieben, mit folgenden Änderungen:

Einspritzen: Untersuchungslösung, Referenzlösung a

Eignungsprüfung: Referenzlösung a
- Wiederholpräzision: höchstens 2,0 Prozent relative Standardabweichung für die gesamte Fläche der Peaks über dem Berichtsgrenzwert mit einer relativen Retention von 0,80 bis 1,30, bezogen auf Protaminpeptid A, mit 6 Einspritzungen bestimmt

Der Prozentgehalt an Protamin wird aus der gesamten Fläche der Peaks über dem Berichtsgrenzwert mit einer relativen Retention von 0,80 bis 1,30, bezogen auf Protaminpeptid A, berechnet, unter Berücksichtigung des für Protaminsulfat *CRS* angegebenen Gehalts.

Aktivität

Untersuchungslösung a: 15,0 mg Substanz werden in Wasser *R* zu 100,0 ml gelöst.

Untersuchungslösung b: 2,0 ml Untersuchungslösung a werden mit Wasser *R* zu 3,0 ml verdünnt.

Untersuchungslösung c: 1,0 ml Untersuchungslösung a wird mit Wasser *R* zu 3,0 ml verdünnt.

Als Maßlösung wird eine im Verhältnis 1:6 verdünnte Lösung von Heparin-Natrium *BRP* verwendet (zum Beispiel 1,7 ml Heparin-Natrium *BRP* mit Wasser *R* zu 10,0 ml verdünnt). 2 Proben jeder Untersuchungslösung werden wie folgt titriert: Ein genau abgemessenes Volumen der zu titrierenden Lösung (zum Beispiel 1,5 ml) wird in die Küvette eines geeigneten Kolorimeters gegeben und das Gerät auf eine geeignete Wellenlänge (keine ist kritisch) im sichtbaren Bereich eingestellt. Kleine Mengen der Maßlösung werden zugesetzt, bis die Absorption deutlich zunimmt. Die Menge der zugesetzten Maßlösung wird notiert.

3 voneinander unabhängige Bestimmungen werden durchgeführt. Für jede einzelne Titration wird die Anzahl der Internationalen Einheiten von Heparin im Volumen der Maßlösung je Milligramm Substanz berechnet. Die Aktivität wird als Mittelwert aus den 18 Bestimmungen berechnet. Die Linearität der Werte ist mit den üblichen statistischen Methoden (zum Beispiel 5.3) zu überprüfen. Zu jedem der mit den 3 Untersuchungslösungen erhaltenen Ergebnisse und zu jeder der 3 voneinander unabhängigen Bestimmungen werden die 3 Standardabweichungen berechnet. Die Bestimmung darf nur ausgewertet werden, wenn jede der 6 Standardabweichungen weniger als 5 Prozent des Mittelwerts beträgt.

Lagerung

Dicht verschlossen, im Behältnis mit Originalitätsverschluss

Falls die Substanz steril ist, im sterilen, dicht verschlossenen Behältnis mit Originalitätsverschluss

S

Salzsäure 36 % 10117
Salzsäure 10 % 10117
Spectinomycindihydrochlorid-Pentahydrat 10118
Spectinomycinsulfat-Tetrahydrat für Tiere 10121

10.8/0002

Salzsäure 36 %

Acidum hydrochloridum concentratum

HCl M_r 36,46

CAS Nr. 7647-01-0

Definition

Gehalt: 35,0 bis 39,0 Prozent (*m/m*) HCl

Eigenschaften

Aussehen: klare, farblose, an der Luft rauchende Flüssigkeit

Löslichkeit: mischbar mit Wasser

Relative Dichte: etwa 1,18

Prüfung auf Identität

A. Die mit Wasser *R* verdünnte Substanz reagiert stark sauer (2.2.4).

B. Die Substanz gibt die Identitätsreaktion a auf Chlorid (2.3.1).

C. Die Substanz entspricht den Anforderungen an den Gehalt.

Prüfung auf Reinheit

Aussehen der Lösung: 2 ml Substanz werden mit 8 ml Wasser *R* verdünnt. Die Lösung muss klar (2.2.1) und farblos (2.2.2, Methode II) sein.

Freies Chlor: höchstens 4 ppm

15 ml Substanz werden mit 100 ml kohlendioxidfreiem Wasser *R*, 1 ml einer Lösung von Kaliumiodid *R* (100 g · l^{-1}) und 0,5 ml iodidfreier Stärke-Lösung *R* versetzt. Die Mischung wird 2 min lang im Dunkeln stehen gelassen. Wenn eine Blaufärbung entsteht, so muss sie durch Zusatz von 0,2 ml Natriumthiosulfat-Lösung (0,01 mol · l^{-1}) verschwinden.

Sulfat (2.4.13): höchstens 20 ppm

Eine Mischung von 6,4 ml Substanz und 10 mg Natriumhydrogencarbonat *R* wird im Wasserbad zur Trockne eingedampft. Der Rückstand wird in 15 ml destilliertem Wasser *R* gelöst.

Verdampfungsrückstand: höchstens 0,01 Prozent

100,0 g Substanz werden auf dem Wasserbad oder mit Hilfe eines Rotationsverdampfers zur Trockne eingedampft. Der bei 100 bis 105 °C getrocknete Rückstand darf höchstens 10 mg wiegen.

Gehaltsbestimmung

Ein Erlenmeyerkolben mit Schliffstopfen, der 30 ml Wasser *R* enthält, wird genau gewogen. Nach Zusatz von 1,5 ml Substanz wird der Kolben erneut gewogen. Der Kolbeninhalt wird mit Natriumhydroxid-Lösung (1 mol · l^{-1}) titriert. Der Endpunkt wird mit Hilfe der Potentiometrie (2.2.20) bestimmt.

1 ml Natriumhydroxid-Lösung (1 mol · l^{-1}) entspricht 36,46 mg HCl.

Lagerung

Unterhalb von 30 °C, in Glasflaschen mit Schliffstopfen oder Behältnissen aus anderem beständigem Material

10.8/0003

Salzsäure 10 %

Acidum hydrochloridum dilutum

Definition

Gehalt: 9,5 bis 10,5 Prozent (*m/m*) HCl (M_r 36,46)

Herstellung

274 g **Salzsäure 36 % (Acidum hydrochloridum concentratum)** werden mit 726 g Wasser *R* gemischt.

Prüfung auf Identität

A. Die Substanz reagiert stark sauer (2.2.4).

B. Die Substanz gibt die Identitätsreaktion a auf Chlorid (2.3.1).

C. Die Substanz entspricht den Anforderungen an den Gehalt.

Prüfung auf Reinheit

Aussehen der Substanz: Die Substanz muss klar (2.2.1) und farblos (2.2.2, Methode II) sein.

Freies Chlor: höchstens 1 ppm

60 ml Substanz werden mit 50 ml kohlendioxidfreiem Wasser *R*, 1 ml einer Lösung von Kaliumiodid *R* ($100\ g \cdot l^{-1}$) und 0,5 ml iodidfreier Stärke-Lösung *R* versetzt. Die Mischung wird 2 min lang im Dunkeln stehen gelassen. Wenn eine Blaufärbung entsteht, so muss sie durch Zusatz von 0,2 ml Natriumthiosulfat-Lösung ($0{,}01\ mol \cdot l^{-1}$) verschwinden.

Sulfat (2.4.13): höchstens 5 ppm

Eine Mischung von 26 ml Substanz und 10 mg Natriumhydrogencarbonat *R* wird im Wasserbad zur Trockne eingedampft. Der Rückstand wird in 15 ml destilliertem Wasser *R* gelöst.

Verdampfungsrückstand: höchstens 0,01 Prozent

100,0 g Substanz werden auf dem Wasserbad oder mit Hilfe eines Rotationsverdampfers zur Trockne eingedampft. Der bei 100 bis 105 °C getrocknete Rückstand darf höchstens 10 mg wiegen.

Gehaltsbestimmung

6,00 g Substanz werden mit 30 ml Wasser *R* versetzt und mit Natriumhydroxid-Lösung ($1\ mol \cdot l^{-1}$) titriert. Der Endpunkt wird mit Hilfe der Potentiometrie (2.2.20) bestimmt.

1 ml Natriumhydroxid-Lösung ($1\ mol \cdot l^{-1}$) entspricht 36,46 mg HCl.

10.8/1152

Spectinomycindihydrochlorid-Pentahydrat

Spectinomycini dihydrochloridum pentahydricum

Spectinomycindihydrochlorid-Pentahydrat

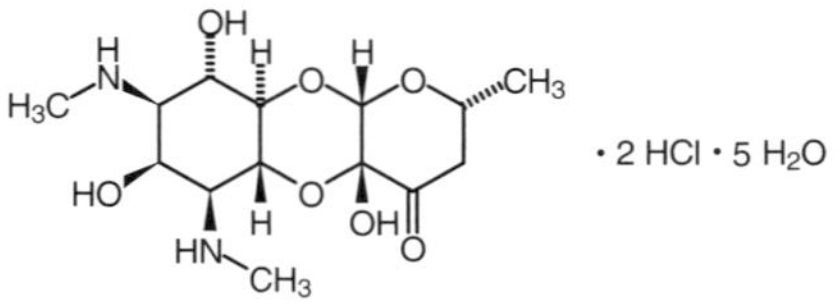
OH
H
H
H
H3C
N
O
O
CH3
· 2 HCl · 5 H2O
HO
O
H
OH
HN
CH3
O

$C_{14}H_{26}Cl_2N_2O_7 \cdot 5\ H_2O$ M_r 495,4

(4*R*)-Dihydrospectinomycindihydrochlorid-Pentahydrat

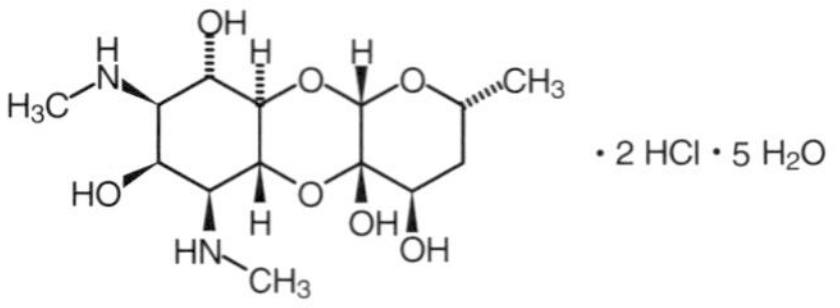
OH
H
H
H
H3C
N
O
O
CH3
· 2 HCl · 5 H2O
HO
O
H
OH
OH
HN
CH3

$C_{14}H_{28}Cl_2N_2O_7 \cdot 5\ H_2O$ M_r 497,4

Definition

Gemisch von (2*R*,4a*R*,5a*R*,6*S*,7*S*,8*R*,9*S*,9a*R*,10a*S*)-4a,7,9-Trihydroxy-2-methyl-6,8-bis(methylamino)decahydro-4*H*-pyrano[2,3-*b*][1,4]benzodioxin-4-on-dihydrochlorid-Pentahydrat (Spectinomycindihydrochlorid-Pentahydrat) und (2*R*,4*R*,4a*S*,5a*R*,6*S*,7*S*,8*R*,9*S*,9a*R*,10a*S*)-2-Methyl-6,8-bis(methylamino)decahydro-2*H*-pyrano[2,3-*b*][1,4]benzodioxin-4,4a,7,9-tetrol-dihydrochlorid-Pentahydrat ((4*R*)-Dihydrospectinomycindihydrochlorid-Pentahydrat)

Die Substanz wird aus *Streptomyces spectabilis* gewonnen oder durch andere Verfahren hergestellt.

Gehalt

- (4*R*)-Dihydrospectinomycindihydrochlorid: höchstens 9,0 Prozent (wasserfreie Substanz)
- Summe aus Spectinomycindihydrochlorid und (4*R*)-Dihydrospectinomycindihydrochlorid: 93,0 bis 102,0 Prozent (wasserfreie Substanz)

Eigenschaften

Aussehen: weißes bis fast weißes, schwach hygroskopisches Pulver

Löslichkeit: leicht löslich in Wasser, sehr schwer löslich in Ethanol 96 %

Prüfung auf Identität

A. IR-Spektroskopie (2.2.24)

Vergleich: Spectinomycinhydrochlorid *CRS*

B. 1,0 ml Prüflösung (siehe „Prüfung auf Reinheit"), mit Wasser *R* zu 10 ml verdünnt, gibt die Identitätsreaktion a auf Chlorid (2.3.1).

Prüfung auf Reinheit

Prüflösung: 2,50 g Substanz werden in kohlendioxidfreiem Wasser *R* zu 25,0 ml gelöst.

Aussehen der Lösung: Die Lösung muss klar (2.2.1) und farblos (2.2.2, Methode II) sein.

2,0 ml Prüflösung werden mit Wasser *R* zu 20,0 ml verdünnt.

pH-Wert (2.2.3): 3,8 bis 5,6; an der Prüflösung bestimmt

Spezifische Drehung (2.2.7): +15,0 bis +21,0 (wasserfreie Substanz), mit der Prüflösung innerhalb von 20 min nach der Herstellung bestimmt

Verwandte Substanzen: Flüssigchromatographie (2.2.29)

Die Lösungen werden unmittelbar vor Gebrauch hergestellt, um die Bildung von Anomeren zu vermeiden.

Untersuchungslösung: 15,0 mg Substanz werden in der mobilen Phase zu 100,0 ml gelöst.

Referenzlösung a: 3 mg Spectinomycin zur Eignungsprüfung *CRS* werden in der mobilen Phase zu 20 ml gelöst.

Referenzlösung b: 1,0 ml Untersuchungslösung wird mit der mobilen Phase zu 100,0 ml verdünnt.

Referenzlösung c: 3,0 ml Referenzlösung b werden mit der mobilen Phase zu 10,0 ml verdünnt.

Säule
- Größe: l = 0,25 m, ∅ = 4,6 mm
- Stationäre Phase: desaktiviertes, octylsilyliertes Kieselgel zur Chromatographie *R* (5 µm)
- Temperatur: bei konstanter Raumtemperatur

Mobile Phase: 4,2 g Oxalsäure *R* und 2,0 ml Heptafluorbuttersäure *R* werden in Wasser *R* zu 1000 ml gelöst. Die Lösung wird mit Natriumhydroxid-Lösung *R* auf einen pH-Wert von 3,2 eingestellt, mit 105 ml Acetonitril *R* versetzt und gemischt. Die Mischung wird durch einen Membranfilter (nominale Porengröße 0,45 µm) filtriert und 10 min lang mit Helium zur Chromatographie *R* entgast.

Durchflussrate: 1,0 ml · min^{-1}

Nach-Säule-Lösung: Carbonatfreie Natriumhydroxid-Lösung *R* wird mit kohlendioxidfreiem Wasser *R* so verdünnt, dass eine Konzentration von 21 g · l^{-1} NaOH erhalten wird. Vor Gebrauch wird die Lösung 10 min lang mit Helium zur Chromatographie *R* entgast. Die Lösung wird pulsfrei unter Verwendung einer 375-µl-Mischschleife aus Kunststoff dem Säuleneluat zugesetzt.

Nach-Säule-Durchflussrate: 0,5 ml · min^{-1}

Detektion: gepulster amperometrischer Detektor oder äquivalenter Detektor mit einer Gold-Messelektrode, die vorzugsweise einen Durchmesser von 1,4 mm oder größer hat, einer geeigneten Bezugselektrode und einer Hilfselektrode aus rostfreiem Stahl, eingestellt auf +0,12 V Detektions-, +0,70 V Oxidations- und –0,60 V Reduktionspotential, mit einer Pulsfrequenz entsprechend dem verwendeten Gerät

Die Messzelle muss bei konstanter Raumtemperatur gehalten werden. Die Goldelektrode wird mit einem Gummi und einem feuchten Feinwischtuch gereinigt, bevor das System in Betrieb genommen wird. Diese Vorgehensweise verbessert die Empfindlichkeit des Detektors und erhöht das Signal-Rausch-Verhältnis.

Einspritzen: 20 µl

Chromatographiedauer: 1,5fache Retentionszeit von Spectinomycin

Identifizierung von Verunreinigungen: Zur Identifizierung der Peaks der Verunreinigungen A, D und E werden das mitgelieferte Chromatogramm von Spectinomycin zur Eignungsprüfung *CRS* und das mit der Referenzlösung a erhaltene Chromatogramm verwendet.

Relative Retention (bezogen auf Spectinomycin, t_R 11 bis 20 min)
- Verunreinigung A: etwa 0,5
- Verunreinigung F: etwa 0,53
- Verunreinigung G: etwa 0,6
- Verunreinigung D: etwa 0,7
- Verunreinigung E: etwa 0,9
- (4*R*)-Dihydrospectinomycin: etwa 1,3
- Verunreinigung C: etwa 1,4

Eignungsprüfung: Referenzlösung a
- Auflösung: mindestens 1,5 zwischen den Peaks von Verunreinigung E und Spectinomycin

Grenzwerte
- Korrekturfaktor: Für die Berechnung des Gehalts wird die Fläche des Peaks von Verunreinigung A mit 0,4 multipliziert.
- Verunreinigungen A, C, F, G: jeweils nicht größer als die Fläche des Hauptpeaks im Chromatogramm der Referenzlösung b (1,0 Prozent)
- Verunreinigungen D, E: jeweils nicht größer als das 4fache der Fläche des Hauptpeaks im Chromatogramm der Referenzlösung b (4,0 Prozent)

S

Monographien

- Jede weitere Verunreinigung: jeweils nicht größer als die Fläche des Hauptpeaks im Chromatogramm der Referenzlösung b (1,0 Prozent)
- Summe aller Verunreinigungen: nicht größer als das 6fache der Fläche des Hauptpeaks im Chromatogramm der Referenzlösung b (6,0 Prozent)
- Ohne Berücksichtigung bleiben: Peaks, deren Fläche nicht größer ist als die Fläche des Hauptpeaks im Chromatogramm der Referenzlösung c (0,3 Prozent); der Peak von (4*R*)-Dihydrospectinomycin

Wasser (2.5.12): 16,0 bis 20,0 Prozent, mit 0,100 g Substanz bestimmt

Sulfatasche (2.4.14): höchstens 1,0 Prozent, mit 1,0 g Substanz bestimmt

Bakterien-Endotoxine (2.6.14): weniger als 0,09 I. E. Bakterien-Endotoxine je Milligramm Spectinomycindihydrochlorid zur Herstellung von Parenteralia, das dabei keinem weiteren geeigneten Verfahren zur Beseitigung von Bakterien-Endotoxinen unterworfen wird

Die Lösungen werden unter Verwendung einer 0,42-prozentigen Lösung (*m/m*) von Natriumhydrogencarbonat *R* hergestellt.

Gehaltsbestimmung

Flüssigchromatographie (2.2.29) wie unter „Verwandte Substanzen" beschrieben, mit folgenden Änderungen:

Untersuchungslösung: 40,0 mg Substanz werden in Wasser *R* zu 50,0 ml gelöst. Die Lösung wird mindestens 15 h und höchstens 72 h lang stehen gelassen (Bildung von Anomeren). 5,0 ml Lösung werden mit der mobilen Phase zu 50,0 ml verdünnt.

Referenzlösung: 40,0 mg Spectinomycinhydrochlorid *CRS* (mit (4*R*)-Dihydrospectinomycin) werden in Wasser *R* zu 50,0 ml gelöst. Die Lösung wird so lange wie die Untersuchungslösung stehen gelassen (Bildung von Anomeren). 5,0 ml Lösung werden mit der mobilen Phase zu 50,0 ml verdünnt.

Eignungsprüfung

- Wiederholpräzision: höchstens 3,0 Prozent relative Standardabweichung für den Hauptpeak, mit 6 Einspritzungen der Referenzlösung bestimmt

Die Summe der Prozentgehalte an Spectinomycindihydrochlorid und (4*R*)-Dihydrospectinomycindihydrochlorid wird unter Berücksichtigung des angegebenen Gesamtgehalts von $C_{14}H_{26}Cl_2N_2O_7$ und $C_{14}H_{28}Cl_2N_2O_7$ in Spectinomycinhydrochlorid *CRS* berechnet. Der Prozentgehalt an (4*R*)-Dihydrospectinomycindihydrochlorid wird unter Berücksichtigung des angegebenen Gesamtgehalts von $C_{14}H_{26}Cl_2N_2O_7$ und $C_{14}H_{28}Cl_2N_2O_7$ in Spectinomycinhydrochlorid *CRS* berechnet.

Lagerung

Dicht verschlossen

Falls die Substanz steril ist, darüber hinaus im sterilen Behältnis mit Originalitätsverschluss

Verunreinigungen

Spezifizierte Verunreinigungen:

A, C, D, E, F, G

Andere bestimmbare Verunreinigungen

(Die folgenden Substanzen werden, falls in einer bestimmten Menge vorhanden, durch eine oder mehrere Prüfmethoden in der Monographie erfasst. Sie werden begrenzt durch das allgemeine Akzeptanzkriterium für weitere Verunreinigungen/nicht spezifizierte Verunreinigungen und/oder durch die Anforderungen der Allgemeinen Monographie **Substanzen zur pharmazeutischen Verwendung (Corpora ad usum pharmaceuticum)**. Diese Verunreinigungen müssen daher nicht identifiziert werden, um die Konformität der Substanz zu zeigen. Siehe auch „5.10 Kontrolle von Verunreinigungen in Substanzen zur pharmazeutischen Verwendung"):

B

A.

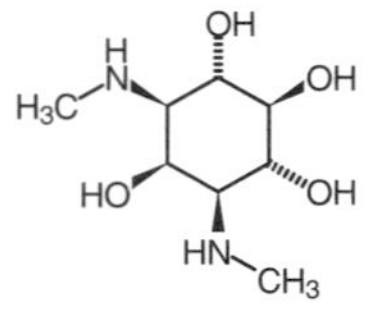

1,3-Didesoxy-1,3-bis(methylamino)-*myo*-inositol (Actinamin)

B.

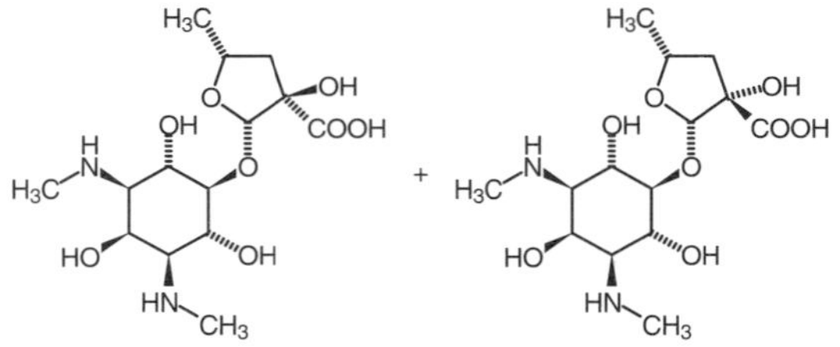

(2*S*,3*RS*,5*R*)-3-Hydroxy-5-methyl-2-[[(1*r*,2*R*,3*S*,4*r*,5*R*,6*S*)-2,4,6-trihydroxy-3,5-bis(methylamino)cyclohexyl]oxy]tetrahydrofuran-3-carbonsäure (Actinospectinsäure)

C.

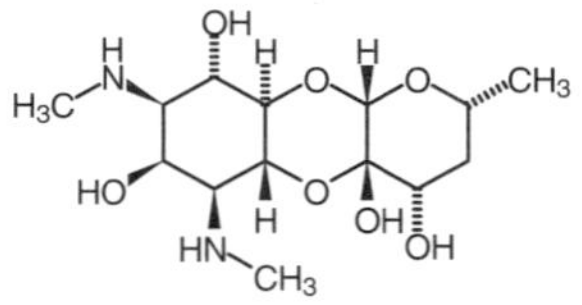

(2*R*,4*S*,4a*S*,5a*R*,6*S*,7*S*,8*R*,9*S*,9a*R*,10a*S*)-2-Methyl-6,8-bis(methylamino)decahydro-2*H*-pyrano[2,3-*b*][1,4]benzodioxin-4,4a,7,9-tetrol ((4*S*)-Dihydrospectinomycin)

D.

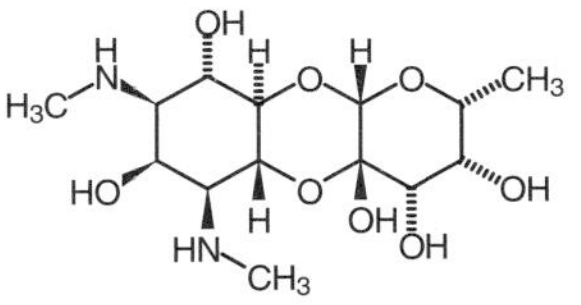

(2*R*,3*R*,4*S*,4a*S*,5a*R*,6*S*,7*S*,8*R*,9*S*,9a*R*,10a*S*)-2-Methyl-6,8-bis(methylamino)decahydro-2*H*-pyrano[2,3-*b*][1,4]benzodioxin-3,4,4a,7,9-pentol (Dihydroxyspectinomycin)

E.

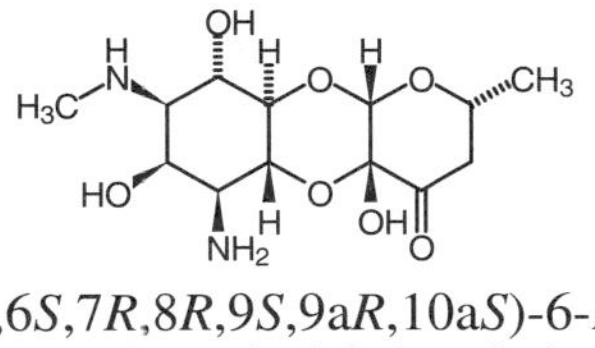

(2*R*,4a*R*,5a*R*,6*S*,7*R*,8*R*,9*S*,9a*R*,10a*S*)-6-Amino-4a,7,9-trihydroxy-2-methyl-8-(methylamino)decahydro-4*H*-pyrano[2,3-*b*][1,4]benzodioxin-4-on (*N*-Demethylspectinomycin)

F.

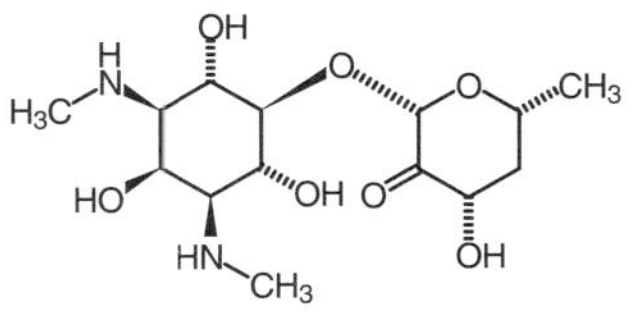

(2*S*,4*S*,6*R*)-4-Hydroxy-6-methyl-2-[[(1*r*,2*R*,3*S*,4*r*,5*R*,6*S*)-2,4,6-trihydroxy-3,5-bis(methylamino)cyclohexyl]oxy]dihydro-2*H*-pyran-3(4*H*)-on (Triol-Spectinomycin)

G.

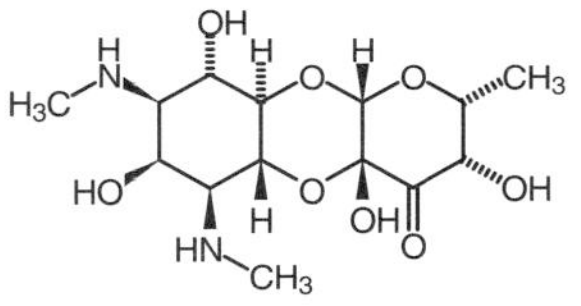

(2*R*,3*S*,4a*R*,5a*R*,6*S*,7*S*,8*R*,9*S*,9a*R*,10a*S*)-3,4a,7,9-Tetrahydroxy-2-methyl-6,8-bis(methylamino)decahydro-4*H*-pyrano[2,3-*b*][1,4]benzodioxin-4-on (Tetrahydroxyspectinomycin)

10.8/1658

Spectinomycinsulfat-Tetrahydrat für Tiere

Spectinomycini sulfas tetrahydricus ad usum veterinarium

Spectinomycinsulfat-Tetrahydrat

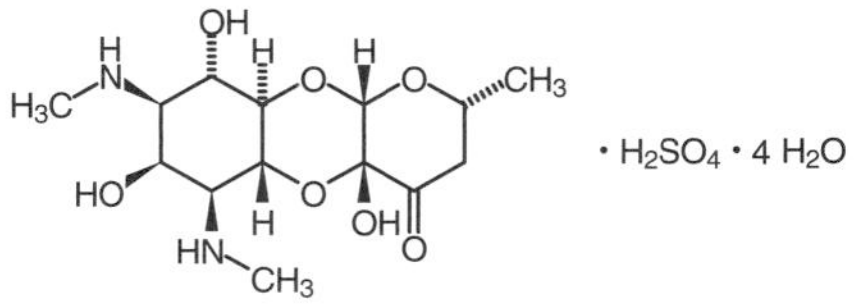

$C_{14}H_{26}N_2O_{11}S \cdot 4\,H_2O$ M_r 502,5

(4*R*)-Dihydrospectinomycinsulfat-Tetrahydrat

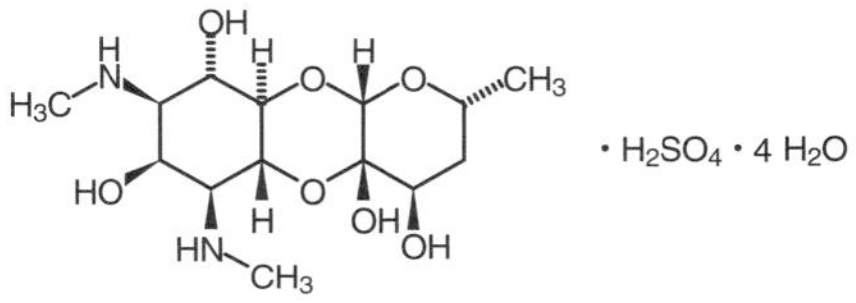

$C_{14}H_{28}N_2O_{11}S \cdot 4\,H_2O$ M_r 504,5

Definition

Gemisch von (2*R*,4a*R*,5a*R*,6*S*,7*S*,8*R*,9*S*,9a*R*,10a*S*)-4a,7,9-Trihydroxy-2-methyl-6,8-bis(methylamino)decahydro-4*H*-pyrano[2,3-*b*][1,4]benzodioxin-4-on-sulfat-Tetrahydrat (Spectinomycinsulfat-Tetrahydrat) und (2*R*,4*R*,4a*S*,5a*R*,6*S*,7*S*,8*R*,9*S*,9a*R*,10a*S*)-2-Methyl-6,8-bis(methylamino)decahydro-2*H*-pyrano[2,3-*b*][1,4]benzodioxin-4,4a,7,9-tetrol-sulfat-Tetrahydrat ((4*R*)-Dihydrospectinomycinsulfat-Tetrahydrat)

Die Substanz wird aus *Streptomyces spectabilis* gewonnen oder durch andere Verfahren hergestellt.

Gehalt

- (4*R*)-Dihydrospectinomycinsulfat: höchstens 2,0 Prozent (wasserfreie Substanz)
- Summe aus Spectinomycinsulfat und (4*R*)-Dihydrospectinomycinsulfat: 93,0 bis 102,0 Prozent (wasserfreie Substanz)

Eigenschaften

Aussehen: weißes bis fast weißes Pulver

Löslichkeit: leicht löslich in Wasser, praktisch unlöslich in Ethanol 96 %

Prüfung auf Identität

A. IR-Spektroskopie (2.2.24)

Vergleich: Spectinomycinsulfat-Tetrahydrat *CRS*

B. 1,0 ml Prüflösung (siehe „Prüfung auf Reinheit"), mit Wasser *R* zu 10 ml verdünnt, gibt die Identitätsreaktion a auf Sulfat (2.3.1).

Prüfung auf Reinheit

Prüflösung: 2,50 g Substanz werden in kohlendioxidfreiem Wasser *R* zu 25,0 ml gelöst.

Aussehen der Lösung: Die Prüflösung muss klar (2.2.1) und farblos (2.2.2, Methode II) sein.

pH-Wert (2.2.3): 3,8 bis 5,6; an der Prüflösung bestimmt

Spezifische Drehung (2.2.7): +10,0 bis +14,0 (wasserfreie Substanz)

2,50 g Substanz werden in einer Lösung von konzentrierter Ammoniak-Lösung *R* 1 (8 ml · l^{-1}) zu 25,0 ml gelöst. Die Lösung wird bei Raumtemperatur mindestens 30 min und höchstens 2 h lang vor der Messung stehen gelassen.

Verwandte Substanzen: Flüssigchromatographie (2.2.29)

Die Lösungen müssen unmittelbar vor Gebrauch hergestellt werden, um die Bildung von Anomeren zu vermeiden.

Untersuchungslösung: 15,0 mg Substanz werden in der mobilen Phase zu 100,0 ml gelöst.

Referenzlösung a: 3 mg Spectinomycin zur Eignungsprüfung *CRS* werden in der mobilen Phase zu 20 ml gelöst.

Referenzlösung b: 1,0 ml Untersuchungslösung wird mit der mobilen Phase zu 100,0 ml verdünnt.

Referenzlösung c: 3,0 ml Referenzlösung b werden mit der mobilen Phase zu 10,0 ml verdünnt.

Säule
- Größe: l = 0,25 m, ∅ = 4,6 mm
- Stationäre Phase: desaktiviertes, octylsilyliertes Kieselgel zur Chromatographie *R* (5 µm)
- Temperatur: bei konstanter Raumtemperatur

Mobile Phase: 4,2 g Oxalsäure *R* und 2,0 ml Heptafluorbuttersäure *R* werden in Wasser *R* zu 1000 ml gelöst. Die Lösung wird mit Natriumhydroxid-Lösung *R* auf einen pH-Wert von 3,2 eingestellt, mit 105 ml Acetonitril *R* versetzt und gemischt. Die Mischung wird durch einen Membranfilter (nominale Porengröße 0,45 µm) filtriert und 10 min lang mit Helium zur Chromatographie *R* entgast.

Durchflussrate: 1,0 ml · min^{-1}

Nach-Säule-Lösung: Carbonatfreie Natriumhydroxid-Lösung *R* wird mit kohlendioxidfreiem Wasser *R* so verdünnt, dass eine Konzentration von 21 g · l^{-1} NaOH erhalten wird. Vor Gebrauch wird die Lösung 10 min lang mit Helium zur Chromatographie *R* entgast. Die Lösung wird pulsfrei unter Verwendung einer 375-µl-Mischschleife aus Kunststoff dem Säuleneluat zugesetzt.

Nach-Säule-Durchflussrate: 0,5 ml · min^{-1}

Detektion: gepulster amperometrischer Detektor oder äquivalenter Detektor mit einer Gold-Messelektrode, die vorzugsweise einen Durchmesser von 1,4 mm oder größer hat, einer geeigneten Bezugselektrode und einer Hilfselektrode aus rostfreiem Stahl, eingestellt auf +0,12 V Detektions-, +0,70 V Oxidations- und –0,60 V Reduktionspotential, mit einer Pulsfrequenz entsprechend dem verwendeten Gerät

Die Messzelle muss bei konstanter Raumtemperatur gehalten werden. Die Goldelektrode wird mit einem Gummi und einem feuchten Feinwischtuch gereinigt, bevor das System in Betrieb genommen wird. Diese Vorgehensweise verbessert die Empfindlichkeit des Detektors und erhöht das Signal-Rausch-Verhältnis.

Einspritzen: 20 µl

Chromatographiedauer: 1,5fache Retentionszeit von Spectinomycin

Identifizierung von Verunreinigungen: Zur Identifizierung der Peaks der Verunreinigungen A, D und E werden das mitgelieferte Chromatogramm von Spectinomycin zur Eignungsprüfung *CRS* und das mit der Referenzlösung a erhaltene Chromatogramm verwendet.

Relative Retention (bezogen auf Spectinomycin, t_R 11 bis 20 min)
- Verunreinigung A: etwa 0,5
- Verunreinigung D: etwa 0,7
- Verunreinigung E: etwa 0,9
- (4*R*)-Dihydrospectinomycin: etwa 1,3

Eignungsprüfung: Referenzlösung a
- Auflösung: mindestens 1,5 zwischen den Peaks von Verunreinigung E und Spectinomycin

Grenzwerte
- Korrekturfaktor: Für die Berechnung des Gehalts wird die Fläche des Peaks von Verunreinigung A mit 0,4 multipliziert.
- Verunreinigungen A, E: jeweils nicht größer als die Fläche des Hauptpeaks im Chromatogramm der Referenzlösung b (1,0 Prozent)
- Verunreinigung D: nicht größer als das 4fache der Fläche des Hauptpeaks im Chromatogramm der Referenzlösung b (4,0 Prozent)

- Jede weitere Verunreinigung: jeweils nicht größer als die Fläche des Hauptpeaks im Chromatogramm der Referenzlösung b (1,0 Prozent)
- Summe aller Verunreinigungen: nicht größer als das 6fache der Fläche des Hauptpeaks im Chromatogramm der Referenzlösung b (6,0 Prozent)
- Ohne Berücksichtigung bleiben: Peaks, deren Fläche nicht größer ist als die Fläche des Hauptpeaks im Chromatogramm der Referenzlösung c (0,3 Prozent); der Peak von (4*R*)-Dihydrospectinomycin

Wasser (2.5.12): 12,0 bis 16,5 Prozent, mit 0,100 g Substanz bestimmt

Sulfatasche (2.4.14): höchstens 1,0 Prozent, mit 1,0 g Substanz bestimmt

Bakterien-Endotoxine (2.6.14): weniger als 0,17 I. E. Bakterien-Endotoxine je Milligramm Spectinomycinsulfat zur Herstellung von Parenteralia, das dabei keinem weiteren geeigneten Verfahren zur Beseitigung von Bakterien-Endotoxinen unterworfen wird

Die Lösungen werden unter Verwendung einer 0,42-prozentigen Lösung (*m/m*) von Natriumhydrogencarbonat *R* hergestellt.

Gehaltsbestimmung

Flüssigchromatographie (2.2.29) wie unter „Verwandte Substanzen" beschrieben, mit folgenden Änderungen:

Untersuchungslösung: 40,0 mg Substanz werden in Wasser *R* zu 50,0 ml gelöst. Die Lösung wird mindestens 15 h und höchstens 72 h lang stehen gelassen (Bildung von Anomeren). 5,0 ml Lösung werden mit der mobilen Phase zu 50,0 ml verdünnt.

Referenzlösung: 40,0 mg Spectinomycinhydrochlorid *CRS* (mit (4*R*)-Dihydrospectinomycin) werden in Wasser *R* zu 50,0 ml gelöst. Die Lösung wird so lange wie die Untersuchungslösung stehen gelassen (Bildung von Anomeren). 5,0 ml Lösung werden mit der mobilen Phase zu 50,0 ml verdünnt.

Eignungsprüfung

- Wiederholpräzision: höchstens 3,0 Prozent relative Standardabweichung für den Hauptpeak, mit 6 Einspritzungen der Referenzlösung bestimmt

Die Summe der Prozentgehalte an Spectinomycinsulfat und (4*R*)-Dihydrospectinomycinsulfat wird unter Berücksichtigung des angegebenen Gesamtgehalts von $C_{14}H_{26}Cl_2N_2O_7$ und $C_{14}H_{28}Cl_2N_2O_7$ in Spectinomycinhydrochlorid *CRS* und mit einem Umrechnungsfaktor von 1,062 berechnet. Der Prozentgehalt an (4*R*)-Dihydrospectinomycinsulfat wird unter Berücksichtigung des angegebenen Gesamtgehalts von $C_{14}H_{26}Cl_2N_2O_7$ und $C_{14}H_{28}Cl_2N_2O_7$ in Spectinomycinhydrochlorid *CRS* und mit einem Umrechnungsfaktor von 1,062 berechnet.

Lagerung

Dicht verschlossen

Falls die Substanz steril ist, darüber hinaus im sterilen Behältnis mit Originalitätsverschluss

Verunreinigungen

Spezifizierte Verunreinigungen:

A, D, E

Andere bestimmbare Verunreinigungen

(Die folgenden Substanzen werden, falls in einer bestimmten Menge vorhanden, durch eine oder mehrere Prüfmethoden in der Monographie erfasst. Sie werden begrenzt durch das allgemeine Akzeptanzkriterium für weitere Verunreinigungen/nicht spezifizierte Verunreinigungen und/oder durch die Anforderungen der Allgemeinen Monographie **Substanzen zur pharmazeutischen Verwendung (Corpora ad usum pharmaceuticum)**. Diese Verunreinigungen müssen daher nicht identifiziert werden, um die Konformität der Substanz zu zeigen. Siehe auch „5.10 Kontrolle von Verunreinigungen in Substanzen zur pharmazeutischen Verwendung"):

B, C, F, G

A.

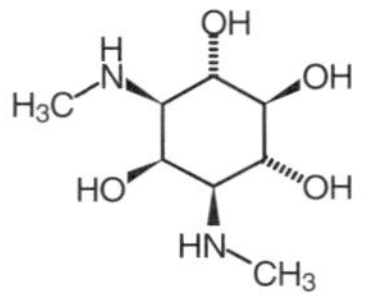

1,3-Didesoxy-1,3-bis(methylamino)-*myo*-inositol (Actinamin)

B.

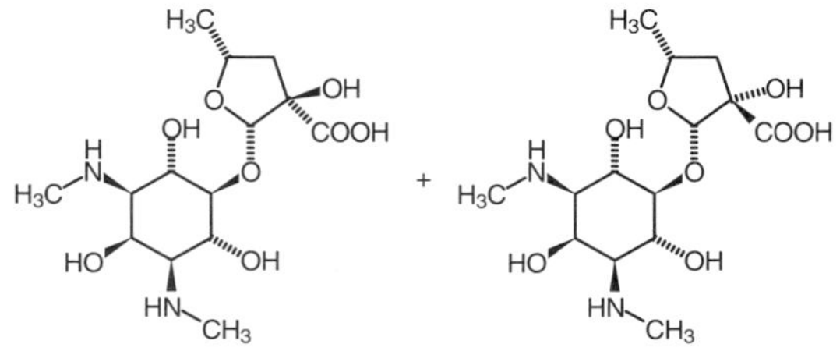

(2*S*,3*RS*,5*R*)-3-Hydroxy-5-methyl-2-[[(1*r*,2*R*,3*S*,4*r*,5*R*,6*S*)-2,4,6-trihydroxy-3,5-bis(methylamino)cyclohexyl]oxy]tetrahydrofuran-3-carbonsäure (Actinospectinsäure)

C.

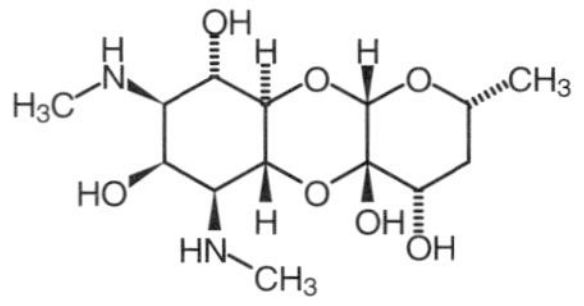

(2*R*,4*S*,4a*S*,5a*R*,6*S*,7*S*,8*R*,9*S*,9a*R*,10a*S*)-2-Methyl-6,8-bis(methylamino)decahydro-2*H*-pyrano[2,3-*b*][1,4]benzodioxin-4,4a,7,9-tetrol ((4*S*)-Dihydrospectinomycin)

S

Monographien

D.

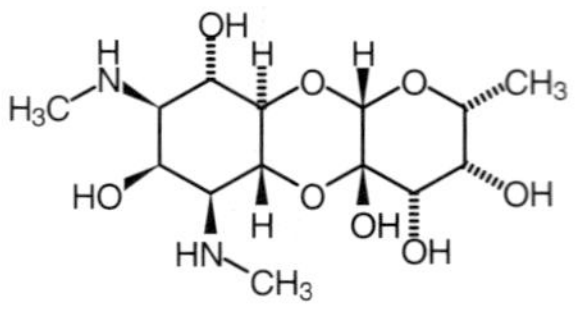

(2*R*,3*R*,4*S*,4a*S*,5a*R*,6*S*,7*S*,8*R*,9*S*,9a*R*,10a*S*)-2-Methyl-6,8-bis(methylamino)decahydro-2*H*-pyrano[2,3-*b*][1,4]benzodioxin-3,4,4a,7,9-pentol
(Dihydroxyspectinomycin)

E.

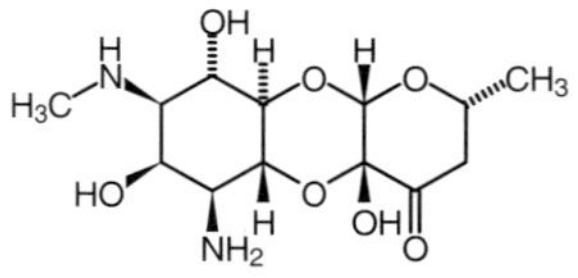

(2*R*,4a*R*,5a*R*,6*S*,7*R*,8*R*,9*S*,9a*R*,10a*S*)-6-Amino-4a,7,9-trihydroxy-2-methyl-8-(methylamino)decahydro-4*H*-pyrano[2,3-*b*][1,4]benzodioxin-4-on
(*N*-Demethylspectinomycin)

F.

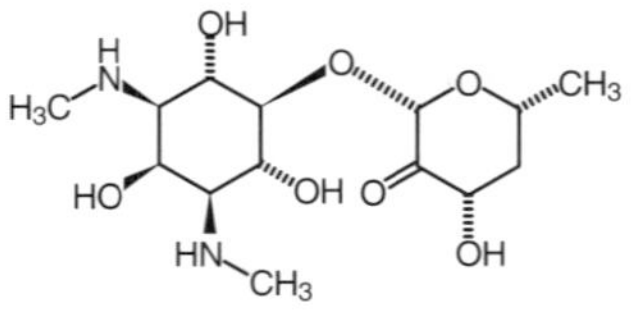

(2*S*,4*S*,6*R*)-4-Hydroxy-6-methyl-2-[[(1*r*,2*R*,3*S*,4*r*,5*R*,6*S*)-2,4,6-trihydroxy-3,5-bis(methylamino)cyclohexyl]oxy]dihydro-2*H*-pyran-3(4*H*)-on
(Triol-Spectinomycin)

G.

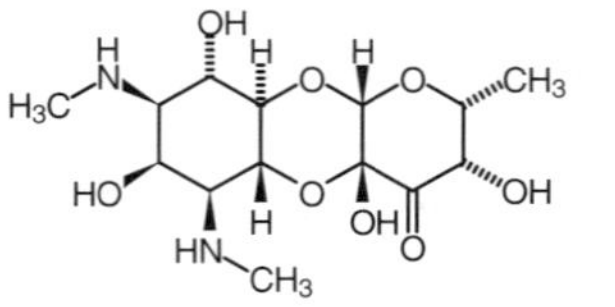

(2*R*,3*S*,4a*R*,5a*R*,6*S*,7*S*,8*R*,9*S*,9a*R*,10a*S*)-3,4a,7,9-Tetrahydroxy-2-methyl-6,8-bis(methylamino)decahydro-4*H*-pyrano[2,3-*b*][1,4]benzodioxin-4-on
(Tetrahydroxyspectinomycin)

Gesamtregister

Hinweis: Bei den mit * gekennzeichneten Texten handelt es sich um Monographien zu Drogen, die insbesondere in der Traditionellen Chinesischen Medizin (TCM) verwendet werden.

A

AAS (Atomabsorptionsspektrometrie) (*siehe* 2.2.23) 49
Abacaviri sulfas 2609
Abacavirsulfat 2609
*Abelmoschi corolla** 1985
Abelmoschus-Blütenkrone* 1985
Abkürzungen
– Allgemeine (*siehe* 1.7) **10.7**-9153
– für Kombinationsimpfstoffe (*siehe* 1.7) **10.7**-9154
Absinthii herba 2509
Acaciae gummi 2202
Acaciae gummi dispersione desiccatum 4139
Acamprosat-Calcium **10.3**-7151
Acamprosatum calcicum **10.3**-7151
*Acanthopanacis gracilistyli cortex** 2443
Acarbose 2612
Acarbosum 2612
Acari ad producta allergenica 4832
Acebutololhydrochlorid 2616
Acebutololhydrochlorid *R* **10.7**-9206
Acebutololi hydrochloridum 2616
Aceclofenac 2618
Aceclofenacum 2618
Acemetacin 2621
Acemetacinum 2621
Acesulfam-Kalium 2623
Acesulfamum kalicum 2623
Acetal *R* **10.7**-9206
Acetaldehyd *R* **10.7**-9207
Acetaldehyd-Ammoniak *R* **10.7**-9207
Acetaldehyd-Lösung (100 ppm C_2H_4O) *R* **10.7**-9491
Acetaldehyd-Lösung (100 ppm C_2H_4O) *R* 1 .....**10.7**-9491
Acetanhydrid *R* **10.7**-9207
Acetanhydrid-Schwefelsäure-Lösung *R* **10.7**-9207
Acetat, Identitätsreaktion (2.3.1) 179
Acetat-Natriumedetat-Pufferlösung pH 5,5 *R* **10.7**-9503
Acetat-Pufferlösung pH 4,4 *R* **10.7**-9502
Acetat-Pufferlösung pH 4,5 *R* **10.7**-9502
Acetat-Pufferlösung pH 4,6 *R* **10.7**-9502
Acetat-Pufferlösung pH 4,7 *R* **10.7**-9502
Acetat-Pufferlösung pH 4,7 *R* 1 .....**10.7**-9502
Acetat-Pufferlösung pH 5,0 *R* **10.7**-9502
Acetat-Pufferlösung pH 6,0 *R* **10.7**-9503
Acetazolamid 2625
Acetazolamidum 2625
Aceton 2627
Aceton *R* **10.7**-9207
(D_6)Aceton *R* **10.7**-9207
Acetonitril *R* **10.7**-9207
Acetonitril *R* 1 .....**10.7**-9208
Acetonitril zur Chromatographie *R* **10.7**-9208
(D_3)Acetonitril *R* **10.7**-9208
Aceton-Lösung, gepufferte *R* **10.7**-9500
Acetonum 2627
Acetoxyvalerensäure *R* **10.7**-9208
Acetyl, Identitätsreaktion (*siehe* 2.3.1) 179
Acetylacetamid *R* **10.7**-9208
Acetylaceton *R* **10.7**-9208
Acetylaceton-Reagenz *R* 1 .....**10.7**-9208
Acetylaceton-Reagenz *R* 2 .....**10.7**-9208
N-Acetyl-ε-caprolactam *R* **10.7**-9208
Acetylchlorid *R* **10.7**-9209
Acetylcholinchlorid 2628
Acetylcholinchlorid *R* **10.7**-9209
Acetylcholini chloridum 2628
Acetylcystein **10.3**-7152
Acetylcysteinum **10.3**-7152
β-Acetyldigoxin 2632
β-*Acetyldigoxinum* 2632
Acetylen *R* **10.7**-9209
Acetylenum (1 per centum) in nitrogenio intermixtum 4053
Acetyleugenol *R* **10.7**-9209
N-Acetylglucosamin *R* **10.7**-9209
O-Acetyl-Gruppen in Polysaccharid-Impfstoffen (2.5.19) 237
Acetylierungsgemisch *R* 1 .....**10.7**-9209
Acetyl-11-keto-β-boswelliasäure *R* **10.7**-9209
N-(α)-Acetyl-L-lysin *R* **10.7**-9210
N-(ε)-Acetyl-L-lysin *R* **10.7**-9210
N-Acetylneuraminsäure *R* **10.7**-9210
Acetylsalicylsäure 2635
Acetylsalicylsäure *R* **10.7**-9210
N-Acetyltryptophan 2637
N-Acetyltryptophan *R* **10.7**-9210
N-Acetyltryptophanum 2637
N-Acetyltyrosin 2640
Acetyltyrosinethylester *R* **10.7**-9210
Acetyltyrosinethylester-Lösung (0,2 mol · l^{-1}) *R* **10.7**-9210
N-Acetyltyrosinum 2640
*Achyranthis bidentatae radix** 1987
Achyranthiswurzel* 1987
Aciclovir **10.4**-7933
Aciclovirum **10.4**-7933
Acidi methacrylici et ethylis acrylatis polymerisati 1:1 dispersio 30 per centum 4750
Acidi methacrylici et ethylis acrylatis polymerisatum 1:1 4748
Acidi methacrylici et methylis methacrylatis polymerisatum 1:1 4752
Acidi methacrylici et methylis methacrylatis polymerisatum 1:2 4753
Acidum aceticum glaciale 3798
Acidum acetylsalicylicum 2635
Acidum adipicum 2652
Acidum alginicum 2671
Acidum amidotrizoicum dihydricum 2720
Acidum 4-aminobenzoicum 2731
Acidum aminocaproicum 2733
Acidum ascorbicum **10.8**-10019
Acidum asparticum 2823
Acidum benzoicum 2905
Acidum boricum 3000
Acidum caprylicum 3116
Acidum chenodeoxycholicum **10.6**-8864
Acidum citricum 3341
Acidum citricum monohydricum 3342
Acidum edeticum **10.4**-7999
Acidum etacrynicum **10.6**-8897

Acidum folicum hydricum **10.8**-10058
Acidum formicum 2717
Acidum fusidicum 4027
Acidum glutamicum 4094
Acidum hydrochloridum concentratum **10.8**-10117
Acidum hydrochloridum dilutum **10.8**-10117
Acidum iopanoicum 4355
Acidum ioxaglicum 4363
Acidum lacticum 4834
Acidum (S)-lacticum 4835
Acidum lactobionicum **10.2**-6799
Acidum maleicum 4679
Acidum malicum 2653
Acidum medronicum ad radiopharmaceutica 1876
Acidum mefenamicum 4707
Acidum nicotinicum 5034
Acidum niflumicum 5038
Acidum nitricum 5612
Acidum oleicum 5098
Acidum oxolinicum 5160
Acidum palmiticum 5186
Acidum phosphoricum concentratum **10.5**-8526
Acidum phosphoricum dilutum **10.5**-8527
Acidum picricum ad praeparationes homoeopathicas . . 2556
Acidum picrinicum für homöopathische Zubereitungen 2556
Acidum pipemidicum trihydricum 5326
Acidum salicylicum 5608
Acidum sorbicum 5680
Acidum stearicum **10.4**-8136
Acidum succinicum ad praeparationes homoeopathicas 2556
Acidum succinicum für homöopathische Zubereitungen 2556
Acidum sulfuricum **10.3**-7400
Acidum tartaricum 6174
Acidum thiocticum 5892
Acidum tiaprofenicum **10.1**-6507
Acidum tolfenamicum 5962
Acidum tranexamicum **10.1**-6511
Acidum trichloroaceticum 6003
Acidum undecylenicum 6077
Acidum ursodeoxycholicum 6082
Acidum valproicum 6099
Acidum zoledronicum monohydricum **10.1**-6525
Acitretin 2644
Acitretinum 2644
Acrylamid *R* **10.7**-9211
Acrylamid-Bisacrylamid-Lösung (29:1), 30-prozentige *R* **10.7**-9211
Acrylamid-Bisacrylamid-Lösung (36,5:1), 30-prozentige *R* **10.7**-9211
Acrylsäure *R* **10.7**-9211
Actein *R* **10.7**-9211
Acteosid *R* **10.7**-9211
Adamantan *R* **10.7**-9211
Adapalen 2646
Adapalenum 2646
Adenin 2648
Adenin *R* **10.7**-9211
Adeninum 2648
Adenosin 2650
Adenosin *R* **10.7**-9212
Adenosinum 2650
Adenovirose-Impfstoff (inaktiviert) für Hunde 1617
Adenovirose-Lebend-Impfstoff für Hunde **10.2**-6677
Adenovirus-assoziierte, virusabgeleitete Vektoren zur Anwendung am Menschen (*siehe* 5.14) 1211
Adenovirus-Vektoren zur Anwendung am Menschen (*siehe* 5.14) 1202
Adeps A 3-O-desacyl-4′-monophosphorylatus 3500
Adeps lanae 6179
Adeps lanae cum aqua 6185
Adeps lanae hydrogenatus 6183
Adeps solidus 4163
Adeps solidus cum additamentis 4165
Adipinsäure 2652
Adipinsäure *R* **10.7**-9212
Adonis vernalis ad praeparationes homoeopathicas **10.1**-6295
Adonis vernalis für homöopathische Zubereitungen **10.1**-6295
Adrenalin/Epinephrin **10.3**-7232
Adrenalini tartras 3736
Adrenalintartrat/Epinephrintartrat 3736
Adrenalinum **10.3**-7232
Adrenalonhydrochlorid *R* **10.7**-9212
Adsorbat-Impfstoffe
- Bestimmung von Aluminium (2.5.13) 235
- Bestimmung von Calcium (2.5.14) 236

Äpfelsäure 2653
Äpfelsäure *R* **10.7**-9212
Aer medicinalis **10.8**-10086
Aer medicinalis artificiosus 4603
AES (Atomemissionsspektrometrie) (2.2.22) 47
Aescin *R* **10.7**-9212
Aesculetin *R* **10.7**-9212
Aesculin *R* **10.7**-9212
Aether 3832
Aether anaestheticus 3833
Ätherische Öle **10.7**-9565
- Chromatographisches Profil (*siehe* 5.30) . . . **10.7**-9560
- fette Öle, verharzte ätherische Öle in (2.8.7) 429
- fremde Ester in (2.8.6) 428
- Gehaltsbestimmung von 1,8-Cineol (2.8.11) 430
- Geruch und Geschmack (2.8.8) 429
- Herstellung (*siehe* 5.30) **10.7**-9559
- in pflanzlichen Drogen, Gehaltsbestimmung (2.8.12) **10.4**-7529
- Löslichkeit in Ethanol (2.8.10) 429
- Monographien zu (5.30) **10.7**-9559
- Verdampfungsrückstand (2.8.9) 429
- Verunreinigungen in (*siehe* 5.30) **10.7**-9560
- Wasser in (2.8.5) 428

Aetherolea **10.7**-9565
Aflatoxin B_1 *R* **10.7**-9213
Aflatoxin B_1, Bestimmung in pflanzlichen Drogen (2.8.18) 435
Agar 1990
Agaricus phalloides ad praeparationes homoeopathicas 2557
Agaricus phalloides für homöopathische Zubereitungen 2557
Agarose zur Chromatographie
- quer vernetzte *R* **10.7**-9213
- quer vernetzte *R* 1 . . . . . **10.7**-9213

Agarose zur Chromatographie *R* **10.7**-9213
Agarose zur Elektrophorese *R* **10.7**-9213
Agarose-Polyacrylamid *R* **10.7**-9213
Agni casti fructus 2317
Agni casti fructus extractum siccum 2318
Agnusid *R* **10.7**-9213
Agrimoniae herba 2332
*Akebiae caulis** 1991
Akebiaspross* 1991
Aktinobazillose-Impfstoff (inaktiviert) für Schweine . . . 1620
Aktivierte Blutgerinnungsfaktoren (2.6.22) 307
Aktivkohle *R* **10.7**-9213

Beachten Sie den Hinweis auf „Allgemeine Monographien“ zu Anfang des Bands auf Seite B

Akzeptanzkriterien für die mikrobiologische Qualität
– nicht steriler Darreichungsformen (*siehe* 5.1.4) ... **10.3**-7013
– nicht steriler Substanzen zur pharmazeutischen Verwendung (5.1.4) ... **10.3**-7013
– von pflanzlichen Arzneimitteln zum Einnehmen und von Extrakten zu deren Herstellung (5.1.8) ... 1023
Akzeptanzkriterien für Endotoxine (*siehe* 5.1.10) .. **10.3**-7016
Alanin ... 2654
Alanin *R* ... **10.7**-9213
β-Alanin *R* ... **10.7**-9214
Alaninum ... 2654
Albendazol ... 2656
Albendazolum ... 2656
Albumin vom Menschen *R* ... **10.7**-9214
Albumini humani solutio ... **10.6**-8827
(^{125}I)Albumin-Injektionslösung vom Menschen ... 1821
Albuminlösung
– vom Menschen ... **10.6**-8827
– vom Menschen *R* ... **10.7**-9214
– vom Menschen *R* 1 ... **10.7**-9214
Alchemillae herba ... 2165
Alcohol benzylicus ... 2910
Alcohol cetylicus ... 3229
Alcohol cetylicus et stearylicus ... **10.3**-7195
Alcohol cetylicus et stearylicus emulsificans A ... 3234
Alcohol cetylicus et stearylicus emulsificans B ... 3236
Alcohol 2,4-dichlorobenzylicus ... 3553
Alcohol isopropylicus ... 5439
Alcohol oleicus ... 5103
Alcohol stearylicus ... 5726
Alcoholes adipis lanae ... **10.3**-7430
Alcuronii chloridum ... 2661
Alcuroniumchlorid ... 2661
Aldehyddehydrogenase *R* ... **10.7**-9214
Aldehyddehydrogenase-Lösung *R* ... **10.7**-9214
Aldrin *R* ... **10.7**-9214
Aleuritinsäure *R* ... **10.7**-9214
Alfacalcidol ... **10.7**-9653
Alfacalcidolum ... **10.7**-9653
Alfadex ... 2665
Alfadexum ... 2665
Alfentanilhydrochlorid-Hydrat ... **10.1**-6303
Alfentanili hydrochloridum hydricum ... **10.1**-6303
Alfuzosinhydrochlorid ... 2669
Alfuzosini hydrochloridum ... 2669
Algedrat/Aluminiumoxid, wasserhaltiges ... 2704
Alginsäure ... 2671
Alimemazinhemitartrat ... 2673
Alimemazini hemitartras ... 2673
Alizarin S *R* ... **10.7**-9214
Alizarin-S-Lösung *R* ... **10.7**-9214
Alkalisch reagierende Substanzen in fetten Ölen (2.4.19) ... 198
Alkaloide, Identitätsreaktion (*siehe* 2.3.1) ... 179
Allantoin ... 2674
Allantoinum ... 2674
Allergenzubereitungen ... **10.6**-8759
– Hymenopterengifte für ... 4251
– Milben für ... 4832
– Pollen für ... 5356
– Schimmelpilze für ... 5621
– Tierische Epithelien und Hautanhangsgebilde für ... 5925
Allgemeine Kapitel (1.3) ... **10.7**-9147
Allgemeine Monographien
– Ätherische Öle ... **10.7**-9565
– Allergenzubereitungen ... **10.6**-8759
– Chemische Vorläufersubstanzen für radioaktive Arzneimittel ... **10.8**-9885
– DNA-rekombinationstechnisch hergestellte Produkte ... 1313
– Extrakte aus pflanzlichen Drogen ... 1318
– Fermentationsprodukte ... **10.7**-9567
– Immunsera für Tiere ... **10.7**-9569
– Immunsera von Tieren zur Anwendung am Menschen ... **10.4**-7898
– Impfstoffe für Menschen ... **10.7**-9574
– Impfstoffe für Tiere ... **10.6**-8762
– Instantteezubereitungen aus pflanzlichen Drogen ... 1346
– Monoklonale Antikörper für Menschen ... 1349
– Pflanzliche Drogen ... 1353
– Pflanzliche Drogen zur Teebereitung ... 1356
– Pflanzliche fette Öle ... 1357
– Pharmazeutische Zubereitungen ... 1359
– Produkte mit dem Risiko der Übertragung von Erregern der spongiformen Enzephalopathie tierischen Ursprungs ... 1363
– Radioaktive Arzneimittel ... **10.7**-9579
– Substanzen zur pharmazeutischen Verwendung ... **10.3**-7039
– Zubereitungen aus pflanzlichen Drogen ... 1356
Allgemeine Monographien und Allgemeine Monographien zu Darreichungsformen (1.4) ... **10.7**-9148
Allgemeines zum Europäischen Arzneibuch (1.1) .. **10.7**-9143
Allii sativi bulbi pulvis ... 2258
Allium sativum ad praeparationes homoeopathicas ... 2560
Allium sativum für homöopathische Zubereitungen ... 2560
Allopurinol ... 2675
Allopurinolum ... 2675
Almagat ... 2678
Almagatum ... 2678
Almotriptanimalas ... **10.1**-6305
Almotriptanmalat ... **10.1**-6305
Aloe
– Curaçao- ... 1993
– Kap- ... 1994
Aloe barbadensis ... 1993
Aloe capensis ... 1994
Aloe-Emodin *R* ... **10.7**-9214
Aloes extractum siccum normatum ... 1996
Aloetrockenextrakt, Eingestellter ... 1996
Aloin *R* ... **10.7**-9215
Alovudin *R* ... **10.7**-9215
(^{18}F)Alovudin-Injektionslösung ... 1822
Alovudini(^{18}F) solutio iniectabilis ... 1822
Alprazolam ... 2680
Alprazolamum ... 2680
Alprenololhydrochlorid ... 2683
Alprenololi hydrochloridum ... 2683
Alprostadil ... 2685
Alprostadilum ... 2685
Alteplase zur Injektion ... 2688
Alteplasum ad iniectabile ... 2688
Alternative Methoden zur Kontrolle der mikrobiologischen Qualität (5.1.6) ... 1009
Althaeae folium ... 2132
Althaeae radix ... 2134
Altizid ... **10.1**-6307
Altizidum ... **10.1**-6307
Alttuberkulin zur Anwendung am Menschen ... 2694
Alumen ... 2699
Aluminii chloridum hexahydricum ... 2696
Aluminii hydroxidum hydricum ad adsorptionem ... 2697
Aluminii magnesii silicas ... 2699
Aluminii natrii silicas ... 2702

Aluminii oxidum hydricum 2704
Aluminii phosphas hydricus **10.4**-7935
Aluminii phosphatis liquamen 2706
Aluminii stearas **10.6**-8829
Aluminii sulfas 2710
Aluminium
- Grenzpüfung (2.4.17) 197
- Identitätsreaktion (*siehe* 2.3.1) 179
- in Adsorbat-Impfstoffen (2.5.13) 235
- komplexometrische Titration (2.5.11) 233

Aluminium *R* **10.7**-9215
Aluminiumchlorid *R* **10.7**-9215
Aluminiumchlorid-Hexahydrat 2696
Aluminiumchlorid-Lösung *R* **10.7**-9215
Aluminiumchlorid-Reagenz *R* **10.7**-9215
Aluminiumhydroxid zur Adsorption, wasserhaltiges 2697
Aluminiumkaliumsulfat 2699
Aluminiumkaliumsulfat *R* **10.7**-9215
Aluminium-Lösung (2 ppm Al) *R* **10.7**-9492
Aluminium-Lösung (5 ppm Al) *R* **10.7**-9492
Aluminium-Lösung (10 ppm Al) *R* **10.7**-9492
Aluminium-Lösung (100 ppm Al) *R* **10.7**-9492
Aluminium-Lösung (200 ppm Al) *R* **10.7**-9492
Aluminium-Magnesium-Silicat 2699
Aluminium-Natrium-Silicat 2702
Aluminiumnitrat *R* **10.7**-9215
Aluminiumoxid
- basisches *R* **10.7**-9215
- desaktiviertes *R* **10.7**-9216
- neutrales *R* **10.7**-9216
- wasserfreies *R* **10.7**-9216
- wasserhaltiges/Algeldrat 2704

Aluminiumphosphat, wasserhaltiges **10.4**-7935
Aluminiumphosphat-Gel 2706
Aluminiumstearat **10.6**-8829
Aluminiumsulfat 2710
Aluminium-Teststreifen *R* **10.7**-9215
Alverincitrat 2711
Alverini citras 2711
Amanita phalloides ad praeparationes homoeopathicas 2557
Amantadinhydrochlorid 2713
Amantadini hydrochloridum 2713
Ambroxolhydrochlorid 2715
Ambroxoli hydrochloridum 2715
Ameisensäure 2717
Ameisensäure *R* **10.7**-9216
Americium-243-Spikelösung *R* **10.7**-9216
Amfetamini sulfas 2718
Amfetaminsulfat 2718
Amidoschwarz 10B *R* **10.7**-9216
Amidoschwarz-10B-Lösung *R* **10.7**-9216
Amidotrizoesäure-Dihydrat 2720
Amikacin 2722
Amikacini sulfas 2726
Amikacinsulfat 2726
Amikacinum 2722
Amiloridhydrochlorid-Dihydrat **10.2**-6767
Amiloridi hydrochloridum dihydricum **10.2**-6767
Amine, primäre aromatische
- Identitätsreaktion (*siehe* 2.3.1) 179
- Stickstoff (2.5.8) 232

Aminoantipyrin *R* **10.7**-9220
Aminoantipyrin-Lösung *R* **10.7**-9220
Aminoazobenzol *R* **10.7**-9216
Aminobenzoesäure *R* **10.7**-9217
2-Aminobenzoesäure *R* **10.7**-9217
3-Aminobenzoesäure *R* **10.7**-9217
4-Aminobenzoesäure 2731
Aminobenzoesäure-Lösung *R* **10.7**-9217
4-(4-Aminobenzol-1-sulfonyl)phenol *R* **10.7**-9217
N-(4-Aminobenzoyl)-L-glutaminsäure *R* **10.7**-9217
Aminobutanol *R* **10.7**-9217
4-Aminobutansäure *R* **10.7**-9217
Aminocapronsäure 2733
Aminochlorbenzophenon *R* **10.7**-9218
Aminoethanol *R* **10.7**-9218
4-Aminofolsäure *R* **10.7**-9218
6-Aminohexansäure *R* **10.7**-9218
Aminohippursäure *R* **10.7**-9218
Aminohippursäure-Reagenz *R* **10.7**-9218
Aminohydroxynaphthalinsulfonsäure *R* **10.7**-9218
Aminohydroxynaphthalinsulfonsäure-Lösung *R* **10.7**-9218
cis-Aminoindanol *R* **10.7**-9219
Aminomethylalizarindiessigsäure *R* **10.7**-9219
Aminomethylalizarindiessigsäure-Lösung *R* **10.7**-9219
Aminomethylalizarindiessigsäure-Reagenz *R* **10.7**-9219
4-(Aminomethyl)benzoesäure *R* **10.7**-9219
Aminonitrobenzophenon *R* **10.7**-9219
6-Aminopenicillansäure *R* **10.7**-9219
Aminophenazon *R* **10.7**-9220
2-Aminophenol *R* **10.7**-9220
3-Aminophenol *R* **10.7**-9220
4-Aminophenol *R* **10.7**-9220
4-(4-Aminophenoxy)-*N*-Methylpicolinamid *R* **10.7**-9220
Aminopolyether *R* **10.7**-9220
3-Aminopropanol *R* **10.7**-9220
3-Aminopropionsäure *R* **10.7**-9220
Aminosäurenanalyse (2.2.56) 137
3-Aminosalicylsäure *R* **10.7**-9221
4-Aminosalicylsäure *R* **10.7**-9221
Amiodaronhydrochlorid 2736
Amiodaroni hydrochloridum 2736
Amisulprid 2739
Amisulpridum 2739
Amitriptylinhydrochlorid 2741
Amitriptylini hydrochloridum 2741
Amlodipinbesilat 2743
Amlodipini besilas 2743
Ammoniae solutio concentrata 2746
Ammoniae(^{13}N) solutio iniectabilis 1825
(^{13}N)Ammoniak-Injektionslösung 1825
Ammoniak-Lösung
- bleifreie *R* **10.7**-9221
- konzentrierte 2746
- konzentrierte *R* **10.7**-9221
- konzentrierte *R* 1 . . . . **10.7**-9221
- verdünnte *R* 1 . . . . **10.7**-9221
- verdünnte *R* 2 . . . . **10.7**-9221
- verdünnte *R* 3 . . . . **10.7**-9221
- verdünnte *R* 4 . . . . **10.7**-9221

Ammoniak-Lösung *R* **10.7**-9221
Ammonii bromidum **10.2**-6768
Ammonii carbonas ad praeparationes homoeopathicas 2562
Ammonii chloridum **10.4**-7936
Ammonii glycyrrhizas 2750
Ammonii hydrogenocarbonas 2752
Ammonio methacrylatis copolymerum A 2752
Ammonio methacrylatis copolymerum B 2754
Ammonium carbonicum für homöopathische Zubereitungen 2562
Ammonium, Grenzprüfung (2.4.1) 189
Ammoniumacetat *R* **10.7**-9222
Ammoniumacetat *R* 1 . . . . **10.7**-9222
Ammoniumacetat-Lösung *R* **10.7**-9222
Ammoniumacetat-Pufferlösung pH 4,5 (0,5 mol · l^{-1}) *R* **10.7**-9502
Ammoniumbituminosulfonat 2747

Ammoniumbromid **10.2**-6768
(1*R*)-(–)-Ammoniumcampher-10-sulfonat *R* **10.7**-9222
Ammoniumcarbamat *R* **10.7**-9222
Ammoniumcarbonat *R* **10.7**-9222
Ammoniumcarbonat-Lösung *R* **10.7**-9222
Ammoniumcarbonat-Lösung *R* 1 .... **10.7**-9222
Ammoniumcarbonat-Pufferlösung pH 10,3
(0,1 mol · l^{-1}) *R* **10.7**-9510
Ammoniumcer(IV)-nitrat *R* **10.7**-9222
Ammoniumcer(IV)-nitrat-Lösung (0,1 mol · l^{-1}) .. **10.7**-9513
Ammoniumcer(IV)-sulfat *R* **10.7**-9222
Ammoniumcer(IV)-sulfat-Lösung (0,1 mol · l^{-1}) .. **10.7**-9513
Ammoniumchlorid **10.4**-7936
Ammoniumchlorid *R* **10.7**-9222
Ammoniumchlorid-Lösung *R* **10.7**-9222
Ammoniumchlorid-Pufferlösung pH 9,5 *R* **10.7**-9510
Ammoniumchlorid-Pufferlösung pH 10,0 *R* **10.7**-9510
Ammoniumchlorid-Pufferlösung pH 10,4 *R* **10.7**-9510
Ammoniumchlorid-Pufferlösung pH 10,7 *R* **10.7**-9511
Ammoniumcitrat *R* **10.7**-9223
Ammoniumdihydrogenphosphat *R* **10.7**-9223
Ammoniumeisen(II)-sulfat *R* **10.7**-9223
Ammoniumeisen(III)-sulfat *R* **10.7**-9223
Ammoniumeisen(III)-sulfat-Lösung *R* 2 .... **10.7**-9223
Ammoniumeisen(III)-sulfat-Lösung *R* 5 .... **10.7**-9223
Ammoniumeisen(III)-sulfat-Lösung *R* 6 .... **10.7**-9223
Ammoniumeisen(III)-sulfat-Lösung
(0,1 mol · l^{-1}) **10.7**-9513
Ammoniumformiat *R* **10.7**-9223
Ammoniumglycyrrhizat 2750
Ammoniumhexafluorogermanat(IV) *R* **10.7**-9223
Ammoniumhydrogencarbonat 2752
Ammoniumhydrogencarbonat *R* **10.7**-9223
Ammonium-Lösung (1 ppm NH_4) *R* **10.7**-9492
Ammonium-Lösung (100 ppm NH_4) *R* **10.7**-9492
Ammonium-Lösung (2,5 ppm NH_4) *R* **10.7**-9492
Ammonium-Lösung (3 ppm NH_4) *R* **10.7**-9492
Ammoniummethacrylat-Copolymer (Typ A) 2752
Ammoniummethacrylat-Copolymer (Typ B) 2754
Ammoniummolybdat *R* **10.7**-9223
Ammoniummolybdat-Lösung *R* **10.7**-9223
Ammoniummolybdat-Lösung *R* 2 .... **10.7**-9223
Ammoniummolybdat-Lösung *R* 3 .... **10.7**-9223
Ammoniummolybdat-Lösung *R* 4 .... **10.7**-9224
Ammoniummolybdat-Lösung *R* 5 .... **10.7**-9224
Ammoniummolybdat-Lösung *R* 6 .... **10.7**-9224
Ammoniummolybdat-Reagenz *R* **10.7**-9224
Ammoniummolybdat-Reagenz *R* 1 .... **10.7**-9224
Ammoniummolybdat-Reagenz *R* 2 .... **10.7**-9224
Ammoniummonohydrogenphosphat *R* **10.7**-9224
Ammoniumnitrat *R* **10.7**-9224
Ammoniumnitrat *R* 1 .... **10.7**-9224
Ammoniumoxalat *R* **10.7**-9224
Ammoniumoxalat-Lösung *R* **10.7**-9224
Ammoniumpersulfat *R* **10.7**-9224
Ammoniumpyrrolidincarbodithioat *R* **10.7**-9225
Ammoniumsalze und Salze flüchtiger Basen,
Identitätsreaktion (*siehe* 2.3.1) 179
Ammoniumsulfamat *R* **10.7**-9225
Ammoniumsulfat *R* **10.7**-9225
Ammoniumsulfid-Lösung *R* **10.7**-9225
Ammoniumthiocyanat *R* **10.7**-9225
Ammoniumthiocyanat-Lösung *R* **10.7**-9225
Ammoniumthiocyanat-Lösung (0,1 mol · l^{-1}) **10.7**-9513
Ammoniumvanadat *R* **10.7**-9225
Ammoniumvanadat-Lösung *R* **10.7**-9225
*Amomi fructus** 1997
*Amomi fructus rotundus** 2000
Amomum-Früchte* 1997
Amomum-Früchte, Runde* 2000
Amorolfinhydrochlorid 2758
Amorolfini hydrochloridum 2758
Amoxicillin-Natrium 2764
Amoxicillin-Trihydrat 2761
Amoxicillin-Trihydrat *R* **10.7**-9225
Amoxicillinum natricum 2764
Amoxicillinum trihydricum 2761
Amperometrie (2.2.19) 45
Amperometrische Detektion, direkte (2.2.63) 163
Amphotericin B 2767
Amphotericinum B 2767
Ampicillin 2770
Ampicillin-Natrium 2775
Ampicillin-Trihydrat 2772
Ampicillinum 2770
Ampicillinum natricum 2775
Ampicillinum trihydricum 2772
Amplifikation von Nukleinsäuren (*siehe* 2.6.21) 301
Amprolii hydrochloridum ad usum veterinarium .. **10.3**-7155
Amproliumhydrochlorid für Tiere **10.3**-7155
Amygdalae oleum raffinatum 4686
Amygdalae oleum virginale 4685
Amygdalin *R* **10.7**-9225
Amyla
– *Amyla hydroxyethyla* **10.5**-8479
– *Amylum hydroxypropylum* 4244
– *Amylum hydroxypropylum pregelificatum* 4246
– *Amylum pregelificatum* 5717
– *Maydis amylum* 4677
– *Oryzae amylum* 5519
– *Pisi amylum* 3742
– *Solani amylum* 4447
– *Tritici amylum* **10.6**-9045
tert-Amylalkohol *R* **10.7**-9225
α-Amylase *R* **10.7**-9226
α-Amylase-Lösung *R* **10.7**-9226
Amylmetacresol 2779
Amylmetacresolum 2779
Amylum hydroxypropylum 4244
Amylum hydroxypropylum pregelificatum 4246
Amylum pregelificatum 5717
β-Amyrin *R* **10.7**-9226
Anacardium für homöopathische Zubereitungen .. **10.5**-8381
Anämie-Lebend-Impfstoff für Hühner (infekti-
öse) **10.2**-6678
Analysenlampen, UV- (2.1.3) 22
Analysensiebe (*siehe* 2.9.38) 537
*Anamirta cocculus ad praeparationes homoeo-
pathicas* 2573
Anastrozol 2781
Anastrozolum 2781
Andornkraut 2002
*Andrographidis herba** 2004
Andrographiskraut* 2004
Andrographolid *R* **10.7**-9226
Anemarrhena-asphodeloides-Wurzelstock* 2007
*Anemarrhenae asphodeloides rhizoma** 2007
Anethol *R* **10.7**-9226
Angelica-dahurica-Wurzel* 2009
Angelicae archangelicae radix 2016
*Angelicae dahuricae radix** 2009
*Angelicae pubescentis radix** 2011
*Angelicae sinensis radix** 2014
Angelica-pubescens-Wurzel* 2011
Angelica-sinensis-Wurzel* 2014
Angelikawurzel 2016
Anilin *R* **10.7**-9226
Anilinhydrochlorid *R* **10.7**-9226
Anionenaustauscher
– schwacher *R* **10.7**-9227

– stark basischer *R* ... **10.7**-9227
– stark basischer *R* 2 ... **10.7**-9227
– zur Chromatographie, stark basischer *R* ... **10.7**-9227
– zur Chromatographie, stark basischer *R* 1 ... **10.7**-9227
Anionenaustauscher *R* ... **10.7**-9226
Anionenaustauscher *R* 1 ... **10.7**-9227
Anionenaustauscher *R* 2 ... **10.7**-9227
Anionenaustauscher *R* 3 ... **10.7**-9227
Anis ... 2018
Anisaldehyd *R* ... **10.7**-9227
Anisaldehyd-Reagenz *R* ... **10.7**-9227
Anisaldehyd-Reagenz *R* 1 ... **10.7**-9227
Anisaldehyd-Reagenz *R* 2 ... **10.7**-9227
Anisi aetheroleum ... 2019
Anisi fructus ... 2018
Anisi stellati aetheroleum ... 2450
Anisi stellati fructus ... 2448
p-Anisidin *R* ... **10.7**-9227
Anisidinzahl (2.5.36) ... 250
Anisketon *R* ... **10.7**-9228
Anisöl ... 2019
Antazolinhydrochlorid ... 2783
Antazolini hydrochloridum ... 2783
Anthracen *R* ... **10.7**-9228
Anthranilsäure *R* ... **10.7**-9228
Anthron *R* ... **10.7**-9228
Anti-A- und Anti-B-Hämagglutinine (2.6.20) ... 299
Antibiotika, mikrobiologische Wertbestimmung (2.7.2) ... 363
Anticorpora monoclonalia ad usum humanum ... 1349
Anti-D-Antikörper in Immunglobulin vom Menschen (2.6.26) ... 317
Anti-D-Immunglobulin vom Menschen ... **10.7**-9655
– Bestimmung der Wirksamkeit (2.7.13) ... 390
– zur intravenösen Anwendung ... **10.7**-9656
Antikörper für Menschen, monoklonale ... 1349
Antimon, Identitätsreaktion (*siehe* 2.3.1) ... 179
Antimon(III)-chlorid *R* ... **10.7**-9228
Antimon(III)-chlorid-Lösung *R* ... **10.7**-9228
Antimon-Lösung (1 ppm Sb) *R* ... **10.7**-9492
Antimon-Lösung (100 ppm Sb) *R* ... **10.7**-9492
Antiseptische Arzneimittel, Bestimmung der bakteriziden, fungiziden oder levuroziden Wirksamkeit (5.1.11) ... 1031
Antithrombin III *R* ... **10.7**-9228
Antithrombin III vom Menschen, Wertbestimmung (2.7.17) ... 400
Antithrombin-III-Konzentrat vom Menschen ... 2786
Antithrombin-III-Lösung *R* 1 ... **10.7**-9228
Antithrombin-III-Lösung *R* 2 ... **10.7**-9228
Antithrombin-III-Lösung *R* 3 ... **10.7**-9229
Antithrombin-III-Lösung *R* 4 ... **10.7**-9229
Antithrombin-III-Lösung *R* 5 ... **10.7**-9229
Antithrombin-III-Lösung *R* 6 ... **10.7**-9229
Antithrombinum III humanum densatum ... 2786
Anti-T-Lymphozyten-Immunglobulin vom Tier zur Anwendung am Menschen ... 2789
Anwendung des F_0-Konzepts auf die Dampfsterilisation von wässrigen Zubereitungen (5.1.5) ... 1009
Apigenin *R* ... **10.7**-9229
Apigenin-7-glucosid *R* ... **10.7**-9229
Apis für homöopathische Zubereitungen ... 2564
Apis mellifera ad praeparationes homoeopathicas ... 2564
Apomorphinhydrochlorid-Hemihydrat ... 2794
Apomorphini hydrochloridum hemihydricum ... 2794
Aprepitant ... 2796
Aprepitantum ... 2796
Aprikosensamen, Bittere ... **10.7**-9629
Aprotinin ... **10.4**-7937
Aprotinin *R* ... **10.7**-9229
Aprotinini solutio concentrata ... **10.6**-8831
Aprotinin-Lösung, konzentrierte ... **10.6**-8831
Aprotininum ... **10.4**-7937
Aqua ad dilutionem solutionum concentratarum ad haemodialysem ... 6169
Aqua ad extracta praeparanda ... 6171
Aqua ad iniectabile ... 6165
Aqua purificata ... 6162
Aquae tritiatae(^3H) solutio iniectabilis ... 1953
Aquae(^{15}O) solutio iniectabilis ... 1952
Arabinose *R* ... **10.7**-9229
Arabisches Gummi ... 2202
Arabisches Gummi, getrocknete Dispersion ... 4139
Arachidis oleum hydrogenatum ... 3743
Arachidis oleum raffinatum ... 3744
Arachidylalkohol *R* ... **10.7**-9230
Arbutin *R* ... **10.7**-9230
Argenti nitras ... 5646
Argentum colloidale ... **10.3**-7400
Arginin ... 2805
Arginin *R* ... **10.7**-9230
Argininaspartat ... 2807
Argininhydrochlorid ... 2808
Arginini aspartas ... 2807
Arginini hydrochloridum ... 2808
Argininum ... 2805
Argon ... 2810
Argon *R* ... **10.7**-9230
Argon *R* 1 ... **10.7**-9230
Argon zur Chromatographie *R* ... **10.7**-9230
Aripiprazol ... **10.4**-7944
Aripiprazolum ... **10.4**-7944
Aristolochiasäuren in pflanzlichen Drogen, Prüfung (2.8.21) ... 440
*Armeniacae semen amarum** ... **10.7**-9629
Arnicae flos ... **10.8**-9973
Arnicae tinctura ... **10.8**-9976
Arnikablüten ... **10.8**-9973
Arnikatinktur ... **10.8**-9976
Aromadendren *R* ... **10.7**-9230
Arsen
– Grenzprüfung (2.4.2) ... 189
– Identitätsreaktion (*siehe* 2.3.1) ... 180
Arsenazo III *R* ... **10.7**-9230
Arsenicum album für homöopathische Zubereitungen ... 2565
Arsenii trioxidum ad praeparationes homoeopathicas ... 2565
Arsen-Lösung (1 ppm As) *R* ... **10.7**-9492
Arsen-Lösung (10 ppm As) *R* ... **10.7**-9492
Arsen(III)-oxid *R* ... **10.7**-9230
Arsen(III)-oxid *RV* ... **10.7**-9512
Articainhydrochlorid ... 2814
Articaini hydrochloridum ... 2814
Artischockenblätter ... 2026
Artischockenblättertrockenextrakt ... 2028
Arzneibuchkonformität, Geltungsbereich und Nachweis (*siehe* 1.1) ... **10.7**-9144
Arzneimittel-Vormischungen zur veterinärmedizinischen Anwendung ... 1376
Asche
– Grenzprüfung (2.4.16) ... 197
– salzsäureunlösliche (2.8.1) ... 427
Ascorbinsäure ... **10.8**-10019
Ascorbinsäure *R* ... **10.7**-9231
Ascorbinsäure-Lösung *R* ... **10.7**-9231
Ascorbylis palmitas ... **10.3**-7371
Asiaticosid *R* ... **10.7**-9231
Asiatisches Wassernabelkraut ... 2496
Asparagin *R* ... **10.7**-9231

Asparagin-Monohydrat **10.1**-6308
Asparaginum monohydricum **10.1**-6308
Aspartam 2821
Aspartamum 2821
Aspartinsäure 2823
Aspartinsäure *R* **10.7**-9231
D-Aspartinsäure *R* **10.7**-9231
L-Aspartyl-L-phenylalanin *R* **10.7**-9231
*Astragali mongholici radix** 2108
Astragalosid IV *R* **10.7**-9231
Atazanaviri sulfas 2826
Atazanavirsulfat 2826
Atenolol **10.1**-6311
Atenololum **10.1**-6311
Atomabsorptionsspektrometrie (2.2.23) 49
Atomemissionsspektrometrie
– *siehe* (2.2.22) 47
– mit induktiv gekoppeltem Plasma (2.2.57) 147
Atomoxetinhydrochlorid 2832
Atomoxetini hydrochloridum 2832
Atorvastatin-Calcium **10.7**-9657
Atorvastatinum calcicum **10.7**-9657
Atovaquon 2837
Atovaquonum 2837
Atractylodes-lancea-Wurzelstock* **10.6**-8797
Atractylodes-macrocephala-Wurzelstock* 2031
*Atractylodis lanceae rhizoma** **10.6**-8797
*Atractylodis macrocephalae rhizoma** 2031
Atracurii besilas 2839
Atracuriumbesilat 2839
Atropa belladonna ad praeparationes homoeopathicas ... 2568
Atropin 2842
Atropini sulfas 2845
Atropinsulfat 2845
Atropinsulfat *R* **10.7**-9232
Atropinum 2842
*Aucklandiae radix** 2219
Aucubin *R* **10.7**-9232
Auge, Zubereitungen zur Anwendung am
– Augenbäder **10.6**-8774
– Augeninserte **10.6**-8774
– Augentropfen **10.6**-8774
– halbfeste Zubereitungen **10.6**-8774
– Pulver für Augenbäder **10.6**-8774
– Pulver für Augentropfen **10.6**-8774
Aujeszky'sche-Krankheit-Impfstoff (inaktiviert) für Schweine ... **10.2**-6681
Aujeszky'sche-Krankheit-Lebend-Impfstoff zur parenteralen Anwendung für Schweine ... **10.2**-6684
Aurantii amari epicarpii et mesocarpii tinctura 2069
Aurantii amari epicarpium et mesocarpium 2067
Aurantii amari flos 2066
Aurantii dulcis aetheroleum **10.7**-9646
Auricularia **10.6**-8778
Aurum chloratum natronatum für homöopathische Zubereitungen ... 2566
Ausgangsmaterialien biologischen Ursprungs zur Herstellung von zellbasierten und von gentherapeutischen Arzneimitteln (5.2.12) ... 1078
Ausschlusschromatographie
– *siehe* (2.2.30) 68
– *siehe* (2.2.46) 111
Aviäre-Encephalomyelitis-Lebend-Impfstoff (infektiöse) ... **10.2**-6687
Aviäre-Laryngotracheitis-Lebend-Impfstoff (infektiöse) ... **10.2**-6689
Aviäres Tuberkulin, gereinigtes 6040
Aviäres-Paramyxovirus-3-Impfstoff (inaktiviert) für Truthühner ... **10.2**-6691
Azaperon für Tiere 2847
Azaperonum ad usum veterinarium 2847
Azathioprin **10.3**-7156
Azathioprinum **10.3**-7156
Azelastinhydrochlorid 2850
Azelastini hydrochloridum 2850
Azithromycin 2852
Azithromycinum 2852
Azomethin H *R* **10.7**-9232
Azomethin-H-Lösung *R* **10.7**-9232

B

Bacampicillinhydrochlorid 2859
Bacampicillini hydrochloridum 2859
Bacitracin **10.5**-8393
Bacitracinum **10.5**-8393
Bacitracinum zincum **10.5**-8398
Bacitracin-Zink **10.5**-8398
Baclofen 2873
Baclofenum 2873
Bärentraubenblätter 2032
Baicalin *R* **10.7**-9232
Baikal-Helmkraut-Wurzel* **10.4**-7917
Bakterien-Endotoxine
– Empfehlungen zur Prüfung (5.1.10) **10.3**-7015
– Nachweis mit Gelbildungsmethoden (*siehe* 2.6.14) ... 287
– Nachweis mit photometrischen Methoden (*siehe* 2.6.14) ... 290
– Prüfung (2.6.14) 286
Bakterien-Endotoxine, Prüfung unter Verwendung des rekombinanten Faktors C (2.6.32) ... **10.3**-6955
Baldriantinktur 2036
Baldriantrockenextrakt
– Mit wässrig-alkoholischen Mischungen hergestellter ... 2038
– Mit Wasser hergestellter 2037
Baldrianwurzel 2040
Baldrianwurzel, Geschnittene 2042
Ballonblumenwurzel* 2044
Ballotae nigrae herba 2416
Balsamum peruvianum 2352
Balsamum tolutanum 2483
Bambuterolhydrochlorid **10.3**-7161
Bambuteroli hydrochloridum **10.3**-7161
Barbaloin *R* **10.7**-9232
Barbital 2877
Barbital *R* **10.7**-9232
Barbital-Natrium *R* **10.7**-9232
Barbital-Pufferlösung pH 7,4 *R* **10.7**-9506
Barbital-Pufferlösung pH 8,4 *R* **10.7**-9509
Barbital-Pufferlösung pH 8,6 *R* 1 .... **10.7**-9510
Barbitalum 2877
Barbiturate, nicht am Stickstoff substituierte, Identitätsreaktion (*siehe* 2.3.1) ... 180
Barbitursäure *R* **10.7**-9233
Barii chloridum dihydricum ad praeparationes homoeopathicas ... 2567
Barii sulfas 2878
Barium chloratum für homöopathische Zubereitungen ... 2567
Bariumacetat *R* **10.7**-9233
Bariumcarbonat *R* **10.7**-9233
Bariumchlorid *R* **10.7**-9233
Bariumchlorid-Lösung *R* 1 .... **10.7**-9233
Bariumchlorid-Lösung *R* 2 .... **10.7**-9233
Bariumchlorid-Lösung (0,1 mol · l^{-1}) **10.7**-9513
Bariumhydroxid *R* **10.7**-9233

Bariumhydroxid-Lösung *R* **10.7**-9233
Barium-Lösung (2 ppm Ba) *R* **10.7**-9493
Barium-Lösung (50 ppm Ba) *R* **10.7**-9493
Barium-Lösung (0,1 % Ba) *R* **10.7**-9493
Bariumnitrat *R* **10.7**-9233
Bariumperchlorat-Lösung (0,005 mol · l^{-1}) **10.7**-9514
Bariumperchlorat-Lösung (0,05 mol · l^{-1}) **10.7**-9513
Bariumsulfat 2878
Bariumsulfat *R* **10.7**-9233
Baumwollsamenöl, hydriertes 2879
BCA-Methode (*siehe* 2.5.33) 247
BCG ad immunocurationem 1443
BCG zur Immuntherapie 1443
BCG-Impfstoff (gefriergetrocknet) 1441
Beclometasondipropionat, wasserfreies 2880
Beclometasondipropionat-Monohydrat 2883
Beclometasoni dipropionas 2880
Beclometasoni dipropionas monohydricus 2883
Begriffe, Vereinbarte (*siehe* 1.1) **10.7**-9143
Behältnisse
– Glasbehältnisse zur pharmazeutischen Verwendung (3.2.1) 621
– Kunststoffbehältnisse zur Aufnahme wässriger Infusionszubereitungen (3.2.2.1) 630
– Kunststoffbehältnisse zur pharmazeutischen Verwendung (3.2.2) **10.6**-8723
– Mehrdosenbehältnisse, Gleichförmigkeit und Genauigkeit der abgegebenen Dosen (2.9.27) **10.6**-8707
– Sterile Kunststoffbehältnisse für Blut und Blutprodukte vom Menschen (3.3.4) **10.3**-6993
– Sterile, leere PVC-Behältnisse (weichmacherhaltig) für Blut und Blutprodukte vom Menschen (3.3.5) 648
– Sterile PVC-Behältnisse (weichmacherhaltig) mit Stabilisatorlösung für Blut vom Menschen (3.3.6) 650
– und ihre Materialien (*siehe* 1.3) **10.7**-9147
*Belamcandae chinensis rhizoma** **10.3**-7120
Belladonna für homöopathische Zubereitungen 2568
Belladonnablätter 2046
Belladonnablättertrockenextrakt, Eingestellter 2048
Belladonnae folii extractum siccum normatum 2048
Belladonnae folii tinctura normata 2052
Belladonnae folium 2046
Belladonnae pulvis normatus 2050
Belladonnapulver, Eingestelltes 2050
Belladonnatinktur, Eingestellte 2052
Benazeprilhydrochlorid 2887
Benazeprili hydrochloridum 2887
Bendroflumethiazid 2889
Bendroflumethiazidum 2889
Benetzbarkeit von Pulvern und anderen porösen Feststoffen (2.9.45) 557
Benperidol 2890
Benperidolum 2890
Benserazidhydrochlorid **10.4**-7953
Benserazidi hydrochloridum **10.4**-7953
Bentonit 2894
Bentonitum 2894
Benzalaceton *R* **10.7**-9233
Benzaldehyd *R* **10.7**-9233
Benzalkonii chloridi solutio **10.2**-6775
Benzalkonii chloridum **10.2**-6773
Benzalkoniumchlorid **10.2**-6773
Benzalkoniumchlorid-Lösung **10.2**-6775
Benzathini benzylpenicillinum tetrahydricum 2913
Benzbromaron 2901
Benzbromaronum 2901
Benzethonii chloridum 2902
Benzethoniumchlorid 2902
Benzethoniumchlorid *R* **10.7**-9234
Benzethoniumchlorid-Lösung (0,004 mol · l^{-1}) **10.7**-9514
Benzidin *R* **10.7**-9234
Benzil *R* **10.7**-9234
Benzoat, Identitätsreaktion (*siehe* 2.3.1) 180
Benzocain **10.1**-6317
Benzocain *R* **10.7**-9234
Benzocainum **10.1**-6317
1,4-Benzochinon *R* **10.7**-9234
Benzoe
– Siam- 2053
– Sumatra- 2056
Benzoe sumatranus 2056
Benzoe tonkinensis 2053
Benzoesäure 2905
Benzoesäure *R* **10.7**-9234
Benzoesäure *RV* **10.7**-9512
Benzoe-Tinktur
– Siam- 2055
– Sumatra- 2057
Benzohydrazid *R* **10.7**-9234
Benzoin *R* **10.7**-9234
Benzois sumatrani tinctura 2057
Benzois tonkinensis tinctura 2055
Benzol *R* **10.7**-9234
Benzolsulfonat in Wirkstoffen, Methyl-, Ethyl- und Isopropyl- (2.5.41) 255
4-(Benzolsulfonyl)anilin *R* **10.7**-9235
Benzol-1,2,4-triol *R* **10.7**-9235
Benzophenon *R* **10.7**-9235
Benzoylargininethylesterhydrochlorid *R* **10.7**-9235
Benzoylchlorid *R* **10.7**-9235
Benzoylis peroxidum cum aqua **10.6**-8839
Benzoylperoxid, wasserhaltiges **10.6**-8839
N-Benzoyl-L-prolyl-L-phenylalanyl-L-arginin(4-nitroanilid)-acetat *R* **10.7**-9235
3-Benzoylpropionsäure *R* **10.7**-9235
2-Benzoylpyridin *R* **10.7**-9235
Benzydaminhydrochlorid 2908
Benzydamini hydrochloridum 2908
Benzylalkohol 2910
Benzylalkohol *R* **10.7**-9236
Benzylbenzoat 2912
Benzylbenzoat *R* **10.7**-9236
Benzylcinnamat *R* **10.7**-9236
Benzylcyanid *R* **10.7**-9236
Benzylether *R* **10.7**-9236
Benzylis benzoas 2912
Benzylpenicillin-Benzathin-Tetrahydrat 2913
Benzylpenicillin-Kalium 2917
Benzylpenicillin-Natrium 2919
Benzylpenicillin-Natrium *R* **10.7**-9236
Benzylpenicillin-Procain-Monohydrat **10.4**-7955
Benzylpenicillinum benzathinum tetrahydricum 2913
Benzylpenicillinum kalicum 2917
Benzylpenicillinum natricum 2919
Benzylpenicillinum procainum monohydricum **10.4**-7955
2-Benzylpyridin *R* **10.7**-9236
4-Benzylpyridin *R* **10.7**-9236
Benzyltrimethylammoniumchlorid *R* **10.7**-9236
Berberinchlorid *R* **10.7**-9237
Bergapten *R* **10.7**-9237
Bernsteinsäure *R* **10.7**-9237
Bestimmung
– der Aktivität von Interferonen (5.6) 1155
– der antikomplementären Aktivität von Immunglobulin (2.6.17) 296

- der bakteriziden, fungiziden oder levuroziden Wirksamkeit von antiseptischen Arzneimitteln (5.1.11) . . . 1031
- der Dichte von Feststoffen mit Hilfe von Gaspyknometern (2.9.23) . . . 498
- der Fettsäurenzusammensetzung von Omega-3-Säuren-reichen Ölen (2.4.29) . . . **10.6**-8687
- der Fließeigenschaften von Pulvern mittels Scherzellen (2.9.49) . . . 564
- der Ionenkonzentration mit ionenselektiven Elektroden (2.2.36) . . . 87
- der koloniebildenden hämatopoetischen Vorläuferzellen vom Menschen (2.7.28) . . . 413
- der Kristallinität (*siehe* 5.16) . . . 1225
- der Partikelgröße durch Laserdiffraktometrie (2.9.31) . . . 511
- der Partikelgrößenverteilung durch analytisches Sieben (2.9.38) . . . 537
- der Porosität und Porengrößenverteilung von Feststoffen durch Quecksilberporosimetrie (2.9.32) . . . 516
- der Sorptions-Desorptions-Isothermen und der Wasseraktivität (2.9.39) . . . 541
- der spezifischen Oberfläche durch Gasadsorption (2.9.26) . . . 505
- der spezifischen Oberfläche durch Luftpermeabilität (2.9.14) . . . 474
- der vermehrungsfähigen Mikroorganismen in nicht sterilen Produkten (2.6.12) . . . **10.3**-6939
- des ätherischen Öls in pflanzlichen Drogen (2.8.12) . . . **10.4**-7529
- des entnehmbaren Volumens von Parenteralia (2.9.17) . . . 477
- des Gerbstoffgehalts pflanzlicher Drogen (2.8.14) . . . 434
- von Aflatoxin B_1 in pflanzlichen Drogen (2.8.18) . . . 435
- von Ochratoxin A in pflanzlichen Drogen (2.8.22) . . . 442
- von Restlösungsmitteln (Lösungsmittelrückstände) (2.4.24) . . . 209
- von Verunreinigungen durch Elemente (2.4.20) . . . 199
- von Wasser durch Destillation (2.2.13) . . . 40
- von Wirtszellproteinen (2.6.34) . . . 337

Bestimmung der Wirksamkeit
- von Anti-D-Immunglobulin vom Menschen (2.7.13) . . . 390
- von antiseptischen Arzneimitteln (bakterizide, fungizide oder levurozide) (5.1.11) . . . 1031
- von Diphtherie-Adsorbat-Impfstoff (2.7.6) . . . 371
- von Hepatitis-A-Impfstoff (2.7.14) . . . **10.3**-6961
- von Hepatitis-B-Impfstoff (rDNA) (2.7.15) . . . 396
- von Pertussis(Ganzzell)-Impfstoff (2.7.7) . . . 378
- von Pertussis-Impfstoff (azellulär) (2.7.16) . . . 396
- von Tetanus-Adsorbat-Impfstoff (2.7.8) . . . 379

Betacarotenum . . . 2925
Betacarotin . . . 2925
Betadex . . . 2927
Betadexum . . . 2927
Betahistindihydrochlorid . . . 2930
Betahistindimesilat . . . 2931
Betahistini dihydrochloridum . . . 2930
Betahistini mesilas . . . 2931
Betamethason . . . **10.3**-7163
Betamethasonacetat . . . **10.3**-7165
Betamethasondihydrogenphosphat-Dinatrium . . . **10.5**-8404
Betamethasondipropionat . . . **10.3**-7167
Betamethasoni acetas . . . **10.3**-7165
Betamethasoni dipropionas . . . **10.3**-7167
Betamethasoni natrii phosphas . . . **10.5**-8404
Betamethasoni valeras . . . 2943
Betamethasonum . . . **10.3**-7163
Betamethasonvalerat . . . 2943
Betaxololhydrochlorid . . . 2946
Betaxololi hydrochloridum . . . 2946
Betiatid zur Herstellung von radioaktiven Arzneimitteln . . . **10.8**-9959
Betiatidum ad radiopharmaceutica . . . **10.8**-9959
Betulae folium . . . 2058
Betulin *R* . . . **10.7**-9237
Bewertung
- der Unschädlichkeit jeder Charge von Impfstoffen und Immunsera für Tiere (5.2.9) . . . 1076
- der Unschädlichkeit von Impfstoffen und Immunsera für Tiere (5.2.6) . . . 1053
- der Wirksamkeit von Impfstoffen und Immunsera für Tiere (5.2.7) . . . **10.7**-9533

Bezafibrat . . . 2948
Bezafibratum . . . 2948
Bezeichnungen von in der Traditionellen Chinesischen Medizin verwendeten pflanzlichen Drogen (5.22) . . . **10.8**-9877
Bibenzyl *R* . . . **10.7**-9237
Bicalutamid . . . 2950
Bicalutamidum . . . 2950
Bicinchoninsäure-Methode (*siehe* 2.5.33) . . . 247
Bifonazol . . . 2952
Bifonazolum . . . 2952
Bioindikatoren und verwandte mikrobiologische Zubereitungen zur Herstellung steriler Produkte (5.1.2) . . . 1000
Biolumineszenz (*siehe* 5.1.6) . . . 1012
Biotherapeutische Produkte, lebende
- Keimzahlbestimmung mikrobieller Kontaminanten (2.6.36) . . . 346
- Nachweis spezifizierter Mikroorganismen (2.6.38) . . . 353

Biotin . . . 2954
Biotinum . . . 2954
Biperidenhydrochlorid . . . 2956
Biperideni hydrochloridum . . . 2956
Biphenyl *R* . . . **10.7**-9237
Birkenblätter . . . 2058
(–)-α-Bisabolol *R* . . . **10.7**-9237
Bisacodyl . . . **10.6**-8841
Bisacodylum . . . **10.6**-8841
Bisbenzimid *R* . . . **10.7**-9238
Bisbenzimid-Lösung *R* . . . **10.7**-9238
Bisbenzimid-Stammlösung *R* . . . **10.7**-9238
Bis(diphenylmethyl)ether *R* . . . **10.7**-9238
Bismut
- Identitätsreaktion (*siehe* 2.3.1) . . . 180
- komplexometrische Titration (*siehe* 2.5.11) . . . 233

Bismutcarbonat, basisches . . . 2960
Bismutgallat, basisches . . . 2962
Bismuthi subcarbonas . . . 2960
Bismuthi subgallas . . . 2962
Bismuthi subnitras ponderosus . . . 2963
Bismuthi subsalicylas . . . 2964
Bismut-Lösung (100 ppm Bi) *R* . . . **10.7**-9493
Bismutnitrat
- basisches *R* . . . **10.7**-9238
- basisches *R* 1 . . . **10.7**-9238
- schweres, basisches . . . 2963

Bismutnitrat-Lösung *R* . . . **10.7**-9238
Bismutnitrat-Lösung (0,01 mol · l^{-1}) . . . **10.7**-9514
Bismutnitrat-Pentahydrat *R* . . . **10.7**-9238
Bismutsalicylat, basisches . . . 2964
Bisoprololfumarat . . . 2966
Bisoprololi fumaras . . . 2966

*Bistortae rhizoma** 2409
N,O-Bis(trimethylsilyl)acetamid *R* **10.7**-9238
N,O-Bis(trimethylsilyl)trifluoracetamid *R* **10.7**-9238
Bis-tris-propan *R* **10.7**-9239
Bittere Aprikosensamen* **10.7**-9629
Bitterer Fenchel 2160
Bitterfenchelkrautöl 2060
Bitterfenchelöl 2063
Bitterkleeblätter 2065
Bitterorangenblüten 2066
Bitterorangenblütenöl/Neroliöl 2326
Bitterorangenschale 2067
Bitterorangenschalentinktur 2069
Bitterwert (2.8.15) 434
Biuret *R* **10.7**-9239
Biuret-Methode (*siehe* 2.5.33) 247
Biuret-Reagenz *R* **10.7**-9239
Blasser-Sonnenhut-Wurzel 2432
Blei
– Identitätsreaktion (*siehe* 2.3.1) 180
– in Zuckern (2.4.10) 196
– komplexometrische Titration (*siehe* 2.5.11) 233
Blei(II)-acetat *R* **10.7**-9239
Blei(II)-acetat-Lösung *R* **10.7**-9239
Blei(II)-acetat-Lösung, basische *R* **10.7**-9239
Blei(II)-acetat-Papier *R* **10.7**-9239
Blei(II)-acetat-Watte *R* **10.7**-9239
Blei-Lösung (0,1 ppm Pb) *R* **10.7**-9493
Blei-Lösung (0,25 ppm Pb) *R* **10.7**-9493
Blei-Lösung (1 ppm Pb) *R* **10.7**-9493
Blei-Lösung (2 ppm Pb) *R* **10.7**-9493
Blei-Lösung (10 ppm Pb) *R* **10.7**-9493
Blei-Lösung (10 ppm Pb) *R* 1 . . . . **10.7**-9493
Blei-Lösung (100 ppm Pb) *R* **10.7**-9493
Blei-Lösung (0,1 % Pb) *R* **10.7**-9493
Blei-Lösung (1000 ppm Pb), ölige *R* **10.7**-9493
Blei(II)-nitrat *R* **10.7**-9239
Blei(II)-nitrat-Lösung *R* **10.7**-9239
Blei(II)-nitrat-Lösung (0,1 mol · l^{-1}) **10.7**-9514
Blei(IV)-oxid *R* **10.7**-9239
Bleomycini sulfas **10.3**-7170
Bleomycinsulfat **10.3**-7170
Blockierlösung *R* **10.7**-9239
Blutdrucksenkende Substanzen, Prüfung (2.6.11) 273
Blutgerinnungsfaktor II vom Menschen, Wertbestimmung (2.7.18) 400
Blutgerinnungsfaktor VII vom Menschen 2971
– Wertbestimmung (2.7.10) 388
Blutgerinnungsfaktor VIIa (rDNA) human, konzentrierte Lösung 2973
Blutgerinnungsfaktor VIII (rDNA) human 2982
Blutgerinnungsfaktor VIII vom Menschen 2980
– Wertbestimmung (2.7.4) 368
Blutgerinnungsfaktor IX (rDNA) human
– konzentrierte Lösung **10.3**-7172
– Pulver zur Herstellung einer Injektionslösung **10.3**-7179
Blutgerinnungsfaktor IX vom Menschen 2983
– Wertbestimmung (2.7.11) 389
Blutgerinnungsfaktor X vom Menschen, Wertbestimmung (2.7.19) 401
Blutgerinnungsfaktor XI vom Menschen 2996
– Wertbestimmung (2.7.22) 406
Blutgerinnungsfaktoren
– aktivierte (2.6.22) 307
– Wertbestimmung von Heparin (2.7.12) 390
Blutgerinnungsfaktor-V-Lösung *R* **10.7**-9240
Blutgerinnungsfaktor-Xa-Lösung *R* **10.7**-9240
Blutgerinnungsfaktor-Xa-Lösung *R* 1 . . . . **10.7**-9240
Blutgerinnungsfaktor-Xa-Lösung *R* 2 . . . . **10.7**-9240
Blutgerinnungsfaktor-Xa *R* **10.7**-9240
Blutweiderichkraut 2070
BMP-Mischindikator-Lösung *R* **10.7**-9240
Bocksdornfrüchte* 2071
Bockshornsamen 2072
Boldi folium 2074
Boldin 2997
Boldin *R* **10.7**-9240
Boldinum 2997
Boldo folii extractum siccum 2076
Boldoblätter 2074
Boldoblättertrockenextrakt 2076
Boraginis officinalis oleum raffinatum 2999
Borat-Pufferlösung pH 7,5 *R* **10.7**-9507
Borat-Pufferlösung pH 8,0 (0,0015 mol · l^{-1}) *R* . . . **10.7**-9508
Borat-Pufferlösung pH 10,0 *R* **10.7**-9510
Borat-Pufferlösung pH 10,4 *R* **10.7**-9511
Borax **10.3**-7356
Bordetella-bronchiseptica-Lebend-Impfstoff für Hunde 1638
Borneol *R* **10.7**-9241
Bornylacetat *R* **10.7**-9241
Borretschöl, raffiniertes 2999
Borsäure 3000
Borsäure *R* **10.7**-9241
Borsäure-Lösung, gesättigte, kalte *R* **10.7**-9241
Bortrichlorid *R* **10.7**-9241
Bortrichlorid-Lösung, methanolische *R* **10.7**-9241
Bortrifluorid *R* **10.7**-9241
Bortrifluorid-Lösung, methanolische *R* **10.7**-9241
Botulinum-Toxin Typ A zur Injektion **10.8**-10025
Botulinum-Toxin Typ B zur Injektion 3003
Botulismus-Antitoxin 1805
Botulismus-Impfstoff für Tiere 1640
Bovine-Rhinotracheitis-Lebend-Impfstoff für Rinder (Infektiöse-) **10.2**-6693
Bovines Tuberkulin, gereinigtes 6041
Bradford-Methode (*siehe* 2.5.33) 246
Braunellenähren* 2077
Brausepulver 1397
Brechungsindex (2.2.6) 34
Brennnesselblätter 2080
Brennnesselwurzel **10.6**-8798
Brenzcatechin *R* **10.7**-9241
Brenztraubensäure *R* **10.7**-9242
Brillantblau *R* **10.7**-9242
Brimonidini tartras 3006
Brimonidintartrat 3006
Brom *R* **10.7**-9242
Bromazepam **10.8**-10028
Bromazepamum **10.8**-10028
Bromcresolgrün *R* **10.7**-9242
Bromcresolgrün-Lösung *R* **10.7**-9242
Bromcresolgrün-Methylrot-Mischindikator-Lösung *R* **10.7**-9242
Bromcresolpurpur *R* **10.7**-9242
Bromcresolpurpur-Lösung *R* **10.7**-9242
Bromcyan-Lösung *R* **10.7**-9242
Bromdesoxyuridin *R* **10.7**-9243
Bromelain *R* **10.7**-9243
Bromelain-Lösung *R* **10.7**-9243
Bromhexinhydrochlorid 3009
Bromhexini hydrochloridum 3009
Bromid, Identitätsreaktion (*siehe* 2.3.1) 180
Bromid-Bromat-Lösung (0,0167 mol · l^{-1}) **10.7**-9514
Brom-Lösung *R* **10.7**-9242
Brommethoxynaphthalin *R* **10.7**-9243
Bromocriptini mesilas 3011
Bromocriptinmesilat 3011
Bromophos *R* **10.7**-9243

Bromophos-ethyl *R* **10.7**-9243
Bromperidol 3014
Bromperidoldecanoat 3016
Bromperidoli decanoas 3016
Bromperidolum 3014
Brompheniramini maleas 3019
Brompheniraminmaleat 3019
Bromphenolblau *R* **10.7**-9243
Bromphenolblau-Lösung *R* **10.7**-9243
Bromphenolblau-Lösung *R* 1 .... **10.7**-9244
Bromphenolblau-Lösung *R* 2 .... **10.7**-9244
Bromthymolblau *R* **10.7**-9244
Bromthymolblau-Lösung *R* 1 .... **10.7**-9244
Bromthymolblau-Lösung *R* 2 .... **10.7**-9244
Bromthymolblau-Lösung *R* 3 .... **10.7**-9244
Bromthymolblau-Lösung *R* 4 .... **10.7**-9244
Bromwasser *R* **10.7**-9244
Bromwasser *R* 1 .... **10.7**-9244
Bromwasserstoffsäure
– verdünnte *R* **10.7**-9244
– verdünnte *R* 1 .... **10.7**-9244
Bromwasserstoffsäure 30 % *R* **10.7**-9244
Bromwasserstoffsäure 47 % *R* **10.7**-9244
Bronchitis-Impfstoff (inaktiviert) für Geflügel (Infektiöse-) **10.2**-6695
Bronchitis-Lebend-Impfstoff für Geflügel (Infektiöse-) **10.5**-8333
Brotizolam 3020
Brotizolamum 3020
BRP, Erläuterung (*siehe* 5.12) 1189
Brucellose-Lebend-Impfstoff (*Brucella melitensis* Stamm Rev. 1) für Tiere 1648
Bruchfestigkeit von Tabletten (2.9.8) 467
Brucin *R* **10.7**-9245
Buchweizenkraut 2083
Budesonid 3022
Budesonidum 3022
Bufexamac 3025
Bufexamacum 3025
Buflomedilhydrochlorid 3027
Buflomedili hydrochloridum 3027
Bumetanid **10.6**-8843
Bumetanidum **10.6**-8843
Bupivacainhydrochlorid 3030
Bupivacaini hydrochloridum 3030
*Bupleuri radix** **10.5**-8351
Buprenorphin 3033
Buprenorphinhydrochlorid 3036
Buprenorphini hydrochloridum 3036
Buprenorphinum 3033
Bursitis-Impfstoff (inaktiviert) für Geflügel (Infektiöse-) **10.2**-6700
Bursitis-Lebend-Impfstoff für Geflügel (Infektiöse-) **10.2**-6702
Buschknöterichwurzelstock mit Wurzel* 2085
Buserelin 3039
Buserelinum 3039
Buspironhydrochlorid 3041
Buspironi hydrochloridum 3041
Busulfan 3044
Busulfanum 3044
i-Butan *R* **10.7**-9245
n-Butan *R* **10.7**-9245
Butanal *R* **10.7**-9245
Butan-1,4-diol *R* **10.7**-9245
tert-Butanol *R* **10.7**-9245
1-Butanol *R* **10.7**-9245
2-Butanol *R* 1 .... **10.7**-9245
Butano-4-lacton *R* **10.7**-9245
Buttersäure *R* **10.7**-9246
Butylacetat *R* **10.7**-9246
Butylacetat *R* 1 .... **10.7**-9246
Butylamin *R* **10.7**-9246
tert-Butylamini perindoprilum **10.1**-6455
4-(Butylamino)benzoesäure *R* **10.7**-9246
Butyldihydroxyboran *R* **10.7**-9246
tert-Butylhydroperoxid *R* **10.7**-9246
Butylhydroxyanisol 3045
Butylhydroxyanisolum 3045
Butyl-4-hydroxybenzoat **10.6**-8844
Butyl-4-hydroxybenzoat *R* **10.7**-9246
Butylhydroxytoluenum 3048
Butylhydroxytoluol 3048
Butylhydroxytoluol *R* **10.7**-9246
Butylis parahydroxybenzoas **10.6**-8844
Butylmethacrylat *R* **10.7**-9247
Butylmethacrylat-Copolymer, basisches 3049
tert-Butylmethylether *R* **10.7**-9247
tert-Butylmethylether *R* 1 .... **10.7**-9247
2-Butyloctanol *R* **10.7**-9247
Butylscopolaminiumbromid 3051
B19-Virus(B19V)-DNA, Nachweis in Plasmapools (2.6.21) 301

C

Cabergolin 3057
Cabergolinum 3057
Cadmii sulfas hydricus ad praeparationes homoeopathicas 2570
Cadmium *R* **10.7**-9247
Cadmium sulfuricum für homöopathische Zubereitungen 2570
Cadmium-Lösung (10 ppm Cd) *R* **10.7**-9493
Cadmium-Lösung (0,1 % Cd) *R* **10.7**-9493
Cadmiumnitrat-Tetrahydrat *R* **10.7**-9247
Caesiumchlorid *R* **10.7**-9247
Calcifediol-Monohydrat 3058
Calcifediolum monohydricum 3058
Calcii acetas **10.5**-8409
Calcii ascorbas 3073
Calcii carbonas **10.6**-8849
Calcii chloridum dihydricum **10.3**-7188
Calcii chloridum hexahydricum 3077
Calcii dobesilas monohydricus 3078
Calcii fluoridum ad praeparationes homoeopathicas 2571
Calcii folinas hydricus 3079
Calcii glucoheptonas 3082
Calcii gluconas **10.6**-8850
Calcii gluconas ad iniectabile **10.8**-10033
Calcii gluconas anhydricus **10.6**-8851
Calcii glycerophosphas 3088
Calcii hydrogenophosphas **10.6**-8852
Calcii hydrogenophosphas dihydricus **10.6**-8854
Calcii hydroxidum **10.6**-8856
Calcii iodidum tetrahydricum ad praeparationes homoeopathicas 2572
Calcii lactas 3094
Calcii lactas monohydricus **10.4**-7961
Calcii lactas pentahydricus **10.4**-7963
Calcii lactas trihydricus **10.4**-7962
Calcii laevulinas dihydricus 3098
Calcii levofolinas hydricus 3099
Calcii pantothenas **10.4**-7964
Calcii stearas **10.5**-8410
Calcii sulfas dihydricus **10.3**-7189
Calcipotriol 3060
Calcipotriol-Monohydrat 3063

Calcipotriolum . . . 3060
Calcipotriolum monohydricum . . . 3063
Calcitonin (Lachs) . . . 3066
Calcitoninum salmonis . . . 3066
Calcitriol . . . 3070
Calcitriolum . . . 3070
Calcium
- Grenzprüfung (2.4.3) . . . 190
- Identitätsreaktion (*siehe* 2.3.1) . . . 180
- in Adsorbat-Impfstoffen (2.5.14) . . . 236
- komplexometrische Titration (*siehe* 2.5.11) . . . 234

Calcium fluoratum ad praeparationes homoeopathicas . . . 2571
Calcium fluoratum für homöopathische Zubereitungen . . . 2571
Calcium iodatum für homöopathische Zubereitungen . . . 2572
Calciumacetat . . . **10.5**-8409
Calciumacetat *R* . . . **10.7**-9247
Calciumascorbat . . . 3073
Calciumbis(formylhomotaurin) *R* . . . **10.7**-9247
Calciumcarbonat . . . **10.6**-8849
Calciumcarbonat *R* . . . **10.7**-9247
Calciumcarbonat *R* 1 . . . **10.7**-9248
Calciumchlorid *R* . . . **10.7**-9248
Calciumchlorid *R* 1 . . . **10.7**-9248
Calciumchlorid, wasserfreies *R* . . . **10.7**-9248
Calciumchlorid-Dihydrat . . . **10.3**-7188
Calciumchlorid-Hexahydrat . . . 3077
Calciumchlorid-Lösung *R* . . . **10.7**-9248
Calciumchlorid-Lösung (0,01 mol · l^{-1}) *R* . . . **10.7**-9248
Calciumchlorid-Lösung (0,02 mol · l^{-1}) *R* . . . **10.7**-9248
Calciumchlorid-Lösung (0,025 mol · l^{-1}) *R* . . . **10.7**-9248
Calciumdihydrogenphosphat-Monohydrat *R* . . . **10.7**-9248
Calciumdobesilat-Monohydrat . . . 3078
Calciumfolinat-Hydrat . . . 3079
Calciumglucoheptonat . . . 3082
Calciumgluconat . . . **10.6**-8850
- wasserfreies . . . **10.6**-8851
- zur Herstellung von Parenteralia . . . **10.8**-10033

Calciumglycerophosphat . . . 3088
Calciumhydrogenphosphat . . . **10.6**-8852
Calciumhydrogenphosphat-Dihydrat . . . **10.6**-8854
Calciumhydroxid . . . **10.6**-8856
Calciumhydroxid *R* . . . **10.7**-9248
Calciumhydroxid-Lösung *R* . . . **10.7**-9248
Calciumlactat . . . 3094
Calciumlactat-Monohydrat . . . **10.4**-7961
Calciumlactat-Pentahydrat . . . **10.4**-7963
Calciumlactat-Pentahydrat *R* . . . **10.7**-9248
Calciumlactat-Trihydrat . . . **10.4**-7962
Calciumlävulinat-Dihydrat . . . 3098
Calciumlevofolinat-Hydrat . . . 3099
Calcium-Lösung (10 ppm Ca) *R* . . . **10.7**-9494
Calcium-Lösung (100 ppm Ca) *R* . . . **10.7**-9493
Calcium-Lösung (100 ppm Ca) *R* 1 . . . **10.7**-9494
Calcium-Lösung (400 ppm Ca) *R* . . . **10.7**-9493
Calcium-Lösung (100 ppm Ca), ethanolische *R* . . . **10.7**-9494
Calciumpantothenat . . . **10.4**-7964
Calciumstearat . . . **10.5**-8410
Calciumsulfat-Dihydrat . . . **10.3**-7189
Calciumsulfat-Hemihydrat *R* . . . **10.7**-9248
Calciumsulfat-Lösung *R* . . . **10.7**-9248
Calconcarbonsäure *R* . . . **10.7**-9249
Calconcarbonsäure-Verreibung *R* . . . **10.7**-9249
Calendulae flos . . . **10.1**-6283
Calicivirose-Impfstoff (inaktiviert) für Katzen . . . 1655
Calicivirose-Lebend-Impfstoff für Katzen . . . **10.2**-6705
Camelliae sinensis non fermentata folia . . . 2197
Campesterol *R* . . . **10.7**-9249
Camphen *R* . . . **10.7**-9249
D-Campher . . . 3108
Campher *R* . . . **10.7**-9249
Campher, racemischer . . . 3110
(1*S*)-(+)-Campher-10-sulfonsäure *R* . . . **10.7**-9249
D-*Camphora* . . . 3108
Camphora racemica . . . 3110
Candesartancilexetil . . . **10.3**-7190
Candesartanum cilexetili . . . **10.3**-7190
Candida albicans, Nachweis
- in lebenden biotherapeutischen Produkten (*siehe* 2.6.38) . . . 358
- in nicht sterilen Produkten (*siehe* 2.6.13) . . . **10.3**-6945

Capecitabin . . . 3114
Capecitabinum . . . 3114
Caprinalkohol *R* . . . **10.7**-9249
ε-Caprolactam *R* . . . **10.7**-9250
Caprylsäure . . . 3116
Capsaicin *R* . . . **10.7**-9250
Capsici extractum spissum normatum . . . 2094
Capsici fructus . . . 2092
Capsici oleoresina raffinata et normata . . . 2096
Capsici tinctura normata . . . 2097
Captopril . . . **10.5**-8412
Captoprilum . . . **10.5**-8412
Carbachol . . . 3121
Carbacholum . . . 3121
Carbamazepin . . . **10.2**-6781
Carbamazepinum . . . **10.2**-6781
Carbasalat-Calcium . . . 3124
Carbasalatum calcicum . . . 3124
Carbazol *R* . . . **10.7**-9250
Carbidopa-Monohydrat . . . 3126
Carbidopum . . . 3126
Carbimazol . . . 3129
Carbimazolum . . . 3129
Carbo activatus . . . 4460
Carbocistein . . . 3130
Carbocisteinum . . . 3130
Carbomer *R* . . . **10.7**-9250
Carbomera . . . **10.4**-7966
Carbomere . . . **10.4**-7966
Carbonat, Identitätsreaktion (*siehe* 2.3.1) . . . 181
Carbonei dioxidum . . . 4462
Carbonei monoxidum . . . 4464
Carbonei monoxidum(^{15}O) . . . 1871
Carbonei monoxidum (5 per centum) in nitrogenio intermixtum . . . 4054
Carbophenothion *R* . . . **10.7**-9250
Carboplatin . . . **10.6**-8857
Carboplatinum . . . **10.6**-8857
Carboprost-Trometamol . . . 3135
Carboprostum trometamolum . . . 3135
Carboxymethylamylum natricum A . . . **10.6**-8858
Carboxymethylamylum natricum B . . . **10.6**-8860
Carboxymethylamylum natricum C . . . 3141
Carboxymethylstärke-Natrium (Typ A) . . . **10.6**-8858
Carboxymethylstärke-Natrium (Typ B) . . . **10.6**-8860
Carboxymethylstärke-Natrium (Typ C) . . . 3141
5-Carboxyuracil *R* . . . **10.7**-9250
Car-3-en *R* . . . **10.7**-9250
Carmellose . . . 3144
Carmellose-Calcium . . . 3145
Carmellose-Natrium . . . 3146
- niedrig substituiertes . . . 3147
- und mikrokristalline Cellulose . . . 3217

Carmellosum . . . 3144
Carmellosum calcicum . . . 3145
Carmellosum natricum . . . 3146
Carmellosum natricum conexum . . . **10.6**-8872
Carmellosum natricum substitutum humile . . . 3147

Carminsäure *R* **10.7**-9251
Carmustin 3149
Carmustinum 3149
Carnaubawachs 3150
Carprofen für Tiere 3151
Carprofenum ad usum veterinarium 3151
Carrageen 3153
Carrageenanum 3153
Carteololhydrochlorid 3155
Carteololi hydrochloridum 3155
*Carthami flos** 2151
Carthami oleum raffinatum 3875
Carvacrol *R* **10.7**-9251
Carvedilol 3157
Carvedilolum 3157
Carveol *R* **10.7**-9251
Carvi aetheroleum 2271
Carvi fructus **10.3**-7119
(+)-Carvon *R* **10.7**-9251
(+)-Carvon *R* 1 .... **10.7**-9251
(−)-Carvon *R* **10.7**-9252
β-Caryophyllen *R* **10.7**-9252
Caryophyllenoxid *R* **10.7**-9252
Caryophylli floris aetheroleum 2325
Caryophylli flos **10.3**-7117
Cascararinde 2087
Cascaratrockenextrakt, Eingestellter 2089
Casein *R* **10.7**-9252
Cassiaöl 2091
Casticin *R* **10.7**-9252
Catalpol *R* **10.7**-9253
Catechin *R* **10.7**-9253
Catgut im Fadenspender für Tiere, steriles, resorbierbares 1975
Catgut, steriles 1961
Cathinhydrochlorid *R* **10.7**-9253
Cayennepfeffer 2092
Cayennepfeffer-Dickextrakt, Eingestellter 2094
Cayennepfefferölharz, Eingestelltes, raffiniertes 2096
Cayennepfeffertinktur, Eingestellte 2097
CD34/CD45+-Zellen in hämatopoetischen Produkten, Zählung (2.7.23) 407
Cefaclor-Monohydrat 3159
Cefaclorum 3159
Cefadroxil-Monohydrat 3161
Cefadroxilum monohydricum 3161
Cefalexin-Monohydrat **10.4**-7968
Cefalexinum monohydricum **10.4**-7968
Cefalotin-Natrium 3165
Cefalotinum natricum 3165
Cefamandoli nafas 3167
Cefamandolnafat 3167
Cefapirin-Natrium 3169
Cefapirinum natricum 3169
Cefatrizin-Propylenglycol 3171
Cefatrizinum propylen glycolum 3171
Cefazolin-Natrium 3172
Cefazolinum natricum 3172
Cefepimdihydrochlorid-Monohydrat 3175
Cefepimi dihydrochloridum monohydricum 3175
Cefixim 3178
Cefiximum 3178
Cefoperazon-Natrium 3180
Cefoperazonum natricum 3180
Cefotaxim-Natrium 3182
Cefotaximum natricum 3182
Cefoxitin-Natrium 3185
Cefoxitinum natricum 3185
Cefpodoximproxetil 3188
Cefpodoximum proxetili 3188
Cefprozil-Monohydrat 3191
Cefprozilum monohydricum 3191
Cefradin 3195
Cefradinum 3195
Ceftazidim-Pentahydrat 3197
Ceftazidim-Pentahydrat mit Natriumcarbonat zur Injektion 3200
Ceftazidimum pentahydricum 3197
Ceftazidimum pentahydricum et natrii carbonas ad iniectabile 3200
Ceftriaxon-Dinatrium 3204
Ceftriaxonum natricum 3204
Cefuroximaxetil **10.7**-9665
Cefuroxim-Natrium 3207
Cefuroximum axetili **10.7**-9665
Cefuroximum natricum 3207
Celecoxib 3210
Celecoxibum 3210
Celiprololhydrochlorid **10.3**-7193
Celiprololi hydrochloridum **10.3**-7193
Cellulae stirpes haematopoieticae humanae 5718
Cellulose
– mikrokristalline **10.4**-7970
– mikrokristalline, und Carmellose-Natrium 3217
– zur Chromatographie *R* **10.7**-9253
– zur Chromatographie *R* 1 .... **10.7**-9253
– zur Chromatographie F_{254} *R* **10.7**-9253
Celluloseacetat 3218
Celluloseacetatbutyrat 3220
Celluloseacetatphthalat **10.6**-8862
Cellulosepulver **10.4**-7974
Cellulosi acetas 3218
Cellulosi acetas butyras 3220
Cellulosi acetas phthalas **10.6**-8862
Cellulosi pulvis **10.4**-7974
Cellulosum microcristallinum **10.4**-7970
Cellulosum microcristallinum et carmellosum natricum 3217
Centaurii herba 2472
Centellae asiaticae herba 2496
Cera alba 6157
Cera carnauba 3150
Cera flava 6158
Cer(III)-nitrat *R* **10.7**-9253
Cer(IV)-sulfat *R* **10.7**-9253
Cer(IV)-sulfat-Lösung (0,1 mol · l^{-1}) **10.7**-9514
Cetirizindihydrochlorid 3226
Cetirizini dihydrochloridum 3226
Cetobemidoni hydrochloridum 4450
Cetostearylis isononanoas 3238
Cetrimid 3228
Cetrimid *R* **10.7**-9253
Cetrimidum 3228
Cetrimoniumbromid *R* **10.7**-9254
Cetylalkohol 3229
Cetylalkohol *R* **10.7**-9254
Cetylis palmitas 3230
Cetylpalmitat 3230
Cetylpyridinii chloridum 3232
Cetylpyridiniumchlorid 3232
Cetylpyridiniumchlorid-Monohydrat *R* **10.7**-9254
Cetylstearylalkohol **10.3**-7195
Cetylstearylalkohol *R* **10.7**-9254
Cetylstearylalkohol (Typ A), emulgierender 3234
Cetylstearylalkohol (Typ B), emulgierender 3236
Cetylstearylisononanoat 3238
CFC, colony forming cells (*siehe* 2.7.28) 414
*Chaenomeles fructus** **10.5**-8349
Chamazulen *R* **10.7**-9254
Chamomillae romanae flos 2247

Charakterisierung
– kristalliner Feststoffe durch Mikrokalorimetrie und Lösungskalorimetrie (2.2.61) ... 159
– kristalliner und teilweise kristalliner Feststoffe durch Röntgenpulverdiffraktometrie (2.9.33) ... **10.6**-8708
Chelerythrinchlorid *R* ... **10.7**-9254
Chelidonii herba ... 2412
Chemische Bildgebung (5.24) ... 1289
Chemische Referenzsubstanzen (*CRS*), Biologische Referenzsubstanzen (*BRP*), Referenzsubstanzen für pflanzliche Drogen (*HRS*), Referenzspektren (4.3) ... **10.8**-9871
Chemische Vorläufersubstanzen für radioaktive Arzneimittel ... **10.8**-9885
Chemometrische Methoden zur Auswertung analytischer Daten (5.21) ... 1253
Chenodesoxycholsäure ... **10.6**-8864
Chinaldinrot *R* ... **10.7**-9254
Chinaldinrot-Lösung *R* ... **10.7**-9254
Chinarinde ... 2099
Chinarindenfluidextrakt, Eingestellter ... 2101
Chinesische-Esche-Rinde* ... **10.1**-6277
Chinesische-Quitte-Früchte* ... **10.5**-8349
Chinesischer-Liebstöckel-Wurzel* ... 2104
Chinesischer-Liebstöckel-Wurzelstock mit Wurzel* ... 2106
Chinesischer-Tragant-Wurzel* ... 2108
Chinesisches Mutterkraut* ... **10.8**-9978
Chinesisches-Hasenohr-Wurzel* ... **10.5**-8351
Chinhydron *R* ... **10.7**-9255
Chinidin *R* ... **10.7**-9255
Chinidini sulfas ... 3240
Chinidinsulfat ... 3240
Chinidinsulfat *R* ... **10.7**-9255
Chinin *R* ... **10.7**-9255
Chininhydrochlorid ... 3243
Chininhydrochlorid *R* ... **10.7**-9255
Chinini hydrochloridum ... 3243
Chinini sulfas ... 3245
Chininsulfat ... 3245
Chininsulfat *R* ... **10.7**-9255
3-Chinuclidinol *R* ... **10.7**-9255
Chitosanhydrochlorid ... 3247
Chitosani hydrochloridum ... 3247
Chlamydien-Impfstoff (inaktiviert) für Katzen ... 1658
Chloracetanilid *R* ... **10.7**-9255
Chloralhydrat ... 3248
Chloralhydrat *R* ... **10.7**-9256
Chloralhydrat-Lösung *R* ... **10.7**-9256
Chlorali hydras ... 3248
Chlorambucil ... 3249
Chlorambucilum ... 3249
Chloramin T *R* ... **10.7**-9256
Chloramin-T-Lösung *R* ... **10.7**-9256
Chloramin-T-Lösung *R* 1 ... **10.7**-9256
Chloramin-T-Lösung *R* 2 ... **10.7**-9256
Chloramphenicol ... 3251
Chloramphenicolhydrogensuccinat-Natrium ... 3253
Chloramphenicoli natrii succinas ... 3253
Chloramphenicoli palmitas ... 3255
Chloramphenicolpalmitat ... 3255
Chloramphenicolum ... 3251
Chloranilin *R* ... **10.7**-9256
2-Chlorbenzoesäure *R* ... **10.7**-9256
4-Chlorbenzolsulfonamid *R* ... **10.7**-9256
5-Chlorchinolin-8-ol *R* ... **10.7**-9256
Chlorcyclizinhydrochlorid ... 3257
Chlorcyclizini hydrochloridum ... 3257
Chlordan *R* ... **10.7**-9256
2-Chlor-2-desoxy-D-glucose *R* ... **10.7**-9257
Chlordiazepoxid ... 3258
Chlordiazepoxid *R* ... **10.7**-9257
Chlordiazepoxidhydrochlorid ... 3259
Chlordiazepoxidi hydrochloridum ... 3259
Chlordiazepoxidum ... 3258
2-Chlor-*N*-(2,6-dimethylphenyl)acetamid *R* ... **10.7**-9257
Chloressigsäure *R* ... **10.7**-9257
2-Chlorethanol *R* ... **10.7**-9257
2-Chlorethanol-Lösung *R* ... **10.7**-9257
Chlorethylaminhydrochlorid *R* ... **10.7**-9257
Chlorfenvinphos *R* ... **10.7**-9257
Chlorhexidindiacetat ... 3261
Chlorhexidindigluconat-Lösung ... 3264
Chlorhexidindihydrochlorid ... 3267
Chlorhexidini diacetas ... 3261
Chlorhexidini digluconatis solutio ... 3264
Chlorhexidini dihydrochloridum ... 3267
Chlorid
– Grenzprüfung (2.4.4) ... **10.6**-8687
– Identitätsreaktion (*siehe* 2.3.1) ... 181
Chlorid-Lösung (5 ppm Cl) *R* ... **10.7**-9494
Chlorid-Lösung (8 ppm Cl) *R* ... **10.7**-9494
Chlorid-Lösung (50 ppm Cl) *R* ... **10.7**-9494
Chlormadinonacetat ... 3270
Chlormadinoni acetas ... 3270
3-Chlor-2-methylanilin *R* ... **10.7**-9257
2-Chlornicotinsäure *R* ... **10.7**-9257
Chlornitroanilin *R* ... **10.7**-9258
2-Chlor-5-nitrobenzoesäure *R* ... **10.7**-9258
Chlorobutanol ... 3272
Chlorobutanol *R* ... **10.7**-9258
Chlorobutanol-Hemihydrat ... 3274
Chlorobutanolum ... 3272
Chlorobutanolum hemihydricum ... 3274
Chlorocresol ... 3276
Chlorocresolum ... 3276
Chloroform
– angesäuertes *R* ... **10.7**-9258
– ethanolfreies *R* ... **10.7**-9258
Chloroform *R* ... **10.7**-9258
(D)Chloroform *R* ... **10.7**-9258
Chlorogensäure *R* ... **10.7**-9258
Chloroquini phosphas ... 3277
Chloroquini sulfas ... 3278
Chloroquinphosphat ... 3277
Chloroquinsulfat ... 3278
Chlorothiazid *R* ... **10.7**-9259
Chlorphenamini maleas ... 3279
Chlorphenaminmaleat ... 3279
Chlorphenol *R* ... **10.7**-9259
2-[2-(4-Chlorphenyl)acetyl]benzoesäure *R* ... **10.7**-9259
1-Chlorphthalazin *R* ... **10.7**-9259
Chlorpromazinhydrochlorid ... **10.4**-7977
Chlorpromazini hydrochloridum ... **10.4**-7977
3-Chlorpropan-1,2-diol *R* ... **10.7**-9259
Chlorprothixenhydrochlorid ... 3283
Chlorprothixeni hydrochloridum ... 3283
Chlorpyriphos *R* ... **10.7**-9259
Chlorpyriphos-methyl *R* ... **10.7**-9259
4-Chlorresorcin *R* ... **10.7**-9259
Chlorsalicylsäure *R* ... **10.7**-9260
Chlortalidon ... **10.7**-9667
Chlortalidonum ... **10.7**-9667
Chlortetracyclinhydrochlorid ... **10.1**-6321
Chlortetracyclinhydrochlorid *R* ... **10.7**-9260
Chlortetracyclini hydrochloridum ... **10.1**-6321
Chlortriethylaminhydrochlorid *R* ... **10.7**-9260
Chlortrimethylsilan *R* ... **10.7**-9260
Cholecalciferoli pulvis ... **10.8**-10036
Cholecalciferolum ... 3424

Cholecalciferolum densatum oleosum **10.8**-10035
Cholera-Impfstoff
– (inaktiviert) für Geflügel 1660
– (inaktiviert, oral) 1445
5α-Cholestan *R* **10.7**-9260
Cholesterol 3291
– zur parenteralen Anwendung **10.6**-8867
Cholesterol *R* **10.7**-9260
Cholesterolum 3291
Cholesterolum ad usum parenteralem **10.6**-8867
Cholinchlorid *R* **10.7**-9260
Cholini ([^{11}C]methyl) solutio iniectabilis 1880
Chondroitinase ABC *R* **10.7**-9260
Chondroitinase AC *R* **10.7**-9260
Chondroitini natrii sulfas 3295
Chondroitinsulfat-Natrium 3295
Chorda resorbilis sterilis 1961
Chorda resorbilis sterilis in fuso ad usum veterinarium 1975
Choriongonadotropin 3298
Choriongonadotropin *R* **10.7**-9261
Chrom(III)-acetylacetonat *R* **10.7**-9261
Chromatographie
– Ausschluss- (2.2.30) 68
– Dünnschicht- (2.2.27) 62
– Flüssig- (2.2.29) **10.3**-6923
– Flüssig-, mit superkritischen Phasen (2.2.45) 110
– Gas- (2.2.28) 64
– Hochleistungsdünnschicht-, von pflanzlichen Drogen und Zubereitungen aus pflanzlichen Drogen (*siehe* 2.8.25) 446
– Papier- (2.2.26) 61
– Trennmethoden (2.2.46) 111
Chromazurol S *R* **10.7**-9261
Chrom(III)-chlorid-Hexahydrat *R* **10.7**-9261
(^{51}Cr)Chromedetat-Injektionslösung 1827
Chromii(^{51}Cr) edetatis solutio iniectabilis 1827
Chrom(III)-kaliumsulfat *R* **10.7**-9261
Chrom-Lösung (0,1 ppm Cr) *R* **10.7**-9494
Chrom-Lösung (100 ppm Cr) *R* **10.7**-9494
Chrom-Lösung (0,1 % Cr) *R* **10.7**-9494
Chrom-Lösung (1000 ppm Cr), ölige *R* **10.7**-9494
Chromogensubstrat *R* 1 .... **10.7**-9261
Chromogensubstrat *R* 2 .... **10.7**-9261
Chromogensubstrat *R* 3 .... **10.7**-9261
Chromogensubstrat *R* 4 .... **10.7**-9261
Chromogensubstrat *R* 5 .... **10.7**-9261
Chromotrop 2B *R* **10.7**-9261
Chromotrop-2B-Lösung *R* **10.7**-9262
Chromotropsäure-Natrium *R* **10.7**-9262
Chromotropsäure-Natrium-Lösung *R* **10.7**-9262
Chromotropsäure-Schwefelsäure-Lösung *R* **10.7**-9262
Chrom(VI)-oxid *R* **10.7**-9262
Chrysanthemin *R* **10.7**-9262
Chymotrypsin 3299
α-Chymotrypsin zur Peptidmustercharakterisierung *R* **10.7**-9262
Chymotrypsinum 3299
Ciclesonid 3301
Ciclesonidum 3301
Ciclopirox **10.2**-6785
Ciclopirox olaminum **10.4**-7980
Ciclopirox-Olamin **10.4**-7980
Ciclopiroxum **10.2**-6785
Ciclosporin **10.5**-8415
Ciclosporinum **10.5**-8415
Cilastatin-Natrium 3308
Cilastatinum natricum 3308
Cilazapril 3311
Cilazaprilum 3311
Cimetidin 3313
Cimetidinhydrochlorid 3316
Cimetidini hydrochloridum 3316
Cimetidinum 3313
Cimicifugae rhizoma 2112
Cimicifugawurzelstock 2112
Cimifugin *R* **10.7**-9262
Cinchocainhydrochlorid 3318
Cinchocaini hydrochloridum 3318
Cinchonae cortex 2099
Cinchonae extractum fluidum normatum 2101
Cinchonidin *R* **10.7**-9262
Cinchonin *R* **10.7**-9263
Cineol 3320
Cineol *R* **10.7**-9263
1,4-Cineol *R* **10.7**-9263
1,8-Cineol in ätherischen Ölen, Gehaltsbestimmung (2.8.11) 430
Cineolum 3320
Cinnamamid *R* **10.7**-9263
Cinnamomi cassiae aetheroleum 2091
Cinnamomi cortex 2520
Cinnamomi zeylanici corticis aetheroleum 2519
Cinnamomi zeylanici folii aetheroleum 2518
Cinnamylacetat *R* **10.7**-9263
Cinnarizin 3321
Cinnarizinum 3321
Ciprofibrat 3324
Ciprofibratum 3324
Ciprofloxacin 3325
Ciprofloxacinhydrochlorid 3328
Ciprofloxacini hydrochloridum 3328
Ciprofloxacinum 3325
Cisatracurii besilas 3330
Cisatracuriumbesilat 3330
Cisplatin 3335
Cisplatinum 3335
Citalopramhydrobromid 3337
Citalopramhydrochlorid 3339
Citaloprami hydrobromidum 3337
Citaloprami hydrochloridum 3339
Citral *R* **10.7**-9264
Citrat, Identitätsreaktion (*siehe* 2.3.1) 181
Citrat-Pufferlösung pH 3,0 (0,25 mol · l^{-1}) *R* **10.7**-9501
Citrat-Pufferlösung pH 5,0 *R* **10.7**-9502
Citri reticulatae aetheroleum **10.7**-9633
*Citri reticulatae epicarpium et mesocarpium** 2302
Citronellae aetheroleum 2117
Citronellal *R* **10.7**-9264
Citronellöl 2117
Citronellol *R* **10.7**-9264
Citronellylacetat *R* **10.7**-9264
Citronenöl **10.7**-9631
Citronenöl *R* **10.7**-9264
Citronensäure 3341
– wasserfreie *R* **10.7**-9264
Citronensäure-Monohydrat 3342
Citronensäure-Monohydrat *R* **10.7**-9265
Citropten *R* **10.7**-9265
Cladribin 3344
Cladribinum 3344
Clarithromycin 3346
Clarithromycinum 3346
Clazuril für Tiere 3349
Clazurilum ad usum veterinarium 3349
Clebopridi malas 3352
Clebopridmalat 3352
Clemastinfumarat 3354
Clemastini fumaras 3354
*Clematidis armandii caulis** 2120

Clematis-armandii-Spross* ... 2120
Clenbuterolhydrochlorid ... 3356
Clenbuteroli hydrochloridum ... 3356
Clindamycin-2-dihydrogenphosphat ... 3358
Clindamycinhydrochlorid ... 3361
Clindamycini hydrochloridum ... 3361
Clindamycini phosphas ... 3358
Clioquinol ... 3363
Clioquinolum ... 3363
Clobazam ... 3365
Clobazamum ... 3365
Clobetasoli propionas ... **10.1**-6324
Clobetasolpropionat ... **10.1**-6324
Clobetasolpropionat *R* ... **10.7**-9265
Clobetasonbutyrat ... 3369
Clobetasoni butyras ... 3369
Clodronat-Dinatrium-Tetrahydrat ... 3371
Clofazimin ... 3373
Clofaziminum ... 3373
Clofibrat ... 3374
Clofibratum ... 3374
Clomifencitrat ... **10.5**-8417
Clomifeni citras ... **10.5**-8417
Clomipraminhydrochlorid ... 3378
Clomipramini hydrochloridum ... 3378
Clonazepam ... 3380
Clonazepamum ... 3380
Clonidinhydrochlorid ... 3382
Clonidini hydrochloridum ... 3382
Clopamid ... 3383
Clopamidum ... 3383
Clopidogrelbesilat ... 3385
Clopidogrelhydrochlorid ... 3388
Clopidogrelhydrogensulfat ... 3390
Clopidogreli besilas ... 3385
Clopidogreli hydrochloridum ... 3388
Clopidogreli hydrogenosulfas ... 3390
Closantel-Natrium-Dihydrat für Tiere ... 3393
Closantelum natricum dihydricum ad usum veterinarium ... 3393
Clostridien, Nachweis in nicht sterilen Produkten (*siehe* 2.6.13) ... **10.3**-6945
Clostridium-chauvoei-Impfstoff für Tiere ... 1662
Clostridium-novyi-(Typ B)-Impfstoff für Tiere ... **10.8**-9949
Clostridium-perfringens-Impfstoff für Tiere ... **10.8**-9951
Clostridium-septicum-Impfstoff für Tiere ... **10.8**-9954
Clotrimazol ... **10.5**-8420
Clotrimazolum ... **10.5**-8420
Cloxacillin-Natrium ... 3397
Cloxacillinum natricum ... 3397
Clozapin ... 3399
Clozapinum ... 3399
Cobalt(II)-chlorid *R* ... **10.7**-9265
Cobalt-Lösung (100 ppm Co) *R* ... **10.7**-9494
Cobalt(II)-nitrat *R* ... **10.7**-9265
Cocainhydrochlorid ... 3401
Cocaini hydrochloridum ... 3401
Cocculus für homöopathische Zubereitungen ... 2573
Cocois oleum raffinatum ... 4466
Cocoylcaprylocaprat ... 3403
Cocoylis caprylocapras ... 3403
Codein *R* ... **10.7**-9265
Codeinhydrochlorid-Dihydrat ... **10.3**-7199
Codeini hydrochloridum dihydricum ... **10.3**-7199
Codeini phosphas hemihydricus ... **10.3**-7202
Codeini phosphas sesquihydricus ... **10.5**-8422
Codein-Monohydrat ... **10.3**-7196
Codeinphosphat *R* ... **10.7**-9265
Codeinphosphat-Hemihydrat ... **10.3**-7202
Codeinphosphat-Sesquihydrat ... **10.5**-8422
Codeinum monohydricum ... **10.3**-7196
Codergocrini mesilas ... 3415
Codergocrinmesilat ... 3415
*Codonopsidis radix** ... 2189
Coffein ... 3417
Coffein *R* ... **10.7**-9265
Coffein-Monohydrat ... 3419
Coffeinum ... 3417
Coffeinum monohydricum ... 3419
*Coicis semen** ... 2222
Colae semen ... 2261
Colchicin ... 3421
Colchicinum ... 3421
Colecalciferol ... 3424
– ölige Lösungen von ... **10.8**-10035
– Trockenkonzentrat ... **10.8**-10036
Colestyramin ... 3432
Colestyraminum ... 3432
Colibacillose-Impfstoff (inaktiviert)
– für neugeborene Ferkel ... 1671
– für neugeborene Wiederkäuer ... 1673
Colistimethat-Natrium ... **10.1**-6327
Colistimethatum natricum ... **10.1**-6327
Colistini sulfas ... **10.1**-6331
Colistinsulfat ... **10.1**-6331
Colophonium ... 2262
Compressi ... 1401
Convallatoxin *R* ... **10.7**-9265
Coomassie-Färbelösung *R* ... **10.7**-9266
Coomassie-Färbelösung *R* 1 ... **10.7**-9266
Copolymerum macrogolo et alcoholi poly(vinylico) constatum ... 4641
Copolymerum methacrylatis butylati basicum ... 3049
Copovidon ... **10.1**-6333
Copovidonum ... **10.1**-6333
*Coptidis rhizoma** ... 2190
Coriandri aetheroleum ... 2268
Coriandri fructus ... 2267
Coronavirusdiarrhoe-Impfstoff (inaktiviert) für Kälber ... **10.2**-6707
Corpora ad usum pharmaceuticum ... **10.3**-7039
Cortison *R* ... **10.7**-9266
Cortisonacetat ... 3444
Cortisonacetat *R* ... **10.7**-9266
Cortisoni acetas ... 3444
Corydalin *R* ... **10.7**-9266
*Corydalis rhizoma** ... 2281
Costunolid *R* ... **10.7**-9266
Coulometrische Titration von Wasser (2.5.32) ... 244
Coumaphos *R* ... **10.7**-9266
Crataegi folii cum flore extractum fluidum ... **10.3**-7136
Crataegi folii cum flore extractum siccum ... **10.3**-7138
Crataegi folium cum flore ... **10.3**-7132
Crataegi fructus ... **10.1**-6290
m-Cresol *R* ... **10.7**-9266
o-Cresol *R* ... **10.7**-9266
p-Cresol *R* ... **10.7**-9267
m-Cresolpurpur *R* ... **10.7**-9267
m-Cresolpurpur-Lösung *R* ... **10.7**-9267
Cresolrot *R* ... **10.7**-9267
Cresolrot-Lösung *R* ... **10.7**-9267
Cresolum crudum ... 5568
Croci sativi stigma ad praeparationes homoeopathicas ... 2575
Crocus für homöopathische Zubereitungen ... 2575
Croscarmellose-Natrium ... **10.6**-8872
Crospovidon ... **10.6**-8874
Crospovidonum ... **10.6**-8874
Crotamiton ... 3450
Crotamitonum ... 3450

Beachten Sie den Hinweis auf „Allgemeine Monographien" zu Anfang des Bands auf Seite B

CRS, BRP, HRS, Bezug (4.3) **10.8**-9871
CRS, Erläuterung (*siehe* 5.12) 1189
Cumarin *R* **10.7**-9267
o-Cumarsäure *R* **10.7**-9267
Cupri acetas monohydricus ad praeparationes homoeopathicas 2577
Cupri sulfas **10.5**-8496
Cupri sulfas pentahydricus **10.6**-8932
Cupri tetramibi tetrafluoroboras ad radiopharmaceutica **10.8**-9963
Cuprum aceticum für homöopathische Zubereitungen 2577
Cuprum ad praeparationes homoeopathicas 2578
Cuprum metallicum für homöopathische Zubereitungen 2578
Curaçao-Aloe 1993
Curcumae longae rhizoma 2122
Curcumae zanthorrhizae rhizoma 2174
Curcumawurzelstock 2122
Curcumin *R* **10.7**-9268
Curcuminoide *R* **10.7**-9268
Cyamopsidis seminis pulvis 2199
Cyanessigsäure *R* **10.7**-9268
Cyanessigsäureethylester *R* **10.7**-9268
Cyanguanidin *R* **10.7**-9268
Cyanocobalamin **10.7**-9669
Cyanocobalamin *R* **10.7**-9268
Cyanocobalamini(^{57}Co) capsulae 1828
Cyanocobalamini(^{58}Co) capsulae 1829
Cyanocobalamini(^{57}Co) solutio 1830
Cyanocobalamini(^{58}Co) solutio 1831
(^{57}Co)Cyanocobalamin-Kapseln 1828
(^{58}Co)Cyanocobalamin-Kapseln 1829
(^{57}Co)Cyanocobalamin-Lösung 1830
(^{58}Co)Cyanocobalamin-Lösung 1831
Cyanocobalaminum **10.7**-9669
Cyanoferrat(III)-Lösung (50 ppm $Fe(CN)_6$) *R* **10.7**-9494
Cyanoferrat(II)-Lösung (100 ppm $Fe(CN)_6$) *R* **10.7**-9494
Cyanopropylphenylen(6)methyl(94)polysiloxan *R* **10.7**-9268
Cyanopropyl(25)phenyl(25)methyl(50)polysiloxan *R* **10.7**-9268
Cyanopropyl(7)phenyl(7)methyl(86)polysiloxan *R* **10.7**-9268
Cyanopropyl(3)pheyl(3)methyl(94)polysiloxan *R* **10.7**-9268
Cyanopropylpolysiloxan *R* **10.7**-9268
Cyasteron *R* **10.7**-9268
*Cyathulae radix** **10.3**-7113
Cyathulawurzel* **10.3**-7113
Cyclizinhydrochlorid **10.1**-6337
Cyclizini hydrochloridum **10.1**-6337
α-Cyclodextrin *R* **10.7**-9269
β-Cyclodextrin *R* **10.7**-9269
β-Cyclodextrin zur Trennung chiraler Komponenten
– modifiziertes *R* **10.7**-9269
– modifiziertes *R* 1 . . . . . **10.7**-9269
Cyclohexan *R* **10.7**-9269
Cyclohexan *R* 1 . . . . . **10.7**-9269
1,2-Cyclohexandinitrilotetraessigsäure *R* **10.7**-9269
Cyclohexylamin *R* **10.7**-9269
Cyclohexylmethanol *R* **10.7**-9269
3-Cyclohexylpropansäure *R* **10.7**-9270
Cyclopentolathydrochlorid 3455
Cyclopentolati hydrochloridum 3455
Cyclophosphamid 3457
Cyclophosphamidum 3457
Cyhalothrin *R* **10.7**-9270
Cymarin *R* **10.7**-9270
p-Cymen *R* **10.7**-9270
Cynarae folii extractum siccum 2028
Cynarae folium 2026
Cynarin *R* **10.7**-9270
Cypermethrin *R* **10.7**-9270
Cyproheptadinhydrochlorid-1,5-Hydrat **10.4**-7982
Cyproheptadini hydrochloridum-1,5-hydricum **10.4**-7982
Cyproteronacetat 3460
Cyproteroni acetas 3460
L-Cystein *R* **10.7**-9270
Cysteinhydrochlorid *R* **10.7**-9271
Cysteinhydrochlorid-Monohydrat 3462
Cysteini hydrochloridum monohydricum 3462
Cystin 3465
L-Cystin *R* **10.7**-9271
Cystinum 3465
Cytarabin 3467
Cytarabinum 3467
Cytosin *R* **10.7**-9271

D

Dacarbazin **10.5**-8429
Dacarbazinum **10.5**-8429
Daidzein *R* **10.7**-9271
Daidzin *R* **10.7**-9271
Dalteparin-Natrium 3475
Dalteparinum natricum 3475
Dampfsterilisation (5.1.5) 1009
Dampfsterilisation (*siehe* 5.1.1) 996
Danaparoid-Natrium **10.3**-7211
Danaparoidum natricum **10.3**-7211
Dansylchlorid *R* **10.7**-9271
Dantron *R* **10.7**-9271
Dapson **10.6**-8879
Dapsonum **10.6**-8879
Darreichungsformen
– Arzneimittel-Vormischungen zur veterinärmedizinischen Anwendung 1376
– Flüssige Zubereitungen zum Einnehmen 1377
– Flüssige Zubereitungen zur kutanen Anwendung **10.7**-9587
– Flüssige Zubereitungen zur kutanen Anwendung am Tier 1382
– Glossar 1375
– Granulate 1383
– Halbfeste Zubereitungen zur kutanen Anwendung **10.5**-8305
– Halbfeste Zubereitungen zur oralen Anwendung am Tier 1389
– Intraruminale Wirkstofffreisetzungssysteme 1389
– Intravesikale Zubereitungen **10.5**-8308
– Kapseln 1390
– Parenteralia **10.5**-8310
– Pflaster **10.5**-8314
– Pflaster, Wirkstoffhaltige **10.5**-8316
– Pulver zum Einnehmen 1397
– Pulver zur kutanen Anwendung 1398
– Stifte und Stäbchen 1401
– Tabletten 1401
– Wirkstoffhaltige Kaugummis 1393
– Wirkstoffhaltige Schäume **10.6**-8773
– Wirkstoffhaltige Tampons 1405
– Zubereitungen in Druckbehältnissen 1407
– Zubereitungen zum Spülen 1408
– Zubereitungen zur Anwendung am Auge . . . **10.6**-8774
– Zubereitungen zur Anwendung am Ohr **10.6**-8778
– Zubereitungen zur Anwendung in der Mundhöhle **10.5**-8317
– Zubereitungen zur Inhalation **10.5**-8322

– Zubereitungen zur intramammären Anwendung für Tiere 1426
– Zubereitungen zur intrauterinen Anwendung für Tiere 1427
– Zubereitungen zur nasalen Anwendung **10.3**-7050
– Zubereitungen zur rektalen Anwendung **10.8**-9889
– Zubereitungen zur vaginalen Anwendung 1436
Darreichungsformen (*siehe* Homöopathische Zubereitungen) **10.3**-7143
Daunorubicinhydrochlorid 3482
Daunorubicini hydrochloridum 3482
DC-Platte
– mit Aluminiumoxid G *R* **10.7**-9271
– mit Cellulose *R* **10.7**-9272
– mit Kieselgel *R* **10.7**-9272
– mit Kieselgel F_{254} *R* **10.7**-9272
– mit Kieselgel G *R* **10.7**-9272
– mit Kieselgel GF_{254} *R* **10.7**-9272
– mit Kieselgel zur Aminopolyetherprüfung *R* **10.7**-9272
– mit octadecylsilyliertem Kieselgel *R* **10.7**-9272
– mit octadecylsilyliertem Kieselgel F_{254} *R* ... **10.7**-9272
– mit octadecylsilyliertem Kieselgel zur Trennung chiraler Komponenten *R* **10.7**-9272
– mit silanisiertem Kieselgel *R* **10.7**-9273
– mit silanisiertem Kieselgel F_{254} *R* **10.7**-9273
o, *p*′-DDD *R* **10.7**-9273
p, *p*′-DDD *R* **10.7**-9273
o, *p*′-DDE *R* **10.7**-9273
p, *p*′-DDE *R* **10.7**-9273
o, *p*′-DDT *R* **10.7**-9274
p, *p*′-DDT *R* **10.7**-9274
Decan *R* **10.7**-9274
Decanal *R* **10.7**-9274
Decanol *R* **10.7**-9274
Decansäure *R* **10.7**-9274
Decylalkohol *R* **10.7**-9274
Decylis oleas 3484
Decyloleat 3484
Deferasirox **10.8**-10041
Deferasiroxi compressi dispergibiles **10.7**-9675
Deferasirox-Tabletten zur Herstellung einer Suspension zum Einnehmen **10.7**-9675
Deferasiroxum **10.8**-10041
Deferipron 3484
Deferiproni compressi **10.6**-8883
Deferiproni solutio peroralis **10.3**-7217
Deferipron-Lösung zum Einnehmen **10.3**-7217
Deferipron-Tabletten **10.6**-8883
Deferipronum 3484
Deferoxamini mesilas 3489
Deferoxaminmesilat 3489
Defluorhydroxy-PSMA-1007 *R* **10.7**-9274
Defluortrimethylaminium-PSMA-1007-trifluoracetat *R* **10.7**-9275
Dehydrocostuslacton *R* **10.7**-9275
Delphinium staphisagria ad praeparationes homoeopathicas 2599
Deltamethrin *R* **10.7**-9275
Dembrexinhydrochlorid-Monohydrat für Tiere 3493
Dembrexini hydrochloridum monohydricum ad usum veterinarium 3493
Demeclocyclinhydrochlorid **10.1**-6343
Demeclocyclinhydrochlorid *R* **10.7**-9275
Demeclocyclini hydrochloridum **10.1**-6343
Demethylflumazenil *R* **10.7**-9275
Demethylmisonidazol *R* **10.7**-9275
Deptropincitrat 3497
Deptropini citras 3497
Depyrogenisierung von Gegenständen in der Herstellung parenteraler Zubereitungen (5.1.12) **10.3**-7020
Dequalinii chloridum 3498
Dequaliniumchlorid 3498
3-*O*-Desacyl-4′-monophosphoryl-lipid A 3500
Desfluran 3503
Desfluranum 3503
Desipraminhydrochlorid 3505
Desipramini hydrochloridum 3505
Deslanosid 3506
Deslanosidum 3506
Desloratadin 3508
Desloratadinum 3508
Desmopressin 3509
Desmopressinum 3509
Desogestrel 3511
Desogestrelum 3511
14-Desoxy-11,12-didehydroandrographolid *R* **10.7**-9275
4-Desoxypyridoxinhydrochlorid *R* **10.7**-9275
Desoxyribonukleinsäure, Natriumsalz *R* **10.7**-9276
2-Desoxy-D-ribose *R* **10.7**-9276
Desoxyuridin *R* **10.7**-9276
Destillationsbereich (2.2.11) 39
Detektion und Messung von Radioaktivität (2.2.66) **10.7**-9166
Detomidinhydrochlorid für Tiere 3513
Detomidini hydrochloridum ad usum veterinarium 3513
Deuterierte Natriumphosphat-Pufferlösung pH 5,0 ($0{,}2\ mol \cdot l^{-1}$) *R* **10.7**-9502
Dexamethason **10.3**-7220
Dexamethasonacetat **10.3**-7223
Dexamethasondihydrogenphosphat-Dinatrium **10.5**-8431
Dexamethasoni acetas **10.3**-7223
Dexamethasoni isonicotinas **10.4**-7987
Dexamethasoni natrii phosphas **10.5**-8431
Dexamethasonisonicotinat **10.4**-7987
Dexamethasonum **10.3**-7220
Dexamfetamini sulfas 3526
Dexamfetaminsulfat 3526
Dexchlorpheniramini maleas 3528
Dexchlorpheniraminmaleat 3528
Dexpanthenol **10.4**-7988
Dexpanthenolum **10.4**-7988
Dextran zur Chromatographie
– quer vernetztes *R* 2 .... **10.7**-9276
– quer vernetztes *R* 3 .... **10.7**-9276
Dextran 1 zur Herstellung von Parenteralia 3531
Dextran 40 zur Herstellung von Parenteralia 3533
Dextran 60 zur Herstellung von Parenteralia 3534
Dextran 70 zur Herstellung von Parenteralia 3535
Dextranblau 2000 *R* **10.7**-9276
Dextrane, Molekülmassenverteilung (2.2.39) 93
Dextranomer 3537
Dextranomerum 3537
Dextranum 1 ad iniectabile 3531
Dextranum 40 ad iniectabile 3533
Dextranum 60 ad iniectabile 3534
Dextranum 70 ad iniectabile 3535
Dextrin 3538
Dextrinum 3538
Dextromethorphanhydrobromid 3539
Dextromethorphani hydrobromidum 3539
Dextromoramidhydrogentartrat 3541
Dextromoramidi tartras 3541
Dextropropoxyphenhydrochlorid 3542
Dextropropoxypheni hydrochloridum 3542
Diacerein 3544
Diacereinum 3544
3,3′-Diaminobenzidin-tetrahydrochlorid *R* **10.7**-9276

1,2-Diamino-4,5-methylendioxybenzol-dihydrochlorid *R* **10.7**-9277
1,3-Diaminopropan-2-on-dihydrochlorid-Monohydrat *R* **10.7**-9277
Diammonium-2,2′-azinobis(3-ethylbenzothiazolin-6-sulfonat) *R* **10.7**-9277
Diazepam 3547
Diazepamum 3547
Diazinon *R* **10.7**-9277
Diazobenzolsulfonsäure-Lösung *R* 1 .... **10.7**-9277
Diazoxid 3548
Diazoxidum 3548
Dibrommethan *R* **10.7**-9277
Dibrompropamidindiisetionat 3550
Dibrompropamidini diisetionas 3550
Dibutylamin *R* **10.7**-9277
Dibutylammoniumphosphat-Lösung zur Ionenpaarbildung *R* **10.7**-9277
Dibutylether *R* **10.7**-9277
Dibutylis phthalas 3551
Dibutylphthalat 3551
Dibutylphthalat *R* **10.7**-9278
Dicarboxidindihydrochlorid *R* **10.7**-9278
Dichlofenthion *R* **10.7**-9278
3,5-Dichloranilin *R* **10.7**-9278
2,4-Dichlorbenzoesäure *R* **10.7**-9278
Dichlorbenzol *R* **10.7**-9278
2,4-Dichlorbenzylalkohol 3553
5,7-Dichlorchinolin-8-ol *R* **10.7**-9278
Dichlorchinonchlorimid *R* **10.7**-9279
2,3-Dichlor-5,6-dicyanbenzochinon *R* **10.7**-9279
(*S*)-3,5-Dichlor-2,6-dihydroxy-*N*-[(1-ethylpyrrolidin-2-yl)methyl]benzamidhydrobromid *R* **10.7**-9279
Dichloressigsäure *R* **10.7**-9279
Dichloressigsäure-Reagenz *R* **10.7**-9279
Dichlorethan *R* **10.7**-9279
Dichlorfluorescein *R* **10.7**-9279
Dichlormethan 3554
Dichlormethan *R* **10.7**-9280
Dichlormethan *R* 1 .... **10.7**-9280
Dichlormethan, angesäuertes *R* **10.7**-9280
2,6-Dichlorphenol *R* **10.7**-9280
Dichlorphenolindophenol *R* **10.7**-9280
Dichlorphenolindophenol-Lösung, eingestellte *R* **10.7**-9280
Dichlorvos *R* **10.7**-9280
Dichte
– relative (2.2.5) 33
– von Feststoffen (2.2.42) 104
– von Feststoffen, Bestimmung mit Hilfe von Gaspyknometern (2.9.23) 498
Dickextrakte 1321
Diclazuril für Tiere 3556
Diclazurilum ad usum veterinarium 3556
Diclofenac-Kalium 3558
Diclofenac-Natrium 3560
Diclofenacum kalicum 3558
Diclofenacum natricum 3560
Dicloxacillin-Natrium 3562
Dicloxacillinum natricum 3562
Dicyclohexyl *R* **10.7**-9280
Dicyclohexylamin *R* **10.7**-9280
Dicyclohexylharnstoff *R* **10.7**-9281
Dicycloverinhydrochlorid 3564
Dicycloverini hydrochloridum 3564
Didanosin 3566
Didanosinum 3566
Didocosahexaenoin *R* **10.7**-9281
Didodecyl(3,3′-thiodipropionat) *R* **10.7**-9281
Dieldrin *R* **10.7**-9281
Dienogest 3568
Dienogestum 3568
Diethanolamin *R* **10.7**-9281
Diethanolamin-Pufferlösung pH 10,0 *R* **10.7**-9510
1,1-Diethoxyethan *R* **10.7**-9282
Diethoxytetrahydrofuran *R* **10.7**-9282
Diethylamin *R* **10.7**-9282
Diethylamin *R* 1 .... **10.7**-9282
Diethylaminoethyldextran *R* **10.7**-9282
Diethylammoniumphosphat-Pufferlösung pH 6,0 *R* **10.7**-9503
N, *N*-Diethylanilin *R* **10.7**-9282
Diethylcarbamazindihydrogencitrat 3571
Diethylcarbamazini citras 3571
Diethylenglycol *R* **10.7**-9282
Diethylenglycol in ethoxylierten Substanzen (2.4.30) 223
Diethylenglycoli aether monoethylicus 3572
Diethylenglycoli palmitostearas 3574
Diethylenglycolmonoethylether 3572
Diethylenglycolpalmitostearat 3574
Diethylethylendiamin *R* **10.7**-9282
Diethylhexylphthalat *R* **10.7**-9283
Diethylis phthalas 3575
Diethylphenylendiaminsulfat *R* **10.7**-9283
Diethylphenylendiaminsulfat-Lösung *R* **10.7**-9283
Diethylphthalat 3575
Diethylstilbestrol 3577
Diethylstilbestrolum 3577
Diethylsulfon *R* **10.7**-9283
Differenzkalorimetrie (*siehe* 2.2.34) 83
Difloxacinhydrochlorid-Trihydrat für Tiere 3578
Difloxacini hydrochloridum trihydricum ad usum veterinarium 3578
Diflubenzuron *R* **10.7**-9283
Digitalis für homöopathische Zubereitungen 2579
Digitalis purpurea ad praeparationes homoeopathicas 2579
Digitalis purpureae folium 2123
Digitalis-purpurea-Blätter 2123
Digitonin *R* **10.7**-9283
Digitoxin 3581
Digitoxin *R* **10.7**-9283
Digitoxinum 3581
Diglycin *R* **10.7**-9283
Digoxin 3582
Digoxin *R* **10.7**-9283
Digoxinum 3582
Dihydralazini sulfas hydricus **10.4**-7990
Dihydralazinsulfat, wasserhaltiges **10.4**-7990
Dihydrocapsaicin *R* **10.7**-9284
10,11-Dihydrocarbamazepin *R* **10.7**-9284
Dihydrocarvon *R* **10.7**-9284
Dihydrocodein[(*R*,*R*)-tartrat] 3588
Dihydrocodeini hydrogenotartras 3588
Dihydroergocristini mesilas 3590
Dihydroergocristinmesilat 3590
Dihydroergotamini mesilas 3594
Dihydroergotaminmesilat 3594
Dihydrostreptomycini sulfas ad usum veterinarium **10.5**-8434
Dihydrostreptomycinsulfat für Tiere **10.5**-8434
Dihydrotachysterol 3600
Dihydrotachysterolum 3600
2,4-Dihydroxybenzaldehyd *R* **10.7**-9284
2,5-Dihydroxybenzoesäure *R* **10.7**-9284
5,7-Dihydroxy-4-methylcumarin *R* **10.7**-9284
1,3-Dihydroxynaphthalin *R* **10.7**-9284
2,7-Dihydroxynaphthalin *R* **10.7**-9285
2,7-Dihydroxynaphthalin-Lösung *R* **10.7**-9285
5,7-Diiodchinolin-8-ol *R* **10.7**-9285

Diisobutylketon *R* **10.7**-9285
Diisopropylether *R* **10.7**-9285
N,N-Diisopropylethylamin *R* **10.7**-9285
N,N'-Diisopropylethylendiamin *R* **10.7**-9285
Dikalii clorazepas monohydricus **10.6**-8885
Dikalii phosphas **10.3**-7279
Dikaliumclorazepat-Monohydrat **10.6**-8885
Diltiazemhydrochlorid 3604
Diltiazemi hydrochloridum 3604
Dimenhydrinat 3606
Dimenhydrinatum 3606
Dimercaprol 3608
Dimercaprolum 3608
4,4'-Dimethoxybenzophenon *R* **10.7**-9285
3,4-Dimethoxy-L-phenylalanin *R* **10.7**-9286
Dimethoxypropan *R* **10.7**-9286
Dimethylacetamid 3609
Dimethylacetamid *R* **10.7**-9286
Dimethylacetamidum 3609
Dimethylamin *R* **10.7**-9286
Dimethylamin-Lösung *R* **10.7**-9286
Dimethylaminobenzaldehyd *R* **10.7**-9286
Dimethylaminobenzaldehyd-Lösung *R* 1 .... **10.7**-9286
Dimethylaminobenzaldehyd-Lösung *R* 2 .... **10.7**-9286
Dimethylaminobenzaldehyd-Lösung *R* 6 .... **10.7**-9286
Dimethylaminobenzaldehyd-Lösung *R* 7 .... **10.7**-9287
Dimethylaminobenzaldehyd-Lösung *R* 8 .... **10.7**-9287
Dimethylaminobenzaldehyd-Lösung *R* 9 .... **10.7**-9287
Dimethylaminoethanol *R* **10.7**-9287
(2-Dimethylaminoethyl)methacrylat *R* **10.7**-9287
3-Dimethylaminophenol *R* **10.7**-9287
2-(Dimethylamino)thioacetamidhydrochlorid *R* **10.7**-9287
Dimethylaminozimtaldehyd *R* **10.7**-9287
Dimethylaminozimtaldehyd-Lösung *R* **10.7**-9287
N,N-Dimethylanilin *R* **10.7**-9287
2,3-Dimethylanilin *R* **10.7**-9288
2,6-Dimethylanilin *R* **10.7**-9288
N, N-Dimethylanilin, Grenzprüfung (2.4.26) **10.1**-6255
2,6-Dimethylanilinhydrochlorid *R* **10.7**-9288
2,4-Dimethyl-6-*tert*-butylphenol *R* **10.7**-9288
Dimethylcarbonat *R* **10.7**-9288
Dimethyl-β-cyclodextrin *R* **10.7**-9288
Dimethyldecylamin *R* **10.7**-9288
1,1-Dimethylethylamin *R* **10.7**-9289
Dimethylformamid *R* **10.7**-9289
Dimethylformamiddiethylacetal *R* **10.7**-9289
N,N-Dimethylformamiddimethylacetal *R* **10.7**-9289
Dimethylglyoxim *R* **10.7**-9289
1,3-Dimethyl-2-imidazolidinon *R* **10.7**-9289
Dimethylis sulfoxidum **10.1**-6345
Dimethyloctylamin *R* **10.7**-9289
2,5-Dimethylphenol *R* **10.7**-9289
2,6-Dimethylphenol *R* **10.7**-9290
3,4-Dimethylphenol *R* **10.7**-9290
N,N-Dimethyl-L-phenylalanin *R* **10.7**-9290
Dimethylpiperazin *R* **10.7**-9290
Dimethylstearamid *R* **10.7**-9290
Dimethylsulfon *R* **10.7**-9290
Dimethylsulfoxid **10.1**-6345
Dimethylsulfoxid *R* **10.7**-9290
Dimethylsulfoxid *R* 1 .... **10.7**-9290
Dimethylsulfoxid *R* 2 .... **10.7**-9290
(D_6)Dimethylsulfoxid *R* **10.7**-9291
Dimeticon 3612
Dimeticon *R* **10.7**-9291
Dimeticonum 3612
Dimetindeni maleas **10.6**-8887
Dimetindenmaleat **10.6**-8887
Dimidiumbromid *R* **10.7**-9291
Dimidiumbromid-Sulfanblau-Reagenz *R* **10.7**-9291
Dinatrii clodronas tetrahydricus 3371
Dinatrii edetas **10.4**-8074
Dinatrii etidronas 3850
Dinatrii pamidronas pentahydricus 5188
Dinatrii phosphas **10.3**-7352
Dinatrii phosphas dihydricus **10.3**-7353
Dinatrii phosphas dodecahydricus **10.3**-7354
Dinatriumbicinchoninat *R* **10.7**-9291
Dinitrobenzoesäure *R* **10.7**-9291
Dinitrobenzoesäure-Lösung *R* **10.7**-9291
Dinitrobenzol *R* **10.7**-9291
Dinitrobenzol-Lösung *R* **10.7**-9291
Dinitrobenzoylchlorid *R* **10.7**-9292
Dinitrogenii oxidum 3635
Dinitrophenylhydrazin *R* **10.7**-9292
Dinitrophenylhydrazinhydrochlorid-Lösung *R* **10.7**-9292
Dinitrophenylhydrazin-Reagenz *R* **10.7**-9292
Dinitrophenylhydrazin-Schwefelsäure *R* **10.7**-9292
Dinonylphthalat *R* **10.7**-9292
Dinoproston 3615
Dinoprostonum 3615
Dinoprost-Trometamol 3617
Dinoprostum trometamolum 3617
Dioctadecyldisulfid *R* **10.7**-9292
Dioctadecyl(3,3'-thiodipropionat) *R* **10.7**-9292
Di-*n*-octylphthalat *R* **10.7**-9293
*Dioscoreae nipponicae rhizoma** 2515
*Dioscoreae oppositifoliae rhizoma** 2514
Diosgenin *R* **10.7**-9293
Diosmin 3618
Diosminum 3618
Dioxan *R* **10.7**-9293
Dioxan und Ethylenoxid (2.4.25) 214
Dioxan-Lösung *R* **10.7**-9293
Dioxan-Lösung *R* 1 .... **10.7**-9293
Dioxan-Lösung *R* 2 .... **10.7**-9293
Dioxaphosphan *R* **10.7**-9293
Diphenhydraminhydrochlorid 3621
Diphenhydramini hydrochloridum 3621
Diphenoxylathydrochlorid 3623
Diphenoxylati hydrochloridum 3623
Diphenylamin *R* **10.7**-9293
Diphenylamin-Lösung *R* **10.7**-9293
Diphenylamin-Lösung *R* 1 .... **10.7**-9293
Diphenylamin-Lösung *R* 2 .... **10.7**-9294
Diphenylanthracen *R* **10.7**-9294
Diphenylbenzidin *R* **10.7**-9294
Diphenylboryloxyethylamin *R* **10.7**-9294
Diphenylcarbazid *R* **10.7**-9294
Diphenylcarbazid-Lösung *R* **10.7**-9294
Diphenylcarbazon *R* **10.7**-9294
2,2-Diphenylglycin *R* **10.7**-9295
1,2-Diphenylhydrazin *R* **10.7**-9295
Diphenylmethanol *R* **10.7**-9295
Diphenyloxazol *R* **10.7**-9295
Diphenylphenylenoxid-Polymer *R* **10.7**-9295
Diphtherie-Adsorbat-Impfstoff **10.8**-9895
– Bestimmung der Wirksamkeit (2.7.6) 371
– (reduzierter Antigengehalt) **10.8**-9897
Diphtherie-Antitoxin 1806
Diphtherie-Tetanus-Adsorbat-Impfstoff **10.8**-9898
– (reduzierter Antigengehalt) **10.8**-9899
Diphtherie-Tetanus-Hepatitis-B(rDNA)-Adsorbat-Impfstoff **10.8**-9901
Diphtherie-Tetanus-Pertussis(azellulär, aus Komponenten)-Adsorbat-Impfstoff **10.8**-9903
– (reduzierter Antigengehalt) **10.8**-9905
Diphtherie-Tetanus-Pertussis(azellulär, aus Komponenten)-Haemophilus-Typ-b(konjugiert)-Adsorbat-Impfstoff **10.8**-9907

Diphtherie-Tetanus-Pertussis(azellulär, aus Komponenten)-Hepatitis-B(rDNA)-Adsorbat-Impfstoff **10.8**-9910
Diphtherie-Tetanus-Pertussis(azellulär, aus Komponenten)-Hepatitis-B(rDNA)-Poliomyelitis(inaktiviert)-Haemophilus-Typ-b(konjugiert)-Adsorbat-Impfstoff **10.8**-9913
Diphtherie-Tetanus-Pertussis(azellulär, aus Komponenten)-Poliomyelitis(inaktiviert)-Adsorbat-Impfstoff **10.8**-9917
Diphtherie-Tetanus-Pertussis(azellulär, aus Komponenten)-Poliomyelitis(inaktiviert)-Adsorbat-Impfstoff (reduzierter Antigengehalt) **10.8**-9920
Diphtherie-Tetanus-Pertussis(azellulär, aus Komponenten)-Poliomyelitis(inaktiviert)-Haemophilus-Typ-b(konjugiert)-Adsorbat-Impfstoff **10.8**-9923
Diphtherie-Tetanus-Pertussis(Ganzzell)-Adsorbat-Impfstoff **10.8**-9926
Diphtherie-Tetanus-Pertussis(Ganzzell)-Poliomyelitis(inaktiviert)-Adsorbat-Impfstoff **10.8**-9928
Diphtherie-Tetanus-Pertussis(Ganzzell)-Poliomyelitis(inaktiviert)-Haemophilus-Typ-b(konjugiert)-Adsorbat-Impfstoff **10.8**-9931
Diphtherie-Tetanus-Poliomyelitis(inaktiviert)-Adsorbat-Impfstoff (reduzierter Antigengehalt) **10.8**-9935
Diphtherie-Toxin und -Toxoid, Flockungswert (Lf) (2.7.27) 412
Dipivefrinhydrochlorid 3624
Dipivefrini hydrochloridum 3624
Diprophyllin **10.1**-6346
Diprophyllinum **10.1**-6346
Dipyridamol 3628
Dipyridamolum 3628
2,2′-Dipyridylamin *R* **10.7**-9295
Direkte amperometrische und gepulste elektrochemische Detektion (2.2.63) 163
Dirithromycin 3630
Dirithromycinum 3630
Disopyramid **10.4**-7992
Disopyramidi phosphas 3634
Disopyramidphosphat 3634
Disopyramidum **10.4**-7992
Distickstoffmonoxid 3635
Distickstoffmonoxid *R* **10.7**-9295
Distickstoffmonoxid in Gasen (2.5.35) 250
Disulfiram 3637
Disulfiramum 3637
Ditalimphos *R* **10.7**-9295
5,5′-Dithiobis(2-nitrobenzoesäure) *R* **10.7**-9296
Dithioerythritol *R* **10.7**-9296
Dithiol *R* **10.7**-9296
Dithiol-Reagenz *R* **10.7**-9296
Dithiothreitol *R* **10.7**-9296
Dithizon *R* **10.7**-9296
Dithizon *R* 1 . . . . **10.7**-9296
Dithizon-Lösung *R* **10.7**-9296
Dithranol 3638
Dithranolum 3638
DNA-rekombinationstechnisch hergestellte Produkte 1313
DNA-Rückstände (Wirtszell-), Quantifizierung und Charakterisierung (*siehe* 2.6.35) 344
Dobutaminhydrochlorid 3640
Dobutamini hydrochloridum 3640
Docetaxel 3642
Docetaxel-Trihydrat 3645
Docetaxelum 3642
Docetaxelum trihydricum 3645
Docosahexaensäuremethylester *R* **10.7**-9296
Docusat-Natrium 3647
Docusat-Natrium *R* **10.7**-9297
Dodecylgallat 3648
Dodecylis gallas 3648
Dodecyltrimethylammoniumbromid *R* **10.7**-9297
Domperidon **10.8**-10043
Domperidoni maleas **10.8**-10045
Domperidonmaleat **10.8**-10045
Domperidonum **10.8**-10043
Donepezilhydrochlorid **10.7**-9677
Donepezilhydrochlorid-Monohydrat **10.7**-9679
Donepezili hydrochloridum **10.7**-9677
Donepezili hydrochloridum monohydricum **10.7**-9679
D-Dopa *R* **10.7**-9297
Dopaminhydrochlorid 3654
Dopamini hydrochloridum 3654
Dopexamindihydrochlorid 3655
Dopexamini dihydrochloridum 3655
Dorzolamidhydrochlorid 3658
Dorzolamidi hydrochloridum 3658
Dostenkraut 2125
Dosulepinhydrochlorid **10.4**-7994
Dosulepini hydrochloridum **10.4**-7994
Dotriacontan *R* **10.7**-9297
Doxapramhydrochlorid 3662
Doxaprami hydrochloridum 3662
Doxazosini mesilas 3664
Doxazosinmesilat 3664
Doxepinhydrochlorid 3666
Doxepini hydrochloridum 3666
Doxorubicinhydrochlorid 3668
Doxorubicini hydrochloridum 3668
Doxycyclin *R* **10.7**-9297
Doxycyclinhyclat 3670
Doxycyclini hyclas 3670
Doxycyclin-Monohydrat 3672
Doxycyclinum monohydricum 3672
Doxylaminhydrogensuccinat 3674
Doxylamini hydrogenosuccinas 3674
Dragendorffs Reagenz *R* **10.7**-9297
Dragendorffs Reagenz *R* 1 . . . . **10.7**-9297
Dragendorffs Reagenz *R* 2 . . . . **10.7**-9297
Dragendorffs Reagenz *R* 3 . . . . **10.7**-9297
Dragendorffs Reagenz *R* 4 . . . . **10.7**-9297
Dragendorffs Reagenz *R* 5 . . . . **10.7**-9297
Dragendorffs Reagenz, verdünntes *R* **10.7**-9298
Drehung
– optische (2.2.7) 34
– spezifische (*siehe* 2.2.7) 34
Dreilappiger Salbei 2396
Dronedaronhydrochlorid **10.8**-10047
Dronedaroni compressi **10.6**-8889
Dronedaroni hydrochloridum **10.8**-10047
Dronedaron-Tabletten **10.6**-8889
Droperidol 3678
Droperidolum 3678
Drospirenon 3680
Drospirenonum 3680
Druckbehältnisse, Zubereitungen in 1407
*Drynariae rhizoma** 2127
Drynariawurzelstock* 2127
Dünnschichtchromatographie
– *siehe* (2.2.27) 62
– *siehe* (2.2.46) 111
– Identifizierung fetter Öle (2.3.2) 183
– Identifizierung von Phenothiazinen (2.3.3) 185
Duloxetinhydrochlorid 3682
Duloxetini hydrochloridum 3682
Durchflusszytometrie
– *siehe* (2.7.24) 409
– *siehe* (5.1.6) 1013

Dutasterid . . . 3685
Dutasteridum . . . 3685
Dydrogesteron . . . **10.8**-10049
Dydrogesteronum . . . **10.8**-10049

E

Ebastin . . . 3693
Ebastinum . . . 3693
β-Ecdysteron *R* . . . **10.7**-9298
Echimidin *R* . . . **10.7**-9298
Echimidin-*N*-oxid *R* . . . **10.7**-9298
Echinaceae angustifoliae radix . . . 2437
Echinaceae pallidae radix . . . 2432
Echinaceae purpureae herba . . . 2430
Echinaceae purpureae herbae succus expressus et confirmatus sine ethanolo . . . **10.8**-9986
Echinaceae purpureae herbae succus expressus et ethanolo confirmatus . . . **10.8**-9984
Echinaceae purpureae radix . . . 2435
Echinacosid *R* . . . **10.7**-9298
Echtblausalz B *R* . . . **10.7**-9298
Echtblausalz-B-Lösung *R* . . . **10.7**-9298
Echtes Goldrutenkraut . . . 2194
Echtrotsalz B *R* . . . **10.7**-9298
*Ecliptae herba** . . . 2129
Ecliptakraut* . . . 2129
Econazol . . . 3694
Econazoli nitras . . . 3696
Econazolnitrat . . . 3696
Econazolum . . . 3694
Edetinsäure . . . **10.4**-7999
Edotreotid *R* . . . **10.7**-9299
Edrophonii chloridum . . . 3699
Edrophoniumchlorid . . . 3699
Efeublätter . . . 2131
Egg-Drop-Syndrom-'76-Impfstoff (inaktiviert) . . . **10.2**-6709
Eibischblätter . . . 2132
Eibischwurzel . . . 2134
Eichenrinde . . . 2135
Eigenschaften
- in Monographien (5.11) . . . **10.7**-9549
- physikalische, der im Arzneibuch erwähnten Radionuklide, Tabelle (5.7) . . . 1161
- von Hilfsstoffen, funktionalitätsbezogene (5.15) . . . 1219

Eingestellter Cayennepfefferdickextrakt . . . 2094
Eingestellter, gereinigter Trockenextrakt aus frischen Heidelbeeren . . . 2212
Einheiten, Internationale (SI) und andere (1.8) . . . **10.7**-9155
Einmalspritzen aus Kunststoff, sterile (3.3.8) . . . **10.3**-6995
Einnehmen, Flüssige Zubereitungen zum
- Emulsionen . . . 1377
- Granulate zur Herstellung von Lösungen und Suspensionen . . . 1377
- Granulate zur Herstellung von Sirupen . . . 1377
- Lösungen . . . 1377
- Pulver zur Herstellung von Lösungen und Suspensionen . . . 1377
- Pulver zur Herstellung von Sirupen . . . 1377
- Pulver zur Herstellung von Tropfen . . . 1377
- Sirupe . . . 1377
- Suspensionen . . . 1377
- Tropfen . . . 1377

Einzeldosierte Arzneiformen
- Gleichförmigkeit (2.9.40) . . . 545
- Gleichförmigkeit der Masse (2.9.5) . . . 464
- Gleichförmigkeit des Gehalts (2.9.6) . . . 465
- Überprüfung der Gleichförmigkeit bei großem Stichprobenumfang (2.9.47) . . . 561

Einzelmonographien (1.5) . . . **10.7**-9148
Eisen
- Grenzprüfung (2.4.9) . . . 195
- Identitätsreaktion (*siehe* 2.3.1) . . . 181

Eisen *R* . . . **10.7**-9299
Eisen(III)-chlorid *R* . . . **10.7**-9299
Eisen(III)-chlorid-Hexacyanoferrat(III)-Arsenit-Reagenz *R* . . . **10.7**-9299
Eisen(III)-chlorid-Hexahydrat . . . 3706
Eisen(III)-chlorid-Kaliumperiodat-Lösung *R* . . . **10.7**-9299
Eisen(III)-chlorid-Lösung *R* 1 . . . **10.7**-9299
Eisen(III)-chlorid-Lösung *R* 2 . . . **10.7**-9299
Eisen(III)-chlorid-Lösung *R* 3 . . . **10.7**-9299
Eisen(III)-chlorid-Sulfaminsäure-Reagenz *R* . . . **10.7**-9299
Eisen(II)-ethylendiammoniumsulfat *RV* . . . **10.7**-9512
Eisen(II)-fumarat . . . **10.5**-8441
Eisen(II)-gluconat-Hydrat . . . **10.5**-8442
Eisenkraut . . . 2136
Eisen-Lösung (1 g · l^{-1} Fe) *R* . . . **10.7**-9494
Eisen-Lösung (1 ppm Fe) *R* . . . **10.7**-9495
Eisen-Lösung (2 ppm Fe) *R* . . . **10.7**-9495
Eisen-Lösung (8 ppm Fe) *R* . . . **10.7**-9495
Eisen-Lösung (10 ppm Fe) *R* . . . **10.7**-9495
Eisen-Lösung (20 ppm Fe) *R* . . . **10.7**-9495
Eisen-Lösung (250 ppm Fe) *R* . . . **10.7**-9494
Eisen(III)-nitrat *R* . . . **10.7**-9299
Eisen(III)-salicylat-Lösung *R* . . . **10.7**-9299
Eisen(II)-sulfat *R* . . . **10.7**-9299
Eisen(III)-sulfat *R* . . . **10.7**-9300
Eisen(II)-sulfat, getrocknetes . . . **10.6**-8895
Eisen(II)-sulfat-Heptahydrat . . . **10.6**-8896
Eisen(II)-sulfat-Lösung *R* 2 . . . **10.7**-9300
Eisen(III)-sulfat-Lösung *R* . . . **10.7**-9300
Eisen(II)-sulfat-Lösung (0,1 mol · l^{-1}) . . . **10.7**-9514
Eisen(III)-sulfat-Pentahydrat *R* . . . **10.7**-9300
Elektrochemische Detektion, direkte amperometrische und gepulste (2.2.63) . . . 163
Elektroimmunassay (*siehe* 2.7.1) . . . 362
Elektrolyt-Reagenz zur Mikrobestimmung von Wasser *R* . . . **10.7**-9300
Elektrophorese (2.2.31) . . . 69
Element-Lösung zur Atomspektrometrie (1,000 g · l^{-1}) *R* . . . **10.7**-9495
Eleutherococci radix . . . 2468
Emedastindifumarat . . . 3707
Emedastini difumaras . . . 3707
Emodin *R* . . . **10.7**-9300
Empfehlungen
- zur Bestimmung der Wirkstofffreisetzung (5.17.1) . . . 1231
- zur Durchführung der Prüfung auf Bakterien-Endotoxine (5.1.10) . . . **10.3**-7015
- zur Prüfung auf Partikelkontamination – sichtbare Partikeln (5.17.2) . . . **10.3**-7025

Emplastra . . . **10.5**-8314
Emplastra medicata . . . **10.5**-8316
Enalaprilat-Dihydrat . . . 3709
Enalaprilatum dihydricum . . . 3709
Enalaprili maleas . . . 3711
Enalaprilmaleat . . . 3711
Endoprotease LysC *R* . . . **10.7**-9300
α-Endosulfan *R* . . . **10.7**-9300
β-Endosulfan *R* . . . **10.7**-9300
Endrin *R* . . . **10.7**-9300
Enilconazol für Tiere . . . 3714
Enilconazolum ad usum veterinarium . . . 3714
Enoxaparin-Natrium . . . 3716
Enoxaparinum natricum . . . 3716

Enoxolon 3719
Enoxolonum 3719
Enrofloxacin für Tiere 3720
Enrofloxacinum ad usum veterinarium 3720
Entacapon 3722
Entacaponum 3722
Entecavir-Monohydrat 3724
Entecavirum monohydricum 3724
Entenpest-Lebend-Impfstoff **10.2**-6711
Entfärberlösung *R* **10.7**-9301
Entwicklerlösung *R* **10.7**-9301
Enziantinktur 2138
Enzianwurzel 2139
Enzootische-Pneumonie-Impfstoff (inaktiviert) für Schweine 1681
*Ephedrae herba** 2141
Ephedrakraut* 2141
Ephedrin 3727
Ephedrin-Hemihydrat 3728
Ephedrinhydrochlorid 3729
Ephedrinhydrochlorid, racemisches 3731
Ephedrini hydrochloridum 3729
Ephedrini racemici hydrochloridum 3731
Ephedrinum 3727
Ephedrinum hemihydricum 3728
(–)-Epicatechin *R* **10.7**-9301
(–)-Epigallocatechin-3-*O*-gallat *R* **10.7**-9301
Epilactose *R* **10.7**-9301
Epinastinhydrochlorid **10.3**-7231
Epinastini hydrochloridum **10.3**-7231
Epinephrin *R* **10.7**-9301
Epinephrin/Adrenalin **10.3**-7232
Epinephrinhydrogentartrat/Adrenalinhydrogentartrat ... 3736
Epirubicinhydrochlorid **10.3**-7234
Epirubicini hydrochloridum **10.3**-7234
Eplerenon 3740
Eplerenonum 3740
Equiseti herba 2401
Erbsenstärke 3742
Erdalkalimetalle, Magnesium, Grenzprüfung (2.4.7) 191
Erdnussöl
– hydriertes 3743
– raffiniertes 3744
Erdrauchkraut 2143
Ergocalciferol 3745
Ergocalciferolum 3745
Ergometrini maleas **10.1**-6355
Ergometrinmaleat **10.1**-6355
Ergotamini tartras **10.3**-7237
Ergotamintartrat **10.3**-7237
Eriochromschwarz T *R* **10.7**-9301
Eriochromschwarz-T-Verreibung *R* **10.7**-9301
Eriochromschwarz-T-Verreibung *R* 1 .... **10.7**-9302
Erläuterungen
– zu Abkürzungen und Symbolen (1.7) **10.7**-9153
– zu Allgemeinen Kapiteln (1.3) **10.7**-9147
– zu Allgemeinen Monographien (1.4) **10.7**-9148
– zu Arzneibuchbegriffen (1.2) **10.7**-9145
– zu Arzneibuchvorschriften (1.1) **10.7**-9143
– zu Einzelmonographien (1.5) **10.7**-9148
Ersatz von Methoden in vivo durch Methoden in vitro zur Qualitätskontrolle von Impfstoffen (5.2.14) 1085
Erstarrungstemperatur (2.2.18) 45
Erucamid *R* **10.7**-9302
Erucifolin *R* **10.7**-9302
Erucifolin-*N*-oxid *R* **10.7**-9302
Erweichungszeit von lipophilen Suppositorien (2.9.22) .. 497
Erythritol 3752
Erythritol *R* **10.7**-9302
Erythritolum 3752
Erythromycin **10.4**-8000
Erythromycinestolat 3759
Erythromycinethylsuccinat 3764
Erythromycini estolas 3759
Erythromycini ethylsuccinas 3764
Erythromycini lactobionas 3767
Erythromycini stearas 3772
Erythromycinlactobionat 3767
Erythromycinstearat 3772
Erythromycinum **10.4**-8000
Erythropoetin-Lösung, konzentrierte **10.5**-8444
Erythropoietini solutio concentrata **10.5**-8444
Erythrozyten-Suspension vom Kaninchen *R* **10.7**-9302
Eschenblätter 2144
Escherichia coli, Nachweis
– in lebenden biotherapeutischen Produkten (*siehe* 2.6.38) 357
– in nicht sterilen Produkten (*siehe* 2.6.13) ... **10.3**-6945
– in pflanzlichen Arzneimitteln zum Einnehmen (*siehe* 2.6.31) 333
Escitalopram 3782
Escitaloprami oxalas 3785
Escitalopramoxalat 3785
Escitalopramum 3782
Esketaminhydrochlorid 3788
Esketamini hydrochloridum 3788
Esomeprazol-Magnesium-Dihydrat 3790
Esomeprazol-Magnesium-Trihydrat 3793
Esomeprazolum magnesicum dihydricum 3790
Esomeprazolum magnesicum trihydricum 3793
Esomeprazolum natricum 3795
Esomperazol-Natrium 3795
Essigsäure
– in synthetischen Peptiden (2.5.34) 249
– verdünnte *R* **10.7**-9302
– verdünnte *R* 1 .... **10.7**-9302
– wasserfreie *R* **10.7**-9302
Essigsäure *R* **10.7**-9302
(D_4)Essigsäure *R* **10.7**-9303
Essigsäure 99 % 3798
Essigsäure 99 % *R* **10.7**-9302
Ester, Identitätsreaktion (*siehe* 2.3.1) 181
Esterase-Inhibitor vom Menschen, C1-, ... 3799
– Wertbestimmung (2.7.34) 421
C1-esterasi inhibitor humanus 3799
Esterzahl (2.5.2) 229
Estradiol *R* **10.7**-9303
17α-Estradiol *R* **10.7**-9303
Estradiolbenzoat 3802
Estradiol-Hemihydrat 3800
Estradioli benzoas 3802
Estradioli valeras 3804
Estradiolum hemihydricum 3800
Estradiolvalerat 3804
Estragol *R* **10.7**-9303
Estriol 3807
Estriolum 3807
Estrogene, konjugierte 3809
Estrogeni coniuncti 3809
Etacrynsäure **10.6**-8897
Etamsylat 3815
Etamsylatum 3815
Etanercept **10.3**-7240
Etanerceptum **10.3**-7240
Ethacridini lactas monohydricus 3823
Ethacridinlactat-Monohydrat 3823
Ethambutoldihydrochlorid 3825
Ethambutoli hydrochloridum 3825
Ethan *R* **10.7**-9303

Ethanol
– wasserfreies 3827
– wasserfreies *R* **10.7**-9303
– wasserfreies *R* 1 **10.7**-9304
Ethanol 96 % 3829
Ethanol 96 % *R* **10.7**-9303
Ethanol 96 %, aldehydfreies *R* **10.7**-9303
Ethanol x % *R* **10.7**-9303
Ethanolamin **10.5**-8450
Ethanolaminum **10.5**-8450
Ethanolgehalt (2.9.10) 469
Ethanoltabelle (5.5) 1143
Ethanolum (96 per centum) 3829
Ethanolum anhydricum 3827
Ether 3832
– peroxidfreier *R* **10.7**-9304
– zur Narkose 3833
Ether *R* **10.7**-9304
Ethinylestradiol 3834
Ethinylestradiolum 3834
Ethion *R* **10.7**-9304
Ethionamid 3836
Ethionamidum 3836
Ethosuximid 3838
Ethosuximidum 3838
Ethoxychrysoidinhydrochlorid *R* **10.7**-9304
Ethoxychrysoidinhydrochlorid-Lösung *R* **10.7**-9304
Ethylacetat 3840
Ethylacetat *R* **10.7**-9305
Ethylacetat *R* 1 **10.7**-9305
Ethylacetat-Sulfaminsäure-Reagenz *R* **10.7**-9305
Ethylacrylat *R* **10.7**-9305
4-[(Ethylamino)methyl]pyridin *R* **10.7**-9305
Ethylbenzoat *R* **10.7**-9305
Ethylbenzol *R* **10.7**-9305
Ethylbenzolsulfonat *R* **10.7**-9305
Ethyl-5-bromvalerat *R* **10.7**-9306
Ethylcellulose **10.5**-8452
Ethylcellulosum **10.5**-8452
Ethylclorazepat *R* **10.7**-9306
Ethylendiamin 3844
Ethylendiamin *R* **10.7**-9306
Ethylendiaminum 3844
(Ethylendinitrilo)tetraessigsäure *R* **10.7**-9306
Ethylenglycol *R* **10.7**-9306
Ethylenglycol und Diethylenglycol in ethoxylierten Substanzen (2.4.30) 223
Ethylenglycoli monopalmitostearas 3845
Ethylenglycolmonododecylether *R* **10.7**-9306
Ethylenglycolmonoethylether *R* **10.7**-9306
Ethylenglycolmonomethylether *R* **10.7**-9306
Ethylenglycolmonopalmitostearat 3845
Ethylenoxid *R* **10.7**-9307
Ethylenoxid und Dioxan (2.4.25) 214
Ethylenoxid-Lösung *R* **10.7**-9307
Ethylenoxid-Lösung *R* 1 **10.7**-9307
Ethylenoxid-Lösung *R* 2 **10.7**-9307
Ethylenoxid-Lösung *R* 3 **10.7**-9307
Ethylenoxid-Lösung *R* 4 **10.7**-9307
Ethylenoxid-Stammlösung *R* **10.7**-9307
Ethylenoxid-Stammlösung *R* 1 **10.7**-9308
Ethylenoxid-Stammlösung *R* 2 **10.7**-9308
Ethylformiat *R* **10.7**-9308
Ethylhexandiol *R* **10.7**-9308
2-Ethylhexansäure *R* **10.7**-9308
2-Ethylhexansäure, Grenzprüfung (2.4.28) 220
Ethyl-4-hydroxybenzoat **10.6**-8899
Ethyl-4-hydroxybenzoat *R* **10.7**-9308
Ethylis acetas 3840
Ethylis oleas 3849
Ethylis parahydroxybenzoas **10.6**-8899
Ethylis parahydroxybenzoas natricus 4954
Ethylmaleinimid *R* **10.7**-9308
Ethylmethansulfonat *R* **10.7**-9309
2-Ethyl-2-methylbernsteinsäure *R* **10.7**-9309
Ethylmethylketon *R* **10.7**-9309
Ethylmorphinhydrochlorid 3848
Ethylmorphini hydrochloridum 3848
Ethyloleat 3849
2-Ethylpyridin *R* **10.7**-9309
Ethyltoluolsulfonat *R* **10.7**-9309
Ethylvinylbenzol-Divinylbenzol-Copolymer *R* **10.7**-9309
Etidronat-Dinatrium 3850
Etilefrinhydrochlorid 3851
Etilefrini hydrochloridum 3851
Etodolac 3853
Etodolacum 3853
Etofenamat 3856
Etofenamatum 3856
Etomidat **10.7**-9685
Etomidatum **10.7**-9685
Etoposid 3860
Etoposidum 3860
Eucalypti aetheroleum **10.5**-8353
Eucalypti folium 2146
Eucalyptusblätter 2146
Eucalyptusöl **10.5**-8353
*Eucommiae cortex** 2149
Eucommiarinde* 2149
Eugenol 3865
Eugenol *R* **10.7**-9309
Eugenolum 3865
Euglobulin vom Menschen *R* **10.7**-9309
Euglobulin vom Rind *R* **10.7**-9310
Europinhydrochlorid *R* **10.7**-9310
Europin-*N*-oxid *R* **10.7**-9311
Euterwaschmittel 1382
Everolimus **10.3**-7246
Everolimusum **10.3**-7246
*Evodiae fructus** 2454
Evodiamin R **10.7**-9311
Exemestan **10.1**-6357
Exemestanum **10.1**-6357
Extracta fluida 1318
Extracta sicca 1318
Extracta spissa 1318
Extrakte
– aus pflanzlichen Drogen 1318
– aus pflanzlichen Drogen, Informationskapitel (5.23) 1283
– Trockenrückstand (2.8.16) 435
– Trocknungsverlust (2.8.17) 435
Extraktionsharz *R* **10.7**-9311
EZ, Esterzahl (2.5.2) 229

F

Factor VII coagulationis humanus 2971
Factor VIII coagulationis humanus 2980
Factor IX coagulationis humanus 2983
Factor XI coagulationis humanus 2996
Factor VIII coagulationis humanus (ADNr) 2982
Factor humanus von Willebrandi 6148
Factoris VIIa coagulationis humani (ADNr) solutio concentrata 2973
Factoris IX coagulationis humani (ADNr) pulvis ad solutionem iniectabilem **10.3**-7179
Factoris IX coagulationis humani (ADNr) solutio concentrata **10.3**-7172

Fäden, sterile
- Catgut . . . 1961
- Catgut resorbierbares, im Fadenspender, für Tiere . . . 1975
- Leinen, im Fadenspender, für Tiere . . . 1978
- nicht resorbierbare . . . 1963
- nicht resorbierbare, im Fadenspender, für Tiere . . 1976
- Polyamid, im Fadenspender, für Tiere . . . 1978
- Polyester, im Fadenspender, für Tiere . . . 1979
- resorbierbare, synthetische, geflochtene . . . 1967
- resorbierbare, synthetische, monofile . . . 1969
- Seide, geflochten, im Fadenspender, für Tiere . . . 1980

Färberdistelblüten* . . . 2151
Färberdistelöl, raffiniertes . . . 3875
Färberknöterichblätter* . . . 2153
Färberwaidwurzel* . . . 2155
Färbung von Flüssigkeiten (2.2.2) . . . **10.3**-6915
Fagopyri herba . . . 2083
Faktor-V-Mangelplasmasubstrat *R* . . . **10.7**-9311
Faktor-VII-Mangelplasma *R* . . . **10.7**-9311
Famotidin . . . 3876
Famotidinum . . . 3876
Farbreferenzlösungen (*siehe* 2.2.2) . . . **10.3**-6915
Farbvergleichslösungen (*siehe* 2.2.2) . . . **10.3**-6916
Fargesin *R* . . . **10.7**-9311
(*E*,*E*)-Farnesol *R* . . . **10.7**-9311
Faulbaumrinde . . . 2157
Faulbaumrindentrockenextrakt, Eingestellter . . . 2159
Fc-Funktion von Immunglobulin (2.7.9) . . . 386
Febantel für Tiere . . . 3878
Febantelum ad usum veterinarium . . . 3878
Fehling'sche Lösung *R* . . . **10.7**-9311
Fehling'sche Lösung *R* 2 . . . **10.7**-9311
Fehling'sche Lösung *R* 3 . . . **10.7**-9311
Fehling'sche Lösung *R* 4 . . . **10.7**-9312
Feinheit von Pulvern (2.9.35) . . . 529
Felbinac . . . 3880
Felbinacum . . . 3880
Felodipin . . . 3881
Felodipinum . . . 3881
Felypressin . . . 3883
Felypressinum . . . 3883
Fenbendazol für Tiere . . . 3885
Fenbendazolum ad usum veterinarium . . . 3885
Fenbufen . . . 3886
Fenbufenum . . . 3886
Fenchel
- Bitterer . . . 2160
- Süßer . . . 2161

Fenchlorphos *R* . . . **10.7**-9312
Fenchon *R* . . . **10.7**-9312
Fenofibrat . . . 3888
Fenofibratum . . . 3888
Fenoterolhydrobromid . . . 3890
Fenoteroli hydrobromidum . . . 3890
Fentanyl . . . 3891
Fentanylcitrat . . . 3894
Fentanyli citras . . . 3894
Fentanylum . . . 3891
Fenticonazoli nitras . . . 3896
Fenticonazolnitrat . . . 3896
Fenvalerat *R* . . . **10.7**-9312
Fermentationsprodukte . . . **10.7**-9567
Ferri chloridum hexahydricum . . . 3706
Ferrocyphen *R* . . . **10.7**-9312
Ferroin-Lösung *R* . . . **10.7**-9312
Ferrosi fumaras . . . **10.5**-8441
Ferrosi gluconas . . . 3702
Ferrosi gluconas hydricus . . . **10.5**-8442
Ferrosi sulfas desiccatus . . . **10.6**-8895
Ferrosi sulfas heptahydricus . . . **10.6**-8896
Ferrum ad praeparationes homoeopathicas . . . 2581
Ferrum metallicum für homöopathische Zubereitungen . . . 2581
Ferulasäure *R* . . . **10.7**-9312
Festkörper-NMR (*siehe* 2.2.33) . . . 82
Feststoffe
- Bestimmung der Porosität und Porengrößenverteilung durch Quecksilberporosimetrie (2.9.32) . . . 516
- Dichte (2.2.42) . . . 104
- kristalline, Charakterisierung durch Mikrokalorimetrie und Lösungskalorimetrie (2.2.61) . . . 159
- kristalline und teilweise kristalline, Charakterisierung durch Röntgenpulverdiffraktometrie (2.9.33) . . . **10.6**-8708
- poröse, Benetzbarkeit (2.9.45) . . . 557

Fette Öle
- Baumwollsamenöl, hydriertes . . . 2879
- Borretschöl, raffiniertes . . . 2999
- Erdnussöl, hydriertes . . . 3743
- Färberdistelöl, raffiniertes . . . 3875
- Fischöl, Omega-3-Säuren-reiches . . . 5118
- Kakaobutter . . . **10.2**-6793
- Kokosfett, raffiniertes . . . 4466
- Lachsöl vom Zuchtlachs . . . **10.3**-7289
- Lebertran . . . **10.8**-10081
- Lebertran (Typ A) . . . 4509
- Lebertran (Typ B) . . . 4514
- Lebertran vom Zuchtkabeljau . . . **10.3**-7304
- Leinöl, natives . . . 4527
- Maisöl, raffiniertes . . . **10.1**-6421
- Mandelöl, natives . . . 4685
- Nachtkerzenöl, raffiniertes . . . 4892
- Olivenöl, natives . . . 5104
- Olivenöl, raffiniertes . . . 5105
- Raffiniertes Erdnussöl . . . 3744
- Raffiniertes Mandelöl . . . 4686
- Rapsöl, raffiniertes . . . 5516
- Rizinusöl, hydriertes . . . **10.1**-6481
- Rizinusöl, natives . . . **10.5**-8536
- Rizinusöl, raffiniertes . . . **10.5**-8537
- Sesamöl, raffiniertes . . . 5640
- Sojaöl, hydriertes . . . 5662
- Sojaöl, raffiniertes . . . 5663
- Sonnenblumenöl, raffiniertes . . . 5680
- Weizenkeimöl, natives . . . 6175
- Weizenkeimöl, raffiniertes . . . 6176

Fette Öle
- alkalisch reagierende Substanzen (2.4.19) . . . 198
- Identifizierung durch DC (2.3.2) . . . 183
- in ätherischen Ölen (2.8.7) . . . 429
- Prüfung auf fremde Öle durch DC (2.4.21) . . . 203
- Schwermetalle in (2.4.27) . . . 217
- Sterole (2.4.23) . . . 206

Fettsäurenzusammensetzung
- Prüfung durch Gaschromatographie (2.4.22) . . . 203
- von Omega-3-Säuren-reichen Ölen (2.4.29) . . . **10.6**-8687

Fexofenadinhydrochlorid . . . 3898
Fexofenadini hydrochloridum . . . 3898
Fibrinblau *R* . . . **10.7**-9313
Fibrini glutinum . . . 3901
Fibrin-Kleber . . . 3901
Fibrinogen *R* . . . **10.7**-9313
Fibrinogen vom Menschen . . . 3903
Fibrinogenum humanum . . . 3903
Fila non resorbilia sterilia . . . 1963
Fila non resorbilia sterilia in fuso ad usum veterinarium . . . 1976

Fila resorbilia synthetica monofilamenta sterilia 1969
Fila resorbilia synthetica torta sterilia 1967
Filgrastimi solutio concentrata 3904
Filgrastimi solutio iniectabilis 3908
Filgrastim-Lösung
- konzentrierte 3904
- zur Injektion 3908
Filipendulae ulmariae herba 2289
Filter
- Porengröße (*siehe* 2.1.2) 21
- zur Herstellung steriler Zubereitungen (*siehe* 5.1.1) 999
Filum bombycis tortum sterile in fuso ad usum veterinarium 1980
Filum ethyleni polyterephthalici sterile in fuso ad usum veterinarium 1979
Filum lini sterile in fuso ad usum veterinarium 1978
Filum polyamidi sterile in fuso ad usum veterinarium ..1978
Finasterid 3911
Finasteridum 3911
Fingolimodhydrochlorid 3913
Fingolimodi hydrochloridum 3913
Fipronil für Tiere 3915
Fipronilum ad usum veterinarium 3915
Fixierlösung *R* **10.7**-9313
Fixierlösung zur IEF auf Polyacrylamidgel *R* **10.7**-9313
Flavoxathydrochlorid 3916
Flavoxati hydrochloridum 3916
Flecainidacetat 3918
Flecainidi acetas 3918
Fließeigenschaften von Pulvern, Bestimmung mittels Scherzellen (*siehe* 2.9.49) 564
Fließen von Pulvern durch eine Düse (*siehe* 2.9.36) 533
Fließverhalten
- *siehe* (2.9.16) 476
- von Pulvern (2.9.36) 530
Flockungswert (Lf) von Diphtherie- und Tetanus-Toxin und -Toxoid (Ramon-Bestimmung) (2.7.27) ...412
Flohsamen 2163
- Indische 2164
Flohsamenschalen, Indische 2165
Flubendazol 3920
Flubendazolum 3920
Flucloxacillin-Magnesium-Octahydrat 3922
Flucloxacillin-Natrium-Monohydrat **10.7**-9689
Flucloxacillinum magnesicum octahydricum 3922
Flucloxacillinum natricum monohydricum **10.7**-9689
Fluconazol 3927
Fluconazolum 3927
Flucytosin 3929
Flucytosinum 3929
Fludarabini phosphas **10.8**-10055
Fludarabinphosphat **10.8**-10055
Fludeoxyglucosi(^{18}F) solutio iniectabilis 1832
(^{18}F)Fludesoxyglucose-Injektionslösung 1832
Fludrocortisonacetat 3934
Fludrocortisoni acetas 3934
Flüssigchromatographie (2.2.29) **10.3**-6923
- *siehe* (2.2.46) 111
- mit superkritischen Phasen (2.2.45) 110
- mit superkritischen Phasen (*siehe* 2.2.46) 111
Flüssige Verdünnungen (*siehe* Vorschriften zur Herstellung homöopathischer konzentrierter Zubereitungen und zur Potenzierung) **10.8**-10009
Flüssige Zubereitungen
- zum Einnehmen 1377
- zur kutanen Anwendung **10.7**-9587
- zur kutanen Anwendung am Tier 1382
Flüssigkeiten
- Färbung (2.2.2) **10.3**-6915
- Klarheit und Opaleszenz (2.2.1) 27
Flufenaminsäure *R* **10.7**-9313
Flumazenil 3936
Flumazenil *R* **10.7**-9313
Flumazenili (N-[^{11}C]methyl) solutio iniectabilis 1882
Flumazenilum 3936
Flumequin 3938
Flumequinum 3938
Flumetasoni pivalas 3939
Flumetasonpivalat 3939
Flunarizindihydrochlorid 3942
Flunarizini dihydrochloridum 3942
Flunitrazepam 3943
Flunitrazepam *R* **10.7**-9313
Flunitrazepamum 3943
Flunixini megluminum ad usum veterinarium 3945
Flunixinmeglumin für Tiere 3945
Fluocinolonacetonid 3946
Fluocinoloni acetonidum 3946
Fluocortoloni pivalas **10.1**-6363
Fluocortolonpivalat **10.1**-6363
Fluorcholinchlorid *R* **10.7**-9313
(^{18}F)Fluorcholin-Injektionslösung 1836
2-Fluor-2-desoxy-D-glucose *R* **10.7**-9313
2-Fluor-2-desoxy-D-mannose *R* **10.7**-9313
Fluordinitrobenzol *R* **10.7**-9313
1-Fluor-2,4-dinitrophenyl-5-L-alaninamid *R* **10.7**-9314
Fluoren *R* **10.7**-9314
(9-Fluorenyl)methylchlorformiat *R* **10.7**-9314
Fluorescamin *R* **10.7**-9314
Fluorescein **10.4**-8009
Fluorescein *R* **10.7**-9314
Fluorescein-Natrium 3953
Fluorescein-Natrium *R* **10.7**-9314
Fluoresceinum **10.4**-8009
Fluoresceinum natricum 3953
Fluorethyl(2-hydroxyethyl)dimethylammonium=chlorid *R* **10.7**-9315
Fluorethyl-D-tyrosinhydrochlorid *R* **10.7**-9315
Fluorethyl-L-tyrosinhydrochlorid *R* **10.7**-9315
(^{18}F)Fluorethyl-L-tyrosin-Injektionslösung **10.8**-9960
Fluorid, Grenzprüfung (2.4.5) 190
Fluoridi(^{18}F) solutio ad radio-signandum 1842
Fluorid-Lösung (1 ppm F) *R* **10.7**-9495
Fluorid-Lösung (10 ppm F) *R* **10.7**-9495
(^{18}F)Fluorid-Lösung zur Radiomarkierung 1842
Fluorimetrie (2.2.21) 46
Fluormisonidazol *R* **10.7**-9315
(^{18}F)Fluormisonidazol-Injektionslösung 1843
1-Fluor-2-nitro-4-(trifluormethyl)benzol *R* **10.7**-9315
Fluorocholini(^{18}F) solutio iniectabilis 1836
Fluorodopae(^{18}F) ab electrophila substitutione solutio iniectabilis 1847
Fluorodopae(^{18}F) ab nucleophila substitutione solutio iniectabilis 1849
DL-6-Fluorodopahydrochlorid *R* **10.7**-9315
(^{18}F)Fluorodopa-Injektionslösung ((^{18}F)Fluorodopa hergestellt durch elektrophile Substitution) 1847
(^{18}F)Fluorodopa-Injektionslösung ((^{18}F)Fluorodopa hergestellt durch nukleophile Substitution) 1849
Fluoroethyl-L-tyrosini(^{18}F) solutio iniectabilis **10.8**-9960
6-Fluorolevodopahydrochlorid *R* **10.7**-9315
Fluoromisonidazoli(^{18}F) solutio iniectabilis 1843
Fluorouracil 3955
Fluorouracilum 3955
Fluoxetinhydrochlorid **10.3**-7253
Fluoxetini hydrochloridum **10.3**-7253
Flupentixoldihydrochlorid 3960
Flupentixoli dihydrochloridum 3960
Fluphenazindecanoat **10.1**-6365

Fluphenazindihydrochlorid 3965
Fluphenazinenantat **10.1**-6367
Fluphenazini decanoas **10.1**-6365
Fluphenazini dihydrochloridum 3965
Fluphenazini enantas **10.1**-6367
Flurazepamhydrochlorid 3969
Flurazepami monohydrochloridum 3969
Flurbiprofen **10.6**-8903
Flurbiprofenum **10.6**-8903
Fluspirilen 3972
Fluspirilenum 3972
Flusssäure *R* **10.7**-9315
Flutamid 3974
Flutamidum 3974
Fluticasonfuroat **10.6**-8905
Fluticasoni furoas **10.6**-8905
Fluticasoni propionas **10.4**-8011
Fluticasonpropionat **10.4**-8011
Flutrimazol 3979
Flutrimazolum 3979
Fluvastatin-Natrium 3981
Fluvastatinum natricum 3981
Fluvoxamini maleas 3983
Fluvoxaminmaleat 3983
Foeniculi amari fructus 2160
Foeniculi amari fructus aetheroleum 2063
Foeniculi amari herbae aetheroleum 2060
Foeniculi dulcis fructus 2161
Fokussierung, isoelektrische (2.2.54) 130
Follitropin 3985
Follitropini solutio concentrata 3993
Follitropin-Lösung, konzentrierte 3993
Follitropinum 3985
Folsäure *R* **10.7**-9316
Folsäure-Hydrat **10.8**-10058
Formaldehyd, freier, Grenzprüfung (2.4.18) 198
Formaldehydi solutio (35 per centum) 4004
Formaldehyd-Lösung *R* **10.7**-9316
Formaldehyd-Lösung *R* 1 ....**10.7**-9316
Formaldehyd-Lösung 35 % 4004
Formaldehyd-Lösung (5 ppm CH_2O) *R* **10.7**-9495
Formaldehyd-Schwefelsäure *R* **10.7**-9316
Formamid *R* **10.7**-9316
Formamid *R* 1 ....**10.7**-9316
Formamid-Sulfaminsäure-Reagenz *R* **10.7**-9316
Formoterolfumarat-Dihydrat **10.7**-9692
Formoteroli fumaras dihydricus **10.7**-9692
*Forsythiae fructus** **10.4**-7919
Forsythienfrüchte* **10.4**-7919
Forsythosid A *R* **10.7**-9316
Foscarnet-Natrium-Hexahydrat 4008
Foscarnetum natricum hexahydricum 4008
Fosfomycin-Calcium 4010
Fosfomycin-Natrium 4011
Fosfomycin-Trometamol 4013
Fosfomycinum calcicum 4010
Fosfomycinum natricum 4011
Fosfomycinum trometamolum 4013
Fosinopril-Natrium **10.6**-8908
Fosinoprilum natricum **10.6**-8908
Fourier-Transformation-NMR (*siehe* 2.2.33) 82
Fragmenta epithelii phaneraeque bestiarium ad producta allergenica 5925
Framycetini sulfas 4019
Framycetinsulfat 4019
Frangulae cortex 2157
Frangulae corticis extractum siccum normatum 2159
Frauenmantelkraut 2165
*Fraxini chinensis cortex** **10.1**-6277
Fraxini folium 2144
*Fraxini rhynchophyllae cortex** **10.1**-6277
Freier Formaldehyd, Grenzprüfung (2.4.18) 198
Fremde Bestandteile (2.8.2) 427
Fremde Ester in ätherischen Ölen (2.8.6) 428
Fremde Öle in fetten Ölen, Prüfung durch DC (2.4.21) 203
Friabilität
– von Granulaten und Pellets (2.9.41) 549
– von nicht überzogenen Tabletten (2.9.7) 466
*Fritillariae thunbergii bulbus** **10.6**-8811
Fructose 4021
Fructose *R* **10.7**-9316
Fructosum 4021
FSME-Impfstoff (inaktiviert) 1492
Fuchsin *R* **10.7**-9316
Fucose *R* **10.7**-9317
Fucus vel Ascophyllum 2471
Fulvestrant 4022
Fulvestrantum 4022
Fumariae herba 2143
Fumarsäure *R* **10.7**-9317
Funktionalitätsbezogene Eigenschaften von Hilfsstoffen (5.15) 1219
Funktionelle Gruppen, Identitätsreaktionen (2.3.1) 179
Furfural *R* **10.7**-9317
Furosemid 4025
Furosemidum 4025
Furunkulose-Impfstoff (inaktiviert, injizierbar, mit öligem Adjuvans) für Salmoniden 1684
Fusidinsäure 4027

G

Gabapentin 4035
Gabapentinum 4035
Gadobutrol-Monohydrat **10.4**-8017
Gadobutrolum monohydricum **10.4**-8017
Gadodiamid-Hydrat 4039
Gadodiamidum hydricum 4039
Gadoliniumchlorid-Hexahydrat *R* **10.7**-9317
Gadoliniumsulfat-Octahydrat *R* **10.7**-9317
Galactose 4042
Galactose *R* **10.7**-9317
Galactosum 4042
1,6-Galactosylgalactose *R* **10.7**-9317
Galacturonsäure *R* **10.7**-9317
Galantaminhydrobromid **10.1**-6373
Galantamini hydrobromidum **10.1**-6373
Gallensalze tolerierende, gramnegative Bakterien, Nachweis
– in lebenden biotherapeutischen Produkten (*siehe* 2.6.38) 355
– in nicht sterilen Produkten (*siehe* 2.6.13) **10.3**-6945
– in pflanzlichen Arzneimitteln zum Einnehmen (*siehe* 2.6.31) 332
Gallii(^{68}Ga) chloridi acceleratore formati solutio ad radio-signandum **10.3**-7108
Gallii(^{68}Ga) chloridi solutio ad radio-signandum 1854
Gallii(^{67}Ga) citratis solutio iniectabilis 1856
Gallii(^{68}Ga) edotreotidi solutio iniectabilis **10.6**-8789
Gallii(^{68}Ga) PSMA-11 solutio iniectabilis **10.4**-7911
[^{68}Ga]Galliumchlorid-Lösung *R* **10.7**-9317
(^{68}Ga)Galliumchlorid-Lösung zur Radiomarkierung 1854
(^{68}Ga)Galliumchlorid-Lösung zur Radiomarkierung (hergestellt in einem Beschleuniger) **10.3**-7108
(^{67}Ga)Galliumcitrat-Injektionslösung 1856
Galliumedotreotid *R* **10.7**-9318
(^{68}Ga)Galliumedotreotid-Injektionslösung **10.6**-8789
Gallium-PSMA-11 *R* **10.7**-9318

(^{68}Ga)Gallium-PSMA-11-Injektionslösung **10.4**-7911
Gallussäure *R* **10.7**-9318
Gammadex 4048
Gammadexum 4048
Ganciclovir 4050
Ganciclovirum 4050
Ganoderinsäure A *R* **10.7**-9318
Ganoderma* **10.6**-8800
*Ganoderma lucidum** **10.6**-8800
*Gardeniae fructus** 2167
Gardenienfrüchte* 2167
Gasbrand-Antitoxin
– *(Clostridium novyi)* 1807
– *(Clostridium perfringens)* 1808
– *(Clostridium septicum)* 1810
– (polyvalent) 1811
Gaschromatographie (2.2.28) 64
– *siehe* 2.2.46 111
– *siehe* 2.4.22 203
Gasgemisch
– aus Acetylen (1 Prozent) in Stickstoff 4053
– aus Kohlenmonoxid (5 Prozent) in Stickstoff 4054
– aus Methan (2 Prozent) in Stickstoff 4055
Gasprüfröhrchen (2.1.6) 23
Gaspyknometer, Bestimmung der Dichte von Feststoffen (2.9.23) 498
Gassterilisation (*siehe* 5.1.1) 998
*Gastrodiae rhizoma** 2170
Gastrodienwurzelstock* 2170
Gastrodin *R* **10.7**-9318
GC, Gaschromatographie (2.2.28) 64
Gefitinib 4056
Gefitinibum 4056
Geflügelpocken-Lebend-Impfstoff **10.2**-6713
Gehaltsbestimmung
– ätherischer Öle in pflanzlichen Drogen (2.8.12) **10.4**-7529
– Erläuterungen (*siehe* 1.5) **10.7**-9150
– von 1,8-Cineol in ätherischen Ölen (2.8.11) 430
Gekrönte-Scharte-Kraut 2171
Gelatina **10.4**-8019
Gelatine **10.4**-8019
Gelatine *R* **10.7**-9318
Gelatine, hydrolysierte *R* **10.7**-9318
Gelbfieber-Lebend-Impfstoff **10.2**-6665
Gelbwurz
– Javanische 2174
– Kanadische **10.6**-8802
Gemcitabinhydrochlorid **10.5**-8463
Gemcitabini hydrochloridum **10.5**-8463
Gemfibrozil 4062
Gemfibrozilum 4062
Geniposid *R* **10.7**-9319
Gentamicini sulfas **10.1**-6376
Gentamicinsulfat **10.1**-6376
Gentianae radix 2139
Gentianae tinctura 2138
Gentransfer-Arzneimittel zur Anwendung am Menschen (5.14) 1197
Geraniol *R* **10.7**-9319
Geranylacetat *R* **10.7**-9319
Gerbstoffe in pflanzlichen Drogen (2.8.14) 434
Gereinigtes Tuberkulin aus *Mycobacterium avium* 6040
Gereinigtes Tuberkulin aus *Mycobacterium bovis* 6041
Germanium-Lösung (100 ppm Ge) *R* **10.7**-9495
Geruch (2.3.4) 185
Geruch und Geschmack von ätherischen Ölen (2.8.8) 429
Gesamtcholesterol in Omega-3-Säuren-reichen Ölen (2.4.32) 224
Gesamter organischer Kohlenstoff in Wasser zum pharmazeutischen Gebrauch (2.2.44) 109
Gesamtprotein (2.5.33) 245
Gestoden 4067
Gestodenum 4067
Gesunde Hühnerherden für die Herstellung von inaktivierten Impfstoffen für Tiere (5.2.13) **10.2**-6644
Gewebefaktor-vom-Menschen-Lösung *R* **10.7**-9319
Gewürznelken **10.3**-7117
Ginkgo extractum siccum raffinatum et quantificatum 2181
Ginkgo folium 2179
Ginkgoblätter 2179
Ginkgotrockenextrakt, Quantifizierter, raffinierter 2181
Ginseng extractum siccum 2184
Ginseng radix 2186
Ginsengtrockenextrakt 2184
Ginsengwurzel 2186
Ginsenosid Rb1 *R* **10.7**-9319
Ginsenosid Re *R* **10.7**-9320
Ginsenosid Rf *R* **10.7**-9320
Ginsenosid Rg1 *R* **10.7**-9320
Ginsenosid Rg2 *R* **10.7**-9320
Ginsenosid Ro *R* **10.7**-9321
Gitoxin *R* **10.7**-9321
Glasbehältnisse zur pharmazeutischen Verwendung (3.2.1) 621
Glassintertiegel, Porosität, Vergleichstabelle (2.1.2) 21
Gleichförmigkeit
– der Masse einzeldosierter Arzneiformen (2.9.5) 464
– des Gehalts einzeldosierter Arzneiformen (2.9.6) 465
– einzeldosierter Arzneiformen (2.9.40) 545
– einzeldosierter Arzneiformen bei großem Stichprobenumfang (2.9.47) 561
– und Genauigkeit der abgegebenen Dosen aus Mehrdosenbehältnissen (2.9.27) **10.6**-8707
Glibenclamid 4070
Glibenclamidum 4070
Gliclazid **10.5**-8465
Gliclazidum **10.5**-8465
Glimepirid 4074
Glimepiridum 4074
Glipizid **10.5**-8467
Glipizidum **10.5**-8467
Globuli (Imprägnierte homöopathische Kügelchen) 2529
Globuli velati (umhüllte homöopathische Kügelchen) 2531
Glockenwindenwurzel* 2189
Glossa 1375
Glossar (Darreichungsformen) 1375
Glucagon human 4080
Glucagonum humanum 4080
Glucosaminhydrochlorid 4081
D-Glucosaminhydrochlorid *R* **10.7**-9321
Glucosamini hydrochloridum 4081
Glucosamini sulfas kalii chloridum 4083
Glucosamini sulfas natrii chloridum 4085
Glucosaminsulfat-Kaliumchlorid 4083
Glucosaminsulfat-Natriumchlorid 4085
Glucose 4087
Glucose *R* **10.7**-9321
Glucose-Monohydrat 4089
Glucose-Sirup 4092
Glucose-Sirup, sprühgetrockneter 4093
Glucosum 4087
Glucosum liquidum 4092
Glucosum liquidum dispersione desiccatum 4093
Glucosum monohydricum 4089
D-Glucuronsäure *R* **10.7**-9321
L-Glutamin *R* **10.7**-9321

Glutaminsäure 4094
Glutaminsäure *R* **10.7**-9322
L-γ-Glutamyl-L-cystein *R* **10.7**-9322
Glutamyl-Endopeptidase zur Peptidmustercharakterisierung *R* **10.7**-9322
Glutaraldehyd *R* **10.7**-9322
Glutarsäure *R* **10.7**-9322
Glutathion 4095
L-Glutathion, oxidiertes *R* **10.7**-9322
Glutathionum 4095
Glycan-Analyse von Glycoproteinen (2.2.59) 152
Glycerol **10.8**-10063
Glycerol *R* **10.7**-9322
Glycerol *R* 1 ....**10.7**-9322
Glycerol 85 % **10.8**-10065
Glycerol 85 % *R* **10.7**-9322
Glycerol 85 % *R* 1 ....**10.7**-9322
Glycerol-1-decanoat *R* **10.7**-9322
Glyceroldibehenat 4102
Glyceroldistearat 4103
Glycerol-Formal 4105
Glycerol-formalum 4105
Glyceroli dibehenas 4102
Glyceroli distearas 4103
Glyceroli monocaprylas 4105
Glyceroli monocaprylocapras 4107
Glyceroli monolinoleas 4108
Glyceroli mono-oleas 4110
Glyceroli monostearas 40–55 4111
Glyceroli trinitratis solutio 4114
Glycerolmazerate
– (*siehe* Homöopathische Zubereitungen) **10.3**-7143
– *siehe* Vorschriften zur Herstellung homöopathischer konzentrierter Zubereitungen und zur Potenzierung **10.8**-10007
Glycerolmonocaprylat 4105
Glycerolmonocaprylocaprat 4107
Glycerolmonolinoleat 4108
Glycerolmonooleat 4110
Glycerolmonostearat 40–55 4111
Glycerol-1-octanoat *R* **10.7**-9323
Glyceroltrinitrat-Lösung 4114
Glycerolum **10.8**-10063
Glycerolum (85 per centum) **10.8**-10065
Glycidol *R* **10.7**-9323
Glycin **10.1**-6379
Glycin *R* **10.7**-9323
Glycinanhydrid *R* **10.7**-9323
Glycinum **10.1**-6379
Glycolsäure *R* **10.7**-9323
Glycoproteine, Glycan-Analyse von (2.2.59) 152
Glycopyrronii bromidum 4119
Glycopyrroniumbromid 4119
Glycyrrhetinsäure *R* **10.7**-9323
18α-Glycyrrhetinsäure *R* **10.7**-9323
Glyoxalbishydroxyanil *R* **10.7**-9324
Glyoxal-Lösung *R* **10.7**-9324
Glyoxal-Lösung (2 ppm $C_2H_2O_2$) *R* **10.7**-9495
Glyoxal-Lösung (20 ppm $C_2H_2O_2$) *R* **10.7**-9495
Goldfadenwurzelstock* 2190
Goldrutenkraut 2192
Goldrutenkraut, Echtes 2194
Gonadorelinacetat **10.7**-9699
Gonadorelini acetas **10.7**-9699
Gonadotrophinum chorionicum 3298
Gonadotropinum sericum equinum ad usum veterinarium 5253
Goserelin 4123
Goserelinum 4123
Gossypii oleum hydrogenatum 2879
Gramicidin 4126
Gramicidinum 4126
Gramin *R* **10.7**-9324
Graminis rhizoma 2370
Granisetronhydrochlorid 4128
Granisetroni hydrochloridum 4128
Granula ad praeparationes homoeopathicas **10.3**-7145
Granula homoeopathica imbuta 2529
Granula homoeopathica velata 2531
Granulata 1383
Granulate 1383
– Brause- 1383
– Friabilität (2.9.41) 549
– magensaftresistente 1383
– mit veränderter Wirkstofffreisetzung 1383
– überzogene 1383
Grenzflächenelektrophorese (*siehe* 2.2.31) 69
Grenzwerte für Lösungsmittel-Rückstände in Wirkstoffen, Hilfsstoffen und Arzneimitteln (5.4) **10.7**-9537
Griseofulvin 4131
Griseofulvinum 4131
Großer-Wiesenknopf-Wurzel* **10.4**-7925
Grüner Tee 2197
Guaiacolum 4134
Guaifenesin 4132
Guaifenesinum 4132
Guajacol 4134
Guajacol *R* **10.7**-9324
Guajakharz *R* **10.7**-9324
Guajazulen *R* **10.7**-9324
Guanethidini monosulfas 4137
Guanethidinmonosulfat 4137
Guanidinhydrochlorid *R* **10.7**-9324
Guanidin-Trometamol-Natriumedetat-Pufferlösung pH 8,5 *R* **10.7**-9509
Guanidin-Trometamol-Natriumedetat-Pufferlösung pH 8,6 *R* **10.7**-9509
Guanidin-Trometamol-Pufferlösung pH 8,3 *R* **10.7**-9509
Guanin *R* **10.7**-9324
Guar 2199
Guar galactomannanum 4138
Guarana 2200
Guaranae semen 2200
Guargalactomannan 4138
Gürtelrose(Herpes-Zoster)-Lebend-Impfstoff 1500
Gummi
– Arabisches 2202
– Arabisches *R* **10.7**-9325
– Arabisches, getrocknete Dispersion 4139
Gummi-Lösung, Arabisches- *R* **10.7**-9325
Gummistopfen für Behältnisse zur Aufnahme von wässrigen Zubereitungen zur parenteralen Anwendung, von Pulvern und gefriergetrockneten Pulvern (3.2.9) 631

H

Hämagglutinine, Anti-A- und Anti-B- (2.6.20) 299
Hämatopoetische Produkte, Zählung der CD34/CD45+-Zellen (2.7.23) 407
Hämatopoetische Stammzellen vom Menschen 5718
Hämatopoetische Vorläuferzellen vom Menschen, koloniebildende, Bestimmung (2.7.28) 413
Hämodialyselösungen 4145
Hämofiltrations- und Hämodiafiltrationslösungen 4151
– konzentrierte 4151
Hämoglobin *R* **10.7**-9325
Hämoglobin-Lösung *R* **10.7**-9325
Haemophilus-Typ-b-Impfstoff (konjugiert) **10.7**-9597

Haemophilus-Typ-b-und-Meningokokken-Gruppe-C-Impfstoff (konjugiert) . . . 1505
Hämorrhagische-Krankheit-Impfstoff (inaktiviert) für Kaninchen . . . **10.2**-6715
Hagebuttenschalen . . . 2205
Halbfeste Zubereitungen
– zur kutanen Anwendung . . . **10.5**-8305
– zur oralen Anwendung am Tier . . . 1389
Halbmikrobestimmung von Wasser – Karl-Fischer-Methode (2.5.12) . . . 234
Halbmikro-Methode zur Stickstoff-Bestimmung (2.5.9) . . . 232
Halofantrinhydrochlorid . . . 4154
Halofantrini hydrochloridum . . . 4154
Haloperidol . . . 4156
Haloperidoldecanoat . . . 4158
Haloperidoli decanoas . . . 4158
Haloperidolum . . . 4156
Halothan . . . 4160
Halothanum . . . 4160
Hamamelidis cortex . . . 2208
Hamamelidis folium . . . 2206
Hamamelisblätter . . . 2206
Hamamelisrinde . . . 2208
Hamamelitannin *R* . . . **10.7**-9325
Harmonisierung der Arzneibücher (5.8) . . . **10.6**-8747
Harnstoff . . . 4162
Harnstoff *R* . . . **10.7**-9325
Harpagid *R* . . . **10.7**-9325
Harpagophyti extractum siccum . . . 2478
Harpagophyti radix . . . 2476
Harpagosid *R* . . . **10.7**-9325
Hartfett . . . 4163
– mit Zusatzstoffen . . . 4165
Hartparaffin . . . 4167
Hauhechelwurzel . . . 2209
Hausner-Faktor (*siehe* 2.9.36) . . . 532
HCP, Host-Cell Protein, Bestimmung (2.6.34) . . . 337
Hedera helix ad praeparationes homoeopathicas . . . 2582
Hedera helix für homöopathische Zubereitungen . . . 2582
Hederacosid C *R* . . . **10.7**-9326
Hederae folium . . . 2131
Hederagenin *R* . . . **10.7**-9326
α-Hederin *R* . . . **10.7**-9326
Heidelbeeren
– Eingestellter, gereinigter Trockenextrakt aus frischen . . . 2212
– Frische . . . 2211
– Getrocknete . . . **10.5**-8354
Helianthi annui oleum raffinatum . . . 5680
Heliotrin *R* . . . **10.7**-9326
Heliotrin-N-oxid *R* . . . **10.7**-9326
Helium . . . 4168
Helium zur Chromatographie *R* . . . **10.7**-9326
Heparin
– in Blutgerinnungsfaktoren, Wertbestimmung (2.7.12) . . . 390
– Wertbestimmung (2.7.5) . . . 370
Heparin *R* . . . **10.7**-9327
Heparina massae molecularis minoris . . . **10.5**-8476
Heparinase I *R* . . . **10.7**-9327
Heparinase II *R* . . . **10.7**-9327
Heparinase III *R* . . . **10.7**-9327
Heparin-Calcium . . . **10.5**-8473
Heparine, niedermolekulare . . . **10.5**-8476
Heparin-Natrium . . . 4172
Heparinum calcicum . . . **10.5**-8473
Heparinum natricum . . . 4172
Hepatitis-A-Adsorbat-Impfstoff (inaktiviert) . . . 1507
Hepatitis-A-Adsorbat(inaktiviert)-Typhus-Polysaccharid-Impfstoff . . . 1510
Hepatitis-A-Immunglobulin vom Menschen . . . 4180
Hepatitis-A-Impfstoff
– Bestimmung der Wirksamkeit (2.7.14) . . . **10.3**-6961
– (inaktiviert, Virosom) . . . 1512
Hepatitis-A(inaktiviert)-Hepatitis-B(rDNA)-Adsorbat-Impfstoff . . . 1516
Hepatitis-B-Immunglobulin vom Menschen . . . 4180
– zur intravenösen Anwendung . . . 4181
Hepatitis-B-Impfstoff (rDNA) . . . 1517
– Bestimmung der Wirksamkeit (2.7.15) . . . 396
Hepatitis-C-Virus(HCV)-DNA, Nachweis in Plasmapools (*siehe* 2.6.21) . . . 301
Hepatitis-Typ-I-Lebend-Impfstoff für Enten . . . **10.2**-6717
HEPES *R* . . . **10.7**-9327
HEPES-Pufferlösung pH 7,5 *R* . . . **10.7**-9507
Heptachlor *R* . . . **10.7**-9327
Heptachlorepoxid *R* . . . **10.7**-9327
Heptafluorbuttersäure *R* . . . **10.7**-9327
Heptafluor-*N*-methyl-*N*-(trimethylsilyl)-butanamid *R* . . . **10.7**-9327
Heptaminolhydrochlorid . . . 4182
Heptaminoli hydrochloridum . . . 4182
Heptan *R* . . . **10.7**-9328
Herpesvirus-Impfstoff (inaktiviert) für Pferde . . . **10.5**-8335
Herstellung unter aseptischen Bedingungen (*siehe* 5.1.1) . . . 995
Herzgespannkraut . . . 2216
Hesperidin *R* . . . **10.7**-9328
Hexachlorbenzol *R* . . . **10.7**-9328
α-Hexachlorcyclohexan *R* . . . **10.7**-9328
β-Hexachlorcyclohexan *R* . . . **10.7**-9328
δ-Hexachlorcyclohexan *R* . . . **10.7**-9328
Hexachloroplatin(IV)-säure *R* . . . **10.7**-9328
Hexacosan *R* . . . **10.7**-9329
Hexadimethrinbromid *R* . . . **10.7**-9329
1,1,1,3,3,3-Hexafluorpropan-2-ol *R* . . . **10.7**-9329
Hexamethyldisilazan *R* . . . **10.7**-9329
Hexamidindiisetionat . . . 4183
Hexamidini diisetionas . . . 4183
Hexan *R* . . . **10.7**-9329
Hexansäure *R* . . . **10.7**-9329
Hexetidin . . . 4185
Hexetidinum . . . 4185
Hexosamine in Polysaccharid-Impfstoffen (2.5.20) . . . 237
Hexylamin *R* . . . **10.7**-9329
Hexylresorcin . . . 4186
Hexylresorcinolum . . . 4186
Hibifolin *R* . . . **10.7**-9330
Hibisci sabdariffae flos . . . 2218
Hibiscusblüten . . . 2218
Hilfsstoffe, funktionalitätsbezogene Eigenschaften (5.15) . . . 1219
Himalayaschartenwurzel* . . . 2219
Himbeerblätter . . . **10.1**-6279
Hinweise zur Anwendung der Prüfung auf Sterilität (5.1.9) . . . 1025
Hiobstränensamen* . . . 2222
Hippocastani semen . . . 2384
Hippocastani seminis extractum siccum normatum . . . 2386
Hippursäure *R* . . . **10.7**-9330
Histamin, Prüfung (2.6.10) . . . 272
Histamindihydrochlorid . . . 4188
Histamindihydrochlorid *R* . . . **10.7**-9330
Histamini dihydrochloridum . . . 4188
Histamin-Lösung *R* . . . **10.7**-9330
Histaminum ad praeparationes homoeopathicas . . . 2584
Histaminum für homöopathische Zubereitungen . . . 2584
Histidin . . . 4189

Histidin *R* **10.7**-9330
Histidinhydrochlorid-Monohydrat 4191
Histidini hydrochloridum monohydricum 4191
Histidinmonohydrochlorid *R* **10.7**-9330
Histidinum 4189
Hitzesterilisationsverfahren, Anwendung des F-Konzepts (5.1.5) **10.3**-7015
Hochdisperses Siliciumdioxid *R* **10.7**-9455
Hochleistungsdünnschichtchromatographie von pflanzlichen Drogen und Zubereitungen aus pflanzlichen Drogen (2.8.25) 446
Hochmolekulare Macrogole 4620
Holmiumoxid *R* **10.7**-9330
Holmiumperchlorat-Lösung *R* **10.7**-9330
Holunderblüten 2224
Homatropinhydrobromid 4193
Homatropini hydrobromidum 4193
Homatropini methylbromidum 4195
Homatropinmethylbromid 4195
DL-Homocystein *R* **10.7**-9330
L-Homocysteinthiolactonhydrochlorid *R* **10.7**-9330
Homöopathische Zubereitungen **10.3**-7143
– Pflanzliche Drogen für 2530
– Vorschriften zur Herstellung und zur Potenzierung **10.8**-9993

Homöopathische Zubereitungen, Stoffe für homöopathische Zubereitungen
– Acidum picrinicum 2556
– Acidum succinium 2556
– Agaricus phalloides 2557
– Allium sativum 2560
– Ammonium carbonicum 2562
– Anacardium **10.5**-8381
– Apis 2564
– Arsenicum album 2565
– Aurum chloratum natronatum 2566
– Barium chloratum 2567
– Belladonna 2568
– Cadmium sulfuricum 2570
– Calcium fluoratum 2571
– Calcium iodatum 2572
– Cocculus 2573
– Crocus 2575
– Cuprum aceticum 2577
– Cuprum metallicum 2578
– Digitalis 2579
– Ferrum metallicum 2581
– Hedera helix 2582
– Histaminum 2584
– Hydrastis canadensis 2585
– Hyoscyamus 2586
– Hypericum 2588
– Ignatia 2589
– Imprägnierte homöopathische Kügelchen (Streukügelchen/Globuli) 2529
– Kalium bichromicum 2592
– Magnesium fluoratum **10.1**-6297
– Magnesium phosphoricum **10.5**-8383
– Nux vomica 2595
– Petroleum rectificatum 2597
– Sanguinaria **10.6**-8817
– Selenium 2598
– Staphysagria 2599
– Sulfur 2602
– Toxicodendron quercifolium **10.6**-8819
– Umhüllte homöopathische Kügelchen (Globuli velati) 2531
– Urtica dioica 2603
– Urtinkturen 2532
– Wirkstofffreie Kügelchen **10.3**-7145

Homoorientin *R* **10.7**-9331
Honig 4197
Honokiol *R* **10.7**-9331
Hopfenzapfen 2226
*Houttuyniae herba** 2227
Houttuyniakraut* 2227
HRS
– Bezug (4.3) **10.8**-9871
– Erläuterung (*siehe* 5.12) 1189
Hühnerherden für die Herstellung von inaktivierten Impfstoffen für Tiere, gesunde (5.2.13) **10.2**-6644
Humanes-Papillomavirus-Impfstoff (rDNA) 1520
Hyaluronidase **10.7**-9705
Hyaluronidasum **10.7**-9705
Hydralazinhydrochlorid **10.6**-8915
Hydralazini hydrochloridum **10.6**-8915
Hydrargyri dichloridum **10.4**-8113
Hydrastidis rhizoma **10.6**-8802
Hydrastinhydrochlorid *R* **10.7**-9331
Hydrastis canadensis ad praeparationes homoeopathicas 2585
Hydrastis canadensis für homöopathische Zubereitungen 2585
Hydrazin *R* **10.7**-9331
Hydrazindihydrochlorid *R* **10.7**-9331
Hydrazinsulfat *R* **10.7**-9331
Hydrochinon *R* **10.7**-9331
Hydrochinon-Lösung *R* **10.7**-9332
Hydrochlorothiazid 4202
Hydrochlorothiazidum 4202
Hydrocodonhydrogentartrat-2,5-Hydrat 4204
Hydrocodoni hydrogenotartras 2.5-hydricus 4204
Hydrocortison 4207
Hydrocortisonacetat 4211
Hydrocortisonacetat *R* **10.7**-9332
Hydrocortisonhydrogensuccinat 4214
Hydrocortisoni acetas 4211
Hydrocortisoni hydrogenosuccinas 4214
Hydrocortisonum 4207
Hydrogencarbonat, Identitätsreaktion (*siehe* 2.3.1) 181
Hydrogenii peroxidum 3 per centum 6174
Hydrogenii peroxidum 30 per centum 6173
Hydromorphonhydrochlorid 4216
Hydromorphoni hydrochloridum 4216
Hydroxocobalaminacetat 4218
Hydroxocobalaminhydrochlorid 4219
Hydroxocobalamini acetas 4218
Hydroxocobalamini chloridum 4219
Hydroxocobalamini sulfas 4221
Hydroxocobalaminsulfat 4221
4′-Hydroxyacetophenon *R* **10.7**-9332
4-Hydroxybenzhydrazid *R* **10.7**-9332
2-Hydroxybenzimidazol *R* **10.7**-9332
4-Hydroxybenzoesäure *R* **10.7**-9332
Hydroxycarbamid 4222
Hydroxycarbamidum 4222
Hydroxychinolin *R* **10.7**-9332
Hydroxychloroquini sulfas 4224
Hydroxychloroquinsulfat 4224
4-Hydroxycumarin *R* **10.7**-9332
6-Hydroxydopa *R* **10.7**-9332
Hydroxyethylcellulose **10.6**-8917
Hydroxyethylcellulosum **10.6**-8917
Hydroxyethylis salicylas 4229
Hydroxyethylsalicylat 4229
Hydroxyethylstärken **10.5**-8479
4-Hydroxyisophthalsäure *R* **10.7**-9332
Hydroxylaminhydrochlorid *R* **10.7**-9333
Hydroxylaminhydrochlorid-Lösung *R* 2 . . . . . **10.7**-9333

Hydroxylaminhydrochlorid-Lösung, ethanolische *R* **10.7**-9333
Hydroxylamin-Lösung
- alkalische *R* **10.7**-9333
- alkalische *R* 1 . . . . . **10.7**-9333
Hydroxylzahl (2.5.3) **10.8**-9859
Hydroxymethylfurfural *R* **10.7**-9333
Hydroxynaphtholblau *R* **10.7**-9333
Hydroxypropylbetadex 4236
2-Hydroxypropylbetadex zur Chromatographie *R* **10.7**-9333
Hydroxypropylbetadexum 4236
Hydroxypropylcellulose **10.6**-8920
- niedrig substituierte **10.6**-8923
Hydroxypropylcellulosum **10.6**-8920
Hydroxypropylcellulosum substitutum humile **10.6**-8923
Hydroxypropyl-β-cyclodextrin *R* **10.7**-9333
Hydroxypropylstärke 4244
- vorverkleisterte 4246
12-Hydroxystearinsäure *R* **10.7**-9333
Hydroxyuracil *R* **10.7**-9333
Hydroxyzindihydrochlorid 4248
Hydroxyzini hydrochloridum 4248
Hygroskopizität, empfohlene Prüfmethode (5.11) **10.7**-9549
Hymecromon 4250
Hymecromonum 4250
Hymenopterengifte für Allergenzubereitungen 4251
Hymenopteri venena ad producta allergenica 4251
Hyoscini butylbromidum Scopolamini butylbromidum 3051
Hyoscyamini sulfas 4253
Hyoscyaminsulfat 4253
Hyoscyaminsulfat *R* **10.7**-9334
Hyoscyamus für homöopathische Zubereitungen 2586
Hyoscyamus niger ad praeparationes homoeopathicas 2586
Hyperici herba 2242
Hyperici herbae extractum siccum quantificatum 2244
Hypericin *R* **10.7**-9334
Hypericum für homöopathische Zubereitungen 2588
Hypericum perforatum ad praeparationes homoeopathicas 2588
Hyperosid *R* **10.7**-9334
Hypophosphit-Reagenz *R* **10.7**-9334
Hypromellose **10.6**-8925
Hypromellosephthalat **10.7**-9706
Hypromellosi phthalas **10.7**-9706
Hypromellosum **10.6**-8925

I

Ibandronat-Natrium-Monohydrat **10.5**-8489
Ibandronatum natricum monohydricum **10.5**-8489
Ibuprofen 4263
Ibuprofen *R* **10.7**-9334
Ibuprofenum 4263
Ichthammolum 2747
ICP-MS, Massenspektrometrie mit induktiv gekoppeltem Plasma (2.2.58) 150
Identifizierung
- fetter Öle durch Dünnschichtchromatographie (2.3.2) 183
- und Bestimmung von Restlösungsmitteln (Lösungsmittel-Rückstände) (2.4.24) **10.1**-6249
- von Phenothiazinen durch Dünnschichtchromatographie (2.3.3) 185
Identitätsreaktionen auf Ionen und funktionelle Gruppen (2.3.1) 179
Idoxuridin 4266
Idoxuridinum 4266
Iecoris aselli domestici oleum **10.3**-7304
Iecoris aselli oleum **10.8**-10081
Iecoris aselli oleum A 4509
Iecoris aselli oleum B 4514
IEF, isoelektrische Fokussierung (2.2.54) 130
Ifosfamid 4267
Ifosfamidum 4267
Ignatia für homöopathische Zubereitungen 2589
Imatinibi mesilas 4270
Imatinibmesilat 4270
Imidacloprid für Tiere 4273
Imidaclopridum ad usum veterinarium 4273
Imidazol *R* **10.7**-9334
Imidazol-Pufferlösung pH 6,5 *R* **10.7**-9504
Imidazol-Pufferlösung pH 7,3 *R* **10.7**-9506
Iminobibenzyl *R* **10.7**-9334
Iminodiessigsäure *R* **10.7**-9334
Imipenem-Monohydrat 4275
Imipenemum monohydricum 4275
Imipraminhydrochlorid 4277
Imipraminhydrochlorid *R* **10.7**-9334
Imipramini hydrochloridum 4277
Immunchemische Methoden (2.7.1) 361
Immunglobulin
- Anti-D, vom Menschen, Bestimmung der Wirksamkeit (2.7.13) 390
- Bestimmung der antikomplementären Aktivität (2.6.17) 296
- Fc-Funktion (2.7.9) 386
- vom Menschen, Prüfung auf Anti-D-Antikörper (2.6.26) 317
Immunglobuline
- Anti-D-Immunglobulin vom Menschen **10.7**-9655
- Anti-D-Immunglobulin vom Menschen zur intravenösen Anwendung **10.7**-9656
- Anti-T-Lymphozyten-Immunglobulin vom Tier zur Anwendung am Menschen 2789
- Hepatitis-A-Immunglobulin vom Menschen 4180
- Hepatitis-B-Immunglobulin vom Menschen 4180
- Hepatitis-B-Immunglobulin vom Menschen zur intravenösen Anwendung 4181
- Masern-Immunglobulin vom Menschen 4697
- Normales Immunglobulin vom Menschen zur intramuskulären Anwendung **10.8**-10069
- Normales Immunglobulin vom Menschen zur intravenösen Anwendung **10.8**-10072
- Normales Immunglobulin vom Menschen zur subkutanen Anwendung **10.8**-10075
- Röteln-Immunglobulin vom Menschen 5568
- Tetanus-Immunglobulin vom Menschen 5855
- Tollwut-Immunglobulin vom Menschen 5964
- Varizellen-Immunglobulin vom Menschen 6110
- Varizellen-Immunglobulin vom Menschen zur intravenösen Anwendung 6111
Immunnephelometrische Bestimmung von Impfstoffkomponenten (2.7.35) 421
Immunoglobulinum anti-T lymphocytorum ex animali ad usum humanum 2789
Immunoglobulinum humanum anti-D **10.7**-9655
Immunoglobulinum humanum anti-D ad usum intravenosum **10.7**-9656
Immunoglobulinum humanum hepatitidis A 4180
Immunoglobulinum humanum hepatitidis B 4180
Immunoglobulinum humanum hepatitidis B ad usum intravenosum 4181
Immunoglobulinum humanum morbillicum 4697
Immunoglobulinum humanum normale ad usum intramusculum **10.8**-10069

Beachten Sie den Hinweis auf „Allgemeine Monographien“ zu Anfang des Bands auf Seite B

Immunoglobulinum humanum normale ad usum intravenosum **10.8**-10072
Immunoglobulinum humanum normale ad usum subdermicum **10.8**-10075
Immunoglobulinum humanum rabicum 5964
Immunoglobulinum humanum rubellae 5568
Immunoglobulinum humanum tetanicum 5855
Immunoglobulinum humanum varicellae 6110
Immunoglobulinum humanum varicellae ad usum intravenosum 6111
Immunologische Arzneimitteln für Tiere, Management von fremden Agenzien (5.2.5) **10.2**-6635
Immunosera ad usum veterinarium **10.7**-9569
Immunosera ex animale ad usum humanum **10.4**-7898
Immunoserum botulinicum 1805
Immunoserum contra venena viperarum europaearum 1811
Immunoserum diphthericum 1806
Immunoserum gangraenicum (Clostridium novyi) 1807
Immunoserum gangraenicum (Clostridium perfringens) 1808
Immunoserum gangraenicum (Clostridium septicum) . . 1810
Immunoserum gangraenicum mixtum 1811
Immunoserum tetanicum ad usum humanum 1812
Immunoserum tetanicum ad usum veterinarium 1817
Immunpräzipitationsmethoden (*siehe* 2.7.1) 361
Immunsera für Menschen
- Botulismus-Antitoxin 1805
- Diphtherie-Antitoxin 1806
- Gasbrand-Antitoxin *(Clostridium novyi)* 1807
- Gasbrand-Antitoxin *(Clostridium perfringens)* . . . 1808
- Gasbrand-Antitoxin *(Clostridium septicum)* 1810
- Gasbrand-Antitoxin (polyvalent) 1811
- Schlangengift-Immunserum (Europa) 1811
- Tetanus-Antitoxin 1812

Immunsera für Tiere
- Tetanus-Antitoxin für Tiere 1817

Immunsera für Tiere **10.7**-9569
- Bewertung der Unschädlichkeit (5.2.6) 1053
- Bewertung der Unschädlichkeit jeder Charge (5.2.9) 1076
- Bewertung der Wirksamkeit (5.2.7) **10.7**-9533

Immunsera von Tieren zur Anwendung am Menschen **10.4**-7898
Imperatorin *R* **10.7**-9335
Impfstoffe
- Freier Formaldehyd (2.4.18) 198
- für Menschen **10.7**-9574
- für Menschen, Zellkulturen zur Herstellung (5.2.3) 1041
- für Tiere **10.6**-8762
- für Tiere, Bewertung der Unschädlichkeit (5.2.6) 1053
- für Tiere, Bewertung der Unschädlichkeit jeder Charge (5.2.9) 1076
- für Tiere, Bewertung der Wirksamkeit (5.2.7) **10.7**-9533
- für Tiere, inaktivierte, gesunde Hühnerherden zur Herstellung (5.2.13) **10.2**-6644
- für Tiere, Zellkulturen für die Herstellung (5.2.4) **10.2**-6633
- immunnephelometrische Bestimmung von Komponenten (2.7.35) 421
- Kombinations-, Abkürzungen (*siehe* 1.7) . . . **10.7**-9154
- Phenolkonzentration (2.5.15) 236
- SPF-Hühnerherden zur Herstellung und Qualitätskontrolle (5.2.2) 1038

Impfstoffe für Menschen
- BCG zur Immuntherapie 1443
- BCG-Impfstoff (gefriergetrocknet) 1441
- Cholera-Impfstoff (inaktiviert, oral) 1445
- Diphtherie-Adsorbat-Impfstoff **10.8**-9895
  - (reduzierter Antigengehalt) **10.8**-9897
- Diphtherie-Tetanus-Adsorbat-Impfstoff **10.8**-9898
  - (reduzierter Antigengehalt) **10.8**-9899
- Diphtherie-Tetanus-Hepatitis-B(rDNA)-Adsorbat-Impfstoff **10.8**-9901
- Diphtherie-Tetanus-Pertussis(azellulär, aus Komponenten)-Adsorbat-Impfstoff **10.8**-9903
  - (reduzierter Antigengehalt) **10.8**-9905
- Diphtherie-Tetanus-Pertussis(azellulär, aus Komponenten)-Haemophilus-Typ-b(konjugiert)-Adsorbat-Impfstoff **10.8**-9907
- Diphtherie-Tetanus-Pertussis(azellulär, aus Komponenten)-Hepatitis-B(rDNA)-Adsorbat-Impfstoff **10.8**-9910
- Diphtherie-Tetanus-Pertussis(azellulär, aus Komponenten)-Hepatitis-B(rDNA)-Poliomyelitis(inaktiviert)-Haemophilus-Typ-b(konjugiert)-Adsorbat-Impfstoff **10.8**-9913
- Diphtherie-Tetanus-Pertussis(azellulär, aus Komponenten)-Poliomyelitis(inaktiviert)-Adsorbat-Impfstoff **10.8**-9917
  - (reduzierter Antigengehalt) **10.8**-9920
- Diphtherie-Tetanus-Pertussis(azellulär, aus Komponenten)-Poliomyelitis(inaktiviert)-Haemophilus-Typ-b(konjugiert)-Adsorbat-Impfstoff **10.8**-9923
- Diphtherie-Tetanus-Pertussis(Ganzzell)-Adsorbat-Impfstoff **10.8**-9926
- Diphtherie-Tetanus-Pertussis(Ganzzell)-Poliomyelitis(inaktiviert)-Adsorbat-Impfstoff **10.8**-9928
- Diphtherie-Tetanus-Pertussis(Ganzzell)-Poliomyelitis(inaktiviert)-Haemophilus-Typ-b(konjugiert)-Adsorbat-Impfstoff **10.8**-9931
- Diphtherie-Tetanus-Poliomyelitis(inaktiviert)-Adsorbat-Impfstoff **10.8**-9931
  - (reduzierter Antigengehalt) **10.8**-9935
- FSME-Impfstoff (inaktiviert) 1492
- Gelbfieber-Lebend-Impfstoff **10.2**-6665
- Gürtelrose(Herpes-Zoster)-Lebend-Impfstoff 1500
- Haemophilus-Typ-b-Impfstoff (konjugiert) **10.7**-9597
- Haemophilus-Typ-b-und-Meningokokken-Gruppe-C-Impfstoff (konjugiert) 1505
- Hepatitis-A-Adsorbat-Impfstoff (inaktiviert) 1507
- Hepatitis-A-Adsorbat(inaktiviert)-Typhus-Polysaccharid-Impfstoff 1510
- Hepatitis-A-Impfstoff (inaktiviert, Virosom) 1512
- Hepatitis-A(inaktiviert)-Hepatitis-B(rDNA)-Adsorbat-Impfstoff 1516
- Hepatitis-B-Impfstoff (rDNA) 1517
- Humanes-Papillomavirus-Impfstoff (rDNA) 1520
- Influenza-Impfstoff (inaktiviert) 1525
- Influenza-Impfstoff (inaktiviert, aus Zellkulturen) 1527
- Influenza-Lebend-Impfstoff (nasal) **10.7**-9600
- Influenza-Spaltimpfstoff aus Oberflächenantigen (inaktiviert) **10.8**-9940
- Influenza-Spaltimpfstoff aus Oberflächenantigen (inaktiviert, aus Zellkulturen) **10.8**-9942
- Influenza-Spaltimpfstoff aus Oberflächenantigen (inaktiviert, Virosom) 1542
- Influenza-Spaltimpfstoff (inaktiviert) **10.8**-9937
- Masern-Lebend-Impfstoff **10.7**-9603
- Masern-Mumps-Röteln-Lebend-Impfstoff . . **10.7**-9606
- Masern-Mumps-Röteln-Varizellen-Lebend-Impfstoff **10.7**-9607
- Meningokokken-Gruppe-A-C-W135-Y-Impfstoff (konjugiert) 1551

- Meningokokken-Gruppe-C-Impfstoff (konjugiert) 1553
- Meningokokken-Polysaccharid-Impfstoff 1556
- Milzbrand-Adsorbat-Impfstoff (aus Zellkulturfiltraten) für Menschen **10.7**-9609
- Mumps-Lebend-Impfstoff **10.7**-9611
- Pertussis-Adsorbat-Impfstoff (azellulär, aus Komponenten) 1563
- Pertussis-Adsorbat-Impfstoff (azellulär, co-gereinigt) 1566
- Pertussis(Ganzzell)-Adsorbat-Impfstoff 1568
- Pneumokokken-Polysaccharid-Adsorbat-Impfstoff (konjugiert) 1571
- Pneumokokken-Polysaccharid-Impfstoff 1574
- Pocken-Lebend-Impfstoff **10.7**-9614
- Poliomyelitis-Impfstoff (inaktiviert) 1583
- Poliomyelitis-Impfstoff (oral) 1587
- Röteln-Lebend-Impfstoff **10.7**-9620
- Rotavirus-Lebend-Impfstoff (oral) **10.7**-9622
- Tetanus-Adsorbat-Impfstoff **10.3**-7097
- Tollwut-Impfstoff aus Zellkulturen für Menschen 1602
- Typhus-Impfstoff 1606
- Typhus-Lebend-Impfstoff (Stamm Ty 21a) (oral) 1606
- Typhus-Polysaccharid-Impfstoff 1609
- Varizellen-Lebend-Impfstoff 1611

Impfstoffe für Tiere
- Adenovirose-Impfstoff (inaktiviert) für Hunde ...1617
- Adenovirose-Lebend-Impfstoff für Hunde ..**10.2**-6677
- Aktinobazillose-Impfstoff (inaktiviert) für Schweine 1620
- Aujeszky'sche-Krankheit-Impfstoff (inaktiviert) für Schweine..................**10.2**-6681
- Aujeszky'sche-Krankheit-Lebend-Impfstoff zur parenteralen Anwendung für Schweine ..**10.2**-6684
- Aviäres-Paramyxovirus-3-Impfstoff (inaktiviert) für Truthühner **10.2**-6691
- Bordetella-bronchiseptica-Lebend-Impfstoff für Hunde 1638
- Botulismus-Impfstoff für Tiere 1640
- Brucellose-Lebend-Impfstoff (*Brucella melitensis* Stamm Rev. 1) für Tiere 1648
- Calicivirose-Impfstoff (inaktiviert) für Katzen ...1655
- Calicivirose-Lebend-Impfstoff für Katzen ..**10.2**-6705
- Chlamydien-Impfstoff (inaktiviert) für Katzen ...1658
- Cholera-Impfstoff (inaktiviert) für Geflügel 1660
- Clostridium-chauvoei-Impfstoff für Tiere 1662
- Clostridium-novyi-(Typ B)-Impfstoff für Tiere **10.8**-9949
- Clostridium-perfringens-Impfstoff für Tiere **10.8**-9951
- Clostridium-septicum-Impfstoff für Tiere ..**10.8**-9954
- Colibacillose-Impfstoff (inaktiviert) für neugeborene Ferkel 1671
- Colibacillose-Impfstoff (inaktiviert) für neugeborene Wiederkäuer 1673
- Coronavirusdiarrhoe-Impfstoff (inaktiviert) für Kälber **10.2**-6707
- Egg-Drop-Syndrom-'76-Impfstoff (inaktiviert) **10.2**-6709
- Entenpest-Lebend-Impfstoff **10.2**-6711
- Enzootische-Pneumonie-Impfstoff (inaktiviert) für Schweine 1681
- Furunkulose-Impfstoff (inaktiviert, injizierbar, mit öligem Adjuvans) für Salmoniden 1684
- Geflügelpocken-Lebend-Impfstoff **10.2**-6713
- Hämorrhagische-Krankheit-Impfstoff (inaktiviert) für Kaninchen **10.2**-6715
- Hepatitis-Typ-I-Lebend-Impfstoff für Enten **10.2**-6717
- Herpesvirus-Impfstoff (inaktiviert) für Pferde **10.5**-8335
- Infektiöse-Anämie-Lebend-Impfstoff für Hühner **10.2**-6678
- Infektiöse-Aviäre-Encephalomyelitis-Lebend-Impfstoff **10.2**-6687
- Infektiöse-Aviäre-Laryngotracheitis-Lebend-Impfstoff **10.2**-6689
- Infektiöse-Bovine-Rhinotracheitis-Lebend-Impfstoff für Rinder **10.2**-6693
- Infektiöse-Bronchitis-Impfstoff (inaktiviert) für Geflügel **10.2**-6695
- Infektiöse-Bronchitis-Lebend-Impfstoff für Geflügel **10.5**-8333
- Infektiöse-Bursitis-Impfstoff (inaktiviert) für Geflügel **10.2**-6700
- Infektiöse-Bursitis-Lebend-Impfstoff für Geflügel **10.2**-6702
- Infektiöse-Pankreasnekrose-Impfstoff (inaktiviert, injizierbar, mit öligem Adjuvans) für Salmoniden 1732
- Infektiöse-Panleukopenie-Impfstoff (inaktiviert) für Katzen 1734
- Infektiöse-Panleukopenie-Lebend-Impfstoff für Katzen **10.2**-6734
- Infektiöse-Rhinotracheitis-Impfstoff (inaktiviert) für Rinder 1755
- Infektiöse-Rhinotracheitis-Lebend-Impfstoff für Truthühner **10.2**-6745
- Influenza-Impfstoff (inaktiviert) für Pferde 1694
- Influenza-Impfstoff (inaktiviert) für Schweine ...1697
- Kaltwasser-Vibriose-Impfstoff (inaktiviert) für Salmoniden 1797
- Klassische-Schweinepest-Lebend-Impfstoff (aus Zellkulturen) **10.2**-6751
- Kokzidiose-Lebend-Impfstoff für Hühner ..**10.2**-6720
- Leptospirose-Impfstoff (inaktiviert) für Hunde ...1704
- Leptospirose-Impfstoff (inaktiviert) für Rinder ..1707
- Leukose-Impfstoff (inaktiviert) für Katzen 1709
- Mannheimia-Impfstoff (inaktiviert) für Rinder ...1711
- Mannheimia-Impfstoff (inaktiviert) für Schafe ...1713
- Marek'sche-Krankheit-Lebend-Impfstoff ...**10.2**-6724
- Maul-und-Klauenseuche-Impfstoff (inaktiviert) für Wiederkäuer 1718
- Milzbrandsporen-Lebend-Impfstoff für Tiere 1721
- Mycoplasma-gallisepticum-Impfstoff (inaktiviert) 1722
- Myxomatose-Lebend-Impfstoff für Kaninchen **10.2**-6727
- Newcastle-Krankheit-Impfstoff (inaktiviert) **10.2**-6729
- Newcastle-Krankheit-Lebend-Impfstoff **10.2**-6731
- Parainfluenza-Virus-Lebend-Impfstoff für Hunde **10.2**-6736
- Parainfluenza-Virus-Lebend-Impfstoff für Rinder **10.2**-6738
- Parvovirose-Impfstoff (inaktiviert) für Hunde 1742
- Parvovirose-Impfstoff (inaktiviert) für Schweine **10.2**-6740
- Parvovirose-Lebend-Impfstoff für Hunde ...**10.5**-8337
- Pasteurella-Impfstoff (inaktiviert) für Schafe 1748
- Progressive-Rhinitis-atrophicans-Impfstoff (inaktiviert) für Schweine 1752
- Respiratorisches-Syncytial-Virus-Lebend-Impfstoff für Rinder **10.2**-6744
- Rhinotracheitis-Virus-Impfstoff (inaktiviert) für Katzen 1759

– Rhinotracheitis-Virus-Lebend-Impfstoff für Katzen **10.2**-6747
– Rotavirusdiarrhoe-Impfstoff (inaktiviert) für Kälber **10.2**-6749
– Rotmaul-Seuche-Impfstoff (inaktiviert) für Regenbogenforelle 1765
– Salmonella-Enteritidis-Impfstoff (inaktiviert) für Hühner 1767
– Salmonella-Enteritidis-Lebend-Impfstoff (oral) für Hühner 1768
– Salmonella-Typhimurium-Impfstoff (inaktiviert) für Hühner 1772
– Salmonella-Typhimurium-Lebend-Impfstoff (oral) für Hühner 1774
– Schweinerotlauf-Impfstoff (inaktiviert) 1780
– Staupe-Lebend-Impfstoff für Frettchen und Nerze **10.2**-6754
– Staupe-Lebend-Impfstoff für Hunde **10.2**-6755
– Tenosynovitis-Virus-Lebend-Impfstoff für Geflügel **10.2**-6757
– Tetanus-Impfstoff für Tiere **10.3**-7103
– Tollwut-Impfstoff (inaktiviert) für Tiere **10.4**-7905
– Tollwut-Lebend-Impfstoff (oral) für Füchse und Marderhunde **10.2**-6759
– Vibriose-Impfstoff (inaktiviert) für Salmoniden . . 1795
– Vibriose-Impfstoff (inaktiviert) für Seebarsche **10.6**-8785
– Virusdiarrhoe-Impfstoff (inaktiviert) für Rinder . . 1799

Imprägnierte homöopathische Kügelchen (Streukügelchen/Globuli) 2529
Imprägnierte Tabletten (*siehe* Homöopathische Zubereitungen) **10.3**-7143
2-Indanaminhydrochlorid *R* **10.7**-9335
Indapamid **10.7**-9711
Indapamidum **10.7**-9711
Indigo *R* **10.7**-9335
Indigocarmin *R* **10.7**-9335
Indigocarmin-Lösung *R* **10.7**-9335
Indigocarmin-Lösung *R* 1 . . . . **10.7**-9335
Indii(^{111}In) chloridi solutio 1860
Indii(^{111}In) oxini solutio 1861
Indii(^{111}In) pentetatis solutio iniectabilis 1863
Indikatormethode, ph-Wert (2.2.4) 33
Indinaviri sulfas 4290
Indinavirsulfat 4290
Indirubin *R* **10.7**-9335
Indische Flohsamen 2164
Indische Flohsamenschalen 2165
Indischer Weihrauch 2501
(^{111}In)Indium(III)-chlorid-Lösung 1860
(^{111}In)Indiumoxinat-Lösung 1861
(^{111}In)Indium-Pentetat-Injektionslösung 1863
Indometacin 4292
Indometacin *R* **10.7**-9335
Indometacinum 4292
Infektiöse-Anämie-Lebend-Impfstoff für Hühner **10.2**-6678
Infektiöse-Aviäre-Encephalomyelitis-Lebend-Impfstoff **10.2**-6687
Infektiöse-Aviäre-Laryngotracheitis-Lebend-Impfstoff **10.2**-6689
Infektiöse-Bovine-Rhinotracheitis-Lebend-Impfstoff für Rinder **10.2**-6693
Infektiöse-Bronchitis-Impfstoff (inaktiviert) für Geflügel **10.2**-6695
Infektiöse-Bronchitis-Lebend-Impfstoff für Geflügel **10.5**-8333
Infektiöse-Bursitis-Impfstoff (inaktiviert) für Geflügel **10.2**-6700
Infektiöse-Bursitis-Lebend-Impfstoff für Geflügel **10.2**-6702
Infektiöse-Pankreasnekrose-Impfstoff (inaktiviert, injizierbar, mit öligem Adjuvans) für Salmoniden 1732
Infektiöse-Panleukopenie-Impfstoff (inaktiviert) für Katzen 1734
Infektiöse-Panleukopenie-Lebend-Impfstoff für Katzen **10.2**-6734
Infektiöse-Rhinotracheitis-Impfstoff (inaktiviert) für Rinder 1755
Infektiöse-Rhinotracheitis-Lebend-Impfstoff für Truthühner **10.2**-6745
Infliximab-Lösung, konzentrierte **10.3**-7257
Infliximabum solutio concentrata **10.3**-7257
Influenza-Impfstoff
– (inaktiviert) 1525
– (inaktiviert, aus Zellkulturen) 1527
– (inaktiviert) für Pferde 1694
– (inaktiviert) für Schweine 1697

Influenza-Lebend-Impfstoff (nasal) **10.7**-9600
Influenza-Spaltimpfstoff
– aus Oberflächenantigen (inaktiviert) **10.8**-9940
– aus Oberflächenantigen (inaktiviert, aus Zellkulturen) **10.8**-9942
– aus Oberflächenantigen (inaktiviert, Virosom) 1542
– (inaktiviert) **10.8**-9937

Infusionszubereitungen 1394
Ingwerwurzelstock 2229
Inhalanda **10.5**-8322
Inhalation, Zubereitungen **10.5**-8322
– Aerodynamische Beurteilung feiner Teilchen (2.9.18) 478
– die in Dampf überführt werden **10.5**-8322
– in Druckgas-Dosierinhalatoren **10.5**-8322
– in Normaldruck-Dosierinhalatoren **10.5**-8322
– Pulver **10.5**-8322
– zur Vernebelung **10.5**-8322
– zur Vernebelung, flüssige **10.5**-8322

Injektionszubereitungen 1394
Inosin *R* **10.7**-9335
Inositol, myo **10.4**-8035
Instantteezubereitungen aus pflanzlichen Drogen 1346
Insulin
– als Injektionslösung, lösliches **10.4**-8036
– aspart 4304
– glargin 4307
– human 4309
– lispro 4313
– vom Rind 4316
– vom Schwein 4320

Insulini isophani biphasici iniectabile 4386
Insulini zinci amorphi suspensio iniectabilis **10.4**-8038
Insulini zinci cristallini suspensio iniectabilis **10.4**-8036
Insulini zinci suspensio iniectabilis **10.4**-8037
Insulinum aspartum 4304
Insulinum bovinum 4316
Insulinum glarginum 4307
Insulinum humanum 4309
Insulinum isophanum iniectabile **10.4**-8042
Insulinum lisprum 4313
Insulinum porcinum 4320
Insulinum solubile iniectabile **10.4**-8036
Insulin-Zink-Kristallsuspension zur Injektion **10.4**-8036
Insulin-Zink-Suspension zur Injektion **10.4**-8037
– amorphe **10.4**-8038

Insulinzubereitungen zur Injektion **10.4**-8039
Interferon-alfa-2-Lösung, konzentrierte 4330
Interferon-beta-1a-Lösung, konzentrierte 4334

Interferone, Bestimmung der Aktivität (5.6) ... 1155
Interferon-gamma-1b-Lösung, konzentrierte ... 4338
Interferoni alfa-2 solutio concentrata ... 4330
Interferoni beta-1a solutio concentrata ... 4334
Interferoni gamma-1b solutio concentrata ... 4338
Intermedin *R* ... **10.7**-9336
Intermedin-*N*-oxid *R* ... **10.7**-9336
Internationaler Standard, Erläuterung (*siehe* 5.12) ... 1189
Internationales Einheitensystem (SI) und andere Einheiten (1.8) ... 9155
Intramammäre Anwendung am Tier, Zubereitungen ... 1426
Intraruminale Wirkstofffreisetzungssysteme ... 1389
Intrauterine Anwendung am Tier, Zubereitungen ... 1427
Intravesikale Zubereitungen ... **10.5**-8308
– Emulsionen ... **10.5**-8308
– Konzentrate zur Herstellung von Emulsionen ... **10.5**-8308
– Konzentrate zur Herstellung von Lösungen ... **10.5**-8308
– Konzentrate zur Herstellung von Suspensionen ... **10.5**-8308
– Lösungen ... **10.5**-8308
– Pulver zur Herstellung von Lösungen ... **10.5**-8308
– Pulver zur Herstellung von Suspensionen ... **10.5**-8308
– Suspensionen ... **10.5**-8308
Intrinsische Lösungsgeschwindigkeit (2.9.29) ... 509
In-vivo-Bestimmung der Wirksamkeit von Poliomyelitis-Impfstoff (inaktiviert) (2.7.20) ... 402
In-vivo-Methoden zur Qualitätskontrolle, Ersatz durch In-vitro-Methoden (5.2.14) ... 1085
Iobenguani sulfas ad radiopharmaceutica ... 1868
(^{123}I)Iobenguan-Injektionslösung ... 1864
(^{131}I)Iobenguan-Injektionslösung
– für diagnostische Zwecke ... 1865
– für therapeutische Zwecke ... 1867
Iobenguani(^{123}I) solutio iniectabilis ... 1864
Iobenguani(^{131}I) solutio iniectabilis ad usum diagnosticum ... 1865
Iobenguani(^{131}I) solutio iniectabilis ad usum therapeuticum ... 1867
Iobenguansulfat zur Herstellung von radioaktiven Arzneimitteln ... 1868
Iod ... 4343
Iod *R* ... **10.7**-9336
Iod-123- und Ruthenium-106-Spikelösung *R* ... **10.7**-9338
Iodacetamid *R* ... **10.7**-9336
2-Iodbenzoesäure *R* ... **10.7**-9337
3-Iodbenzylammoniumchlorid *R* ... **10.7**-9337
Iod-Chloroform *R* ... **10.7**-9336
Iodessigsäure *R* ... **10.7**-9337
Iodethan *R* ... **10.7**-9337
2-Iodhippursäure *R* ... **10.7**-9337
Iodid, Identitätsreaktion (*siehe* 2.3.1) ... 181
Iodid-Lösung (10 ppm I) *R* ... **10.7**-9495
Iodinati(^{125}I) humani albumini solutio iniectabilis ... 1821
Iodixanol ... 4343
Iodixanolum ... 4343
Iod-Lösung *R* ... **10.7**-9336
Iod-Lösung *R* 1 ... **10.7**-9336
Iod-Lösung *R* 2 ... **10.7**-9336
Iod-Lösung *R* 3 ... **10.7**-9336
Iod-Lösung *R* 4 ... **10.7**-9336
Iod-Lösung *R* 5 ... **10.7**-9336
Iod-Lösung (0,01 mol · l^{-1}) ... **10.7**-9515
Iod-Lösung (0,05 mol · l^{-1}) ... **10.7**-9514
Iod-Lösung (0,5 mol · l^{-1}) ... **10.7**-9514
Iod-Lösung, ethanolische *R* ... **10.7**-9336
(^{131}I)Iodmethylnorcholesterol-Injektionslösung ... 1869
Iodmonobromid *R* ... **10.7**-9337
Iodmonobromid-Lösung *R* ... **10.7**-9337
Iodmonochlorid *R* ... **10.7**-9337
Iodmonochlorid-Lösung *R* ... **10.7**-9338
Iodomethylnorcholesteroli(^{131}I) solutio iniectabilis ... 1869
Iod(V)-oxid, gekörntes *R* ... **10.7**-9338
Iodplatin-Reagenz *R* ... **10.7**-9338
Iodplatin-Reagenz *R* 1 ... **10.7**-9338
Iodum ... 4343
Ioduracil *R* ... **10.7**-9338
Iodwasserstoffsäure *R* ... **10.7**-9338
Iodzahl (2.5.4) ... 230
Iohexol ... 4347
Iohexolum ... 4347
Ionen und funktionelle Gruppen, Identitätsreaktionen (2.3.1) ... 179
Ionenaustauscher
– zur Chromatographie *R* ... **10.7**-9338
– zur hydrophoben Interaktionschromatographie *R* ... **10.7**-9338
– zur Umkehrphasen-Chromatographie *R* ... **10.7**-9339
Ionenkonzentration, Potentiometrische Bestimmung mit ionenselektiven Elektroden (2.2.36) ... 87
Iopamidol ... 4352
Iopamidolum ... 4352
Iopansäure ... 4355
Iopromid ... 4356
Iopromidum ... 4356
Iotrolan ... 4360
Iotrolanum ... 4360
Ioxaglinsäure ... 4363
Ipecacuanhae extractum fluidum normatum ... 2231
Ipecacuanhae pulvis normatus ... 2232
Ipecacuanhae radix ... 2235
Ipecacuanhae tinctura normata ... 2234
Ipecacuanhafluidextrakt, Eingestellter ... 2231
Ipecacuanhapulver, Eingestelltes ... 2232
Ipecacuanhatinktur, Eingestellte ... 2234
Ipecacuanhawurzel ... 2235
Ipratropii bromidum ... 4366
Ipratropiumbromid ... 4366
Irbesartan ... **10.3**-7264
Irbesartanum ... **10.3**-7264
Irinotecanhydrochlorid-Trihydrat ... **10.1**-6391
Irinotecani hydrochloridum trihydricum ... **10.1**-6391
Irisflorentin *R* ... **10.7**-9339
IR-Spektroskopie (2.2.24) ... **10.3**-6919
*Isatidis radix** ... 2155
Isatin *R* ... **10.7**-9339
Isatin-Reagenz *R* ... **10.7**-9339
Isländisches Moos/Isländische Flechte ... 2237
Isoamylalkohol *R* ... **10.7**-9339
Isoamylbenzoat *R* ... **10.7**-9339
Isoandrosteron *R* ... **10.7**-9339
N-Isobutyldodecatetraenamid *R* ... **10.7**-9339
N-Isobutyldodecatetraenamid-Lösung *R* ... **10.7**-9340
Isobutylmethylketon *R* ... **10.7**-9340
Isobutylmethylketon *R* 1 ... **10.7**-9340
Isobutylmethylketon *R* 3 ... **10.7**-9340
Isobutylmethylketon, wassergesättigtes *R* ... **10.7**-9340
Isoconazol ... **10.3**-7266
Isoconazoli nitras ... **10.3**-7268
Isoconazolnitrat ... **10.3**-7268
Isoconazolum ... **10.3**-7266
Isodrin *R* ... **10.7**-9340
Isoelektrische Fokussierung (2.2.54) ... 130
– in Kapillaren (*siehe* 2.2.47) ... 123
Isoeugenol *R* ... **10.7**-9340
Isofluran ... 4377
Isofluranum ... 4377
Isoimperatorin *R* ... **10.7**-9340
Isoleucin ... 4378

Isoleucin *R* **10.7**-9340
Isoleucinum 4378
Isomalt 4381
Isomalt *R* **10.7**-9341
Isomaltitol *R* **10.7**-9341
Isomaltum 4381
Isomenthol *R* **10.7**-9341
(+)-Isomenthon *R* **10.7**-9341
Isomethyleugenol *R* **10.7**-9341
Isoniazid 4383
Isoniazidum 4383
Isonicotinamid *R* **10.7**-9341
Isonicotinsäure *R* **10.7**-9342
Isophan-Insulin-Suspension zur Injektion **10.4**-8042
– biphasische 4386
Isoprenalinhydrochlorid **10.1**-6394
Isoprenalini hydrochloridum **10.1**-6394
Isoprenalini sulfas 4388
Isoprenalinsulfat 4388
Isopropylamin *R* **10.7**-9342
Isopropyliodid *R* **10.7**-9342
Isopropylis isostearas 4389
Isopropylis myristas 4390
Isopropylis palmitas 4391
Isopropylisostearat 4389
Isopropylmethansulfonat *R* **10.7**-9342
Isopropylmyristat 4390
Isopropylmyristat *R* **10.7**-9342
Isopropylpalmitat 4391
4-Isopropylphenol *R* **10.7**-9342
Isopropyltoluolsulfonat *R* **10.7**-9342
Isopulegol *R* **10.7**-9342
Isoquercitrin *R* **10.7**-9343
Isoquercitrosid *R* **10.7**-9343
Isorhamnetin-3-*O*-neohesperidosid *R* **10.7**-9343
Isorhamnetin3-*O*-rutinosid *R* **10.7**-9343
Isorhynchophyllin *R* **10.7**-9343
Isosilibinin *R* **10.7**-9343
Isosorbiddinitrat, verdünntes 4392
Isosorbidi dinitras dilutus 4392
Isosorbidi mononitras dilutus 4394
Isosorbidmononitrat, verdünntes 4394
Isotretinoin 4396
Isotretinoinum 4396
Isovitexin *R* **10.7**-9344
Isoxsuprinhydrochlorid 4398
Isoxsuprini hydrochloridum 4398
Isradipin 4400
Isradipinum 4400
Itraconazol 4402
Itraconazolum 4402
Ivermectin 4405
Ivermectinum 4405
IZ, Iodzahl (2.5.4) 230

J

Jacobin *R* **10.7**-9344
Jacobin-*N*-oxid *R* **10.7**-9344
Japanische Yamswurzelknollen* 2515
Japanischer-Pagodenbaum-Blüten* 2238
Japanischer-Pagodenbaum-Blütenknospen* 2240
Javanische Gelbwurz 2174
Johannisbrotkernmehl *R* **10.7**-9344
Johanniskraut 2242
Johanniskrauttrockenextrakt, Quantifizierter 2244
Josamycin **10.1**-6399
Josamycini propionas **10.1**-6402
Josamycinpropionat **10.1**-6402
Josamycinum **10.1**-6399
Juniperi aetheroleum 2494
Juniperi galbulus 2493

K

Kämpferol *R* **10.7**-9344
Kaffeesäure *R* **10.7**-9344
Kakaobutter **10.2**-6793
Kalii acetas 4420
Kalii bichromas ad praeparationes homoeopathicas . . . 2592
Kalii bromidum **10.2**-6794
Kalii carbonas 4422
Kalii chloridum **10.4**-8047
Kalii citras 4424
Kalii clavulanas **10.3**-7274
Kalii clavulanas dilutus **10.3**-7277
Kalii dihydrogenophosphas 4430
Kalii hydrogenoaspartas hemihydricus 4431
Kalii hydrogenocarbonas 4432
Kalii hydrogenotartras **10.4**-8048
Kalii hydroxidum 4434
Kalii iodidum 4435
Kalii metabisulfis **10.6**-8931
Kalii natrii tartras tetrahydricus 4438
Kalii nitras 4439
Kalii perchloras 4440
Kalii permanganas 4441
Kalii sorbas 4442
Kalii sulfas 4443
Kalium
– Grenzprüfung (2.4.12) 196
– Identitätsreaktion (*siehe* 2.3.1) 182
Kalium bichromicum für homöopathische Zubereitungen 2592
Kaliumacetat 4420
Kaliumacetat *R* **10.7**-9344
Kaliumantimonoxidtartrat *R* **10.7**-9344
Kaliumbromat *R* **10.7**-9345
Kaliumbromat *RV* **10.7**-9512
Kaliumbromat-Lösung (0,033 mol · l^{-1}) **10.7**-9515
Kaliumbromid **10.2**-6794
Kaliumbromid *R* **10.7**-9345
Kaliumcarbonat 4422
Kaliumcarbonat *R* **10.7**-9345
Kaliumchlorat *R* **10.7**-9345
Kaliumchlorid **10.4**-8047
Kaliumchlorid *R* **10.7**-9345
Kaliumchlorid-Lösung (0,1 mol · l^{-1}) *R* **10.7**-9345
Kaliumchromat *R* **10.7**-9345
Kaliumchromat-Lösung *R* **10.7**-9345
Kaliumcitrat 4424
Kaliumcitrat *R* **10.7**-9345
Kaliumclavulanat **10.3**-7274
Kaliumclavulanat, verdünntes **10.3**-7277
Kaliumcyanid *R* **10.7**-9345
Kaliumcyanid-Lösung *R* **10.7**-9345
Kaliumcyanid-Lösung, bleifreie *R* **10.7**-9345
Kaliumdichromat *R* **10.7**-9346
Kaliumdichromat-Lösung *R* **10.7**-9346
Kaliumdichromat-Lösung *R* 1 . . . . **10.7**-9346
Kaliumdihydrogenphosphat 4430
Kaliumdihydrogenphosphat *R* **10.7**-9346
Kaliumdihydrogenphosphat-Lösung (0,2 mol · l^{-1}) *R* **10.7**-9346
Kaliumfluorid *R* **10.7**-9346
Kaliumhexacyanoferrat(II) *R* **10.7**-9346
Kaliumhexacyanoferrat(III) *R* **10.7**-9346
Kaliumhexacyanoferrat(II)-Lösung *R* **10.7**-9346

Kaliumhexacyanoferrat(III)-Lösung *R* **10.7**-9346
Kaliumhexahydroxoantimonat(V) *R* **10.7**-9346
Kaliumhexahydroxoantimonat(V)-Lösung *R* **10.7**-9346
Kaliumhexahydroxoantimonat(V)-Lösung *R* 1 . . . . **10.7**-9346
Kaliumhydrogenaspartat-Hemihydrat 4431
Kaliumhydrogencarbonat 4432
Kaliumhydrogencarbonat *R* **10.7**-9346
Kaliumhydrogencarbonat-Lösung, methanolische,
  gesättigte *R* **10.7**-9347
Kaliumhydrogenphthalat *R* **10.7**-9347
Kaliumhydrogenphthalat *RV* **10.7**-9512
Kaliumhydrogenphthalat-Lösung
  (0,2 mol · l^{-1}) *R* **10.7**-9347
Kaliumhydrogenphthalat-Lösung (0,1 mol · l^{-1}) . . **10.7**-9515
Kaliumhydrogensulfat *R* **10.7**-9347
Kaliumhydrogentartrat **10.4**-8048
Kaliumhydrogentartrat *R* **10.7**-9347
Kaliumhydroxid 4434
Kaliumhydroxid *R* **10.7**-9347
Kaliumhydroxid-Lösung
  – ethanolische *R* **10.7**-9347
  – ethanolische *R* 1 . . . . . **10.7**-9347
Kaliumhydroxid-Lösung (0,1 mol · l^{-1}) **10.7**-9515
Kaliumhydroxid-Lösung (0,5 mol · l^{-1}),
  ethanolische **10.7**-9515
Kaliumhydroxid-Lösung (2 mol · l^{-1}),
  ethanolische *R* **10.7**-9347
Kaliumhydroxid-Lösung (0,5 mol · l^{-1})
  in Ethanol 10 % *R* **10.7**-9347
Kaliumhydroxid-Lösung (0,5 mol · l^{-1})
  in Ethanol 60 % **10.7**-9515
Kaliumiodat *R* **10.7**-9347
Kaliumiodat-Lösung (0,05 mol · l^{-1}) **10.7**-9515
Kaliumiodid 4435
Kaliumiodid *R* **10.7**-9347
Kaliumiodid-Lösung
  – gesättigte *R* **10.7**-9347
  – iodierte *R* 1 . . . . . **10.7**-9348
Kaliumiodid-Lösung *R* **10.7**-9347
Kaliumiodid-Lösung (0,001 mol · l^{-1}) **10.7**-9515
Kaliumiodid-Stärke-Lösung *R* **10.7**-9348
Kalium-Lösung (20 ppm K) *R* **10.7**-9496
Kalium-Lösung (100 ppm K) *R* **10.7**-9496
Kalium-Lösung (600 ppm K) *R* **10.7**-9496
Kalium-Lösung (0,2 % K) *R* **10.7**-9496
Kaliummetabisulfit **10.6**-8931
Kaliummonohydrogenphosphat **10.3**-7279
Kaliummonohydrogenphosphat *R* **10.7**-9348
Kaliummonohydrogenphosphat-Trihydrat *R* **10.7**-9348
Kaliumnatriumtartrat *R* **10.7**-9348
Kaliumnatriumtartrat-Tetrahydrat 4438
Kaliumnitrat 4439
Kaliumnitrat *R* **10.7**-9348
Kaliumperchlorat 4440
Kaliumperiodat *R* **10.7**-9348
Kaliumpermanganat 4441
Kaliumpermanganat *R* **10.7**-9348
Kaliumpermanganat-Lösung *R* **10.7**-9348
Kaliumpermanganat-Lösung (0,02 mol · l^{-1}) **10.7**-9515
Kaliumpermanganat-Phosphorsäure *R* **10.7**-9348
Kaliumperrhenat *R* **10.7**-9348
Kaliumpersulfat *R* **10.7**-9348
Kaliumphosphat-Pufferlösung pH 7,0 *R* **10.7**-9505
Kaliumphosphat-Trihydrat *R* **10.7**-9348
Kaliumplumbit-Lösung *R* **10.7**-9349
Kaliumsorbat 4442
Kaliumsulfat 4443
Kaliumsulfat *R* **10.7**-9349
Kalium-4-sulfobenzoat *R* **10.7**-9349
Kaliumtartrat *R* **10.7**-9349
Kaliumtetraoxalat *R* **10.7**-9349
Kaliumthiocyanat *R* **10.7**-9349
Kaliumthiocyanat-Lösung *R* **10.7**-9349
Kaltwasser-Vibriose-Impfstoff (inaktiviert) für Sal-
  moniden 1797
Kamille, Römische 2247
Kamillenblüten 2249
Kamillenfluidextrakt 2251
Kamillenöl 2252
Kanadische Gelbwurz **10.6**-8802
Kanamycini monosulfas **10.5**-8493
Kanamycini sulfas acidus **10.5**-8494
Kanamycinmonosulfat **10.5**-8493
Kanamycinsulfat, saures **10.5**-8494
Kaolin, leichtes *R* **10.7**-9349
Kaolinum ponderosum 5970
Kap-Aloe 1994
Kapillarelektrophorese (2.2.47) 119
Kapillarviskosimeter (2.2.9) 35
Kapitel des Arzneibuchs, Allgemeine (1.3) **10.7**-9147
Kapseln **10.3**-7389
  – Hartkapseln 1390
  – magensaftresistente 1390
  – mit veränderter Wirkstofffreisetzung 1390
  – Oblatenkapseln 1390
  – Weichkapseln 1390
  – Zerfallszeit (2.9.1) **10.6**-8705
Karl-Fischer-Methode, Halbmikrobestimmung von
  Wasser (2.5.12) 234
Kartoffelstärke 4447
Kationenaustauscher
  – Calciumsalz, stark saurer *R* **10.7**-9350
  – Natriumsalz, stark saurer *R* **10.7**-9350
  – schwach saurer *R* **10.7**-9350
  – schwacher *R* **10.7**-9350
  – stark saurer *R* **10.7**-9350
  – starker *R* **10.7**-9350
Kationenaustauscher *R* **10.7**-9349
Kationenaustauscher *R* 1 . . . . . **10.7**-9350
Kationenaustauscher *R* 2 . . . . . **10.7**-9350
Kaugummis, wirkstoffhaltige 1393
Keimzählmethode, Anwendbarkeit (*siehe* 2.6.12) . . **10.3**-6939
Keimzahlbestimmung mikrobieller Kontaminanten
  in lebenden biotherapeutischen Produkten (2.6.36) . . . 346
Kernresonanzspektroskopie
  – *siehe* (2.2.33) 78
  – Peptid-Identifizierung (2.2.64) 164
Ketaminhydrochlorid 4448
Ketamini hydrochloridum 4448
Ketobemidonhydrochlorid 4450
11-Keto-β-boswelliasäure *R* **10.7**-9350
Ketoconazol **10.3**-7280
Ketoconazolum **10.3**-7280
Ketoprofen 4454
Ketoprofenum 4454
Ketorolac-Trometamol 4456
Ketorolacum trometamolum 4456
Ketotifenhydrogenfumarat 4458
Ketotifeni hydrogenofumaras 4458
Kiefernnadelöl 2255
Kieselgel
  – AGP zur Trennung chiraler Komponen-
    ten *R* **10.7**-9351
  – BC zur Trennung chiraler Komponen-
    ten *R* **10.7**-9351
  – CR+ zur Trennung chiraler Komponen-
    ten *R* **10.7**-9352
  – G *R* **10.7**-9351
  – GF_{254} *R* **10.7**-9351
  – H *R* **10.7**-9351

– H, silanisiertes *R* **10.7**-9351
– HF_{254} *R* **10.7**-9351
– HF_{254}, silanisiertes *R* **10.7**-9351
– (Kronenether) zur Trennung chiraler Komponenten **10.7**-9352
– mit saurem α1-Glycoprotein zur Trennung chiraler Komponenten *R* **10.7**-9352
– mit π-Akzeptor/π-Donator-Komplex zur Trennung chiraler Komponenten *R* **10.7**-9352
– vom Harnstoff-Typ zur Trennung chiraler Komponenten *R* **10.7**-9352
– zur Ausschlusschromatographie *R* **10.7**-9352
– zur Chromatographie *R* **10.7**-9353
– zur Trennung chiraler Komponenten, belegt mit L-Penicillamin *R* **10.7**-9360

Kieselgel zur Chromatographie
– amidoalkylsilyliertes *R* **10.7**-9353
– amidohexadecylsilyliertes *R* **10.7**-9353
– amidohexadecylsilyliertes, nachsilanisiertes *R* **10.7**-9353
– aminopropylmethylsilyliertes *R* **10.7**-9353
– aminopropylsilyliertes *R* **10.7**-9353
– aminopropylsilyliertes *R* 1 . . . . **10.7**-9353
– belegt mit Albumin vom Menschen *R* **10.7**-9353
– butylsilyliertes *R* **10.7**-9353
– butylsilyliertes, nachsilanisiertes *R* **10.7**-9353
– carbamoylsilyliertes *R* **10.7**-9353
– cyanopropylsilyliertes *R* **10.7**-9353
– cyanopropylsilyliertes *R* 1 . . . . **10.7**-9353
– cyanopropylsilyliertes, nachsilanisiertes, desaktiviertes *R* **10.7**-9353
– cyanosilyliertes *R* **10.7**-9353
– cyanosilyliertes, nachsilanisiertes *R* **10.7**-9354
– cyanosilyliertes, nachsilanisiertes, desaktiviertes *R* **10.7**-9354
– dihydroxypropylsilyliertes *R* **10.7**-9354
– diisobutyloctadecylsilyliertes *R* **10.7**-9354
– diisopropylcyanopropylsilyliertes *R* **10.7**-9354
– 4-dimethylaminobenzylcarbamidsilyliertes *R* **10.7**-9354
– dimethyloctadecylsilyliertes *R* **10.7**-9354
– Diol, mit stark wässrigen mobilen Phasen kompatibles, octadecylsilyliertes, nachsilanisiertes *R* **10.7**-9354
– dodecylsilyliertes, nachsilanisiertes *R* **10.7**-9354
– hexadecanoylamidopropylsilyliertes, nachsilanisiertes *R* **10.7**-9354
– hexadecylamidylsilyliertes *R* **10.7**-9354
– hexadecylamidylsilyliertes, nachsilanisiertes *R* **10.7**-9354
– hexylsilyliertes *R* **10.7**-9354
– hexylsilyliertes, nachsilanisiertes *R* **10.7**-9355
– (Hybridmaterial) mit eingebetteten polaren Gruppen, octadecylsilyliertes, ethanverbrücktes, nachsilanisiertes *R* **10.7**-9355
– (Hybridmaterial) mit geladener Oberfläche, octadecylsilyliertes, ethanverbrücktes, nachsilanisiertes *R* **10.7**-9355
– (Hybridmaterial), mit geladener Oberfläche, phenylhexylsilyliertes, ethanverbrücktes, nachsilanisiertes *R* **10.7**-9355
– (Hybridmaterial), octadecylsilyliertes, ethanverbrücktes *R* **10.7**-9355
– (Hybridmaterial), octylsilyliertes, ethanverbrücktes, nachsilanisiertes *R* **10.7**-9355
– (Hybridmaterial), phenylsilyliertes, ethanverbrücktes, nachsilanisiertes *R* **10.7**-9355
– hydrophiles *R* **10.7**-9355
– hydroxypropylsilyliertes *R* **10.7**-9355
– mit eingebetteten polaren Gruppen, octadecylsilyliertes, nachsilanisiertes *R* **10.7**-9355
– mit eingebetteten polaren Gruppen, octadecylsilyliertes, verkapseltes *R* **10.7**-9356
– mit eingebetteten polaren Gruppen, octylsilyliertes, nachsilanisiertes *R* **10.7**-9356
– mit erweitertem pH-Bereich, octadecylsilyliertes, nachsilanisiertes *R* **10.7**-9356
– mit festem Kern, alkylsilyliertes, nachsilanisiertes *R* **10.7**-9356
– mit festem Kern, octadecylsilyliertes *R* **10.7**-9356
– mit festem Kern, octylsilyliertes *R* **10.7**-9356
– mit festem Kern, octylsilyliertes, nachsilanisiertes *R* **10.7**-9356
– mit festem Kern, pentafluorphenylpropylsilyliertes, nachsilanisiertes *R* **10.7**-9356
– mit festem Kern, phenylhexylsilyliertes, nachsilanisiertes *R* **10.7**-9356
– mit zu 100 Prozent wässrigen mobilen Phasen kompatibles, octadecylsilyliertes *R* **10.7**-9356
– mit zu 100 Prozent wässrigen mobilen Phasen kompatibles, octadecylsilyliertes, nachsilanisiertes *R* **10.7**-9357
– 4-nitrophenylcarbamidsilyliertes *R* **10.7**-9357
– octadecanoylamidopropylsilyliertes *R* **10.7**-9357
– octadecylphenylsilyliertes, nachsilanisiertes *R* **10.7**-9357
– octadecylsilyliertes *R* **10.7**-9357
– octadecylsilyliertes *R* 1 . . . . **10.7**-9357
– octadecylsilyliertes *R* 2 . . . . **10.7**-9357
– octadecylsilyliertes, desaktiviertes *R* **10.7**-9357
– octadecylsilyliertes, extra dichtes, nachsilanisiertes *R* **10.7**-9357
– octadecylsilyliertes, monolithisches *R* **10.7**-9357
– octadecylsilyliertes, nachsilanisiertes *R* **10.7**-9357
– octadecylsilyliertes, nachsilanisiertes *R* 1 . . . **10.7**-9357
– octadecylsilyliertes, nachsilanisiertes, desaktiviertes *R* **10.7**-9358
– octadecylsilyliertes, nachsilanisiertes, desaktiviertes *R* 1 . . . . **10.7**-9358
– octadecylsilyliertes, polar nachsilanisiertes *R* **10.7**-9358
– octadecylsilyliertes, quer vernetztes, nachsilanisiertes *R* **10.7**-9358
– octadecylsilyliertes, zur Trennung von polycyclischen aromatischen Kohlenwasserstoffen *R* **10.7**-9358
– octylsilyliertes *R* **10.7**-9358
– octylsilyliertes *R* 1 . . . . **10.7**-9358
– octylsilyliertes *R* 2 . . . . **10.7**-9358
– octylsilyliertes *R* 3 . . . . **10.7**-9358
– octylsilyliertes, desaktiviertes *R* **10.7**-9358
– octylsilyliertes, extra dichtes, nachsilanisiertes *R* **10.7**-9358
– octylsilyliertes, nachsilanisiertes *R* **10.7**-9358
– octylsilyliertes, nachsilanisiertes, desaktiviertes *R* **10.7**-9359
– oxypropionitrilsilyliertes *R* **10.7**-9359
– phenylhexylsilyliertes *R* **10.7**-9359
– phenylhexylsilyliertes, nachsilanisiertes *R* . . **10.7**-9359
– phenylsilyliertes *R* **10.7**-9359
– phenylsilyliertes, extra dichtes, nachsilanisiertes *R* **10.7**-9359
– phenylsilyliertes, nachsilanisiertes *R* **10.7**-9359
– phenylsilyliertes, nachsilanisiertes, desaktiviertes *R* **10.7**-9359
– poröses *R* **10.7**-9359
– propoxyphenyliertes, nachsilanisiertes *R* . . . **10.7**-9359
– propylsilyliertes *R* **10.7**-9359
– trimethylsilyliertes *R* **10.7**-9359

– zur Trennung chiraler Komponenten, vancomycingebundenes *R* **10.7**-9360
– zur Verwendung mit stark wässrigen mobilen Phasen, alkyliertes *R* **10.7**-9359
– zur Verwendung mit stark wässrigen mobilen Phasen, alkyliertes, nachsilanisiertes *R* **10.7**-9359
Kieselgel-Amylosederivat
– zur Chromatographie *R* **10.7**-9352
– zur Trennung chiraler Komponenten *R* **10.7**-9352
Kieselgel-Anionenaustauscher zur Chromatographie *R* **10.7**-9352
Kieselgel-beta-Cyclodextrin-Derivat zur Trennung chiraler Komponenten *R* **10.7**-9352
Kieselgel-Cellulosederivat zur Trennung chiraler Komponenten *R* **10.7**-9352
Kieselgel-β-Cyclodextrin-Derivat zur Trennung chiraler Komponenten *R* **10.7**-9352
Kieselgel-Kationenaustauscher zur Chromatographie, stark saurer *R* **10.7**-9352
Kieselgel-Proteinderivat zur Trennung chiraler Komponenten *R* **10.7**-9352
Kieselgur *R* **10.7**-9360
– G *R* **10.7**-9360
– zur Gaschromatographie *R* **10.7**-9360
– zur Gaschromatographie, silanisierte *R* **10.7**-9360
Kieselgur-Filtrierhilfsmittel *R* **10.7**-9360
Klarheit und Opaleszenz von Flüssigkeiten (2.2.1) 27
Klassische-Schweinepest-Lebend-Impfstoff (aus Zellkulturen) **10.2**-6751
Klatschmohnblüten 2257
Knoblauchpulver 2258
Königskerzenblüten/Wollblumen **10.8**-9980
Kohle, medizinische 4460
Kohlendioxid 4462
– in Gasen (2.5.24) 239
Kohlendioxid *R* **10.7**-9361
Kohlendioxid *R* 1 ...... **10.7**-9361
Kohlendioxid *R* 2 ...... **10.7**-9361
Kohlenmonoxid 4464
– in Gasen (2.5.25) 240
Kohlenmonoxid *R* **10.7**-9361
Kohlenmonoxid *R* 1 ...... **10.7**-9361
(^{15}O)Kohlenmonoxid 1871
Kohlenwasserstoffe zur Gaschromatographie *R* **10.7**-9361
Kokzidiose-Lebend-Impfstoff für Hühner **10.2**-6720
Kolasamen 2261
Koloniebildende hämatopoetische Vorläuferzellen vom Menschen, Bestimmung (2.7.28) 413
Kolophonium 2262
Kombinationsimpfstoffe, Abkürzungen (*siehe* 1.7) **10.7**-9154
Komplexometrische Titrationen (2.5.11) 233
Kompressibilität von Pulvern (*siehe* 2.9.34) 529
Kompressibilitätsindex (*siehe* 2.9.36) 532
Kongorot *R* **10.7**-9361
Kongorot-Fibrin *R* **10.7**-9361
Kongorot-Lösung *R* **10.7**-9361
Kongorot-Papier *R* **10.7**-9361
Konservierung, Prüfung auf ausreichende antimikrobielle (5.1.3) **10.7**-9527
Konsistenz, Prüfung durch Penetrometrie (2.9.9) 467
Kontrolle von Verunreinigungen in Substanzen zur pharmazeutischen Verwendung (5.10) 1177
Konzentrierte Follitropin-Lösung 3993
Konzentrierte Hämofiltrations- und Hämodiafiltrationslösungen 4151
Konzentrierte Infliximab-Lösung **10.3**-7257
Konzentrische Säule für die Gaschromatographie *R* **10.7**-9361
Kopoubohnenwurzel* 2263
– Mehlige* 2265
Koriander 2267
Korianderöl 2268
Kristalline Feststoffe, Charakterisierung durch Mikrokalorimetrie und Lösungskalorimetrie (2.2.61) 159
Kristalline und teilweise kristalline Feststoffe, Charakterisierung durch Röntgenpulverdiffraktometrie (2.9.33) **10.6**-8708
Kristallinität (5.16) 1225
– empfohlene Prüfmethode (*siehe* 5.11) **10.7**-9549
– Erläuterung (*siehe* 2.2.61) 159
Kristallviolett *R* **10.7**-9361
Kristallviolett-Lösung *R* **10.7**-9362
(^{81m}Kr)Krypton zur Inhalation 1872
Kryptonum(^{81m}Kr) ad inhalationem 1872
Kügelchen
– imprägnierte homöopathische (Streukügelchen/Globuli) 2529
– umhüllte homöopathische (Globuli velati) 2531
– wirkstofffreie, für homöopathische Zubereitungen **10.3**-7145
Kümmel **10.3**-7119
Kümmelöl 2271
Kugelfall- und automatisierte Kugelrollviskosimeter-Methoden (2.2.49) **10.3**-6928
Kunststoffadditive (3.1.13) 606
Kunststoffbehältnisse
– für Blut und Blutprodukte vom Menschen, sterile (3.3.4) **10.3**-6993
– und -verschlüsse zur pharmazeutischen Verwendung (3.2.2) **10.6**-8723
– zur Aufnahme wässriger Infusionszubereitungen (3.2.2.1) 630
Kunststoffe auf Polyvinylchlorid-Basis (weichmacherfrei)
– für Behältnisse zur Aufnahme fester Darreichungsformen zur oralen Anwendung (3.1.11) 603
– für Behältnisse zur Aufnahme nicht injizierbarer, wässriger Lösungen (3.1.10) 600
Kunststoffe auf Polyvinylchlorid-Basis (weichmacherhaltig)
– für Behältnisse zur Aufnahme von Blut und Blutprodukten vom Menschen (3.3.2) 637
– für Behältnisse zur Aufnahme wässriger Lösungen zur intravenösen Infusion (3.1.14) 611
– für Schläuche in Transfusionsbestecken für Blut und Blutprodukte (3.3.3) 642
Kupfer *R* **10.7**-9362
Kupfer(II)-acetat *R* **10.7**-9362
Kupfer(II)-chlorid *R* **10.7**-9362
Kupfer(II)-citrat-Lösung *R* **10.7**-9362
Kupfer(II)-citrat-Lösung *R* 1 ...... **10.7**-9362
Kupferedetat-Lösung *R* **10.7**-9362
Kupfer(II)-Ethylendiaminhydroxid-Lösung *R* **10.7**-9362
Kupfer-Lösung (0,1 ppm Cu) *R* **10.7**-9496
Kupfer-Lösung (10 ppm Cu) *R* **10.7**-9496
Kupfer-Lösung (0,1 % Cu) *R* **10.7**-9496
Kupfer-Lösung (1000 ppm Cu), ölige *R* **10.7**-9496
Kupfer(II)-nitrat *R* **10.7**-9362
Kupfer-Standardlösung (0,1 % Cu) für ICP *R* **10.7**-9496
Kupfer(II)-sulfat **10.5**-8496
Kupfer(II)-sulfat, wasserfreies *R* **10.7**-9363
Kupfer(II)-sulfat-Lösung *R* **10.7**-9363
Kupfer(II)-sulfat-Lösung *R* 1 ...... **10.7**-9363
Kupfer(II)-sulfat-Lösung (0,02 mol · l^{-1}) **10.7**-9515
Kupfer(II)-sulfat-Pentahydrat **10.6**-8932
Kupfer(II)-sulfat-Pentahydrat *R* **10.7**-9363

Beachten Sie den Hinweis auf „Allgemeine Monographien" zu Anfang des Bands auf Seite B

Kupfersulfat-Pufferlösung pH 4,0 *R* **10.7**-9501
Kupfertetramibitetrafluoroborat zur Herstellung von radioaktiven Arzneimitteln **10.8**-9963
Kupfer(II)-tetrammin-Reagenz *R* **10.7**-9363
Kutane Anwendung am Tier, Flüssige Zubereitungen .. 1382
– Konzentrate zur Herstellung eines Tauchbads 1382
– Sprays 1382
– Zitzensprays 1382
– Zitzentauchmittel 1382
– Zubereitungen zum Auftropfen 1382
– Zubereitungen zum Übergießen 1382
Kutane Anwendung, Flüssige Zubereitungen **10.7**-9587
– Schäume **10.7**-9587
– Shampoos **10.7**-9587
Kutane Anwendung, Halbfeste Zubereitungen
– Cremes, lipophile **10.5**-8305
– Gele, hydrophile **10.5**-8305
– Gele, lipophile **10.5**-8305
– Pasten **10.5**-8305
– Pflaster, kutane **10.5**-8305
– Pflaster, wirkstoffhaltige **10.5**-8305
– Salben, hydrophile **10.5**-8305
– Salben, hydrophobe **10.5**-8305
– Salben, Wasser aufnehmende **10.5**-8305
– Umschlagpasten **10.5**-8305

L

Labetalolhydrochlorid **10.3**-7287
Labetaloli hydrochloridum **10.3**-7287
Lacca 5620
Lachsöl vom Zuchtlachs **10.3**-7289
Lackmus *R* **10.7**-9363
Lackmuspapier
– blaues *R* **10.7**-9363
– rotes *R* **10.7**-9363
Lacosamid 4478
Lacosamidi compressi **10.6**-8935
Lacosamidi praeparatio ad infusionem **10.3**-7292
Lacosamidi solutio peroralis **10.3**-7294
Lacosamid-Infusionszubereitung **10.3**-7292
Lacosamid-Lösung zum Einnehmen **10.3**-7294
Lacosamid-Tabletten **10.6**-8935
Lacosamidum 4478
Lactat, Identitätsreaktion (*siehe* 2.3.1) 182
Lactitol-Monohydrat **10.1**-6407
Lactitolum monohydricum **10.1**-6407
Lactobionsäure **10.2**-6799
Lactobionsäure *R* **10.7**-9363
Lactose **10.3**-7297
β-Lactose *R* **10.7**-9364
Lactose-Monohydrat **10.3**-7299
Lactose-Monohydrat *R* **10.7**-9363
α-Lactose-Monohydrat *R* **10.7**-9364
Lactosum **10.3**-7297
Lactosum monohydricum **10.3**-7299
Lactulose 4493
Lactulose *R* **10.7**-9364
Lactulose-Sirup 4496
Lactulosum 4493
Lactulosum liquidum 4496
Lamivudin **10.5**-8499
Lamivudinum **10.5**-8499
Lamotrigin 4502
Lamotriginum 4502
Lanatosid C *R* **10.7**-9364
Langer Pfeffer 2355
Lansoprazol 4504
Lansoprazolum 4504
Lanthan(III)-chlorid-Heptahydrat *R* **10.7**-9365
Lanthan(III)-chlorid-Lösung *R* **10.7**-9365
Lanthannitrat *R* **10.7**-9365
Lanthannitrat-Lösung *R* **10.7**-9365
Lanthannitrat-Lösung (0,1 mol · l^{-1}) **10.7**-9516
Lanthan(III)-oxid *R* **10.7**-9365
Lanugo cellulosi absorbens 6124
Lanugo gossypii absorbens 6123
Laserdiffraktometrie, Bestimmung der Partikelgröße (2.9.31) 511
Lasiocarpin *R* **10.7**-9365
Lasiocarpin-*N*-oxid *R* **10.7**-9365
Latanoprost **10.3**-7301
Latanoprostum **10.3**-7301
Latschenkiefernöl 2272
Laurinsäure *R* **10.7**-9365
Lauromacrogol 400 4506
Lauromacrogolum 400 4506
Laurylalkohol *R* **10.7**-9365
Lavandulae aetheroleum 2276
Lavandulae flos 2274
Lavandulol *R* **10.7**-9366
Lavandulylacetat *R* **10.7**-9366
Lavendelblüten 2274
Lavendelöl 2276
LC, Liquid chromatography (2.2.29) **10.3**-6923
Lebende biotherapeutische Produkte zur Anwendung am Menschen 1347
Lebertran **10.8**-10081
Lebertran vom Zuchtkabeljau **10.3**-7304
Leflunomid 4525
Leflunomidum 4525
Leinenfaden im Fadenspender für Tiere, steriler 1978
Leinöl, natives 4527
Leinsamen 2277
Leiocarposid *R* **10.7**-9366
Leitfähigkeit (2.2.38) **10.3**-6925
Leonuri cardiacae herba 2216
*Leonuri japonici herba** **10.8**-9978
Leopardenblumenwurzelstock* **10.3**-7120
Leptospirose-Impfstoff (inaktiviert)
– für Hunde 1704
– für Rinder 1707
Lerchenspornwurzelstock* 2281
Letrozol **10.3**-7309
Letrozolum **10.3**-7309
Leucin 4529
Leucin *R* **10.7**-9366
Leucinum 4529
Leukose-Impfstoff (inaktiviert) für Katzen 1709
Leuprorelin 4531
Leuprorelinum 4531
Levamisol für Tiere 4534
Levamisolhydrochlorid 4536
Levamisoli hydrochloridum 4536
Levamisolum ad usum veterinarium 4534
Levetiracetam 4537
Levetiracetamum 4537
Levistici radix **10.3**-7122
Levocabastinhydrochlorid **10.1**-6409
Levocabastini hydrochloridum **10.1**-6409
Levocarnitin 4543
Levocarnitinum 4543
Levodopa 4545
Levodopa *R* **10.7**-9366
Levodopum 4545
Levodropropizin 4547
Levodropropizinum 4547
Levofloxacin-Hemihydrat 4549
Levofloxacinum hemihydricum 4549

Levomenol *R* ... **10.7**-9366
Levomentholum ... 4722
Levomepromazinhydrochlorid ... **10.4**-8053
Levomepromazini hydrochloridum ... **10.4**-8053
Levomepromazini maleas ... 4553
Levomepromazinmaleat ... 4553
Levomethadonhydrochlorid ... 4554
Levomethadoni hydrochloridum ... 4554
Levonorgestrel ... **10.1**-6412
Levonorgestrelum ... **10.1**-6412
Levothyroxin-Natrium ... 4560
Levothyroxinum natricum ... 4560
Lichen islandicus ... 2237
Lidocain ... 4563
Lidocainhydrochlorid-Monohydrat ... 4565
Lidocaini hydrochloridum monohydricum ... 4565
Lidocainum ... 4563
Liebstöckelwurzel ... **10.3**-7122
*Ligustici chuanxiong rhizoma** ... 2104
*Ligustici radix et rhizoma** ... 2106
(*Z*)-Ligustilid *R* ... **10.7**-9366
Limonen *R* ... **10.7**-9366
Limonis aetheroleum ... **10.7**-9631
Linalool *R* ... **10.7**-9367
Linalylacetat *R* ... **10.7**-9367
Lincomycinhydrochlorid-Monohydrat ... 4567
Lincomycini hydrochloridum ... 4567
Lindan *R* ... **10.7**-9367
Lindenblüten ... **10.3**-7124
Lini oleum virginale ... 4527
Lini semen ... 2277
Linolensäure *R* ... **10.7**-9367
Linolenylalkohol *R* ... **10.7**-9367
Linoleylalkohol *R* ... **10.7**-9367
Linolsäure *R* ... **10.7**-9368
Linsidominhydrochlorid *R* ... **10.7**-9368
Liothyronin-Natrium ... 4569
Liothyroninum natricum ... 4569
Lipophile Suppositorien, Erweichungszeit (2.9.22) ... 497
Liquiritiae extractum siccum ad saporandum ... 2465
Liquiritiae radix ... 2463
Lisinopril-Dihydrat ... **10.1**-6416
Lisinoprilum dihydricum ... **10.1**-6416
Lithii carbonas ... 4574
Lithii citras ... 4575
Lithium *R* ... **10.7**-9368
Lithiumcarbonat ... 4574
Lithiumcarbonat *R* ... **10.7**-9368
Lithiumchlorid *R* ... **10.7**-9368
Lithiumcitrat ... 4575
Lithiumhydroxid *R* ... **10.7**-9368
Lithiummetaborat, wasserfreies *R* ... **10.7**-9368
Lithiummethanolat-Lösung (0,1 mol · l^{-1}) ... **10.7**-9516
Lithiumsulfat *R* ... **10.7**-9368
Lithiumtrifluormethansulfonat *R* ... **10.7**-9368
Lobelinhydrochlorid ... 4576
Lobelini hydrochloridum ... 4576
Lösliches Insulin als Injektionslösung ... **10.4**-8036
Löslichkeit
– empfohlene Prüfmethode (*siehe* 5.11) ... **10.7**-9549
– von ätherischen Ölen in Ethanol (2.8.10) ... 429
Lösung zur DC-Eignungsprüfung *R* ... **10.7**-9368
Lösungen
– zur Aufbewahrung von Organen ... **10.3**-7311
– zur Papierchromatographie-Eignungsprüfung *R* ... **10.7**-9369
Lösungsgeschwindigkeit
– intrinsische (2.9.29) ... 509
– scheinbare (2.9.43) ... 552
Lösungskalorimetrie (*siehe* 2.2.61) ... 161
Lösungsmittel, Erläuterungen (*siehe* 1.2) ... **10.7**-9146
Lösungsmittel-Rückstände
– (5.4) ... 1131
– Identifizierung und Bestimmung (2.4.24) ... **10.1**-6249
Lösungsmittel-Rückstände (5.4) ... **10.7**-9537
Löwenzahnkraut mit Wurzel ... 2286
Löwenzahnwurzel ... 2287
Loganin *R* ... **10.7**-9369
Lomustin ... 4579
Lomustinum ... 4579
Longifolen *R* ... **10.7**-9369
Loperamidhydrochlorid ... 4580
Loperamidi hydrochloridum ... 4580
Loperamidi oxidum monohydricum ... 4582
Loperamidoxid-Monohydrat ... 4582
Lopinavir ... 4584
Lopinavirum ... 4584
Loratadin ... 4588
Loratadinum ... 4588
Lorazepam ... **10.4**-8054
Lorazepamum ... **10.4**-8054
Losartan-Kalium ... **10.3**-7312
Losartanum kalicum ... **10.3**-7312
Lovastatin ... **10.4**-8056
Lovastatinum ... **10.4**-8056
Lowry-Methode (*siehe* 2.5.33) ... 245
Lufenuron für Tiere ... 4598
Lufenuronum ad usum veterinarium ... 4598
Luft, kohlenwasserstofffreie *R* ... **10.7**-9369
Luft zur medizinischen Anwendung ... **10.8**-10086
– künstliche ... 4603
Lumiflavin *R* ... **10.7**-9369
Lupuli flos ... 2226
Luteolin *R* ... **10.7**-9369
Luteolin-7-glucosid *R* ... **10.7**-9369
Lutetii(^{177}Lu) solutio ad radio-signandum ... 1874
Lutetiumchlorid-Hexahydrat *R* ... **10.7**-9370
Lutetium-Lösung (20 ppm Lu) *R* ... **10.7**-9496
(^{177}Lu)Lutetium-Lösung zur Radiomarkierung ... 1874
*Lycii fructus** ... 2071
*Lycopi herba** ... 2511
Lycopsamin *R* ... **10.7**-9370
Lycopsamin-*N*-oxid *R* ... **10.7**-9370
Lymecyclin ... 4604
Lymecyclinum ... 4604
Lynestrenol ... 4607
Lynestrenolum ... 4607
Lysinacetat ... 4609
DL-Lysinacetylsalicylat ... **10.3**-7315
Lysinhydrochlorid ... 4611
Lysinhydrochlorid *R* ... **10.7**-9370
Lysini acetas ... 4609
DL-*Lysini acetylsalicylas* ... **10.3**-7315
Lysini hydrochloridum ... 4611
Lysyl-Endopeptidase *R* ... **10.7**-9370
Lythri herba ... 2070

M

Macrogol
– desaktiviertes *R* ... **10.7**-9371
– polar desaktiviertes *R* ... **10.7**-9371
Macrogol 200 *R* ... **10.7**-9370
Macrogol 200 *R* 1 ... **10.7**-9370
Macrogol 300 *R* ... **10.7**-9370
Macrogol 400 *R* ... **10.7**-9370
Macrogol 600 *R* ... **10.7**-9371
Macrogol 1000 *R* ... **10.7**-9371
Macrogol 1500 *R* ... **10.7**-9371

Macrogol 4000 *R* **10.7**-9371
Macrogol 6000 *R* **10.7**-9371
Macrogol 20 000 *R* **10.7**-9371
Macrogol 6 glyceroli caprylocapras 4621
Macrogol 20 glyceroli monostearas 4629
Macrogol 40 sorbitoli heptaoleas 4643
Macrogol-20 000-nitroterephthalat *R* **10.7**-9371
Macrogola **10.3**-7321
Macrogola massae molecularis magnae 4620
Macrogoladipat *R* **10.7**-9371
Macrogolcetylstearylether 4615
Macrogolcetylstearylether *R* **10.7**-9371
Macrogol-30-dipolyhydroxystearat 4616
Macrogole **10.3**-7321
– hochmolekulare 4620
Macrogolglyceridorum caprylocaprates 4622
Macrogolglyceridorum laurates 4625
Macrogolglyceridorum linoleates 4627
Macrogolglyceridorum oleates 4630
Macrogolglyceridorum stearates 4632
Macrogol-6-glycerolcaprylocaprat 4621
Macrogolglycerolcaprylocaprate 4622
Macrogolglycerolcocoate 4623
Macrogolglycerolhydroxystearat 4624
Macrogolglyceroli cocoates 4623
Macrogolglyceroli hydroxystearas 4624
Macrogolglyceroli ricinoleas 4631
Macrogolglycerollaurate 4625
Macrogolglycerollinoleate 4627
Macrogol-20-glycerolmonostearat 4629
Macrogolglycerololeate 4630
Macrogolglycerolricinoleat 4631
Macrogolglycerolstearate 4632
Macrogol-15-hydroxystearat 4634
Macrogoli 30 dipolyhydroxystearas 4616
Macrogoli 15 hydroxystearas 4634
Macrogoli aether cetostearylicus 4615
Macrogoli aether isotridecylicus 4635
Macrogoli aether laurilicus 4636
Macrogoli aether oleicus 4640
Macrogoli aether stearylicus 4645
Macrogoli oleas 4639
Macrogoli stearas 4644
Macrogolisotridecylether 4635
Macrogollaurylether 4636
Macrogol-23-laurylether *R* **10.7**-9371
Macrogololeat 4639
Macrogololeylether 4640
Macrogol-Poly(vinylalkohol)-Pfropfcopolymer 4641
Macrogol-40-sorbitolheptaoleat 4643
Macrogolstearate 4644
Macrogolstearylether 4645
Macrogolsuccinat *R* **10.7**-9371
Mädesüßkraut 2289
Mäusedornwurzelstock 2290
Magaldrat 4646
Magaldratum 4646
Magensaft, künstlicher *R* **10.7**-9371
Magnesii acetas tetrahydricus 4648
Magnesii aluminometasilicas **10.4**-8061
Magnesii aspartas dihydricus 4650
Magnesii chloridum hexahydricum **10.3**-7323
Magnesii chloridum 4.5-hydricum 4656
Magnesii citras 4658
Magnesii citras dodecahydricus 4660
Magnesii citras nonahydricus 4659
Magnesii gluconas 4661
Magnesii glycerophosphas 4662
Magnesii hydrogenophosphas trihydricus ad praeparationes homoeopathicas **10.5**-8383
Magnesii hydroxidum **10.3**-7324
Magnesii lactas dihydricus 4664
Magnesii oxidum leve **10.3**-7325
Magnesii oxidum ponderosum **10.3**-7327
Magnesii peroxidum 4667
Magnesii pidolas 4668
Magnesii stearas **10.6**-8940
Magnesii subcarbonas levis **10.6**-8939
Magnesii subcarbonas ponderosus **10.5**-8505
Magnesii sulfas heptahydricus **10.3**-7328
Magnesii trisilicas 4674
Magnesium
– Erdalkalimetalle, Grenzprüfung (2.4.7) 191
– Grenzprüfung (2.4.6) 191
– Identitätsreaktion (*siehe* 2.3.1) 182
– komplexometrische Titration (*siehe* 2.5.11) 234
Magnesium *R* **10.7**-9372
Magnesium fluoratum ad praeparationes homoeopathicas **10.1**-6297
Magnesium fluoratum für homöopathische Zubereitungen **10.1**-6297
Magnesium hydrogenophosphas ad praeparationes homoeopathicas **10.5**-8383
Magnesium phosphoricum für homöopathische Zubereitungen **10.5**-8383
Magnesiumacetat *R* **10.7**-9372
Magnesiumacetat-Tetrahydrat 4648
Magnesiumaluminometasilicat **10.4**-8061
Magnesiumaspartat-Dihydrat 4650
Magnesiumcarbonat
– leichtes basisches **10.6**-8939
– schweres basisches **10.5**-8505
Magnesiumchlorid *R* **10.7**-9372
Magnesiumchlorid-Hexahydrat **10.3**-7323
Magnesiumchlorid-4,5-Hydrat 4656
Magnesiumchlorid-Lösung (0,1 mol · l^{-1}) **10.7**-9516
Magnesiumcitrat 4658
Magnesiumcitrat-Dodecahydrat 4660
Magnesiumcitrat-Nonahydrat 4659
Magnesiumgluconat 4661
Magnesiumglycerophosphat 4662
Magnesiumhydroxid **10.3**-7324
Magnesiumlactat-Dihydrat 4664
Magnesium-Lösung (10 ppm Mg) *R* **10.7**-9496
Magnesium-Lösung (10 ppm Mg) *R* 1 ..... **10.7**-9496
Magnesium-Lösung (100 ppm Mg) *R* **10.7**-9496
Magnesium-Lösung (1000 ppm Mg) *R* **10.7**-9496
Magnesium-Lösung (0,1 % Mg) *R* **10.7**-9496
Magnesiumnitrat *R* **10.7**-9372
Magnesiumnitrat-Lösung *R* **10.7**-9372
Magnesiumoxid
– leichtes **10.3**-7325
– schweres **10.3**-7327
– schweres *R* **10.7**-9372
Magnesiumoxid *R* **10.7**-9372
Magnesiumoxid *R* 1 ..... **10.7**-9372
Magnesiumperoxid 4667
Magnesiumpidolat 4668
Magnesiumsilicat zur Pestizid-Rückstandsanalyse *R* **10.7**-9372
Magnesiumstearat **10.6**-8940
Magnesiumsulfat *R* **10.7**-9372
Magnesiumsulfat-Heptahydrat **10.3**-7328
Magnesiumtrisilicat 4674
Magnolia-biondii-Blütenknospen* 2292
*Magnoliae biondii flos immaturus** 2292
*Magnoliae officinalis cortex** 2297
*Magnoliae officinalis flos** 2295
Magnolia-officinalis-Blüten* 2295
Magnolienrinde* 2297

Magnolin *R* **10.7**-9372
Magnolol *R* **10.7**-9373
Maisöl *R* **10.7**-9373
Maisöl, raffiniertes **10.1**-6421
Maisstärke 4677
Makisteron A *R* **10.7**-9373
Malachitgrün *R* **10.7**-9373
Malachitgrün-Lösung *R* **10.7**-9373
Malathion 4678
Malathion *R* **10.7**-9373
Malathionum 4678
Maleat-Pufferlösung pH 7,0 *R* **10.7**-9505
Maleinsäure 4679
Maleinsäure *R* **10.7**-9373
Maleinsäureanhydrid *R* **10.7**-9373
Maleinsäureanhydrid-Lösung *R* **10.7**-9373
Maltitol 4680
Maltitol *R* **10.7**-9373
Maltitol-Lösung 4682
Maltitolum 4680
Maltitolum liquidum 4682
Maltodextrin 4684
Maltodextrinum 4684
Maltol *R* **10.7**-9374
Maltose-Monohydrat *R* **10.7**-9374
Maltotriose *R* **10.7**-9374
Malvae folium 2299
Malvae sylvestris flos 2301
Malvenblätter 2299
Malvenblüten 2301
Management von fremden Agenzien in immunologischen Arzneimitteln für Tiere (5.2.5) **10.2**-6635
Mandarinenschale* 2302
Mandarinenschalenöl **10.7**-9633
Mandelöl
– natives 4685
– raffiniertes 4686
Mandelsäure *R* **10.7**-9374
Manganglulconat 4687
Manganglycerophosphat, wasserhaltiges 4688
Mangani gluconas 4687
Mangani glycerophosphas hydricus 4688
Mangani sulfas monohydricus **10.8**-10093
Mangan-Lösung (100 ppm Mn) *R* **10.7**-9497
Mangan-Lösung (1000 ppm Mn) *R* **10.7**-9497
Mangan-Silber-Papier *R* **10.7**-9374
Mangan(II)-sulfat *R* **10.7**-9374
Mangansulfat-Monohydrat **10.8**-10093
Mannheimia-Impfstoff (inaktiviert)
– für Rinder 1711
– für Schafe 1713
Mannitol 4690
Mannitol *R* **10.7**-9374
Mannitolum 4690
Mannose *R* **10.7**-9374
Maprotilinhydrochlorid 4693
Maprotilini hydrochloridum 4693
Marbofloxacin für Tiere **10.7**-9717
Marbofloxacinum ad usum veterinarium **10.7**-9717
Marek'sche-Krankheit-Lebend-Impfstoff **10.2**-6724
Mariendistelfrüchte **10.6**-8804
Mariendistelfrüchtetrockenextrakt, Eingestellter, gereinigter **10.6**-8806
Marrubii herba 2002
Marrubiin *R* **10.7**-9374
Masern-Immunglobulin vom Menschen 4697
Masern-Lebend-Impfstoff **10.7**-9603
Masern-Mumps-Röteln-Lebend-Impfstoff **10.7**-9606
Masern-Mumps-Röteln-Varizellen-Lebend-Impfstoff **10.7**-9607
Massekonstanz, Trocknen und Glühen bis zur, Erläuterung (*siehe* 1.2) **10.7**-9146
Massenspektrometrie (2.2.43) 105
Massenspektrometrie mit induktiv gekoppeltem Plasma (2.2.58) 150
Maßlösungen (4.2.2) **10.7**-9512
Masticabilia gummis medicata 1393
Mastix 2309
Mate folium 2310
Mateblätter 2310
Material
– für Behältnisse zur Aufnahme von Blut und Blutprodukten vom Menschen (3.3.1) 637
– zur Herstellung von Behältnissen (3.1) 579
Matricariae aetheroleum 2252
Matricariae extractum fluidum 2251
Matricariae flos 2249
Maul-und-Klauenseuche-Impfstoff (inaktiviert) für Wiederkäuer 1718
Maydis amylum 4677
Maydis oleum raffinatum **10.1**-6421
Mayers Reagenz *R* **10.7**-9375
Mebendazol 4698
Mebendazolum 4698
Mebeverinhydrochlorid **10.8**-10093
Mebeverini hydrochloridum **10.8**-10093
Meclozindihydrochlorid 4702
Meclozindihydrochlorid *R* **10.7**-9375
Meclozini dihydrochloridum 4702
Medizinische Kohle 4460
Medronsäure *R* **10.7**-9375
Medronsäure zur Herstellung von radioaktiven Arzneimitteln 1876
Medroxyprogesteronacetat 4704
Medroxyprogesteroni acetas 4704
Mefenaminsäure 4707
Mefloquinhydrochlorid 4709
Mefloquini hydrochloridum 4709
Megestrolacetat 4711
Megestroli acetas 4711
Meglumin 4714
Megluminum 4714
Mehlige Kopoubohnenwurzel* 2265
MEKC, mizellare elektrokinetische Chromatographie (*siehe* 2.2.47) 124
Mel 4197
Melaleucae aetheroleum 2473
Melamin *R* **10.7**-9375
Meldonium dihydricum 4715
Meldonium-Dihydrat 4715
Meliloti herba 2444
Melissae folii extractum siccum 2314
Melissae folium 2312
Melissenblätter 2312
Melissenblättertrockenextrakt 2314
Meloxicam 4717
Meloxicamum 4717
Melphalan 4719
Melphalanum 4719
Menadion 4721
Menadion *R* **10.7**-9375
Menadionum 4721
Meningokokken-Gruppe-A-CW135-Y-Impfstoff (konjugiert) 1551
Meningokokken-Gruppe-C-Impfstoff (konjugiert) 1553
Meningokokken-Polysaccharid-Impfstoff 1556
Menthae arvensis aetheroleum partim mentholum depletum 2315
Menthae piperitae aetheroleum 2361
Menthae piperitae folii extractum siccum 2359

Menthae piperitae folium 2358
Menthofuran *R* **10.7**-9375
Menthol 4722
Menthol *R* **10.7**-9375
Menthol, racemisches 4724
Mentholum racemicum 4724
Menthon *R* **10.7**-9375
Menthylacetat *R* **10.7**-9376
Menyanthidis trifoliatae folium 2065
Mepivacainhydrochlorid 4725
Mepivacaini hydrochloridum 4725
Mepyramini maleas 4728
Mepyraminmaleat 4728
2-Mercaptobenzimidazol *R* **10.7**-9376
2-Mercaptoethanol *R* **10.7**-9376
Mercaptopurin 4730
Mercaptopurin-Monohydrat **10.1**-6422
Mercaptopurin-Monohydrat *R* **10.7**-9376
Mercaptopurinum 4730
Mercaptopurinum monohydricum **10.1**-6422
Meropenem-Trihydrat 4731
Meropenemum trihydricum 4731
Mesalazin 4733
Mesalazin *R* **10.7**-9376
Mesalazinum 4733
Mesityloxid *R* **10.7**-9376
Mesna 4737
Mesnum 4737
Mesterolon 4739
Mesterolonum 4739
Mestranol 4741
Mestranolum 4741
Metacresol 4742
Metacresolum 4742
Metamizol-Natrium-Monohydrat 4744
Metamizolum natricum monohydricum 4744
Metanilgelb *R* **10.7**-9376
Metanilgelb-Lösung *R* **10.7**-9376
Metforminhydrochlorid **10.1**-6423
Metformini hydrochloridum **10.1**-6423
Methacrylsäure *R* **10.7**-9377
Methacrylsäure-Ethylacrylat-Copolymer
– (1:1) 4748
– (1:1)-Dispersion 30 % 4750
Methacrylsäure-Methylmethacrylat-Copolymer
– (1:1) 4752
– (1:2) 4753
Methadonhydrochlorid 4755
Methadoni hydrochloridum 4755
Methan 4757
Methan *R* **10.7**-9377
Methan *R* 1 ..... **10.7**-9377
Methanol 4758
– aldehydfreies *R* **10.7**-9377
– Prüfung auf (2.9.11) 472
– wasserfreies *R* **10.7**-9377
Methanol *R* **10.7**-9377
Methanol *R* 1 ..... **10.7**-9377
Methanol *R* 2 ..... **10.7**-9377
Methanol *R* 3 ..... **10.7**-9377
(D_4)Methanol *R* **10.7**-9377
Methanolum 4758
Methansulfonat in Wirkstoffen, Methyl-, Ethyl- und Isopropyl- (2.5.38) 251
Methansulfonsäure
– Methansulfonylchlorid in (2.5.39) 253
– Methyl-, Ethyl- und Isopropylmethan in (2.5.37) 250
Methansulfonsäure *R* **10.7**-9377
Methansulfonylchlorid *R* **10.7**-9378
Methansulfonylchlorid in Methansulfonsäure (2.5.39) 253
Methanum 4757
Methanum (2 per centum) in nitrogenio intermixtum 4055
Methenamin 4760
Methenamin *R* **10.7**-9378
Methenaminum 4760
Methionin 4761
– racemisches 4763
– racemisches *R* **10.7**-9378
L-Methionin *R* **10.7**-9378
L-*Methionini ([^{11}C]methyl) solutio iniectabilis* 1884
L-Methioninsulfoxid *R* **10.7**-9378
DL-*Methioninum* 4763
Methioninum 4761
Methoden
– Alternative (*siehe* 1.1) **10.7**-9145
– chemometrische zur Auswertung analytischer Daten (*siehe* 5.2.1) 1037
– der Vorbehandlung bei der Zubereitung von Drogen der Traditionellen Chinesischen Medizin: Allgemeine Informationen (5.18) **10.5**-8283
– immunchemische (2.7.1) 361
– Implementierung (*siehe* 1.1) **10.7**-9143
– Validierung (*siehe* 1.1) **10.7**-9145
– zur Herstellung steriler Zubereitungen (5.1.1) 995
– zur Kontrolle der mikrobiologischen Qualität, alternative (*siehe* 5.1.6) 1009
– zur Qualitätskontrolle, Ersatz von *in vivo* durch *in vitro* (5.2.14) 1085
Methotrexat 4764
(*RS*)-Methotrexat *R* **10.7**-9378
Methotrexatum 4764
Methoxychlor *R* **10.7**-9378
(1*RS*)-1-(6-Methoxynaphthalin-2-yl)ethanol *R* **10.7**-9378
1-(6-Methoxynaphthalin-2-yl)ethanon *R* **10.7**-9378
6-Methoxy-2-naphthoesäure *R* **10.7**-9379
Methoxyphenylessigsäure *R* **10.7**-9379
Methoxyphenylessigsäure-Reagenz *R* **10.7**-9379
([^{11}C]Methoxy)Raclioprid-Injektionslösung 1878
3-Methoxy-L-tyrosin *R* **10.7**-9379
trans-2-Methoxyzimtaldehyd *R* **10.7**-9379
Methyl-, Ethyl- und Isopropylbenzolsulfonat in Wirkstoffen (2.5.41) 255
Methyl-, Ethyl- und Isopropylmethansulfonat
– in Methansulfonsäure (2.5.37) 250
– in Wirkstoffen (2.5.38) 251
Methyl-, Ethyl- und Isopropyltoluolsulfonat in Wirkstoffen (2.5.40) 254
Methylacetat *R* **10.7**-9379
Methyl(4-acetylbenzoat) *R* **10.7**-9379
Methyl(4-acetylbenzoat)-Reagenz *R* **10.7**-9379
Methylacrylat *R* **10.7**-9380
Methylal *R* **10.7**-9380
Methylaminhydrochlorid *R* **10.7**-9380
Methyl(4-aminobenzoat) *R* **10.7**-9380
Methylaminolaevulinati hydrochloridum **10.6**-8943
Methylaminolevulinathydrochlorid **10.6**-8943
4-(Methylamino)phenolsulfat *R* **10.7**-9380
3-(Methylamino)-1-phenylpropan-1-ol *R* **10.7**-9380
Methylanthranilat *R* **10.7**-9380
Methylarachidat *R* **10.7**-9380
Methylbehenat *R* **10.7**-9381
Methylbenzoat *R* **10.7**-9381
Methyl(benzolsulfonat) *R* **10.7**-9381
Methylbenzothiazolonhydrazonhydrochlorid *R* **10.7**-9381
(*R*)-(+)-α-Methylbenzylisocyanat *R* **10.7**-9381
(*S*)-(–)-α-Methylbenzylisocyanat *R* **10.7**-9381
2-Methylbutan *R* **10.7**-9382
2-Methylbut-2-en *R* **10.7**-9382
Methyl-4-(butylamino)benzoat *R* **10.7**-9382

Methylcaprat *R* 10.7-9382
Methylcaproat *R* 10.7-9382
Methylcaprylat *R* 10.7-9382
Methylcellulose 10.6-8946
Methylcellulose 450 *R* 10.7-9382
Methylcellulosum 10.6-8946
([^{11}C]Methyl)Cholin-Injektionslösung 1880
Methylcinnamat *R* 10.7-9382
Methylcyclohexan *R* 10.7-9382
Methyldecanoat *R* 10.7-9382
Methyldopa 4770
Methyldopa, racemisches *R* 10.7-9383
3-*O*-Methyldopaminhydrochlorid *R* 10.7-9383
4-*O*-Methyldopaminhydrochlorid *R* 10.7-9383
Methyldopum 4770
Methyleicosenoat *R* 10.7-9383
Methylenbisacrylamid *R* 10.7-9383
Methylenblau *R* 10.7-9383
Methylenblau-Lösung *R* 10.7-9383
Methyleni chloridum 3554
Methylergometrini maleas 4772
Methylergometrinmaleat 4772
Methylerucat *R* 10.7-9383
3-*O*-Methylestron *R* 10.7-9384
Methyleugenol *R* 10.7-9384
(5-[^{11}C]Methyl)Flumazenil-Injektionslösung 1882
Methyl-4-hydroxybenzoat 10.6-8948
Methyl-4-hydroxybenzoat *R* 10.7-9384
Methylhydroxyethylcellulose 4776
Methylhydroxyethylcellulosum 4776
1-Methylimidazol *R* 10.7-9384
1-Methylimidazol *R* 1 . . . . 10.7-9384
2-Methylimidazol *R* 10.7-9384
Methyliodid *R* 10.7-9384
Methylis nicotinas 4777
Methylis parahydroxybenzoas 10.6-8948
Methylis parahydroxybenzoas natricus 4974
Methylis salicylas 4794
Methyllaurat *R* 10.7-9384
Methyllignocerat *R* 10.7-9384
Methyllinoleat *R* 10.7-9385
Methyllinolenat *R* 10.7-9385
Methyl-γ-linolenat *R* 10.7-9385
Methylmargarat *R* 10.7-9385
Methylmethacrylat *R* 10.7-9385
Methylmethansulfonat *R* 10.7-9385
L-([^{11}C]Methyl)Methionin-Injektionslösung 1884
Methyl-2-methoxybenzoat *R* 10.7-9385
Methyl-4-methoxybenzoat *R* 10.7-9385
Methyl(*N*-methylanthranilat) *R* 10.7-9386
Methylmyristat *R* 10.7-9386
Methylnervonat *R* 10.7-9386
Methylnicotinat 4777
Methyloleat *R* 10.7-9386
Methylophiopogonanon A *R* 10.7-9386
Methylorange *R* 10.7-9386
Methylorange-Lösung *R* 10.7-9386
Methylorange-Mischindikator-Lösung *R* 10.7-9386
Methylpalmitat *R* 10.7-9387
Methylpalmitoleat *R* 10.7-9387
Methylpelargonat *R* 10.7-9387
2-Methylpentan *R* 10.7-9387
4-Methylpentan-2-ol *R* 10.7-9387
3-Methylpentan-2-on *R* 10.7-9387
Methylpentosen in Polysaccharid-Impfstoffen (2.5.21) . . 238
Methylphenidathydrochlorid 4779
Methylphenidati hydrochloridum 4779
Methylphenobarbital 4781
Methylphenobarbitalum 4781
Methylphenyloxazolylbenzol *R* 10.7-9387
1-Methyl-4-phenyl-1,2,3,6-tetrahydropyridin *R* . . . 10.7-9388
Methylpiperazin *R* 10.7-9388
4-(4-Methylpiperidin-1-yl)pyridin *R* 10.7-9388
Methylpolysiloxan *R* 10.7-9388
Methylprednisolon 10.7-9719
Methylprednisolon *R* 10.7-9388
Methylprednisolonacetat 4786
Methylprednisolonhydrogensuccinat 4788
Methylprednisoloni acetas 4786
Methylprednisoloni hydrogenosuccinas 4788
Methylprednisolonum 10.7-9719
2-Methyl-1-propanol *R* 10.7-9388
(15*R*)-15-Methylprostaglandin $F_{2\alpha}$ *R* 10.7-9388
2-Methylpyridin *R* 10.7-9388
5-Methylpyridin-2-amin *R* 10.7-9389
5-Methylpyridin-2(1*H*)-on *R* 10.7-9389
N-Methylpyrrolidin *R* 10.7-9389
N-Methylpyrrolidon 4791
N-Methylpyrrolidon *R* 10.7-9389
N-Methylpyrrolidonum 4791
Methylrosanilinii chloridum 4792
Methylrosaniliniumchlorid 4792
Methylrot *R* 10.7-9389
Methylrot-Lösung *R* 10.7-9389
Methylrot-Mischindikator-Lösung *R* 10.7-9389
Methylsalicylat 4794
Methylsalicylat *R* 10.7-9389
Methylstearat *R* 10.7-9389
Methyltestosteron 4796
Methyltestosteronum 4796
Methylthioninii chloridum hydricum 4797
Methylthioniniumchlorid-Hydrat 4797
Methylthymolblau *R* 10.7-9390
Methylthymolblau-Mischung *R* 10.7-9390
N-Methyl-*m*-toluidin *R* 10.7-9390
Methyltoluolsulfonat *R* 10.7-9390
Methyltricosanoat *R* 10.7-9390
Methyltridecanoat *R* 10.7-9390
Methyl-3,4,5-trimethoxybenzoat *R* 10.7-9390
N-Methyltrimethylsilyltrifluoracetamid *R* 10.7-9390
Metixenhydrochlorid 4799
Metixeni hydrochloridum 4799
Metoclopramid 4800
Metoclopramidhydrochlorid-Monohydrat 4803
Metoclopramidi hydrochloridum monohydricum 4803
Metoclopramidum 4800
Metolazon 4805
Metolazonum 4805
Metoprololi succinas 4807
Metoprololi tartras 4809
Metoprololsuccinat 4807
Metoprololtartrat 4809
Metronidazol 4814
Metronidazolbenzoat 4815
Metronidazoli benzoas 4815
Metronidazolum 4814
Mexiletinhydrochlorid 10.3-7329
Mexiletini hydrochloridum 10.3-7329
Mianserinhydrochlorid 4819
Mianserini hydrochloridum 4819
Miconazol 10.7-9722
Miconazoli nitras 10.7-9724
Miconazolnitrat 10.7-9724
Miconazolum 10.7-9722
Midazolam 4826
Midazolamum 4826
Mikrobestimmung von Wasser – Coulometrische Titration (2.5.32) 244

Beachten Sie den Hinweis auf „Allgemeine Monographien" zu Anfang des Bands auf Seite B

Mikrobiologische Prüfung
- lebender biotherapeutischer Produkte, Keimzahlbestimmung mikrobieller Kontaminanten (2.6.36) ... 346
- lebender biotherapeutischer Produkte, Nachweis spezifizierter Mikroorganismen (2.6.38) ... 353
- nicht steriler Produkte: Bestimmung der vermehrungsfähigen Mikroorganismen (2.6.12) ... **10.3**-6939
- nicht steriler Produkte: Nachweis spezifizierter Mikroorganismen (2.6.13) ... **10.3**-6945
- pflanzlicher Drogen (2.8.23) ... 443
- von pflanzlichen Arzneimitteln zum Einnehmen und von Extrakten zu deren Herstellung (2.6.31) ... 330
- zellbasierter Zubereitungen (2.6.27) ... **10.3**-6951

Mikrobiologische Qualität
- alternative Methoden zur Kontrolle (*siehe* 5.1.6) ... 1009
- von nicht sterilen pharmazeutischen Zubereitungen und Substanzen zur pharmazeutischen Verwendung (5.1.4) ... **10.3**-7013
- von pflanzlichen Arzneimitteln zum Einnehmen und von Extrakten zu deren Herstellung (5.1.8) ... 1023

Mikrobiologische Wertbestimmung von Antibiotika (2.7.2) ... 363
Mikrokalorimetrie (*siehe* 2.2.61) ... 160
Mikrokristalline Cellulose und Carmellose-Natrium ... 3217
Mikroorganismen
- spezifizierte, Nachweis in lebenden biotherapeutischen Produkten (2.6.38) ... 353
- spezifizierte, Nachweis in nicht sterilen Produkten (2.6.13) ... **10.3**-6945
- vermehrungsfähige, Bestimmung in nicht sterilen Produkten (2.6.12) ... **10.3**-6939

Mikroskopie
- optische (2.9.37) ... 534
- Rasterelektronen- (REM) (2.9.52) ... 568

Mikroskopische Prüfung pflanzlicher Drogen (2.8.23) ... 443
Milbemycinoxim für Tiere ... 4829
Milbemycinum oximum ad usum veterinarium ... 4829
Milben für Allergenzubereitungen ... 4832
Milchsäure ... 4834
(*S*)-Milchsäure ... 4835
Milchsäure *R* ... **10.7**-9390
Milchsäure-Reagenz *R* ... **10.7**-9391
Millefolii herba ... 2403
Milzbrand-Adsorbat-Impfstoff (aus Zellkulturfiltraten) für Menschen ... **10.7**-9609
Milzbrandsporen-Lebend-Impfstoff für Tiere ... 1721
Minimierung des Risikos der Übertragung von Erregern der spongiformen Enzephalopathie tierischen Ursprungs durch Human- und Tierarzneimittel (5.2.8) ... 1058
Minocyclinhydrochlorid *R* ... **10.7**-9391
Minocyclinhydrochlorid-Dihydrat ... **10.3**-7331
Minocyclini hydrochloridum dihydricum ... **10.3**-7331
Minoxidil ... 4839
Minoxidilum ... 4839
Minzöl ... 2315
Mirtazapin ... 4840
Mirtazapinum ... 4840
Misoprostol ... 4842
Misoprostolum ... 4842
Mitomycin ... 4845
Mitomycinum ... 4845
Mitoxantronhydrochlorid ... 4847
Mitoxantroni hydrochloridum ... 4847

Mizellare elektrokinetische Chromatographie (MEKC) (*siehe* 2.2.47) ... 124
Modafinil ... 4849
Modafinilum ... 4849
Mönchspfefferfrüchte ... 2317
Mönchspfefferfrüchtetrockenextrakt ... 2318
Molekülmassenverteilung in Dextranen (2.2.39) ... 93
Molekularsieb *R* ... **10.7**-9391
Molekularsieb zur Chromatographie *R* ... **10.7**-9391
Molgramostimi solutio concentrata ... 4850
Molgramostim-Lösung, konzentrierte ... 4850
Molsidomin ... 4854
Molsidominum ... 4854
Molybdänschwefelsäure *R* 2 ... **10.7**-9391
Molybdänschwefelsäure *R* 3 ... **10.7**-9391
Molybdatophosphorsäure *R* ... **10.7**-9391
Molybdatophosphorsäure-Lösung *R* ... **10.7**-9391
Molybdat-Vanadat-Reagenz *R* ... **10.7**-9391
Molybdat-Vanadat-Reagenz *R* 2 ... **10.7**-9391
Molybdat-Wolframat-Reagenz *R* ... **10.7**-9391
Molybdat-Wolframat-Reagenz, verdünntes *R* ... **10.7**-9392
Mometasonfuroat ... **10.1**-6426
Mometasonfuroat-Monohydrat ... 4860
Mometasoni furoas ... **10.1**-6426
Mometasoni furoas monohydricus ... 4860
Monocrotalin *R* ... **10.7**-9392
Monocrotalin-*N*-oxid *R* ... **10.7**-9392
Monodocosahexaenoin *R* ... **10.7**-9392
Monographien
- Abschnitt „Eigenschaften" (5.11) ... **10.7**-9549
- Allgemeine, Erläuterungen (1.4) ... **10.7**-9148
- Arzneibuchkonformität (*siehe* 1.1) ... **10.7**-9144
- Einzel-, Erläuterungen (1.5) ... **10.7**-9148
- weitere Vorgaben (1.2) ... **10.7**-9145
- zu ätherischen Ölen (Text zur Information) (5.30) ... **10.7**-9559
- zu Darreichungsformen, Glossar ... 1375
- zu Extrakten aus pflanzlichen Drogen, Text zur Information (5.23) ... 1283

Monoklonale Antikörper für Menschen ... 1349
Monozytenaktivierung, Prüfung (2.6.30) ... 321
Montelukast-Natrium ... 4863
Montelukastum natricum ... 4863
Morantelhydrogentartrat für Tiere ... 4867
Moranteli hydrogenotartras ad usum veterinarium ... 4867
*Morindae officinalis radix** ... **10.4**-7921
Morindawurzel* ... **10.4**-7921
Morphinhydrochlorid ... 4868
Morphinhydrochlorid *R* ... **10.7**-9392
Morphini hydrochloridum ... 4868
Morphini sulfas ... 4871
Morphinsulfat ... 4871
Morpholin *R* ... **10.7**-9392
Morpholin zur Chromatographie *R* ... **10.7**-9392
Morpholinethansulfonat-Pufferlösung (1 mol · l^{-1}) pH 6,0 *R* ... **10.7**-9503
2-(Morpholin-4-yl)ethansulfonsäure *R* ... **10.7**-9392
*Moutan cortex** ... 2460
Moxidectin für Tiere ... **10.4**-8063
Moxidectinum ad usum veterinarium ... **10.4**-8063
Moxifloxacinhydrochlorid ... **10.3**-7334
Moxifloxacini hydrochloridum ... **10.3**-7334
Moxonidin ... 4880
Moxonidinum ... 4880
Mucores ad producta allergenica ... 5621
Multivariate statistische Prozesskontrolle (5.28) ... **10.4**-7885
Mumps-Lebend-Impfstoff ... **10.7**-9611
Mundhöhle, Zubereitungen zur Anwendung in der ... **10.5**-8317
- Buccaltabletten ... **10.5**-8317

– Emulsionen **10.5**-8317
– Gurgellösungen **10.5**-8317
– Halbfeste Zubereitungen **10.5**-8317
– Kapseln **10.5**-8317
– Lösungen **10.5**-8317
– Lutschtabletten **10.5**-8317
– Lutschtabletten, gepresste **10.5**-8317
– Mucoadhäsive Zubereitungen **10.5**-8317
– Mundspülungen **10.5**-8317
– Pastillen **10.5**-8317
– Schmelzfilme **10.5**-8317
– Sprays **10.5**-8317
– Sublingualtabletten **10.5**-8317
– Suspensionen **10.5**-8317
– Tropfen **10.5**-8317

Mupirocin **10.3**-7337
Mupirocin-Calcium **10.3**-7339
Mupirocinum **10.3**-7337
Mupirocinum calcicum **10.3**-7339
Murexid *R* **10.7**-9392
Musci medicati **10.6**-8773
Muskatellersalbeiöl 2319
Muskatöl 2321
Mutterkraut **10.4**-7923
– Chinesisches* **10.8**-9978
Mycophenolas mofetil 4886
Mycophenolatmofetil 4886
Mycophenolatum natricum **10.3**-7355
Mycoplasma-gallisepticum-Impfstoff (inaktiviert) 1722
Mykobakterien, Prüfung (2.6.2) 264
Mykoplasmen, Prüfung (2.6.7) 264
Mykoplasmen-DNA in Zellkulturen, Nachweis mit Fluoreszenzfarbstoff (*siehe* 2.6.7) 267
myo-Inositol **10.4**-8035
myo-Inositol *R* **10.7**-9336
myo-Inositolum **10.4**-8035
Myosmin *R* **10.7**-9393
β-Myrcen *R* **10.7**-9393
Myristicae fragrantis aetheroleum 2321
Myristicin *R* **10.7**-9393
Myristinsäure *R* **10.7**-9393
Myristylalkohol *R* **10.7**-9393
Myrrha 2323
Myrrhae tinctura 2324
Myrrhe 2323
Myrrhentinktur 2324
Myrtilli fructus recens 2211
Myrtilli fructus recentis extractum siccum raffinatum et normatum 2212
Myrtilli fructus siccus **10.5**-8354
Myrtillin *R* **10.7**-9394
Myxomatose-Lebend-Impfstoff für Kaninchen **10.2**-6727

N

Nabumeton 4891
Nabumetonum 4891
Nachtkerzenöl, raffiniertes 4892
Nadolol 4893
Nadololum 4893
Nadroparin-Calcium 4895
Nadroparinum calcicum 4895
Nährmedien
– für die mikrobiologische Wertbestimmung von Antibiotika (2.7.2) 363
– für die Prüfung auf Sterilität (2.6.1) 259
– Kaighn's modifiziertes Ham's F-12K-Medium (*siehe* 2.6.33) 334
– Pepton-Pufferlösung (*siehe* 2.6.31) 334
– zum Nachweis spezifizierter Mikroorganismen, empfohlene (*siehe* 2.6.13) **10.3**-6949
– zum Nachweis von Mykoplasmen, empfohlene (*siehe* 2.6.7) 266
– zur Aufbewahrung von Erythrozyten (*siehe* 2.6.20) 300

Naftidrofurylhydrogenoxalat 4898
Naftidrofuryli hydrogenooxalas 4898
Nahtmaterial für Menschen
– Sterile, nicht resorbierbare Fäden 1963
– Sterile, resorbierbare, synthetische, geflochtene Fäden 1967
– Sterile, resorbierbare, synthetische, monofile Fäden 1969
– Steriles Catgut 1961
Nahtmaterial für Tiere
– Sterile, nicht resorbierbare Fäden im Fadenspender für Tiere 1976
– Steriler, geflochtener Seidenfaden im Fadenspender für Tiere 1980
– Steriler Leinenfaden im Fadenspender für Tiere 1978
– Steriler Polyamidfaden im Fadenspender für Tiere 1978
– Steriler Polyesterfaden im Fadenspender für Tiere 1979
– Steriles, resorbierbares Catgut im Fadenspender für Tiere 1975

Naloxonhydrochlorid-Dihydrat 4902
Naloxoni hydrochloridum dihydricum 4902
Naltrexonhydrochlorid 4905
Naltrexoni hydrochloridum 4905
Nandrolondecanoat 4908
Nandroloni decanoas 4908
Naphazolinhydrochlorid 4910
Naphazolini hydrochloridum 4910
Naphazolini nitras 4912
Naphazolinnitrat 4912
Naphthalin *R* **10.7**-9394
Naphthalin-2,3-diamin *R* **10.7**-9394
Naphtharson *R* **10.7**-9394
Naphtharson-Lösung *R* **10.7**-9394
Naphtharson-Lösung *R* 1 ..... **10.7**-9394
1-Naphthol *R* **10.7**-9394
2-Naphthol *R* **10.7**-9395
Naphtholbenzein *R* **10.7**-9395
Naphtholbenzein-Lösung *R* **10.7**-9395
Naphtholgelb *R* **10.7**-9395
Naphtholgelb S *R* **10.7**-9395
1-Naphthol-Lösung *R* **10.7**-9394
2-Naphthol-Lösung *R* **10.7**-9395
2-Naphthol-Lösung *R* 1 ..... **10.7**-9395
1-Naphthylamin *R* **10.7**-9395
1-Naphthylessigsäure *R* **10.7**-9395
Naphthylethylendiamindihydrochlorid *R* **10.7**-9396
Naphthylethylendiamindihydrochlorid-Lösung *R* **10.7**-9396
Naproxen 4914
Naproxen-Natrium 4917
Naproxenum 4914
Naproxenum natricum 4917
Naringin *R* **10.7**-9396
Nasale Anwendung, Zubereitungen zur **10.3**-7050
– halbfeste Zubereitungen **10.3**-7050
– Nasenpulver **10.3**-7050
– Nasensprays **10.3**-7050
– Nasenstifte **10.3**-7050
– Nasentropfen **10.3**-7050
Nasalia **10.3**-7050

NAT, Verfahren zur Amplifikation von Nukleinsäuren
– *siehe* 2.6.21 301
– *siehe* 2.6.7 264
– *siehe* 5.1.6 1009
Nateglinid 4919
Nateglinidum 4919
Natrii acetas trihydricus **10.3**-7345
Natrii acetatis ([1-^{11}C]) solutio iniectabilis 1887
Natrii alendronas trihydricus 4923
Natrii alginas 4925
Natrii amidotrizoas 4927
Natrii aminosalicylas dihydricus **10.4**-8069
Natrii ascorbas **10.8**-10099
Natrii aurothiomalas 4932
Natrii benzoas 4934
Natrii bromidum **10.5**-8509
Natrii calcii edetas **10.6**-8953
Natrii calcii pentetas hydricus ad radiopharmaceutica **10.6**-8791
Natrii caprylas 4938
Natrii carbonas **10.3**-7346
Natrii carbonas decahydricus **10.3**-7347
Natrii carbonas monohydricus **10.3**-7347
Natrii cetylo- et stearylosulfas 4942
Natrii chloridum **10.4**-8070
Natrii chromatis(^{51}Cr) solutio sterilis 1890
Natrii citras 4946
Natrii cromoglicas **10.4**-8072
Natrii cyclamas 4949
Natrii dihydrogenophosphas dihydricus **10.3**-7348
Natrii docusas 3647
Natrii fluoridi(^{18}F) solutio iniectabilis 1892
Natrii fluoridum 4956
Natrii fusidas 4957
Natrii glycerophosphas hydricus 4961
Natrii hyaluronas 4962
Natrii hydrogenocarbonas **10.3**-7350
Natrii hydroxidum 4966
Natrii iodidi(^{131}I) capsulae ad usum diagnosticum 1899
Natrii iodidi(^{131}I) capsulae ad usum therapeuticum 1901
Natrii iodidi(^{131}I) solutio **10.4**-7913
Natrii iodidi(^{123}I) solutio ad radio-signandum 1904
Natrii iodidi(^{131}I) solutio ad radio-signandum 1905
Natrii iodidi(^{123}I) solutio iniectabilis 1898
Natrii iodidum 4967
Natrii iodohippuras dihydricus ad radiopharmaceutica 1894
Natrii iodohippurati(^{123}I) solutio iniectabilis 1895
Natrii iodohippurati(^{131}I) solutio iniectabilis 1896
Natrii lactatis solutio **10.4**-8075
Natrii (S)-lactatis solutio **10.4**-8076
Natrii laurilsulfas **10.5**-8510
Natrii lauroylsarcosinas ad usum externum 4971
Natrii metabisulfis **10.3**-7351
Natrii molybdas dihydricus 4976
Natrii molybdatis(^{99}Mo) fissione formati solutio **10.8**-9965
Natrii nitris 4981
Natrii nitroprussias 5056
Natrii perboras hydricus 4982
Natrii pertechnetatis (^{99m}Tc) acceleratore formati solutio iniectabilis 1909
Natrii pertechnetatis(^{99m}Tc) fissione formati solutio iniectabilis 1911
Natrii pertechnetatis(^{99m}Tc) sine fissione formati solutio iniectabilis 1913
Natrii phenylbutyras 4982
Natrii phosphatis(^{32}P) solutio iniectabilis 1915
Natrii picosulfas 4984
Natrii polystyrenesulfonas 4986
Natrii propionas 4988
Natrii pyrophosphas decahydricus ad radiopharmaceutica 1891
Natrii risedronas 2.5-hydricus 5546
Natrii salicylas 4991
Natrii selenis 4992
Natrii selenis pentahydricus 4993
Natrii stearas **10.6**-8954
Natrii stearylis fumaras 4995
Natrii sulfas anhydricus 4996
Natrii sulfas decahydricus 4997
Natrii sulfis **10.6**-8956
Natrii sulfis heptahydricus **10.6**-8957
Natrii tetrachloroauras dihydricus ad praeparationes homoeopathicas 2566
Natrii thiosulfas 5001
Natrii valproas 5002
Natrium *R* **10.7**-9396
Natrium, Identitätsreaktion (*siehe* 2.3.1) 182
Natriumacetat *R* **10.7**-9396
Natriumacetat, wasserfreies *R* **10.7**-9396
Natriumacetat-Pufferlösung pH 4,0 (0,1 mol · l^{-1}) *R* **10.7**-9501
Natriumacetat-Pufferlösung pH 4,5 *R* **10.7**-9502
Natriumacetat-Pufferlösung pH 5,0 *R* **10.7**-9502
Natriumacetat-Trihydrat **10.3**-7345
Natriumalendronat-Trihydrat 4923
Natriumalginat 4925
Natriumamidotrizoat 4927
Natriumaminosalicylat-Dihydrat **10.4**-8069
Natriumarsenit *R* **10.7**-9396
Natriumarsenit-Lösung *R* **10.7**-9396
Natriumarsenit-Lösung (0,1 mol · l^{-1}) **10.7**-9516
Natriumascorbat **10.8**-10099
Natriumascorbat-Lösung *R* **10.7**-9396
Natriumaurothiomalat 4932
Natriumazid *R* **10.7**-9396
Natriumbenzoat 4934
Natriumbenzolsulfonat *R* **10.7**-9397
Natriumbismutat *R* **10.7**-9397
Natriumbromid **10.5**-8509
Natriumbromid *R* **10.7**-9397
Natriumbutansulfonat *R* **10.7**-9397
Natrium([1-^{11}C])acetat-Injektionslösung 1887
Natriumcalciumacetat-Pufferlösung pH 7,0 *R* **10.7**-9505
Natriumcalciumedetat **10.6**-8953
Natriumcalciumedetat *R* **10.7**-9397
Natriumcalcium-Pentetat-Hydrat zur Herstellung von radioaktiven Arzneimitteln **10.6**-8791
Natriumcaprylat 4938
Natriumcarbonat **10.3**-7346
– wasserfreies *R* **10.7**-9397
Natriumcarbonat *R* **10.7**-9397
Natriumcarbonat-Decahydrat **10.3**-7347
Natriumcarbonat-Lösung *R* **10.7**-9397
Natriumcarbonat-Lösung *R* 1 ....**10.7**-9397
Natriumcarbonat-Lösung *R* 2 ....**10.7**-9397
Natriumcarbonat-Monohydrat **10.3**-7347
Natriumcarbonat-Monohydrat *R* **10.7**-9397
Natriumcetylstearylsulfat 4942
Natriumcetylstearylsulfat *R* **10.7**-9397
Natriumchlorid **10.4**-8070
Natriumchlorid *R* **10.7**-9397
Natriumchlorid *RV* **10.7**-9512
Natriumchlorid-Lösung *R* **10.7**-9397
Natriumchlorid-Lösung, gesättigte *R* **10.7**-9397
Natriumcitrat 4946
Natriumcitrat *R* **10.7**-9398

Natriumcitrat-Pufferlösung pH 7,8 (Natriumcitrat (0,034 mol · l^{-1}), Natriumchlorid (0,101 mol · l^{-1})) *R* ... **10.7**-9508
Natriumcromoglicat ... **10.4**-8072
Natriumcyclamat ... 4949
Natriumdecansulfonat *R* ... **10.7**-9398
Natriumdecylsulfat *R* ... **10.7**-9398
Natriumdesoxycholat *R* ... **10.7**-9398
Natriumdiethyldithiocarbamat *R* ... **10.7**-9398
Natriumdihydrogenphosphat *R* ... **10.7**-9398
Natriumdihydrogenphosphat, wasserfreies *R* ... **10.7**-9398
Natriumdihydrogenphosphat-Dihydrat ... **10.3**-7348
Natriumdihydrogenphosphat-Monohydrat *R* ... **10.7**-9398
Natriumdioctylsulfosuccinat *R* ... **10.7**-9398
Natriumdiphosphat *R* ... **10.7**-9398
Natriumdiphosphat-Decahydrat zur Herstellung von radioaktiven Arzneimitteln ... 1891
Natriumdisulfit *R* ... **10.7**-9399
Natriumdithionit *R* ... **10.7**-9399
Natriumdodecylsulfat ... **10.5**-8510
Natriumdodecylsulfat *R* ... **10.7**-9399
Natriumedetat ... **10.4**-8074
Natriumedetat *R* ... **10.7**-9399
Natriumedetat-Lösung (0,1 mol · l^{-1}) ... **10.7**-9516
Natriumethyl-4-hydroxybenzoat ... 4954
Natriumfluorid ... 4956
Natriumfluorid *R* ... **10.7**-9399
Natrium(^{18}F)fluorid-Injektionslösung ... 1892
Natriumformiat *R* ... **10.7**-9399
Natriumfusidat ... 4957
Natriumglucuronat *R* ... **10.7**-9399
Natriumglycerophosphat, wasserhaltiges ... 4961
Natriumglycocholat-Dihydrat *R* ... **10.7**-9399
Natriumheptansulfonat *R* ... **10.7**-9399
Natriumheptansulfonat-Monohydrat *R* ... **10.7**-9399
Natriumhexanitrocobaltat(III) *R* ... **10.7**-9400
Natriumhexanitrocobaltat(III)-Lösung *R* ... **10.7**-9400
Natriumhexansulfonat *R* ... **10.7**-9400
Natriumhexansulfonat-Monohydrat *R* ... **10.7**-9400
Natriumhexansulfonat-Monohydrat zur Ionenpaar-Chromatographie *R* ... **10.7**-9400
Natriumhyaluronat ... 4962
Natriumhydrogencarbonat ... **10.3**-7350
Natriumhydrogencarbonat *R* ... **10.7**-9400
Natriumhydrogencarbonat-Lösung *R* ... **10.7**-9400
Natriumhydrogensulfat *R* ... **10.7**-9400
Natriumhydrogensulfit *R* ... **10.7**-9400
Natriumhydroxid ... 4966
Natriumhydroxid *R* ... **10.7**-9400
Natriumhydroxid-Lösung
– carbonatfreie *R* ... **10.7**-9400
– konzentrierte *R* ... **10.7**-9401
– methanolische *R* ... **10.7**-9401
– methanolische *R* 1 ... **10.7**-9401
– verdünnte *R* ... **10.7**-9401
Natriumhydroxid-Lösung *R* ... **10.7**-9400
Natriumhydroxid-Lösung (2 mol · l^{-1}) *R* ... **10.7**-9400
Natriumhydroxid-Lösung (4 mol · l^{-1}) *R* ... **10.7**-9400
Natriumhydroxid-Lösung (0,1 mol · l^{-1}) ... **10.7**-9516
Natriumhydroxid-Lösung (1 mol · l^{-1}) ... **10.7**-9516
Natriumhydroxid-Lösung (0,1 mol · l^{-1}), ethanolische ... **10.7**-9517
Natrium(2-hydroxybutyrat) *R* ... **10.7**-9401
Natriumhypobromit-Lösung *R* ... **10.7**-9401
Natriumhypochlorit-Lösung *R* ... **10.7**-9401
Natriumhypophosphit *R* ... **10.7**-9401
Natriumiodhippurat-Dihydrat zur Herstellung von radioaktiven Arzneimitteln ... 1894
Natrium(^{123}I)iodhippurat-Injektionslösung ... 1895
Natrium(^{131}I)iodhippurat-Injektionslösung ... 1896
Natriumiodid ... 4967
Natriumiodid *R* ... **10.7**-9401
Natrium(^{123}I)iodid-Injektionslösung ... 1898
Natriumiodid-Kapseln für diagnostische Zwecke ... 1899
Natrium(^{131}I)iodid-Kapseln für diagnostische Zwecke ... 1899
Natrium(^{131}I)iodid-Kapseln für therapeutische Zwecke ... 1901
Natrium(^{131}I)iodid-Lösung ... **10.4**-7913
Natrium(^{123}I)iodid-Lösung zur Radiomarkierung ... 1904
Natrium(^{131}I)iodid-Lösung zur Radiomarkierung ... 1905
Natrium-(*S*)-lactat-Lösung ... **10.4**-8076
Natriumlactat-Lösung ... **10.4**-8075
Natriumlauroylsarcosinat zur äußeren Anwendung ... 4971
Natriumlaurylsulfat *R* ... **10.7**-9401
Natriumlaurylsulfat *R* 1 ... **10.7**-9401
Natriumlaurylsulfonat zur Chromatographie *R* ... **10.7**-9401
Natrium-Lösung (50 ppm Na) *R* ... **10.7**-9497
Natrium-Lösung (200 ppm Na) *R* ... **10.7**-9497
Natrium-Lösung (1000 ppm Na) *R* ... **10.7**-9497
Natriummetabisulfit ... **10.3**-7351
Natriummethanolat-Lösung (0,1 mol · l^{-1}) ... **10.7**-9517
Natriummethansulfonat *R* ... **10.7**-9402
Natriummethyl-4-hydroxybenzoat ... 4974
Natrium-2-methyl-2-thiazolin-4-carboxylat *R* ... **10.7**-9402
Natriummolybdat *R* ... **10.7**-9402
Natriummolybdat-Dihydrat ... 4976
Natrium(^{99}Mo)molybdat-Lösung aus Kernspaltprodukten ... **10.8**-9965
Natriummonohydrogenarsenat *R* ... **10.7**-9402
Natriummonohydrogencitrat *R* ... **10.7**-9402
Natriummonohydrogenphosphat ... **10.3**-7352
– wasserfreies *R* ... **10.7**-9402
Natriummonohydrogenphosphat-Dihydrat ... **10.3**-7353
Natriummonohydrogenphosphat-Dihydrat *R* ... **10.7**-9402
Natriummonohydrogenphosphat-Dodecahydrat ... **10.3**-7354
Natriummonohydrogenphosphat-Dodecahydrat *R* ... **10.7**-9402
Natriummonohydrogenphosphat-Heptahydrat *R* ... **10.7**-9402
Natriummonohydrogenphosphat-Lösung *R* ... **10.7**-9402
Natriummycophenolat ... **10.3**-7355
Natriumnaphthochinonsulfonat *R* ... **10.7**-9402
Natriumnitrat *R* ... **10.7**-9403
Natriumnitrit ... 4981
Natriumnitrit *R* ... **10.7**-9403
Natriumnitrit-Lösung *R* ... **10.7**-9403
Natriumnitrit-Lösung (0,1 mol · l^{-1}) ... **10.7**-9517
Natriumoctansulfonat *R* ... **10.7**-9403
Natriumoctansulfonat-Monohydrat *R* ... **10.7**-9403
Natriumoctylsulfat *R* ... **10.7**-9403
Natriumoxalat *R* ... **10.7**-9403
Natriumoxidronat *R* ... **10.7**-9403
Natriumpentansulfonat *R* ... **10.7**-9403
Natriumpentansulfonat-Monohydrat *R* ... **10.7**-9403
Natriumpentansulfonat-Monohydrat *R* 1 ... **10.7**-9404
Natriumperborat, wasserhaltiges ... 4982
Natriumperchlorat *R* ... **10.7**-9404
Natriumperiodat *R* ... **10.7**-9404
Natriumperiodat-Lösung *R* ... **10.7**-9404
Natriumperiodat-Lösung (0,1 mol · l^{-1}) ... **10.7**-9517
Natrium(^{99m}Tc)pertechnetat-Injektionslösung aus Kernspaltprodukten ... 1911
Natrium(^{99m}Tc)pertechnetat-Injektionslösung (hergestellt in einem Beschleuniger) ... 1909
Natrium(^{99m}Tc)pertechnetat-Injektionslösung nicht aus Kernspaltprodukten ... 1913
Natriumphenylbutyrat ... 4982
Natriumphosphat *R* ... **10.7**-9404
Natrium(^{32}P)phosphat-Injektionslösung ... 1915

Natriumphosphat-Pufferlösung pH 7,5
(0,25 mol · l^{-1}) *R* **10.7**-9507
Natriumphosphat-Pufferlösung pH 8,0
(0,02 mol · l^{-1}) *R* **10.7**-9508
Natriumphosphat-Pufferlösung pH 5,0
(0,2 mol · l^{-1}), deuterierte *R* **10.7**-9502
Natriumphosphit-Pentahydrat *R* **10.7**-9404
Natriumpicosulfat 4984
Natriumpikrat-Lösung, alkalische *R* **10.7**-9404
Natriumpolystyrolsulfonat 4986
Natrium-1-propansulfonat *R* **10.7**-9404
Natriumpropionat 4988
Natriumpropyl-4-hydroxybenzoat 4989
Natriumpyruvat *R* **10.7**-9404
Natriumrhodizonat *R* **10.7**-9404
Natriumsalicylat 4991
Natriumsalicylat *R* **10.7**-9404
Natriumselenit 4992
Natriumselenit-Pentahydrat 4993
Natriumstearat **10.6**-8954
Natriumstearylfumarat 4995
Natriumstearylfumarat *R* **10.7**-9405
Natriumsulfat
– wasserfreies 4996
– wasserfreies *R* **10.7**-9405
– wasserfreies *R* 1 . . . . . **10.7**-9405
Natriumsulfat-Decahydrat 4997
Natriumsulfat-Decahydrat *R* **10.7**-9405
Natriumsulfid *R* **10.7**-9405
Natriumsulfid-Lösung *R* **10.7**-9405
Natriumsulfid-Lösung *R* 1 . . . . . **10.7**-9405
Natriumsulfit **10.6**-8956
– wasserfreies *R* **10.7**-9405
Natriumsulfit-Heptahydrat **10.6**-8957
Natriumsulfit-Heptahydrat *R* **10.7**-9405
Natriumtartrat *R* **10.7**-9405
Natriumtaurodesoxycholat-Monohydrat *R* **10.7**-9405
Natriumtetraborat **10.3**-7356
Natriumtetraborat *R* **10.7**-9406
Natriumtetraborat-Lösung *R* **10.7**-9406
Natriumtetrahydroborat *R* **10.7**-9406
Natriumtetrahydroborat-Reduktionslösung *R* **10.7**-9406
Natriumtetraphenylborat *R* **10.7**-9406
Natriumtetraphenylborat-Lösung *R* **10.7**-9406
Natriumthioglycolat *R* **10.7**-9406
Natriumthiosulfat 5001
Natriumthiosulfat *R* **10.7**-9406
Natriumthiosulfat, wasserfreies *R* **10.7**-9406
Natriumthiosulfat-Lösung (0,1 mol · l^{-1}) **10.7**-9517
Natriumtrimethylsilyl-(D_4)propionat *R* **10.7**-9406
Natriumtrimethylsilyl-(D_4)propionat *R* 1 . . . . . **10.7**-9406
Natriumvalproat 5002
Natriumwolframat *R* **10.7**-9406
Nebivololhydrochlorid **10.7**-9729
Nebivololi hydrochloridum **10.7**-9729
Nelkenöl 2325
Neohesperidin *R* **10.7**-9407
Neohesperidindihydrochalcon 5004
Neohesperidindihydrochalconum 5004
Neomycini sulfas **10.1**-6433
Neomycinsulfat **10.1**-6433
Neostigminbromid **10.2**-6803
Neostigmini bromidum **10.2**-6803
Neostigmini metilsulfas **10.2**-6804
Neostigminmetilsulfat **10.2**-6804
Nephelometrie
– Bestimmung von Impfstoffkomponenten (2.7.35) 421
– Bestimmung von Klarheit und Opaleszenz (2.2.1) . . 27
Neroli aetheroleum 2326
trans-Nerolidol *R* **10.7**-9407
Neroliöl/Bitterorangenblütenöl 2326
Nerylacetat *R* **10.7**-9407
Neßlers Reagenz *R* **10.7**-9407
Neßler-Zylinder (2.1.5) 23
Netilmicini sulfas 5012
Netilmicinsulfat 5012
Nevirapin 5014
Nevirapin-Hemihydrat **10.1**-6435
Nevirapinum 5014
Nevirapinum hemihydricum **10.1**-6435
Newcastle-Krankheit-Impfstoff (inaktiviert) **10.2**-6729
Newcastle-Krankheit-Lebend-Impfstoff **10.2**-6731
Niaouli typo cineolo aetheroleum 2329
Niaouliöl vom Cineol-Typ 2329
Nicardipinhydrochlorid 5018
Nicardipini hydrochloridum 5018
Nicergolin 5019
Nicergolinum 5019
Nicethamid 5022
Nicethamidum 5022
Nicht am Stickstoff substituierte Barbiturate, Identitätsreaktion (*siehe* 2.3.1) 180
Nicht überzogene Tabletten, Friabilität (2.9.7) 466
Nickel
– in hydrierten pflanzlichen Ölen (2.4.31) 223
– in Polyolen (2.4.15) 197
Nickel(II)-chlorid *R* **10.7**-9407
Nickel-Lösung (0,1 ppm Ni) *R* **10.7**-9497
Nickel-Lösung (0,2 ppm Ni) *R* **10.7**-9497
Nickel-Lösung (5 ppm Ni) *R* **10.7**-9497
Nickel-Lösung (10 ppm Ni) *R* **10.7**-9497
Nickel-Lösung (1000 ppm Ni), ölige *R* **10.7**-9497
Nickelnitrat-Hexahydrat *R* **10.7**-9407
Nickel(II)-sulfat *R* **10.7**-9407
Niclosamid 5023
Niclosamid-Monohydrat 5024
Niclosamidum 5023
Niclosamidum monohydricum 5024
Nicorandil 5026
Nicorandilum 5026
Nicotin 5027
Nicotinamid 5029
Nicotinamid-Adenin-Dinukleotid *R* **10.7**-9408
Nicotinamid-Adenin-Dinukleotid-Lösung *R* **10.7**-9408
Nicotinamidum 5029
Nicotinditartrat-Dihydrat 5031
Nicotini ditartras dihydricus 5031
Nicotini resinas 5032
Nicotinoylhydrazid *R* **10.7**-9408
Nicotinresinat 5032
Nicotinsäure 5034
Nicotinsäure *R* **10.7**-9408
Nicotinum 5027
Nifedipin 5036
Nifedipinum 5036
Nifluminsäure 5038
Nifuroxazid 5040
Nifuroxazidum 5040
Nilblau A *R* **10.7**-9408
Nilblau-A-Lösung *R* **10.7**-9408
Nilotinibhydrochlorid-Monohydrat 5042
Nilotinibi hydrochloridum monohydricum 5042
Nilutamid 5045
Nilutamidum 5045
Nimesulid 5047
Nimesulidum 5047
Nimodipin 5049
Nimodipinum 5049
Ningpo-Braunwurzwurzel* **10.6**-8807

Ninhydrin *R* **10.7**-9408
Ninhydrin-Lösung *R* **10.7**-9408
Ninhydrin-Lösung *R* 1 .... **10.7**-9408
Ninhydrin-Lösung *R* 2 .... **10.7**-9408
Ninhydrin-Lösung *R* 3 .... **10.7**-9408
Ninhydrin-Lösung *R* 4 .... **10.7**-9409
Ninhydrin-Reagenz *R* **10.7**-9409
NIR-Spektroskopie (2.2.40) 95
Nitranilin *R* **10.7**-9409
Nitrat, Identitätsreaktion (*siehe* 2.3.1) 182
Nitrat-Lösung (10 ppm NO_3) *R* **10.7**-9497
Nitrat-Lösung (100 ppm NO_3) *R* **10.7**-9497
Nitrat-Lösung (2 ppm NO_3) *R* **10.7**-9497
Nitrazepam 5051
Nitrazepam *R* **10.7**-9409
Nitrazepamum 5051
Nitrendipin 5052
Nitrendipinum 5052
Nitrilotriessigsäure *R* **10.7**-9409
Nitrobenzaldehyd *R* **10.7**-9409
4-Nitrobenzaldehyd *R* **10.7**-9409
Nitrobenzaldehyd-Lösung *R* **10.7**-9409
Nitrobenzaldehyd-Papier *R* **10.7**-9409
4-Nitrobenzoesäure *R* **10.7**-9409
Nitrobenzol *R* **10.7**-9409
Nitrobenzoylchlorid *R* **10.7**-9410
Nitrobenzylchlorid *R* **10.7**-9410
4-(4-Nitrobenzyl)pyridin *R* **10.7**-9410
Nitroethan *R* **10.7**-9410
Nitrofural **10.6**-8958
Nitrofuralum **10.6**-8958
Nitrofurantoin 5055
Nitrofurantoin *R* **10.7**-9410
Nitrofurantoinum 5055
Nitrogenii oxidum 5730
Nitrogenium 5727
Nitrogenium oxygenio depletum 5728
Nitromethan *R* **10.7**-9410
4-Nitrophenol *R* **10.7**-9410
Nitroprussidnatrium 5056
Nitroprussidnatrium *R* **10.7**-9410
3-Nitrosalicylsäure *R* **10.7**-9410
N-Nitrosamine in Wirkstoffen (2.5.42) **10.3**-6931
N-Nitrosodiethanolamin *R* **10.7**-9411
N-Nitrosodiethylamin, deuteriertes *R* **10.7**-9411
N-Nitrosodiisopropanolamin *R* **10.7**-9411
Nitrosodipropylamin *R* **10.7**-9411
Nitrosodipropylamin-Lösung *R* **10.7**-9411
N-Nitrosoethylmethylamin *R* **10.7**-9411
Nitrotetrazolblau *R* **10.7**-9411
Nizatidin 5058
Nizatidinum 5058
NMR-Spektroskopie (*siehe* 2.2.33) 78
Nomegestrolacetat **10.1**-6437
Nomegestroli acetas **10.1**-6437
Nonivamid *R* **10.7**-9411
Nonoxinol 9 5062
Nonoxinolum 9 5062
Nonylamin *R* **10.7**-9412
Noradrenalini hydrochloridum 5062
Noradrenalini tartras 5065
Nordazepam *R* **10.7**-9412
Norepinephrinhydrochlorid/Noradrenalin-hydrochlorid 5062
Norepinephrintartrat/Noradrenalintartrat 5065
Norethisteron 5067
Norethisteronacetat 5069
Norethisteroni acetas 5069
Norethisteronum 5067
Norfloxacin **10.4**-8078
Norfloxacinum **10.4**-8078
Norfluran 5074
Norfluranum 5074
Norgestimat 5080
Norgestimatum 5080
Norgestrel 5082
Norgestrelum 5082
DL-Norleucin *R* **10.7**-9412
Normales Immunglobulin vom Menschen
– zur intramuskulären Anwendung **10.8**-10069
– zur intravenösen Anwendung **10.8**-10072
– zur subkutanen Anwendung **10.8**-10075
Normaltropfenzähler (2.1.1) 21
Nortriptylinhydrochlorid 5083
Nortriptylini hydrochloridum 5083
Noscapin **10.2**-6806
Noscapinhydrochlorid *R* **10.7**-9412
Noscapinhydrochlorid-Monohydrat 5087
Noscapini hydrochloridum hydricum 5087
Noscapinum **10.2**-6806
*Notoginseng radix** 2330
Notoginsengwurzel* 2330
*Notopterygii rhizoma et radix** **10.7**-9634
Notopterygiumwurzelstock mit Wurzel* **10.7**-9634
Nukleinsäuren
– in Polysaccharid-Impfstoffen (2.5.17) 236
– Verfahren zur Amplifikation (2.6.21) 301
Nux vomica für homöopathische Zubereitungen 2595
Nystatin 5088
Nystatinum 5088
Nystose *R* **10.7**-9412

O

Oblatenkapseln 1390
Ochratoxin A in pflanzlichen Drogen, Bestimmung (2.8.22) 442
Ochratoxin-A-Lösung *R* **10.7**-9412
Octan *R* **10.7**-9412
Octanal *R* **10.7**-9412
Octanol *R* **10.7**-9413
3-Octanon *R* **10.7**-9413
Octansäure *R* **10.7**-9413
Octoxinol 10 5093
Octoxinol 10 *R* **10.7**-9413
Octoxinolum 10 5093
Octreotid 5093
Octreotidacetat *R* **10.7**-9413
Octreotidum 5093
Octylamin *R* **10.7**-9413
Octyldodecanol 5096
Octyldodecanolum 5096
Octylgallat 5097
Octylis gallas 5097
Odermennigkraut 2332
Ölbaumblätter **10.6**-8810
Ölbaumblättertrockenextrakt 2335
Ölharze 1318
Ölige Lösungen von Colecalciferol **10.8**-10035
Ölsäure 5098
Ölsäure *R* **10.7**-9414
Oenotherae oleum raffinatum 4892
Ofloxacin **10.3**-7361
Ofloxacinum **10.3**-7361
Ohr, Zubereitungen zur Anwendung am **10.6**-8778
– Halbfeste Zubereitungen **10.6**-8776
– Ohrenpulver **10.6**-8776
– Ohrenspülungen **10.6**-8776
– Ohrentampons **10.6**-8776

– Ohrentropfen 10.6-8776
– Ohrsprays 10.6-8776
OHZ, Hydroxylzahl (2.5.3) 10.8-9859
Olanzapin 5101
Olanzapinembonat-Monohydrat 10.2-6811
Olanzapini embonas monohydricus 10.2-6811
Olanzapinum 5101
Olea herbaria 1357
Olea pinguia 4419
– *Amygdalae oleum raffinatum* 4686
– *Amygdalae oleum virginale* 4685
– *Arachidis oleum hydrogenatum* 3743
– *Arachidis oleum raffinatum* 3744
– *Boraginis officinalis oleum raffinatum* 2999
– *Carthami oleum raffinatum* 3875
– *Cocois oleum raffinatum* 4466
– *Gossypii oleum hydrogenatum* 2879
– *Helianthi annui oleum raffinatum* 5680
– *Iecoris aselli domestici oleum* 10.3-7304
– *Iecoris aselli oleum* 10.8-10081
– *Lini oleum virginale* 4527
– *Maydis oleum raffinatum* 10.1-6421
– *Oenotherae oleum raffinatum* 4892
– *Olivae oleum raffinatum* 5105
– *Olivae oleum virginale* 5104
– *Piscis oleum omega-3 acidis abundans* 5118
– *Rapae oleum raffinatum* 5516
– *Ricini oleum hydrogenatum* 10.1-6481
– *Ricini oleum raffinatum* 10.5-8537
– *Ricini oleum virginale* 10.5-8536
– *Salmonis domestici oleum* 10.3-7289
– *Sesami oleum raffinatum* 5640
– *Soiae oleum hydrogenatum* 5662
– *Soiae oleum raffinatum* 5663
– *Theobromatis oleum* 10.2-6793
– *Tritici aestivi oleum raffinatum* 6176
– *Tritici aestivi oleum virginale* 6175
Oleae folii extractum siccum 2335
Oleae folium 10.6-8810
Oleamid *R* 10.7-9414
Oleanolsäure *R* 10.7-9414
Oleoresina 1318
Oleosa 1318
Oleuropein *R* 10.7-9414
Oleylalkohol 5103
Oleylalkohol *R* 10.7-9414
Olibanum indicum 2501
Olivae oleum raffinatum 5105
Olivae oleum virginale 5104
Olivenöl
– natives 5104
– raffiniertes 5105
Olivenöl *R* 10.7-9414
Olmesartanmedoxomil 10.3-7363
Olmesartanum medoxomilum 10.3-7363
Olsalazin-Natrium 5109
Olsalazinum natricum 5109
Omega-3 acidorum esteri ethylici 60 5112
Omega-3 acidorum esteri ethylici 90 5115
Omega-3 acidorum triglycerida 10.3-7365
Omega-3-Säurenethylester 60 5112
Omega-3-Säurenethylester 90 5115
Omega-3-Säuren-reiche Öle
– Bestimmung der Fettsäurenzusammensetzung (2.4.29) 10.6-8687
– Gesamtcholesterol (2.4.32) 224
Omega-3-Säuren-reiches Fischöl 5118
Omega-3-Säuren-Triglyceride 10.3-7365
Omeprazol 10.5-8515
Omeprazol-Magnesium 5125
Omeprazol-Natrium 5128
Omeprazolum 10.5-8515
Omeprazolum magnesicum 5125
Omeprazolum natricum 5128
Ondansetronhydrochlorid-Dihydrat 10.2-6813
Ondansetroni hydrochloridum dihydricum 10.2-6813
Ononidis radix 2209
Opaleszenz von Flüssigkeiten (2.2.1) 27
*Ophiopogonis radix** 2407
Ophthalmica 10.6-8774
Opii extractum siccum normatum 10.3-7126
Opii pulvis normatus 2339
Opii tinctura normata 2341
Opium 2337
Opium crudum 2337
Opiumpulver, Eingestelltes 2339
Opiumtinktur, Eingestellte 2341
Opiumtrockenextrakt, Eingestellter 10.3-7126
Optische Drehung (*siehe* 2.2.7) 34
Optische Mikroskopie (2.9.37) 534
Orbifloxacin für Tiere 5132
Orbifloxacinum ad usum veterinarium 5132
Orcin *R* 10.7-9414
Orciprenalini sulfas 5134
Orciprenalinsulfat 5134
Orientalischer-Knöterich-Früchte* 2344
Orientin *R* 10.7-9415
Origani herba 2125
Orphenadrincitrat 5137
Orphenadrinhydrochlorid 5138
Orphenadrini citras 5137
Orphenadrini hydrochloridum 5138
Orthophosphat, Identitätsreaktion (*siehe* 2.3.1) 182
Orthosiphonblätter 2346
Orthosiphonis folium 2346
Oryzae amylum 5519
Oseltamiviri phosphas 5140
Oseltamivirphosphat 5140
Osmolalität (2.2.35) 85
Osthol *R* 10.7-9415
Ouabain 5143
Ouabainum 5143
Oxacillin-Natrium-Monohydrat 5145
Oxacillinum natricum monohydricum 5145
Oxaliplatin 5148
Oxaliplatinum 5148
Oxalsäure *R* 10.7-9415
Oxalsäure-Schwefelsäure-Lösung *R* 10.7-9415
Oxazepam 5151
Oxazepam *R* 10.7-9415
Oxazepamum 5151
Oxcarbazepin 5153
Oxcarbazepinum 5153
Oxeladinhydrogencitrat 5155
Oxeladini hydrogenocitras 5155
Oxfendazol für Tiere 10.1-6441
Oxfendazolum ad usum veterinarium 10.1-6441
Oxidierende Substanzen (2.5.30) 243
Oxitropii bromidum 5158
Oxitropiumbromid 5158
Oxolinsäure 5160
2,2′-Oxybis(*N,N*-dimethylethylamin) *R* 10.7-9415
4,4′-[Oxybis[(4,1-phenylen)sulfonyl]]dianilin *R* 10.7-9415
Oxybuprocainhydrochlorid 5162
Oxybuprocaini hydrochloridum 5162
Oxybutyninhydrochlorid 10.6-8963
Oxybutynini hydrochloridum 10.6-8963
Oxycodonhydrochlorid 5166
Oxycodoni hydrochloridum 5166
Oxygenium 5617

Oxygenium(^{15}O) ... 1916
Oxygenium 93 per centum ... 5618
Oxymetazolinhydrochlorid ... **10.1**-6442
Oxymetazolini hydrochloridum ... **10.1**-6442
Oxytetracyclin-Dihydrat ... **10.2**-6815
Oxytetracyclinhydrochlorid ... **10.7**-9735
Oxytetracyclinhydrochlorid *R* ... **10.7**-9415
Oxytetracyclini hydrochloridum ... **10.7**-9735
Oxytetracyclinum dihydricum ... **10.2**-6815
Oxytocin ... 5175
Oxytocini solutio concentrata ... 5176
Oxytocin-Lösung, konzentrierte ... 5176
Oxytocinum ... 5175

P

Paclitaxel ... **10.1**-6447
Paclitaxelum ... **10.1**-6447
*Paeoniae radix alba** ... 2365
*Paeoniae radix rubra** ... 2363
Paeoniflorin *R* ... **10.7**-9415
Paeonol *R* ... **10.7**-9416
Palladium *R* ... **10.7**-9416
Palladium(II)-chlorid *R* ... **10.7**-9416
Palladium(II)-chlorid-Lösung *R* ... **10.7**-9416
Palladium-Lösung (0,5 ppm Pd) *R* ... **10.7**-9497
Palladium-Lösung (20 ppm Pd) *R* ... **10.7**-9497
Palladium-Lösung (500 ppm Pd) *R* ... **10.7**-9497
Palmatin *R* ... **10.7**-9416
Palmitinsäure ... 5186
Palmitinsäure *R* ... **10.7**-9416
Palmitoleinsäure *R* ... **10.7**-9416
Palmitoylascorbinsäure ... **10.3**-7371
Palmitylalkohol *R* ... **10.7**-9416
Pamidronat-Dinatrium-Pentahydrat ... 5188
Pancreatis pulvis ... 5191
Pancuronii bromidum ... 5189
Pancuroniumbromid ... 5189
Pankreasnekrose-Impfstoff (inaktiviert, injizierbar, mit öligem Adjuvans) für Salmoniden (Infektiöse-) ... 1732
Pankreas-Pulver ... 5191
Pankreas-Pulver *R* ... **10.7**-9416
Panleukopenie-Impfstoff (inaktiviert) für Katzen, (infektiöse) ... 1734
Panleukopenie-Lebend-Impfstoff für Katzen, (Infektiöse-) ... **10.2**-6734
Pantoprazol-Natrium-Sesquihydrat ... 5195
Pantoprazolum natricum sesquihydricum ... 5195
Papain *R* ... **10.7**-9417
Papaverinhydrochlorid ... 5197
Papaverinhydrochlorid *R* ... **10.7**-9417
Papaverini hydrochloridum ... 5197
Papaveris rhoeados flos ... 2257
Papier zur Chromatographie *R* ... **10.7**-9417
Papierchromatographie
- *siehe* (2.2.26) ... 61
- *siehe* (2.2.46) ... 111

Paracetamol ... **10.7**-9741
Paracetamol *R* ... **10.7**-9417
Paracetamol, 4-aminophenolfreies *R* ... **10.7**-9417
Paracetamolum ... **10.7**-9741
Paraffin
- dickflüssiges ... 5201
- dünnflüssiges ... 5203
- flüssiges *R* ... **10.7**-9417

Paraffinum liquidum ... 5201
Paraffinum perliquidum ... 5203
Paraffinum solidum ... 4167
Parainfluenza-Virus-Lebend-Impfstoff
- für Hunde ... **10.2**-6736
- für Rinder ... **10.2**-6738

Paraldehyd ... 5204
Paraldehyd *R* ... **10.7**-9417
Paraldehydum ... 5204
Pararosaniliniumchlorid *R* ... **10.7**-9417
Pararosaniliniumchlorid-Reagenz *R* ... **10.7**-9417
Parenterale Zubereitungen, Depyrogenisierung von Gegenständen in der Herstellung (5.1.12) ... **10.3**-7020
Parenteralia ... **10.5**-8310
- Bestimmung des entnehmbaren Volumens (2.9.17) ... 477
- Gele zur Injektion ... **10.5**-8310
- Implantate ... **10.5**-8310
- Infusionszubereitungen ... **10.5**-8310
- Injektionszubereitungen ... **10.5**-8310
- Intravitreale Zubereitungen ... **10.5**-8310
- Konzentrate zur Herstellung von Infusionszubereitungen ... **10.5**-8310
- Konzentrate zur Herstellung von Injektionszubereitungen ... **10.5**-8310
- Pulver zur Herstellung von Infusionszubereitungen ... **10.5**-8310
- Pulver zur Herstellung von Injektionszubereitungen ... **10.5**-8310

Parnaparin-Natrium ... 5205
Parnaparinum natricum ... 5205
Paroxetinhydrochlorid ... **10.4**-8083
Paroxetinhydrochlorid-Hemihydrat ... **10.4**-8086
Paroxetini hydrochloridum ... **10.4**-8083
Paroxetini hydrochloridum hemihydricum ... **10.4**-8086
Parthenolid *R* ... **10.7**-9417
Partikeldichte (*siehe* 2.2.42) ... 105
Partikelgröße, Bestimmung durch Laserdiffraktometrie (2.9.31) ... 511
Partikelgrößenverteilung, Bestimmung durch analytisches Sieben (2.9.38) ... 537
Partikelkontamination
- Nicht sichtbare Partikeln (2.9.19) ... **10.3**-6965
- Nicht sichtbare Partikeln in nicht injizierbaren, flüssigen Zubereitungen (2.9.53) ... **10.6**-8715
- sichtbare Partikeln (2.9.20) ... 496
- sichtbare Partikeln, Empfehlungen zur Prüfung (5.17.2) ... **10.3**-7025

Parvovirose-Impfstoff (inaktiviert)
- für Hunde ... 1742
- für Schweine ... **10.2**-6740

Parvovirose-Lebend-Impfstoff für Hunde ... **10.5**-8337
Passiflorae herba ... **10.3**-7128
Passiflorae herbae extractum siccum ... **10.3**-7130
Passionsblumenkraut ... **10.3**-7128
Passionsblumenkrauttrockenextrakt ... **10.3**-7130
Pasteurella-Impfstoff (inaktiviert) für Schafe ... 1748
PCR, Polymerase-Kettenreaktion (*siehe* 2.6.21) ... 301
Pefloxacini mesilas dihydricus ... 5212
Pefloxacinmesilat-Dihydrat ... 5212
Peimin *R* ... **10.7**-9418
Peiminin *R* ... **10.7**-9418
Pelargonii radix ... 2351
Pelargoniumwurzel ... 2351
Pellets, Friabilität (2.9.41) ... 549
Pemetrexed-Dinatrium-Heptahydrat ... 5214
Pemetrexed-Dinatrium-2,5-Hydrat ... **10.5**-8521
Pemetrexedum dinatricum heptahydricum ... 5214
Pemetrexedum dinatricum 2,5-hydricum ... **10.5**-8521
Penbutololi sulfas ... 5217
Penbutololsulfat ... 5217
Penicillamin ... **10.5**-8524
Penicillaminum ... **10.5**-8524

Penicillinase-Lösung *R* **10.7**-9418
Pentaerythrityli tetranitras dilutus 5221
Pentaerythrityltetranitrat-Verreibung 5221
Pentafluorpropansäure *R* **10.7**-9418
Pentafluorpropansäureanhydrid *R* **10.7**-9418
Pentamidindiisetionat 5224
Pentamidini diisetionas 5224
Pentan *R* **10.7**-9419
1,2-Pentandiol *R* **10.7**-9419
Pentanol *R* **10.7**-9419
3-Pentanon *R* **10.7**-9419
Pentazocin 5225
Pentazocinhydrochlorid 5226
Pentazocini hydrochloridum 5226
Pentazocini lactas 5227
Pentazocinlactat 5227
Pentazocinum 5225
Pentetsäure *R* **10.7**-9419
Pentobarbital **10.3**-7371
Pentobarbital-Natrium **10.3**-7373
Pentobarbitalum **10.3**-7371
Pentobarbitalum natricum **10.3**-7373
Pentoxifyllin **10.1**-6452
Pentoxifyllinum **10.1**-6452
Pentoxyverincitrat 5235
Pentoxyverini hydrogenocitras 5235
tert-Pentylalkohol *R* **10.7**-9419
Pepsin 5236
Pepsin *R* **10.7**-9419
Pepsini pulvis 5236
Peptid-*N*-glycosidase F *R* **10.7**-9419
Peptid-Identifizierung durch Kernresonanzspektroskopie (2.2.64) 164
Peptidmustercharakterisierung (2.2.55) 133
Perchlorsäure *R* **10.7**-9419
Perchlorsäure (0,1 mol · l^{-1}) **10.7**-9517
Perchlorsäure-Lösung *R* **10.7**-9419
Perfluorheptansäure *R* **10.7**-9420
Pergolidi mesilas 5238
Pergolidmesilat 5238
Perindopril-*tert*-butylamin **10.1**-6455
Periodat-Essigsäure-Reagenz *R* **10.7**-9420
Periodsäure *R* **10.7**-9420
Peritonealdialyselösungen 5244
Permethrin *R* **10.7**-9420
Permethrin (25:75) 5247
Permethrinum 25:75 5247
Peroxid-Teststreifen *R* **10.7**-9420
Peroxidzahl (2.5.5) 231
Perphenazin 5249
Perphenazinum 5249
*Persicae semen** **10.7**-9638
*Persicariae tinctoriae folium** 2153
Pertussis-Adsorbat-Impfstoff
– (azellulär, aus Komponenten) 1563
– (azellulär, co-gereinigt) 1566
Pertussis(Ganzzell)-Adsorbat-Impfstoff 1568
Pertussis(Ganzzell)-Impfstoff, Bestimmung der Wirksamkeit (2.7.7) 378
Pertussis-Impfstoff (azellulär), Bestimmung der Wirksamkeit (2.7.16) 396
Pertussis-Toxin, restliches (2.6.33) 334
Perubalsam 2352
Perylen *R* **10.7**-9420
Pestizid-Rückstände (2.8.13) **10.6**-8693
Pethidinhydrochlorid 5251
Pethidini hydrochloridum 5251
Petrolether *R* **10.7**-9420
Petrolether *R* 1 . . . . . **10.7**-9420
Petrolether *R* 2 . . . . . **10.7**-9420
Petrolether *R* 3 . . . . . **10.7**-9420
Petrolether *R* 4 . . . . . **10.7**-9420
Petroleum ad praeparationes homoeopathicas 2597
Petroleum rectificatum für homöopathische Zubereitungen 2597
Pfeffer* 2353
Pfeffer, Langer* 2355
Pfefferminzblätter 2358
Pfefferminzblättertrockenextrakt 2359
Pfefferminzöl 2361
Pferdeserum-Gonadotropin für Tiere 5253
Pfingstrosenwurzel
– Rote* 2363
– Weiße* 2365
Pfirsichsamen* **10.7**-9638
Pflanzliche Arzneimittel zum Einnehmen und Extrakte zu deren Herstellung
– mikrobiologische Prüfung (2.6.31) 330
– mikrobiologische Qualität (5.1.8) 1023
Pflanzliche Drogen 1353
– ätherische Öle in (2.8.12) **10.4**-7529
– Bestimmung des Gerbstoffgehalts (2.8.14) 434
– Bestimmung von Aflatoxin B_1 (2.8.18) 435
– Bestimmung von Ochratoxin A (2.8.22) 442
– Fremde Bestandteile (2.8.2) 427
– für homöopathische Zubereitungen 2530
– Gerbstoffgehalt (2.8.14) 434
– Instantteezubereitungen 1346
– mikroskopische Prüfung (2.8.23) 443
– Monographien zu Extrakten, Informationskapitel (5.23) 1283
– Pestizid-Rückstände (2.8.13) **10.6**-8693
– Probennahme und Probenvorbereitung (2.8.20) . . . 438
– Prüfung auf Aristolochiasäuren (2.8.21) 440
– Schwermetalle, Grenzprüfung (2.4.27) 217
– TCM, Bezeichnungen (5.22) **10.8**-9877
– TCM, Vorbehandlung bei der Zubereitung, allgemeine Informationen (5.18) (5.18) **10.5**-8283
– und Zubereitungen aus pflanzlichen Drogen, Hochleistungsdünnschichtchromatographie (2.8.25) 446
– Zubereitungen aus 1356
– zur Teebereitung 1356
Pflanzliche Drogen und Zubereitungen aus pflanzlichen Drogen
– Ätherische Öle
  – Anisöl 2019
  – Bitterfenchelkrautöl 2060
  – Bitterfenchelöl 2063
  – Cassiaöl 2091
  – Citronellöl 2117
  – Citronenöl **10.7**-9631
  – Eucalyptusöl **10.5**-8353
  – Kamillenöl 2252
  – Kiefernnadelöl 2255
  – Korianderöl 2268
  – Kümmelöl 2271
  – Latschenkiefernöl 2272
  – Lavendelöl 2276
  – Mandarinenschalenöl **10.7**-9633
  – Minzöl 2315
  – Muskatellersalbeiöl 2319
  – Muskatöl 2321
  – Nelkenöl 2325
  – Neroliöl/Bitterorangenblütenöl 2326
  – Niaouliöl vom Cineol-Typ 2329
  – Pfefferminzöl 2361
  – Rosmarinöl 2382
  – Spanisches Salbeiöl 2399
  – Speiköl 2440

– Sternanisöl ... 2450
– Süßorangenschalenöl ... **10.7**-9646
– Teebaumöl ... 2473
– Terpentinöl ... 2474
– Thymianöl vom Thymol-Typ ... 2481
– Wacholderöl ... 2494
– Zimtblätteröl ... 2518
– Zimtöl ... 2519
– Blattdrogen
– Artischockenblätter ... 2026
– Bärentraubenblätter ... 2032
– Belladonnablätter ... 2046
– Belladonnapulver, Eingestelltes ... 2050
– Birkenblätter ... 2058
– Bitterkleeblätter ... 2065
– Boldoblätter ... 2074
– Brennnesselblätter ... 2080
– Digitalis-purpurea-Blätter ... 2123
– Dreilappiger Salbei ... 2396
– Efeublätter ... 2131
– Eibischblätter ... 2132
– Eschenblätter ... 2144
– Eucalyptusblätter ... 2146
– Färberknöterichblätter ... 2153
– Ginkgoblätter ... 2179
– Grüner Tee ... 2197
– Hamamelisblätter ... 2206
– Malvenblätter ... 2299
– Mateblätter ... 2310
– Melissenblätter ... 2312
– Ölbaumblätter ... **10.6**-8810
– Orthosiphonblätter ... 2346
– Pfefferminzblätter ... 2358
– Rosmarinblätter ... 2380
– Salbeiblätter ... 2397
– Schwarze-Johannisbeere-Blätter ... 2414
– Sennesfiederblättchen ... **10.1**-6285
– Spitzwegerichblätter ... 2441
– Stramoniumblätter ... 2456
– Stramoniumpulver, Eingestelltes ... 2459
– Weißdornblätter mit Blüten ... **10.3**-7132
– Zitronenverbenenblätter ... 2521
– Blütendrogen
– Abelmoschus-Blütenkrone* ... 1985
– Arnikablüten ... **10.8**-9973
– Bitterorangenblüten ... 2066
– Färberdistelblüten* ... 2151
– Gewürznelken ... **10.3**-7117
– Hibiscusblüten ... 2218
– Holunderblüten ... 2224
– Hopfenzapfen ... 2226
– Japanischer-Pagodenbaum-Blüten* ... 2238
– Japanischer-Pagodenbaum-Blütenknospen* ... 2240
– Kamillenblüten ... 2249
– Klatschmohnblüten ... 2257
– Königskerzenblüten/Wollblumen ... **10.8**-9980
– Lavendelblüten ... 2274
– Lindenblüten ... **10.3**-7124
– Magnolia-biondii-Blütenknospen* ... 2292
– Magnolia-officinalis-Blüten* ... 2295
– Malvenblüten ... 2301
– Ringelblumenblüten ... **10.1**-6283
– Römische Kamille ... 2247
– Rohrkolbenpollen* ... 2378
– Fluidextrakte
– Chinarindenfluidextrakt, Eingestellter ... 2101
– Ipecacuanhafluidextrakt, Eingestellter ... 2231
– Kamillenfluidextrakt ... 2251
– Sägepalmenfrüchteextrakt ... 2393
– Weißdornblätter-mit-Blüten-Fluidextrakt ... **10.3**-7136
– Fruchtdrogen
– Amomum-Früchte* ... 1997
– Amomum-Früchte*, Runde ... 2000
– Anis ... 2018
– Bitterorangenschale ... 2067
– Bocksdornfrüchte* ... 2071
– Braunellenähren* ... 2077
– Cayennepfeffer ... 2092
– Chinesische-Quitte-Früchte* ... **10.5**-8349
– Fenchel, Bitterer ... 2160
– Fenchel, Süßer ... 2161
– Forsythienfrüchte* ... **10.4**-7919
– Gardenienfrüchte* ... 2167
– Hagebuttenschalen ... 2205
– Heidelbeeren, Frische ... 2211
– Heidelbeeren, Getrocknete ... **10.5**-8354
– Koriander ... 2267
– Kümmel ... **10.3**-7119
– Mandarinenschale* ... 2302
– Mariendistelfrüchte ... **10.6**-8804
– Mönchspfefferfrüchte ... 2317
– Orientalischer-Knöterich-Früchte* ... 2344
– Pfeffer* ... 2353
– Pfeffer, Langer* ... 2355
– Sägepalmenfrüchte ... **10.8**-9982
– Schisandrafrüchte* ... 2405
– Sennesfrüchte ... **10.1**-6287
– Sternanis ... 2448
– Stinkeschenfrüchte* ... 2454
– Wacholderbeeren ... 2493
– Weißdornfrüchte ... **10.1**-6290
– Zanthoxylum-bungeanum-Schale* ... **10.4**-7927
– Krautdrogen, Sprossdrogen
– Akebiaspross* ... 1991
– Andornkraut ... 2002
– Andrographiskraut* ... 2004
– Asiatisches Wassernabelkraut ... 2496
– Blutweiderichkraut ... 2070
– Buchweizenkraut ... 2083
– Chinesisches Mutterkraut* ... **10.8**-9978
– Clematis-armandii-Spross* ... 2120
– Dostenkraut ... 2125
– Echtes Goldrutenkraut ... 2194
– Ecliptakraut* ... 2129
– Eisenkraut ... 2136
– Ephedrakraut* ... 2141
– Erdrauchkraut ... 2143
– Frauenmantelkraut ... 2165
– Gekrönte-Scharte-Kraut ... 2171
– Goldrutenkraut ... 2192
– Herzgespannkraut ... 2216
– Houttuyniakraut* ... 2227
– Johanniskraut ... 2242
– Löwenzahnkraut mit Wurzel ... 2286
– Mädesüßkraut ... 2289
– Mutterkraut ... **10.4**-7923
– Odermennigkraut ... 2332
– Passionsblumenkraut ... **10.3**-7128
– Purpur-Sonnenhut-Kraut ... 2430
– Quendelkraut ... 2371
– Schachtelhalmkraut ... 2401
– Schafgarbenkraut ... 2403
– Schöllkraut ... 2412
– Schwarznesselkraut ... 2416
– Sinomenium-acutum-Spross* ... **10.5**-8356
– Steinkleekraut ... 2444
– Stiefmütterchen mit Blüten, Wildes ... 2452
– Tausendgüldenkraut ... 2472

– Thymian 2479
– Uncariazweige mit Dornen* 2487
– Vogelknöterichkraut 2491
– Wermutkraut 2509
– Wolfstrappkraut* 2511
– Pflanzensäfte und -harze, Harzextrakte
– Agar 1990
– Aloe, Curaçao- 1993
– Aloe, Kap- 1994
– Benzoe, Siam- 2053
– Benzoe, Sumatra- 2056
– Cayennepfefferdickextrakt, Eingestellter 2094
– Cayennepfefferölharz, Eingestelltes, raffiniertes 2096
– Gummi, Arabisches 2202
– Kolophonium 2262
– Mastix 2309
– Myrrhe 2323
– Opium 2337
– Opiumpulver, Eingestelltes 2339
– Perubalsam 2352
– Purpur-Sonnenhut-Kraut, mit Ethanol stabilisierter Presssaft von **10.8**-9984
– Purpur-Sonnenhut-Kraut, ohne Ethanol stabilisierter Presssaft von **10.8**-9986
– Tolubalsam 2483
– Tragant 2486
– Weihrauch, Indischer 2501
– Rindendrogen
– Cascararinde 2087
– Chinarinde 2099
– Chinesische-Esche-Rinde* **10.1**-6277
– Eichenrinde 2135
– Eucommiarinde* 2149
– Faulbaumrinde 2157
– Hamamelisrinde 2208
– Magnolienrinde* 2297
– Pflaumenbaumrinde, Afrikanische 2367
– Seifenrinde 2417
– Strauchpäonienwurzelrinde* 2460
– Weidenrinde 2498
– Zimtrinde 2520
– Samendrogen
– Aprikosensamen, Bittere* **10.7**-9629
– Bockshornsamen 2072
– Flohsamen 2163
– Flohsamen, Indische 2164
– Flohsamenschalen, Indische 2165
– Guar 2199
– Guarana 2200
– Hiobstränensamen* 2222
– Kolasamen 2261
– Leinsamen 2277
– Pfirsichsamen* **10.7**-9638
– Rosskastaniensamen 2384
– Thallusdrogen
– Ganoderma* **10.6**-8800
– Isländisches Moos/Isländische Flechte 2237
– Poria-cocos-Fruchtkörper* 2368
– Tang 2471
– Tinkturen
– Arnikatinktur **10.8**-9976
– Baldriantinktur 2036
– Belladonnatinktur, Eingestellte 2052
– Bitterorangenschalentinktur 2069
– Cayennepfeffertinktur, Eingestellte 2097
– Enziantinktur 2138
– Ipecacuanhatinktur, Eingestellte 2234
– Myrrhentinktur 2324
– Opiumtinktur, Eingestellte 2341
– Ratanhiatinktur 2373
– Salbeitinktur 2400
– Siam-Benzoe-Tinktur 2055
– Sumatra-Benzoe-Tinktur 2057
– Tormentilltinktur 2484
– Trockenextrakte
– Aloetrockenextrakt, Eingestellter 1996
– Artischockenblättertrockenextrakt 2028
– Baldriantrockenextrakt, Mit wässrig-alkoholischen Mischungen hergestellter 2038
– Baldriantrockenextrakt, Mit Wasser hergestellter 2037
– Belladonnablättertrockenextrakt, Eingestellter 2048
– Boldoblättertrockenextrakt 2076
– Cascaratrockenextrakt, Eingestellter 2089
– Faulbaumrindentrockenextrakt, Eingestellter 2159
– frische Heidelbeeren, Eingestellter, gereinigter Trockenextrakt 2212
– Ginkgotrockenextrakt, Quantifizierter, raffinierter 2181
– Ginsengtrockenextrakt 2184
– Johanniskrauttrockenextrakt, Quantifizierter 2244
– Mariendistelfrüchtetrockenextrakt, Eingestellter, gereinigter **10.6**-8806
– Melissenblättertrockenextrakt 2314
– Mönchspfefferfrüchtetrockenextrakt 2318
– Ölbaumblättertrockenextrakt 2335
– Opiumtrockenextrakt, Eingestellter **10.3**-7126
– Passionsblumenkrauttrockenextrakt **10.3**-7130
– Pfefferminzblättertrockenextrakt 2359
– Rosskastaniensamentrockenextrakt, Eingestellter 2386
– Sennesfiederblättchentrockenextrakt, Eingestellter **10.7**-9641
– Sennesfrüchtetrockenextrakt, Eingestellter, mit wässrig-alkoholischen Mischungen hergestellter **10.7**-9644
– Sennesfrüchtetrockenextrakt, Eingestellter, mit Wasser hergestellter **10.7**-9642
– Süßholzwurzeltrockenextrakt als Geschmackskorrigens 2465
– Teufelskrallenwurzeltrockenextrakt 2478
– Weidenrindentrockenextrakt 2500
– Weißdornblätter-mit-Blüten-Trockenextrakt **10.3**-7138
– Wurzeldrogen
– Achyranthiswurzel* 1987
– Anemarrhena-asphodeloides-Wurzelstock* 2007
– Angelica-dahurica-Wurzel* 2009
– Angelica-pubescens-Wurzel* 2011
– Angelica-sinensis-Wurzel* 2014
– Angelikawurzel 2016
– Atractylodes-lancea-Wurzelstock* **10.6**-8797
– Atractylodes-macrocephala-Wurzelstock 2031
– Baikal-Helmkraut-Wurzel* **10.4**-7917
– Baldrianwurzel 2040
– Baldrianwurzel, Geschnittene 2042
– Ballonblumenwurzel* 2044
– Blasser-Sonnenhut-Wurzel 2432
– Brennnesselwurzel **10.6**-8798
– Buschknöterichwurzelstock mit Wurzel* 2085
– Chinesischer-Liebstöckel-Wurzel* 2104
– Chinesischer-Liebstöckel-Wurzelstock mit Wurzel* 2106
– Chinesischer-Tragant-Wurzel* 2108
– Chinesisches-Hasenohr-Wurzel* **10.5**-8351
– Cimicifugawurzelstock 2112
– Curcumawurzelstock 2122

– Cyathulawurzel* **10.3**-7113
– Drynariawurzelstock* 2127
– Eibischwurzel 2134
– Enzianwurzel 2139
– Färberwaidwurzel* 2155
– Gastrodienwurzelstock* 2170
– Gelbwurz, Javanische 2174
– Gelbwurz, Kanadische **10.6**-8802
– Ginsengwurzel 2186
– Glockenwindenwurzel* 2189
– Goldfadenwurzelstock* 2190
– Großer-Wiesenknopf-Wurzel* **10.4**-7925
– Hauhechelwurzel 2209
– Himalayaschartenwurzel* 2219
– Ingwerwurzelstock 2229
– Ipecacuanhapulver, Eingestelltes 2232
– Ipecacuanhawurzel 2235
– Knoblauchpulver 2258
– Kopoubohnenwurzel* 2263
– Kopoubohnenwurzel*, Mehlige 2265
– Leopardenblumenwurzelstock* **10.3**-7120
– Lerchenspornwurzelstock* 2281
– Liebstöckelwurzel **10.3**-7122
– Löwenzahnwurzel 2287
– Mäusedornwurzelstock 2290
– Morindawurzel* **10.4**-7921
– Ningpo-Braunwurzwurzel* **10.6**-8807
– Notoginsengwurzel* 2330
– Notopterygiumwurzelstock mit Wurzel* **10.7**-9634
– Pelargoniumwurzel 2351
– Pfingstrosenwurzel, Rote* 2363
– Pfingstrosenwurzel, Weiße* 2365
– Primelwurzel 2369
– Purpur-Sonnenhut-Wurzel 2435
– Queckenwurzelstock 2370
– Ratanhiawurzel 2374
– Rehmanniawurzel* **10.1**-6281
– Rhabarberwurzel 2375
– Rotwurzsalbei-Wurzelstock mit Wurzel* 2388
– Schlangenbartwurzel* 2407
– Schlangenwiesenknöterichwurzelstock* 2409
– Schmalblättriger-Sonnenhut-Wurzel 2437
– Schnurbaumwurzel* 2410
– Senegawurzel 2419
– Stachelpanaxwurzelrinde* 2443
– Stephania-tetrandra-Wurzel* 2446
– Süßholzwurzel 2463
– Taigawurzel 2468
– Teufelskrallenwurzel 2476
– Tormentillwurzelstock 2485
– Vielblütiger-Knöterich-Wurzel* 2489
– Yamswurzelknollen* 2514
– Yamswurzelknollen, Japanische* 2515
– Zhekiang-Fritillariazwiebel* **10.6**-8811
Pflanzliche Öle
– fette 1357
– hydrierte, Nickel in (2.4.31) 223
Pflaster **10.5**-8314
– transdermale, Wirkstofffreisetzung **10.5**-8267
– wirkstoffhaltige **10.5**-8316
Pharmaceutica 1359
Pharmazeutische Zubereitungen 1359
– nicht sterile, mikrobiologische Qualität (5.1.4) **10.3**-7013
α-Phellandren *R* **10.7**-9421
Phenanthren *R* **10.7**-9421
Phenanthrolinhydrochlorid *R* **10.7**-9421
Phenazon 5254
Phenazon *R* **10.7**-9421
Phenazonum 5254
Pheniramini maleas 5256
Pheniraminmaleat 5256
Phenobarbital 5258
Phenobarbital-Natrium 5260
Phenobarbitalum 5258
Phenobarbitalum natricum 5260
Phenol 5262
Phenol *R* **10.7**-9421
Phenol in Sera und Impfstoffen (2.5.15) 236
Phenolphthalein 5263
Phenolphthalein *R* **10.7**-9421
Phenolphthalein-Lösung *R* **10.7**-9421
Phenolphthalein-Lösung *R* 1 .... **10.7**-9421
Phenolphthalein-Papier *R* **10.7**-9421
Phenolphthaleinum 5263
Phenolrot *R* **10.7**-9421
Phenolrot-Lösung *R* **10.7**-9422
Phenolrot-Lösung *R* 2 .... **10.7**-9422
Phenolrot-Lösung *R* 3 .... **10.7**-9422
Phenolsulfonphthalein 5264
Phenolsulfonphthaleinum 5264
Phenolum 5262
Phenothiazine, Identifizierung durch Dünnschichtchromatographie (2.3.3) 185
2-Phenoxyanilin *R* **10.7**-9422
Phenoxybenzaminhydrochlorid **10.6**-8969
Phenoxybenzamini hydrochloridum **10.6**-8969
Phenoxyessigsäure *R* **10.7**-9422
Phenoxyethanol 5265
Phenoxyethanol *R* **10.7**-9422
Phenoxyethanolum 5265
Phenoxymethylpenicillin **10.2**-6821
Phenoxymethylpenicillin-Benzathin-Tetrahydrat 5269
Phenoxymethylpenicillin-Kalium **10.2**-6823
Phenoxymethylpenicillinum **10.2**-6821
Phenoxymethylpenicillinum kalicum **10.2**-6823
Phentolamini mesilas 5274
Phentolaminmesilat 5274
Phenylalanin 5276
Phenylalanin *R* **10.7**-9422
Phenylalaninum 5276
Phenylbutazon 5278
Phenylbutazonum 5278
p-Phenylendiamindihydrochlorid *R* **10.7**-9422
Phenylephrin **10.1**-6459
Phenylephrinhydrochlorid **10.1**-6461
Phenylephrini hydrochloridum **10.1**-6461
Phenylephrinum **10.1**-6459
Phenylessigsäure *R* **10.7**-9423
Phenylglycin *R* **10.7**-9423
D-Phenylglycin *R* **10.7**-9423
Phenylhydrargyri acetas 5288
Phenylhydrargyri boras 5284
Phenylhydrargyri nitras 5285
Phenylhydrazin *R* **10.7**-9423
Phenylhydrazinhydrochlorid *R* **10.7**-9423
Phenylhydrazinhydrochlorid-Lösung *R* **10.7**-9423
Phenylhydrazin-Schwefelsäure *R* **10.7**-9423
Phenylisothiocyanat *R* **10.7**-9423
Phenylmercuriborat 5284
Phenylmercurinitrat 5285
Phenyl(50)methyl(50)polysiloxan *R* **10.7**-9424
Phenyl(5)methyl(95)polysiloxan *R* **10.7**-9423
Phenyl(50)methyl(50)polysiloxanpolysiloxan *R* 896
1-Phenylpiperazin *R* **10.7**-9424
1-Phenylpropan-2-ol *R* **10.7**-9424
Phenylpropanolaminhydrochlorid 5286
Phenylpropanolamini hydrochloridum 5286
Phenylquecksilber(II)-acetat 5288

1-Phenyl-1,2,3,4-tetrahydroisochinolin *R* **10.7**-9424
Phenytoin 5289
Phenytoin-Natrium 5291
Phenytoinum 5289
Phenytoinum natricum 5291
pH-Indikatorstreifen *R* **10.7**-9424
Phloroglucid *R* **10.7**-9424
Phloroglucin 5293
Phloroglucin *R* **10.7**-9424
Phloroglucin-Dihydrat 5295
Phloroglucin-Lösung *R* **10.7**-9424
Phloroglucinolum 5293
Phloroglucinolum dihydricum 5295
Pholcodin-Monohydrat 5298
Pholcodinum monohydricum 5298
Phosalon *R* **10.7**-9424
Phosphat
– Grenzprüfung (2.4.11) 196
– Identitätsreaktion (*siehe* 2.3.1) 182
Phosphat-Citrat-Pufferlösung pH 5,5 *R* **10.7**-9503
Phosphat-Lösung (200 ppm PO_4) *R* **10.7**-9497
Phosphat-Lösung (5 ppm PO_4) *R* **10.7**-9498
Phosphat-Pufferlösung pH 2,0 *R* **10.7**-9500
Phosphat-Pufferlösung pH 2,0 (0,125 mol · l^{-1}) *R* **10.7**-9500
Phosphat-Pufferlösung pH 2,5 (0,2 mol · l^{-1}) *R* . . . **10.7**-9500
Phosphat-Pufferlösung pH 2,8 *R* **10.7**-9500
Phosphat-Pufferlösung pH 3,0 *R* **10.7**-9501
Phosphat-Pufferlösung pH 3,0 *R* 1 . . . . **10.7**-9501
Phosphat-Pufferlösung pH 3,0 (0,1 mol · l^{-1}) *R* . . . **10.7**-9501
Phosphat-Pufferlösung pH 3,2 *R* **10.7**-9501
Phosphat-Pufferlösung pH 3,2 *R* 1 . . . . **10.7**-9501
Phosphat-Pufferlösung pH 3,25 *R* **10.7**-9501
Phosphat-Pufferlösung pH 3,4 *R* **10.7**-9501
Phosphat-Pufferlösung pH 3,5 *R* **10.7**-9501
Phosphat-Pufferlösung pH 4,5 (0,05 mol · l^{-1}) *R* . . **10.7**-9502
Phosphat-Pufferlösung pH 5,0 *R* **10.7**-9502
Phosphat-Pufferlösung pH 5,4 (0,067 mol · l^{-1}) *R* **10.7**-9503
Phosphat-Pufferlösung pH 5,5 *R* **10.7**-9503
Phosphat-Pufferlösung pH 5,6 *R* **10.7**-9503
Phosphat-Pufferlösung pH 5,8 *R* **10.7**-9503
Phosphat-Pufferlösung pH 6,0 *R* **10.7**-9503
Phosphat-Pufferlösung pH 6,0 *R* 1 . . . . **10.7**-9503
Phosphat-Pufferlösung pH 6,0 *R* 2 . . . . **10.7**-9504
Phosphat-Pufferlösung pH 6,4 *R* **10.7**-9504
Phosphat-Pufferlösung pH 6,5 *R* **10.7**-9504
Phosphat-Pufferlösung pH 6,5 (0,1 mol · l^{-1}) *R* . . . **10.7**-9504
Phosphat-Pufferlösung pH 6,7 (0,1 mol · l^{-1}) *R* . . . **10.7**-9504
Phosphat-Pufferlösung pH 6,8 *R* **10.7**-9504
Phosphat-Pufferlösung pH 6,8 *R* 1 . . . . **10.7**-9504
Phosphat-Pufferlösung pH 7,0 *R* **10.7**-9505
Phosphat-Pufferlösung pH 7,0 *R* 1 . . . . **10.7**-9505
Phosphat-Pufferlösung pH 7,0 *R* 2 . . . . **10.7**-9505
Phosphat-Pufferlösung pH 7,0 *R* 3 . . . . **10.7**-9505
Phosphat-Pufferlösung pH 7,0 *R* 4 . . . . **10.7**-9505
Phosphat-Pufferlösung pH 7,0 *R* 5 . . . . **10.7**-9505
Phosphat-Pufferlösung pH 7,0 *R* 6 . . . . **10.7**-9505
Phosphat-Pufferlösung pH 7,0 *R* 7 . . . . **10.7**-9505
Phosphat-Pufferlösung pH 7,0 (0,025 mol · l^{-1}) *R* **10.7**-9506
Phosphat-Pufferlösung pH 7,0 (0,03 mol · l^{-1}) *R* . . **10.7**-9506
Phosphat-Pufferlösung pH 7,0 (0,05 mol · l^{-1}) *R* . . **10.7**-9506
Phosphat-Pufferlösung pH 7,0 (0,063 mol · l^{-1}) *R* **10.7**-9506
Phosphat-Pufferlösung pH 7,0 (0,067 mol · l^{-1}) *R* **10.7**-9505
Phosphat-Pufferlösung pH 7,0 (0,1 mol · l^{-1}) *R* . . . **10.7**-9505
Phosphat-Pufferlösung pH 7,2 *R* **10.7**-9506
Phosphat-Pufferlösung pH 7,4 *R* **10.7**-9506
Phosphat-Pufferlösung pH 7,5 (0,05 mol · l^{-1}) *R* . . **10.7**-9507
Phosphat-Pufferlösung pH 7,5 (0,2 mol · l^{-1}) *R* . . . **10.7**-9507
Phosphat-Pufferlösung pH 7,5 (0,33 mol · l^{-1}) *R* . . **10.7**-9507
Phosphat-Pufferlösung pH 8,0 (0,02 mol · l^{-1}) *R* . . **10.7**-9508
Phosphat-Pufferlösung pH 8,0 (0,1 mol · l^{-1}) *R* . . . **10.7**-9508
Phosphat-Pufferlösung pH 8,0 (1 mol · l^{-1}) *R* **10.7**-9508
Phosphat-Pufferlösung pH 8,5 *R* **10.7**-9509
Phosphat-Pufferlösung pH 9,0 *R* **10.7**-9510
Phosphat-Pufferlösung pH 11,3 (0,1 mol · l^{-1}) *R* . . **10.7**-9511
Phosphat-Pufferlösung pH 7,2, albuminhaltige *R* . . **10.7**-9506
Phosphat-Pufferlösung pH 7,2, albuminhaltige *R* 1 . . . . **10.7**-9506
Phosphat-Pufferlösung pH 6,4, gelatinehaltige *R* . . **10.7**-9504
Phosphat-Pufferlösung pH 6,8, natriumchloridhaltige *R* **10.7**-9504
Phosphat-Pufferlösung pH 7,4, natriumchloridhaltige *R* **10.7**-9506
Phosphat-Pufferlösung pH 7,4, natriumchloridhaltige *R* 1 . . . . **10.7**-9507
Phospholipida ex ovo ad iniectabile 5300
Phospholipida ex soia ad iniectabile 5303
Phospholipide aus Eiern zur Injektion 5300
Phospholipide aus Soja zur Injektion 5303
Phosphor in Polysaccharid-Impfstoffen (2.5.18) 237
Phosphorige Säure *R* **10.7**-9424
Phosphor(V)-oxid *R* **10.7**-9425
Phosphorsäure 10 % **10.5**-8527
Phosphorsäure 10 % *R* **10.7**-9425
Phosphorsäure 85 % **10.5**-8526
Phosphorsäure 85 % *R* **10.7**-9425
Phosphorsäure, verdünnte *R* 1 . . . . **10.7**-9425
Phthalaldehyd *R* **10.7**-9425
Phthalaldehyd-Reagenz *R* **10.7**-9425
Phthalat-Pufferlösung pH 4,4 *R* **10.7**-9502
Phthalat-Pufferlösung pH 6,4 (0,5 mol · l^{-1}) *R* **10.7**-9504
Phthalazin *R* **10.7**-9425
Phthaleinpurpur *R* **10.7**-9425
Phthalsäure *R* **10.7**-9426
Phthalsäureanhydrid *R* **10.7**-9426
Phthalsäureanhydrid-Lösung *R* **10.7**-9426
Phthalylsulfathiazol 5307
Phthalylsulfathiazolum 5307
Physostigmini salicylas (Eserini salicylas) 5308
Phytomenadion, *all-rac* **10.6**-8970
Phytomenadionum, int-rac **10.6**-8970
Phytomenadionum racemicum 5309
Phytosterol 5312
Phytosterolum 5312
pH-Wert
– Indikatoren (2.2.4) 33
– Potentiometrische Methode (2.2.3) 31
– von Lösungen, ungefährer (2.2.4) 33
Picein *R* **10.7**-9426
Picotamid-Monohydrat 5313
Picotamidum monohydricum 5313
Picrotin *R* **10.7**-9426
Picrotoxinin *R* **10.7**-9426
Pikrinsäure *R* **10.7**-9426
Pikrinsäure-Lösung *R* **10.7**-9427
Pikrinsäure-Lösung *R* 1 . . . . **10.7**-9427
Pilocarpinhydrochlorid 5314
Pilocarpini hydrochloridum 5314
Pilocarpini nitras 5316
Pilocarpinnitrat 5316
Pimobendan für Tiere **10.1**-6463
Pimobendanum ad usum veterinarium **10.1**-6463
Pimozid 5320
Pimozidum 5320
Pindolol 5322
Pindololum 5322

α-Pinen *R* 10.7-9427
β-Pinen *R* 10.7-9427
Pini pumilionis aetheroleum 2272
Pini silvestris aetheroleum 2255
Pioglitazonhydrochlorid 5324
Pioglitazoni hydrochloridum 5324
Pipemidinsäure-Trihydrat 5326
Piperacillin-Monohydrat **10.4**-8089
Piperacillin-Natrium **10.8**-10105
Piperacillinum monohydricum **10.4**-8089
Piperacillinum natricum **10.8**-10105
Piperazinadipat 5333
Piperazincitrat 5335
1,4-Piperazindiethansulfonsäure *R* **10.7**-9427
Piperazin-Hexahydrat 5332
Piperazin-Hexahydrat *R* **10.7**-9427
Piperazini adipas 5333
Piperazini citras 5335
Piperazinum hydricum 5332
Piperidin *R* **10.7**-9427
Piperin *R* **10.7**-9427
*Piperis fructus** 2353
*Piperis longi fructus** 2355
Piperiton *R* **10.7**-9427
Piracetam **10.4**-8098
Piracetamum **10.4**-8098
Pirenzepindihydrochlorid-Monohydrat 5337
Pirenzepini dihydrochloridum monohydricum 5337
Piretanid 5339
Piretanidum 5339
Pirfenidon 5341
Pirfenidonum 5341
Pirimiphos-ethyl *R* **10.7**-9428
Piroxicam 5342
Piroxicamum 5342
Piscis oleum omega-3 acidis abundans 5118
Pisi amylum 3742
Pivampicillin 5344
Pivampicillinum 5344
Pivmecillinamhydrochlorid 5347
Pivmecillinami hydrochloridum 5347
PKA, Präkallikrein-Aktivator (2.6.15) 292
Plantae ad ptisanam 1356
Plantae medicinales 1353
– *ad praeparationes homoeopathicas* 2530
Plantae medicinales et plantae medicinales praeparatae
– *Abelmoschi corolla** 1985
– *Absinthii herba* 2509
– *Acaciae gummi* 2202
– *Acanthopanacis gracilistyli cortex** 2443
– *Achyranthis bidentatae radix** 1987
– *Agar* 1990
– *Agni casti fructus* 2317
– *Agni casti fructus extractum siccum* 2318
– *Agrimoniae herba* 2332
– *Akebiae caulis** 1991
– *Alchemillae herba* 2165
– *Allii sativi bulbi pulvis* 2258
– *Aloe barbadensis* 1993
– *Aloe capensis* 1994
– *Aloes extractum siccum normatum* 1996
– *Althaeae folium* 2132
– *Althaeae radix* 2134
– *Amomi fructus** 1997
– *Amomi fructus rotundus** 2000
– *Andrographidis herba** 2004
– *Anemarrhenae asphodeloides rhizoma** 2007
– *Angelicae archangelicae radix* 2016
– *Angelicae dahuricae radix** 2009
– *Angelicae pubescentis radix** 2011
– *Angelicae sinensis radix** 2014
– *Anisi aetheroleum* 2019
– *Anisi fructus* 2018
– *Anisi stellati aetheroleum* 2450
– *Anisi stellati fructus* 2448
– *Armeniacae semen amarum** **10.7**-9629
– *Arnicae flos* **10.8**-9973
– *Arnicae tinctura* **10.8**-9976
– *Astragali mongholici radix** 2108
– *Atractylodis lanceae rhizoma** **10.6**-8797
– *Atractylodis macrocephalae rhizoma** 2031
– *Aucklandiae radix** 2219
– *Aurantii amari epicarpii et mesocarpii tinctura* 2069
– *Aurantii amari epicarpium et mesocarpium* 2067
– *Aurantii amari flos* 2066
– *Aurantii dulcis aetheroleum* **10.7**-9646
– *Ballotae nigrae herba* 2416
– *Balsamum peruvianum* 2352
– *Balsamum tolutanum* 2483
– *Belamcandae chinensis rhizoma** **10.3**-7120
– *Belladonnae folii extractum siccum normatum* 2048
– *Belladonnae folii tinctura normata* 2052
– *Belladonnae folium* 2046
– *Belladonnae pulvis normatus* 2050
– *Benzoe sumatranus* 2056
– *Benzoe tonkinensis* 2053
– *Benzois sumatrani tinctura* 2057
– *Benzois tonkinensis tinctura* 2055
– *Betulae folium* 2058
– *Bistortae rhizoma** 2409
– *Boldi folium* 2074
– *Boldo folii extractum siccum* 2076
– *Bupleuri radix** **10.5**-8351
– *Calendulae flos* **10.1**-6283
– *Camelliae sinensis non fermentata folia* 2197
– *Capsici extractum spissum normatum* 2094
– *Capsici fructus* 2092
– *Capsici oleoresina raffinata et normata* 2096
– *Capsici tinctura normata* 2097
– *Carthami flos** 2151
– *Carvi aetheroleum* 2271
– *Carvi fructus* **10.3**-7119
– *Caryophylli floris aetheroleum* 2325
– *Caryophylli flos* **10.3**-7117
– *Centaurii herba* 2472
– *Centellae asiaticae herba* 2496
– *Chaenomeles fructus** **10.5**-8349
– *Chamomillae romanae flos* 2247
– *Chelidonii herba* 2412
– *Cimicifugae rhizoma* 2112
– *Cinchonae cortex* 2099
– *Cinchonae extractum fluidum normatum* 2101
– *Cinnamomi cassiae aetheroleum* 2091
– *Cinnamomi cortex* 2520
– *Cinnamomi zeylanici corticis aetheroleum* 2519
– *Cinnamomi zeylanici folii aetheroleum* 2518
– *Citri reticulatae aetheroleum* **10.7**-9633
– *Citri reticulatae epicarpium et mesocarpium** 2302
– *Citronellae aetheroleum* 2117
– *Clematidis armandii caulis** 2120
– *Codonopsidis radix** 2189
– *Coicis semen** 2222
– *Colae semen* 2261
– *Colophonium* 2262
– *Coptidis rhizoma** 2190
– *Coriandri aetheroleum* 2268
– *Coriandri fructus* 2267

– *Corydalis rhizoma** 2281
– *Crataegi folii cum flore extractum fluidum* **10.3**-7136
– *Crataegi folii cum flore extractum siccum* **10.3**-7138
– *Crataegi folium cum flore* **10.3**-7132
– *Crataegi fructus* **10.1**-6290
– *Curcumae longae rhizoma* 2122
– *Curcumae zanthorrhizae rhizoma* 2174
– *Cyamopsidis seminis pulvis* 2199
– *Cyathulae radix** **10.3**-7113
– *Cynarae folii extractum siccum* 2028
– *Cynarae folium* 2026
– *Digitalis purpureae folium* 2123
– *Dioscoreae nipponicae rhizoma** 2515
– *Dioscoreae oppositifoliae rhizoma** 2514
– *Drynariae rhizoma** 2127
– *Echinaceae angustifoliae radix* 2437
– *Echinaceae pallidae radix* 2432
– *Echinaceae purpureae herba* 2430
– *Echinaceae purpureae herbae succus expressus et confirmatus sine ethanolo* **10.8**-9986
– *Echinaceae purpureae herbae succus expressus et ethanolo confirmatus* **10.8**-9984
– *Echinaceae purpureae radix* 2435
– *Ecliptae herba** 2129
– *Eleutherococci radix* 2468
– *Ephedrae herba** 2141
– *Equiseti herba* 2401
– *Eucalypti aetheroleum* **10.5**-8353
– *Eucalypti folium* 2146
– *Eucommiae cortex** 2149
– *Evodiae fructus** 2454
– *Fagopyri herba* 2083
– *Filipendulae ulmariae herba* 2289
– *Foeniculi amari fructus* 2160
– *Foeniculi amari fructus aetheroleum* 2063
– *Foeniculi amari herbae aetheroleum* 2060
– *Foeniculi dulcis fructus* 2161
– *Forsythiae fructus** **10.4**-7919
– *Frangulae cortex* 2157
– *Frangulae corticis extractum siccum normatum* 2159
– *Fraxini chinensis cortex** **10.1**-6277
– *Fraxini folium* 2144
– *Fraxini rhynchophyllae cortex** 2102
– *Fritillaria thunbergii bulbus** **10.6**-8811
– *Fucus vel Ascophyllum* 2471
– *Fumariae herba* 2143
– *Ganoderma lucidum** **10.6**-8800
– *Gardeniae fructus** 2167
– *Gastrodiae rhizoma** 2170
– *Gentianae radix* 2139
– *Gentianae tinctura* 2138
– *Ginkgo extractum siccum raffinatum et quantificatum* 2181
– *Ginkgo folium* 2179
– *Ginseng extractum siccum* 2184
– *Ginseng radix* 2186
– *Graminis rhizoma* 2370
– *Guarana semen* 2200
– *Hamamelidis cortex* 2208
– *Hamamelidis folium* 2206
– *Harpagophyti extractum siccum* 2478
– *Harpagophyti radix* 2476
– *Hederae folium* 2131
– *Hibisci sabdariffae flos* 2218
– *Hippocastani semen* 2384
– *Hippocastani seminis extractum siccum normatum* 2386
– *Houttuyniae herba** 2227
– *Hydrastidis rhizoma* **10.6**-8802
– *Hyperici herba* 2242
– *Hyperici herbae extractum siccum quantificatum* 2244
– *Ipecacuanhae extractum fluidum normatum* 2231
– *Ipecacuanhae pulvis normatus* 2232
– *Ipecacuanhae radix* 2235
– *Ipecacuanhae tinctura normata* 2234
– *Isatidis radix** 2155
– *Juniperi aetheroleum* 2494
– *Juniperi galbulus* 2493
– *Lavandulae aetheroleum* 2276
– *Lavandulae flos* 2274
– *Leonuri cardiacae herba* 2216
– *Leonuri japonici herba** **10.8**-9978
– *Levistici radix* **10.3**-7122
– *Lichen islandicus* 2237
– *Ligustici chuanxiong rhizoma** 2104
– *Ligustici radix et rhizoma** 2106
– *Limonis aetheroleum* **10.7**-9631
– *Lini semen* 2277
– *Liquiritiae extractum siccum ad saporandum* 2465
– *Liquiritiae radix* 2463
– *Lupuli flos* 2226
– *Lycii fructus** 2071
– *Lycopi herba** 2511
– *Lythri herba* 2070
– *Magnoliae biondii flos immaturus** 2292
– *Magnoliae officinalis cortex** 2297
– *Magnoliae officinalis flos** 2295
– *Malvae folium* 2299
– *Malvae sylvestris flos* 2301
– *Marrubii herba* 2002
– *Mastix* 2309
– *Mate folium* 2310
– *Matricariae aetheroleum* 2252
– *Matricariae extractum fluidum* 2251
– *Matricariae flos* 2249
– *Melaleucae aetheroleum* 2473
– *Meliloti herba* 2444
– *Melissae folii extractum siccum* 2314
– *Melissae folium* 2312
– *Menthae arvensis aetheroleum partim mentholum depletum* 2315
– *Menthae piperitae aetheroleum* 2361
– *Menthae piperitae folii extractum siccum* 2359
– *Menthae piperitae folium* 2358
– *Menyanthidis trifoliatae folium* 2065
– *Millefolii herba* 2403
– *Morindae officinalis radix** **10.4**-7921
– *Moutan cortex** 2460
– *Myristicae fragrantis aetheroleum* 2321
– *Myrrha* 2323
– *Myrrhae tinctura* 2324
– *Myrtilli fructus recens* 2211
– *Myrtilli fructus recentis extractum siccum raffinatum et normatum* 2212
– *Myrtilli fructus siccus* **10.5**-8354
– *Neroli aetheroleum* 2326
– *Niaouli typo cineolo aetheroleum* 2329
– *Notoginseng radix** 2330
– *Notopterygii rhizoma et radix** **10.7**-9634
– *Oleae folii extractum siccum* 2335
– *Oleae folium* **10.6**-8810
– *Olibanum indicum* 2501
– *Ononidis radix* 2209
– *Ophiopogonis radix** 2407
– *Opii extractum siccum normatum* **10.3**-7126
– *Opii pulvis normatus* 2339
– *Opii tinctura normata* 2341
– *Opium crudum* 2337

– *Origani herba* 2125
– *Orthosiphonis folium* 2346
– *Paeoniae radix alba** 2365
– *Paeoniae radix rubra** 2363
– *Papaveris rhoeados flos* 2257
– *Passiflorae herba* **10.3**-7128
– *Passiflorae herbae extractum siccum* **10.3**-7130
– *Pelargonii radix* 2351
– *Persicae semen** **10.7**-9638
– *Persicariae tinctoriae folium** 2153
– *Pini pumilionis aetheroleum* 2272
– *Pini silvestris aetheroleum* 2255
– *Piperis fructus** 2353
– *Piperis longi fructus** 2355
– *Plantaginis lanceolatae folium* 2441
– *Plantaginis ovatae semen* 2164
– *Plantaginis ovatae seminis tegumentum* 2165
– *Platycodonis radix** 2044
– *Polygalae radix* 2419
– *Polygoni avicularis herba* 2491
– *Polygoni cuspidati rhizoma et radix** 2085
– *Polygoni multiflori radix** 2489
– *Polygoni orientalis fructus** 2344
– *Poria** 2368
– *Primulae radix* 2369
– *Prunellae spica** 2077
– *Pruni africanae cortex* 2367
– *Psyllii semen* 2163
– *Puerariae lobatae radix** 2263
– *Puerariae thomsonii radix** 2265
– *Quercus cortex* 2135
– *Quillajae cortex* 2417
– *Ratanhiae radix* 2374
– *Ratanhiae tinctura* 2373
– *Rehmanniae radix** **10.1**-6281
– *Rhamni purshianae cortex* 2087
– *Rhamni purshianae extractum siccum normatum* 2089
– *Rhei radix* 2375
– *Ribis nigri folium* 2414
– *Rosae pseudo-fructus* 2205
– *Rosmarini aetheroleum* 2382
– *Rosmarini folium* 2380
– *Rusci rhizoma* 2290
– *Sabalis serrulatae extractum* 2393
– *Sabalis serrulatae fructus* **10.8**-9982
– *Salicis cortex* 2498
– *Salicis corticis extractum siccum* 2500
– *Salviae lavandulifoliae aetheroleum* 2399
– *Salviae miltiorrhizae radix et rhizoma** 2388
– *Salviae officinalis folium* 2397
– *Salviae sclareae aetheroleum* 2319
– *Salviae tinctura* 2400
– *Salviae trilobae folium* 2396
– *Sambuci flos* 2224
– *Sanguisorbae radix** **10.4**-7925
– *Schisandrae chinensis fructus** 2405
– *Scrophulariae radix** **10.6**-8807
– *Scutellariae baicalensis radix** **10.4**-7917
– *Sennae folioli extractum siccum normatum* **10.7**-9641
– *Sennae foliolum* **10.1**-6285
– *Sennae fructus* **10.1**-6287
– *Sennae fructus extractum aquosum siccum normatum* **10.7**-9642
– *Sennae fructus extractum hydroalcoholicum siccum normatum* **10.7**-9644
– *Serpylli herba* 2371
– *Serratulae coronatae herba* 2171
– *Silybi mariani extractum siccum raffinatum et normatum* **10.6**-8806
– *Silybi mariani fructus* **10.6**-8804
– *Sinomenii caulis** **10.5**-8356
– *Solidaginis herba* 2192
– *Solidaginis virgaureae herba* 2194
– *Sophorae flavescentis radix** 2410
– *Sophorae japonicae flos** 2238
– *Sophorae japonicae flos immaturus** 2240
– *Spicae aetheroleum* 2440
– *Stephaniae tetrandrae radix** 2446
– *Stramonii folium* 2456
– *Stramonii pulvis normatus* 2459
– *Tanaceti parthenii herba* **10.4**-7923
– *Taraxaci officinalis herba cum radice* 2286
– *Taraxaci officinalis radix* 2287
– *Terebinthinae aetheroleum* 2474
– *Thymi herba* 2479
– *Thymi typo thymolo aetheroleum* 2481
– *Tiliae flos* **10.3**-7124
– *Tormentillae rhizoma* 2485
– *Tormentillae tinctura* 2484
– *Tragacantha* 2486
– *Trigonellae foenugraeci semen* 2072
– *Typhae pollis* 2378
– *Uncariae rhynchophyllae ramulus cum uncis** 2487
– *Urticae folium* 2080
– *Urticae radix* **10.6**-8798
– *Uvae ursi folium* 2032
– *Valerianae extractum aquosum siccum* 2037
– *Valerianae extractum hydroalcoholicum siccum* 2038
– *Valerianae radix* 2040
– *Valerianae radix minutata* 2042
– *Valerianae tinctura* 2036
– *Verbasci flos* **10.8**-9980
– *Verbenae citriodorae folium* 2521
– *Verbenae herba* 2136
– *Violae herba cum flore* 2452
– *Zanthoxyli bungeani pericarpium** **10.4**-7927
– *Zingiberis rhizoma* 2229
Plantae medicinales praeparatae 1356
Plantarum medicinalium extracta 1318
Plasma, blutplättchenarmes *R* **10.7**-9428
Plasma humanum ad separationem 5352
Plasma humanum coagmentatum conditumque ad exstinguendum virum 5349
Plasma vom Kaninchen *R* **10.7**-9428
Plasma vom Menschen
– (gepoolt, virusinaktiviert) 5349
– (Humanplasma) zur Fraktionierung 5352
Plasmasubstrat *R* **10.7**-9428
Plasmasubstrat *R* 1 .... **10.7**-9428
Plasmasubstrat *R* 2 .... **10.7**-9429
Plasmasubstrat *R* 3 .... **10.7**-9429
Plasmid-Vektoren zur Anwendung am Menschen (*siehe* 5.14) 1201
Plasmin-Inhibitor vom Menschen, Wertbestimmung (2.7.25) 411
Plasminogen vom Menschen *R* **10.7**-9429
Platin-Lösung (30 ppm Pt) *R* **10.7**-9498
*Platycodonis radix** 2044
Plutonium-242-Spikelösung *R* **10.7**-9429
Pneumokokken-Polysaccharid-Adsorbat-Impfstoff (konjugiert) 1571
Pneumokokken-Polysaccharid-Impfstoff 1574
Pocken-Lebend-Impfstoff **10.7**-9614
Pockenvirus-Vektoren zur Anwendung am Menschen (*siehe* 5.14) 1205

Beachten Sie den Hinweis auf „Allgemeine Monographien" zu Anfang des Bands auf Seite B

Podophyllotoxin **10.8**-10109
Podophyllotoxinum **10.8**-10109
Poliomyelitis-Impfstoff
– (inaktiviert) 1583
– (inaktiviert), In-vivo-Bestimmung der Wirksamkeit (2.7.20) 402
– (oral) 1587
Pollen für Allergenzubereitungen 5356
Pollines ad producta allergenica 5356
Poloxamer 188 *R* **10.7**-9429
Poloxamera 5358
Poloxamere 5358
Polyacrylamid-Gelelektrophorese
– in zylindrischen Gelen (*siehe* 2.2.31) 70
– mit Natriumdodecylsulfat (*siehe* 2.2.31) 71
Polyacrylat-Dispersion 30 % 5360
Polyacrylatis dispersio 30 per centum 5360
Poly(alcohol vinylicus) 5375
Polyamidfaden im Fadenspender für Tiere, steriler 1978
Polyamin-Poly(vinylalkohol)-Pfropfcopolymer *R* **10.7**-9429
Poly[(cyanopropyl)methylphenylmethyl]siloxan *R* **10.7**-9429
Poly[(cyanopropyl)(phenyl)][dimethyl]siloxan *R* **10.7**-9429
Poly[cyanopropyl(7)phenyl(7)methyl(86)]siloxan *R* **10.7**-9429
Poly(cyanopropyl)siloxan *R* **10.7**-9429
Polydatin *R* **10.7**-9429
Poly(*O*-2-diethylaminoethyl)agarose zur Ionenaustauschchromatographie *R* **10.7**-9429
Poly(dimethyl)(diphenyl)(divinyl)siloxan *R* **10.7**-9429
Poly(dimethyl)(diphenyl)siloxan *R* **10.7**-9429
Poly(dimethyl)(diphenyl)siloxan, desaktiviertes *R* **10.7**-9429
Polydimethylsiloxan *R* **10.7**-9429
Polyesterfaden im Fadenspender für Tiere, steriler 1979
Polyetherhydroxidgel zur Chromatographie *R* **10.7**-9429
Polyethylen
– mit Zusatzstoffen für Behältnisse zur Aufnahme parenteraler und ophthalmologischer Zubereitungen (3.1.5) **10.3**-6978
– ohne Zusatzstoffe für Behältnisse zur Aufnahme parenteraler und ophthalmologischer Zubereitungen (3.1.4) 584
Polyethylenterephthalat für Behältnisse zur Aufnahme von Zubereitungen, die nicht zur parenteralen Anwendung bestimmt sind (3.1.15) 616
Poly(ethylen-vinylacetat) für Behältnisse und Schläuche für Infusionslösungen zur totalen parenteralen Ernährung (3.1.7) **10.3**-6987
Polygalae radix 2419
Polygoni avicularis herba 2491
*Polygoni cuspidati rhizoma et radix** 2085
*Polygoni multiflori radix** 2489
*Polygoni orientalis fructus** 2344
Polymer
– mit eingebetteten polaren Gruppen, siliciumorganisches, amorphes, octadecylsilyliertes, nachsilanisiertes *R* **10.7**-9430
– mit festem Kern, siliciumorganisches, mit zu 100 Prozent wässrigen mobilen Phasen kompatibles, octadecylsilyliertes, nachsilanisiertes *R* **10.7**-9430
– siliciumorganisches, amorphes, octadecylsilyliertes *R* **10.7**-9430
– siliciumorganisches, amorphes, propyl-2-phenylsilyliertes, nachsilanisiertes *R* **10.7**-9430
– zur Chromatographie, siliciumorganisches, amorphes, octadecylsilyliertes, nachsilanisiertes *R* **10.7**-9430
– zur Chromatographie, siliciumorganisches, mehrschichtiges, octadecylsilyliertes, nachsilanisiertes *R* **10.7**-9430
Polymethacrylatgel *R* **10.7**-9430
Polymethacrylatgel, butyliertes *R* **10.7**-9430
Polymethacrylatgel, hydroxyliertes *R* **10.7**-9430
Poly[methyl(50)phenyl(50)]siloxan *R* **10.7**-9430
Poly[methyl(trifluorpropylmethyl)siloxan] *R* **10.7**-9479
Polymorphie (5.9) 1173
Polymyxin-B-sulfat **10.1**-6465
Polymyxini B sulfas **10.1**-6465
Polyolefine (3.1.3) **10.3**-6973
Polyorganosiloxan für sauerstoffhaltige Verbindungen *R* **10.7**-9430
Polyoxypropyleni aether stearylicus 5364
Polyoxypropylenstearylether 5364
Polyphosphorsäure *R* **10.7**-9431
Polypropylen für Behältnisse und Verschlüsse zur Aufnahme parenteraler und ophthalmologischer Zubereitungen (3.1.6) **10.3**-6982
Polysaccharid-Impfstoffe, Gehaltsbestimmung
– von *O*-Acetyl-Gruppen (2.5.19) 237
– von Hexosaminen (2.5.20) 237
– von Methylpentosen (2.5.21) 238
– von Nukleinsäuren (2.5.17) 236
– von Phosphor (2.5.18) 237
– von Protein (2.5.16) 236
– von Ribose (2.5.31) 243
– von Sialinsäure (2.5.23) 239
– von Uronsäuren (2.5.22) 238
Polysaccharid-Impfstoffe (konjugiert) für Menschen, Trägerproteine für die Herstellung (5.2.11) 1077
Polysorbat 20 5365
Polysorbat 20 *R* **10.7**-9431
Polysorbat 40 5367
Polysorbat 60 5368
Polysorbat 65 *R* **10.7**-9431
Polysorbat 80 5369
Polysorbat 80 *R* **10.7**-9431
Polysorbatum 20 5365
Polysorbatum 40 5367
Polysorbatum 60 5368
Polysorbatum 80 5369
Polystyrol 900–1000 *R* **10.7**-9431
Poly(vinylacetat) 5371
Poly(vinylacetat)-Dispersion 30 % 5373
Poly(vinylalkohol) 5375
Poly(vinylis acetas) 5371
Poly(vinylis acetas) dispersio 30 per centum 5373
*Poria** 2368
Poria-cocos-Fruchtkörper* 2368
Porosität und Porengrößenverteilung von Feststoffen, bestimmt durch Quecksilberporosimetrie (2.9.32) 516
Porosität von Glassintertiegeln, Vergleichstabelle (2.1.2) 21
Potentiometrie (Potentiometrische Titration) (2.2.20) 46
Potentiometrische Bestimmung
– der Ionenkonzentration mit ionenselektiven Elektroden (2.2.36) 87
– pH-Wert (2.2.3) 31
Potenzierung
– Erläuterung (*siehe* Homöopathische Zubereitungen) **10.3**-7143
– homöopathischer Zubereitungen, Vorschriften **10.8**-9993
Povidon **10.6**-8972
Povidon *R* **10.7**-9431
Povidon-Iod 5381
Povidonum **10.6**-8972
Povidonum iodinatum 5381

POZ, Peroxidzahl (2.5.5) ... 231
Praeadmixta ad alimenta medicata ad usum veterinarium ... 1376
Praecursores chimici ad radiopharmaceutica ... **10.8**-9885
Präkallikrein-Aktivator (2.6.15) ... 292
Praeparationes ad irrigationem ... 1408
Praeparationes buccales ... **10.5**-8317
Praeparationes celeres ad ptisanam ... 1346
Praeparationes homoeopathicae ... **10.3**-7143
Praeparationes insulini iniectabiles ... **10.4**-8039
Praeparationes intramammariae ad usum veterinarium ... 1426
Praeparationes intraruminales ... 1389
Praeparationes intra-uterinae ad usum veterinarium ... 1427
Praeparationes intravesicales ... **10.5**-8308
Praeparationes liquidae ad usum dermicum ... **10.7**-9587
Praeparationes liquidae peroraliae ... 1377
Praeparationes liquidae veterinariae ad usum dermicum ... 1382
Praeparationes molles ad usum dermicum ... 1385
Praeparationes molles veterinariae peroraliae ... 1389
Praeparationes pharmaceuticae in vasis cum pressu ... 1407
Praeparationes semi solidae ad usum dermicum ... **10.5**-8305
Pramipexoldihydrochlorid-Monohydrat ... 5382
Pramipexoli dihydrochloridum monohydricum ... 5382
Prasugrelhydrochlorid ... 5384
Prasugreli hydrochloridum ... 5384
Pravastatin-Natrium ... **10.6**-8977
Pravastatinum natricum ... **10.6**-8977
Prazepam ... 5388
Prazepamum ... 5388
Praziquantel ... 5390
Praziquantelum ... 5390
Prazosinhydrochlorid ... **10.1**-6467
Prazosini hydrochloridum ... **10.1**-6467
Prednicarbat ... **10.4**-8099
Prednicarbatum ... **10.4**-8099
Prednisolon ... **10.4**-8102
Prednisolonacetat ... **10.7**-9743
Prednisolondihydrogenphosphat-Dinatrium ... 5400
Prednisoloni acetas ... **10.7**-9743
Prednisoloni natrii phosphas ... 5400
Prednisoloni pivalas ... 5402
Prednisolonpivalat ... 5402
Prednisolonum ... **10.4**-8102
Prednison ... **10.3**-7377
Prednisonum ... **10.3**-7377
Pregabalin ... 5407
Pregabalinum ... 5407
Presssaft
– von Purpur-Sonnenhut-Kraut, mit Ethanol stabilisierter ... **10.8**-9984
– von Purpur-Sonnenhut-Kraut, ohne Ethanol stabilisierter ... **10.8**-9986
Prilocain ... 5409
Prilocainhydrochlorid ... 5411
Prilocaini hydrochloridum ... 5411
Prilocainum ... 5409
Primäre aromatische Amine, Identitätsreaktion (*siehe* 2.3.1) ... 179
Primaquinbisdihydrogenphosphat ... **10.1**-6471
Primaquini diphosphas ... **10.1**-6471
Primelwurzel ... 2369
Primidon ... **10.3**-7380
Primidonum ... **10.3**-7380
Primulae radix ... 2369
Primverin *R* ... **10.7**-9431
Probenecid ... 5417
Probenecidum ... 5417
Procainamidhydrochlorid ... 5419
Procainamidi hydrochloridum ... 5419
Procainhydrochlorid ... 5420
Procainhydrochlorid *R* ... **10.7**-9431
Procaini hydrochloridum ... 5420
Prochlorperazinhydrogenmaleat ... 5421
Prochlorperazini maleas ... 5421
Producta ab arte ADN recombinandorum ... 1313
Producta ab fermentatione ... **10.7**-9567
Producta allergenica ... **10.6**-8759
Producta biotherapeutica viva ad usum humanum ... 1347
Producta cum possibili transmissione vectorium enkephalopathiarum spongiformium animalium ... 1363
Produkte mit dem Risiko der Übertragung von Erregern der spongiformen Enzephalopathie tierischen Ursprungs ... 1363
Progesteron ... 5423
Progesteronum ... 5423
Progressive-Rhinitis-atrophicans-Impfstoff (inaktiviert) für Schweine ... 1752
Proguanilhydrochlorid ... 5425
Proguanili hydrochloridum ... 5425
Prolin ... 5427
Prolin *R* ... **10.7**-9431
Prolinum ... 5427
D-Prolyl-L-phenylalanyl-L-arginin(4-nitroanilid)-dihydrochlorid *R* ... **10.7**-9431
Promazinhydrochlorid ... **10.4**-8105
Promazini hydrochloridum ... **10.4**-8105
Promethazinhydrochlorid ... **10.4**-8106
Promethazini hydrochloridum ... **10.4**-8106
Propacetamolhydrochlorid ... 5432
Propacetamoli hydrochloridum ... 5432
Propafenonhydrochlorid ... 5435
Propafenoni hydrochloridum ... 5435
Propan *R* ... **10.7**-9431
Propan-1,3-diol *R* ... **10.7**-9431
1-Propanol ... 5437
1-Propanol *R* ... **10.7**-9432
1-Propanol *R* 1 ... **10.7**-9432
2-Propanol ... 5439
2-Propanol *R* ... **10.7**-9432
2-Propanol *R* 1 ... **10.7**-9432
2-Propanol *R* 2 ... **10.7**-9432
2-Propanol, Prüfung auf (2.9.11) ... 472
Propanolum ... 5437
Propanthelinbromid ... 5440
Propanthelini bromidum ... 5440
Propetamphos *R* ... **10.7**-9432
Propidiumiodid *R* ... **10.7**-9432
Propionaldehyd *R* ... **10.7**-9432
Propionsäure *R* ... **10.7**-9432
Propionsäureanhydrid *R* ... **10.7**-9433
Propionsäureanhydrid-Reagenz *R* ... **10.7**-9433
Propofol ... 5442
Propofolum ... 5442
Propranololhydrochlorid ... 5444
Propranololi hydrochloridum ... 5444
Propylacetat *R* ... **10.7**-9433
Propylenglycol ... 5446
Propylenglycol *R* ... **10.7**-9433
Propylenglycoldicaprylocaprat ... 5447
Propylenglycoldilaurat ... 5448
Propylenglycoli dicaprylocapras ... 5447
Propylenglycoli dilauras ... 5448
Propylenglycoli monolauras ... 5449
Propylenglycoli monopalmitostearas ... 5451
Propylenglycolmonolaurat ... 5449
Propylenglycolmonopalmitostearat ... 5451
Propylenglycolum ... 5446

Beachten Sie den Hinweis auf „Allgemeine Monographien“ zu Anfang des Bands auf Seite B

Propylenoxid *R* **10.7**-9433
Propylgallat 5452
Propyl-4-hydroxybenzoat **10.6**-8979
Propyl-4-hydroxybenzoat *R* **10.7**-9433
Propylis gallas 5452
Propylis parahydroxybenzoas **10.6**-8979
Propylis parahydroxybenzoas natricus 4989
Propylthiouracil 5456
Propylthiouracilum 5456
Propyphenazon **10.4**-8108
Propyphenazonum **10.4**-8108
Protamini sulfas **10.8**-10111
Protaminsulfat **10.8**-10111
Protaminsulfat *R* **10.7**-9433
Protein C vom Menschen, Wertbestimmung (2.7.30) 417
Protein in Polysaccharid-Impfstoffen (2.5.16) 236
Protein S vom Menschen, Wertbestimmung (2.7.31) 419
α-1-Proteinase-Inhibitor vom Menschen 5461
– Wertbestimmung (2.7.32) 420
α-1-Proteinasi inhibitor humanum 5461
Proteinbestimmung, Gesamtprotein (2.5.33) 245
Proteine in Gelen, Nachweis (*siehe* 2.2.31) 75
Prothrombinkomplex vom Menschen 5463
Prothrombinum multiplex humanum 5463
Protirelin 5465
Protirelinum 5465
Protopinhydrochlorid *R* **10.7**-9433
Proxyphyllin 5467
Proxyphyllinum 5467
Prozessanalytische Technologie (5.25) **10.4**-7879
Prozesskontrolle
– multivariante statistische (5.28) **10.4**-7885
– statistische (*siehe* 5.25) **10.4**-7879
Prüfung
– auf Anti-D-Antikörper in Immunglobulin vom Menschen (2.6.26) 317
– auf Aristolochiasäuren in pflanzlichen Drogen (2.8.21) 440
– auf ausreichende antimikrobielle Konservierung (5.1.3) **10.7**-9527
– auf Bakterien-Endotoxine (2.6.14) 286
– auf Bakterien-Endotoxine, Empfehlungen zur Durchführung (5.1.10) **10.3**-7015
– auf Bakterien-Endotoxine unter Verwendung des rekombinanten Faktors C (2.6.32) **10.3**-6955
– auf blutdrucksenkende Substanzen (2.6.11) 273
– auf fremde Agenzien in Virus-Lebend-Impfstoffen für Menschen (2.6.16) **10.2**-6619
– auf Histamin (2.6.10) 272
– auf Identität, Erläuterungen (*siehe* 1.5) **10.7**-9149
– auf Methanol und 2-Propanol (2.9.11) 472
– auf Monozytenaktivierung (2.6.30) 321
– auf Mykobakterien (2.6.2) 264
– auf Mykoplasmen (2.6.7) 264
– auf Neurovirulenz von Virus-Lebend-Impfstoffen (2.6.18) 299
– auf Partikelkontamination – sichtbare Partikeln, Empfehlungen (5.17.2) **10.3**-7025
– auf Pestizid-Rückstände (2.8.13) **10.6**-8693
– auf Pyrogene (2.6.8) **10.5**-8263
– auf Reinheit, biologische, statistische Auswertung (5.3) 1091
– auf Reinheit, Erläuterungen (*siehe* 1.5) **10.7**-9150
– auf Reinheit, statistische Auswertung (5.3) 1091
– auf restliches Pertussis-Toxin (2.6.33) 334
– auf Sterilität (2.6.1) 259
– auf Sterilität, Hinweise zur Anwendung (5.1.9) . . 1025
– aviärer Lebend-Impfstoffe auf fremde Agenzien in Chargen von Fertigprodukten (2.6.25) 312
– aviärer Virusimpfstoffe auf fremde Agenzien im Saatgut (2.6.24) 308
– der Fettsäurenzusammensetzung durch Gaschromatographie (2.4.22) 203
– der Gleichförmigkeit einzeldosierter Arzneiformen bei großem Stichprobenumfang (2.9.47) . . 561
– der Konsistenz durch Penetrometrie (2.9.9) 467
– des Fließverhaltens (2.9.16) 476
– fetter Öle auf fremde Öle durch Dünnschichtchromatographie (2.4.21) 203
– nicht steriler Produkte, Nachweis spezifizierter Mikroorganismen (2.6.13) **10.3**-6945
– nicht steriler Produkte, quantitative Bestimmung der vermehrungsfähigen Mikroorganismen (2.6.12) **10.3**-6939
– pflanzlicher Arzneimittel zum Einnehmen, mikrobiologische (2.6.31) 330
– pflanzlicher Drogen, mikroskopische (2.8.23) 443
– zellbasierter Zubereitungen, mikrobiologische (2.6.27) **10.3**-6951
*Prunellae spica** 2077
Pruni africanae cortex 2367
Pseudoephedrinhydrochlorid 5468
Pseudoephedrini hydrochloridum 5468
Pseudomonas aeruginosa, Nachweis
– in lebenden biotherapeutischen Produkten (*siehe* 2.6.38) 357
– in nicht sterilen Produkten (*siehe* 2.6.13) . . . **10.3**-6945
PSMA-11 *R* **10.7**-9433
PSMA-1007 R **10.7**-9433
(^{18}F)PSMA-1007-Injektionslösung **10.5**-8343
Psyllii semen 2163
Pteroinsäure *R* **10.7**-9434
*Puerariae lobatae radix** 2263
*Puerariae thomsonii radix** 2265
Puerarin *R* **10.7**-9434
Pufferlösung
– zur Einstellung der Gesamtionenstärke *R* . . . **10.7**-9500
– zur Einstellung der Gesamtionenstärke *R* 1 . . . . . **10.7**-9500
Pufferlösung pH 2,0 *R* **10.7**-9500
Pufferlösung pH 2,2 *R* **10.7**-9500
Pufferlösung pH 2,5 *R* **10.7**-9500
Pufferlösung pH 2,5 *R* 1 . . . . . **10.7**-9500
Pufferlösung pH 3,0 *R* **10.7**-9501
Pufferlösung pH 3,5 *R* **10.7**-9501
Pufferlösung pH 3,6 *R* **10.7**-9501
Pufferlösung pH 3,7 *R* **10.7**-9501
Pufferlösung pH 5,2 *R* **10.7**-9503
Pufferlösung pH 5,5 *R* **10.7**-9503
Pufferlösung pH 6,5 *R* **10.7**-9504
Pufferlösung pH 6,6 *R* **10.7**-9504
Pufferlösung pH 7,0 *R* **10.7**-9505
Pufferlösung pH 7,2 *R* **10.7**-9506
Pufferlösung pH 8,0 *R* **10.7**-9508
Pufferlösung pH 8,0 *R* 1 . . . . . **10.7**-9508
Pufferlösung pH 9,0 *R* **10.7**-9510
Pufferlösung pH 9,0 *R* 1 . . . . . **10.7**-9510
Pufferlösung pH 10,9 *R* **10.7**-9511
Pufferlösung pH 11 *R* **10.7**-9511
Pufferlösung pH 7,2, physiologische *R* **10.7**-9506
Pufferlösungen (4.1.3) **10.5**-8276
Pulegon *R* **10.7**-9434
Pullulan 5469
Pullulanase *R* **10.7**-9434
Pullulanum 5469
Pulver
– Benetzbarkeit (2.9.45) 557
– Bestimmung der Fließeigenschaften mittels Scherzellen (2.9.49) 564

- Feinheit (2.9.35) ... 529
- Fließverhalten (2.9.36) ... 530
- Kompressibilität (2.9.34) ... 526
- Schütt- und Stampfdichte (2.9.34) ... 526
- zum Einnehmen ... 1397
- zur Herstellung einer Injektionslösung von Blutgerinnungsfaktor IX (rDNA) human ... **10.3**-7179
- zur kutanen Anwendung ... 1398

Pulveres ad usum dermicum ... 1398
Pulveres perorales ... 1397
Purpur-Sonnenhut-Kraut ... 2430
Purpur-Sonnenhut-Wurzel ... 2435
- mit Ethanol stabilisierter Presssaft von ... **10.8**-9984
- ohne Ethanol stabilisierter Presssaft von ... **10.8**-9986

Putrescin *R* ... **10.7**-9435
PVC-Behältnisse (weichmacherhaltig)
- leere, für Blut und Blutprodukte vom Menschen, sterile (*siehe* 3.3.5) ... 648
- mit Stabilisatorlösung für Blut vom Menschen, sterile (3.3.6) ... 650

PVC-Kunststoffe (weichmacherfrei)
- für Behältnisse zur Aufnahme fester Darreichungsformen zur oralen Anwendung (3.1.11) ... 603
- für Behältnisse zur Aufnahme nicht injizierbarer, wässriger Lösungen (3.1.10) ... 600

PVC-Kunststoffe (weichmacherhaltig)
- für Behältnisse zur Aufnahme von Blut und Blutprodukten vom Menschen (3.3.2) ... 637
- für Behältnisse zur Aufnahme wässriger Lösungen zur intravenösen Infusion (3.1.14) ... 611
- für Schläuche in Transfusionsbestecken für Blut und Blutprodukte (3.3.3) ... 642

Pyrantelembonat ... **10.1**-6473
Pyranteli embonas ... **10.1**-6473
Pyrazinamid ... 5472
Pyrazinamidum ... 5472
Pyrazin-2-carbonitril *R* ... **10.7**-9436
Pyridin *R* ... **10.7**-9436
Pyridin, wasserfreies *R* ... **10.7**-9436
Pyridin-2-amin *R* ... **10.7**-9436
Pyridin-4-carbonitril *R* ... **10.7**-9436
Pyridiniumbromidperbromid *R* ... **10.7**-9436
Pyridostigminbromid ... 5474
Pyridostigmini bromidum ... 5474
Pyridoxinhydrochlorid ... 5476
Pyridoxini hydrochloridum ... 5476
Pyridylazonaphthol *R* ... **10.7**-9436
Pyridylazonaphthol-Lösung *R* ... **10.7**-9436
4-(2-Pyridylazo)resorcin-Mononatriumsalz *R* ... **10.7**-9437
Pyrimethamin ... **10.1**-6475
Pyrimethaminum ... **10.1**-6475
Pyrogallol *R* ... **10.7**-9437
Pyrogallol-Lösung, alkalische *R* ... **10.7**-9437
Pyrogene, Prüfung auf (2.6.8) ... **10.5**-8263
Pyrrolidin *R* ... **10.7**-9437
Pyrrolidon ... 5480
2-Pyrrolidon *R* ... **10.7**-9437
Pyrrolidonum ... 5480
Pyrrolizidinalkaloide als Verunreinigungen (2.8.26) ... **10.6**-8695

Q

Quantifizierung und Charakterisierung von Wirtszell-DNA-Rückständen (2.6.35) ... 344
Queckenwurzelstock ... 2370
Quecksilber, Identitätsreaktion (*siehe* 2.3.1) ... 182
Quecksilber(II)-acetat *R* ... **10.7**-9438
Quecksilber(II)-chlorid ... **10.4**-8113
Quecksilber(II)-chlorid *R* ... **10.7**-9438
Quecksilber(II)-chlorid-Lösung *R* ... **10.7**-9438
Quecksilber(II)-iodid *R* ... **10.7**-9438
Quecksilber-Lösung (10 ppm Hg) *R* ... **10.7**-9498
Quecksilber-Lösung (1000 ppm Hg) *R* ... **10.7**-9498
Quecksilber(II)-nitrat *R* ... **10.7**-9438
Quecksilber(II)-oxid *R* ... **10.7**-9438
Quecksilberporosimetrie, Bestimmung der Porosität und Porengrößenverteilung von Feststoffen (2.9.32) ... 516
Quecksilber(II)-sulfat-Lösung *R* ... **10.7**-9438
Quecksilber(II)-thiocyanat *R* ... **10.7**-9438
Quecksilber(II)-thiocyanat-Lösung *R* ... **10.7**-9438
Quellungszahl (2.8.4) ... 428
Quendelkraut ... 2371
Quercetin-Dihydrat *R* ... **10.7**-9438
Quercitrin *R* ... **10.7**-9439
Quercus cortex ... 2135
Quetiapinfumarat ... 5485
Quetiapini fumaras ... 5485
Quillajae cortex ... 2417
Quillaja-Saponine, gereinigte *R* ... **10.7**-9439
Quinaprilhydrochlorid ... 5489
Quinaprili hydrochloridum ... 5489

R

Rabeprazol-Natrium ... 5495
Rabeprazol-Natrium-Hydrat ... 5497
Rabeprazolum natricum ... 5495
Rabeprazolum natricum hydricum ... 5497
Racecadotril ... **10.7**-9749
Racecadotrilum ... **10.7**-9749
Raclopridi([^{11}C]methoxy) solutio iniectabilis ... 1878
Raclopridtartrat *R* ... **10.7**-9439
Radioaktive Arzneimittel ... **10.7**-9579
- unmittelbar vor Abgabe/Anwendung hergestellte (5.19) ... 1237
- Vorläufersubstanzen ... **10.8**-9885

Radioaktive Arzneimittel und Ausgangsmaterialien für radioaktive Arzneimittel ... **10.4**-7911
- (^{125}I)Albumin-Injektionslösung vom Menschen ... 1821
- (^{18}F)Alovudin-Injektionslösung ... 1822
- (^{13}N)Ammoniak-Injektionslösung ... 1825
- Betiatid zur Herstellung von radioaktiven Arzneimitteln ... **10.8**-9959
- (^{51}Cr)Chromedetat-Injektionslösung ... 1827
- (^{57}Co)Cyanocobalamin-Kapseln ... 1828
- (^{58}Co)Cyanocobalamin-Kapseln ... 1829
- (^{57}Co)Cyanocobalamin-Lösung ... 1830
- (^{58}Co)Cyanocobalamin-Lösung ... 1831
- (^{18}F)Fludesoxyglucose-Injektionslösung ... 1832
- (^{18}F)Fluorcholin-Injektionslösung ... 1836
- (^{18}F)Fluorethyl-L-tyrosin-Injektionslösung ... **10.8**-9960
- (^{18}F)Fluorid-Lösung zur Radiomarkierung ... 1842
- (^{18}F)Fluormisonidazol-Injektionslösung ... 1843
- (^{18}F)Fluorodopa-Injektionslösung ((^{18}F)Fluorodopa hergestellt durch elektrophile Substitution) ... 1847
- (^{18}F)Fluorodopa-Injektionslösung ((^{18}F)Fluorodopa hergestellt durch nukleophile Substitution) ... 1849
- (^{68}Ga)Galliumchlorid-Lösung zur Radiomarkierung ... 1854
- (^{68}Ga)Galliumchlorid-Lösung zur Radiomarkierung (hergestellt in einem Beschleuniger) ... **10.3**-7108
- (^{67}Ga)Galliumcitrat-Injektionslösung ... 1856
- (^{68}Ga)Galliumedotreotid-Injektionslösung ... **10.6**-8789
- (^{68}Ga)Gallium-PSMA-11-Injektionslösung ... **10.4**-7911
- (^{111}In)Indium(III)-chlorid-Lösung ... 1860

– (^{111}In)Indiumoxinat-Lösung 1861
– (^{111}In)Indium-Pentetat-Injektionslösung 1863
– (^{123}I)Iobenguan-Injektionslösung 1864
– (^{131}I)Iobenguan-Injektionslösung für diagnostische Zwecke 1865
– (^{131}I)Iobenguan-Injektionslösung für therapeutische Zwecke 1867
– Iobenguansulfat zur Herstellung von radioaktiven Arzneimitteln 1868
– (^{131}I)Iodmethylnorcholesterol-Injektionslösung 1869
– (^{15}O)Kohlenmonoxid 1871
– (^{81m}Kr)Krypton zur Inhalation 1872
– Kupfertetramibitetrafluoroborat zur Herstellung von radioaktiven Arzneimitteln 1873
– Kupfertetramibitetrafluoroborat zur Herstellung von radioaktiven Arzneimitteln **10.8**-9963
– (^{177}Lu)Lutetium-Lösung zur Radiomarkierung . . 1874
– Medronsäure zur Herstellung von radioaktiven Arzneimitteln 1876
– ([^{11}C]Methoxy)Raclioprid-Injektionslösung 1878
– ([^{11}C]Methyl)Cholin-Injektionslösung 1880
– (5-[^{11}C]Methyl)Flumazenil-Injektionslösung 1882
– L-([^{11}C]Methyl)Methionin-Injektionslösung 1884
– Natrium([1-^{11}C])acetat-Injektionslösung 1887
– Natriumcalcium-Pentetat-Hydrat zur Herstellung von radioaktiven Arzneimitteln **10.6**-8791
– Natriumdiphosphat-Decahydrat zur Herstellung von radioaktiven Arzneimitteln 1891
– Natrium(^{18}F)fluorid-Injektionslösung 1892
– Natriumiodhippurat-Dihydrat zur Herstellung von radioaktiven Arzneimitteln 1894
– Natrium(^{123}I)iodhippurat-Injektionslösung 1895
– Natrium(^{131}I)iodhippurat-Injektionslösung 1896
– Natrium(^{123}I)iodid-Injektionslösung 1898
– Natriumiodid-Kapseln für diagnostische Zwecke 1899
– Natrium(^{131}I)iodid-Kapseln für diagnostische Zwecke 1899
– Natrium(^{131}I)iodid-Kapseln für therapeutische Zwecke 1901
– Natrium(^{131}I)iodid-Lösung **10.4**-7913
– Natrium(^{123}I)iodid-Lösung zur Radiomarkierung 1904
– Natrium(^{131}I)iodid-Lösung zur Radiomarkierung 1905
– Natrium(^{99}Mo)molybdat-Lösung aus Kernspaltprodukten **10.8**-9965
– Natrium(^{99m}Tc)pertechnetat-Injektionslösung aus Kernspaltprodukten 1911
– Natrium(^{99m}Tc)pertechnetat-Injektionslösung (hergestellt in einem Beschleuniger) 1909
– Natrium(^{99m}Tc)pertechnetat-Injektionslösung nicht aus Kernspaltprodukten 1913
– Natrium(^{32}P)phosphat-Injektionslösung 1915
– (^{18}F)PSMA-1007-Injektionslösung **10.5**-8343
– (^{15}O)Sauerstoff 1916
– Sterile Natrium(^{51}Cr)chromat-Lösung 1890
– (^{89}Sr)Strontiumchlorid-Injektionslösung 1917
– (^{99m}Tc)Technetium-Albumin-Injektionslösung . . 1919
– (^{99m}Tc)Technetium-Bicisat-Injektionslösung 1921
– (^{99m}Tc)Technetium-Etifenin-Injektionslösung . . . 1922
– (^{99m}Tc)Technetium-Exametazim-Injektionslösung 1924
– (^{99m}Tc)Technetium-Gluconat-Injektionslösung . . 1926
– (^{99m}Tc)Technetium-Macrosalb-Injektionslösung **10.8**-9968
– (^{99m}Tc)Technetium-Mebrofenin-Injektionslösung 1930
– (^{99m}Tc)Technetium-Medronat-Injektionslösung . . 1931
– (^{99m}Tc)Technetium-Mertiatid-Injektionslösung . . 1933
– (^{99m}Tc)Technetium-Mikrosphären-Injektionslösung 1935
– (^{99m}Tc)Technetium-Oxidronat-Injektionslösung 1936
– (^{99m}Tc)Technetium-Pentetat-Injektionslösung . . . 1938
– (^{99m}Tc)Technetium-Rheniumsulfid-Kolloid-Injektionslösung 1940
– (^{99m}Tc)Technetium-Schwefel-Kolloid-Injektionslösung 1941
– (^{99m}Tc)Technetium-Sestamibi-Injektionslösung . . 1943
– (^{99m}Tc)Technetium-Succimer-Injektionslösung . . 1945
– (^{99m}Tc)Technetium-Zinndiphosphat-Injektionslösung 1946
– (^{99m}Tc)Technetium-Zinn-Kolloid-Injektionslösung 1948
– Tetra-*O*-acetylmannosetriflat zur Herstellung von radioaktiven Arzneimitteln 1949
– (^{201}Tl)Thalliumchlorid-Injektionslösung 1951
– Tritiiertes-(^{3}H)Wasser-Injektionslösung 1953
– (^{15}O)Wasser-Injektionslösung 1952
– (^{133}Xe)Xenon-Injektionslösung 1954
– (^{90}Y)Yttriumchlorid-Lösung zur Radiomarkierung 1955
Radioaktivität, Detektion und Messung (2.2.66) . . **10.7**-9166
Radionuklide, Tabelle mit physikalischen Eigenschaften (5.7) 1161
Radiopharmaceutica **10.7**-9579
Raffinose *R* **10.7**-9439
Raffinose-Pentahydrat *R* **10.7**-9439
Raloxifenhydrochlorid 5501
Raloxifeni hydrochloridum 5501
Raltegraviri compressi **10.6**-8985
Raltegraviri compressi masticabiles **10.6**-8983
Raltegravir-Kalium 5503
Raltegravir-Kalium *R* **10.7**-9439
Raltegravir-Kautabletten **10.6**-8983
Raltegravir-Tabletten **10.6**-8985
Raltegravirum kalicum 5503
Raman-Spektroskopie (2.2.48) **10.7**-9163
Ramipril **10.5**-8531
Ramiprilum **10.5**-8531
Ramon-Bestimmung (2.7.27) 412
Raney-Nickel *R* **10.7**-9439
Raney-Nickel, halogenfreies *R* **10.7**-9440
Ranitidinhydrochlorid **10.5**-8534
Ranitidini hydrochloridum **10.5**-8534
Rapae oleum raffinatum 5516
Rapsöl *R* **10.7**-9440
Rapsöl, raffiniertes 5516
Rasterelektronenmikroskopie (2.9.52) 568
Ratanhiae radix 2374
Ratanhiae tinctura 2373
Ratanhiatinktur 2373
Ratanhiawurzel 2374
Reagenzien (4) **10.7**-9206, **10.8**-9865
Rectalia **10.8**-9889
Reduktionsgemisch *R* **10.7**-9440
Referenzlösung zur Mikrobestimmung von Wasser *R* **10.7**-9498
Referenzstandards (1.6) **10.7**-9153
Referenzstandards (5.12) 1189
Referenzsubstanzen, -zubereitungen, -standards (*CRS*, *BRP*, *HRS*), Referenzspektren, Bezug (4.3) **10.8**-9871
Regorafenibi compressi **10.6**-8987
Regorafenib-Monohydrat 5516
Regorafenib-Tabletten **10.6**-8987
Regorafenibum monohydricum 5516
*Rehmanniae radix** **10.1**-6281

Rehmanniawurzel* **10.1**-6281
Reichstein-Substanz S *R* **10.7**-9440
Reineckesalz *R* **10.7**-9440
Reineckesalz-Lösung *R* **10.7**-9440
Reisstärke 5519
Rektale Anwendung, Zubereitungen zur **10.8**-9889
– Halbfeste Zubereitungen **10.8**-9889
– Pulver zur Herstellung von Rektallösungen **10.8**-9889
– Pulver zur Herstellung von Rektalsuspensionen **10.8**-9889
– Rektalemulsionen **10.8**-9889
– Rektalkapseln **10.8**-9889
– Rektallösungen **10.8**-9889
– Rektalschäume **10.8**-9889
– Rektalsuspensionen **10.8**-9889
– Rektaltampons **10.8**-9889
– Tabletten zur Herstellung von Rektallösungen **10.8**-9889
– Tabletten zur Herstellung von Rektalsuspensionen **10.8**-9889
– Zäpfchen (Suppositorien) **10.8**-9889
Relative Dichte (2.2.5) 33
Remifentanilhydrochlorid 5520
Remifentanili hydrochloridum 5520
Repaglinid 5523
Repaglinidum 5523
Reserpin 5525
Reserpinum 5525
Resonanz-Raman-Spektroskopie (2.2.48) 126
Resorcin 5526
Resorcin *R* **10.7**-9440
Resorcinolum 5526
Resorcin-Reagenz *R* **10.7**-9440
Respiratorisches-Syncytial-Virus-Lebend-Impfstoff für Rinder **10.2**-6744
Restliches Pertussis-Toxin (2.6.33) 334
Restlösungsmittel (Lösungsmittel-Rückstände), Identifizierung und Bestimmung (2.4.24) **10.1**-6249
Resveratrol *R* **10.7**-9440
Retrorsin *R* **10.7**-9440
Retrorsin-*N*-oxid *R* **10.7**-9441
Retroviridae abgeleitete Vektoren zur Anwendung am Menschen (*siehe* 5.14) 1208
Rhabarberwurzel 2375
Rhamni purshianae cortex 2087
Rhamni purshianae extractum siccum normatum 2089
Rhamnose *R* **10.7**-9441
Rhaponticin *R* **10.7**-9441
Rhei radix 2375
Rhein *R* **10.7**-9441
Rhenii sulfidi colloidalis et technetii(^{99m}Tc) solutio iniectabilis 1940
Rhinitis-atrophicans-Impfstoff (inaktiviert) für Schweine (Progressive-) 1752
Rhinotracheitis-Impfstoff (inaktiviert) für Rinder (Infektiöse) 1755
Rhinotracheitis-Lebend-Impfstoff für Truthühner (Infektiöse-) **10.2**-6745
Rhinotracheitis-Virus-Impfstoff (inaktiviert) für Katzen 1759
Rhinotracheitis-Virus-Lebend-Impfstoff für Katzen **10.2**-6747
Rhodamin 6 G *R* **10.7**-9441
Rhodamin B *R* **10.7**-9441
Rhynchophyllin *R* **10.7**-9441
Ribavirin 5527
Ribavirinum 5527
Ribis nigri folium 2414
Riboflavin 5529
Riboflavini natrii phosphas 5531
Riboflavinphosphat-Natrium 5531
Riboflavinum 5529
Ribose *R* **10.7**-9442
Ribose in Polysaccharid-Impfstoffen (2.5.31) 243
Ricini oleum hydrogenatum **10.1**-6481
Ricini oleum raffinatum **10.5**-8537
Ricini oleum virginale **10.5**-8536
Ricinolsäure *R* **10.7**-9442
Rifabutin 5534
Rifabutinum 5534
Rifampicin 5536
Rifampicinum 5536
Rifamycin-Natrium 5537
Rifamycinum natricum 5537
Rifaximin 5540
Rifaximinum 5540
Rilmenidindihydrogenphosphat 5542
Rilmenidini dihydrogenophosphas 5542
Rinderalbumin *R* **10.7**-9442
Rinderalbumin *R* 1 .... **10.7**-9442
Rinderhirn, getrocknetes *R* **10.7**-9442
Rinderserum 5543
Rinderthrombin *R* **10.7**-9442
Ringelblumenblüten **10.1**-6283
Riociguat **10.4**-8120
Riociguati compressi **10.6**-8991
Riociguat-Tabletten **10.6**-8991
Riociguatum **10.4**-8120
Risedronat-Natrium-2,5-Hydrat 5546
Risperidon 5548
Risperidonum 5548
Ritonavir 5551
Ritonavirum 5551
Rivaroxaban **10.3**-7389
Rivaroxabani compressi **10.6**-8993
Rivaroxaban-Tabletten **10.6**-8993
Rivaroxabanum **10.3**-7389
Rivastigmin 5555
Rivastigminhydrogentartrat 5557
Rivastigmini hydrogenotartras 5557
Rivastigminum 5555
Rizatriptanbenzoat 5559
Rizatriptani benzoas 5559
Rizinusöl
– hydriertes **10.1**-6481
– natives **10.5**-8536
– polyethoxyliertes *R* **10.7**-9442
– raffiniertes **10.5**-8537
Rocuronii bromidum 5565
Rocuroniumbromid 5565
Römische Kamille 2247
Röntgenpulverdiffraktometrie, Charakterisierung kristalliner und teilweise kristalliner Feststoffe (2.9.33) **10.6**-8708
Röteln-Immunglobulin vom Menschen 5568
Röteln-Lebend-Impfstoff **10.7**-9620
Rohcresol 5568
Rohrkolbenpollen* 2378
Ropinirolhydrochlorid 5569
Ropiniroli hydrochloridum 5569
Ropivacainhydrochlorid-Monohydrat 5571
Ropivacaini hydro-chloridum monohydricum 5571
Rosae pseudo-fructus 2205
Rosmarinblätter 2380
Rosmarini aetheroleum 2382
Rosmarini folium 2380
Rosmarinöl 2382
Rosmarinsäure *R* **10.7**-9442
Rosskastaniensamen 2384

Beachten Sie den Hinweis auf „Allgemeine Monographien" zu Anfang des Bands auf Seite B

Rosskastaniensamentrockenextrakt, Eingestellter 2386
Rosuvastatin-Calcium **10.6**-8995
Rosuvastatinethylester *R* **10.7**-9442
Rosuvastatini compressi **10.6**-8999
Rosuvastatin-Tabletten **10.6**-8999
Rosuvastatinum calcicum **10.6**-8995
Rotationsviskosimeter (2.2.10) 37
Rotavirusdiarrhoe-Impfstoff (inaktiviert) für Kälber **10.2**-6749
Rotavirus-Lebend-Impfstoff (oral) **10.7**-9622
Rote Pfingstrosenwurzel 2363
Rotigotin 5577
Rotigotinum 5577
Rotmaulseuche-Impfstoff (inaktiviert) für Regenbogenforellen 1765
Rotwurzsalbei-Wurzelstock mit Wurzel* 2388
Roxithromycin 5580
Roxithromycinum 5580
Rubi idaei folium **10.1**-6279
Rupatadinfumarat 5583
Rupatadini fumaras 5583
Rusci rhizoma 2290
Ruß zur Gaschromatographie, graphitierter *R* **10.7**-9443
Rutecarpin *R* **10.7**-9443
Rutheniumrot *R* **10.7**-9443
Rutheniumrot-Lösung *R* **10.7**-9443
Rutosid *R* **10.7**-9443
Rutosid-Trihydrat 5585
Rutosid-Trihydrat *R* **10.7**-9443
Rutosidum trihydricum 5585

S

Sabalis serrulatae extractum 2393
Sabalis serrulatae fructus **10.8**-9982
Sabinen *R* **10.7**-9443
Sacchari monopalmitas 5598
Sacchari sphaerae 6239
Sacchari stearas 5600
Saccharin 5591
Saccharin-Natrium 5592
Saccharin-Natrium *R* **10.7**-9443
Saccharinum 5591
Saccharinum natricum 5592
Saccharose 5594
Saccharose *R* **10.7**-9443
Saccharosemonopalmitat 5598
Saccharose-Sirup 5596
Saccharosestearat 5600
Saccharum 5594
Saccharum liquidum 5596
Sägepalmenfrüchte **10.8**-9982
Sägepalmenfrüchteextrakt 2393
Säureblau 83 *R* **10.7**-9443
Säureblau 90 *R* **10.7**-9444
Säureblau 92 *R* **10.7**-9444
Säureblau 93 *R* **10.7**-9444
Säureblau-92-Lösung *R* **10.7**-9444
Säureblau-93-Lösung *R* **10.7**-9444
Säurezahl (2.5.1) 229
Safrol *R* **10.7**-9444
Saikosaponin A *R* **10.7**-9445
Saikosaponin D *R* **10.7**-9445
SAL, Sterility Assurance Level (*siehe* 5.1.1) 995
Salbei, Dreilappiger 2396
Salbeiblätter 2397
Salbeiöl, Spanisches 2399
Salbeitinktur 2400
Salbutamol **10.4**-8129
Salbutamoli sulfas **10.6**-9005
Salbutamolsulfat **10.6**-9005
Salbutamolum **10.4**-8129
Salicin *R* **10.7**-9445
Salicis cortex 2498
Salicis corticis extractum siccum 2500
Salicylaldazin *R* **10.7**-9445
Salicylaldehyd *R* **10.7**-9445
Salicylat, Identitätsreaktion (*siehe* 2.3.1) 182
Salicylsäure 5608
Salicylsäure *R* **10.7**-9445
Salmeteroli xinafoas 5610
Salmeterolxinafoat 5610
Salmonella-Enteritidis-Impfstoff (inaktiviert) für Hühner 1767
Salmonella-Enteritidis-Lebend-Impfstoff (oral) für Hühner 1768
Salmonella-Typhimurium-Impfstoff (inaktiviert) für Hühner 1772
Salmonella-Typhimurium-Lebend-Impfstoff (oral) für Hühner 1774
Salmonellen, Nachweis
– in lebenden biotherapeutischen Produkten (*siehe* 2.6.38) 357
– in nicht sterilen Produkten (*siehe* 2.6.13) ... **10.3**-6945
– in pflanzlichen Arzneimitteln zum Einnehmen (*siehe* 2.6.31) 333
Salmonis domestici oleum **10.3**-7289
Salpetersäure 5612
– blei- und cadmiumfreie *R* **10.7**-9446
– bleifreie *R* **10.7**-9446
– bleifreie *R* 1 .... **10.7**-9446
– bleifreie, verdünnte *R* **10.7**-9446
– nickelfreie *R* **10.7**-9446
– rauchende *R* **10.7**-9447
– schwermetallfreie *R* **10.7**-9447
– schwermetallfreie, verdünnte *R* **10.7**-9447
– verdünnte *R* **10.7**-9447
– verdünnte *R* 1 .... **10.7**-9447
– verdünnte *R* 2 .... **10.7**-9447
Salpetersäure *R* **10.7**-9445
Salpetersäure (1 mol · l^{-1}) **10.7**-9518
Salviae lavandulifoliae aetheroleum 2399
*Salviae miltiorrhizae radix et rhizoma** 2388
Salviae officinalis folium 2397
Salviae sclareae aetheroleum 2319
Salviae tinctura 2400
Salviae trilobae folium 2396
Salvianolsäure B *R* **10.7**-9447
Salze flüchtiger Basen und Ammoniumsalze, Identitätsreaktion (*siehe* 2.3.1) 179
Salzsäure
– bleifreie *R* **10.7**-9447
– bromhaltige *R* **10.7**-9448
– ethanolische *R* **10.7**-9448
– methanolische *R* **10.7**-9448
– methanolische *R* 1 .... **10.7**-9448
– schwermetallfreie *R* **10.7**-9448
– verdünnte *R* **10.7**-9448
– verdünnte *R* 1 .... **10.7**-9448
– verdünnte *R* 2 .... **10.7**-9448
– verdünnte, schwermetallfreie *R* **10.7**-9448
Salzsäure *R* **10.7**-9447
(D)Salzsäure *R* **10.7**-9448
Salzsäure *R* 1 .... **10.7**-9447
Salzsäure (2 mol · l^{-1}) *R* **10.7**-9447
Salzsäure (3 mol · l^{-1}) *R* **10.7**-9447
Salzsäure (6 mol · l^{-1}) *R* **10.7**-9447
Salzsäure (0,1 mol · l^{-1}) **10.7**-9518
Salzsäure (1 mol · l^{-1}) **10.7**-9518

Salzsäure 10 % 10.8-10117
Salzsäure 36 % 10.8-10117
Salzsäure (0,1 mol · l^{-1}), ethanolische *R* 10.7-9448
Salzsäure, verdünnte *R* 3 .... 10.7-9448
(D)Salzsäure-Lösung *R* 10.7-9448
Salzsäureunlösliche Asche (2.8.1) 427
Sambuci flos 2224
Sand *R* 10.7-9448
Sanguinaria canadensis ad praeparationes homoeopathicas 10.6-8817
Sanguinaria für homöopathische Zubereitungen 10.6-8817
Sanguinarinchlorid *R* 10.7-9449
*Sanguisorbae radix** 10.4-7925
Saquinaviri mesilas 5614
Saquinavirmesilat 5614
Sarafloxacinhydrochlorid *R* 10.7-9449
Sauerstoff 5617
– in Gasen (2.5.27) 242
Sauerstoff *R* 10.7-9449
Sauerstoff *R* 1 .... 10.7-9449
(^{15}O)Sauerstoff 1916
Sauerstoff 93 % 5618
Scandium-Standardlösung (0,1 % Sc) für ICP *R* 10.7-9498
Schachtelhalmkraut 2401
Schäume
– zur kutanen Anwendung 10.7-9587
Schäume, wirkstoffhaltige 10.6-8773
Schafgarbenkraut 2403
Schaumindex (2.8.24) 10.2-6627
Scheinbare Lösungsgeschwindigkeit (2.9.43) 552
Schellack 5620
Scherzellmethoden
– *siehe* (2.9.36) 534
– *siehe* (2.9.49) 564
Schiffs Reagenz *R* 10.7-9449
Schiffs Reagenz *R* 1 .... 10.7-9449
Schimmelpilze für Allergenzubereitungen 5621
*Schisandrae chinensis fructus** 2405
Schisandrafrüchte* 2405
Schisandrin *R* 10.7-9449
γ-Schisandrin *R* 10.7-9450
Schlangenbartwurzel* 2407
Schlangengift-Immunserum (Europa) 1811
Schlangenwiesenknöterichwurzelstock* 2409
Schmalblättriger-Sonnenhut-Wurzel 2437
Schmelzpunkt
– Sofortschmelzpunkt (2.2.16) 42
– Steigschmelzpunkt (2.2.15) 42
Schmelztemperatur, Kapillarmethode (2.2.14) 41
Schnurbaumwurzel* 2410
Schöllkraut 2412
Schöniger-Methode (2.5.10) 233
Schütt- und Stampfdichte von Pulvern (2.9.34) 526
Schüttdichte (*siehe* 2.2.42) 105
Schüttwinkel (*siehe* 2.9.36) 531
Schwarze-Johannisbeere-Blätter 2414
Schwarznesselkraut 2416
Schwefel 10.3-7399
Schwefel *R* 10.7-9450
Schwefeldioxid *R* 10.7-9450
Schwefeldioxid *R* 1 .... 10.7-9450
Schwefeldioxid (2.5.29) 10.4-7525
Schwefelkohlenstoff *R* 10.7-9450
Schwefelsäure 10.3-7400
– ethanolische *R* 10.7-9451
– nitratfreie *R* 10.7-9451
– nitratfreie *R* 1 .... 10.7-9451
– schwermetallfreie *R* 10.7-9451
– verdünnte *R* 10.7-9451
Schwefelsäure *R* 10.7-9450
Schwefelsäure *R* 1 .... 10.7-9451
Schwefelsäure (5 mol · l^{-1}) *R* 10.7-9451
Schwefelsäure (0,5 mol · l^{-1}) 10.7-9518
Schwefelsäure (0,25 mol · l^{-1}), ethanolische *R* 10.7-9451
Schwefelsäure (2,5 mol · l^{-1}), ethanolische *R* 10.7-9451
Schwefelsäure, verdünnte *R* 1 .... 10.7-9451
Schwefelwasserstoff *R* 10.7-9451
Schwefelwasserstoff *R* 1 .... 10.7-9452
Schwefelwasserstoff-Lösung *R* 10.7-9452
Schweinepest-Lebend-Impfstoff, (aus Zellkulturen), Klassische- 10.2-6751
Schweinerotlauf-Impfstoff (inaktiviert) 1780
Schwermetalle
– Grenzprüfung (2.4.8) 191
– in pflanzlichen Drogen und Zubereitungen aus pflanzlichen Drogen (2.4.27) 217
Sclareol *R* 10.7-9452
Scopolamin 5624
Scopolaminhydrobromid 5626
Scopolaminhydrobromid *R* 10.7-9452
Scopolamini hydrobromidum/Hyoscini hydrobromidum 5626
Scopolaminum/Hyoscinum 5624
Scopolaminum/Hyoscinum 5624
Scopoletin *R* 10.7-9452
*Scrophulariae radix** 10.6-8807
*Scutellariae baicalensis radix** 10.4-7917
SDS-PAGE (*siehe* 2.2.31) 71
SDS-PAGE-Lösung, gepufferte *R* 10.7-9452
SDS-PAGE-Proben-Pufferlösung
– für reduzierende Bedingungen, konzentrierte *R* 10.7-9452
– konzentrierte *R* 10.7-9452
Seidenfaden im Fadenspender für Tiere, steriler, geflochtener 1980
Seifenrinde 2417
Sekundärstandard, Erläuterung (*siehe* 5.12) 1189
Selamectin für Tiere 5628
Selamectinum ad usum veterinarium 5628
Selegilinhydrochlorid 5630
Selegilini hydrochloridum 5630
Selen *R* 10.7-9452
Selendisulfid 5632
Selenige Säure *R* 10.7-9453
Selenii disulfidum 5632
Selenium ad praeparationes homoeopathicas 2598
Selenium für homöopathische Zubereitungen 2598
Selen-Lösung (1 ppm Se) *R* 10.7-9498
Selen-Lösung (100 ppm Se) *R* 10.7-9498
Semecarpus anacardium ad praeparationes homoeopathicas 10.5-8381
Senecionin *R* 10.7-9453
Senecionin-*N*-oxid *R* 10.7-9453
Seneciphyllin *R* 10.7-9453
Seneciphyllin-*N*-oxid *R* 10.7-9453
Senecivernin *R* 10.7-9453
Senecivernin-*N*-oxid *R* 10.7-9453
Senegawurzel 2419
Senkirkin *R* 10.7-9454
Sennae folioli extractum siccum normatum 10.7-9641
Sennae foliolum 10.1-6285
Sennae fructus 10.1-6287
Sennae fructus extractum aquosum siccum normatum 10.7-9644
Sennae fructus extractum hydroalcoholicum siccum normatum 10.7-9644
Sennesfiederblättchen 10.1-6285
Sennesfiederblättchentrockenextrakt, Eingestellter 10.7-9644
Sennesfrüchte 10.1-6287

Sennesfrüchtetrockenextrakt, Eingestellter, mit wässrig-alkoholischen Lösungen hergestellter **10.7**-9644
Sennesfrüchtetrockenextrakt, Eingestellter, mit Wasser hergestellter **10.7**-9642
Sennosid A *R* **10.7**-9454
Sennosid B *R* **10.7**-9454
Sera, Phenolkonzentration (2.5.15) 236
Serin 5633
Serin *R* **10.7**-9454
Serinum 5633
Serpylli herba 2371
Serratulae coronatae herba 2171
Sertaconazoli nitras **10.6**-9008
Sertaconazolnitrat **10.6**-9008
Sertralinhydrochlorid 5637
Sertralini hydrochloridum 5637
Serum bovinum 5543
Serumgonadotropin *R* **10.8**-9869
Sesami oleum raffinatum 5640
Sesamöl, raffiniertes 5640
Sevofluran 5642
Sevofluranum 5642
Shampoos **10.7**-9587
Sialinsäure *R* **10.7**-9454
Sialinsäure in Polysaccharid-Impfstoffen (2.5.23) 239
Siam-Benzoe 2053
Siam-Benzoe-Tinktur 2055
Siebanalyse (2.9.12) **10.8**-9863
Siebe (2.1.4) 22
Siebmethoden (*siehe* 2.9.38) 538
Siedetemperatur (2.2.12) 40
Silber, Identitätsreaktion (*siehe* 2.3.1) 183
Silber, kolloidales **10.3**-7400
Silberdiethyldithiocarbamat *R* **10.7**-9454
Silberdiethyldithiocarbamat-Lösung *R* **10.7**-9454
Silber-Lösung (5 ppm Ag) *R* **10.7**-9498
Silbernitrat 5646
Silbernitrat *R* **10.7**-9454
Silbernitrat-Lösung *R* 1 ...... **10.7**-9455
Silbernitrat-Lösung *R* 2 ...... **10.7**-9455
Silbernitrat-Lösung (0,1 mol · l^{-1}) **10.7**-9518
Silbernitrat-Lösung, ammoniakalische *R* **10.7**-9455
Silbernitrat-Pyridin *R* **10.7**-9455
Silbernitrat-Reagenz *R* **10.7**-9455
Silberoxid *R* **10.7**-9455
Silbersulfat *R* **10.7**-9455
Sildenafilcitrat 5646
Sildenafili citras 5646
Silibinin *R* **10.7**-9455
Silica ad usum dentalem 5651
Silica colloidalis anhydrica 5649
Silica colloidalis hydrica 5652
Silica hydrophobica colloidalis 5650
Silicagel *R* **10.7**-9455
Silicat, Identitätsreaktion (*siehe* 2.3.1) 183
Siliciumdioxid
– hochdisperses 5649
– hochdisperses *R* **10.7**-9455
– hochdisperses, hydrophobes 5650
– zur dentalen Anwendung 5651
Siliciumdioxid-Hydrat 5652
Silicon-Elastomer für Verschlüsse und Schläuche (3.1.9) 598
Siliconöl zur Verwendung als Gleitmittel (3.1.8) 597
Silicristin *R* **10.7**-9456
Silidianin *R* **10.7**-9456
Silybi mariani extractum siccum raffinatum et normatum **10.6**-8806
Silybi mariani fructus **10.6**-8804
Simeticon 5653
Simeticonum 5653
Simvastatin 5655
Simvastatinum 5655
Sinensetin *R* **10.7**-9456
*Sinomenii caulis** **10.5**-8356
Sinomenin *R* **10.7**-9456
Sinomenium-acutum-Spross* **10.5**-8356
Sirolimus *R* **10.7**-9456
Sirupe 1377
Sitagliptini compressi **10.6**-9010
Sitagliptini phosphas monohydricus 5658
Sitagliptinphosphat-Monohydrat 5658
Sitagliptin-Tabletten **10.6**-9010
Sitostanol *R* **10.7**-9456
β-Sitosterol *R* **10.7**-9457
Sofortschmelzpunkt (2.2.16) 42
Soiae oleum hydrogenatum 5662
Soiae oleum raffinatum 5663
Sojalecithin *R* **10.7**-9457
Sojaöl
– hydriertes 5662
– raffiniertes 5663
– raffiniertes *R* **10.7**-9457
Solani amylum 4447
Solidaginis herba 2192
Solidaginis virgaureae herba 2194
Solifenacini succinas 5664
Solifenacinsuccinat 5664
Solutiones ad conservationem partium corporis **10.3**-7311
Solutiones ad haemocolaturam haemodiacolaturamque 4148
Solutiones ad haemodialysem 4145
Solutiones ad peritonealem dialysem 5244
Solutiones anticoagulantes et sanguinem humanum conservantes 5713
Solutiones concentratae ad haemocolaturam haemodiacolaturamque 4151
Somatostatin **10.5**-8543
Somatostatinum **10.5**-8543
Somatropin 5668
Somatropin zur Injektion 5671
Somatropini solutio concentrata 5677
Somatropini solutio iniectabilis 5674
Somatropin-Lösung, konzentrierte 5677
Somatropin-Lösung zur Injektion 5674
Somatropinum 5668
Somatropinum ad iniectabile 5671
Sonnenblumenöl *R* **10.7**-9457
Sonnenblumenöl, raffiniertes 5680
Sonnenhut-Kraut, Purpur- 2430
– mit Ethanol stabilisierter Presssaft **10.8**-9984
– ohne Ethanol stabilisierter Presssaft **10.8**-9986
Sonnenhut-Wurzel
– Blasser- 2432
– Purpur- 2435
– Schmalblättriger- 2437
*Sophorae flavescentis radix** 2410
*Sophorae japonicae flos** 2238
*Sophorae japonicae flos immaturus** 2240
Sorafenibi compressi **10.6**-9011
Sorafenibi tosilas **10.4**-8132
Sorafenib-Tabletten **10.6**-9011
Sorafenibtosilat **10.4**-8132
Sorbinsäure 5680
Sorbitani lauras 5681
Sorbitani oleas 5682
Sorbitani palmitas 5683
Sorbitani sesquioleas 5685
Sorbitani stearas 5684
Sorbitani trioleas 5686

Sorbitanmonolaurat 5681
Sorbitanmonooleat 5682
Sorbitanmonopalmitat 5683
Sorbitanmonostearat 5684
Sorbitansesquioleat 5685
Sorbitantrioleat 5686
Sorbitol 5687
Sorbitol *R* **10.7**-9457
Sorbitol, Lösung von partiell dehydratisiertem 5690
Sorbitol-Lösung 70 % (kristallisierend) 5691
Sorbitol-Lösung 70 % (nicht kristallisierend) 5692
Sorbitolum 5687
Sorbitolum liquidum cristallisabile 5691
Sorbitolum liquidum non cristallisabile 5692
Sorbitolum liquidum partim deshydricum 5690
Sotalolhydrochlorid **10.3**-7403
Sotaloli hydrochloridum **10.3**-7403
Spaltöffnungen und Spaltöffnungsindex (2.8.3) 427
Spanisches Salbeiöl 2399
Spectinomycindihydrochlorid-Pentahydrat **10.8**-10118
Spectinomycini dihydrochloridum pentahydricum **10.8**-10118
Spectinomycini sulfas tetrahydricus ad usum veterinarium **10.8**-10121
Spectinomycinsulfat-Tetrahydrat für Tiere **10.8**-10121
Speiköl 2440
Spektroskopie
– IR- (2.2.24) **10.3**-6919
– Kernresonanz- (2.2.33) 78
– NIR- (2.2.40) 95
– Raman (2.2.48) **10.7**-9163
– Röntgenfluoreszenz- (2.2.37) 88
– UV-Vis (2.2.25) 56
Spezifische Drehung (*siehe* 2.2.7) 34
Spezifische Oberfläche
– Bestimmung durch Gasabsorption (2.9.26) 505
– Bestimmung durch Luftpermeabilität (2.9.14) 474
SPF-Herden, Definition (*siehe* 5.2.2) 1038
SPF-Hühnerherden für die Herstellung und Qualitätskontrolle von Impfstoffen (5.2.2) 1038
Sphingomyelin aus Eigelb *R* **10.7**-9457
Spicae aetheroleum 2440
Spiramycin **10.1**-6493
Spiramycinum **10.1**-6493
Spiraprilhydrochlorid-Monohydrat 5704
Spiraprili hydrochloridum monohydricum 5704
Spironolacton 5706
Spironolactonum 5706
Spitzwegerichblätter 2441
Spongiforme Enzephalopathie, Erreger tierischen Ursprungs
– Minimierung des Risikos der Übertragung durch Human- und Tierarzneimittel (5.2.8) 1058
– Produkte mit dem Risiko der Übertragung 1363
Squalan **10.1**-6496
Squalan *R* **10.7**-9457
Squalanum **10.1**-6496
Squalen 5712
Squalenum 5712
Stabilisatorlösungen für Blutkonserven 5713
Stachelpanaxwurzelrinde* 2443
Stärke, lösliche *R* **10.7**-9457
Stärkearten
– Erbsenstärke 3742
– Hydroxyethylstärken **10.5**-8479
– Hydroxypropylstärke 4244
– Hydroxypropylstärke, Vorverkleisterte 4246
– Kartoffelstärke 4447
– Maisstärke 4677
– Reisstärke 5519
– Vorverkleisterte Stärke 5717
– Weizenstärke **10.6**-9045
Stärke-Lösung *R* **10.7**-9457
Stärke-Lösung *R* 1 ....**10.7**-9457
Stärke-Lösung *R* 2 ....**10.7**-9458
Stärke-Lösung, iodidfreie *R* **10.7**-9458
Stärke-Papier
– iodathaltiges *R* **10.7**-9458
– iodidhaltiges *R* **10.7**-9458
Stammzellen vom Menschen, hämatopoetische 5718
Stampfdichte (*siehe* 2.2.42) 105
Stanni colloidalis et technetii(^{99m}Tc) solutio iniectabilis 1948
Stanni pyrophosphatis et technetii(^{99m}Tc) solutio iniectabilis 1946
Stannosi chloridum dihydricum 6223
Stanolon *R* **10.7**-9458
Stanozolol **10.1**-6497
Stanozololum **10.1**-6497
Staphylococcus aureus, Nachweis
– in lebenden biotherapeutischen Produkten (*siehe* 2.6.38) 357
– in nicht sterilen Produkten (*siehe* 2.6.13) **10.3**-6945
Staphylococcus-aureus-Stamm-V8-Protease *R* **10.7**-9458
Staphysagria für homöopathische Zubereitungen 2599
Statische Head-Space-Gaschromatographie (*siehe* 2.2.28) 65
Statistische Auswertung der Ergebnisse biologischer Wertbestimmungen und Reinheitsprüfungen (5.3) 1091
Staupe-Lebend-Impfstoff
– für Frettchen und Nerze **10.2**-6754
– für Hunde **10.2**-6755
Stavudin 5721
Stavudin *R* **10.7**-9458
Stavudinum 5721
Stearinsäure **10.4**-8136
Stearinsäure *R* **10.7**-9458
Stearylalkohol 5726
Stearylalkohol *R* **10.7**-9458
Steigschmelzpunkt – Methode mit offener Kapillare (2.2.15) 42
Steinkleekraut 2444
*Stephaniae tetrandrae radix** 2446
Stephania-tetrandra-Wurzel* 2446
Sterile Einmalspritzen aus Kunststoff (3.3.8) **10.3**-6995
Sterile Kunststoffbehältnisse für Blut und Blutprodukte vom Menschen (3.3.4) **10.3**-6993
Sterile, leere PVC-Behältnisse (weichmacherhaltig) für Blut und Blutprodukte vom Menschen (3.3.5) 648
Sterile, nicht resorbierbare Fäden 1963
– im Fadenspender für Tiere 1976
Sterile Produkte, Bioindikatoren bei der Herstellung (5.1.2) 1000
Sterile PVC-Behältnisse (weichmacherhaltig)
– leere, für Blut und Blutprodukte vom Menschen (3.3.5) 648
– mit Stabilisatorlösung für Blut vom Menschen (3.3.6) 650
Sterile, resorbierbare, synthetische, geflochtene Fäden 1967
Sterile, resorbierbare, synthetische, monofile Fäden 1969
Sterile Zubereitungen, Methoden zur Herstellung (5.1.1) 995
Steriler, geflochtener Seidenfaden im Fadenspender für Tiere 1980
Steriler Leinenfaden im Fadenspender für Tiere 1978
Steriler Polyamidfaden im Fadenspender für Tiere 1978
Steriler Polyesterfaden im Fadenspender für Tiere 1979
Steriles Catgut 1961

Beachten Sie den Hinweis auf „Allgemeine Monographien“ zu Anfang des Bands auf Seite B

Steriles, resorbierbares Catgut im Fadenspender für Tiere ... 1975
Sterilisationsmethoden
– Bioindikatoren (*siehe* 5.1.2) ... 1000
– Dampfsterilisation (Erhitzen im Autoklav) (*siehe* 5.1.1) ... 995
– Filtration durch Bakterien zurückhaltende Filter (*siehe* 5.1.1) ... 995
– Gassterilisation (*siehe* 5.1.1) ... 995
– Hitzesterilisation, Anwendung des F-Konzepts (5.1.5) ... **10.3**-7015
– Sterilisation durch trockene Hitze (*siehe* 5.1.1) ... 995
– Sterilisation im Endbehältnis (*siehe* 5.1.1) ... 995
– Strahlensterilisation (*siehe* 5.1.1) ... 995
Sterilität
– Prüfung (2.6.1) ... 259
– Prüfung auf, Hinweise zur Anwendung (5.1.9) ... 1025
Sterilitätssicherheitswert (*siehe* 5.1.1) ... 995
Sterility Assurance Level, SAL (*siehe* 5.1.1) ... 995
Sternanis ... 2448
Sternanisöl ... 2450
Sterole in fetten Ölen (2.4.23) ... 206
Stickstoff ... 5727
– Kjeldal-Bestimmung, Halbmikro-Methode (2.5.9) ... 232
– sauerstoffarmer ... 5728
– sauerstofffreier *R* ... **10.7**-9459
– zur Chromatographie *R* ... **10.7**-9459
Stickstoff *R* ... **10.7**-9459
Stickstoff *R* 1 ... **10.7**-9459
Stickstoffdioxid *R* ... **10.7**-9459
Stickstoffdioxid in Gasen (2.5.26) ... 241
Stickstoff-Gas-Mischung *R* ... **10.7**-9459
Stickstoffmonoxid ... 5730
– und Stickstoffdioxid in Gasen (2.5.26) ... 241
Stickstoffmonoxid *R* ... **10.7**-9459
Stiefmütterchen mit Blüten, Wildes ... 2452
Stifte und Stäbchen ... 1427
Stigmasterol *R* ... **10.7**-9459
Stinkeschenfrüchte* ... 2454
Stramonii folium ... 2456
Stramonii pulvis normatus ... 2459
Stramoniumblätter ... 2456
Stramoniumpulver, eingestelltes ... 2459
Strauchpäonienwurzelrinde* ... 2460
Streptokinase-Lösung, konzentrierte ... 5731
Streptokinasi solutio concentrata ... 5731
Streptomycini sulfas ... **10.3**-7405
Streptomycinsulfat ... **10.3**-7405
Streptomycinsulfat *R* ... **10.7**-9459
Streukügelchen
– *siehe* Homöopathische Zubereitungen ... **10.3**-7144
– (Imprägnierte homöopathische Kügelchen) ... 2529
Strontii(^{89}Sr) chloridi solutio iniectabilis ... 1917
Strontiumcarbonat *R* ... **10.7**-9459
Strontiumchlorid-Hexahydrat *R* ... **10.7**-9459
(^{89}Sr)Strontiumchlorid-Injektionslösung ... 1917
Strontium-Lösung (1,0 % Sr) *R* ... **10.7**-9498
Strontiumselektives Extraktionsharz *R* ... **10.7**-9459
Strontium-85-Spikelösung *R* ... **10.7**-9459
Strontium-85-Standardlösung *R* ... **10.7**-9459
Strychnin *R* ... **10.7**-9460
Strychnos ignatii ad praeparationes homoeopathicas ... 2589
Strychnos nux-vomica ad praeparationes homoeopathicas ... 2595
Styli ... 1401
Styrol *R* ... **10.7**-9460
Styrol-Divinylbenzol-Copolymer *R* ... **10.7**-9460
Substanzen zur pharmazeutischen Verwendung ... **10.3**-7039
– Kontrolle von Verunreinigungen (5.10) ... 1177
– nicht sterile, mikrobiologische Qualität (5.1.4) ... **10.3**-7013
Succinat-Pufferlösung pH 4,6 *R* ... **10.7**-9502
Sucralfat ... 5736
Sucralfatum ... 5736
Sucralose ... 5737
Sucralosum ... 5737
Sudanorange *R* ... **10.7**-9460
Sudanrot G *R* ... **10.7**-9460
Süßer Fenchel ... 2161
Süßholzwurzel ... 2463
Süßholzwurzeltrockenextrakt als Geschmackskorrigens ... 2465
Süßorangenschalenöl ... **10.7**-9646
Sufentanil ... 5739
Sufentanilcitrat ... 5741
Sufentanili citras ... 5741
Sufentanilum ... 5739
Sulbactam-Natrium ... 5743
Sulbactamum natricum ... 5743
Sulfacetamid-Natrium ... 5745
Sulfacetamidum natricum ... 5745
Sulfadiazin ... 5747
Sulfadiazinum ... 5747
Sulfadimethoxin ... **10.4**-8137
Sulfadimethoxin-Natrium für Tiere ... **10.4**-8139
Sulfadimethoxinum ... **10.4**-8137
Sulfadimethoxinum natricum ad usum veterinarium ... **10.4**-8139
Sulfadimidin ... 5753
Sulfadimidinum ... 5753
Sulfadoxin ... 5756
Sulfadoxinum ... 5756
Sulfafurazol ... 5757
Sulfafurazolum ... 5757
Sulfaguanidin ... 5758
Sulfaguanidinum ... 5758
Sulfamerazin ... 5760
Sulfamerazinum ... 5760
Sulfamethizol ... **10.1**-6499
Sulfamethizolum ... **10.1**-6499
Sulfamethoxazol ... 5762
Sulfamethoxazolum ... 5762
Sulfamethoxypyridazin für Tiere ... 5764
Sulfamethoxypyridazinum ad usum veterinarium ... 5764
Sulfaminsäure *R* ... **10.7**-9460
Sulfanblau *R* ... **10.7**-9460
Sulfanilamid ... 5765
Sulfanilamid *R* ... **10.7**-9461
Sulfanilamidum ... 5765
Sulfanilsäure *R* ... **10.7**-9461
Sulfanilsäure *RV* ... **10.7**-9512
Sulfanilsäure-Lösung *R* ... **10.7**-9461
Sulfanilsäure-Lösung *R* 1 ... **10.7**-9461
Sulfanilsäure-Lösung, diazotierte *R* ... **10.7**-9461
Sulfasalazin ... 5766
Sulfasalazinum ... 5766
Sulfat
– Grenzprüfung (2.4.13) ... 196
– Identitätsreaktion (*siehe* 2.3.1) ... 183
Sulfatasche (2.4.14) ... 196
Sulfathiazol ... 5769
Sulfathiazol *R* ... **10.7**-9461
Sulfathiazolum ... 5769
Sulfat-Lösung (10 ppm SO_4) *R* ... **10.7**-9498
Sulfat-Lösung (10 ppm SO_4) *R* 1 ... **10.7**-9498
Sulfat-Lösung (100 ppm SO_4) *R* ... **10.7**-9498
Sulfat-Pufferlösung pH 2,0 *R* ... **10.7**-9500

Sulfinpyrazon 5770
Sulfinpyrazonum 5770
Sulfit-Lösung (1,5 ppm SO_2) *R* **10.7**-9499
Sulfit-Lösung (80 ppm SO_2) *R* **10.7**-9499
Sulfobutylbetadex-Natrium **10.3**-7407
Sulfobutylbetadexum natricum **10.3**-7407
Sulfosalicylsäure *R* **10.7**-9461
Sulfur **10.3**-7399
Sulfur ad praeparationes homoeopathicas 2602
Sulfur ad usum externum 5623
Sulfur für homöopathische Zubereitungen 2602
Sulindac **10.5**-8545
Sulindacum **10.5**-8545
Sulpirid 5778
Sulpiridum 5778
Sultamicillin 5780
Sultamicillini tosilas dihydricus 5783
Sultamicillintosilat-Dihydrat 5783
Sultamicillinum 5780
Sumatra-Benzoe 2056
Sumatra-Benzoe-Tinktur 2057
Sumatriptani succinas 5786
Sumatriptansuccinat 5786
Suppositorien
- lipophile, Erweichungszeit (2.9.22) 497
- Zerfallszeit (2.9.2) 453

Suxamethonii chloridum 5789
Suxamethoniumchlorid 5789
Suxibuzon 5790
Suxibuzonum 5790
Swertiamarin *R* **10.7**-9461
Synthetischen Peptide, Gehaltsbestimmung von Essigsäure (2.5.34) 249
SZ, Säurezahl (2.5.1) 229
Szintillationslösung *R* **10.7**-9461
Szintillationslösung *R* 1 **10.7**-9462

T

Tabelle mit physikalischen Eigenschaften der im Arzneibuch erwähnten Radionuklide (5.7) 1161
Tabletten 1401
- Brausetabletten 1401
- Bruchfestigkeit (2.9.8) 467
- Kautabletten 1401
- Lyophilisate zum Einnehmen 1401
- magensaftresistente 1401
- mit veränderter Wirkstofffreisetzung 1401
- nicht überzogene 1401
- nicht überzogene, Friabilität (2.9.7) 466
- Schmelztabletten 1401
- überzogene 1401
- Zerfallszeit (2.9.1) **10.6**-8705
- zur Herstellung einer Lösung zum Einnehmen 1401
- zur Herstellung einer Suspension zum Einnehmen 1401

Tacalcitol-Monohydrat 5795
Tacalcitolum monohydricum 5795
Tacrolimus-Monohydrat 5797
Tacrolimusum monohydricum 5797
Tadalafil 5800
Tadalafilum 5800
Tagatose *R* **10.7**-9462
Taigawurzel 2468
Talcum **10.6**-9017
Talkum **10.6**-9017
Talkum *R* **10.7**-9462
Tamoxifencitrat 5806
Tamoxifeni citras 5806
Tamponae medicatae 1405
Tampons, wirkstoffhaltige 1405
Tamsulosinhydrochlorid 5808
Tamsulosini hydrochloridum 5808
Tanaceti parthenii herba **10.4**-7923
Tang 2471
Tannin 5811
Tannin *R* **10.7**-9462
Tanninum 5811
Tanshinon II_A *R* **10.7**-9462
Tapentadolhydrochlorid 5811
Tapentadoli hydrochloridum 5811
Taraxaci officinalis herba cum radice 2286
Taraxaci officinalis radix 2287
Tartrat, Identitätsreaktion (*siehe* 2.3.1) 183
Tausendgüldenkraut 2472
Taxifolin *R* **10.7**-9462
TCM-Drogen
- Bezeichnungen (5.22) **10.8**-9877
- Vorbehandlung bei der Zubereitung, allgemeine Informationen (5.18) **10.5**-8283

Technetii(^{99m}Tc) bicisati solutio iniectabilis 1921
Technetii(^{99m}Tc) et etifenini solutio iniectabilis 1922
Technetii(^{99m}Tc) exametazimi solutio iniectabilis 1924
Technetii(^{99m}Tc) gluconatis solutio iniectabilis 1926
Technetii(^{99m}Tc) humani albumini solutio iniectabilis 1919
Technetii(^{99m}Tc) macrosalbi suspensio iniectabilis **10.8**-9968
Technetii(^{99m}Tc) mebrofenini solutio iniectabilis 1930
Technetii(^{99m}Tc) medronati solutio iniectabilis 1931
Technetii(^{99m}Tc) mertiatidi solutio iniectabilis 1933
Technetii(^{99m}Tc) microsphaerarum suspensio iniectabilis 1935
Technetii(^{99m}Tc) oxidronati solutio iniectabilis 1936
Technetii(^{99m}Tc) pentetatis solutio iniectabilis 1938
Technetii(^{99m}Tc) sestamibi solutio iniectabilis 1943
Technetii(^{99m}Tc) succimeri solutio iniectabilis 1945
(^{99m}Tc)Technetium-Albumin-Injektionslösung 1919
(^{99m}Tc)Technetium-Bicisat-Injektionslösung 1921
(^{99m}Tc)Technetium-Etifenin-Injektionslösung 1922
(^{99m}Tc)Technetium-Exametazim-Injektionslösung 1924
(^{99m}Tc)Technetium-Gluconat-Injektionslösung 1926
(^{99m}Tc)Technetium-Macrosalb-Injektionslösung **10.8**-9968
(^{99m}Tc)Technetium-Mebrofenin-Injektionslösung 1930
(^{99m}Tc)Technetium-Medronat-Injektionslösung 1931
(^{99m}Tc)Technetium-Mertiatid-Injektionslösung 1933
(^{99m}Tc)Technetium-Mikrosphären-Injektionslösung 1935
(^{99m}Tc)Technetium-Oxidronat-Injektionslösung 1936
(^{99m}Tc)Technetium-Pentetat-Injektionslösung 1938
(^{99m}Tc)Technetium-Rheniumsulfid-Kolloid-Injektionslösung 1940
(^{99m}Tc)Technetium-Sestamibi-Injektionslösung 1943
(^{99m}Tc)Technetium-Succimer-Injektionslösung 1945
(^{99m}Tc)Technetium-Zinndiphosphat-Injektionslösung 1946
(^{99m}Tc)Technetium-Zinn-Kolloid-Injektionslösung 1948
Tecnazen *R* **10.7**-9462
Teebaumöl 2473
Teicoplanin **10.7**-9755
Teicoplaninum **10.7**-9755
Telmisartan 5817
Telmisartanum 5817
Temazepam 5819
Temazepamum 5819
Temozolomid 5821
Temozolomidum 5821
Temperaturangaben, Definition (*siehe* 1.2) **10.7**-9146
Tenosynovitis-Virus-Lebend-Impfstoff für Geflügel **10.2**-6757
Tenoxicam 5823

Beachten Sie den Hinweis auf „Allgemeine Monographien" zu Anfang des Bands auf Seite B

Tenoxicamum 5823
Terazosinhydrochlorid-Dihydrat **10.6**-9020
Terazosini hydrochloridum dihydricum **10.6**-9020
Terbinafinhydrochlorid 5829
Terbinafini hydrochloridum 5829
Terbutalini sulfas 5831
Terbutalinsulfat 5831
Terconazol 5832
Terconazolum 5832
Terebinthinae aetheroleum 2474
Terfenadin 5834
Terfenadinum 5834
Teriflunomid **10.5**-8549
Teriflunomidi compressi **10.7**-9758
Teriflunomid-Tabletten **10.7**-9758
Teriflunomidum **10.5**-8549
Teriparatid 5837
Teriparatidum 5837
Terlipressin 5840
Terlipressinum 5840
Terminologie in Monographien zu Impfstoffen und anderen biologischen Produkten (5.2.1) 1037
Terpentinöl 2474
α-Terpinen *R* **10.7**-9462
γ-Terpinen *R* **10.7**-9463
Terpinen-4-ol *R* **10.7**-9463
α-Terpineol *R* **10.7**-9463
Terpin-Monohydrat **10.7**-9759
Terpinolen *R* **10.7**-9463
Terpinum monohydricum **10.7**-9759
Testosteron **10.1**-6505
Testosteron *R* **10.7**-9463
Testosterondecanoat 5847
Testosteronenantat 5849
Testosteroni decanoas 5847
Testosteroni enantas 5849
Testosteroni isocaproas 5852
Testosteroni propionas 5854
Testosteronisocaproat 5852
Testosteronpropionat 5854
Testosteronpropionat *R* **10.7**-9463
Testosteronum **10.1**-6505
Tetanus-Adsorbat-Impfstoff **10.3**-7097
– Bestimmung der Wirksamkeit (2.7.8) 379
Tetanus-Antitoxin 1812
Tetanus-Immunglobulin vom Menschen 5855
Tetanus-Impfstoff für Tiere **10.3**-7103
Tetanus-Toxin und -Toxoid, Flockungswert (Lf) (2.7.27) 412
1,2,3,4-Tetra-*O*-acetyl-β-D-glucopyranose *R* **10.7**-9464
1,3,4,6-Tetra-*O*-acetyl-β-D-mannopyranose *R* **10.7**-9464
Tetra-*O*-acetylmannosetriflat zur Herstellung von radioaktiven Arzneimitteln 1949
Tetrabutylammoniumbromid *R* **10.7**-9464
Tetrabutylammoniumdihydrogenphosphat *R* **10.7**-9464
Tetrabutylammoniumdihydrogenphosphat-Lösung *R* **10.7**-9464
Tetrabutylammoniumhydrogensulfat *R* **10.7**-9464
Tetrabutylammoniumhydrogensulfat *R* 1 .....**10.7**-9464
Tetrabutylammoniumhydroxid *R* **10.7**-9464
Tetrabutylammoniumhydroxid-Lösung *R* **10.7**-9465
Tetrabutylammoniumhydroxid-Lösung *R* 1 .....**10.7**-9465
Tetrabutylammoniumhydroxid-Lösung (0,1 mol · l^{-1}) **10.7**-9518
Tetrabutylammoniumhydroxid-Lösung (0,1 mol · l^{-1}), 2-propanolische **10.7**-9519
Tetrabutylammoniumiodid *R* **10.7**-9465
Tetrabutylammonium-Pufferlösung pH 7,0 *R* **10.7**-9506
Tetracain 5858
Tetracainhydrochlorid **10.7**-9761
Tetracaini hydrochloridum **10.7**-9761
Tetracainum 5858
Tetrachlorethan *R* **10.7**-9465
Tetrachlorkohlenstoff *R* **10.7**-9465
Tetrachlorvinphos *R* **10.7**-9465
Tetracosactid 5861
Tetracosactidum 5861
Tetracos-15-ensäuremethylester *R* **10.7**-9465
Tetracyclin 5863
Tetracyclinhydrochlorid 5865
Tetracyclinhydrochlorid *R* **10.7**-9465
Tetracyclini hydrochloridum 5865
Tetracyclinum 5863
Tetradecan *R* **10.7**-9465
Tetraethylammoniumhydrogensulfat *R* **10.7**-9466
Tetraethylammoniumhydroxid-Lösung *R* **10.7**-9466
Tetraethylenpentamin *R* **10.7**-9466
Tetraheptylammoniumbromid *R* **10.7**-9466
Tetrahexylammoniumbromid *R* **10.7**-9466
Tetrahexylammoniumhydrogensulfat *R* **10.7**-9466
Tetrahydrofuran *R* **10.7**-9466
Tetrahydrofuran zur Chromatographie *R* **10.7**-9467
Tetrahydropalmatin *R* **10.7**-9467
Tetrakis(decyl)ammoniumbromid *R* **10.7**-9467
α-Tetralon *R* **10.7**-9467
Tetramethylammoniumbromid *R* **10.7**-9467
Tetramethylammoniumchlorid *R* **10.7**-9467
Tetramethylammoniumhydrogensulfat *R* **10.7**-9467
Tetramethylammoniumhydroxid *R* **10.7**-9467
Tetramethylammoniumhydroxid-Lösung *R* **10.7**-9467
Tetramethylammoniumhydroxid-Lösung, verdünnte *R* **10.7**-9468
Tetramethylbenzidin *R* **10.7**-9468
1,1,3,3-Tetramethylbutylamin *R* **10.7**-9468
Tetramethyldiaminodiphenylmethan *R* **10.7**-9468
Tetramethyldiaminodiphenylmethan-Reagenz *R* **10.7**-9468
Tetramethylethylendiamin *R* **10.7**-9468
Tetramethylsilan *R* **10.7**-9468
Tetrandrin *R* **10.7**-9469
Tetra-O-acetylmannosi triflas ad radiopharmaceutica 1949
Tetrapropylammoniumchlorid *R* **10.7**-9469
Tetrapropylammoniumhydrogensulfat *R* **10.7**-9469
Tetrazepam 5867
Tetrazepamum 5867
Tetrazolblau *R* **10.7**-9469
Tetrazoliumbromid *R* **10.7**-9469
Tetrazoliumsalz *R* **10.7**-9469
Tetryzolinhydrochlorid 5869
Tetryzolini hydrochloridum 5869
Teufelskrallenwurzel 2476
Teufelskrallenwurzeltrockenextrakt 2478
(^{201}Tl)Thalliumchlorid-Injektionslösung 1951
Thallium-Lösung (10 ppm Tl) *R* **10.7**-9499
Thallium(I)-sulfat *R* **10.7**-9469
Thallosi(^{201}Tl) chloridi solutio iniectabilis 1951
Thebain *R* **10.7**-9469
Theobromatis oleum **10.2**-6793
Theobromin 5870
Theobromin *R* **10.7**-9470
Theobrominum 5870
Theophyllin 5871
Theophyllin *R* **10.7**-9470
Theophyllin-Ethylendiamin 5873
Theophyllin-Ethylendiamin-Hydrat 5875
Theophyllin-Monohydrat 5877
Theophyllinum 5871
Theophyllinum et ethylendiaminum 5873
Theophyllinum et ethylendiaminum hydricum 5875
Theophyllinum monohydricum 5877

Thermoanalyse (2.2.34) ... 83
Thermogravimetrie (*siehe* 2.2.34) ... 83
Thiamazol ... 5879
Thiamazol *R* ... **10.7**-9470
Thiamazolum ... 5879
Thiaminchloridhydrochlorid ... 5881
Thiamini hydrochloridum ... 5881
Thiamini nitras ... 5883
Thiaminnitrat ... 5883
Thiamphenicol ... 5885
Thiamphenicolum ... 5885
(2-Thienyl)essigsäure *R* ... **10.7**-9470
Thioacetamid *R* ... **10.7**-9470
Thioacetamid-Lösung *R* ... **10.7**-9470
Thioacetamid-Reagenz *R* ... **10.7**-9470
Thioäpfelsäure *R* ... **10.7**-9470
Thiobarbitursäure *R* ... **10.7**-9470
Thiocolchicosid (aus Ethanol kristallisiert) ... 5887
Thiocolchicosid-Hydrat ... 5889
Thiocolchicosidum ex ethanolo cristallisatum ... 5887
Thiocolchicosidum hydricum ... 5889
Thioctsäure ... 5892
Thiodiethylenglycol *R* ... **10.7**-9470
Thioglycolsäure *R* ... **10.7**-9471
Thioharnstoff *R* ... **10.7**-9471
Thiomersal ... 5894
Thiomersal *R* ... **10.7**-9471
Thiomersalum ... 5894
Thiopental-Natrium und Natriumcarbonat ... **10.7**-9763
Thiopentalum natricum et natrii carbonas ... **10.7**-9763
Thioridazin ... 5897
Thioridazinhydrochlorid ... 5900
Thioridazini hydrochloridum ... 5900
Thioridazinum ... 5897
Threonin ... 5902
Threonin *R* ... **10.7**-9471
Threoninum ... 5902
Thrombin vom Menschen *R* ... **10.7**-9471
Thrombin-vom-Menschen-Lösung *R* ... **10.7**-9471
Thrombin-vom-Menschen-Lösung *R* 1 ... **10.7**-9471
Thrombin-vom-Menschen-Lösung *R* 2 ... **10.7**-9471
Thromboplastin-Reagenz *R* ... **10.7**-9471
Thujon *R* ... **10.7**-9471
Thymi herba ... 2479
Thymi typo thymolo aetheroleum ... 2481
Thymian ... 2479
Thymianöl vom Thymol-Typ ... 2481
Thymidin *R* ... **10.7**-9472
Thymin *R* ... **10.7**-9472
Thymol ... 5904
Thymol *R* ... **10.7**-9472
Thymolblau *R* ... **10.7**-9472
Thymolblau-Lösung *R* ... **10.7**-9472
Thymolphthalein *R* ... **10.7**-9472
Thymolphthalein-Lösung *R* ... **10.7**-9472
Thymolum ... 5904
Tiabendazol ... 5905
Tiabendazolum ... 5905
Tiamulin für Tiere ... 5906
Tiamulinhydrogenfumarat für Tiere ... 5909
Tiamulini hydrogenofumaras ad usum veterinarium ... 5909
Tiamulinum ad usum veterinarium ... 5906
Tianeptin-Natrium ... 5913
Tianeptinum natricum ... 5913
Tiapridhydrochlorid ... 5915
Tiapridi hydrochloridum ... 5915
Tiaprofensäure ... **10.1**-6507
Tibolon ... 5919
Tibolonum ... 5919
Ticagrelor ... **10.4**-8145
Ticagrelori compressi ... **10.6**-9023
Ticagrelor-Tabletten ... **10.6**-9023
Ticagrelorum ... **10.4**-8145
Ticarcillin-Natrium ... 5921
Ticarcillinum natricum ... 5921
Ticlopidinhydrochlorid ... 5923
Ticlopidini hydrochloridum ... 5923
Tierische Epithelien und Hautanhangsgebilde für Allergenzubereitungen ... 5925
Tigecyclin ... **10.6**-9025
Tigecyclinum ... **10.6**-9025
Tiliae flos ... **10.3**-7124
Tilidinhydrochlorid-Hemihydrat ... **10.1**-6509
Tilidini hydrochloridum hemihydricum ... **10.1**-6509
Timololi maleas ... 5931
Timololmaleat ... 5931
Tincturae ... 1318
Tincturae maternae ad praeparationes homoeopathicas ... 2532
Tinidazol ... 5934
Tinidazolum ... 5934
Tinkturen ... 1318
– Urtinkturen für homöopathische Zubereitungen ... 2532
Tinzaparin-Natrium ... 5936
Tinzaparinum natricum ... 5936
Tioconazol ... 5937
Tioconazolum ... 5937
Tiotropii bromidum monohydricum ... 5939
Tiotropiumbromid-Monohydrat ... 5939
Titan *R* ... **10.7**-9473
Titan(III)-chlorid *R* ... **10.7**-9473
Titan(III)-chlorid-Lösung *R* ... **10.7**-9473
Titan(III)-chlorid-Schwefelsäure-Reagenz *R* ... **10.7**-9473
Titandioxid ... **10.5**-8552
Titangelb *R* ... **10.7**-9473
Titangelb-Lösung *R* ... **10.7**-9473
Titangelb-Papier *R* ... **10.7**-9473
Titanii dioxidum ... **10.5**-8552
Titan-Lösung (100 ppm Ti) *R* ... **10.7**-9499
Titan(IV)-oxid *R* ... **10.7**-9473
Titration
– amperometrische (2.2.19) ... 45
– coulometrische, von Wasser (2.5.32) ... 244
– potentiometrische (2.2.20) ... 46
Titrationen, komplexometrische (2.5.11) ... 233
Tizanidinhydrochlorid ... 5943
Tizanidini hydrochloridum ... 5943
Tobramycin ... **10.6**-9027
Tobramycinum ... **10.6**-9027
TOC, total organic carbon (2.2.44) ... 109
Tocopherol
– *RRR*-α ... 5949
– all-*rac*-α ... 5947
Tocopherol *R* ... **10.7**-9473
Tocopherolacetat
– *RRR*-α ... 5952
– all-*rac*-α ... 5950
– Trockenkonzentrat ... 5954
Tocopherolacetat *R* ... **10.7**-9473
Tocopherolhydrogensuccinat
– *RRR*-α ... **10.6**-9029
– DL-α ... 5955
RRR-α-*Tocopherolum* ... 5949
RRR-α-*Tocopherylis acetas* ... 5952
α-*Tocopherylis acetatis pulvis* ... 5954
RRR-α-*Tocopherylis hydrogenosuccinas* ... **10.6**-9029
DL-α-*Tocopherylis hydrogenosuccinas* ... 5955
Tolbutamid ... 5960
Tolbutamidum ... 5960

Tolfenaminsäure ... 5962
o-Tolidin *R* ... **10.7**-9473
o-Tolidin-Lösung *R* ... **10.7**-9474
Tollwut-Antiserum, fluoresceinkonjugiertes *R* ... **10.7**-9474
Tollwut-Immunglobulin vom Menschen ... 5964
Tollwut-Impfstoff
– aus Zellkulturen für Menschen ... 1602
– (inaktiviert) für Tiere ... **10.4**-7905
Tollwut-Lebend-Impfstoff (oral) für Füchse und Marderhunde ... **10.2**-6759
Tolnaftat ... 5966
Tolnaftatum ... 5966
Tolterodini tartras ... 5968
Tolterodintartrat ... 5968
Tolubalsam ... 2483
o-Toluidin *R* ... **10.7**-9474
p-Toluidin *R* ... **10.7**-9474
Toluidinblau *R* ... **10.7**-9474
o-Toluidinhydrochlorid *R* ... **10.7**-9474
Toluol *R* ... **10.7**-9474
Toluol, schwefelfreies *R* ... **10.7**-9474
2-Toluolsulfonamid *R* ... **10.7**-9474
4-Toluolsulfonamid *R* ... **10.7**-9475
Toluolsulfonat in Wirkstoffen, Methyl-, Ethyl- und Isopropyl- (2.5.40) ... 254
4-Toluolsulfonsäure *R* ... **10.7**-9475
Toluolsulfonylharnstoff *R* ... **10.7**-9475
Ton, weißer ... 5970
Topiramat ... 5971
Topiramatum ... 5971
Torasemid ... 5973
Torasemidum ... 5973
Tormentillae rhizoma ... 2485
Tormentillae tinctura ... 2484
Tormentilltinktur ... 2484
Tormentillwurzelstock ... 2485
Tosylargininmethylesterhydrochlorid *R* ... **10.7**-9475
Tosylargininmethylesterhydrochlorid-Lösung *R* ... **10.7**-9475
Tosylchloramid-Natrium ... 5975
Tosylchloramidum natricum ... 5975
Tosyllysinchlormethanhydrochlorid *R* ... **10.7**-9475
Tosylphenylalanylchlormethan *R* ... **10.7**-9475
Toxaphen *R* ... **10.7**-9476
Toxicodendron pubescens ad praeparationes homoeopathicas ... **10.6**-8819
Toxicodendron quercifolium für homöopathische Zubereitungen ... **10.6**-8819
Toxinum botulinicum A ad iniectabile ... **10.8**-10025
Toxinum botulinicum B ad iniectabile ... 3003
Trägerproteine für die Herstellung von Polysaccharid-Impfstoffen (konjugiert) für Menschen (5.2.11) ... 1077
Tragacantha ... 2486
Tragant ... 2486
Tragant *R* ... **10.7**-9476
Tramadolhydrochlorid ... **10.3**-7415
Tramadoli hydrochloridum ... **10.3**-7415
Tramazolinhydrochlorid-Monohydrat ... **10.3**-7417
Tramazolini hydrochloridum monohydricum ... **10.3**-7417
Trandolapril ... 5979
Trandolaprilum ... 5979
Tranexamsäure ... **10.1**-6511
Transfusionsbestecke für Blut und Blutprodukte (3.3.7) ... 651
Trapidil ... 5983
Trapidilum ... 5983
Trazodonhydrochlorid ... **10.6**-9032
Trazodoni hydrochloridum ... **10.6**-9032
Trehalose-Dihydrat ... 5985
Trehalosum dihydricum ... 5985
Trennmethoden, chromatographische (2.2.46) ... 111
Tretinoin ... 5987
Tretinoinum ... 5987
Triacetin ... 5989
Triacetin *R* ... **10.7**-9476
Triacetinum ... 5989
Triamcinolon ... 5989
Triamcinolon *R* ... **10.7**-9476
Triamcinolonacetonid ... 5991
Triamcinolonacetonid *R* ... **10.7**-9476
Triamcinolonhexacetonid ... 5993
Triamcinoloni acetonidum ... 5991
Triamcinoloni hexacetonidum ... 5993
Triamcinolonum ... 5989
Triamteren ... 5995
Triamterenum ... 5995
Tribenosid ... 5997
Tribenosidum ... 5997
Tribromphenol *R* ... **10.7**-9476
Tributylacetylcitrat ... 5999
Tributylcitrat *R* ... **10.7**-9476
Tributylis acetylcitras ... 5999
Tri-*n*-butylphosphat ... 6001
Tributylphosphat *R* ... **10.7**-9476
Tributylphosphin *R* ... **10.7**-9477
Tricalcii phosphas ... **10.6**-9034
Tricalciumphosphat ... **10.6**-9034
Trichloressigsäure ... 6003
Trichloressigsäure *R* ... **10.7**-9477
Trichloressigsäure-Lösung *R* ... **10.7**-9477
Trichlorethan *R* ... **10.7**-9477
Trichlorethen *R* ... **10.7**-9477
Trichlortrifluorethan *R* ... **10.7**-9477
Trichodesmin *R* ... **10.7**-9477
Tricin *R* ... **10.7**-9477
Triclabendazol für Tiere ... 6004
Triclabendazolum ad usum veterinarium ... 6004
Tricosan *R* ... **10.7**-9477
Tridecylalkohol *R* ... **10.7**-9478
Tridocosahexaenoin *R* ... **10.7**-9478
Triethanolamin *R* ... **10.7**-9478
Triethylamin *R* ... **10.7**-9478
Triethylamin *R* 1 ... **10.7**-9478
Triethylamin *R* 2 ... **10.7**-9478
Triethylcitrat ... 6005
Triethylendiamin *R* ... **10.7**-9478
Triethylis citras ... 6005
Triethylphosphonoformiat *R* ... **10.7**-9478
Triflumuron *R* ... **10.7**-9479
Trifluoperazindihydrochlorid ... 6007
Trifluoperazini hydrochloridum ... 6007
Trifluoressigsäure *R* ... **10.7**-9479
Trifluoressigsäureanhydrid *R* ... **10.7**-9479
3-Trifluormethylanilin *R* ... **10.7**-9479
4-Trifluormethylphenol *R* ... **10.7**-9479
Trifluridin ... **10.7**-9765
Trifluridinum ... **10.7**-9765
Triflusal ... 6008
Triflusalum ... 6008
Triglycerida media ... 6009
Triglyceride, mittelkettige ... 6009
Triglyceroldiisostearat ... 6010
Triglyceroli diisostearas ... 6010
Triglycin *R* ... **10.7**-9479
Trigonellae foenugraeci semen ... 2072
Trigonellinhydrochlorid *R* ... **10.7**-9479
Trihexyphenidylhydrochlorid ... 6011
Trihexyphenidyli hydrochloridum ... 6011
Trimebutini maleas ... 6013
Trimebutinmaleat ... 6013
Trimetazidindihydrochlorid ... 6015

Trimetazidini dihydrochloridum 6015
Trimethadion 6017
Trimethadionum 6017
Trimethoprim 6018
Trimethoprimum 6018
1,2,4-Trimethylbenzol *R* **10.7**-9479
Trimethylpentan *R* **10.7**-9480
Trimethylpentan *R* 1 ....**10.7**-9480
Trimethylpentan zur Chromatographie *R* **10.7**-9480
1-(Trimethylsilyl)imidazol *R* **10.7**-9480
Trimethylsulfoniumhydroxid *R* **10.7**-9480
Trimethylzinn(IV)-chlorid *R* **10.7**-9480
Trimipramini maleas 6021
Trimipraminmaleat 6021
Tri-n-butylis phosphas 6001
2,4,6-Trinitrobenzolsulfonsäure *R* **10.7**-9480
Triolein *R* **10.7**-9480
Triphenylmethanol *R* **10.7**-9481
Triphenyltetrazoliumchlorid *R* **10.7**-9481
Triscyanoethoxypropan *R* **10.7**-9481
Tritici aestivi oleum raffinatum 6176
Tritici aestivi oleum virginale 6175
Tritici amylum **10.6**-9045
Tritiiertes-(^{3}H)Wasser-Injektionslösung 1953
Trockenextrakte 1318
Trockenrückstand von Extrakten (2.8.16) 435
Trocknungsverlust
– *siehe* (2.2.32) 77
– von Extrakten (2.8.17) 435
Trolamin 6023
Trolaminum 6023
Trometamol 6025
Trometamol *R* **10.7**-9512
Trometamol-Acetat-Pufferlösung pH 7,4 *R* **10.7**-9507
Trometamol-Acetat-Pufferlösung pH 8,0 *R* **10.7**-9509
Trometamol-Acetat-Pufferlösung pH 8,5 *R* **10.7**-9509
Trometamol-Acetat-Pufferlösung pH 7,4, natriumchloridhaltige *R* **10.7**-9507
Trometamol-Acetat-Pufferlösung pH 8,0, natriumchloridhaltige *R* **10.7**-9509
Trometamol-Aminoessigsäure-Pufferlösung pH 8,3 *R* **10.7**-9509
Trometamol-Lösung *R* **10.7**-9481
Trometamol-Lösung *R* 1 ....**10.7**-9481
Trometamol-Natriumedetat-BSA-Pufferlösung pH 8,4, albuminhaltige *R* **10.7**-9509
Trometamol-Natriumedetat-Pufferlösung pH 8,4 *R* **10.7**-9509
Trometamol-Natriumedetat-Pufferlösung pH 8,4 *R* 1 ....**10.7**-9509
Trometamol-Pufferlösung pH 6,8 (1 mol · l^{-1}) *R* **10.7**-9504
Trometamol-Pufferlösung pH 7,4 *R* **10.7**-9507
Trometamol-Pufferlösung pH 7,5 *R* **10.7**-9507
Trometamol-Pufferlösung pH 7,5 *R* 1 ....**10.7**-9508
Trometamol-Pufferlösung pH 7,5 (0,05 mol · l^{-1}) *R* **10.7**-9508
Trometamol-Pufferlösung pH 7,5 (0,1 mol · l^{-1}) *R* **10.7**-9508
Trometamol-Pufferlösung pH 7,5 (1 mol · l^{-1}) *R* **10.7**-9508
Trometamol-Pufferlösung pH 8,0 *R* **10.7**-9508
Trometamol-Pufferlösung pH 8,0 (1 mol · l^{-1}) *R* **10.7**-9508
Trometamol-Pufferlösung pH 8,1 *R* **10.7**-9509
Trometamol-Pufferlösung pH 8,3 *R* **10.7**-9509
Trometamol-Pufferlösung pH 8,8 (1,5 mol · l^{-1}) *R* **10.7**-9510
Trometamol-Pufferlösung pH 8,8 (3 mol · l^{-1}) *R* **10.7**-9510
Trometamol-Pufferlösung pH 9,0 *R* **10.7**-9510
Trometamol-Pufferlösung pH 9,0 *R* 1 ....**10.7**-9510
Trometamol-Pufferlösung pH 9,0 (0,05 mol · l^{-1}) *R* **10.7**-9510
Trometamol-Pufferlösung pH 7,4, natriumchloridhaltige *R* **10.7**-9507
Trometamol-Pufferlösung pH 7,4, natriumchloridhaltige *R* 1 ....**10.7**-9507
Trometamolum 6025
Tropasäure *R* **10.7**-9481
Tropfpunkt (2.2.17) 43
Tropicamid 6026
Tropicamidum 6026
Tropisetronhydrochlorid 6028
Tropisetroni hydrochloridum 6028
Trospii chloridum 6031
Trospiumchlorid 6031
Troxerutin 6032
Troxerutin *R* **10.7**-9481
Troxerutinum 6032
Trypsin **10.4**-8149
Trypsin *R* **10.7**-9481
Trypsin zur Peptidmustercharakterisierung *R* **10.7**-9482
Trypsinum **10.4**-8149
Tryptophan 6036
Tryptophan *R* **10.7**-9482
Tryptophanum 6036
TSE, Risikominimierung der Übertragung durch Human- und Tierarzneimittel (5.2.8) 1058
Tuberculini aviarii derivatum proteinosum purificatum 6040
Tuberculini bovini derivatum proteinosum purificatum 6041
Tuberculini derivatum proteinosum purificatum ad usum humanum 6043
Tuberculinum pristinum ad usum humanum 2694
Tuberkulin
– aus *Mycobacterium avium*, gereinigtes 6040
– aus *Mycobacterium bovis*, gereinigtes 6041
– zur Anwendung am Menschen, gereinigtes 6043
Tumorigenität (*siehe* 5.2.3) 1044
Turbidimetrie
– *siehe* (2.2.1) 27
– *siehe* (5.1.6) 1009
Tylosin für Tiere 6046
Tylosini phosphas ad usum veterinarium 6051
Tylosini phosphatis solutio ad usum veterinarium 6057
Tylosini tartras ad usum veterinarium 6062
Tylosinphosphat für Tiere 6051
Tylosinphosphat-Lösung als Bulk für Tiere 6057
Tylosintartrat für Tiere 6062
Tylosinum ad usum veterinarium 6046
*Typhae pollis** 2378
Typhaneosid *R* **10.7**-9482
Typhus-Impfstoff 1606
Typhus-Lebend-Impfstoff (Stamm Ty 21a) (oral) 1606
Typhus-Polysaccharid-Impfstoff 1609
Tyramin *R* **10.7**-9482
Tyrosin 6068
Tyrosin *R* **10.7**-9482
Tyrosinum 6068
Tyrothricin 6070
Tyrothricinum 6070

U

Ubidecarenon 6075
Ubidecarenonum 6075
Überprüfung der Gleichförmigkeit einzeldosierter Arzneiformen bei großem Stichprobenumfang (2.9.47) 561
Umbelliferon *R* **10.7**-9482
Umhüllte homöopathische Kügelchen 2531

*Uncariae rhynchophyllae ramulus cum uncis** 2487
Uncariazweige mit Dornen* 2487
Undecansäure *R* **10.7**-9482
Undecylensäure 6077
Ungefährer pH-Wert von Lösungen (2.2.4) 33
Unmittelbar vor Abgabe/Anwendung hergestellte radioaktive Arzneimittel (5.19) 1237
Unverseifbare Anteile (2.5.7) 232
Uracil *R* **10.7**-9482
Ureum 4162
Uridin *R* **10.7**-9483
Urofollitropin 6078
Urofollitropinum 6078
Urokinase 6080
Urokinasum 6080
Uronsäuren in Polysaccharid-Impfstoffen (2.5.22) 238
Ursodesoxycholsäure 6082
Ursolsäure *R* **10.7**-9483
Urtica dioica ad praeparationes homoeopathicas 2603
Urtica dioica für homöopathische Zubereitungen 2603
Urticae folium 2080
Urticae radix **10.6**-8798
Urtinkturen
– für homöopathische Zubereitungen 2532
– *siehe* Vorschriften zur Herstellung homöopathischer konzentrierter Zubereitungen und zur Potenzierung **10.8**-9993
Uvae ursi folium 2032
UV-Analysenlampen (2.1.3) 22
UV-Vis-Spektroskopie (2.2.25) 56

V

Vaccina ad usum humanum **10.7**-9574
Vaccina ad usum veterinarium **10.6**-8761
Vaccinum actinobacillosidis inactivatum ad suem 1620
Vaccinum adenovirosidis caninae vivum **10.2**-6677
Vaccinum adenovirosis caninae inactivatum 1617
Vaccinum anaemiae infectivae pulli vivum **10.2**-6678
Vaccinum anthracis adsorbatum ab colato culturarum ad usum humanum **10.7**-9609
Vaccinum anthracis vivum ad usum veterinarium 1721
Vaccinum aphtharum epizooticarum inactivatum ad ruminantes 1718
Vaccinum Bordetellae bronchisepticae vivum ad canem 1638
Vaccinum bronchitidis infectivae aviariae inactivatum **10.2**-6695
Vaccinum bronchitidis infectivae aviariae vivum . . **10.5**-8333
Vaccinum brucellosis (Brucella melitensis stirps Rev. 1) vivum ad usum veterinarium 1648
Vaccinum bursitidis infectivae aviariae inactivatum **10.2**-6700
Vaccinum bursitidis infectivae aviariae vivum **10.2**-6702
Vaccinum calicivirosis felinae inactivatum 1655
Vaccinum calicivirosis felinae vivum **10.2**-6705
Vaccinum chlamydiosidis felinae inactivatum 1658
Vaccinum cholerae aviariae inactivatum 1660
Vaccinum cholerae perorale inactivatum 1445
Vaccinum Clostridii botulini ad usum veterinarium 1640
Vaccinum Clostridii chauvoei ad usum veterinarium . . . 1662
Vaccinum Clostridii novyi B ad usum veterinarium **10.8**-9949
Vaccinum Clostridii perfringentis ad usum veterinarium **10.8**-9951
Vaccinum Clostridii septici ad usum veterinarium **10.8**-9954
Vaccinum coccidiosidis vivum ad pullum **10.2**-6720
Vaccinum colibacillosis fetus a partu recentis inactivatum ad ruminantes 1673
Vaccinum colibacillosis fetus a partu recentis inactivatum ad suem 1671
Vaccinum diarrhoeae viralis bovinae inactivatum 1799
Vaccinum diphtheriae adsorbatum **10.8**-9895
Vaccinum diphtheriae, antigeniis minutum, adsorbatum **10.8**-9897
Vaccinum diphtheriae et tetani adsorbatum **10.8**-9898
Vaccinum diphtheriae et tetani, antigeni-o(-is) minutum, adsorbatum **10.8**-9899
Vaccinum diphtheriae, tetani et hepatitidis B (ADNr) adsorbatum **10.8**-9901
Vaccinum diphtheriae, tetani et pertussis ex cellulis integris adsorbatum **10.8**-9926
Vaccinum diphtheriae, tetani et pertussis sine cellulis ex elementis praeparatum adsorbatum **10.8**-9903
Vaccinum diphtheriae, tetani et pertussis sine cellulis ex elementis praeparatum, antigeni-o(-is) minutum, adsorbatum **10.8**-9905
Vaccinum diphtheriae, tetani et poliomyelitidis inactivatum, antigeni-o(-is) minutum, adsorbatum **10.8**-9935
Vaccinum diphtheriae, tetani, pertussis ex cellulis integris et poliomyelitidis inactivatum adsorbatum **10.8**-9928
Vaccinum diphtheriae, tetani, pertussis ex cellulis integris, poliomyelitidis inactivatum et haemophili stirpis b coniugatum adsorbatum **10.8**-9931
Vaccinum diphtheriae, tetani, pertussis sine cellulis ex elementis praeparatum et haemophili stirpis b coniugatum adsorbatum **10.8**-9907
Vaccinum diphtheriae, tetani, pertussis sine cellulis ex elementis praeparatum et hepatitidis B (ADNr) adsorbatum **10.8**-9910
Vaccinum diphtheriae, tetani, pertussis sine cellulis ex elementis praeparatum et poliomyelitidis inactivatum adsorbatum **10.8**-9917
Vaccinum diphtheriae, tetani, pertussis sine cellulis ex elementis praeparatum et poliomyelitidis inactivatum, antigeni-o(-is) minutum, adsorbatum **10.8**-9920
Vaccinum diphtheriae, tetani, pertussis sine cellulis ex elementis praeparatum, hepatitidis B (ADNr), poliomyelitidis inactivatum et haemophili stirpis b coniugatum adsorbatum **10.8**-9913
Vaccinum diphtheriae, tetani, pertussis sine cellulis ex elementis praeparatum, poliomyelitidis inactivatum et haemophili stirpis b coniugatum adsorbatum **10.8**-9923
Vaccinum encephalitidis ixodibus advectae inactivatum 1492
Vaccinum encephalomyelitidis infectivae aviariae vivum **10.2**-6687
Vaccinum erysipelatis suillae inactivatum 1780
Vaccinum febris flavae vivum **10.2**-6665
Vaccinum febris typhoidis 1606
Vaccinum febris typhoidis polysaccharidicum 1609
Vaccinum febris typhoidis vivum perorale (stirpis Ty 21a) 1606
Vaccinum furunculosidis inactivatum ad salmonidas cum adiuvatione oleosa ad iniectionem 1684
Vaccinum haemophili stirpis b coniugatum **10.7**-9597
Vaccinum haemophili stirpis b et meningococcale classis C coniugatum 1505
Vaccinum hepatitidis A inactivatum adsorbatum 1507
Vaccinum hepatitidis A inactivatum adsorbatum et febris typhoidis polysaccharidicum 1510
Vaccinum hepatitidis A inactivatum et hepatitidis B (ADNr) adsorbatum 1516

Vaccinum hepatitidis A inactivatum virosomale 1512
Vaccinum hepatitidis B (ADNr) 1517
Vaccinum hepatitidis viralis anatis stirpis I vivum **10.2**-6717
Vaccinum herpesviris equini inactivatum **10.5**-8335
Vaccinum inactivatum diarrhoeae vituli coronaviro illatae **10.2**-6707
Vaccinum inactivatum diarrhoeae vituli rotaviro illatae **10.2**-6749
Vaccinum influenzae equinae inactivatum 1694
Vaccinum influenzae inactivatum ad suem 1697
Vaccinum influenzae inactivatum ex cellulis corticisque antigeniis praeparatum **10.8**-9942
Vaccinum influenzae inactivatum ex cellulis virisque integris praeparatum 1527
Vaccinum influenzae inactivatum ex corticis antigeniis praeparatum **10.8**-9940
Vaccinum influenzae inactivatum ex corticis antigeniis praeparatum virosomale 1542
Vaccinum influenzae inactivatum ex viris integris praeparatum 1525
Vaccinum influenzae inactivatum ex virorum fragmentis praeparatum **10.8**-9937
Vaccinum influenzae vivum pernasale **10.7**-9600
Vaccinum laryngotracheitidis infectivae aviariae vivum **10.2**-6689
Vaccinum leptospirosis bovinae inactivatum 1707
Vaccinum leptospirosis caninae inactivatum 1704
Vaccinum leucosis felinae inactivatum 1709
Vaccinum mannheimiae bovinae inactivatum 1711
Vaccinum mannheimiae inactivatum ad ovem 1713
Vaccinum meningococcale classis C coniugatum 1553
Vaccinum meningococcale classium A, C, W135 et Y coniugatum 1551
Vaccinum meningococcale polysaccharidicum 1556
Vaccinum morbi Aujeszkyi inactivatum ad suem ..**10.2**-6681
Vaccinum morbi Aujeszkyi vivum ad suem ad usum parenteralem **10.2**-6684
Vaccinum morbi Carrei vivum ad canem **10.2**-6755
Vaccinum morbi Carrei vivum ad mustelidas **10.2**-6754
Vaccinum morbi haemorrhagici cuniculi inactivatum **10.2**-6715
Vaccinum morbi Marek vivum **10.2**-6724
Vaccinum morbi oris rubri inactivatum ad Oncorhynchum mykissem 1765
Vaccinum morbi partus diminutionis MCMLXXVI inactivatum ad pullum **10.2**-6709
Vaccinum morbillorum, parotitidis et rubellae vivum **10.7**-9606
Vaccinum morbillorum, parotitidis, rubellae et varicellae vivum **10.7**-9607
Vaccinum morbillorum vivum **10.7**-9603
Vaccinum Mycoplasmatis galliseptici inactivatum 1722
Vaccinum myxomatosidis vivum ad cuniculum **10.2**-6727
Vaccinum necrosis pancreaticae infectivae inactivatum ad salmonidas cum adiuvatione oleosa ad iniectionem 1732
Vaccinum panleucopeniae felinae infectivae inactivatum 1734
Vaccinum panleucopeniae felinae infectivae vivum **10.2**-6734
Vaccinum papillomaviri humani (ADNr) 1520
Vaccinum parainfluenzae viri canini vivum **10.2**-6736
Vaccinum paramyxoviris 3 aviarii inactivatum ad meleagrem **10.2**-6691
Vaccinum parotitidis vivum **10.7**-9611
Vaccinum parvovirosis caninae inactivatum 1742
Vaccinum parvovirosis caninae vivum **10.5**-8337
Vaccinum parvovirosis inactivatum ad suem **10.2**-6740
Vaccinum pasteurellae inactivatum ad ovem 1748
Vaccinum pertussis ex cellulis integris adsorbatum 1568
Vaccinum pertussis sine cellulis copurificatum adsorbatum 1566
Vaccinum pertussis sine cellulis ex elementis praeparatum adsorbatum 1563
Vaccinum pestis anatis vivum **10.2**-6711
Vaccinum pestis classicae suillae vivum ex cellulis **10.2**-6751
Vaccinum pneumococcale polysaccharidicum 1574
Vaccinum pneumococcale polysaccharidicum coniugatum adsorbatum 1571
Vaccinum pneumoniae enzooticae suillae inactivatum ..1681
Vaccinum poliomyelitidis inactivatum 1583
Vaccinum poliomyelitidis perorale 1587
Vaccinum pseudopestis aviariae inactivatum **10.2**-6729
Vaccinum pseudopestis aviariae vivum **10.2**-6731
Vaccinum rabiei ex cellulis ad usum humanum 1602
Vaccinum rabiei inactivatum ad usum veterinarium **10.4**-7905
Vaccinum rabiei perorale vivum ad vulpem et nyctereutem **10.2**-6759
Vaccinum rhinitidis atrophicantis ingravescentis suillae inactivatum 1752
Vaccinum rhinotracheitidis infectivae bovinae inactivatum 1755
Vaccinum rhinotracheitidis infectivae bovinae vivum **10.2**-6693
Vaccinum rhinotracheitidis infectivae vivum ad meleagrem **10.2**-6745
Vaccinum rhinotracheitidis viralis felinae inactivatum 1759
Vaccinum rhinotracheitidis viralis felinae vivum ..**10.2**-6747
Vaccinum rotaviri vivum perorale **10.7**-9622
Vaccinum rubellae vivum **10.7**-9620
Vaccinum Salmonellae Enteritidis inactivatum ad pullum 1767
Vaccinum Salmonellae Enteritidis vivum perorale ad pullum 1768
Vaccinum Salmonellae Typhimurium inactivatum ad pullum 1772
Vaccinum Salmonellae Typhimurium vivum perorale ad pullum 1774
Vaccinum tenosynovitidis viralis aviariae vivum ..**10.2**-6757
Vaccinum tetani ad usum veterinarium **10.3**-7103
Vaccinum tetani adsorbatum **10.3**-7097
Vaccinum tuberculosis (BCG) cryodesiccatum 1441
Vaccinum varicellae vivum 1611
Vaccinum variolae gallinaceae vivum **10.2**-6713
Vaccinum variolae vivum **10.7**-9614
Vaccinum vibriosidis aquae frigidae inactivatum ad salmonidas 1797
Vaccinum vibriosidis inactivatum ad dicentrarchus labrax **10.6**-8785
Vaccinum vibriosidis inactivatum ad salmonidas 1795
Vaccinum viri parainfluenzae bovini vivum **10.2**-6738
Vaccinum viri syncytialis meatus spiritus bovini vivum **10.2**-6744
Vaccinum zonae vivum 1500
Vaginale Anwendung, Zubereitungen zur 1436
- Halbfeste Zubereitungen 1436
- Tabletten zur Herstellung von Vaginallösungen ..1436
- Tabletten zur Herstellung von Vaginalsuspensionen 1436
- Vaginalemulsionen 1436
- Vaginalkapseln 1436
- Vaginallösungen 1436
- Vaginalschäume 1436
- Vaginalsuspensionen 1436
- Vaginaltabletten 1436
- Vaginaltampons, wirkstoffhaltige 1436

Beachten Sie den Hinweis auf „Allgemeine Monographien“ zu Anfang des Bands auf Seite B

– Vaginalzäpfchen 1436
– Vaginalzäpfchen, Zerfallszeit (2.9.2) 453
Vaginalia 1436
Valaciclovir 6087
Valaciclovirhydrochlorid-Hydrat 6091
Valacicloviri hydrochloridum 6087
Valacicloviri hydrochloridum hydricum 6091
Valencen *R* **10.7**-9483
Valerensäure *R* **10.7**-9483
Valerianae extractum aquosum siccum 2037
Valerianae extractum hydroalcoholicum siccum 2038
Valerianae radix 2040
Valerianae radix minutata 2042
Valerianae tinctura 2036
Valeriansäure *R* **10.7**-9483
Validierung
– alternativer mikrobiologischer Methoden (*siehe* 5.1.6) 1017
– von Arzneibuch-Methoden (*siehe* 1.1) **10.7**-9145
Valin 6094
Valin *R* **10.7**-9483
Valinum 6094
Valnemulinhydrochlorid für Tiere 6097
Valnemulini hydrochloridum ad usum veterinarium 6097
Valproinsäure 6099
Valsartan **10.3**-7423
Valsartanum **10.3**-7423
Vanadium-Lösung (1 g · l^{-1} V) *R* **10.7**-9499
Vanadium(V)-oxid *R* **10.7**-9483
Vanadium-Schwefelsäure *R* **10.7**-9484
Vancomycinhydrochlorid **10.4**-8155
Vancomycini hydrochloridum **10.4**-8155
Vanillin 6107
Vanillin *R* **10.7**-9484
Vanillin-Phosphorsäure-Lösung *R* **10.7**-9484
Vanillin-Reagenz *R* **10.7**-9484
Vanillinum 6107
Vardenafilhydrochlorid-Trihydrat 6108
Vardenafili hydrochloridum trihydricum 6108
Varizellen-Immunglobulin vom Menschen 6110
– zur intravenösen Anwendung 6111
Varizellen-Lebend-Impfstoff 1611
Vaselin
– gelbes 6111
– weißes 6112
– weißes *R* **10.7**-9484
Vaselinum album 6112
Vaselinum flavum 6111
Vecuronii bromidum 6114
Vecuroniumbromid 6114
Vedaprofen für Tiere 6116
Vedaprofenum ad usum veterinarium 6116
Vektoren für Gentransfer-Arzneimittel (5.14) 1197
Venlafaxinhydrochlorid 6118
Venlafaxini hydrochloridum 6118
Verapamilhydrochlorid **10.6**-9039
Verapamili hydrochloridum **10.6**-9039
Veratrol *R* **10.7**-9484
Verbandwatte
– aus Baumwolle 6123
– aus Viskose 6124
Verbasci flos **10.8**-9980
Verbenae citriodorae folium 2521
Verbenae herba 2136
Verbenon *R* **10.7**-9484
Verdampfungsrückstand von ätherischen Ölen (2.8.9) 429
Verdünntes Isosorbidmononitrat 4394
Verdünnungen, flüssige (*siehe* Vorschriften zur Herstellung homöopathischer konzentrierter Zubereitungen und zur Potenzierung) **10.8**-10009
Verfahren
– zur Amplifikation von Nukleinsäuren (2.6.21) 301
– zur Amplifikation von Nukleinsäuren, Nachweis von Mykoplasmen (*siehe* 2.6.7) 268
Vernebelung, Charakterisierung von Zubereitungen (2.9.44) 553
Verreibungen (*siehe* Vorschriften zur Herstellung homöopathischer konzentrierter Zubereitungen und zur Potenzierung) **10.8**-10011
Verseifungszahl (2.5.6) 231
Verunreinigungen
– durch Elemente (2.4.20) 199
– durch Elemente (5.20) 1249
– durch Pyrrolizidinalkaloide (2.8.26) **10.6**-8695
– in Substanzen zur pharmazeutischen Verwendung, Kontrolle (5.10) 1177
– Nicht sichtbare Partikeln in nicht injizierbaren, flüssigen Zubereitungen (2.9.53) **10.6**-8715
Via praeparandi stirpes homoeopathicas et potentificandi **10.8**-9993
Vibriose-Impfstoff (inaktiviert)
– für Salmoniden 1795
– für Seebarsche **10.6**-8785
– Kaltwasser, für Salmoniden 1797
Vielblütiger-Knöterich-Wurzel* 2489
Vigabatrin 6126
Vigabatrinum 6126
Vinblastini sulfas 6128
Vinblastinsulfat 6128
Vincamin **10.4**-8159
Vincaminum **10.4**-8159
Vincristini sulfas 6131
Vincristinsulfat 6131
Vindesini sulfas 6133
Vindesinsulfat 6133
Vinorelbini tartras 6136
Vinorelbintartrat 6136
Vinpocetin 6139
Vinpocetinum 6139
Vinylacetat *R* **10.7**-9484
Vinylchlorid *R* **10.7**-9485
Vinyl(1)phenyl(5)methyl(94)polysiloxan *R* **10.7**-9485
Vinylpolymer zur Chromatographie
– aminoalkyliertes *R* **10.7**-9485
– octadecyliertes *R* **10.7**-9485
– octadecylsilyliertes *R* **10.7**-9485
2-Vinylpyridin *R* **10.7**-9485
4-Vinylpyridin *R* **10.7**-9485
1-Vinylpyrrolidin-2-on *R* **10.7**-9485
Violae herba cum flore 2452
Virusdiarrhoe-Impfstoff (inaktiviert) für Rinder 1799
Virus-Lebend-Impfstoffe
– für Menschen, Prüfung auf fremde Agenzien (2.6.16) **10.2**-6619
– Prüfung auf Neurovirulenz (2.6.18) 299
Virussicherheit (5.1.7) 1023
Viskosimeter
– Kapillarviskosimeter (2.2.9) 35
– Kegel-Platte-Viskosimeter, konzentrische (*siehe* 2.2.10) 38
– Kugelfallviskosimeter (2.2.49) **10.3**-6928
– Kugelrollviskosimeter (2.2.49) **10.3**-6928
– Rotationsviskosimeter (2.2.10) 37
– Spindelviskosimeter (*siehe* 2.2.10) 38
– Zylinder-Viskosimeter, konzentrische (*siehe* 2.2.10) 37
Viskosität (2.2.8) 35
Vitalität von kernhaltigen Zellen (*siehe* 2.7.29) 416
Vitamin A 6141
– ölige Lösung von synthetischem **10.3**-7425

– (synthetisch)-Pulver 6146
– wasserdispergierbares, synthetisches 6145
Vitamini A synthetici densati pulvis 6146
Vitaminum A 6141
Vitaminum A syntheticum densatum oleosum **10.3**-7425
Vitaminum A syntheticum, solubilisatum densatum in aqua dispergibile 6145
Vitexin *R* **10.7**-9486
Vitexin-2′′-*O*-rhamnosid *R* **10.7**-9486
Vogelknöterichkraut 2491
Voltametrie (2.2.65) 165
Von-Willebrand-Faktor vom Menschen 6148
– Wertbestimmung (2.7.21) 404
Voriconazol 6150
Voriconazolum 6150
Vorschriften zur Herstellung homöopathischer konzentrierter Zubereitungen und zur Potenzierung **10.8**-9993
Vorverkleisterte Hydroxypropylstärke 4246
VZ, Verseifungszahl (2.5.6) 231

W

Waagen für analytische Zwecke (2.1.7) **10.6**-8679
Wacholderbeeren 2493
Wacholderöl 2494
Wachs
– gebleichtes 6157
– gebleichtes *R* **10.7**-9486
– gelbes 6158
Wahre Dichte (*siehe* 2.2.42) 104
Warfarin-Natrium 6159
Warfarin-Natrium-Clathrat 6160
Warfarinum natricum 6159
Warfarinum natricum clathratum 6160
Wasser
– Aktivität, Bestimmung (*siehe* 2.9.39) 545
– ammoniumfreies *R* **10.7**-9486
– Bestimmung der Sorptions-Desorptions-Isothermen und der Wasseraktivität (2.9.39) 541
– Bestimmung durch Destillation (2.2.13) 40
– coulometrische Titration (2.5.32) 244
– destilliertes *R* **10.7**-9486
– destilliertes, deionisiertes *R* **10.7**-9486
– für Injektionszwecke 6165
– für Injektionszwecke *R* **10.7**-9486
– gereinigtes 6162
– Halbmikrobestimmung (2.5.12) 234
– in ätherischen Ölen (2.8.5) 428
– in Gasen (2.5.28) 242
– kohlendioxidfreies *R* **10.7**-9486
– Mikrobestimmung (2.5.32) 244
– nitratfreies *R* **10.7**-9486
– partikelfreies *R* **10.7**-9487
– Wechselwirkung mit Feststoffen (2.9.39) 541
– zum pharmazeutischen Gebrauch, gesamter organischer Kohlenstoff (2.2.44) 109
– zum Verdünnen konzentrierter Hämodialyselösungen 6169
– zur Chromatographie *R* **10.7**-9487
– zur Herstellung von Extrakten aus pflanzlichen Drogen 6171
Wasser *R* **10.7**-9486
Wasser *R* 1 ....**10.7**-9486
(D_2)Wasser *R* **10.7**-9487
(D_2)Wasser *R* 1 ....**10.7**-9487
Wasserbad, Definition (*siehe* 1.2) **10.7**-9146
Wasserhaltiges Zanamivir **10.1**-6523
(^{15}O)Wasser-Injektionslösung 1952
(^{3}H)Wasser-Injektionslösung, Tritiiertes- 1953
Wassernabelkraut, Asiatisches 2496
Wasserstoff zur Chromatographie *R* **10.7**-9487
Wasserstoffperoxid-Lösung (2 ppm H_2O_2) *R* **10.7**-9499
Wasserstoffperoxid-Lösung 3 % 6174
Wasserstoffperoxid-Lösung 3 % *R* **10.7**-9487
Wasserstoffperoxid-Lösung 30 % 6173
Wasserstoffperoxid-Lösung 30 % *R* **10.7**-9487
Wechselwirkung von Wasser mit Feststoffen: Bestimmung der Sorptions-Desorptions-Isothermen und der Wasseraktivität (2.9.39) 541
Wedelolacton *R* **10.7**-9487
Weidenrinde 2498
Weidenrindentrockenextrakt 2500
Weihrauch, Indischer 2501
Weinsäure 6174
Weinsäure *R* **10.7**-9487
Weißdornblätter mit Blüten **10.3**-7132
Weißdornblätter-mit-Blüten-Fluidextrakt **10.3**-7136
Weißdornblätter-mit-Blüten-Trockenextrakt **10.3**-7138
Weißdornfrüchte **10.1**-6290
Weiße Pfingstrosenwurzel 2365
Weißer Ton 5970
Weitere Vorgaben zu Monographien und Allgemeinen Kapiteln (1.2) 1945
Weizenkeimöl
– natives 6175
– raffiniertes 6176
Weizenstärke **10.6**-9045
Wermutkraut 2509
Wertbestimmung
– statistische Auswertung der Ergebnisse (5.3) 1091
– vom Protein S vom Menschen (2.7.31) 419
– von Antibiotika, mikrobiologische (2.7.2) 363
– von Antithrombin III vom Menschen (2.7.17) 400
– von Blutgerinnungsfaktor II vom Menschen (2.7.18) 400
– von Blutgerinnungsfaktor VII vom Menschen (2.7.10) 388
– von Blutgerinnungsfaktor VIII vom Menschen (2.7.4) 368
– von Blutgerinnungsfaktor IX vom Menschen (2.7.11) 389
– von Blutgerinnungsfaktor X vom Menschen (2.7.19) 401
– von Blutgerinnungsfaktor XI vom Menschen (2.7.22) 406
– von C1-Esterase-Inhibitor vom Menschen (2.7.34) 421
– von Heparin (2.7.5) 370
– von Heparin in Blutgerinnungsfaktoren (2.7.12) 390
– von Von-Willebrand-Faktor vom Menschen (2.7.21) 404
– von Plasmin-Inhibitor vom Menschen (2.7.25) 411
– von Protein C vom Menschen (2.7.30) 417
– von α-1-Proteinase-Inhibitor vom Menschen (2.7.32) 420
Wildes Stiefmütterchen mit Blüten 2452
Wirkstofffreie Kügelchen für homöopathische Zubereitungen **10.3**-7145
Wirkstofffreisetzung
– aus festen Arzneiformen (2.9.3) 454
– aus lipophilen festen Arzneiformen (2.9.42) 551
– aus Pflastern (2.9.4) **10.5**-8267
– aus wirkstoffhaltigen Kaugummis (2.9.25) 500
– Empfehlungen zur Bestimmung (5.17.1) 1231
Wirkstoffhaltige
– Kaugummis 1393
– Kaugummis, Wirkstofffreisetzung (2.9.25) 500
– Pflaster **10.5**-8305

– Schäume 10.6-8773
– Tampons 1405
Wirtszell-DNA-Rückstände, Quantifizierung und Charakterisierung (2.6.35) (2.6.35) 344
Wolframatokieselsäure *R* 10.7-9487
Wolframatophosphorsäure-Lösung *R* 10.7-9487
Wolfstrappkraut* 2511
Wollblumen/Königskerzenblüten 10.8-9980
Wollwachs 6179
– hydriertes 6183
– wasserhaltiges 6185
Wollwachsalkohole 10.3-7430

X

Xanthangummi 6191
Xanthani gummi 6191
Xanthine, Identitätsreaktion (*siehe* 2.3.1) 183
Xanthydrol *R* 10.7-9488
Xanthydrol *R* 1 ....10.7-9488
Xanthydrol-Lösung *R* 10.7-9488
(^{133}Xe)Xenon-Injektionslösung 1954
Xenoni(^{133}Xe) solutio iniectabilis 1954
Xylazinhydrochlorid für Tiere 10.4-8163
Xylazini hydrochloridum ad usum veterinarium 10.4-8163
Xylenolorange *R* 10.7-9488
Xylenolorange-Lösung *R* 10.7-9488
Xylenolorange-Verreibung *R* 10.7-9488
Xylitol 6194
Xylitol *R* 10.7-9488
Xylitolum 6194
Xylol *R* 10.7-9488
m-Xylol *R* 10.7-9489
o-Xylol *R* 10.7-9489
Xylometazolinhydrochlorid 10.1-6517
Xylometazolini hydrochloridum 10.1-6517
Xylose 6199
Xylose *R* 10.7-9489
Xylosum 6199

Y

Yamswurzelknollen* 2514
Yamswurzelknollen, Japanische* 2515
Yohimbinhydrochlorid 6203
Yohimbinhydrochlorid *R* 10.7-9489
Yohimbini hydrochloridum 6203
Yttrii(^{90}Y) chloridi solutio ad radio-signandum 1955
(^{90}Y)Yttriumchlorid-Lösung zur Radiomarkierung 1955

Z

Zähflüssige Extrakte 1321
Zählung
– der CD34/CD45+-Zellen in hämatopoetischen Produkten (2.7.23) 407
– kernhaltiger Zellen (2.7.29) 415
– von Einzelzellen, Durchflusszytometrie (2.7.24) 409
Zanamivir, wasserhaltiges 10.1-6523
Zanamivirum hydricum 10.1-6523
*Zanthoxyli bungeani pericarpium** 10.4-7927
Zanthoxylum-bungeanum-Schale* 10.4-7927
Zellbanksystem (*siehe* 5.2.3) 1042
Zellbasierte Zubereitungen, mikrobiologische Kontrolle (2.6.27) 10.3-6951
Zellen, genetisch modifizierte (*siehe* 5.14) 1198
Zellkulturen
– für die Herstellung von Impfstoffen für Menschen (5.2.3) 1041
– für die Herstellung von Impfstoffen für Tiere (5.2.4) 10.2-6633
Zellzählung und Vitalität von kernhaltigen Zellen (2.7.29) 415
Zerfallszeit
– von Suppositorien und Vaginalzäpfchen (2.9.2) 453
– von Tabletten und Kapseln (2.9.1) 10.6-8705
Zhekiang-Fritillariazwiebel* 10.6-8811
Zidovudin 10.5-8557
Zidovudinum 10.5-8557
Zimtaldehyd *R* 10.7-9489
trans-Zimtaldehyd *R* 10.7-9489
Zimtblätteröl 2518
Zimtöl 2519
Zimtrinde 2520
trans-Zimtsäure *R* 10.7-9490
Zinci acetas dihydricus 10.6-9049
Zinci acexamas 10.3-7435
Zinci chloridum 6215
Zinci gluconas 10.6-9050
Zinci oxidum 10.6-9051
Zinci stearas 10.5-8560
Zinci sulfas heptahydricus 6221
Zinci sulfas hexahydricus 6220
Zinci sulfas monohydricus 6220
Zinci undecylenas 6222
Zingiberis rhizoma 2229
Zink
– aktiviertes *R* 10.7-9490
– Identitätsreaktion (*siehe* 2.3.1) 183
– komplexometrische Titration (*siehe* 2.5.11) 234
Zink *R* 10.7-9490
Zink *RV* 10.7-9512
Zinkacetat *R* 10.7-9490
Zinkacetat-Dihydrat 10.6-9049
Zinkacetat-Lösung *R* 10.7-9490
Zinkacexamat 10.3-7435
Zinkchlorid 6215
Zinkchlorid *R* 10.7-9490
Zinkchlorid-Ameisensäure *R* 10.7-9490
Zinkchlorid-Lösung (0,05 mol · l^{-1}) 10.7-9519
Zinkchlorid-Lösung, iodhaltige *R* 10.7-9490
Zinkgluconat 10.6-9050
Zinkiodid-Stärke-Lösung *R* 10.7-9490
Zink-Lösung (5 mg · ml^{-1} Zn) *R* 10.7-9499
Zink-Lösung (5 ppm Zn) *R* 10.7-9499
Zink-Lösung (10 ppm Zn) *R* 10.7-9499
Zink-Lösung (100 ppm Zn) *R* 10.7-9499
Zinkoxid 10.6-9051
Zinkoxid *R* 10.7-9490
Zinkstaub *R* 10.7-9491
Zinkstearat 10.5-8560
Zinksulfat *R* 10.7-9491
Zinksulfat-Heptahydrat 6221
Zinksulfat-Hexahydrat 6220
Zinksulfat-Lösung (0,1 mol · l^{-1}) 10.7-9519
Zinksulfat-Monohydrat 6220
Zinkundecylenat 6222
Zinn *R* 10.7-9491
Zinn(II)-chlorid *R* 10.7-9491
Zinn(II)-chlorid-Dihydrat 6223
Zinn(II)-chlorid-Lösung *R* 10.7-9491
Zinn(II)-chlorid-Lösung *R* 1 ....10.7-9491
Zinn(II)-chlorid-Lösung *R* 2 ....10.7-9491
Zinn-Lösung (0,1 ppm Sn) *R* 10.7-9499
Zinn-Lösung (5 ppm Sn) *R* 10.7-9499
Zinn-Lösung (1000 ppm Sn), ölige *R* 10.7-9499

Zinn-Prüfset zur halbquantitativen Bestimmung *R* **10.7**-9491
Ziprasidonhydrochlorid-Monohydrat 6224
Ziprasidoni hydrochloridum monohydricum 6224
Ziprasidoni mesilas trihydricus 6227
Ziprasidonmesilat-Trihydrat 6227
Zirconium-Lösung (1 g · l^{-1} Zr) *R* **10.7**-9499
Zirconiumnitrat *R* **10.7**-9491
Zirconiumnitrat-Lösung *R* **10.7**-9491
Zirkulardichroismus (2.2.41) 103
Zitronenverbenenblätter 2521
Zitzensprays 1382
Zitzentauchmittel 1382
Zoledronsäure-Monohydrat **10.1**-6525
Zolmitriptan 6232
Zolmitriptanum 6232
Zolpidemi tartras **10.1**-6527
Zolpidemtartrat **10.1**-6527
Zonenelektrophorese (*siehe* 2.2.31) 69
Zopiclon 6236
Zopiclonum 6236
Zubereitungen
– aus pflanzlichen Drogen 1356
– in Druckbehältnissen 1407
– Intravesikale **10.5**-8308
– konzentrierte (*siehe* Homöopathische Zubereitungen) **10.3**-7143
– Pharmazeutische 1359
– zum Einnehmen, flüssige 1377
– zum Einnehmen, Pulver 1397
– zum Einnehmen, Tabletten 1401
– zum Spülen 1408
– zur Anwendung am Auge **10.6**-8774
– zur Anwendung am Ohr **10.6**-8778
– zur Anwendung an Wiederkäuern, intraruminale Wirkstofffreisetzungssysteme 1389
– zur Anwendung in der Mundhöhle **10.5**-8317
– zur Inhalation **10.5**-8322
– zur Inhalation: Aerodynamische Beurteilung feiner Teilchen (2.9.18) 478
– zur intramammären Anwendung für Tiere 1426
– zur intrauterinen Anwendung für Tiere 1427
– zur kutanen Anwendung am Tier, flüssige 1382
– zur kutanen Anwendung, flüssige **10.7**-9587
– zur kutanen Anwendung, halbfeste **10.5**-8305
– zur kutanen Anwendung, Pflaster **10.5**-8314
– zur kutanen Anwendung, Pulver 1398
– zur kutanen Anwendung, wirkstoffhaltige Pflaster **10.5**-8316
– zur kutanen Anwendung, wirkstoffhaltige Schäume 1399
– zur lokalen Anwendung, Stifte und Stäbchen 1401
– zur lokalen Anwendung, wirkstoffhaltige Tampons 1405
– zur nasalen Anwendung **10.3**-7050
– zur oralen Anwendung am Tier, halbfeste 1389
– zur rektalen Anwendung **10.8**-9889
– zur vaginalen Anwendung 1436
– zur Vernebelung: Charakterisierung (2.9.44) 553
– zur veterinärmedizinischen Anwendung, Arzneimittel-Vormischungen 1376
Zucker-Stärke-Pellets 6239
Zuclopenthixoldecanoat **10.4**-8167
Zuclopenthixoli decanoas **10.4**-8167
Zulassungsdokumente, Verweis auf (*siehe* 1.1) . . . **10.7**-9144